Digestive system
diseases
Visual Book

消化器疾患ビジュアルブック

第2版

Gakken

■監修
落合慈之　NTT東日本関東病院　名誉院長

■編集
針原　康　NTT東日本関東病院　副院長，外科部長，手術部部長
松橋信行　NTT東日本関東病院消化器内科　部長
小西敏郎　東京医療保健大学副学長，医療栄養学科長

■著者(執筆順)

松橋信行	前掲	大野亜希子	杏林大学医学部第三内科
真船健一	三井記念病院教育研修部部長，外科顧問	東　光邦	東肛門科胃腸科クリニック　院長
小西敏郎	前掲	渡邉一輝	NTT東日本関東病院外科
奈良智之	NTT東日本関東病院外科　医長	赤羽正章	NTT東日本関東病院放射線部　部長
千葉秀幸	大森赤十字病院消化器内科　副部長，内視鏡室室長	橋本雅司	虎の門病院消化器外科[胆・肝・膵]　部長
伊藤高章	けいゆう病院消化器内科	箱崎幸也	自衛隊中央病院　内科
加藤真吾	横浜市立大学附属病院肝胆膵消化器病学	伊藤　契	三楽病院外科・消化器外科　外科統括部長
中島　淳	横浜市立大学附属病院肝胆膵消化器病学　教授	長尾厚樹	NTT東日本関東病院外科
三代川章雄	昭和大学横浜市北部病院消化器内科	三輪　純	東芝病院消化器内科・内視鏡部　部長
滝西安隆	昭和大学横浜市北部病院消化器内科	里舘　均	NTT東日本関東病院外科　医長
伊東友弘	昭和大学横浜市北部病院救急センター　講師	岡本　真	JR東京総合病院消化器内科　部長
荒井邦佳	東京都保健医療公社 豊島病院　副院長	針原　康	前掲
大谷友彦	東京慈恵会医科大学内視鏡科	田上　靖	JCHO東京高輪病院消化器・肝臓内科
野中康一	NTT東日本関東病院消化器内科	前川久登	JCHO東京高輪病院消化器・肝臓内科　管理部長
野家　環	NTT東日本関東病院外科　主任医長	三枝善伯	厚生中央病院消化器内科
小豆嶋銘子	NTT東日本関東病院消化器内科	竹内　卓	群馬県済生会前橋病院消化器内科
大塚裕一	港南台病院総合診療科	青山　徹	NTT東日本関東病院消化器内科
辻　陽介	東京大学医学部附属病院光学医療診療部	石崎陽一	順天堂大学医学部附属順天堂医院肝・胆・膵外科　先任准教授
三井貴博	熊本地域医療センター消化器内科	松井貴史	東邦大学医療センター大橋病院　消化器内科
田島知明	NTT東日本関東病院消化器内科	郡司俊秋	NTT東日本関東病院予防医学センター[人間ドック]センター長
三角宜嗣	NTT東日本関東病院消化器内科		
大圃　研	NTT東日本関東病院消化器内科内視鏡部　部長	渡邉尚子	東京大学医学部附属病院検査部
畑田康政	東京山手メディカルセンター消化器内科　部長	池田　均	東京大学医学部附属病院検査部　准教授
高添正和	東京山手メディカルセンター　副院長	寺谷卓馬	NTT東日本関東病院消化器内科　主任医長
吉村直樹	東京山手メディカルセンター炎症性腸疾患　部長	阪本良弘	東京大学医学部附属病院肝胆膵外科
斎藤　聡	東京山手メディカルセンター消化器内科　医長	長谷川潔	東京大学大学院医学系研究科肝胆膵外科　准教授
田部井弘一	佼成病院内科	國土典宏	東京大学大学院医学系研究科肝胆膵外科　教授
港　洋平	NTT東日本関東病院消化器内科	山下　俊	NTT東日本関東病院外科
光野雄三	日本赤十字社医療センター消化器内科　副部長	藤澤聡郎	NTT東日本関東病院消化器内科
遠藤　豊	大船中央病院　消化器肝臓病センター	香川幸一	NTT東日本関東病院消化器内科
野口裕喜子	NTT東日本関東病院内視鏡部	渡邉俊介	杏林大学医学部付属病院　消化器内科
古嶋　薫	NTT東日本関東病院　化学療法センター長，外科主任医長	斎浦明夫	がん研有明病院消化器センター肝胆膵　担当部長
照屋正則	公立昭和病院　副院長	佐藤彰一	埼玉医科大学総合医療センター肝胆膵外科
久富勘太郎	NTT東日本関東病院消化器内科	丸山道生	田無病院　院長
		小林治子	元NTT東日本関東病院看護部

■編集担当：黒田周作
■編集協力：酒井悦子，鈴木優子，槇編集事務所
■カバー・表紙・本文デザイン：野村里香
■本文3DCG：メタ・コーポレーション・ジャパン
■本文デザイン・DTP：センターメディア，学研メディカル秀潤社制作室
■本文イラスト：青木　隆，日本グラフィックス

第2版序

　2009年5月にビジュアルブックシリーズの第1巻として消化器疾患ビジュアルブックが刊行されて以来，5年余が経過した．この間に，11の他疾患についてビジュアルブックが刊行され，中でも消化器疾患ビジュアルブックは7刷を重ね，ここに新たに第2版を刊行することとなった．監修者としてこれに勝る喜びはない．

　今回の第2版を第1版と比べて，改めて驚かされるのはこの間の消化器疾患分野の進歩の速さである．当時登場したばかりの治療法が今日ではすでにルーチンのものとなっている．疾患概念，診断法，治療方法，治療成績とも多くの分野で一新されている．

　十年一昔ではなく，今日はまさに五年一昔というべきなのかもしれない．第1版の序にも述べたように，チーム医療の時代にあっては医療に携わる者は職種を問わず，医療上の共通のことがらや知識について共通の言葉でその意味を正しく共有できることが大切である．このことこそが，今回，本書を改変に及んだ理由でもある．

　本書が患者やそのご家族も含め，医療に携わる者のすべてに役立つことを祈念したい．

2014年8月

落合　慈之

本書の読み方

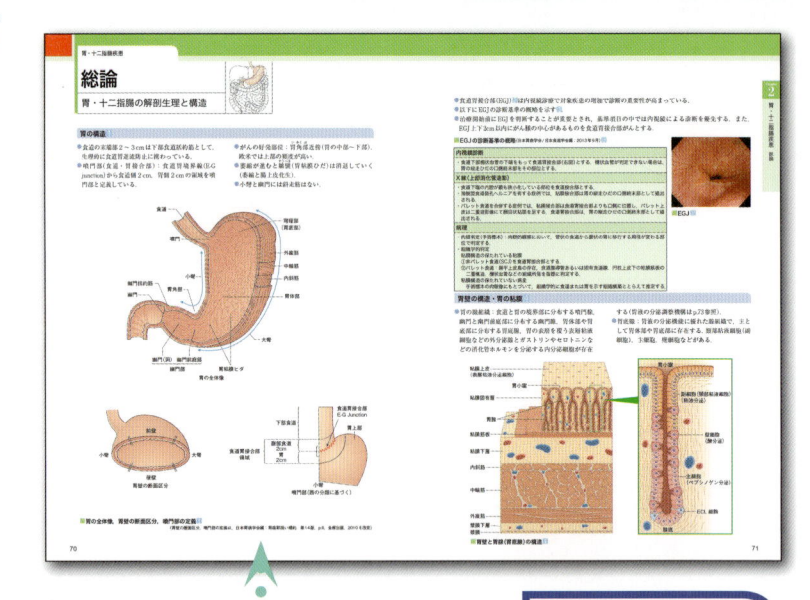

Step 1 総論で基礎をおさえる
各臓器の解剖生理と機能を学習する．

Step 2 治療までの流れをおさえる
疾患の原因から治療までの要点を把握する．

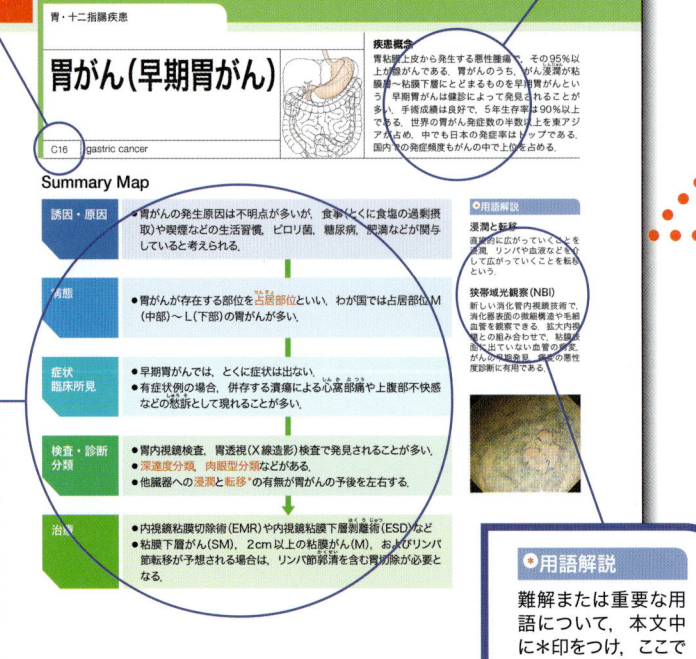

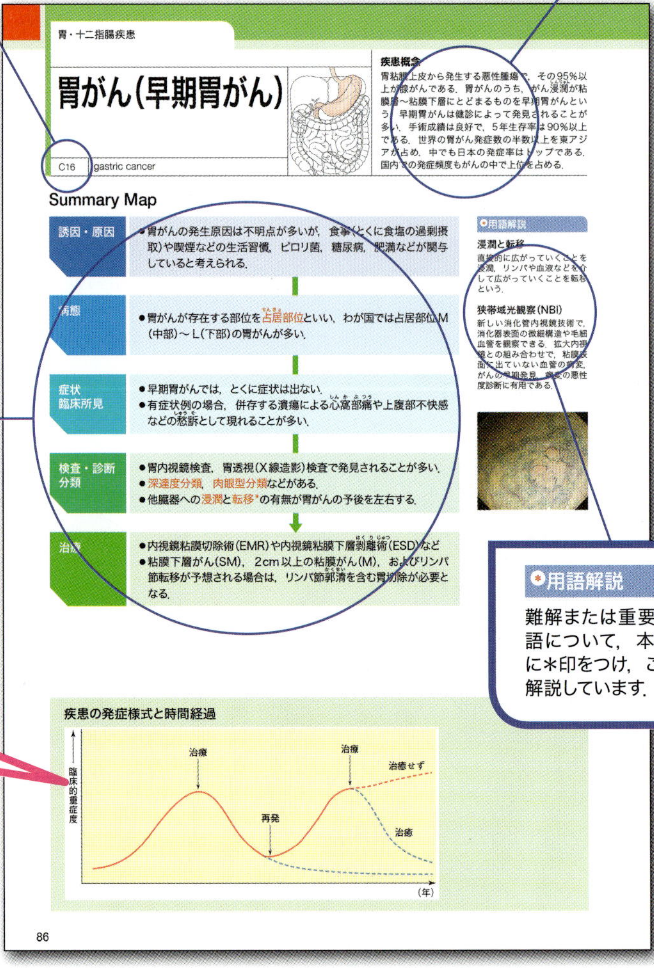

ICD-10（国際疾病・傷害および死因統計分類）に基づいたコードを示しています．

Review 臨床から基礎を確認

疾患概念
各論については，各疾患の概念を簡潔に解説しています．

Summary Map
各論では各疾患の誘因・原因，病態，症状・臨床所見，検査・診断・分類，治療までの流れをフローチャート形式のマップで示しています．重要で覚えるべき内容や用語については，赤字で示しています．

用語解説
難解または重要な用語について，本文中に＊印をつけ，ここで解説しています．

疾患の発症様式と時間経過がひと目でわかる！

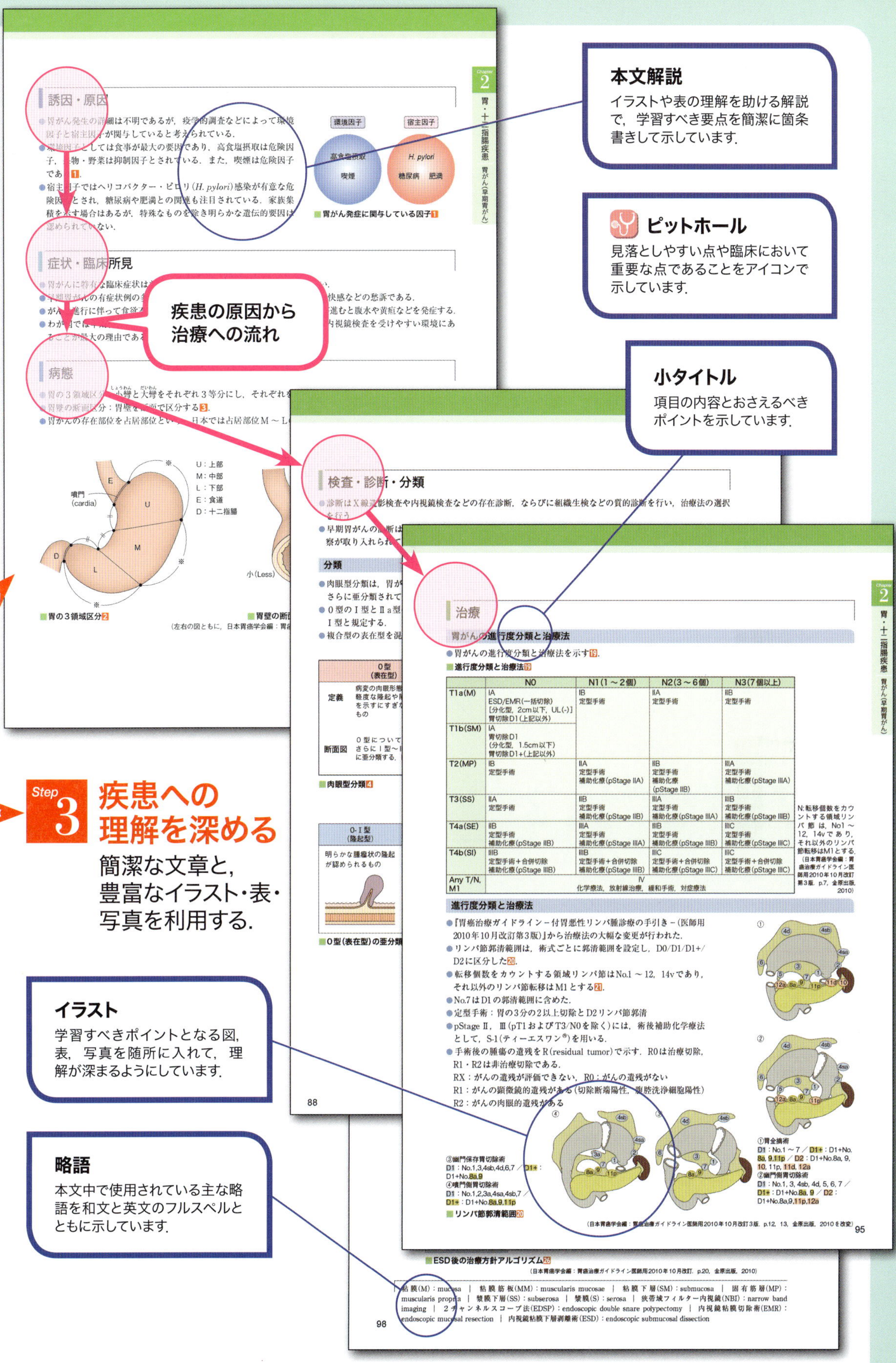

Step 3 疾患への理解を深める
簡潔な文章と，豊富なイラスト・表・写真を利用する．

本文解説
イラストや表の理解を助ける解説で，学習すべき要点を簡潔に箇条書きして示しています．

ピットホール
見落としやすい点や臨床において重要な点であることをアイコンで示しています．

小タイトル
項目の内容とおさえるべきポイントを示しています．

イラスト
学習すべきポイントとなる図，表，写真を随所に入れて，理解が深まるようにしています．

略語
本文中で使用されている主な略語を和文と英文のフルスペルとともに示しています．

消化器疾患ビジュアルブック Contents

Part 1　消化器の理解

■総論　消化器の構造と機能　（松橋信行）2
●消化器系の臓器（全体像）と位置関係…2　●消化器系の血流…3　●腹部大動脈の枝…5　●消化管の基本構造…6　●消化器と腹腔，腹膜…6　●腹部の横断面…6　●腹部の縦断面…8　●消化管の吸収（消化管への水分の出入，栄養素と吸収部位）…8　●主な消化液の種類と分泌調節機序…9　●主な消化管ホルモンとその生理作用…10　●消化管運動と神経系調節機序…11　●消化管の免疫・防御のしくみ…12　●腸内細菌叢とその役割…13

■総論　症候　（松橋信行）14
●悪心・嘔吐の病態と原因疾患…14　●吐血・下血の病態と原因疾患…15　●胸やけ・呑酸の病態と原因疾患…15　●黄疸，腹壁血管怒張の病態と原因疾患…16　●肝腫大の病態と原因疾患…17　●脾腫の病態と原因疾患…17　●血便の病態と原因疾患…17　●便秘の病態と原因疾患…18　●下痢の病態と原因疾患…19　●腹痛の病態と原因疾患…19

■総論　腹部のフィジカルイグザミネーション　（真船健一）20
腹部の視診…20　●視診の目的…20　●視診の手順…20　●観察と評価…20／腹部の聴診…21　●聴診の目的…21　●聴診の手順…21　●聴診の評価…22／腹部の触診…22　●腹部全体の触診…22　●急性虫垂炎の圧痛点…23　●肝臓の触診…23　●脾臓，腎臓の触診…24　●腹水の診察…24／腹部の打診…25　●打診の目的…25　●打診の手順…25　●腹部と背部の叩打診の手順…27　●打診の観察と評価…27

■総論　腫瘍マーカーとがん死亡数の年次推移　（松橋信行）28
●腫瘍マーカー…28　●悪性新生物の主な部位別にみた性別死亡数の年次推移…29

Part 2　消化器・腹膜疾患の理解

Chapter 1　食道疾患

■総論　食道の解剖生理と構造　（小西敏郎）32
●食道の解剖と位置…32　●食道壁の構造…34　●食道の血流…34　●食道のリンパ流…35　●食道壁の神経…36　●食道疾患の好発部位…36
Supplement：食道の高圧帯と摂食・嚥下の流れ…37

■食道がん　（奈良智之）38
Summary Map…38／疾患の発症様式と時間経過…38／誘因・原因…39／症状・臨床所見…39／検査・診断・分類…39　●X線造影検査…41　●内視鏡像…41　●病理組織像…42　●その他の検査…42　●治療…42　●内視鏡的粘膜切除術（EMR）と内視鏡的粘膜下層剥離術（ESD）…42　●標準手術…42　●食道再建術…43　●姑息的治療…43　●化学放射線療法…44　●食道がんの転移様式…44

■食道・胃静脈瘤　（千葉秀幸）45
Summary Map…45／疾患の発症様式と時間経過…46／誘因・原因…46／症状・臨床所見…47／検査・診断・分類…47　●食道静脈瘤造影検査…47　●内視鏡検査…47　●血管造影検査…47　●超音波内視鏡（EUS）検査…47　●多列検出型CT（MDCT）検査…47　●診断基準…48／治療…49　●治療方針…49　●内視鏡的治療…49　●手術療法…50　●経静脈的治療…50　●緊急止血処理…50　●薬物療法…50

■胃食道逆流症　（伊藤高章）51
Summary Map…51／疾患の発症様式と時間経過…51／誘因・原因…52　●下部食道括約筋の静止圧低下…52　●一過性LES弛緩…52　●腹圧の上昇…52／症状・臨床所見…53／検査・診断・分類…53　●内視鏡分類…53　●24時間pHモニタリング…54／治療…55　●生活習慣の改善…55　●薬物療法…55　●手術療法…55

■バレット食道　（加藤真吾，中島 淳）56
Summary Map…56／疾患の発症様式と時間経過…56／誘因・原因…57　●疫学…57　●原因…57／症状・臨床所見…57／検査・診断・分類…57／治療…58　Column：食道胃接合部（EGJ）の定義…58

■食道裂孔ヘルニア　（三代川章雄）59
Summary Map…59／疾患の発症様式と時間経過…59／誘因・原因…60／症状・臨床所見…60／検査・診断・分類…60　●胃食道X線透視検査…60　●CT検査…60　●食道裂孔ヘルニアの分類…60　●内視鏡検査…61／治療…61　●内科的治療…61　●手術療法…61

■マロリー・ワイス症候群　（滝西安隆，伊東友弘）62
Summary Map…62／疾患の発症様式と時間経過…62／誘因・原因…63／症状・臨床所見…63／検査・診断・分類…63　●内視鏡検査…63　●血液検査…63　●重要な鑑別疾患…63／治療…63

■食道アカラシア　（加藤真吾，中島 淳）64
Summary Map…64／疾患の発症様式と時間経過…64／誘因・原因…65／症状・臨床所見…65／検査・診断・分類…65　●X線検査…65　●内視鏡検査…66　●食道内圧検査…66／治療…66　●薬物療法…66　●ボツリヌス菌毒素局注療法…66

●内視鏡的治療…67　●外科治療…67

■ **食道憩室**　　　　　　　　　（加藤真吾, 中島　淳）68
Summary Map…68／疾患の発症様式と時間経過…68／誘因・原因…69／症状・臨床所見…69／検査・診断・分類…69　●X線検査…69　●内視鏡検査…69／治療…69

Chapter 2 胃・十二指腸疾患

■ **総論　胃・十二指腸の解剖生理と構造**　　　　（荒井邦佳）70
●胃の構造…70　●胃壁の構造・胃の粘膜…71　●胃の血管…72　●胃の神経支配…73　●十二指腸の構造…73　●胃液の分泌調整機構…73　●胃の内視鏡像…74　●胃・十二指腸疾患と好発部位…75　●ヘリコバクター・ピロリ(H.pylori)の影響…75

■ **慢性胃炎・ヘリコバクター・ピロリ感染症**　　　（加藤真吾, 中島　淳）77
Summary Map…77／疾患の発症様式と時間経過…77／誘因・原因…78／症状・臨床所見…79／検査・診断・分類…80　●内視鏡検査…80　●胃液検査…80　●病理組織検査…80／治療…80　●薬物治療…80　Column：鳥肌胃炎…81

■ **胃・十二指腸潰瘍**　　　　　（大谷友彦）82
Summary Map…82／疾患の発症様式と時間経過…82／誘因・原因…83／症状・臨床所見…83　●胃潰瘍と十二指腸潰瘍の相違…83／検査・診断・分類…83　●X線像（バリウム造影検査）…83　●内視鏡的Stage分類と内視鏡像…84　●病理組織所見…85／治療…85　●薬物治療…85　●除菌治療の副作用…85　●合併症…85

■ **胃がん（早期胃がん）**　　　（荒井邦佳）86
Summary Map…86／疾患の発症様式と時間経過…86／誘因・原因…87／症状・臨床所見…87　●病態…87／検査・診断・分類…88　●胃がんの進行度（stage）…89　●胃潰瘍と胃がんの内視鏡像の鑑別点…93　●治療…95　●胃がんの進行度分類と治療法…95　●進行度分類と治療法…95　●内視鏡粘膜切除術(EMR)…97　●内視鏡粘膜下層剥離術(ESD)…97　●内視鏡の根治性…98　●ESD後の治療…98

■ **胃腺腫**　　　　　　　　　（野中康一）99
Summary Map…99／疾患の発症様式と時間経過…99／誘因・原因…99／症状・臨床所見…99／検査・診断・分類…100　●X線像（バリウム造影検査）…100　●内視鏡像…100　●病理組織所見…100／治療…100

■ **胃がん（進行胃がん）**　　　（野家　環）101
Summary Map…101／疾患の発症様式と時間経過…101／誘因・原因…102／症状・臨床所見…102／検査・診断・分類…102　●進行胃がんの分類…102　●転移様式…102　●肉眼型分類からみる予後…103　●X線検査…103　●内視鏡検査…103　●CT検査…104／治療…105　●幽門側胃切除術＋再建法…105　●噴門側胃切除術＋再建法…106　●胃全摘術（切除範囲＋血管処理）…106　●拡大手術…106　●姑息的手術…107　●胃瘻造設術…107　●化学療法…107
Supplement：胃悪性リンパ腫（野中康一）…108／胃粘膜下腫瘍（小豆嶋銘子）…110

■ **ダンピング症候群**　　　　　（大塚裕一）111
Summary Map…111／疾患の発症様式と時間経過…111／誘因・原因…112／症状・臨床所見…112／検査・診断・分類…112／治療…112　●食事療法…112　●薬物療法…112

■ **胃ポリープ**　　　　　　　　（辻　陽介）113
Summary Map…113／疾患の発症様式と時間経過…113／誘因・原因…114／症状・臨床所見…114／検査・診断・分類…114　●形態分類…114　●病理組織分類…114／治療…115　●過形成性ポリープ…115　●胃底腺ポリープ…115　●胃腺腫…115

■ **胃アニサキス症**　　　　　　（三井貴博）116
Summary Map…116／疾患の発症様式と時間経過…116／誘因・原因…117／症状・臨床所見…117／検査・診断・分類…117　●上部消化管内視鏡検査…117　●その他…118／治療…118
Column：経口摂取で起こる主な寄生虫感染症…118

■ **急性胃炎・急性胃・十二指腸粘膜病変**　　（加藤真吾, 中島　淳）119
Summary Map…119／疾患の発症様式と時間経過…120／誘因・原因…120／症状・臨床所見…120／検査・診断・分類…120　●内視鏡検査…120／治療…121　●保存的治療…121　●内視鏡的止血術…121　●薬物療法…121　●予後…121

■ **機能性ディスペプシア**　　（加藤真吾, 中島　淳）122
Summary Map…122／疾患の発症様式と時間経過…122／誘因・原因…123／症状・臨床所見…123／検査・診断・分類…123　●診断基準…123　●上部消化器内視鏡検査…123　●H.pylori感染の除外…124　●その他の検査…124　●分類…124／治療…124
Supplement：十二指腸憩室症（三角宜嗣）…125／急性胃拡張（田島知明）…126

Chapter 3 腸疾患

■ **総論　腸の解剖生理と構造**　　（真船健一）128
●小腸・大腸の構造…128　●腸管の構造…130　●大腸の区分と大腸疾患好発部位…131　●大腸の血管…131　●小腸・大腸の運動と機能…132　●直腸・肛門部の区分と肛門部の構造…133　●排便のメカニズム…134
Supplement：大腸各部の内視鏡像（大圃　研）…135／NBIの原理と見え方（大圃　研）…136

■ **感染性腸炎**　　　　（畑田康政, 高添正和）137
Summary Map…137／疾患の発症様式と時間経過…137／誘因・原因…138／症状・臨床所見…139／検査・診断・分類…140／治療…140

■ **潰瘍性大腸炎**　　　（吉村直樹, 高添正和）141
Summary Map…141／疾患の発症様式と時間経過…141／誘因・原因…142／症状・臨床所見…142／検査・診断・分類…143　●内視鏡検査…143　●注腸造影検査…143　●血液検査…143　●診断…143　●病理組織検査…143　●病型分類…144　●病変範囲…144　●臨床的重症度…144　●臨床経過…145／治療…145　●活動期治療…145　●寛解維持療法…146　●白血球除去療法(LCAP, GCAP)…146　●手術療法…147

■ クローン病　　　　　　　　　　（吉村直樹，高添正和）148

Summary Map…148／誘因・原因…148／疾患の発症様式と時間経過…149／症状・臨床所見…149／検査・診断・分類…149　●検査…149　●分類：病変範囲…150　●活動性の評価…151／治療…151　●栄養療法…151　●薬物療法…152　●手術療法…152

■ 腸結核　　　　　　　　　　　　（斎藤 聡，高添正和）153

Summary Map…153／疾患の発症様式と時間経過…153／誘因・原因…154／症状・臨床所見…154／検査・診断・分類…154　●注腸造影…154　●内視鏡検査…155　●血液検査，その他の検査…155　●鑑別疾患…155／治療…155

■ 虚血性大腸炎　　　　　　　　　　　　（田部井弘一）156

Summary Map…156／疾患の発症様式と時間経過…156／誘因・原因…157／症状・臨床所見…157／検査・診断・分類…157　●大腸内視鏡検査…157　●注腸造影検査…158　●その他の検査…158　●分類…158／治療…158

■ 薬剤性大腸炎・偽膜性大腸炎　　　　　　（港 洋平）159

Summary Map…159／疾患の発症様式と時間経過…160／誘因・原因…160／症状・臨床所見…160／検査・診断・分類…161　●便検査…161　●下部消化管内視鏡検査…161　●鑑別…162／治療…162　Column：糞便微生物移植（FMT）…162
Supplement：放射線性腸炎(光曜洋三)…163／顕微鏡的大腸炎(遠藤 豊)…164／寄生虫症(野口裕喜子)…166

■ 大腸がん　　　　　　　　　　　　　　　（古嶋 薫）167

Summary Map…167／疾患の発症様式と時間経過…168／誘因・原因…168／症状・臨床所見…169／検査・診断・分類…169　●便潜血反応…169　●腫瘍マーカー…170　●直腸指診…170　●注腸造影…170　●内視鏡検査…170　●肉眼的形態…171　●転移様式…172　●進行度…173／治療…174　●手術療法…174　●補助療法…175

■ 大腸ポリープ　　　　　　　　　　　　　（大圃 研）176

Summary Map…176／疾患の発症様式と時間経過…176／誘因・原因…177／症状・臨床所見…177／検査・診断・分類…177　●検査…177　●大腸ポリープの分類…178／治療…178

■ 消化管ポリポーシス　　　　　　　　　　（古嶋 薫）179

Summary Map…179／疾患の発症様式と時間経過…179／誘因・原因…180／症状・臨床所見…181／検査・診断・分類…181／治療…182　●手術療法…182　●経過観察…182

■ 虫垂炎　　　　　　　　　　　　　　　（照屋正則）183

Summary Map…183／疾患の発症様式と時間経過…184／誘因・原因…184／症状・臨床所見…184／検査・診断・分類…185　●腹部触診検査…185　●腹部超音波検査…187　●腹部骨盤造影CT検査…187　●他疾患との鑑別法…187／治療…187　●治療方針…187　●腹壁切開法…188　●切除手技…188　●合併症…188

■ 大腸憩室　　　　　　　　　　　　　（久富勘太郎）189

Summary Map…189／疾患の発症様式と時間経過…189／誘因・原因…190／症状・臨床所見…190／検査・診断・分類…191　●注腸造影…191　●大腸内視鏡検査…191　●腹部CT検査…191／治療…192　●保存療法…192　●手術療法…192

■ 過敏性腸症候群　　　　　　　　（加藤真吾，中島 淳）193

Summary Map…193／疾患の発症様式と時間経過…194／誘因・原因…194／症状・臨床所見…194／検査・診断・分類…195／治療…195
Supplement：小腸腫瘍(大野亜希子)…196／原因不明消化管出血(大野亜希子)…198／消炎鎮痛薬による小腸炎(大野亜希子)…200／小腸の内視鏡検査(松橋信行)…201

■ 痔核（痔核・裂肛・痔瘻）　　　　　　　（東 光邦）202

Summary Map…202／疾患の発症様式と時間経過…203／誘因・原因…204／症状・臨床所見…204／検査・診断・分類…204　●痔核の診断・分類…204　●裂肛の診断・分類…205　●痔瘻の診断・分類…206／治療…206　●痔核の手術…206　●裂肛の手術…207　●痔瘻の手術…207
Supplement：直腸脱(渡邉一輝)…208／肛門(管)がん(渡邉一輝)…209 吸収不良症候群・タンパク漏出性胃腸症(加藤真吾，中島 淳)…210／急性腸間膜動脈閉塞症(赤羽正章)…212

Chapter 4　横隔膜・腹膜・腹壁疾患

■ 総論　腹膜の解剖生理と構造　　　　　　（橋本雅司）213

●腹壁の区分法…213　●腹膜縦断面…213　●腹膜横断面…214　●腹膜の漏出・滲出作用…214　●腹膜の吸収作用と浸透圧…214　●腹膜の癒着作用…215　●腹痛…215　●腹膜刺激症状…215　●腹部の膨隆…216　●漏出性腹水の発生機序…216　●腹水の診断と鑑別診断…216　●腹腔穿刺…217

■ 急性腹膜炎　　　　　　　　　　　　　（橋本雅司）218

Summary Map…218／疾患の発症様式と時間経過…219／誘因・原因…220／症状・臨床所見…220／検査・診断・分類…220　●触診…220　●画像診断…221／治療…221　●診断から治療の流れ…221　●予後判定：全身性炎症反応性症候群（SIRS）の診断基準…222　●予後判定：APACHEⅡスコア…222
Supplement：がん性腹膜炎(箱崎幸也)…223

■ 鼠径ヘルニア　　　　　　　　　　　　　（伊藤 契）225

Summary Map…225／疾患の発症様式と時間経過…226／誘因・原因…226　●ヘルニアが起こる原因…226　●ヘルニアの構造と種類…226／症状・臨床所見…227／検査・診断・分類…227　●触診のポイント…227　●CT検査…228／治療…228　●手術療法…228　●合併症…229
Supplement：閉鎖孔ヘルニア(長尾厚樹)…230／腹壁瘢痕ヘルニア(長尾厚樹)…231／大腿ヘルニア(長尾厚樹)…232

Chapter 5　急性腹症

■ 急性腹症　　　　　　　　　　　　　　　（三輪 純）233

Summary Map…233／症状・臨床所見…233／検査・診断・分類…233　●検査…233　●診断・分類…234／対処方針…234

■ 腸閉塞（イレウス）　　　　　　　　　　（大塚裕一）235

Summary Map…235／疾患の発症様式と時間経過…236／誘因・原因…236／症状・臨床所見…237／検査・診断・分類…237　●問診・視診・触診…237　●血液・尿検査…237　●腹部X線検査…238　●腹部超音波検査…238　●腹部CT検査…238／治療…238　●保存的治療…238　●手術療法…239

■ 消化管穿孔　　　　　　　　　（里舘 均）240

Summary Map…240／疾患の発症様式と時間経過…240／誘因・原因…241 ●上部消化管穿孔…241 ●下部消化管穿孔…241／症状・臨床所見…241 ●上部消化管穿孔…241 ●下部消化管穿孔…241／検査・診断・分類…241 ●上部消化管穿孔…241 ●下部消化管穿孔…242／治療…242 ●上部消化管穿孔…242 ●下部消化管穿孔…242

Chapter 6　腹部外傷

■ 腹部外傷　　　　　　　　　　（里舘 均）243

Summary Map…243／Primary survey…243 ●手順…243／Secondary survey…245 ●手順…245
Supplement：消化管異物（岡本 真）…246

Part 3　肝・胆・膵疾患の理解

Chapter 1　肝疾患

■ 総論　肝臓の解剖生理と構造　　（針原 康）250

●肝臓の構造…250 ●肝小葉の構造（組織像）…251 ●肝臓の区域分類（クイノー（Couinaud）分類…252 ●肝疾患の分類…253 ●肝予備能の評価…253 ●ビリルビン代謝…253 ●肝の病態と肝機能検査の関連…254 ●黄疸の分類と鑑別診断…255

■ 急性ウイルス性肝炎　　（田上 靖，前川久登）256

Summary Map…256／疾患の発症様式と時間経過…257／誘因・原因…257／症状・臨床所見…257／検査・診断・分類…258 ●検査項目…258／治療…259 ●対症療法と特殊療法…259 ●予防…259 ●慢性化への対処…259

■ 劇症肝炎　　　　　　　　　（三枝善伯）260

Summary Map…260／疾患の発症様式と時間経過…261／誘因・原因…261／症状・臨床所見…261／検査・診断・分類…261 ●形態分類…261 ●腹部超音波検査…262 ●腹部CT検査…262／治療…263 ●全身管理…263 ●栄養管理…263 ●合併症とその治療法…263 ●特殊療法…264

■ 慢性肝炎　　　　　　　　　（竹内 卓）265

Summary Map…265／誘因・原因…266／症状・臨床所見…266／検査・診断・分類…267 ●診断基準…267 ●血液検査…267 ●慢性肝炎確定のための検査…268 ●感染後の経過…268／治療…268 ●B型慢性肝炎…268 ●C型慢性肝炎…269
Supplement：肝移植（石崎陽一）…270

■ 肝不全・肝性脳症　　　　　　（青山 徹）272

Summary Map…272／誘因・原因…272／病態…272／症状・臨床所見…272／検査・診断・分類…272／治療…273
Supplement：肝腎症候群（松井貴史）…274

■ アルコール性肝障害　　　　　（郡司俊秋）275

Summary Map…275／疾患の発症様式と時間経過…275／誘因・原因…276／症状・臨床所見…276／検査・診断・分類…276 ●診断基準…277／治療…277

■ 脂肪肝，非アルコール性脂肪肝炎（NASH）
　　　　　　　　　　　　　　（郡司俊秋）278

Summary Map…278／疾患の発症様式と時間経過…279／誘因・原因…279／症状・臨床所見…279／検査・診断・分類…279 ●血液検査…279 ●腹部超音波検査…279 ●腹部CT検査…279／治療…280　Column：非アルコール性脂肪肝炎（NASH）…280

■ 薬剤性肝障害　　　　（渡邉尚子，池田 均）281

Summary Map…281／疾患の発症様式と時間経過…282／誘因・原因…282／症状・臨床所見…283／検査・診断・分類…283 ●検査…283 ●診断…283 ●分類…283／治療…283

■ 自己免疫性肝炎　　　（渡邉尚子，池田 均）285

Summary Map…285／疾患の発症様式と時間経過…286／誘因・原因…286／症状・臨床所見…286／検査・診断・分類…286／治療…288

■ 原発性胆汁性肝硬変　（渡邉尚子，池田 均）289

Summary Map…289／疾患の発症様式と時間経過…290／誘因・原因…290／症状・臨床所見…290　合併症…290／検査・診断・分類…290 ●腹腔鏡検査…290 ●血清学的検査…290 ●病理組織検査…291 ●診断基準…291／治療…291 ●薬物治療…291 ●肝移植…291

■ 肝硬変　　　　　　　　　　（寺谷卓馬）292

Summary Map…292／疾患の発症様式と時間経過…293／誘因・原因…293／症状・臨床所見…293／検査・診断・分類…293 ●重症度分類と病理学的分類…293 ●肝硬変の病理学的分類…294 ●血液検査…294 ●腹部CT検査…294 ●腹腔鏡検査…295 ●病理組織像…295 ●肝生検…295／治療…295 ●一般治療…295 ●非代償期治療…295 ●肝移植…296 ●合併症の治療…296 ●慢性肝炎や肝がんとの関連…296

■ 門脈圧亢進症　　　　　　　（松井貴史）297

Summary Map…297／誘因・原因…297／症状・臨床所見…297／検査・診断・分類…298／治療…298

■ 肝細胞がん　　　　　　　　（阪本良弘）299

Summary Map…299／誘因・原因…299／疾患の発症様式と時間経過…300／症状・臨床所見…301／検査・診断・分類…301 ●造影CT検査…301 ●血管造影検査…302 ●腹部超音波検査…302 ●分類…302 ●病理標本所見…303 ●病理組織検査…303 ●分類：進行度分類（Stage）…303／治療…304 ●治療のアルゴリズム…304 ●肝切除術…304 ●肝切除：系統的肝切除…305 ●局所療法：ラジオ波焼灼術（RFA），経皮的エタノール注入療法（PEIT）…305 ●局所療法：肝動脈化学塞栓療法（肝動脈塞栓療法（TAE）または肝動脈化学塞栓療法（TACE））…306 ●肝移植…306 ●全身化学療法…306 ●放射線療法…306 ●予後…306

■ 転移性肝がん，肝内胆管がん　　　　（寺谷卓馬）307
Summary Map…307／疾患の発症様式と時間経過…308／誘因・原因…308／症状・臨床所見…308／検査・診断・分類…308 ●血液検査…308　●腹部超音波検査…309　●腹部CT検査…309　●MRI検査…309　●PET／CT…310　●肝腫瘍生検（細径針生検）…310　●治療…310　●肝切除…310　●全身化学療法…310　●対症療法…310

■ 肝膿瘍　　　　　　　　　　　　　　　（三枝善伯）311
Summary Map…311／疾患の発症様式と時間経過…311／誘因・原因…312／症状・臨床所見…312／検査・診断・分類…312 ●血液検査…312　●超音波検査…312　●腹部CT検査…313　●経皮経肝造影…314　●鑑別診断…314　●治療…314　●経皮経肝膿瘍ドレナージと薬物療法の併用…314　●手術療法…314　●予後…314

Chapter 2　胆・膵疾患

■ 総論　胆嚢・胆管および膵臓の
　　　　解剖生理と構造　　　　　　　　（針原　康）315
●胆嚢(gallbladder)・胆管(bile duct)の構造…315　●カロー(Calot)の三角…316　●胆嚢・胆管の機能…316　●膵臓の構造…317　●膵臓の外分泌機能と内分泌機能…317

■ 胆石症　　　　　　　　　　　　　　　（伊藤　契）319
Summary Map…319／疾患の発症様式と時間経過…320／誘因・原因…320／症状・臨床所見…320／検査・診断・分類…321 ●胆石分類…321　●腹部超音波検査…321　●腹部CT検査…322　●MR胆管膵管造影（MRCP）検査…322　●経皮経肝胆管造影（PTC）…322　●内視鏡逆行性膵胆管造影（ERCP）検査…322 ／治療…323　●胆嚢摘出術…323　●経口溶解療法…323 ●体外衝撃波結石破砕術…323　●総胆管切石術，胆管ドレナージ…324　●内視鏡的採石術…324　●胆嚢摘出術の合併症…324

■ 胆道感染症　　　　　　　　　　（長谷川　潔，國土典宏）325
Summary Map…325／疾患の発症様式と時間経過…325／誘因・原因…326／症状・臨床所見…326／検査・診断・分類…327 ●血液検査…327　●腹部超音波検査…327　●腹部造影CT検査…327　●胆道造影検査…327　●治療…328　●保存的治療…328　●胆道ドレナージ…328　●手術療法…329

■ 原発性硬化性胆管炎　　　　　（加藤真吾，中島　淳）330
Summary Map…330／疾患の発症様式と時間経過…331／誘因・原因…331／症状・臨床所見…331／検査・診断・分類…331 ●診断基準…331　●病理組織検査…331　●血液検査…332 ●胆管造影…332　●治療…332　●予後…332
Supplement：胆道閉塞による黄疸（閉塞性黄疸）（山下　俊）…333／先天性胆道拡張症・膵胆管合流異常症（山下　俊）…335

■ 胆嚢がん・胆管がん　　　　　　　　　（野家　環）337
Summary Map…337／疾患の発症様式と時間経過…338／誘因・原因…338／症状・臨床所見…339／検査・診断・分類…339 ●胆道がんの肉眼型分類…339　●腹部超音波検査…339　●腹部CT検査…340　●MR胆膵造影（MRCP）…341　●胆嚢がんの超音波内視鏡（EUS）…341　●良性胆嚢疾患と胆嚢がんの鑑別…341　●がんの浸潤評価：マルチスライスCT（MDCT）…342　●減黄処置…342　●治療…342　●手術療法（範囲，術式）…342 ●化学療法…343

■ 急性膵炎　　　　　　　　　　　　　（藤澤聡郎）344
Summary Map…344／疾患の発症様式と時間経過…345／誘因・原因…345／症状・臨床所見…345／検査・診断・分類…346 ●診断基準と重症度判定基準…346　●血液検査…346　●胸腹部X線像…346　●腹部超音波検査…347　●腹部CT検査…347 ／治療…347　●内科治療…347　●予後…348

■ 慢性膵炎　　　　　　　　　　　　　（香川幸一）349
Summary Map…349／疾患の発症様式と時間経過…349／誘因・原因…350／症状・臨床所見…350／検査・診断・分類…350 ●臨床診断基準…350　●臨床病期…351　●画像診断…351 ●膵機能検査…352　●治療…352　●代償期…352　●非代償期…352　●予後…352

■ 自己免疫性膵炎　　　　　　　　　　（渡邉俊介）353
Summary Map…353／疾患の発症様式と時間経過…353／誘因・原因…354／症状・臨床所見…354／検査・診断・分類…354 ●血液検査…354　●画像検査…354　●治療…354

■ 膵がん（膵頭部がん）　　　　　　　　（斎浦明夫）355
Summary Map…355／誘因・原因…355／症状・臨床所見…355／検査・診断・分類…356 ●画像診断…356　●治療…357　●膵頭十二指腸切除…357 ●再建…357　●化学療法…357

■ 膵がん（膵体尾部がん）　　　　　　　（佐藤彰一）358
Summary Map…358／疾患の発症様式と時間経過…358／誘因・原因…359／症状・臨床所見…359／検査・診断・分類…359 ●血液検査…359　●腹部超音波検査…360　●腹部CT検査…360　●内視鏡逆行性膵胆管造影（ERCP）と腹腔動脈造影…360 ●診断…361　●治療…361　●治療のアルゴリズム…361　●外科手術…361　●転移様式…361　●化学療法…361

■ 膵嚢胞　　　　　　　　　　　　　　（佐藤彰一）362
Summary Map…362／疾患の発症様式と時間経過…362／誘因・原因…363／症状・臨床所見…363／検査・診断・分類…363 ●腹部超音波検査…363　●CT検査…364　●内視鏡逆行性膵胆管造影（ERCP）検査…364　●磁気共鳴膵胆管造影（MRCP）検査…365／治療…365　●仮性膵嚢胞…365　●膵嚢胞性腫瘍…365
Supplement：膵内分泌腫瘍（渡邉俊介）…366

栄養療法とケア

■ ex 1　経静脈栄養法　　　　　　　　　（丸山道生）370

■ ex 2　経腸栄養法　　　　　　　　　　（丸山道生）372

■ ex 3　経皮内視鏡胃瘻造設術（PEG）　　（大圃　研）374

■ ex 4　ストーマ　　　　　　　　　　　（小林治子）377

Part 1
消化器の理解

総論　消化器の構造と機能
総論　症候
総論　腹部のフィジカルイグザミネーション
総論　腫瘍マーカーとがん死亡数の年次推移

総論
消化器の構造と機能

消化器系の臓器（全体像）と位置関係

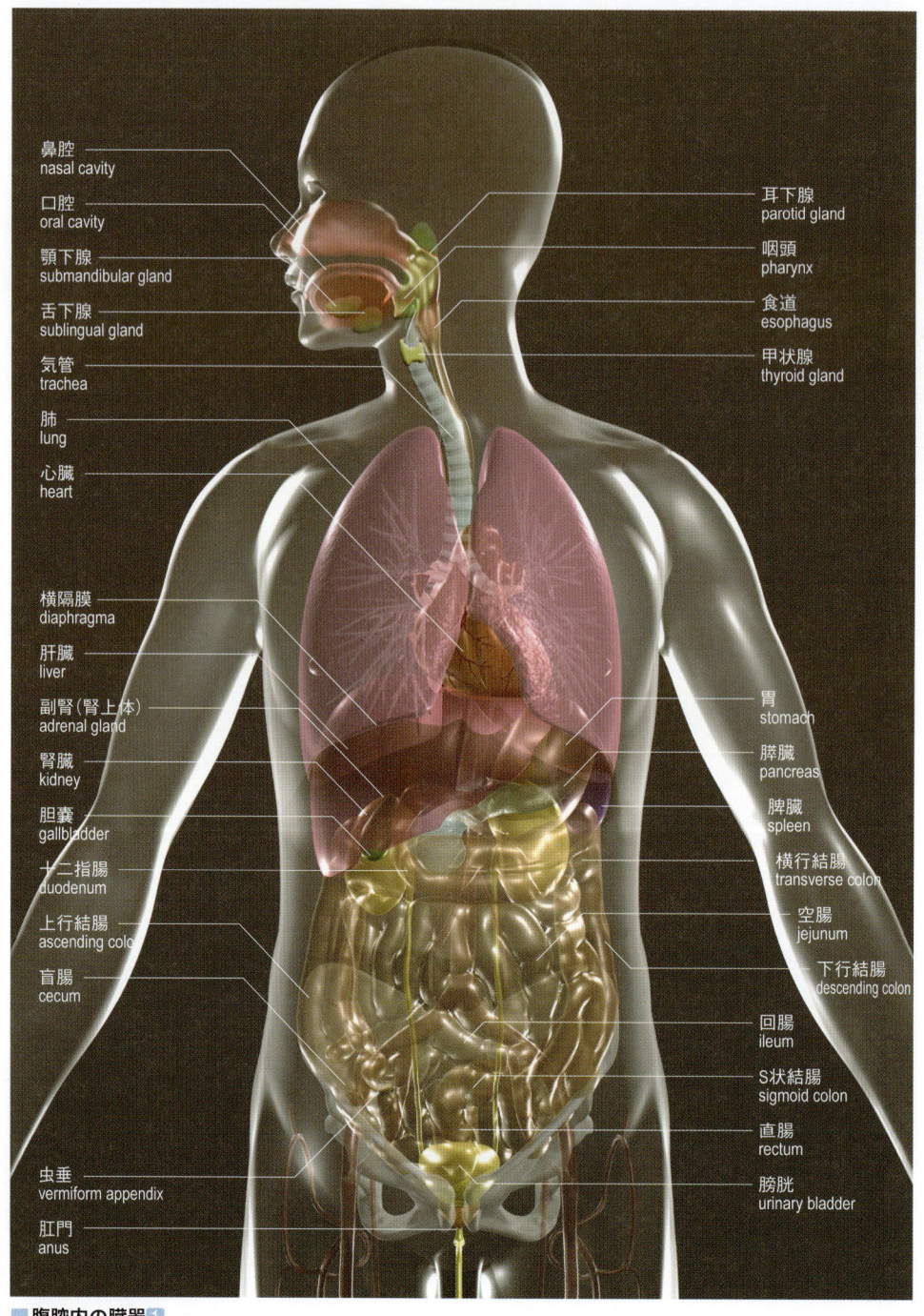

鼻腔 nasal cavity
口腔 oral cavity
顎下腺 submandibular gland
舌下腺 sublingual gland
気管 trachea
肺 lung
心臓 heart
横隔膜 diaphragma
肝臓 liver
副腎（腎上体）adrenal gland
腎臓 kidney
胆嚢 gallbladder
十二指腸 duodenum
上行結腸 ascending colon
盲腸 cecum
虫垂 vermiform appendix
肛門 anus

耳下腺 parotid gland
咽頭 pharynx
食道 esophagus
甲状腺 thyroid gland
胃 stomach
膵臓 pancreas
脾臓 spleen
横行結腸 transverse colon
空腸 jejunum
下行結腸 descending colon
回腸 ileum
S状結腸 sigmoid colon
直腸 rectum
膀胱 urinary bladder

■腹腔内の臓器

- 外界から摂取した食物を消化して栄養を吸収する消化管と，消化を助ける消化液を分泌あるいは貯蔵する肝臓，胆嚢，膵臓からなる．
- 消化吸収のほかに，生体防御・免疫の機能も担う．
- 消化管は，口，口腔，食道，胃，小腸（十二指腸，空腸，回腸），大腸（盲腸，上行結腸，横行結腸，下行結腸，S状結腸，直腸），肛門からなる．
- 消化管は口から始まる一本道で，肛門で終わる．消化管の内腔は体内のように思えるが，口と肛門で周囲の皮膚と連続しており，実は非常に細長い体外空間といえる．
- 食道は縦隔の中，気管の後側を下行し，横隔膜を貫いて胃に至る．
- 胃内は強酸性でタンパク質の消化や病原菌の抑制に適している．
- 小腸は6～7mにも及ぶ人体最大の臓器である．
- 小腸内は弱アルカリ性で炭水化物や脂肪の消化吸収に適している．
- 大腸は，小腸の外側を囲むように腹部をひと回りして肛門に至っており，多量の腸内細菌を保持する．
- 肝臓はタンパクの合成や毒物の解毒など非常に多種類の化学反応を担っており，"人体の化学工場"といわれる．
- 肝臓由来の胆汁や膵臓由来の膵液は消化液で，十二指腸で消化管内腔に流入する．

消化器系の血流

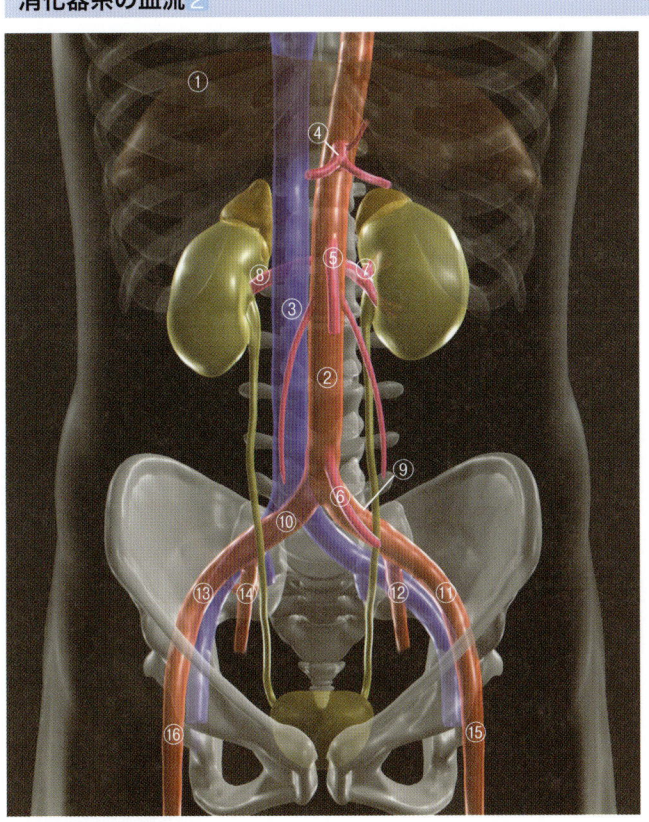

① 横隔膜 diaphragm
② 腹部大動脈 abdominal aorta
③ 下大静脈 inferior vena cava
④ 腹腔動脈 celiac trunk
⑤ 上腸間膜動脈 superior mesenteric artery
⑥ 下腸間膜動脈 inferior mesenteric artery
⑦ 左腎動脈 left renal artery
⑧ 右腎動脈 right renal artery
⑨ 左総腸骨動脈 left common iliac artery
⑩ 右総腸骨動脈 right common iliac artery
⑪ 左外腸骨動脈 left external iliac artery
⑫ 左内腸骨動脈 left internal iliac artery
⑬ 右外腸骨動脈 right external iliac artery
⑭ 右内腸骨動脈 right internal iliac artery
⑮ 左大腿動脈 left femoral artery
⑯ 右大腿動脈 right femoral artery

●用語解説

門脈
毛細血管網が統合して静脈となったのち，再び毛細血管網へと分岐する血管系．下垂体などにも存在するが，一般には肝の門脈系をさす．

■腹部の主要動脈

- 消化器系は主に腹腔動脈，上腸間膜動脈，下腸間膜動脈から血流を受ける．
- 胃と十二指腸は主に腹腔動脈，空腸・回腸・盲腸・上行結腸・横行結腸は主に上腸間膜動脈，下行結腸・S状結腸・直腸上部は主に下腸間膜動脈，直腸下部は内腸骨動脈から血流を受ける．
- 肝臓，胆嚢，脾臓は主に腹腔動脈，膵臓は腹腔動脈と上腸間膜動脈から血流を受ける．
- 消化管や膵臓，脾臓に流入した動脈血は，各臓器で毛細血管になったあとそのまま静脈に帰るのではなく，いったん門脈*となって肝臓に流入する．消化管から吸収した栄養を化学合成工場である肝臓に効率よく届けるようになっている．そのため，消化器がんになると門脈を介して肝臓に転移が起きやすくなる．

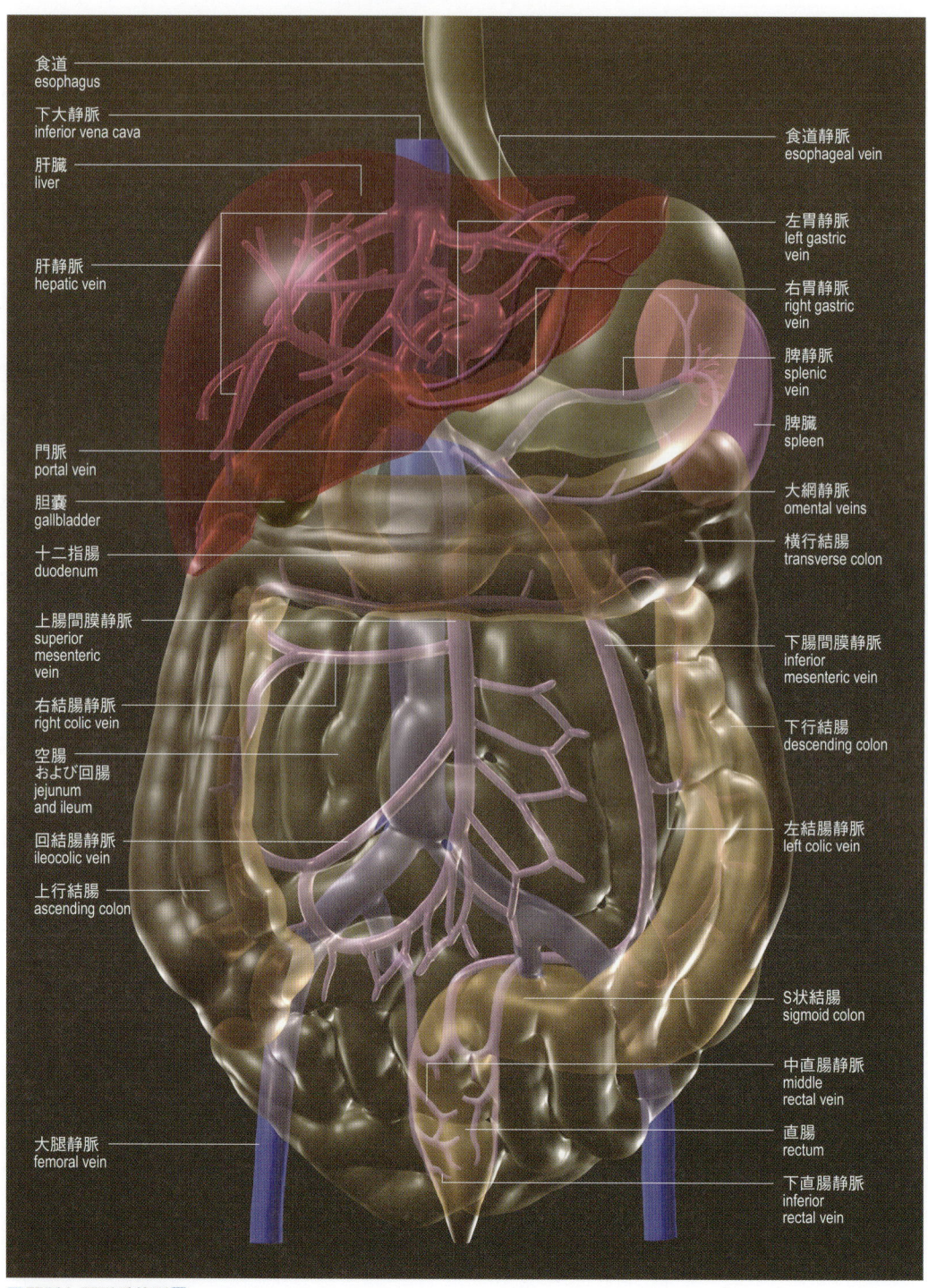

■門脈と門脈系静脈

- 門脈は食道周囲の細い静脈と交通があるため、肝硬変などで門脈の血圧があがると食道周囲の静脈が拡張して静脈瘤ができやすくなる．
- 肝臓から出た血液は肝静脈となり，下大静脈へ流入する．

腹部大動脈の枝 4

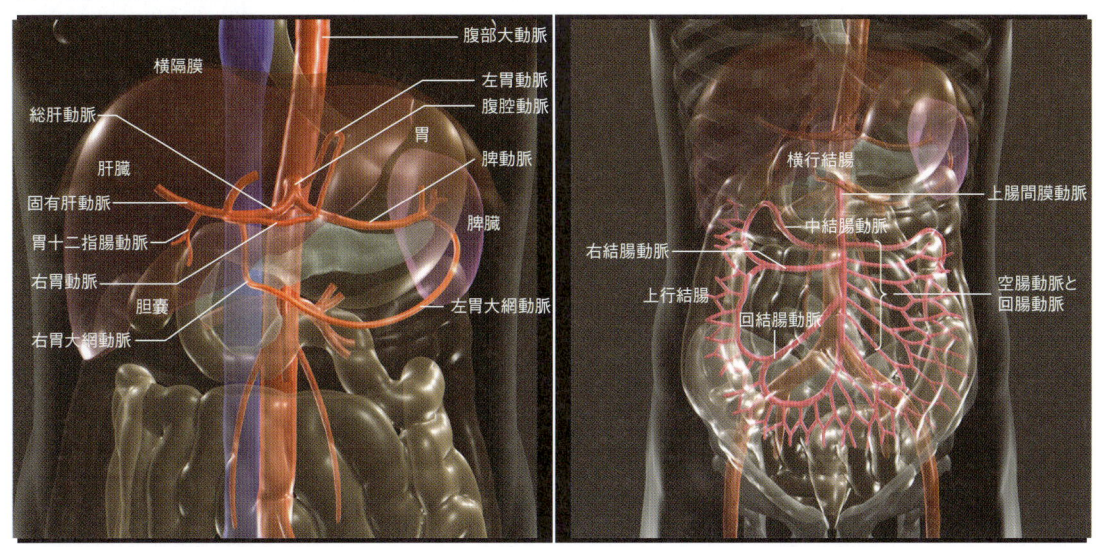

腹腔動脈領域

上腸間膜動脈領域

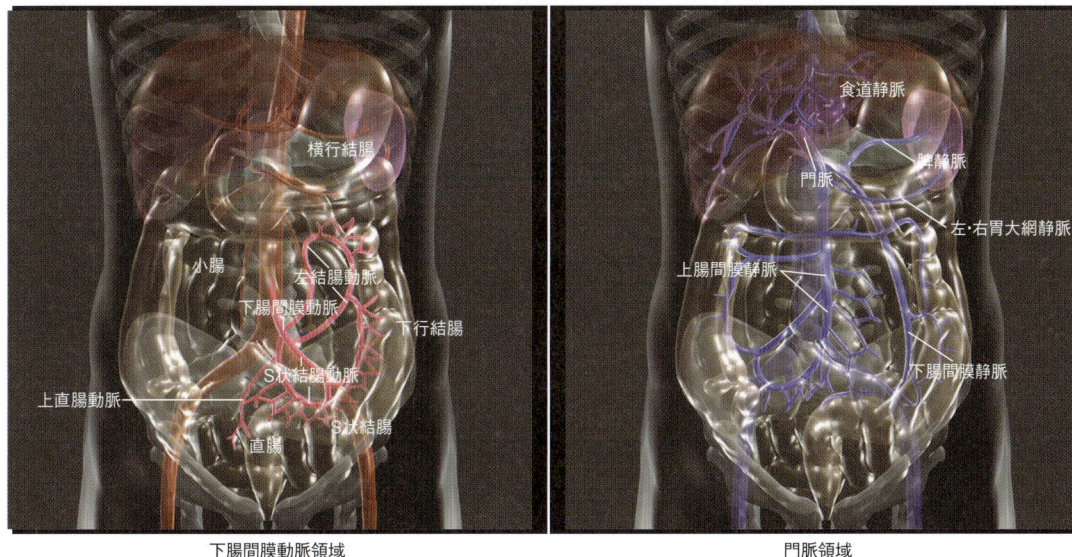

下腸間膜動脈領域

門脈領域

腹部大動脈の枝と門脈系静脈 4

- 腹部大動脈は，上から腹腔動脈，上腸間膜動脈，腎動脈，下腸間膜動脈の順に枝を出し，最後は第4腰椎付近で左右の総腸骨動脈に分かれる．
- 腹腔動脈は総肝動脈と脾動脈に分かれ，総肝動脈はさらに固有肝動脈や右胃大網動脈などに分かれる．
- 上腸間膜動脈は空腸動脈，回腸動脈，回結腸動脈，右結腸動脈，中結腸動脈に分かれる．
- 下腸間膜動脈は左結腸動脈，S状結腸動脈，上直腸動脈に分かれる．
- これらの動脈の枝分かれは個体差が大きい．
- 消化器からの血流は脾静脈，上腸間膜静脈，下腸間膜静脈となり，それらが合わさって門脈となって肝臓へ流入する．

消化管の基本構造

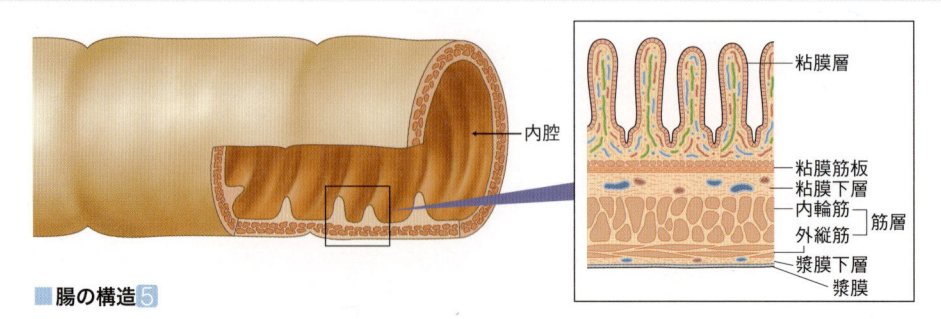

■腸の構造

- 内腔側から，粘膜層，粘膜筋板，粘膜下層，筋層（内輪筋，外縦筋），漿膜下層，漿膜となっている．
- 粘膜は常に消化管内腔の食物，つまり外界と接しているが，他の層は正常では外界と接していない．
- 粘膜は外界と体内とのあいだのバリア（障壁）となっているが，同時に消化液を分泌したり栄養を吸収したりもする．
- 粘膜層のうち，内腔に接している細胞は上皮細胞である．
- 口腔から食道下端までと肛門の粘膜は，重層扁平上皮であり防御性が高い．硬い食物や便を安全に通過させるが，水分や養分などの出し入れはほとんど行わない．
- 胃から直腸までの粘膜は，単層円柱上皮であり，粘液などの分泌や物質の吸収などを行う．そのため内容物は泥状で柔らかい．
- 筋層は，食物を肛門のほうへ進める消化管運動を担う．

消化器と腹腔，腹膜

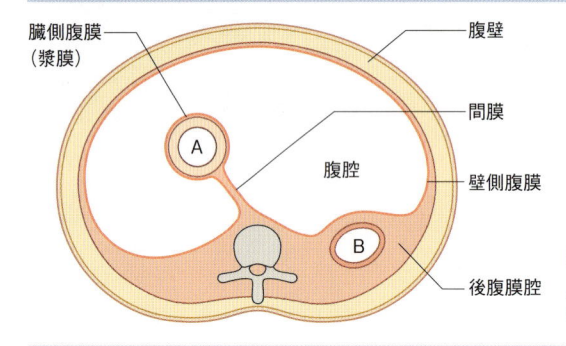

- 腹腔の表面を覆うのが腹膜（壁側腹膜，臓側腹膜，間膜）であり，消化管の表面では漿膜とよばれる．
- 消化管のほぼ全周が漿膜に包まれ，その外で漿膜どうしが合わさって壁側腹膜とつながる一枚の膜のようになっているのを間膜という．間膜があるところでは消化管は腹腔内で可動性がある．

■腹腔横断面
Aは間膜があり，可動性である．
Bは後腹膜腔にあり，間膜がなくて可動性でない．

腹部の横断面

- CTやMRIでは横断の画像が得られるため，臓器どうしの位置関係や大きさがわかりやすい．通常，腹部や胸部のCT，MRIでは，身体の下側から見上げた横断面の形で表される．
- CTは水を0，空気を−1,000と定めたX線吸収度により，白から黒までの濃淡として画像を構成したものである．
- 膵臓，十二指腸，腎臓などは後腹膜のうしろだが，肝臓，胃，横行結腸などは後腹膜より前の腹腔にある．
- 肝臓の中に見える白い点や線は，造影剤で写し出された血管である．
- 脂肪組織や消化管内のガスは黒く見えている．

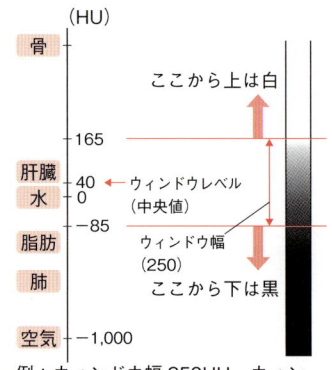

例：ウィンドウ幅250HU，ウィンドウレベル40HUの場合

■CTの画像の濃淡

総論 消化器の構造と機能

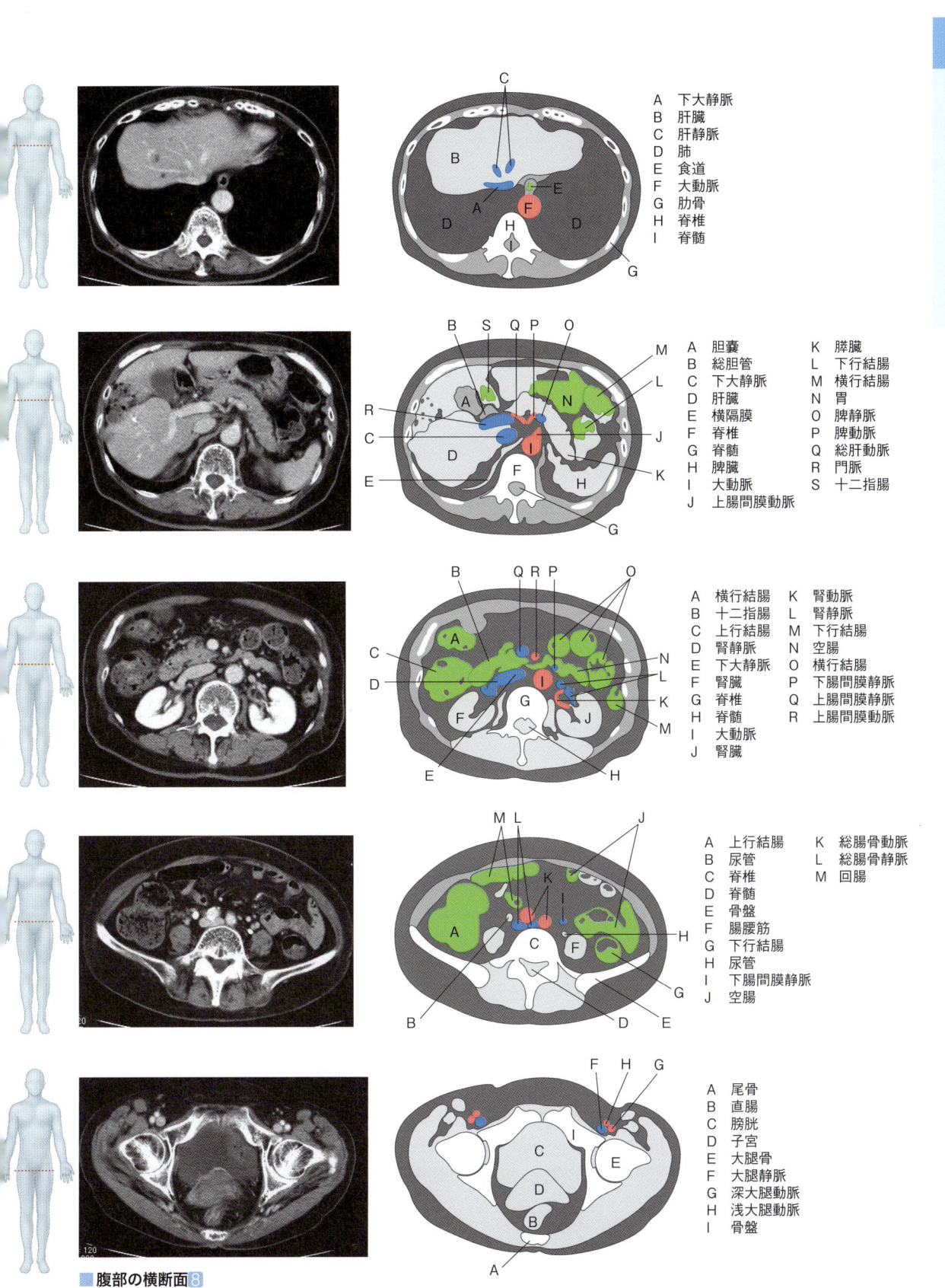

A	下大静脈
B	肝臓
C	肝静脈
D	肺
E	食道
F	大動脈
G	肋骨
H	脊椎
I	脊髄

A	胆嚢	K	膵臓
B	総胆管	L	下行結腸
C	下大静脈	M	横行結腸
D	肝臓	N	胃
E	横隔膜	O	脾静脈
F	脊椎	P	脾動脈
G	脊髄	Q	総肝動脈
H	脾臓	R	門脈
I	大動脈	S	十二指腸
J	上腸間膜動脈		

A	横行結腸	K	腎動脈
B	十二指腸	L	腎静脈
C	上行結腸	M	下行結腸
D	腎静脈	N	横行結腸
E	下大静脈	O	空腸
F	腎臓	P	下腸間膜静脈
G	脊椎	Q	上腸間膜静脈
H	脊髄	R	上腸間膜動脈
I	大動脈		
J	腎臓		

A	上行結腸	K	総腸骨動脈
B	尿管	L	総腸骨静脈
C	脊椎	M	回腸
D	脊髄		
E	骨盤		
F	腸腰筋		
G	下行結腸		
H	尿管		
I	下腸間膜静脈		
J	空腸		

A	尾骨
B	直腸
C	膀胱
D	子宮
E	大腿骨
F	大腿静脈
G	深大腿動脈
H	浅大腿動脈
I	骨盤

■ 腹部の横断面 ⑧

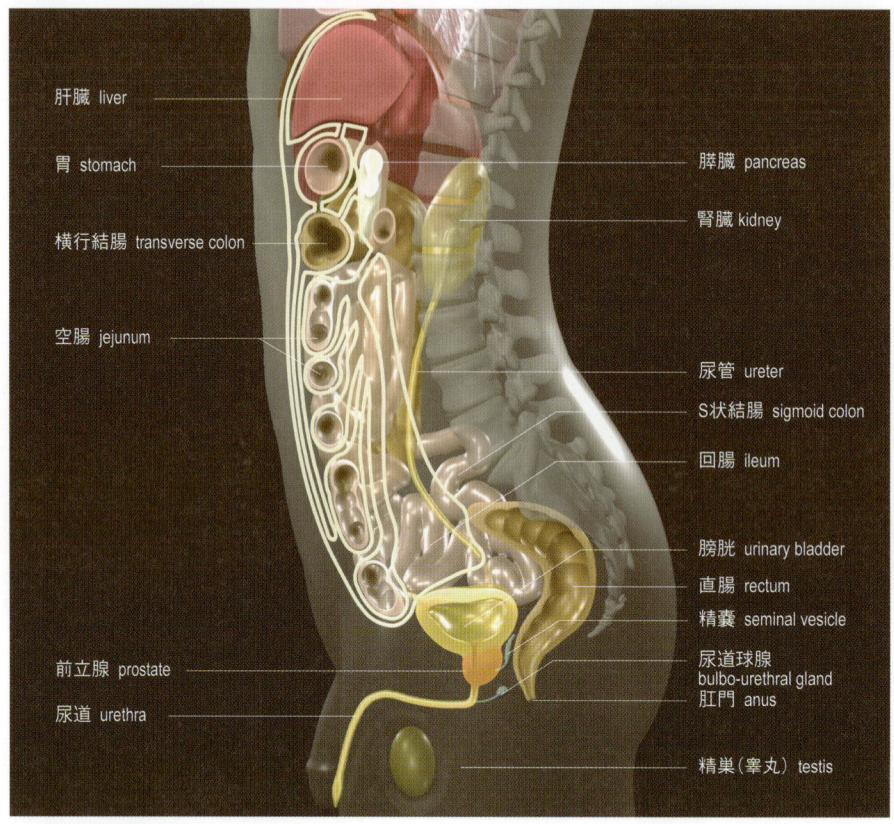

腹部の縦断面 9

腹部の縦断面 の図（ラベル: 肝臓 liver, 胃 stomach, 横行結腸 transverse colon, 空腸 jejunum, 前立腺 prostate, 尿道 urethra, 膵臓 pancreas, 腎臓 kidney, 尿管 ureter, S状結腸 sigmoid colon, 回腸 ileum, 膀胱 urinary bladder, 直腸 rectum, 精嚢 seminal vesicle, 尿道球腺 bulbo-urethral gland, 肛門 anus, 精巣（睾丸）testis）

- 胃は間膜があり腹腔の前方に位置するが，十二指腸は後腹膜に覆われ腹腔の後側に位置する．
- 空腸，回腸，横行結腸，S状結腸は間膜があり腹腔内に位置し可動性があるが，上行結腸，下行結腸，直腸は腹腔の後側に位置し固定されている．
- 肝臓は右上腹部を占める大きな臓器で，胆嚢は肝臓の下面に接している．膵臓は後腹膜に覆われ，胃の後側に位置する．

消化管の吸収（消化管への水分の出入，栄養素と吸収部位）10

- 消化管の中には約9Lの水分がある．そこへ毎日約2Lが口から入り，消化管から9Lが吸収され，逆に消化管内へ7Lが分泌され，便に出て行くのはわずか0.1Lくらいである．
- 経口摂取された水分は消化管内に入り，ただちに粘膜から吸収され細胞外液に移行しはじめる．それとともに，粘膜から内腔への分泌もさかんに行われる．水分は細胞外液と消化管内のあいだを何度も循環する．
- 吸収・分泌された差し引き2Lの水分は，尿や汗，呼気中に排出され，全体でバランスが保たれる．水分の出入りが増えたり減ったりして変動すると，尿量などを増減させることでバランスが維持されるようになっている．
- 水分の吸収は大部分が小腸で行われ，残りは大腸で行われる．
- 消化管内への分泌は，唾液腺，胃，肝臓，膵臓，小腸，大腸から出てくる．

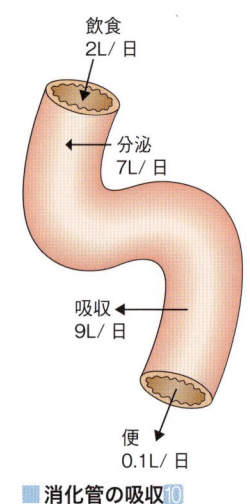

消化管の吸収 の図:
飲食 2L/日
分泌 7L/日
吸収 9L/日
便 0.1L/日

主な消化液の種類と分泌調節機序[11,12]

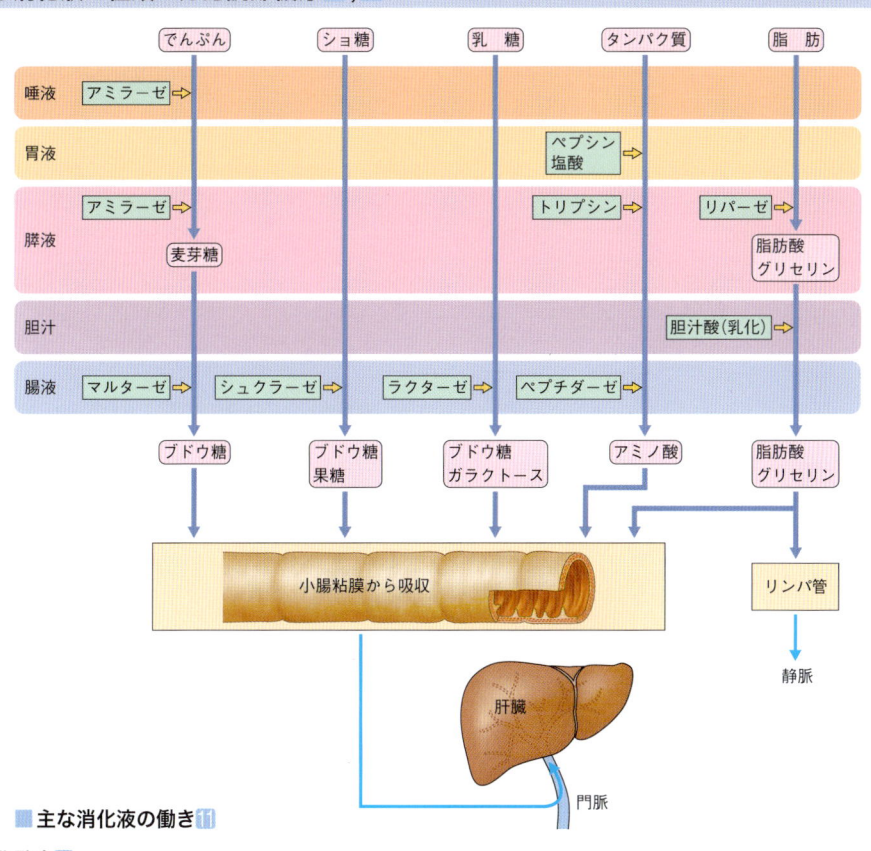

	でんぷん	ショ糖	乳糖	タンパク質	脂肪
唾液	アミラーゼ→				
胃液				ペプシン 塩酸→	
膵液	アミラーゼ→ ↓麦芽糖			トリプシン→	リパーゼ→ ↓脂肪酸 グリセリン
胆汁					胆汁酸(乳化)→
腸液	マルターゼ→	シュクラーゼ→	ラクターゼ→	ペプチダーゼ→	

↓
ブドウ糖 / ブドウ糖・果糖 / ブドウ糖・ガラクトース / アミノ酸 / 脂肪酸・グリセリン

→ 小腸粘膜から吸収 → 肝臓 → 門脈
脂肪酸・グリセリン → リンパ管 → 静脈

■ 主な消化液の働き[11]

■ 消化酵素[12]

	酵素	酵素が働く環境	消化液	基質(分解するもの)	分解産物	
炭水化物	アミラーゼ	弱アルカリ性	唾液, 膵液	でんぷん	麦芽糖	
	シュクラーゼ	弱アルカリ性	腸液	ショ糖	ブドウ糖, 果糖	
	マルターゼ	弱アルカリ性	腸液	麦芽糖	ブドウ糖	
	ラクターゼ	弱アルカリ性	腸液	乳糖	ブドウ糖, ガラクトース	
タンパク質	ペプシン	酸性	胃液	タンパク質	ペプチド(ペプトン)	胃酸(塩酸)での酸性環境が必要
	トリプシン	弱アルカリ性	膵液	タンパク質, ペプチド	小ペプチド	
	ペプチダーゼ	弱アルカリ性	膵液, 腸液	ペプチド	アミノ酸	
脂肪	リパーゼ	弱アルカリ性	膵液, 腸液	中性脂肪	脂肪酸, グリセリン	胆汁酸で乳化され, 吸収しやすくなる

- 唾液は食物をかむと分泌される. 1日に1~1.5 L程度である. 唾液にはアミラーゼが含まれ, でんぷんを麦芽糖に分解する.
- 胃液は強酸性で, 食物が胃に到達すると分泌される. 1日に2 L程度である. 胃液には塩酸とペプシンが含まれ, タンパク質をより小さいペプチド(ペプトン)に分解する.
- 膵液は弱アルカリ性で, 十二指腸や空腸から分泌されるセクレチンやコレシストキニンといったホルモンで分泌が促進される. 1日に1~2 L程度である. 膵液にはアミラーゼ, リパーゼ(中性脂肪を脂肪酸とグリセリンに分解), トリプシン(ペプトンをさらに小さいペプチドに分解)などの消化酵素が含まれる.
- 腸液は1日に2~3 L程度分泌され, アミノペプチダーゼ(ペプチドをアミノ酸に分解), マルターゼ(麦芽糖をブドウ糖に分解), ラクターゼ(乳糖をブドウ糖とガラクトースに分解)などの消化酵素を含んでいる.

主な消化管ホルモンとその生理作用[13],[14]

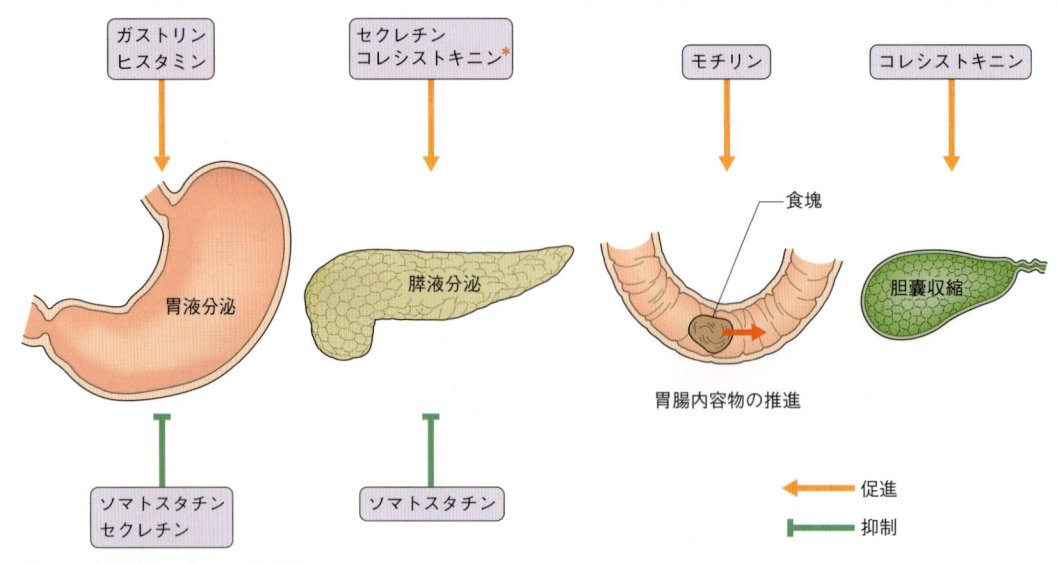

■ 主な消化管ホルモンの働き[13]

■ 消化管ホルモンの作用[14]

ホルモン	作用	分泌する細胞
ガストリン	胃液分泌 噴門を閉じる.	胃前庭部，十二指腸のG細胞
コレシストキニン（パンクレオチミン）	膵酵素・胃液分泌 胆嚢収縮	上部小腸のI細胞
セクレチン	胃液分泌抑制，胆汁産生，膵液への水，重炭酸分泌 幽門を閉じる.	上部小腸のS細胞
モチリン	胃腸内容推進運動	小腸のM細胞
ソマトスタチン	ガストリン，セクレチン，胃液，成長ホルモン，インスリン，グルカゴンの分泌抑制	膵・胃・十二指腸のD細胞，視床下部
血管作動性腸管ペプチド（VIP）	腸からの水分・電解液分泌など	膵，消化管，視床下部などの神経細胞
胃抑制ペプチド（GIP）	胃の運動や酸・ペプシン分泌を抑制，インスリン分泌促進	上部小腸のK細胞
グルカゴン様ペプチド-1（GLP-1）	インスリン分泌促進，グルカゴン分泌抑制，胃の運動・胃液分泌抑制，中枢性の食欲抑制	小腸下部のL細胞

＊VIP：vasoactive intestinal polypeptide，GIP：gastric inhibitory peptide，GLP-1：glucagon-like peptide-1

- 消化管ホルモンとは，消化管に作用するホルモンで，消化液の分泌や消化管の動きに影響を及ぼす[13],[14].
- ガストリンは胃前庭部のG（ガストリン）細胞から分泌され，胃酸分泌を促進する．ヒスタミンは消化管ホルモンではないが，胃酸分泌に重要な働きをする．
- 消化管内容を強く推進する運動には，モチリン＊が関与している．
- これらのほかにも多くのホルモンがネットワークのように相互に促進，抑制するシステムを形成している．
- GIP，GLP-1は食後のインスリン分泌を促進する消化管ホルモンとしてインクレチンと総称される．

消化管運動と神経系調節機序

- 消化管の運動は筋層(内輪筋,外縦筋)による.口腔から咽頭までと肛門の運動(嚥下と排便)は主に横紋筋により,随意運動である.食道,胃,小腸,大腸の筋層は平滑筋であり,不随意運動をする15.
- 平滑筋の運動は,副交感神経(運動促進)と交感神経(運動抑制)の自律神経で調節されている.
- 口腔,咽頭と肛門,すなわち外界と接する部位の粘膜には痛覚神経が分布するが,食道,胃,小腸,大腸の粘膜にはない.
- 消化管の粘膜下層にマイスネル神経叢*,筋層のあいだにはアウエルバッハ神経叢*があり,蠕動運動と分泌をつかさどる.これらは交感神経(ノルアドレナリン)による抑制と副交感神経(アセチルコリン)による促進の支配を受けている16.
- 小腸では,内輪筋の収縮と弛緩が繰り返されて腸のくびれが断続的に形成され,内容物を混和している(分節運動)17.

■ 消化管の分泌・運動の神経支配16

消化管	副交感神経の働き	交感神経の働き
口腔	顔面神経,舌咽神経:薄い多量の唾液分泌	上頸交感神経節:濃い少量の唾液分泌
胃	迷走神経:胃液分泌,蠕動	大内臓神経:胃液分泌抑制,弛緩
膵	迷走神経:膵液分泌	大内臓神経:膵液分泌抑制
胆嚢	迷走神経:収縮	大内臓神経:弛緩
腸	迷走神経,骨盤内臓神経:腸液分泌,蠕動	小内臓神経,腰内臓神経:腸液分泌抑制,弛緩

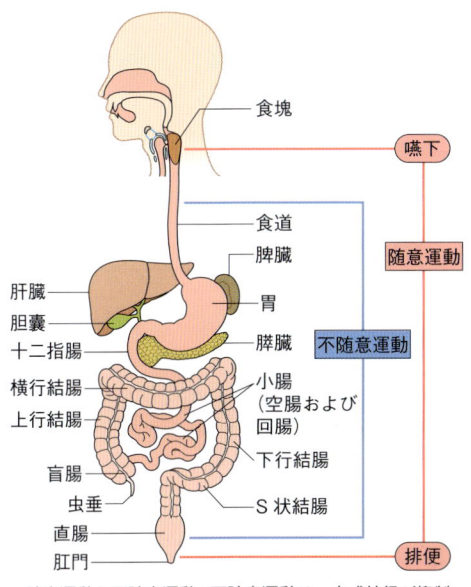

・随意運動と不随意運動:不随意運動は,交感神経が抑制,副交感神経が促進の役目を担っている.すなわち,交感神経が緊張すると胃腸などの平滑筋(不随意運動)は弛緩して蠕動運動を抑え便秘に傾き副交感神経が緊張すると蠕動運動が強まって下痢に傾く.

・交感神経と副交感神経:交感神経は脊髄から起始し,動脈周囲を走行して末梢まで達している.胸部,腹部の内臓,心臓,血管,不随意筋などに分布して,その機能を調節している.心臓,肺,気管支,食道,胃,小腸,大腸上部,肝,膵,腎,脾などの胸部・腹部内臓に分布する副交感神経は,第10脳神経である迷走神経中に含まれる.

■ 消化管の随意運動と不随意運動15

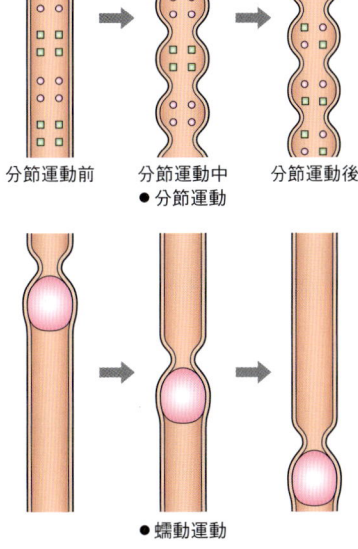

・分節運動:小腸の内輪走筋と外縦走筋の構造によって,間隔をおいて管にくびれが起こる動きのこと.管の収縮と弛緩の箇所が交互にくることで,内容物と消化液が混ざりやすく吸収されやすくなる.

・蠕動運動:腸管の口側の収縮に合わせて肛門側が弛緩するしくみで,内容物を肛門側に送り出そうとする動きのこと

■ 分節運動と蠕動運動17

●用語解説

コレシストキニン
胆嚢を収縮させ,胆汁の分泌を促す消化管ホルモンの1つ.

モチリン
主に十二指腸〜空腸で分泌される消化管ホルモンの1つ.胃や小腸の運動を促進する.

マイスネル神経叢
粘膜下神経叢ともいう.消化管の粘膜下層にあり,粘膜の動きにたずさわる粘膜筋板の運動や腺からの分泌に関与する.

アウエルバッハ神経叢
筋層間神経叢ともいう.輪走筋と縦走筋の間にあり,平滑筋の運動支配を通して消化管の蠕動運動に関与する(p.34参照).

消化管の免疫・防御のしくみ[18]

- 食物を摂取すると，栄養分と入り混じって多くの微生物，化学物質が消化管に入ってくる．そのなかには有用なもの，中立なもの，有害なものがある．
- 有用なもの（栄養）に対しては免疫系は認識はするものの排除反応は起こさず（経口免疫寛容），病原体に対しては排除反応を起こす．また腸内の常在細菌叢は上皮から中には入ってこないため免疫系には認識されず，排除反応は起きない．
- 胃内の強酸性は病原菌の増殖を抑制している．
- 腸管内に常在する多量の菌（常在菌，腸内細菌叢）の存在は病原微生物の増殖を抑制している．腸内細菌叢は下記の腸管免疫系の形成・維持にも必須である．
- 消化管粘膜表面には上皮から分泌された粘液が薄い層を形成しており，さらにその粘液の中にはリゾチームなどの抗菌物質や分泌型IgAという抗体があって病原体からの防御壁となっている．
- 上皮が隙間なく消化管内腔を覆っていて，病原体の侵入を防いでいる．
- 消化管関連リンパ組織としてパイエル（Peyer）板，リンパ濾胞，腸間膜リンパ節などがあり，これらのほかにも上皮細胞の間には上皮間リンパ球，粘膜固有層には粘膜固有層リンパ球や樹状細胞などがあり，腸管免疫系を形成している．体内のリンパ球の過半は腸にあり，腸は体内最大の免疫臓器でもある．これらが経口免疫寛容と病原体に対する排除反応を担当する．
- パイエル板ではM細胞が外来抗原を取り込み，それが樹状細胞などの抗原提示細胞に渡され，樹状細胞などがT細胞を活性化し，T細胞がキラーT細胞となったりB細胞を成熟させて免疫グロブリンA（IgA）などを産生したりする．
- 自然免疫とは攻撃対象を選ばないもので好中球，マクロファージ，NK細胞などが担当し，事前の準備が不要で常時即応態勢にあり，初期防衛を担当する．
- 獲得免疫は特定の標的に的を絞って攻撃するもので，侵入抗原を提示されて活性化したT細胞やB細胞が担当し，稼働までに時間はかかるが強力・持続的な防御システムである[19][20]．

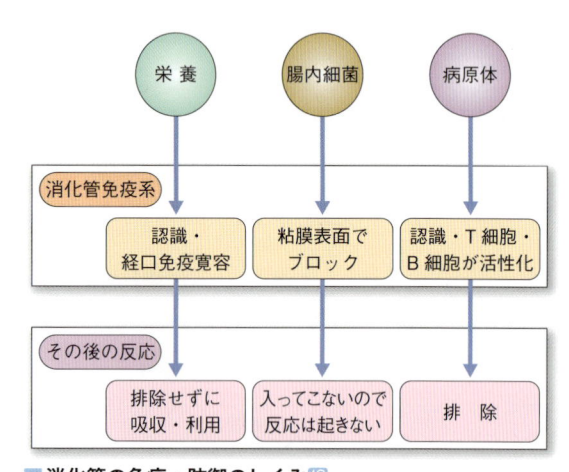

消化管の免疫・防御のしくみ[18]

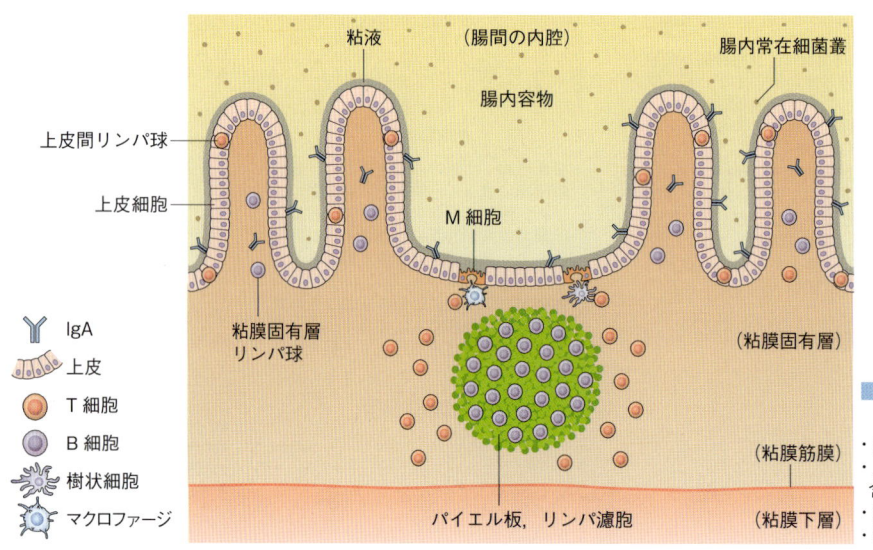

消化管防御・免疫機構は多重システム[19]
・多量の腸内細菌
・上皮表面のIgAや抗菌物質を含む粘液層
・隙間なくならぶ上皮細胞
・消化器関連リンパ装置

■自然免疫と獲得免疫[20]

	自然免疫	獲得免疫
担当細胞	好中球，NK細胞，マクロファージ	T細胞，B細胞
標的	選ばない	1つの細胞には1種類
方法	単純に食べる	対象を絞った強力な攻撃（キラーT細胞，抗体）
細胞の教育	不要	必要
準備期間	なし	1〜数日

腸内細菌叢とその役割[21]

- 胃では菌は非常に少なく，小腸でも上部では菌が少なく下部にいくほど多くなり，回盲便から大腸に入ると急激に多くなる．
- 細菌は大便の約半分を占め，ヒトの腸内には100兆個以上，1〜1.5kgほどの腸内細菌がある．そのほとんどはまだ分離培養できず，同定もされていないが数百種類いると考えられる[22]．
- 腸内細菌はほとんどが嫌気性菌で，小腸上部では通性嫌気性菌（酸素があってもなくても生存できる）もあるが，大腸では大半が偏性嫌気性菌（酸素があると生存できない）である．
- ヒトが消化できない食物繊維を分解して，大腸上皮細胞の主エネルギー源としての短鎖脂肪酸（酪酸など）をヒトに供給している．
- ビタミンKやビタミンB群を合成しヒトに提供する．
- 腸管内に常在する多量の菌（常在菌，腸内細菌叢）は腸管免疫系の形成・維持に必須である．
- 腸管免疫系を通じて腸内細菌は生活習慣病，がんなど非常に多くの疾患に対する抵抗性に関係している．
- 腸内細菌が広汎で重要な役割を担っていることから，腸内細菌叢は"忘れられた臓器"ともよばれる．

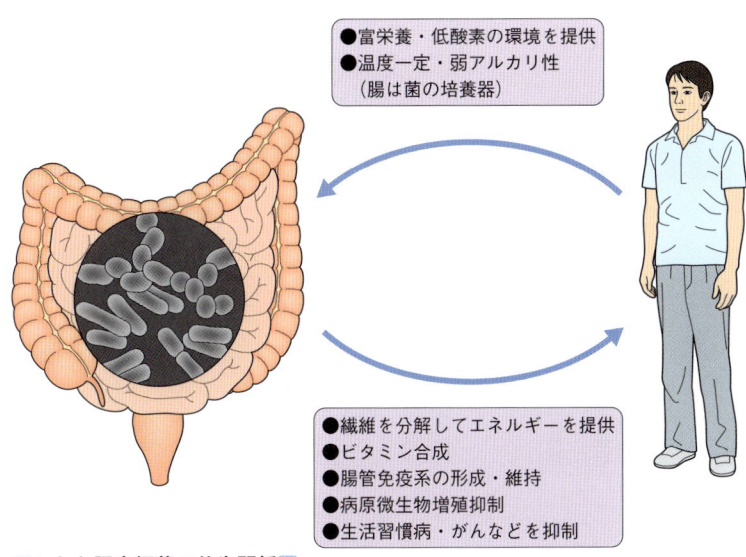

■ヒトと腸内細菌の共生関係[21]

- 富栄養・低酸素の環境を提供
- 温度一定・弱アルカリ性（腸は菌の培養器）
- 繊維を分解してエネルギーを提供
- ビタミン合成
- 腸管免疫系の形成・維持
- 病原微生物増殖抑制
- 生活習慣病・がんなどを抑制

■消化器臓器の細菌数[22]

内容物1g当たりのおよその細菌数		種類
胃	$10^{2〜3}$	好気性菌，嫌気性菌
空腸	$10^{4〜5}$	通性嫌気性菌，偏性嫌気性菌
回腸	$10^{6〜7}$	偏性嫌気性菌
大腸	10^{10}	偏性嫌気性菌

総論

症候

悪心・嘔吐の病態と原因疾患 1, 2

- 悪心（吐き気）・嘔吐は延髄にある嘔吐中枢が刺激されて起こる．嘔吐中枢は自律神経との関連が強く，動悸，脂汗，多量の唾液分泌，顔面蒼白などの症状を伴うことが多い．
- 嘔吐は反射性嘔吐と中枢性嘔吐に大別される．
- ・反射性嘔吐：消化器などの末梢臓器からの刺激が，迷走神経や交感神経などを経て嘔吐中枢を刺激することによる．
- ・中枢性嘔吐：末梢からの刺激ではなく，中枢神経系内部で嘔吐中枢が刺激されて起こる．①頭蓋内圧亢進により直接嘔吐中枢が刺激される場合，②化学的受容体誘発帯（CTZ）*が諸種の物質により刺激されて嘔吐中枢を刺激する場合，③大脳皮質や感覚器官からの刺激で嘔吐中枢が刺激される場合がある．

■ 嘔吐の分類と原因疾患 1

分類		原因疾患
反射性嘔吐	消化器疾患	通過障害（十二指腸潰瘍，膵がん，イレウスなど），膵炎，急性胃腸炎，胆石発作，虫垂炎
	その他	心筋梗塞，心不全，感染症，扁桃炎，乗り物酔い，メニエル病
中枢性嘔吐	頭蓋内圧亢進	脳腫瘍，脳出血，クモ膜下出血，脳炎，髄膜炎
	化学的受容体誘発帯の刺激	腎不全，糖尿病性ケトアシドーシス，アセトン血性嘔吐症，アルコール，抗がん薬
	大脳皮質や感覚器官からの刺激	悪臭，不快な光景

● 用語解説

化学的受容体誘発帯（CTZ）：chemoreceptor trigger zone
嘔吐中枢の近くに存在し，これを介して嘔吐中枢に刺激が伝わると反射的に嘔吐が起こる．

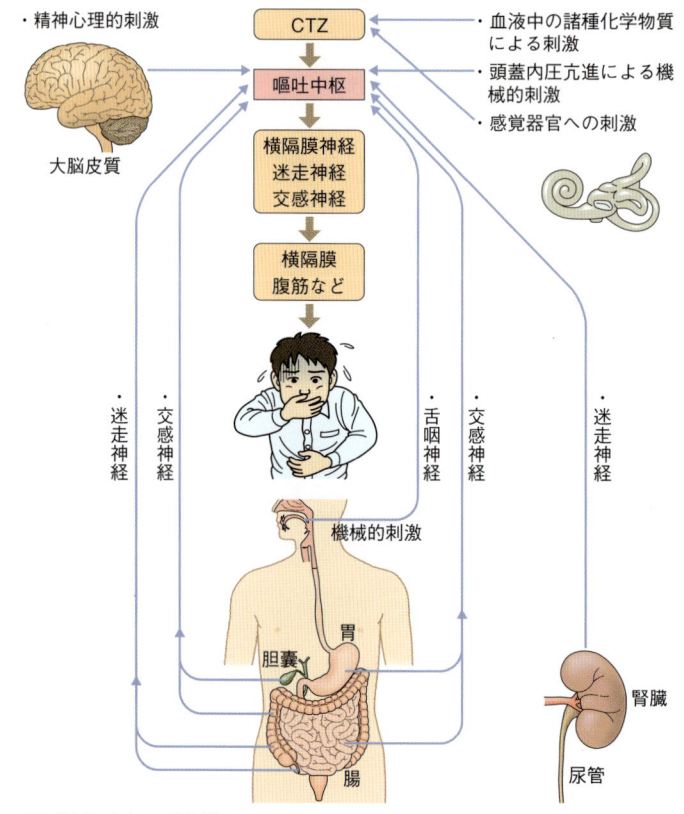

■ 嘔吐のメカニズム 2

吐血・下血の病態と原因疾患 3

■ 吐血・下血の原因疾患 3

食道	食道静脈瘤，マロリー・ワイス症候群，逆流性食道炎，カンジダ性食道炎，食道がん
胃・十二指腸	胃潰瘍，十二指腸潰瘍，胃炎，胃静脈瘤，毛細血管拡張，胃がん，胃粘膜下腫瘍
膵・肝	慢性膵炎，肝腫瘍
小腸	小腸腫瘍，クローン病，小腸潰瘍

- 吐血とは血液の混じったものを嘔吐すること．吐物がコーヒー色のときは出血の勢いはあまり強くないが，黒色のときはやや出血が多く，赤色時はかなり急速に出血していることが多い 4．
- 下血とは上部消化管（食道，胃，十二指腸）由来の出血が便に出ることで，黒色便，タール便とほぼ同義である．上部消化管出血では出血の勢いが強いときは吐血となるが，勢いが弱いと吐血は起こさずに下血のみがみられる．
- 病態は，出血量が少ないと症状は軽いが，多くなるにつれて頻脈，起立性低血圧，さらに尿量減少から，重くなると低血圧，さらに出血性ショックの状態となる．
- 血液検査ではヘモグロビン値低下，尿素窒素（BUN）上昇が特徴的だが，出血後数時間以上経たないとはっきりしてこない．出血直後，最初にみられる検査値異常は白血球数増加である．

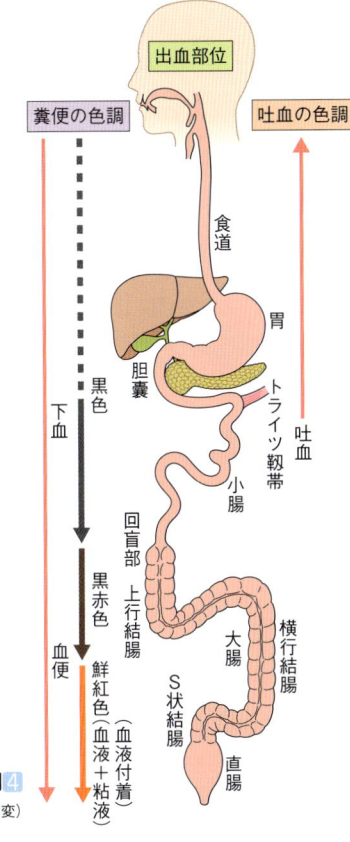

■ 出血部位と吐血・下血の色調 4

（永田博司ほか：系統別看護学講座専門9分野Ⅱ，成人看護学5．p.56，医学書院，2011を改変）

胸やけ・呑酸の病態と原因疾患

- 胃液が食道へ逆流することで起こる不快感．胃食道逆流症でみられる．
- 本来は噴門が機能して酸性の胃内容は食道へ逆流しない機構になっているが，この機構が十分働かないと起こる．
- 逆流性食道炎で典型的にみられるが，粘膜病変がなくても酸逆流で症状が誘発されることがある．
- 酸分泌抑制薬（プロトンポンプ阻害薬など）が有効なことが多い．
- 術後胃などでは胆汁が逆流することによって発生することもある．
- 肥満，亀背，不規則な食生活，喫煙，飲酒，油っこい食事，カルシウム拮抗薬や亜硝酸薬の常用などが誘因となりうるが例外も多い 5．

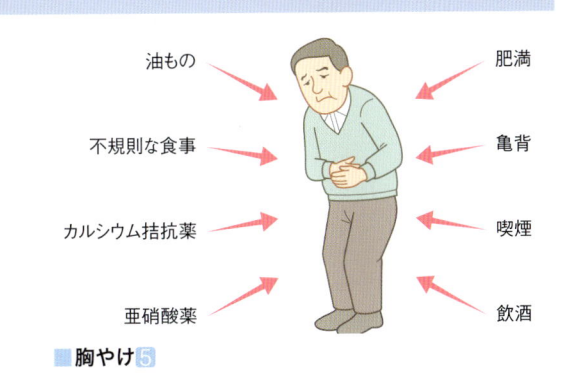

■ 胸やけ 5

黄疸，腹壁血管怒張の病態と原因疾患 6, 7

- 黄疸は胆汁色素ビリルビンが血中に増えて（2〜2.5mg/dL以上）皮膚や結膜（白目）が黄染した状態．ミカンの多食でもやや皮膚が黄染するが，結膜は黄染しない．
- 正常ではビリルビンは血中から肝細胞に取り込まれ，胆汁に排泄されてファーター（Vater）乳頭から小腸へ排出される．この経路に障害があるとビリルビンが処理しきれず血中に増えて黄疸になる．
- 肝細胞の障害（肝細胞性黄疸：急性肝炎，肝不全），毛細胆管の障害（肝内胆汁うっ滞：原発性胆汁性肝硬変，一部の薬剤性肝障害），胆汁流出障害（閉塞性黄疸：がんや胆石による胆管閉塞）では直接ビリルビン*が増加し，溶血によるビリルビン合成増加などでは間接ビリルビン*が増加する．
- 門脈の血圧が上がり，その迂回路の1つである傍臍静脈が拡張し，さらに続く腹壁の静脈が拡張すると，臍付近を中心として拡張した皮下静脈がみられる（「メデューサの頭」と呼ばれることがある，p.21参照）8．
- 下大静脈が閉塞すると鼠径部から上行する皮下静脈の拡張がみられる．

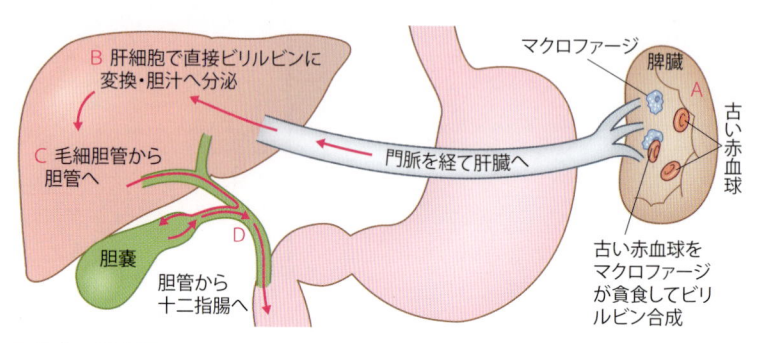

■黄疸の機序 6

■黄疸の機序と疾患 7

機序	増えるビリルビン	例
Aのビリルビン合成亢進	間接ビリルビン	溶血
Bの変換の障害	間接ビリルビン	体質性黄疸の一部
Bでのビリルビン処理の障害	直接ビリルビン	急性肝炎，肝不全，体質性黄疸の一部
Cの移送の障害	直接ビリルビン	原発性胆汁性肝硬変，一部の薬剤性肝障害
Dの移送の障害（閉塞性黄疸）	直接ビリルビン	がん，胆石

●用語解説

直接ビリルビン
肝臓でグルクロン酸抱合を受け，胆汁中に排泄される抱合型のビリルビン．肝胆道疾患で上昇し，黄疸の原因となる．

間接ビリルビン
ビリルビンが崩壊したヘモグロビンから生成され，水に不溶性で，血中ではアルブミンと結合して肝臓に運ばれる状態．

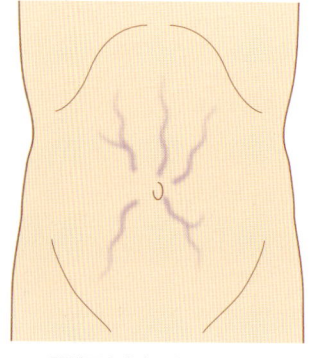

門脈圧亢進（メデューサの頭） / 下大静脈閉塞

■腹壁静脈怒張 8
どちらの場合も高度の腹水を伴うことが多い．

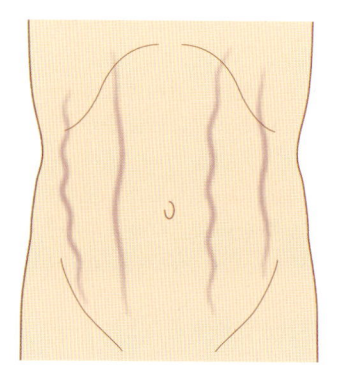

肝腫大の病態と原因疾患 9

- 肝臓が正常より大きくなることを肝腫大という．
- 触診，打診，腹部単純X線写真，超音波，CTなどで評価する．
- 肝細胞の腫大（脂肪肝，糖原病，急性肝炎），肝臓内への白血球などの集積（急性肝炎，白血病，悪性リンパ腫），肝臓内の血液の増加（心不全），肝臓内の大きな腫瘤（がんや嚢胞），肝臓内への物質の集積（アミロイドーシス）などで肝臓が大きくなる．

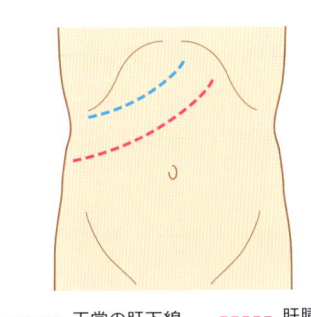

----- 正常の肝下線　　----- 肝腫大

■ 肝腫大の触診 9

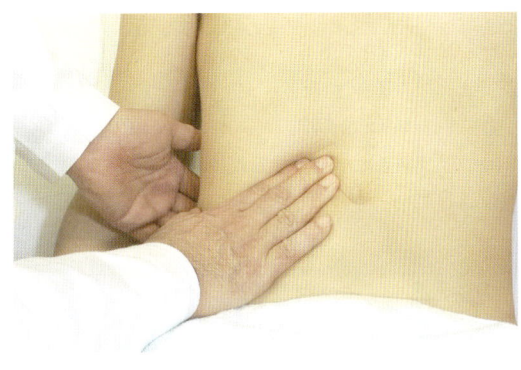

脾腫の病態と原因疾患 10

- 脾臓が正常より大きくなることを脾腫という．
- 非常に大きければ触診，打診でわかるが，通常は腹部単純X線写真，超音波，CTなどで評価する．
- 門脈圧亢進，脾臓内への白血球の集積（諸種の炎症，白血病，悪性リンパ腫），髄外造血（骨髄線維症），溶血，蓄積症［ゴーシェ（Gaucher）病*など］，脾臓内の大きな腫瘤（嚢胞やがん転移）などが原因となる．

◉用語解説

ゴーシェ（Gaucher）病
遺伝的要因により，グルコセレブロシダーゼという酵素が不足・欠損しており糖脂質を分解できず，肝臓，脾臓，骨髄（マクロファージ）などに蓄積してしまう脂質蓄積症の一種．

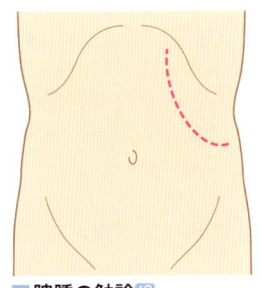

■ 脾腫の触診 10
正常時は，脾臓の触診は困難である．

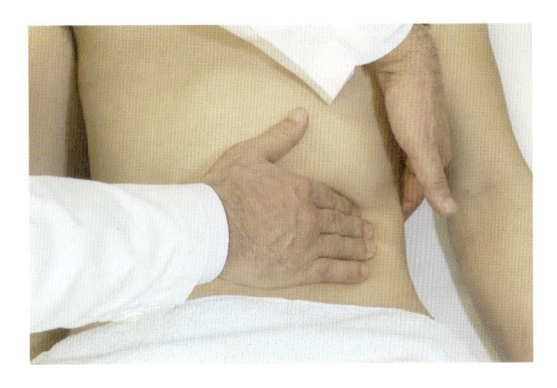

血便の病態と原因疾患 11

■ 血便の原因疾患 11

小腸	小腸腫瘍，クローン病，小腸潰瘍，メッケル憩室出血
大腸	大腸憩室，大腸アンギオディスプラジア（血管異形成），虚血性大腸炎，痔核，大腸がん，大腸ポリープ，潰瘍性大腸炎，クローン病，放射線性直腸炎，細菌性腸炎

- 血便とは，赤い血液の混じった便のことである．原因は大腸出血や肛門出血のことが多いが，小腸出血のこともある．
- 出血に伴う病態は吐・下血と似ているが，大腸出血ではBUNの上昇は伴わない．

便秘の病態と原因疾患 [12, 13]

	弛緩性便秘	直腸性便秘	痙攣性便秘
機序	大腸の緊張，蠕動の低下	習慣性	S状結腸の持続的緊張亢進
背景	高齢者，やせ型女性，長期臥床		過敏性大腸，S状結腸憩室
腹痛	−	±	＋
便意	小	さまざま	突然の強い便意
便	硬く太い	硬い	始め硬く後半下痢
指診での便	＋	＋	−
排便後の残便感	−	＋〜−	＋
精神状態の影響	小	中	大
内視鏡，造影	過長，拡張，メラノーシス	直腸拡張	S状結腸の攣性・憩室，濡れ和紙をはがす感じ

■ 機能性便秘の型 [12]

■ 便秘の原因 [13]

疾患ほか	加齢，全身衰弱，神経疾患（パーキンソン病，脳卒中，脊髄疾患，精神病など），糖尿病，甲状腺機能低下症，腎不全，妊娠，電解質異常，脱水，肝硬変，がん性腹膜炎，過敏性大腸（便秘型）
生活習慣	運動不足，不規則な食事，摂食不十分，繊維摂取不足，暖房・厚着のしすぎ
薬剤	止痢薬，麻薬，抗コリン薬，抗がん薬，利尿薬，鎮痛薬，制酸薬，抗パーキンソン病薬，向精神薬，イオン交換樹脂，バリウムなど

◎用語解説

ヒルシュスプルング (Hirschsprung)病
先天性巨大結腸症，先天性無神経節性巨大結腸症ともいい，男児に多い．結腸にマイスネル神経叢とアウエルバッハ神経叢の形成が完全でないために，正常な蠕動運動ができず，腸閉塞症状や便秘などの排便障害が起こる．

- 便秘は大きく疾患に起因するもの（続発性便秘）と，それ以外のもの（特発性便秘，機能性便秘）に分けられる．
- 続発性便秘の原因としては，大腸の通過障害を伴うもの（がん，炎症，腹腔内巨大腫瘍，S状結腸軸捻転，術後吻合部狭窄など），腸壁の神経や筋肉の異常[ヒルシュスプルング(Hirschsprung)病＊，巨大結腸症，偽性腸閉塞など]がある．全身疾患に関連するものは特発性便秘に入れることが多い．
- 多いのは特発性（機能性）便秘であり，さらに弛緩性便秘，痙攣性便秘，直腸性便秘に分けられる．疾患ではないが，小食や繊維分摂取不足でも便が出にくくなる．
- 薬剤性の便秘では蠕動低下によるものが多いが，利尿薬，イオン交換樹脂，バリウムなどは便を固まらせる原因となる．

移植片対宿主病（GVHD）：graft versus host disease ｜ 水様下痢低カリウム無酸（WDHA）症候群：watery diarrhea, hypokalemia and achlorhydria syndrome

下痢の病態と原因疾患 14, 15

■ 下痢の病態と原因疾患 14

	浸透圧性，吸収不良性下痢	滲出性下痢	分泌性下痢	運動亢進
機序	腸管内の高浸透圧性物質過剰 水分, 物質の吸収不良	腸粘膜の炎症による滲出	腸粘膜の分泌亢進	腸の運動亢進
特徴	絶食で改善	血便, 潜血反応陽性 熱, 炎症反応		腹鳴
急性	ソルビトール, 塩類下剤, 胆汁酸製剤 アブラソコムツ（魚類）	感染性腸炎, 虚血性腸炎, 移植片対宿主病（GVHD）*	感染性腸炎（とくにコレラ）	冷飲料
慢性	短腸症候群, クローン病, 慢性膵炎, 輸入脚症候群, 乳糖不耐症	クローン病, 潰瘍性大腸炎, 放射線性腸炎	ゾリンジャー・エリソン症候群*, 水様下痢低カリウム無酸（WDHA）症候群*	過敏性大腸

■ 下痢の病変部位 15

	小腸ないし右側結腸	大腸
便の性状	不消化便など	粘液性, 血性など
1回の排便量	多い	少ない
排便回数	多くない	多い
排便によって	疼痛軽快せず	疼痛軽快
しぶり（残便感）	−	＋
悪心・嘔吐	−〜＋	−

- 下痢とは，便が形をなさず液状から泥状になること．1日の便の量，排便回数も増加していることが多い（「主な消化液の種類と分泌調節機序」p.9参照）．
- 消化管からの水分の吸収が十分でない，消化管粘膜からの分泌・滲出液が多くなる，消化管運動が強すぎるなどで下痢となる．
- 下痢の鑑別は，実践的には急性か慢性（反復性）かが大きな鍵となる．また，病変部位については問診，診察でほぼ見当がつく．

● 用語解説

移植片対宿主病（GVHD）
臓器移植による合併症の1つ．移植した臓器が受給者の臓器を攻撃する病態である．とくに骨髄移植後と輸血後にみられる．一方，拒絶反応は臓器受給者の免疫によって，移植された臓器を攻撃することによってみられる合併症

ゾリンジャー・エリソン症候群
通常は膵島に発生するガストリン産生腫瘍によって起こる．ガストリンは胃酸分泌を促進するホルモンであるため，難治性で多発性の胃潰瘍を伴う．

水様下痢低カリウム無酸（WDHA）症候群
水様性の下痢，低カリウム血症，無胃酸症を主症状とする．VIPというホルモンを多量に分泌する膵島腫瘍が原因

腹痛の病態と原因疾患 16

■ 腹痛の病態と原因疾患 16

	内臓痛	体性痛	関連痛
機序	消化管筋層や漿膜の神経が刺激される．	炎症部位の腹膜の神経が刺激される．	内臓からの痛み刺激が脊髄で皮膚からの神経を刺激する．
特徴	局在がはっきりしない．悪心，冷汗などを伴う．	局在がはっきりしている．動くと痛い．	内臓ごとに発生部位が違う．
例	腸炎，腸閉塞，大腸内視鏡時	虫垂炎，胆囊炎，大腸憩室炎	胆囊炎での右肩甲骨付近の痛み

- 腹痛は腹部に感じる疼痛で，内臓痛，体性痛，関連痛の3つに分けられる．
- 内臓痛：胃腸の平滑筋が強く収縮したり強制的に拡張・伸展させられたりすると，筋層や漿膜に分布する神経が刺激され，痛みを感じる．
- 体性痛：腹膜には痛覚神経が分布しており，炎症などによりそれが刺激されると痛みを感じる．
- 関連痛：内臓からの知覚神経の刺激は脊髄から脳へ伝わるが，その脊髄で皮膚からの知覚神経の刺激が近接した経路を伝わるために，その皮膚領域付近に痛みを感じてしまう．
- 内臓痛が最初に起こり，疾患が進むと体性痛，関連痛を伴うようになることもあり，同じ疾患でも病期により痛みの部位や様相が違ってくることがある．
- 非常に多くの疾患が腹痛を伴うが，悪性疾患では高度に進行するまで痛みを伴わないことが多い．

総論

腹部のフィジカルイグザミネーション

腹部の視診

視診の目的

- 腹部全体をみて，皮膚の状態や腹部の輪郭と形状，可動性に異常がないかを観察する．
- 診察は，腹壁と腸管への刺激が少ない順に行う．①視診→②聴診→③触診→④打診の順序で行う．

視診の手順

①患者に仰臥位になってもらう．
②腹部を観察することを伝え，羞恥心に十分配慮したうえで，剣状突起から恥骨結節（鼠径部）までを露出する❶．
③患者に羞恥心をなくすように声がけをし，腹部の緊張をとくようにうながし，患者の意識を腹部に集中させないようにする．
④検者は立位で，腹部全体の皮膚の状態，腹部の形状，左右差を診る❷．
⑤見る位置によって形状や色が異なる場合もあるため，腹壁の高さまで視線を落とし，目的の部位を横から多方向観察し，局所の膨隆や陥没などの有無を確認する．
⑥患者に首を持ち上げて腹筋に力を入れてもらい，臍部の観察をする．

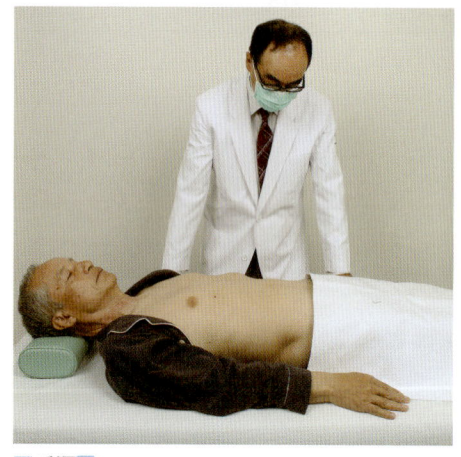

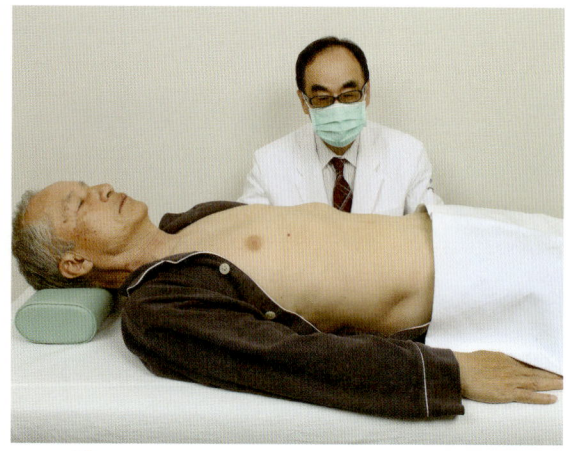

■手順❶　　　　　　　　　　　　　■手順❷

観察と評価

■ 皮膚の状態
- 皮膚の色調の変化や局所の変色により，表のような原因が推察される❸．その他，発汗過多によるしめりによって，甲状腺機能亢進症などの原因が推察される．
- 「メデューサの頭」（p.298）と呼ばれる静脈怒脹は❹，腹壁皮下静脈に大量の血液が流入することによって生じ，肝硬変や下大静脈閉塞の疑いがもたれる．

■ 輪郭と形状
- 腹部の形状に異常がないかを判別する際には，胸郭レベル，もしくは剣状突起と恥骨結合を結ぶ仮想線を基準に臍部の高さで判定する❺．一般的には仮想線より上方に臍があれば腹部膨満と考えられる．腸管のガス貯留による鼓腸，腹水などによる腹腔中の体液貯留による腸閉塞の疑いが持たれる．
- 局所的な膨隆がみられるときは，消化器系や生殖系の腫瘤，脂肪腫のほか，臍ヘルニアや鼠径ヘルニアが疑われ，腹部に左右差がある場合は，脊髄弯曲が疑われる．また，腹部大動脈の拍動が増大している場合は，大動脈瘤や大動脈解離が疑われ，腸蠕動の亢進がみられるときは，腸閉塞が疑われる．注意深い観察が必要である．

■ 皮膚の状態による観察と評価 3

観察項目		推察される原因
色調の変化	蒼白	末梢血管への血流の減少または血色素濃度低下
	チアノーゼ(青藍色)	赤血球の酸素飽和度の低下
	黄疸(黄緑色)	組織のビリルビン色素の増多→肝硬変，閉塞性黄疸
	発赤	局所の熱感(炎症)，発疹
	青みがかった臍周囲の変色(カラン徴候)	・腹腔内出血の可能性 ・皮下出血斑：打撲，皮下出血，血小板減少などの疑い
局所の変色	色素沈着(茶・黒色)	老人性色素斑，ほくろ
	血管腫(赤，紫色)	クモ状血管腫(顔面にみられることが多いが，妊娠，肝硬変などに随伴して発生することがある)
	皮膚線条	・肥満，妊娠，経産婦 ・内分泌疾患であるクッシング症候群により，腹壁に赤色皮膚線条が現れることがある

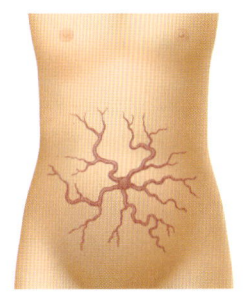

腹壁皮下静脈に大量の血液が流入することで生じる
■ メデューサの頭 4

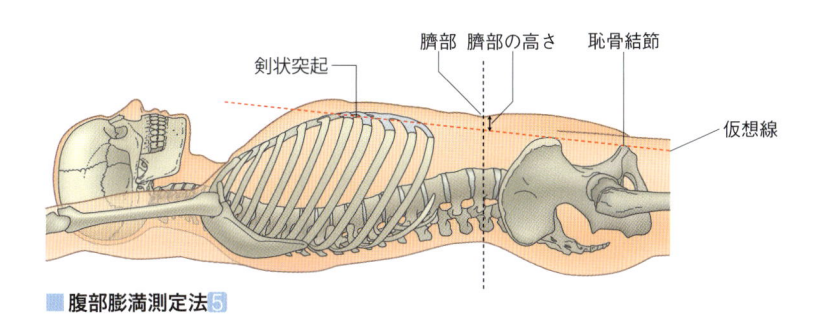

■ 腹部膨満測定法 5

腹部の聴診

聴診の目的

・腹部の聴診は，触診，打診の前に行う．
・胃腸蠕動音と血流音，腹部動脈の血管性雑音のほか，振水音，腹膜摩擦音などを聴取し，評価する．

聴診の手順

①仰臥位で行う．
②腹部のどこか1か所に聴診器の膜面を使って，腸蠕動音を聴診する．
③臍と剣状突起の中間あたりの位置で腹部大動脈を聴診し，血管性雑音の有無を調べる 6．
④臍の左右少し下あたりで，腎動脈を聴診し，血管性雑音の有無を調べる 7．
⑤鼠径部で，腸骨動脈を聴診し，血管性雑音の有無を調べる．
⑥胃や腸に水分の貯留が疑われる場合，聴診器をあてながら，腹部全体を両手で強めに揺すって振水音を確認する 8．

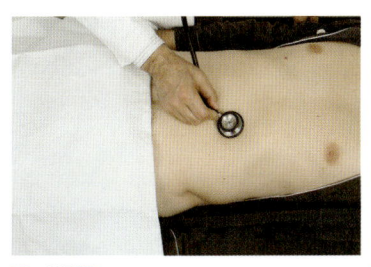

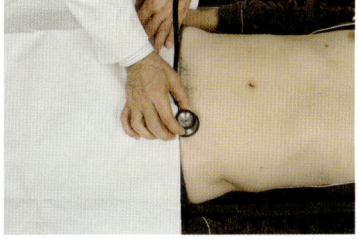

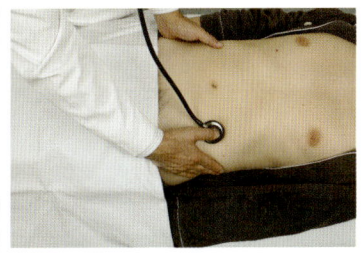

■ 手順 6   ■ 手順 7   ■ 手順 8

21

聴診の評価

■腸蠕動音

腸蠕動音の評価には，頻度と音の性状が重要である．5～15秒間に1回の割合で聞こえるのが正常．それ以上の割合で聞こえるようなら腸蠕動亢進，下痢やイレウスが考えられる．さらに金属製の雑音が聞こえる場合は，機械性イレウスが疑われる．

それ以下の割合は蠕動音減弱，5分以上聴取されない場合は，蠕動音消失といい，麻痺性イレウスや腹膜炎の可能性が考えられる．

●血管性雑音

腹部大動脈，腎動脈，腸骨動脈で聴取する．血管性雑音は，風が吹くようなビュイビュイというような拍動性の音で，動脈瘤や血管拡張・狭窄などが疑われる．

●腹膜摩擦音と振水音

そのほか，肝臓や脾臓の腫瘍や膿瘍がある場合，深呼吸を促しながら右肋骨弓下や左腋窩線上を聴診すると，皮革が擦れ合うような腹膜摩擦音が聴取されることがある．また，イレウスが疑われる場合は，聴診器をあてながら体幹を両手で強めに左右に揺すると，水がはねるような振水音といわれる音が聴取されることがある．

腹部の触診

腹部全体の触診

●目的
・腹痛に伴う腹部の症状，とくに腹膜炎の有無を調べる．
・腹部腫瘍の有無を調べる．
・検者は触診部のみに神経を集中するのではなく，患者の苦痛の表情の有無などについても同時に観察する．

●手順
①仰臥位で行う．患者にはお腹の力を抜き，両膝を軽く曲げてもらう．
②患者には深呼吸をしてもらう．右外側部に手を添えながら，左下腹部，左上腹部，右上腹部，右下腹部と腹部全体を浅く，さするように触診する⑨．
③腹部全体を深く探るように触診する．

●観察と評価
①触診により，腫瘍や圧痛，筋性防御の有無を調べる．
②腫瘍がある場合，腫瘍の位置，可動性，表面の性状，他臓器との関係，拍動の有無，硬さ，呼吸性移動の有無，大きさと形，圧痛の有無を観察する⑩．
③圧痛や筋性防御がある場合，腹壁表面の異常，高度の腹腔内炎症，腸管の膨満などが疑われる．

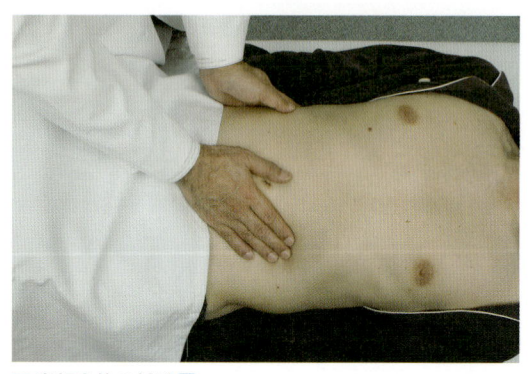

■腹部全体の触診⑨

■腫瘍のある部位から疑われる疾患⑩

部位	推察される原因
心窩部	・胃腫瘍　・肝腫瘍　・肥厚性幽門狭窄症　・横行結腸がん
右季肋部～右側腹部	・肝腫瘍　・右腎腫瘍　・胆嚢がん　・上行結腸がん
左季肋部～左側腹部	・脾腫　・左腎腫瘍　・膵尾部がん　・下行結腸がん
右下腹部	・炎症性腸疾患　・盲腸がん　・卵巣腫瘍（嚢腫を含む） ・虫垂炎　・中垂腫瘍
左下腹部	・S字結腸がん　・結腸憩室炎　・卵巣腫瘍（嚢腫含む）
下腹部正中	・妊娠　・膀胱拡大　・子宮筋腫　・子宮がん　・卵巣腫瘍

急性虫垂炎の圧痛点

●目的
・腹部の触診所見の刺激を加えた際に痛みを訴える特定の箇所を圧痛点と呼ぶ．代表的圧痛点として，マックバーニー点，ランツ点がある⑪．
・急性腹症をみたら常に虫垂炎を念頭に置く必要がある．

●手順
①仰臥位で行う．
②マックバーニー点を指1本で押して，圧痛を感じるかみる．
③ランツ点を指1本で押して，圧痛を感じるか診る⑫．
④キュンメル点を指1本で押して，圧痛を感じるかどうかみる．
⑤右下腹部を手のひらまたは指先で押して，すばやく離すことで，反跳痛(ブルンベルグ徴候：Blumberg sign)の有無をみる．

●観察と評価
・虫垂は，長さ5〜10cmの索状腸管で，盲腸下端にぶら下がるように位置しており，先端は360°いずれの方向にも動く．マックバーニー点やランツ点を含むRapp四角形といわれる範囲で圧痛点があった場合は，虫垂炎を疑う⑬．
・ブルンベルグ徴候は，腹膜刺激症状を示す徴候であり，腹膜炎を示唆する所見である．したがって，手術治療を考慮する所見として重要である．

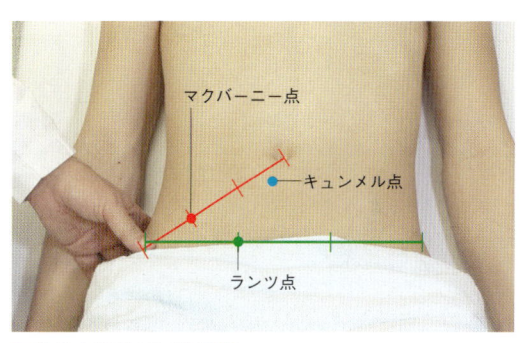

■急性虫垂炎の圧痛点⑪

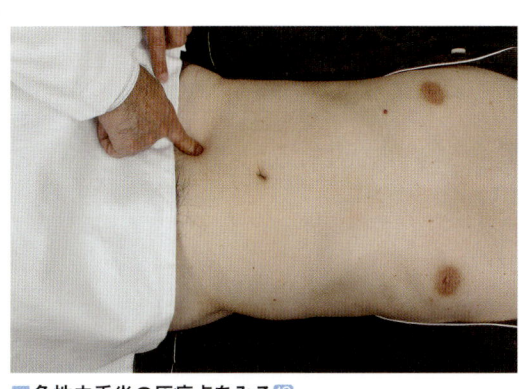

■急性虫垂炎の圧痛点をみる⑫

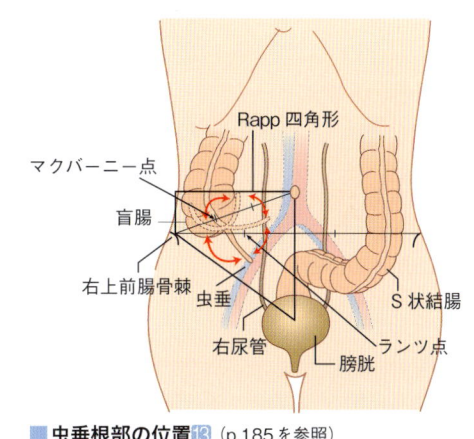

■虫垂根部の位置⑬ (p.185を参照)

肝臓の触診

●目的
・肝臓の腫大や圧痛，肝臓表面の弾力性，腫瘍の有無などを確認する．

●手順
①仰臥位で行う．患者には，膝を軽く曲げてもらう．
②患者の右側に立ち，患者の背部から肝臓の下を支えるように左手を置く．
③腹式での深呼吸をしてもらい，大きく息を吸って吐き出したところで指を軽く押し込み，吸って腹部が膨らんでくるところで肝臓の下縁を触知する⑭．

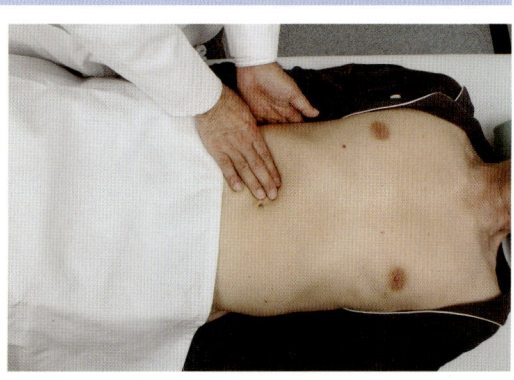

■肝臓の触診⑭

● 観察と評価
・肝臓は，下縁が鋭的な臓器である．大部分は肋骨の下にあるために触診できないが，正常であれば下縁の鋭的な感じを触診で感じとることができる．腫大がある場合や弾力性が失われ，硬くなっている場合は，触診によってある程度確かめることができる．いずれの場合も，辺縁が鈍になっていることが多い15．

■肝臓の触診による観察項目と推察される原因15

	観察項目	推察される原因
肝臓下縁の触知	不能またはかろうじて可能	正常（通常触れないことが多い，痩せた患者の場合触れることがある）
	触知する	肝腫大，肝炎，脂肪肝などの疑い
肝辺縁の性状	比較的やわらかい	正常（通常は触れないが，痩せた患者の場合触れることがある）
	表面に凹凸がある，硬い，弾力性がない，辺縁が鈍になる	肝硬変や腫瘤などの疑い
圧痛	なし	正常
	腰背部痛	肝硬変，肝がんなどの疑い
	右季肋部	肝腫瘍［非特異的，胆石症，胆道感染症（マーフィー徴候）などの疑い］

脾臓，腎臓の触診

● 目的
・脾臓は通常は触知されないが，トラウベの三角形の打診で濁音が聞かれた場合は，触診を行う．
・腎臓は，右腎の下端が右上腹部に触知できるが，左腎は通常触れない．

● 脾臓の触診の手順
①仰臥位で行う．
②患者の右側に立ち，左手を患者の背部に回し，脾臓の後ろを支えるようにする．右手で脾臓にゆっくり力を加えて，両手で挟みこむように触診する16．

● 腎臓の触診の手順
①仰臥位で行う．腹壁の緊張をとくように声がけする．
②左手を背部肋骨下縁の近くに置き，右手で腎臓を挟むようにする．
③呼気時に左手で背面を持ち上げ，右手で腎臓の下方を挟むように深く圧をかけるようにして触診する．

● 観察と評価
［脾臓］
・脾腫の有無をみる．
・正常の2倍以上に腫大した脾腫は，他疾患に続発することが多い．原因としては，リンパ腫，白血病，赤血球増加症，赤血球形態異常，サラセミアなどの血液疾患のほか，門脈亢進症などの門脈循環障害や脂質代謝疾患などによってもみられる．

［腎臓］
・右腎または左側腹部に腫瘤が触知される場合は，腎がん，腎嚢胞，水腎症が疑われる．

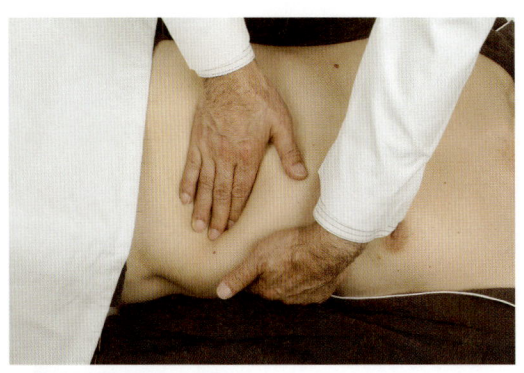

■腎臓の触診16

腹水の診察

● 目的
・触診により体液の波動をみることで、腹水の有無を確認する。

● 手順
① 仰臥位で行う。
② 片手を脇腹に添えて、もう一方の手で臍の脇を軽く叩いて波動をみる。
③ 両脇腹を持って振動させて、波動をみる17。

● 観察と評価
・体液の波動が感じられたら、腹水の貯留が考えられる。
・心不全、ネフローゼ症候群、肝硬変による門脈圧亢進症、腹膜炎や悪性腫瘍の腹膜転移などが考えられる。

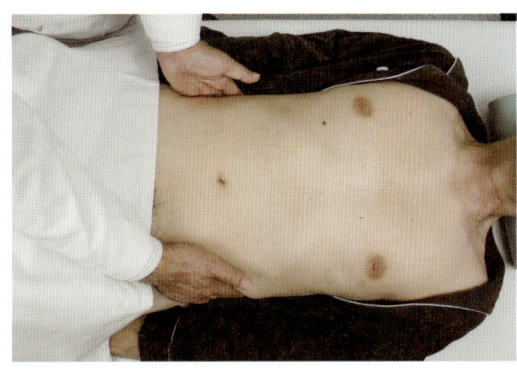

■ 腹水の診察17

腹部の打診

打診の目的

・腹部の打診は、腹壁全体を系統的に間接打診法で軽打診し、腹部臓器の腫瘤、鼓腸の有無、実質臓器(肝臓、脾臓など)の腫大などを評価する。
・打診によって深さ5〜7cmまでの臓器・組織を反映した音がその性状により変化する。それ以上の深い位置は打診音には反映されない。
・肝臓、脾臓、腎臓の炎症や腫大の有無を叩打痛で調べる叩打診もある。打診部位に強い刺激が加わり、その振動により痛みにより観察される。

打診の手順

① 仰臥位で行う。
② 腹部全体を打診する18。
③ 腹水の有無を調べるために、臍のあたりから脇腹にかけて打診し、鼓音から濁音に変わる境界を調べる19。

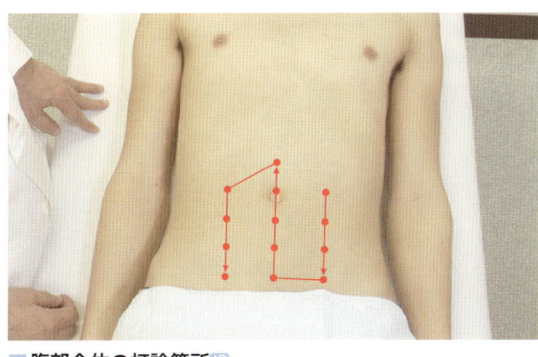

■ 腹部全体の打診箇所18

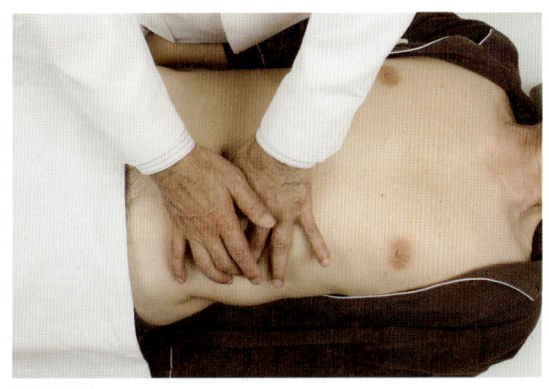

■ 手順19

25

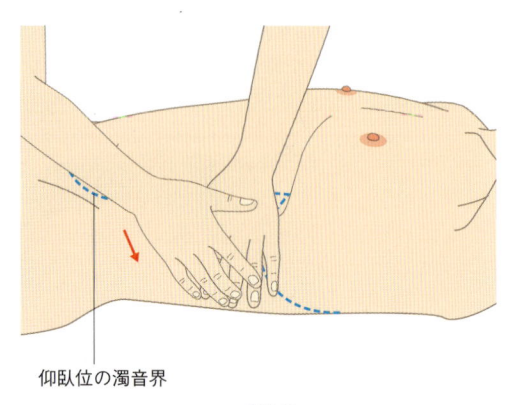

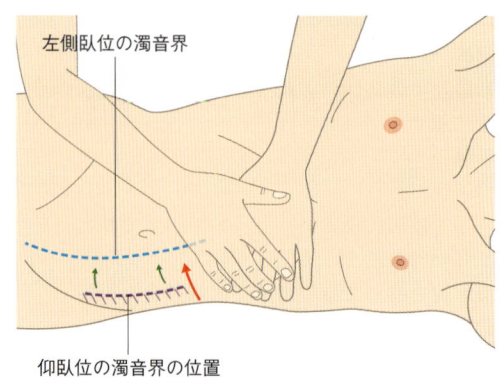

　　　　　　　　　　　　　　　　　　　　　　　　　　　　　　　　手順

左側臥位の濁音界

仰臥位の濁音界　　　　　　仰臥位の濁音界の位置

　　　　a. 仰臥位　　　　　　　　　　　b. 側臥位
■ 打診音の境界の移動20

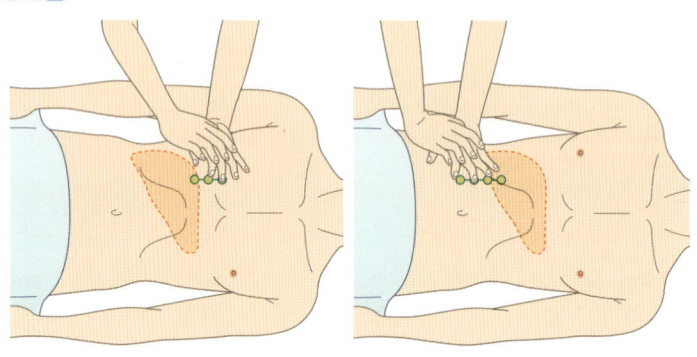

①肝臓の上界の同定：共鳴音から濁音へ　　②肝臓の下界の同定：鼓音から濁音へ
■ 肝臓の大きさの推測21

④患者に左側臥位になってもらい，臍のあたりから脇腹にかけて打診し，濁音界を調べる20．
⑤仰臥位で，右鎖骨中央線上を打診し，肝臓の縦径や腫大の有無を調べる21．
⑥横隔膜の動きを止めるため，患者には息を吸い込んだ状態で止めてもらい，右鎖骨中央線上から下へ打診し，打診音が共鳴音から濁音に変わる箇所にマークする（肺と肝臓の境界）．
⑦同様に患者に息を止めてもらい，下から打診して鼓音から濁音に変わる箇所をマークする（消化管と肝臓の境界）．
⑧仰臥位で，トラウベの三角形（左前腋窩線と第6肋骨，肋骨弓に囲まれた部位）の位置を打診し，脾臓の腫大がないか調べる22，23．

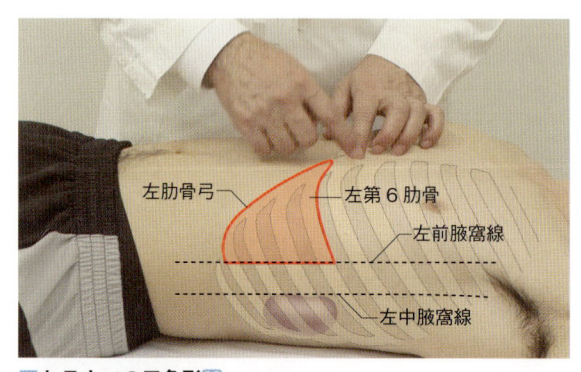

左肋骨弓　　　左第6肋骨
　　　　　　左前腋窩線
　　　　　　左中腋窩線

■ トラウベの三角形22

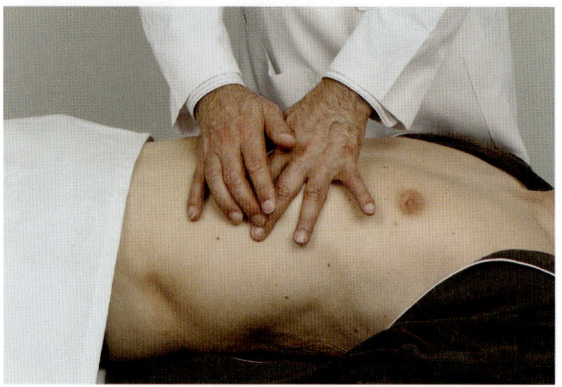

■ 手順23

腹部と背部の叩打診の手順

①仰臥位で行う．
②肝臓の位置で叩打し，痛みの有無を確認する24．
③トラウベの三角形の位置で叩打し，痛みの有無を確認する．
④腎臓の叩打診は，肋骨脊柱角（CVA）の位置を叩打し，痛みの有無を確認することで行う25．

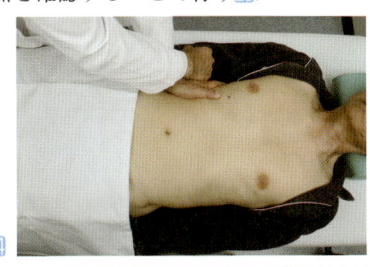

■叩打診手順24

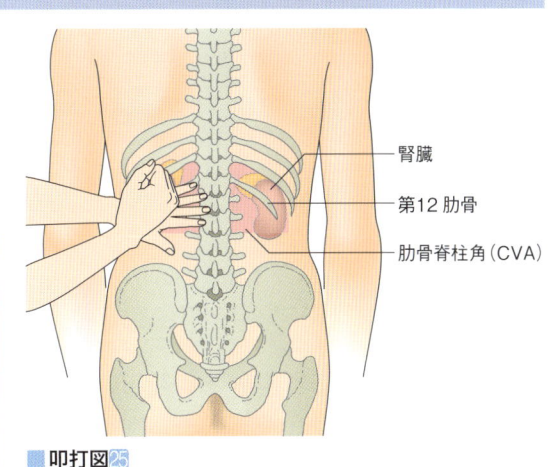

■叩打図25

打診の観察と評価

●腹部全体の打診
・腹部全体を系統的に打診し，痛みの有無，腫瘍，ガスの分布などを調べる．
・患者には，あらかじめ痛みがある部位を聞いておき，そこは最後に打診する．
・鼓音と濁音の分布をイメージし，正常，異常の推定をする．鼓音が亢進している場合，腹水やガスの貯留が考えられる．腹水の貯留により，うっ血性心不全，ネフローゼ症候群，肝硬変・門脈血栓症，腹膜炎や悪性腫瘍の腹膜転移などの腹膜病変が疑われ，ガスの貯留により，消化管の狭窄や閉塞，イレウスなどが疑われる．

●肝臓の打診
・肝臓は呼吸の移動があるため，患者には吸気で息を止めてもらう．
・右鎖骨中央線上で肺野（共鳴音）と肝臓上縁（濁音）の境界を確認し，同線上で腸管（鼓音）と肝臓下縁（濁音）の境界を確認し肝臓の大きさを推測する26．境界の縦径が12cm以上の場合は肝腫大である．
・肝腫大がある場合は，慢性肝炎，アルコール性肝障害，右心不全，肝がん，肝膿瘍，脂肪肝が疑われる．

●脾臓の打診
・仰臥位でトラウベの三角形の位置を打診し，脾腫の有無を調べる．左中腋窩線より腹側が鼓音か濁音かを判別する．
・鼓音の場合は脾腫がないと評価されるが，濁音の場合は，脾腫が疑われ，肝硬変・門脈血栓症，特発性血小板減少性紫斑病，急性白血病，骨髄線維症，ニーマン・ピック病などが疑われる．濁音であっても必ずしも脾腫があるとは限らないため，触診を行う．

●腹部と背部の叩打診
・炎症が生じている場合は，叩打診による振動で痛みが生じる．
①肝臓の叩打痛
・肝腫大（腫瘍，嚢胞，炎症）
・肝周囲炎（フィッツ・ヒュー・カーティス症候群）
などが疑われる．
②脾臓の叩打痛
・脾腫，脾膿瘍，脾臓の炎症
などが疑われる．
③腎臓の叩打痛
・腎盂腎炎，尿路結石，腎結核
などが疑われる．

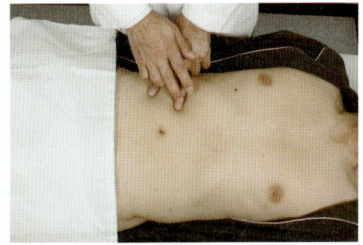

肝臓下端の確認 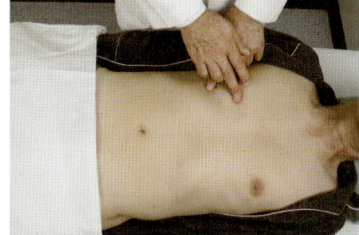　　　肝臓上端の確認 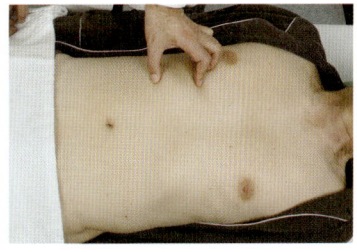　　　大きさの推測

■肝臓の打診26

総論

腫瘍マーカーとがん死亡数の年次推移

腫瘍マーカー 1

- がん細胞自身が産生するか，生体ががんに反応して産生した物質で，血中濃度を測るとがんの指標になる可能性があるものを腫瘍マーカーという．
- 実際はがん細胞だけがつくる物質というのはまれで，がん患者で健常者に比べて非常に多く検出されるものが利用される．
- 進行がんでは診断や治療効果判定によく利用されるが，早期がんではほとんど役に立たない．
- 腫瘍マーカーが高値でもがんがない人も多く（偽陽性），マーカーが高値というだけではがんがあるとはいえない．また，進行がんがあっても腫瘍マーカーが正常であること（偽陰性）も多い．
- 同じ種類のがんでも，どの腫瘍マーカーが有用かは症例ごとに全く異なる．

■ 消化器がんの腫瘍マーカー 1

腫瘍マーカー	食道がん（扁平上皮がん）	胃がん	大腸がん	膵がん	胆道がん	肝がん	悪性リンパ腫
SCC	‡	−	−	−	−	−	−
CEA	−	‡	♯	‡	‡	−	−
CA19-9	−	+	♯	♯	♯	−	−
AFP	−	+	−	−	−	♯	−
PIVKA-Ⅱ	−	−	−	−	−	♯	−
可逆性IL-2受容体	−	−	−	−	−	−	‡

−：ほとんど役に立たない　＋：一部で有用　‡：やや有用　♯：有用

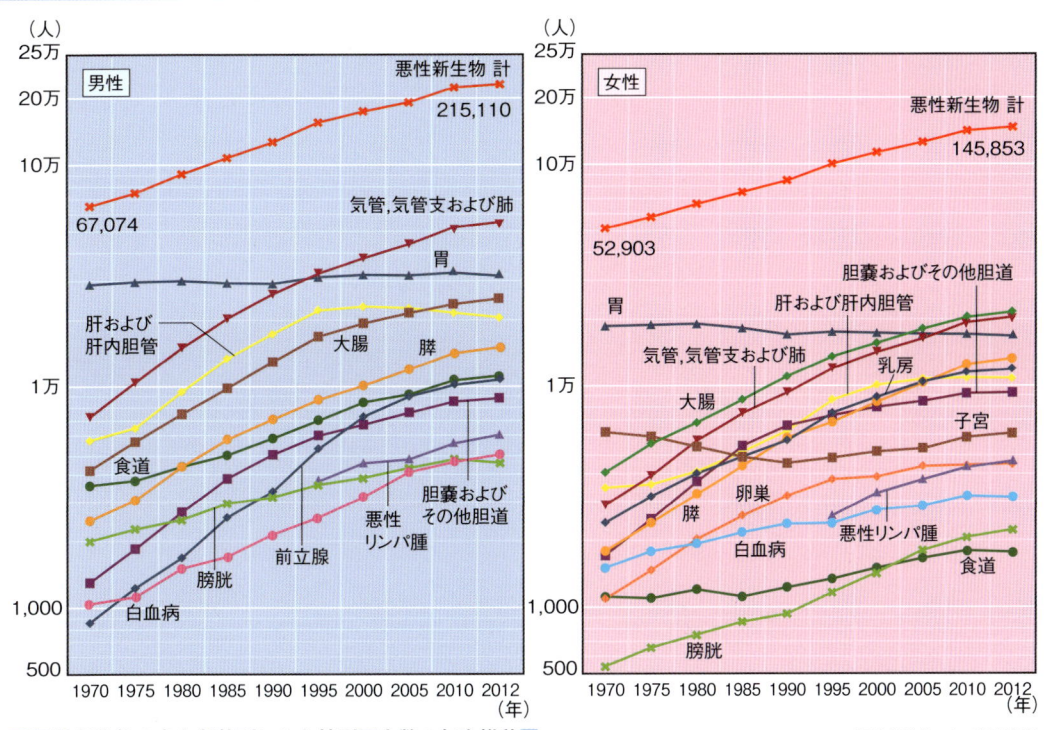

悪性新生物の主な部位別にみた性別死亡数の年次推移 ❷

男性：悪性新生物 計 215,110／気管，気管支および肺 67,074／胃／肝および肝内胆管／大腸／膵／食道／胆嚢およびその他胆道／悪性リンパ腫／前立腺／膀胱／白血病

女性：悪性新生物 計 145,853／胃 52,903／胆嚢およびその他胆道／肝および肝内胆管／乳房／気管，気管支および肺／大腸／子宮／膵／卵巣／悪性リンパ腫／白血病／食道／膀胱

■悪性新生物の主な部位別にみた性別死亡数の年次推移❷
（厚生労働省，人口動態統計）

- 胃がんは，長年，日本人のがん死の最大原因だったが，減少傾向で男性が第2位，女性が第3位となった．代わって肺がん，大腸がんが増えてきており，女性では大腸がんが第1位となった．男性で肺がんが多いのは喫煙の影響と考えられる．
- 胃がん，大腸がんの発生数はこの統計より多いが，内視鏡治療などで治る例が多い．
- 肝がんはウイルス性慢性肝炎の予防，治療の進歩により今後十数年で大幅に減少すると思われる．
- 膵がんの発生頻度はさほど高くないが，一度かかると大部分が短期間で死に至るため，死亡率は比較的高く，しかも増加傾向にある．

SCC：squamous cell carcinoma related antigen（扁平上皮がん関連抗原） ｜ CEA：carcinoembryonic antigen（がん胎児性抗原） ｜ AFP：α-fetoprotein（α-フェトプロテイン） ｜ CA19-9：carbohydrate antigen（糖鎖抗原19-9） ｜ PIVKA-II：protein induced by vitamin K absence or antagonists-II ｜ IL-2：interleukin-2

Part 2
消化器・腹膜疾患の理解

Chapter 1　食道疾患
Chapter 2　胃・十二指腸疾患
Chapter 3　腸疾患
Chapter 4　横隔膜・腹膜・腹壁疾患
Chapter 5　急性腹症
Chapter 6　腹部外傷

食道疾患

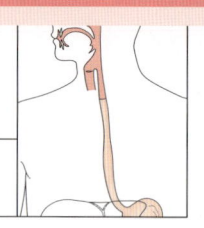

総論
食道の解剖生理と構造

食道の解剖と位置

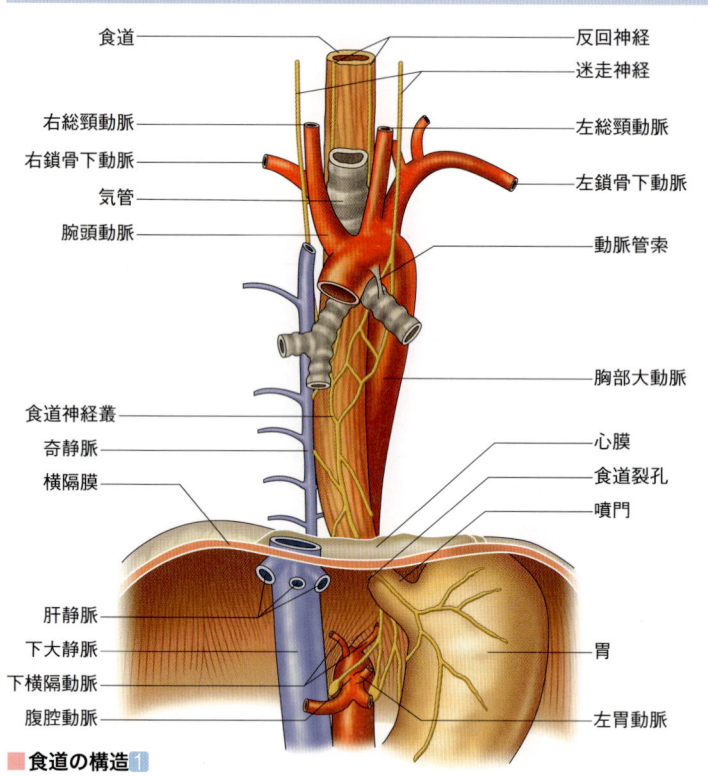

- 食道は咽頭と胃のあいだをつなぐ長さが約25cmの管である．消化機能はなく，食物を口から胃に送る単なるパイプと考えてよい．
- 輪状軟骨の下端〔ほぼ第5または第6頸椎（C_6）の高さ〕で，咽頭から食道になる（食道入口部から頸部食道）．胸腔の高さでは後縦隔を通り，気管・心臓のうしろを下降する（胸部食道）．第10～11胸椎（$Th_{10～11}$）の高さで横隔膜の食道裂孔を通り，腹腔内へ入り胃に続く（腹部食道）．
- 食道は頸部および胸部では脊椎（頸椎・胸椎）の前で，ほぼ正中を通り下降する．後縦隔の下方から腹部では，食道裂孔が左にあるため食道は左に寄っている．
- 食道の周囲には，生命に直接関係する重要臓器（肺・気管・気管支・心臓・大動脈・胸管・横隔膜，迷走神経・反回神経・横隔神経など）がある．食道疾患は生命に大きく関係する．
- 食道は部位により，頸部，胸部，腹部の3つに分けられ、「食道癌取扱い規約」では，下記のように分類する．

食道の構造

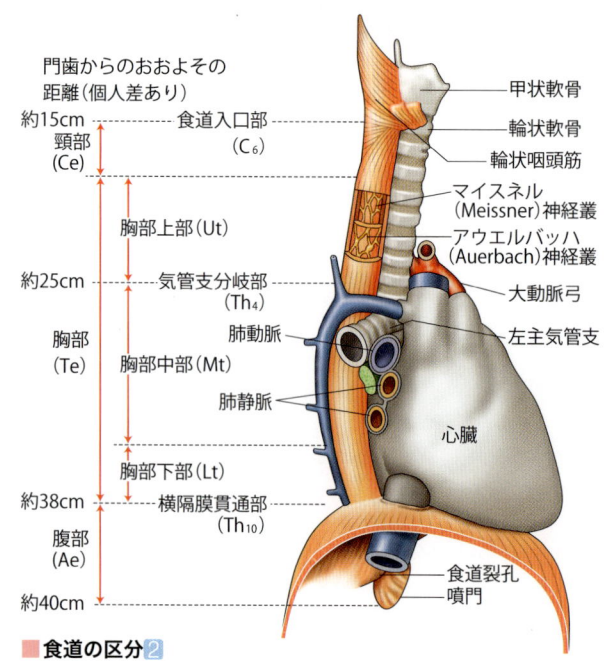

食道の区分

頸部食道（Ce）	食道入口部から胸骨上縁まで
胸部食道 (thoracic esophagus)	胸骨上縁から横隔膜の食道裂口まで
胸部上部食道（Ut）	胸骨上縁から気管分岐部下縁まで
胸部中部食道（Mt）	気管分岐部下縁より食道・胃接合部までを2等分した上半分
胸部下部食道（Lt）	気管分岐部下縁より食道・胃接合部までを2等分した下半分のうちの胸部の部分
腹部食道（Ae）	横隔膜より下の腹腔内の食道

- 食道は食道入口部から下方へ，前方は気管の後側の気管膜様部に接し，後方は頸椎の前でほぼ正中を下降する．胸腔では胸椎の前の後縦隔を通るが，大動脈弓，左主気管支が食道の前方から左に位置している．そして心臓（主に左心房）のうしろを下降して，食道裂孔を通り腹腔内へ入る．

● 食道には生理的に3つの狭窄部位がある４．食道入口部，大動脈弓および左主気管支との交差部，食道裂孔部である．これらの生理的狭窄部を，X線写真でがんと間違えないようにする．内視鏡では，食道入口部は門歯から約15cmで，食道下端までは約40cmである５．

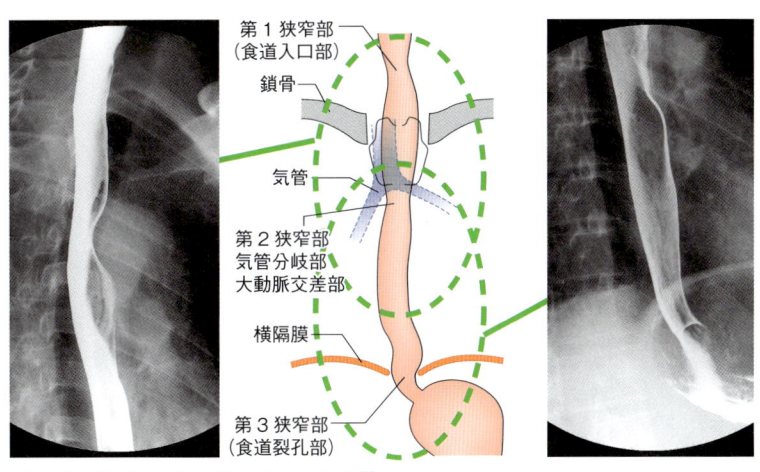

■ 食道のX線写真と食道の3つの狭窄４

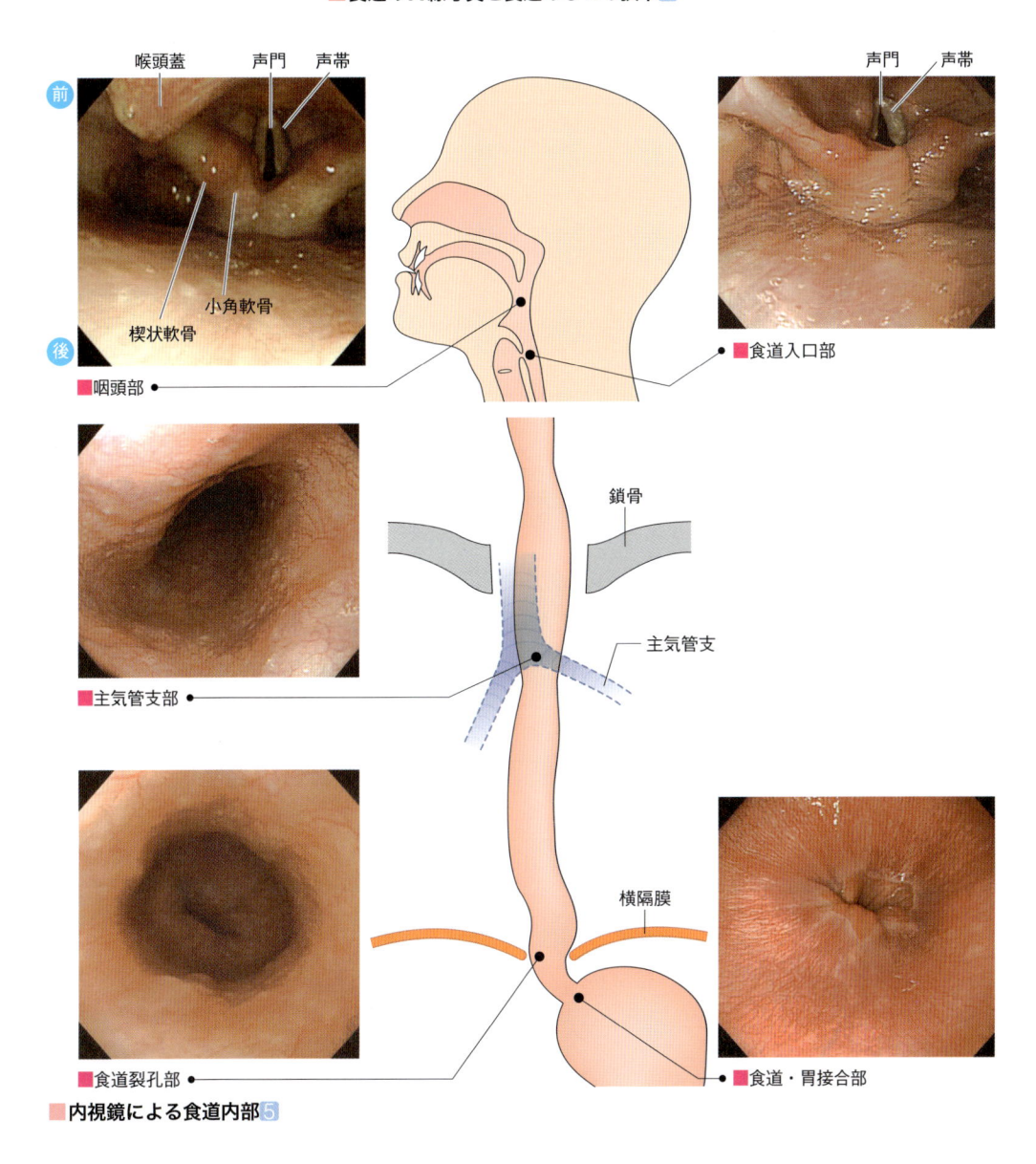

■ 内視鏡による食道内部５

食道壁の構造 6

- 食道の壁構造は粘膜層，粘膜下層，筋層，外膜からなっている．
- 食道の粘膜層は粘膜上皮，粘膜固有層，粘膜筋板に分けられる．粘膜上皮は他の消化管の円柱上皮とは異なり，重層扁平上皮であり，胃の円柱上皮とは明瞭な境界がある．
- 粘膜下層には粘液腺を主体とする食道腺がある．
- また粘膜固有層，粘膜下層には静脈が網の目のように走る．
- 筋層は内輪走筋・外縦走筋の2層からなり，上方1/3は横紋筋，下方2/3は平滑筋である．
- 食道は疎な結合組織の外膜で包まれており，周囲の多くの重要臓器と外膜で接している．横隔膜より下方の腹部食道は外膜ではなく腹膜という漿膜に包まれている．

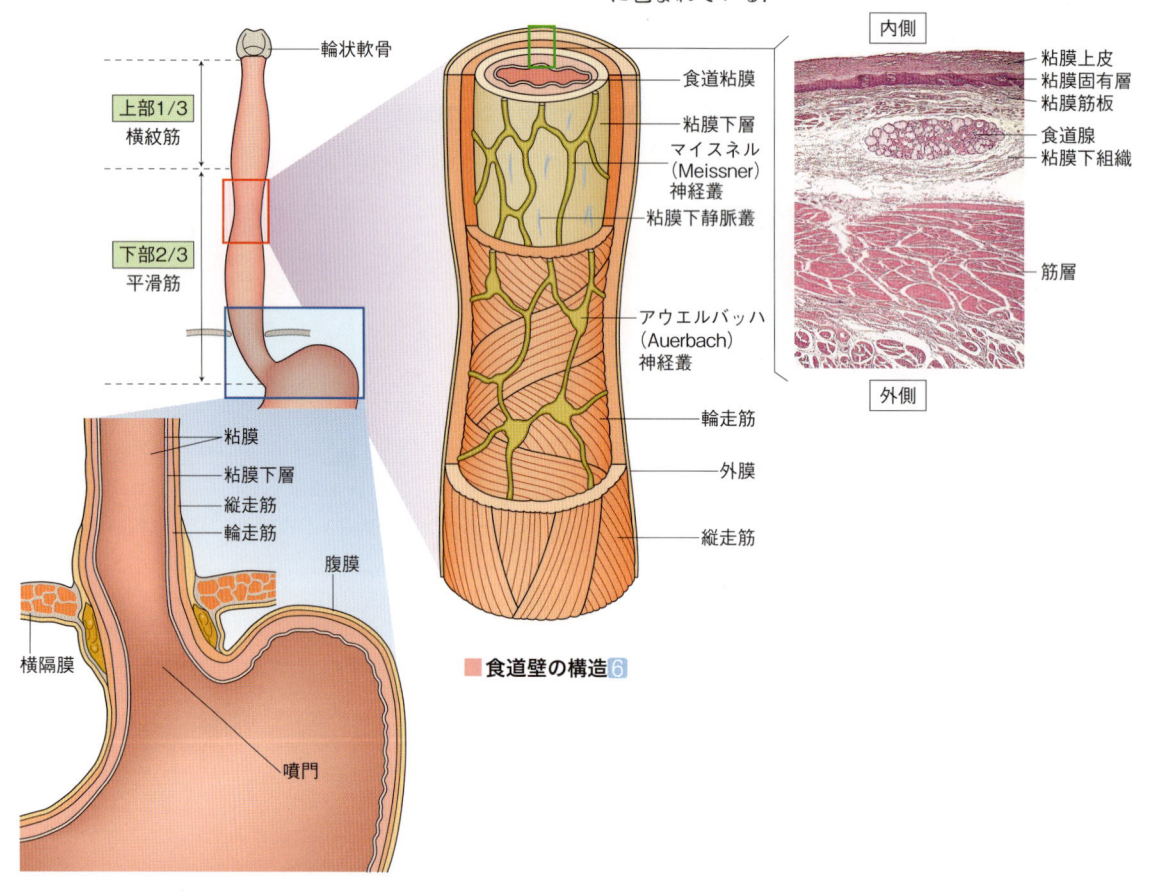

食道壁の構造 6

食道の血流 7

- 食道は上部では鎖骨下動脈→甲状頸動脈→下甲状腺動脈から，中・下部では気管支動脈や大動脈→食道動脈から，腹部食道では左下横隔動脈→噴門枝や左胃動脈→交通枝から動脈の血流を受けている．消化管の動脈は壁内で輪状に多数の吻合があり，一部が閉塞しても血流を失うことは少ない．しかし，食道はこの吻合の形成が弱く，動脈が閉塞するとその支配領域は壊死に陥りやすい．
- 静脈は，上部では下甲状腺静脈→左右の腕頭静脈を経て上大静脈へ，また中部では奇静脈，半奇静脈を経由して上大静脈へ流入する．下部では奇静脈，半奇静脈を経由して上大静脈へ流入するか，左下横隔静脈からの噴門枝で下大静脈へのルートと，左胃静脈→胃冠状静脈から門脈へ流入するルートがある．
- 肝硬変による門脈圧亢進症では，食道の粘膜固有層，粘膜下層の網の目のような静脈が拡張して，下部食道や胃噴門部で静脈瘤が発達し，破裂すると大出血をきたす（p.297参照）．

■ 食道の血流(動脈を赤色で，静脈を青色で示す)⁷

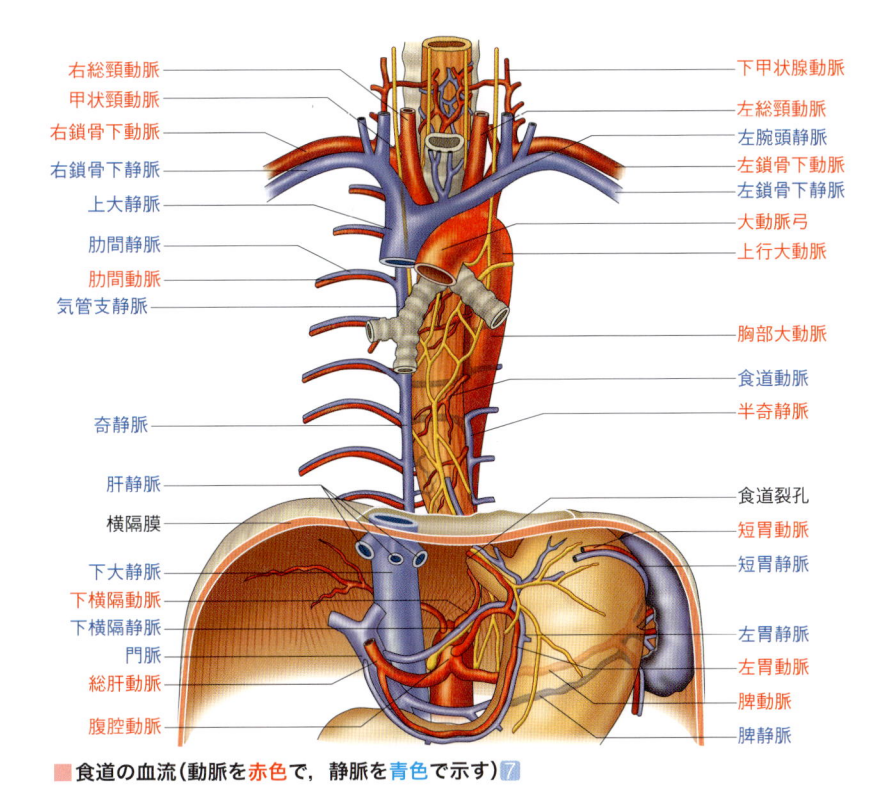

食道のリンパ流 ⁸

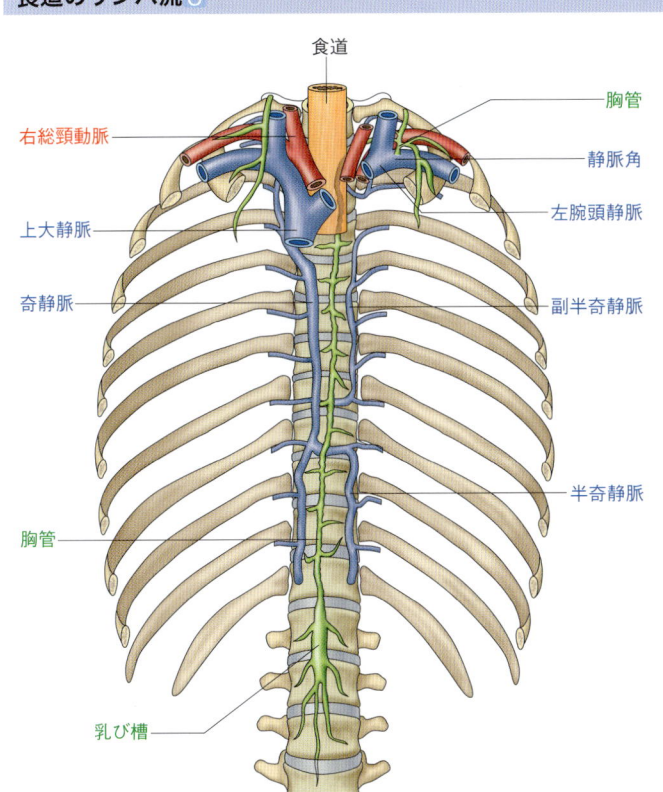

- 胸管は，腹腔臓器および下半身のリンパ管が集積する乳び槽から太いリンパ管となって，胸部大動脈と奇静脈のあいだで食道の右うしろを通り後縦隔を上行する．胸管は胸部上部で食道のうしろで左へ寄って左静脈角（左右の内頸静脈と鎖骨下静脈の合流する地点）に流入する．静脈角に流入したリンパ液は左右の腕頭静脈，上大静脈を経て右心房に至る．
- 食道のリンパ流は，食道周囲の多数のリンパ節を通り，肺・気管のリンパ流とともに，後縦隔および気管リンパ節に入る．そして，胸管，あるいは上方では頸部リンパ節へ，下方では腹腔リンパ節に流れる．

■ 食道のリンパ液(リンパ系を緑色で示す)⁸

食道の神経 ⑨

- 食道は主に左右の迷走神経(めいそうしんけい)の支配を受ける．下方では左迷走神経は食道の前面，右迷走神経は食道の後面に移り横隔膜裂孔を通る．重要なのは左右で迷走神経から分岐する反回神経の高さが異なることである．また，横隔膜を支配する左右の横隔神経も後縦隔を通過している．

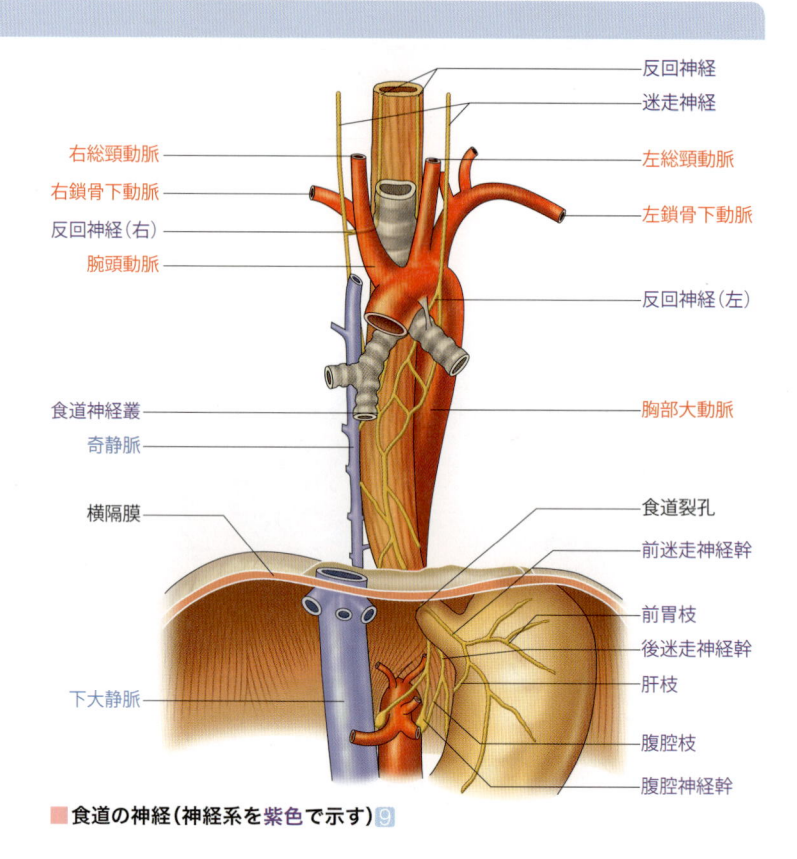

反回神経
迷走神経
右総頸動脈
左総頸動脈
右鎖骨下動脈
左鎖骨下動脈
反回神経(右)
腕頭動脈
反回神経(左)
食道神経叢
胸部大動脈
奇静脈
横隔膜
食道裂孔
前迷走神経幹
前胃枝
後迷走神経幹
下大静脈
肝枝
腹腔枝
腹腔神経幹

■ 食道の神経(神経系を紫色で示す)⑨

食道疾患の好発部位 ⑩

①食道がん：胸部中部食道に好発(p.38参照)．
②食道静脈瘤：胸部下部食道に好発(p.45参照)．
③食道破裂：まれな疾患で食道の内圧が上昇した場合に起こり得る．胸部下部食道の左側に起こりやすい．
④マロリー・ワイス(Mallory-Weiss)症候群：胃噴門部近傍に好発(p.62参照)．
⑤バレット(Barrett)食道：食道裂孔ヘルニアが原因となることが多く，食道裂孔近傍に好発(p.56参照)．
⑥ツェンカー(Zenker)憩室：咽頭食道移行部に好発(p.68参照)．

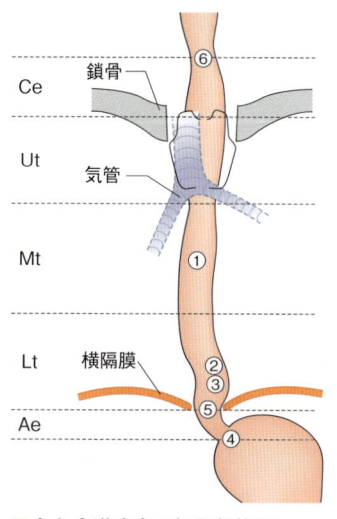

Ce
鎖骨
Ut
気管
Mt
Lt
横隔膜
Ae

■ 主な食道疾患の好発部位 ⑩

頸部食道(Ce)：cervical esophagus ｜ 胸部上部食道(Ut)：upper thoracic esophagus ｜ 胸部中部食道(Mt)：middle thoracic esophagus ｜ 胸部下部食道(Lt)：lower thoracic esophagus ｜ 腹部食道(Ae)：abdominal esophagus
頸椎($C_{1\sim7}$)：cervical vertebrae ｜ 胸椎($Th_{1\sim12}$)：thoracic vertebrae

Supplement

食道の高圧帯と摂食・嚥下の流れ

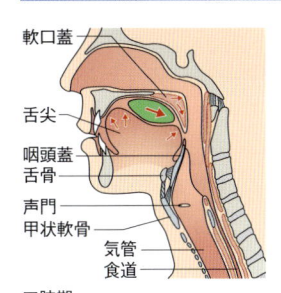

口腔期
口腔から咽頭へ食塊を送る段階

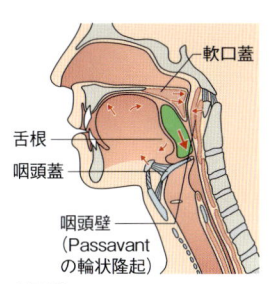

咽頭期
連続した反射運動により咽頭から食道へ食塊を送り込む段階

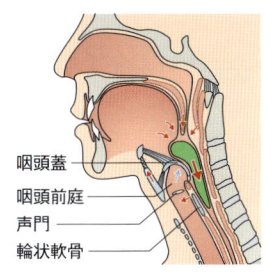

喉頭蓋が反転し喉頭を閉じる：喉頭閉鎖

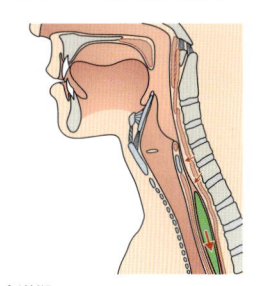

食道期
食道から胃へと食塊を送り込む蠕動運動の過程

■ 摂食・嚥下の流れ

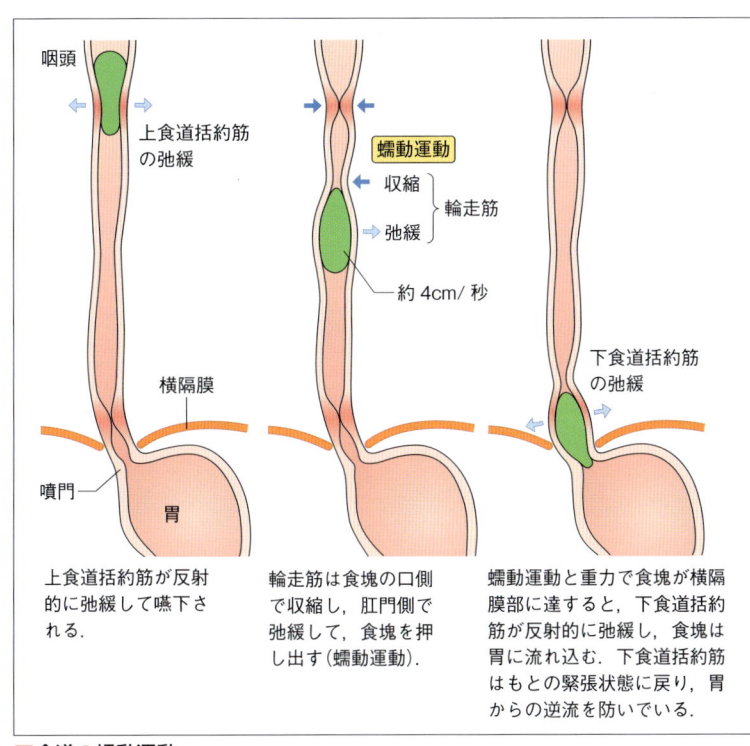

上食道括約筋が反射的に弛緩して嚥下される.

輪走筋は食塊の口側で収縮し, 肛門側で弛緩して, 食塊を押し出す(蠕動運動).

蠕動運動と重力で食塊が横隔膜部に達すると, 下食道括約筋が反射的に弛緩し, 食塊は胃に流れ込む. 下食道括約筋はもとの緊張状態に戻り, 胃からの逆流を防いでいる.

■ 食道の蠕動運動

- 食道は食物を消化する機能はなく, 食物を口から胃へ送り込む通路に過ぎない. 入口部の括約筋が開いて食物は嚥下され, 蠕動運動と重力で横隔膜部に達し, 下部食道高圧帯が弛緩して胃内へ流入する.
- 安静時の食道の内圧は－5～－10mmHgで胸腔内圧に等しい. 食道には2つの高圧帯がある. 1つは入口部で長さ2～3cm, 圧は20～30mmHg(入口部括約筋による圧), もう1つは下部食道高圧帯(長さ3～4cm, 10～20mmHg). 胃内圧は胸部食道内圧より5～10mmHg高いが, 下部食道高圧帯が胃液の食道への逆流を防いでいる.
- 食道の入口は通常は閉じている. 食物を摂取し嚥下すると, 反射的に上部食道括約筋が弛緩して咽頭から押し出された食物が食道に入る. 食塊より口側の輪状筋が収縮して, 肛門側の輪状筋は弛緩して蠕動運動となる. 蠕動運動により, 食塊は食道内を約4cm/秒の速度で移動する. 下方に達すると下食道括約筋が弛緩して, 食塊は胃に入る.

食道疾患

食道がん

C15　carcinoma of the esophagus / esophageal carcinoma

疾患概念
食道粘膜に発生する悪性腫瘍で、日本ではその90%が扁平上皮がんである。50〜70歳代に多くみられ、男女比は6：1で男性が多い。喫煙、飲酒などが危険因子と考えられる。また、地域により発生率に大きな差がある。予後不良といわれてきたが、近年、早期発見の増加と治療技術の進歩で予後は改善されつつある。食道切除後の5年生存率は約40%である。

Summary Map

誘因・原因
- 生活様式との関連が深く、ヘビースモーカー、大量飲酒家に多い。
- 地域による発生率に大きな差があることから、環境因子の関与も考えられる。

病態
- 50〜70歳代の男性、なかでも60歳代が最も多い。
- 食道がんの90%は扁平上皮がんである。占居部位は胸部食道が多い。
- 近年、逆流性食道炎*に起因するバレット食道*から発生する腺がんが増加している。

症状 臨床所見
- 早期は無症状のことが多い。
- 進行すると胸痛、狭窄感、嚥下障害、悪心・嘔吐、食欲不振、体重減少などが出現する。

検査・診断 分類
- 食道X線造影検査、内視鏡検査、超音波内視鏡検査(EUS)など。
- 転移の診断にはEUS、CT、MRI、とくにCTが重要である。
- 進行度は壁深達度と転移の程度で判断する。

治療
早期がん	内視鏡粘膜切除術(EMR)、内視鏡粘膜下層切除術(ESD)
進行がん	食道切除＋食道再建(多くは開胸開腹手術)、術前術後に化学放射線療法
切除不能例	化学療法、放射線療法、姑息的治療(食道ステント留置、造瘻術など)

● 用語解説

逆流性食道炎
胃酸の逆流による食道粘膜の炎症。バレット食道の原因となる。

バレット(Barrett)食道
食道下部の上皮が、ほぼ全周性に胃または腸管に類似した円柱上皮に置き換わった状態。食道胃接合部より口側に3cm以上にわたって広がっている状態をさすことが多い。バレット食道に生じる消化性潰瘍をバレット潰瘍という。バレット食道は腺がんの発生母地である。

疾患の発症様式と時間経過

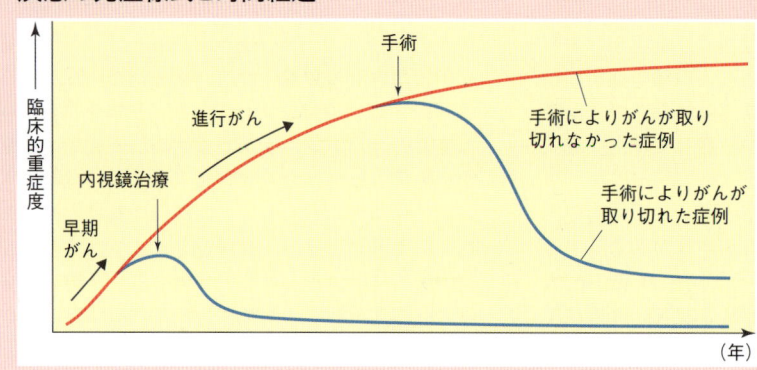

誘因・原因

- 飲酒：大量飲酒家とくにアルコール度数の高い酒を多く飲む人に多い．
- 喫煙：食道がんだけでなく咽頭がん，喉頭がんの危険因子である．
- 食生活：栄養状態の低下，緑黄色野菜や果物の摂取不足によるビタミン欠乏も危険因子とされる．そのため，これらの摂取は予防因子となる．
- 肥満や食道裂孔ヘルニアによる逆流性食道炎からバレット(Barrett)食道となり，食道腺がんが発生する．

症状・臨床所見

- 早期がんでは無症状のことが多い．
- 進行がんでは，胸痛，狭窄感，胸骨後部不快感，嚥下障害，悪心・嘔吐，食欲不振，体重減少など大部分が有症状で発見されている．有症状の場合は，内視鏡検査またはX線造影検査を行う．

検査・診断・分類

- 食道がんの治療方針の決定は，各種画像診断法により，壁深達度，リンパ節転移，遠隔転移を総合的に判断し，進行度診断を行う．これに悪性度や患者の全身状態の評価を加えて治療方針を決定する．
- 早期食道がん：原発巣の壁深達度が粘膜層にとどまり(表在型)，リンパ節転移を認めない食道がん
- 進行がん：がん腫の食道壁深達度が固有筋層以深に及んでいる(進行型)もの
- 食道がんは胸部中部食道，胸部下部食道，胸部上部食道，頸部および腹部食道の順に多い．

■ 肉眼型分類：表在型(0型)

0-I	表在隆起型	丈の高い隆起性病変で，その大きさ，高さ，基底部のくびれ具合から表在型と推定されるがん
0-Ip型	有茎性	有茎性あるいは亜有茎性で基底部の広さより高さが目立つ病変
0-Is型	無茎性(広基性)	無茎で，高さよりも基底部の広さ(大きさ)が目立つ病変．旧分類で0-Ipl，0-Isepとされたものが含まれる．
0-II	表面型	明らかな隆起や陥凹がない病変
0-IIa型	表面隆起型	ごく軽度に隆起している病変(高さの目安は約1mm程度までとする)
0-IIb型	表面平坦型	肉眼で隆起や陥凹が認識できない病変．ヨード染色でがんの存在が認識できることが多い．
0-IIc型	表面陥凹型	ごく浅い軽度の陥凹を示す病変で，発赤を伴う場合が多い．いわゆる「びらん」程度の陥凹性病変
0-III	表在陥凹型	IIcより深い潰瘍形成の陥凹性病変で，その陥凹底が粘膜筋板を越えると推定される病変

■ 肉眼型分類：進行型

0型	表在型	がんの直接浸潤が粘膜下層までにとどまると推定される病変
1型	隆起型	限局性隆起性病変　丈の高い隆起性病変で，表面はびらん状であることが多い．隆起の大部分が周囲から連続する扁平上皮で覆われるものがある
2型	潰瘍限局型	潰瘍形成性病変で腫瘍先進部の境界が明瞭なもの
3型	潰瘍浸潤型	潰瘍形成性病変で腫瘍先進部の境界が一部あるい全周で不明瞭なもの
4型	びまん浸潤型	一般に潰瘍および隆起が目立たず壁内浸潤が広範囲なもの．なお，潰瘍または隆起性病変が存在しても，浸潤部が著しく広範であるものもこの型に属する
5型	分類不能型	基本型0〜4のいずれにも帰属し得ない複雑な病型を示す病変 ・5aは前治療のないがんで，基本的に分類ができないもの ・5bは前治療のため病型が変化し，基本型に分類ができないもの ・ただし，治療後でも0〜4の基本型に分類が可能なものは，それを適用する ・なお前治療を受けた症例には治療法の記号をつける

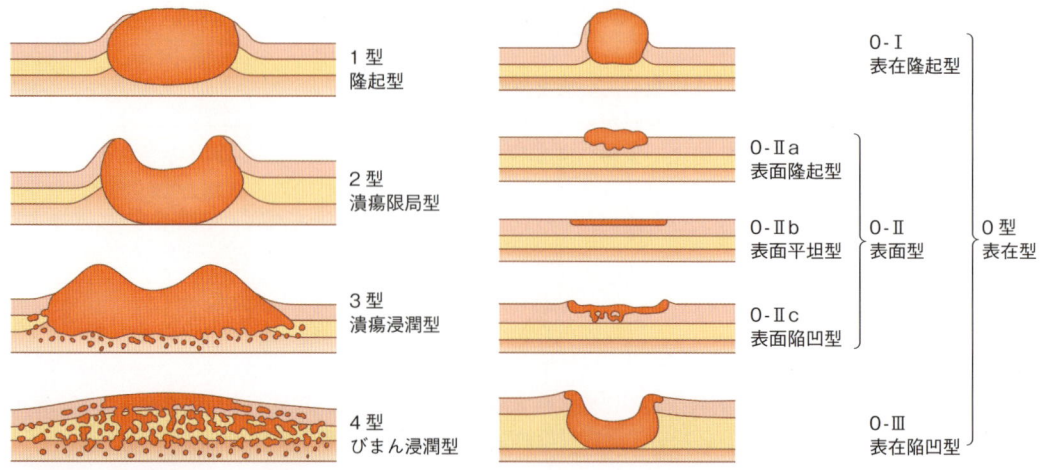

■ 食道がんの病型分類（0〜4型）

1型 隆起型
2型 潰瘍限局型
3型 潰瘍浸潤型
4型 びまん浸潤型

0-I 表在隆起型
0-IIa 表面隆起型
0-IIb 表面平坦型
0-IIc 表面陥凹型
0-III 表在陥凹型

0-II 表面型
0型 表在型

（日本食道学会編：臨床・病理食道癌取扱い規約．第10版補訂版，p.13，金原出版，2008より改変）

■ 壁深達度（T分類）

TX	癌腫の深達度が判定不可能
T0	原発巣としての癌腫を認めない
T1a	癌腫が深層粘膜筋板を越えない病変
T1a-SMM	癌腫が円柱上皮層または浅層粘膜筋板にとどまる病変
T1a-LPM	癌腫が浅層粘膜筋板を越えるが深層粘膜板に達しない病変
T1a-DMM	深層粘膜板に浸潤する病変
T1b	癌腫が粘膜下層にとどまる病変（SM）
SM1	粘膜下層を3等分し，上1/3にとどまる病変
SM2	粘膜下層を3等分し，中1/3にとどまる病変
SM3	粘膜下層を3等分し，下1/3に達する病変
T2	癌腫が固有筋層にとどまる病変
T3	癌腫が食道外膜に浸潤している病変
T4	癌腫が食道周囲臓器に浸潤している病変

■ 進行度（臨床的）Stage

転移＼壁深達度	N0	N1	N2	N3	N4	M1
T0, T1a	0	I				
T1b	I					
T2		II		III	IVa	IVb
T3						
T4		III				

（肉眼型分類，壁深達度，進行度stageの表は，日本食道学会編：臨床・病理 食道癌取扱い規約．第10版補訂版，p.27，42，57，金原出版，2008を改変）

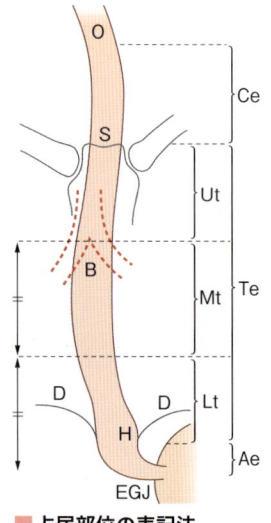

頸部食道（Ce）：食道入口部より胸骨上縁まで
胸部食道（Te）
　胸部上部食道（Ut）：胸骨上縁より気管分岐部下縁まで
　胸部中部食道（Mt）：気管分岐部下縁より食道・胃接合部までを2等分した上半分
　胸部下部食道（Lt）：気管分岐部下縁より食道・胃接合部までを2等分した下半分の中の胸腔内食道
腹部食道（Ae）：気管分岐下縁と食道・胃接合部までを2等分した下半分の中の腹腔内食道

O：食道入口部（esophageal orifice）
S：胸骨上縁（upper margin of the sternum）
B：気管分岐部下縁（tracheal bifurcation）
D：横隔膜（diaphragm）
EGJ：食道・胃接合部（esophagogastric junction）
H：食道裂孔（esophageal hiatus）

■ 占居部位の表記法

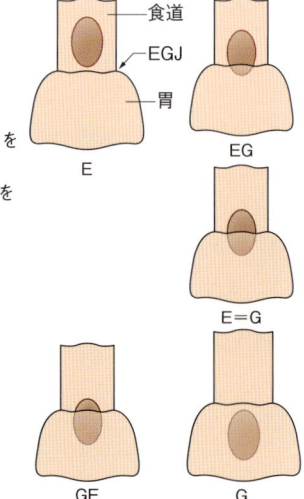

■ 食道・胃接合部がんの表記法

E　EG　E＝G　GE　G

（左右の図ともに，日本食道学会編：臨床・病理 食道癌取扱い規約．第10版補訂版，p.11，57，金原出版，2008を改変）

X線造影検査

- 造影時の体位：立位正面・左右半斜位にて撮影する．早期がんでは表在型でわずかな壁の変形を認める．進行がんでは壁の変形は強く，鋸歯型，らせん型，ロート型を呈する．

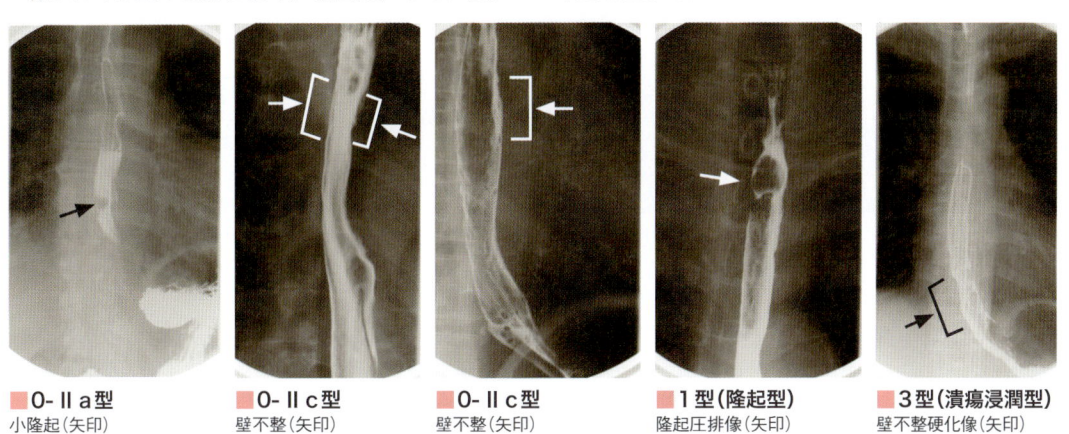

■ 0-Ⅱa型
小隆起（矢印）

■ 0-Ⅱc型
壁不整（矢印）

■ 0-Ⅱc型
壁不整（矢印）

■ 1型（隆起型）
隆起圧排像（矢印）

■ 3型（潰瘍浸潤型）
壁不整硬化像（矢印）

内視鏡像

- 内視鏡検査において，早期がんでは微小な変化のため見落しに注意が必要であり，ヨード染色を行うことが鑑別に重要である．

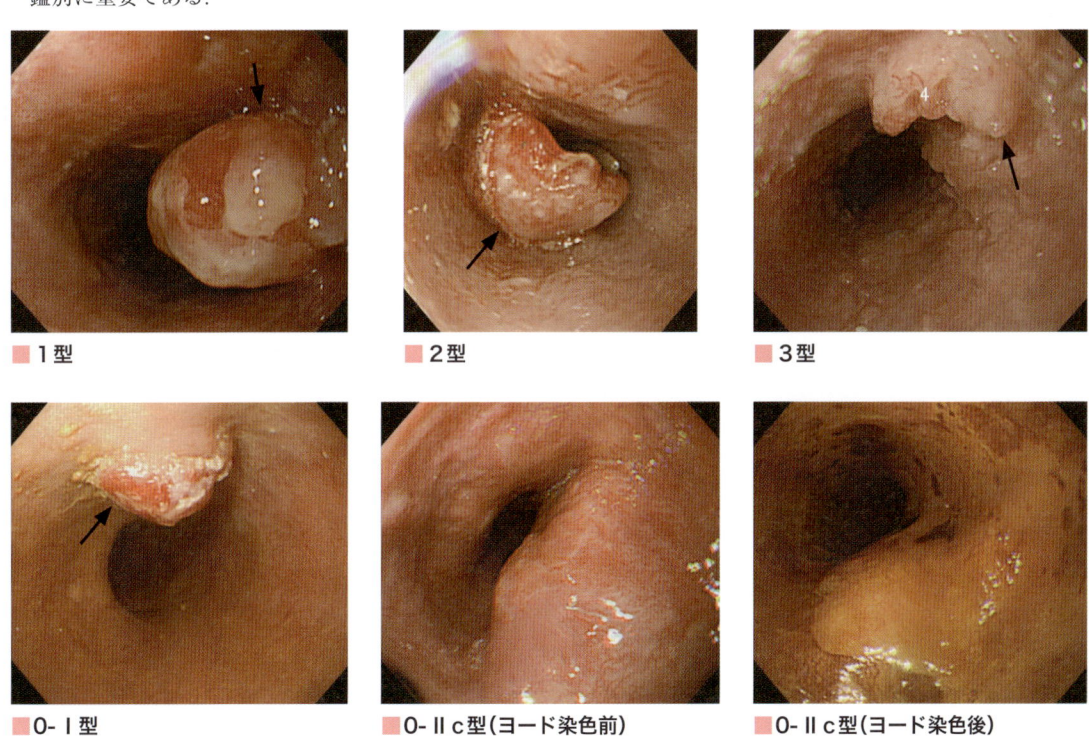

■ 1型

■ 2型

■ 3型

■ 0-Ⅰ型

■ 0-Ⅱc型（ヨード染色前）

■ 0-Ⅱc型（ヨード染色後）

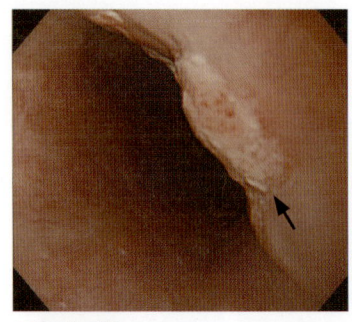

■ 0-Ⅱa型 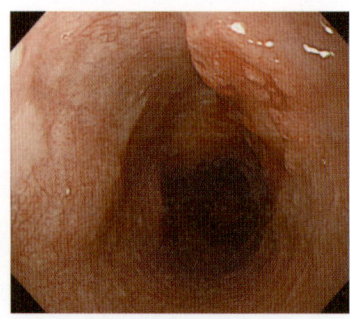　　■ 0-Ⅱc＋Ⅱa型（ヨード染色前） 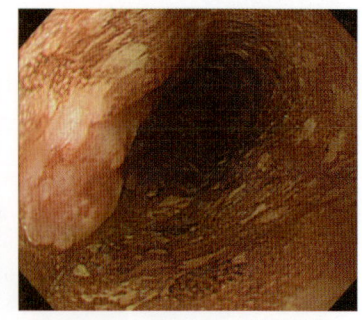　　■ 0-Ⅱc＋Ⅱa型（ヨード染色後）

病理組織像

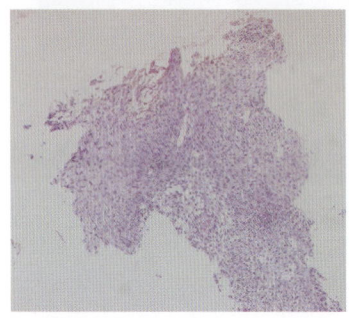

■ 食道がん（扁平上皮がん）の生検像 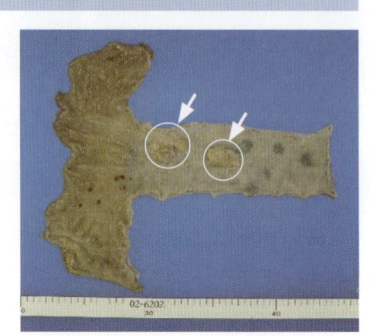　　■ 多発性進行がん（矢印）の固定標本

その他の検査

- 超音波検査：早期がんの壁深達度診断で行うこともあるが，近年ではあまり実施されない．
- CT：周囲臓器（大動脈，気管・気管支，心嚢）などへのがんの浸潤の有無，リンパ節転移の診断，他臓器（肝，肺など）転移の有無の診断に有用である．
- MRI：CTと同様の目的で行われるが，通常はCTで十分である．
- PET：転移の全身検索に有用である．高度進行がんでは術前に検査することが望ましい．

治療

内視鏡粘膜切除術（EMR）と内視鏡粘膜下層剥離術（ESD）

- 内視鏡粘膜切除術（EMR：endoscopic mucosal resection）
  ・表在がんの深達度の浅いものが対象となる．
  ・キャップ法がよく行われる．
- 内視鏡粘膜下層剥離術（ESD：endoscopic submucosal dissection）
  ・表在がんで深達度の深い病変が対象となる．
  ・現在はEMRよりESDが主流となってきている．

標準手術

- 右開胸開腹食道切除術が胸部食道がんの標準術式である．
- 右第4または第5肋間にて開胸し，胸部リンパ節と食道を切除し，次に正中切開にて開腹し，腹部リンパ節とともに腹部食道と胃を切離する．
- 鏡視下食道切除術も近年広く行われている．上記の手術を腹腔鏡視下にて行うもので，手術侵襲は少ないが，高度の熟練を要する．

食道再建術

- 胃管(胃を管状に形成したもの)で食道再建をするのが標準である.
- 胃を使えない場合には,結腸,小腸を用いることがある.
- 再建臓器を通す経路は胸壁前,胸骨後,胸腔内,後縦隔がある.

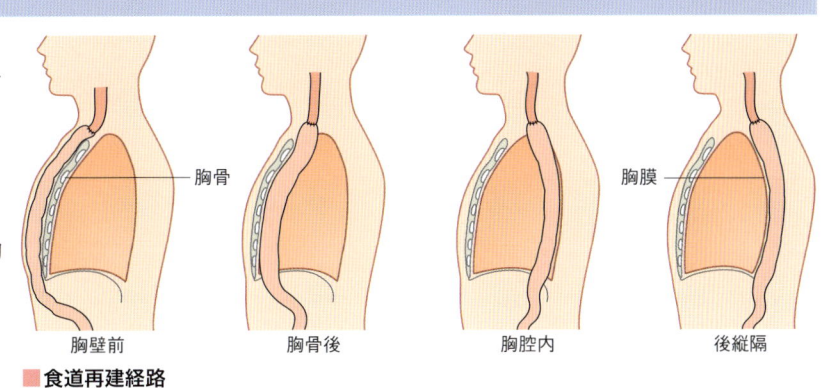

胸壁前　　胸骨後　　胸腔内　　後縦隔

■ 食道再建経路

姑息的治療

- 切除不能な場合に,姑息的に食道瘻造設術,バイパス術,食道ステント留置などの治療を行う.
- 食道瘻造設術:頸部操作によって頸部食道を剥離露出し,そこからチューブを挿入し胃まで留置固定する手術である.近年,専用のキットを用いて頸部皮膚から食道を穿刺し,チューブを挿入留置する方法も行われている.
- バイパス術:食道を切除せずに胃管を頸部に挙上して頸部食道に吻合するものだが,近年では食道ステント術が普及したため,あまり行われない.
- 食道ステント術:X線透視下に,専用の食道用ステント(カバードステント)を食道がんの狭窄部に挿入し,狭窄部を拡張する.

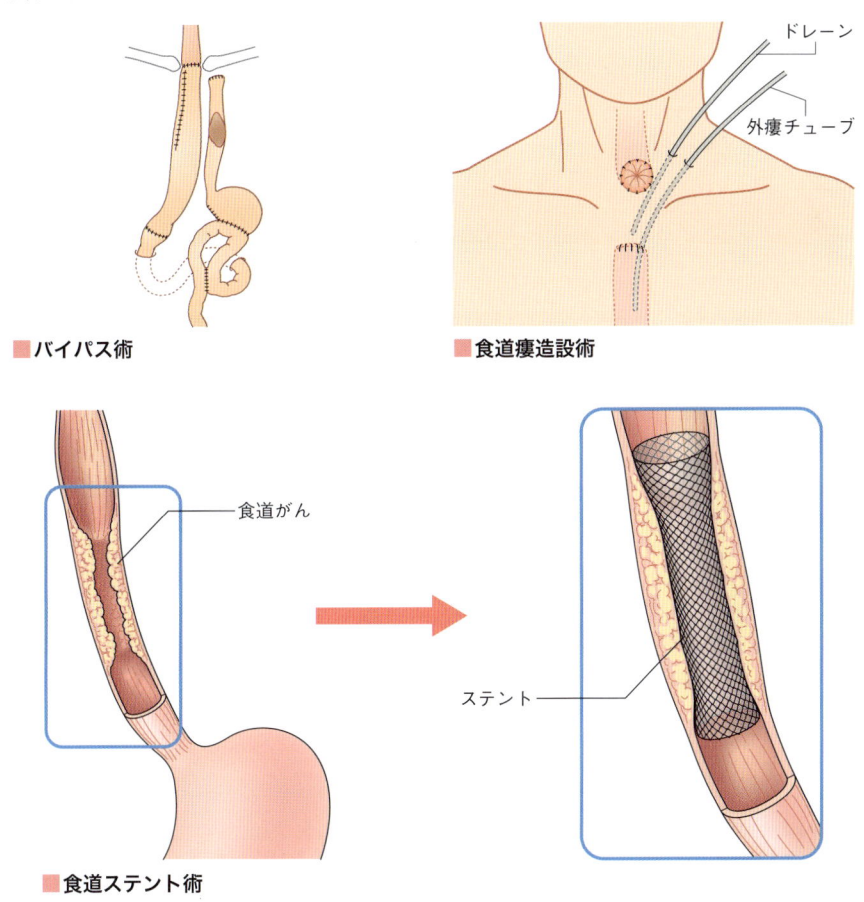

■ バイパス術

■ 食道瘻造設術

■ 食道ステント術

化学放射線療法

- 切除不能な場合あるいは術前術後に，がんの縮小あるいは再発防止を目的に行う．
- 化学療法と放射線療法を併用することが多いが，単独で実施する場合もある．
- 食道がん（扁平上皮がん）に用いられる薬剤は主にフルオロウラシル（5-FU），シスプラチン（CDDP），ドセタキセル水和物（DOC）などである．これらを組み合わせて使用する．

■FP療法（シスプラチン＋5-FU）

	D1	2	3	4	5
CDDP 80mg/m² 点滴静注	○				
5-FU 800mg/m² 点滴静注	○	○	○	○	○

CDDPは生理食塩液500mLとともに点滴静注（1〜2時間）．遮光する．5FUは24時間持続点滴静注．4週ごとに2コース以上繰り返す．奏効率30〜40％程度．D1とは1日目のこと．
〔遠藤光夫ほか（永井鑑）：食道癌の外科治療マニュアル．p.198, へるす出版, 2000 を改変〕

食道がんの転移様式

- 食道がんは早期から遠隔転移を起こしやすい．
- 転移様式はおもに血行性転移とリンパ行性転移である．
- ・リンパ行性：おもに縦隔リンパ節転移が多いが，ときに腹部，頸部のリンパ節に転移する．
- ・血行性：肝，肺に転移しやすい．骨や脳に転移することもある．
- 転移の診断にはCTが有用である．全身検索としてはPETも非常に有用である．

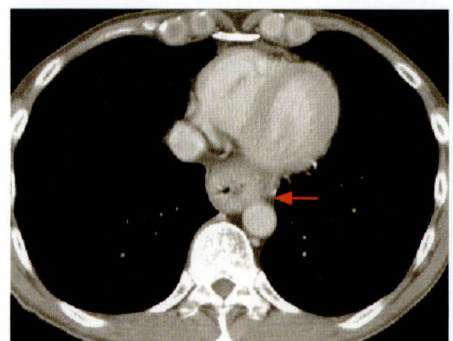

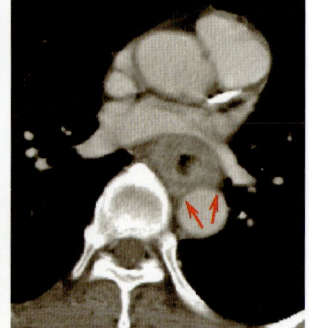

胸部食道がん症例の原発巣　　大動脈浸潤（矢印）　　腹部リンパ節転移

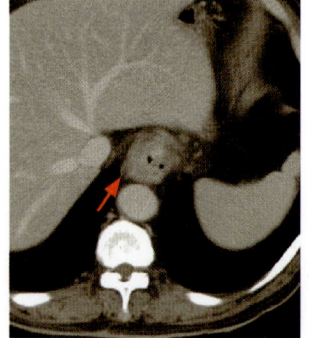

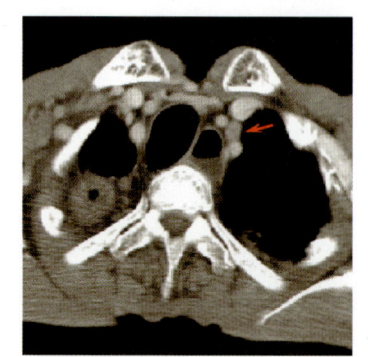

腹部食道がん症例の原発巣　　上縦隔リンパ節転移（矢印）　　頸部リンパ節転移（矢印）（高度）

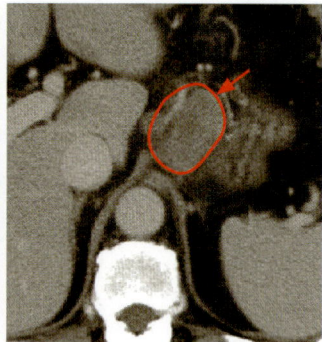

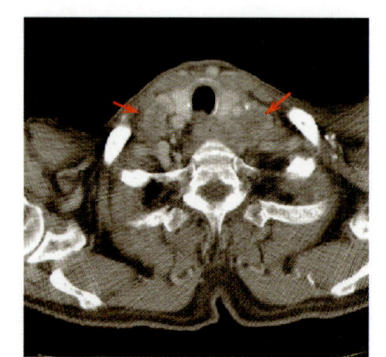

■CTによる転移の診断

超音波内視鏡検査（EUS）：endoscopic ultrasonography ｜ 内視鏡粘膜切除術（EMR）：endoscopic mucosal resection ｜ 内視鏡粘膜下層剥離術（ESD）：endoscopic submucosal dissection ｜ ポジトロン放出断層撮影法（PET）：positron emission tomography

食道疾患

食道・胃静脈瘤

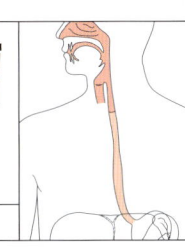

I859, I864 | esophagogastric varices

疾患概念
肝硬変による肝臓の萎縮，硬化により肝臓に血液，栄養物を運ぶ門脈（静脈）の圧が上昇（門脈圧亢進）して，肝臓の血流量が減少する．門脈圧が25cmH$_2$O（通常は8〜13cmH$_2$O）を超えると，門脈系と上大静脈系のあいだに側副血行路*が形成され，その側副血行路（短絡路）が胃上部や食道粘膜下層で内腔側へ盛り上がって拡張・怒張する．これが食道・胃静脈瘤である．

Summary Map

誘因・原因	●門脈圧亢進をきたす疾患で最も多いのは肝硬変，そのほかには特発性門脈圧亢進症，バッド・キアリ症候群*，慢性膵炎，肝がんなどがある．
病態	●食道・胃静脈瘤は，門脈圧亢進により発生した側副血行路によって，胃上部や食道粘膜下層の静脈が拡張・怒張して瘤状に隆起したもの ●胃上部や食道内腔に膨出した静脈瘤は，静脈瘤圧の上昇や食物，胃液による刺激などにより破裂，出血の危険にさらされる．
症状 臨床所見	●多くが無症状．胸のつかえ感などを認める場合もある． ●静脈瘤が破裂した場合は吐血，下血
検査・診断 分類	●食道下部を中心にしたX線造影像 ●静脈瘤の所見には内視鏡像．記載は食道・胃静脈瘤内視鏡所見記載基準（日本門脈圧亢進症学会）に基づいて行う． ●肝臓周囲の血流をみるには血管造影像 ●食道壁外の血管や静脈瘤局所の血行動態に関する情報を得るには超音波内視鏡（EUS）も有効である． ●食道静脈瘤の供血路や側副血行路の発達の程度を把握するためには造影CTやMRアンジオグラフィ（MRA）も有効である．

治療	内視鏡的治療	●内視鏡硬化療法，内視鏡静脈瘤結紮術（EVL）
	手術療法	●食道離断術
	薬物療法	●バソプレシンの点滴投与 ●β遮断薬 ●亜硝酸薬 ●アンジオテンシン受容体拮抗薬
	緊急止血処置	●Sengstaken-Blackmore（SB）チューブ，内視鏡処置
	経静脈的治療	●経皮肝内門脈肝静脈シャント（TIPS），バルーン閉塞下逆行性経静脈的閉塞術（B-RTO）

●用語解説

側副血行路
予備的な循環路で側副循環ともいう．正常時の血行路が狭窄・閉塞された場合などに，バイパスとして障害部位の前後に別の血行路が開かれること

バッド・キアリ（Budd-Chiari）症候群
原発性肝静脈閉塞症ともいい，肝静脈と下大静脈が交わるところが閉塞または狭窄し，門脈圧亢進をきたす疾患

疾患の発症様式と時間経過

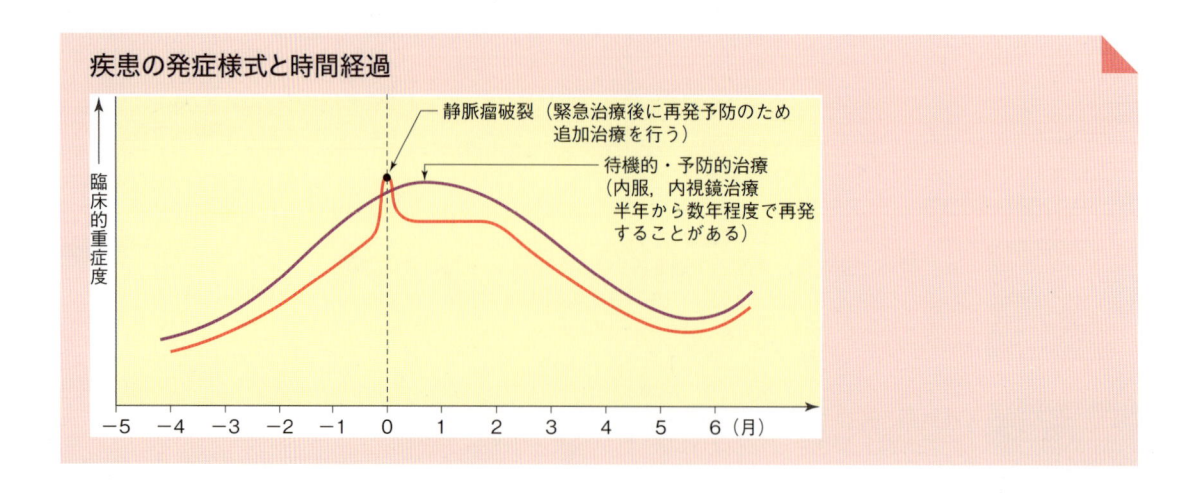

静脈瘤破裂（緊急治療後に再発予防のため追加治療を行う）

待機的・予防的治療（内服，内視鏡治療　半年から数年程度で再発することがある）

縦軸：臨床的重症度
横軸：-5 -4 -3 -2 -1 0 1 2 3 4 5 6（月）

誘因・原因

- 食道・胃静脈瘤を引き起こす門脈圧亢進症の最も多い原因は肝硬変，次いで特発性門脈圧亢進症である．そのほかではバッド・キアリ症候群，肝外門脈閉塞症，慢性膵炎，腫瘍（肝がん，膵がんなど）などが原因となることがある（p.298参照）．

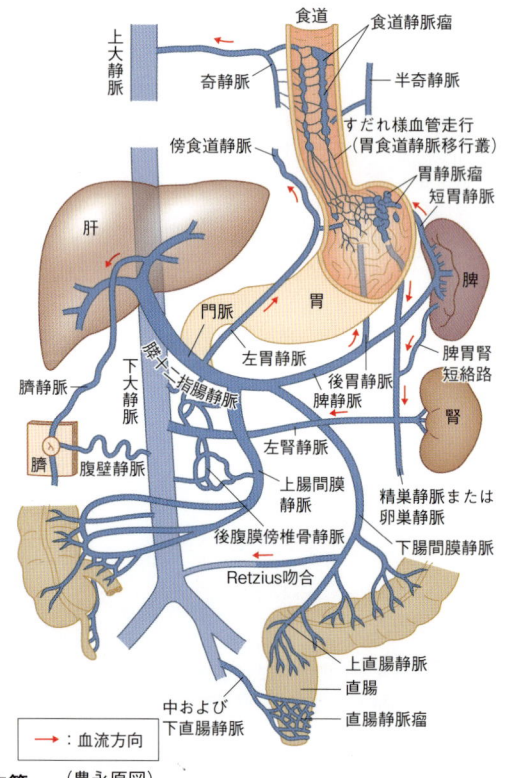

■ 食道・胃静脈瘤に関与する血管 （豊永原図）

（豊永　純：門脈圧亢進症により発生する側副血行路．食道・胃静脈瘤，改訂第3版　村島直哉ほか編，p22, 日本メディカルセンター，2012を改変）

症状・臨床所見

- 無症状が多く，胸のつかえ感，ものが飲み込みにくいなどを認める場合もある．
- 破裂した場合は，鮮やかな赤色または暗赤色の吐血がみられる．

検査・診断・分類

食道静脈瘤造影検査

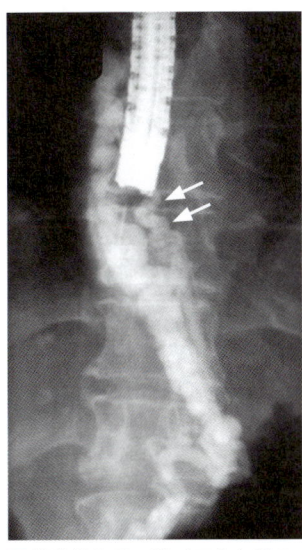

- 静脈瘤がある程度の大きさになると，連珠状あるいはイモムシ状の陰影欠損像（pearl string sign）が認められる．

連珠状あるいはイモムシ状の陰影欠損像（pearl string sign）（内視鏡的硬化療法中）

内視鏡検査

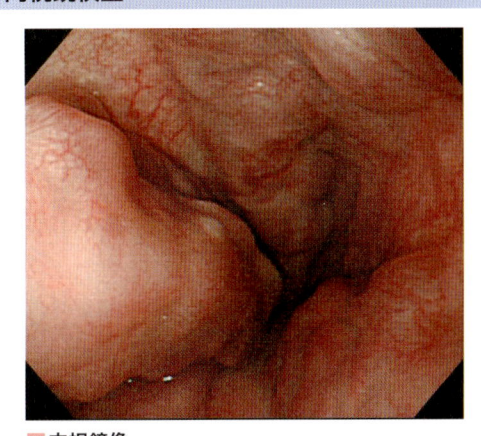

■内視鏡像
結節状の太い青色の静脈瘤を認める（F₃Cb）（次頁表参照）．

- 青色，連珠状，発赤所見陽性の静脈瘤は出血の危険を示唆している．食道・胃静脈瘤内視鏡所見記載基準がある．

血管造影検査

- 肝臓の周囲の血液の流れを調べるために行う．

超音波内視鏡（EUS）検査

- EUSでは食道静脈瘤は粘膜下層に無〜低エコー管腔像として描出される．静脈瘤の周囲や食道壁外の血管も超音波下で確認することで，安全かつ効率的な静脈瘤治療が遂行できる．

多列検出型CT（MDCT）検査

- 食道静脈瘤の供血路とそのほかの側副血行路を把握できる．内視鏡ではわからない危険な食道壁外シャントが診断できることがある．

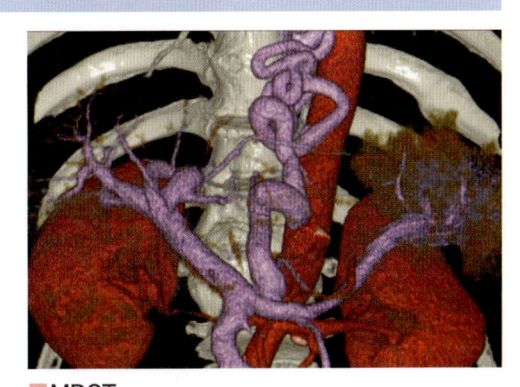

■MDCT
門脈から左胃静脈を経て拡張蛇行した食道静脈瘤へ連なっている

診断基準

■食道・胃静脈瘤内視鏡所見記載基準

1. 占居部位(location)	Ls：上部食道superiorまで認められる静脈瘤 Lm：中部食道mediumまで認められる静脈瘤 Li：下部食道inferiorにのみ限局した静脈瘤
2. 形態(form)	F_0：静脈瘤として認められなくなったもの(治療後の記載所見) F_1：直線的で比較的細い静脈瘤 F_2：連珠状の中等度の静脈瘤 F_3：結節状あるいは腫瘤状で太い静脈瘤
3. 基本色調 (fundamental color)	Cw：白色静脈瘤 Cb：青色静脈瘤 付記事項：血栓化静脈瘤はCw-Th，Cb-Thと付記する．
4. 発赤所見 (red color sign)	発赤所見とは，ミミズ腫れ様所見(red wale marking：RWM)，サクランボ様所見(cherry-red spot：CRS)，血豆様所見(hematocystic spot：HCS)の3つを指す． RC(－)：発赤所見を全く認めないもの RC(＋)：限局性に少数認めるもの RC(＃)：(＋)と(＃)のあいだ RC(＃)：全周性に多数認めるもの 付記事項1：telangiectasia(TE：毛細血管拡張)の有無を(＋)(－)で付記する． 　　　　2：RWM，CRS，HCSは，RCのあとに付記する． 　　　　3：F0であっても発赤所見が認められるものは，RCとして記載する．
5. 出血所見 (bleeding sign)	●出血中の所見 　・湧出性出血(gushing bleeding) 　・噴出性出血(spurting bleeding) 　・にじみ出る出血(oozing) ●止血後の所見 　・赤色栓(red plug) 　・白色栓(white plug)
6. 粘膜所見 (mucosal findings)	びらん(erosion：E) 潰瘍(ulcer：Ul) 瘢痕(scar：S)

食道・胃静脈瘤内視鏡所見は，占拠部位，形態，基本色調，発赤所見，出血所見，粘膜所見の6つの因子により記載する．

(日本門脈圧亢進症学会編：門脈圧亢進症取扱い規約第3版．p.37〜38，金原出版，2013をもとに作成)

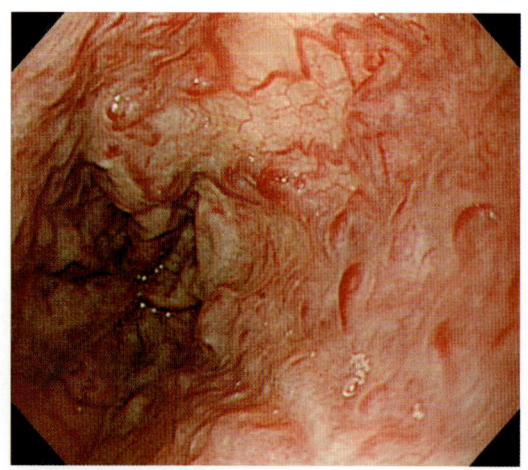

全周性にred color signを認める(RC ＃)．
■内視鏡所見の分類と内視鏡像

治療

治療方針

- 治療は食道・胃静脈瘤に対する治療が主で，出血中に行う緊急的治療，出血が落ち着いてから行う待機的治療，未出血例に行う予防的治療に分けている．
- 治療法には内視鏡的治療，放射線治療，手術療法，薬物療法がある．また，出血時には緊急止血処理を行う．

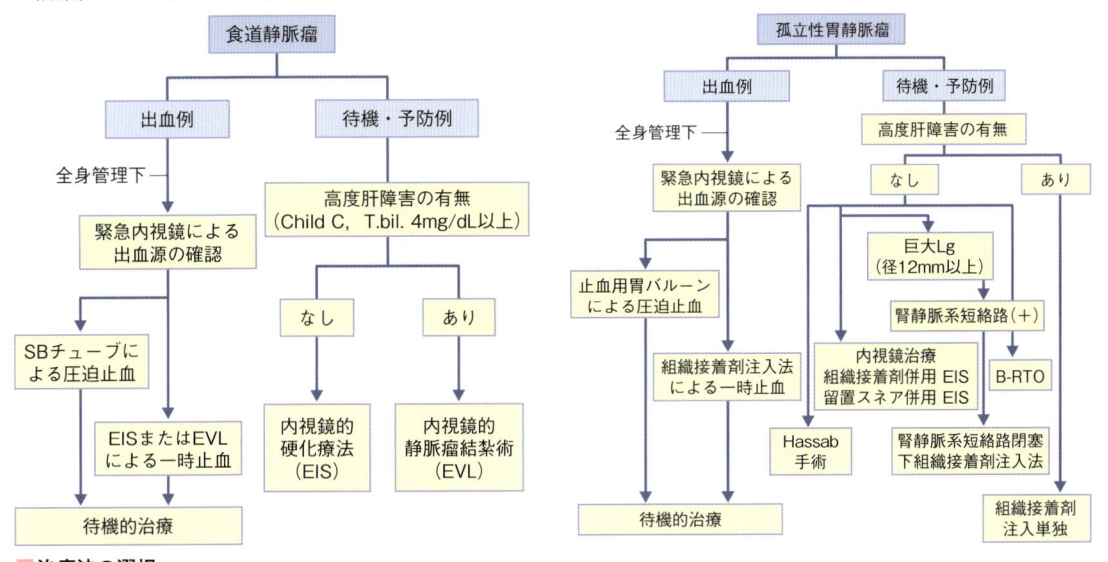

■ 治療法の選択
Lg：孤立性胃静脈瘤
〔日本消化器内視鏡学会編．(小原勝敏)：消化器内視鏡ガイドライン 第3版, p222, 医学書院, 2006 を改変〕

内視鏡的治療

- 硬化療法と静脈瘤結紮術がある．
- 内視鏡硬化療法（EIS）
  - 内視鏡で静脈瘤を確認しながら注射針で硬化剤（モノエタノールアミンオレイン酸塩など）を注入し，血栓化させて静脈瘤を固めていく．

硬化療法の禁忌（予防治療例）と合併症

禁忌(予防治療例)	高度の出血傾向，肝予備能高度不良，高度腎機能障害のある患者，進行性の肝がん患者など
合併症	発熱，腹痛，嚥下困難，血色素尿症，食道潰瘍など

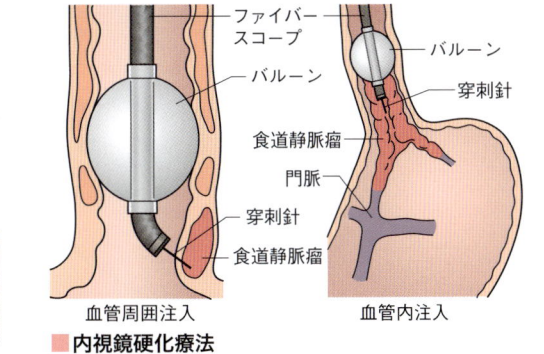

- 内視鏡静脈瘤結紮術（EVL）
  - O-リングという輪ゴムで静脈瘤の根部を縛り，血流を途絶させて壊死，脱落させる．
  - 肝機能に関係なく施行可能であるが，再発が多い．

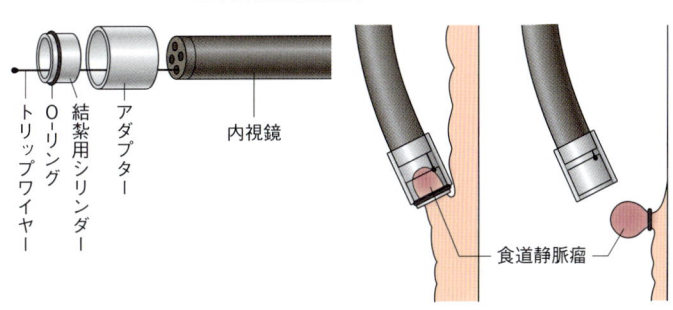

■ 内視鏡硬化療法

■ 内視鏡静脈瘤結紮術

手術療法

●食道離断術
- 食道を離断, 再縫合する方法で, その際に下部食道と胃上部の血行を遮断し, 静脈瘤へ向かう食道内外の側副血行路を遮断して静脈瘤を消失させる.

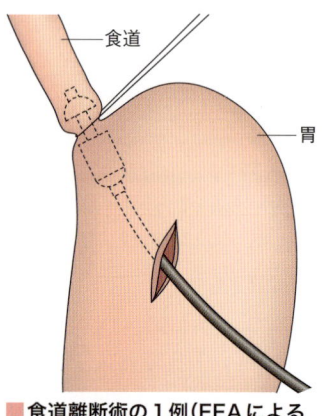

離断部が食道・胃接合部になるように自動吻合器(EEA)を挿入し, 食道外周から糸でEEAのシャフトに結びつける. EEAをファイアーし, 食道・胃接合部の離断・吻合を行う.

■食道離断術の1例(EEAによる離断・吻合)

経静脈的治療

●経皮肝内門脈肝静脈シャント(TIPS)(p.274参照)
- 肝静脈と肝内門脈のあいだにメタリックシャントを挿入して門脈圧を低下させる.

●バルーン閉塞下逆行性経静脈閉塞術(B-RTO)
- 胃静脈瘤と左腎静脈のあいだに短絡路が形成されている症例に対して, カテーテルを用いて胃静脈瘤に硬化剤を注入する.

緊急止血処理

●SBチューブの経鼻的挿入
- 経鼻的挿入による圧迫止血法で, 緊急時の止血には効果的だが, その後安定したら内視鏡治療などでの確定的な治療が必要となる.

  内視鏡的治療や手術療法前の患者では, 治療あるいは手術を待つあいだにも出血する可能性があるため, ただちにSBチューブが使用可能な状態であることを確認しておく.

薬物療法

- ホルモン剤のバソプレシンの点滴投与が行われる. バソプレシンには腹部細動脈の収縮作用があるために門脈圧を下げる効果があるが, 止血効果は一時的である.
- β遮断薬, 亜硝酸薬, アンジオテンシン受容体拮抗薬などの内服が有効な症例もある.

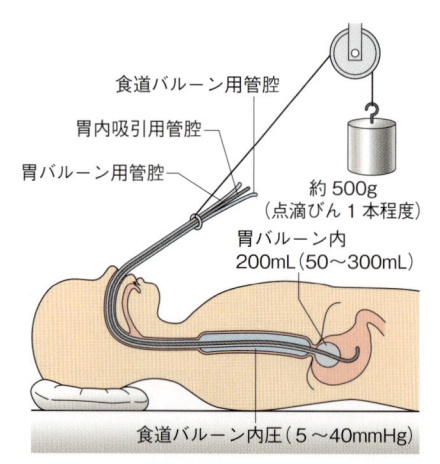

食道バルーン用管腔
胃内吸引用管腔
胃バルーン用管腔
約500g(点滴びん1本程度)
胃バルーン内 200mL(50〜300mL)
食道バルーン内圧(5〜40mmHg)

■SBチューブの経鼻的挿入による圧迫止血法

内視鏡硬化療法(EIS):endoscopic injection sclerotherapy｜内視鏡静脈瘤結紮術(EVL):endoscopic variceal ligation｜経皮肝内門脈肝静脈シャント(TIPS):transjugular intrahepatic portosystemic shunt｜バルーン閉塞下逆行性経静脈閉塞術(B-RTO):balloon-occluded retrograde transcatheter variceal obliteration｜超音波内視鏡(EUS):endoscopic ultrasonography｜MRアンジオグラフィ(MRA):magnetic resonance angiography｜多列検出型CT(MDCT):multidetector-row CT｜自動吻合器(EEA):end to end anastomosts

食道疾患

胃食道逆流症

K219　gastroesophageal reflux disease（GERD）

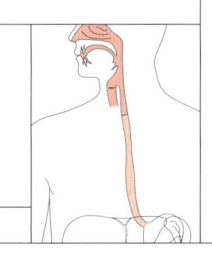

疾患概念
胃食道逆流症（GERD）は，胃内容物が食道に逆流することによりさまざまな愁訴（胸やけ・呑酸など）を訴える疾患の総称である．下部食道粘膜のびらんもしくは潰瘍を認める逆流性食道炎（reflux esophagitis）と，粘膜障害を認めない非びらん性逆流症（NERD）とに大別される．

Summary Map

誘因・原因
- 下部食道括約筋（LES）圧の低下：食道裂孔ヘルニアを伴う高齢者に多い．
- 腹圧の上昇：肥満者，妊婦に多い．
- その他：食道平滑筋の蠕動運動の消失（全身性進行性硬化症*など），胃術後の胃酸逆流

病態
- LES圧の低下，腹圧の上昇などによって，胃液の逆流防止機構が破綻し，胃液が食道へ逆流することによって起こる．胸やけ症状や食道粘膜に傷害をきたす状態である．
- LES圧の低下症状が多い食道裂孔ヘルニア患者などに起きやすい．

症状 臨床所見
- 定型的症状：胸やけ，呑酸，食道異物感など
- 非定型的症状：非心臓性胸痛，慢性咳嗽，咽頭違和感，嗄声など

検査・診断 分類
- 内視鏡検査：重症度分類として改訂ロサンゼルス分類が有用
- 24時間pHモニタリング：臨床症状と内視鏡所見が一致しない症例に有用
- PPIテスト*：プロトンポンプ阻害薬（PPI）による診断的治療

治療
- 生活指導：食事制限（脂肪食，アルコール），就寝時上半身挙上，減量，規則正しい食事
- 薬物療法：酸分泌抑制薬（PPI，H2受容体拮抗薬）が第一選択．そのほか粘膜保護薬，消化管運動機能改善薬など
- 内科的治療で改善しない重症例：腹腔鏡下逆流防止手術（ニッセン（Nissen）法など）

用語解説

全身性進行性硬化症
皮膚，消化器などの臓器組織の局所に線維組織が増加する疾患で，膠原病の1つである．皮膚の硬化がみられることから強皮症，全身性強皮症ともいわれる．皮膚硬化のほかに，逆流性食道炎，嚥下障害，腎障害などの症状がでる．

PPIテスト
強力に胃酸分泌を抑制するプロトンポンプ阻害薬（PPI）を投与すると胃食道逆流症では劇的に症状の改善がみられることから，PPIの投与によって症状が改善したかどうかをみて胃食道逆流症を推測するテスト

疾患の発症様式と時間経過

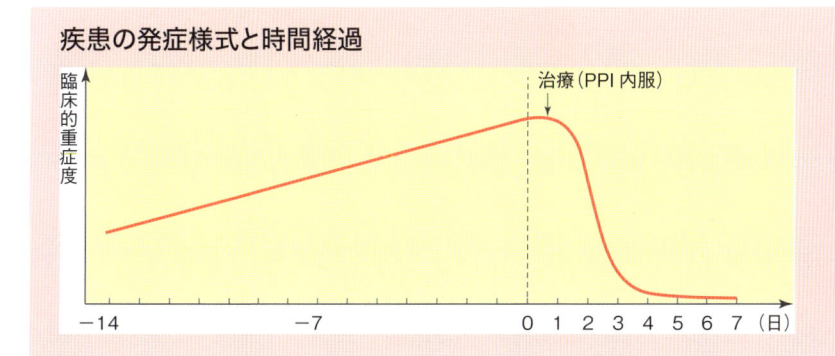

（縦軸：臨床的重症度，横軸：−14，−7，0，1，2，3，4，5，6，7（日））
治療（PPI内服）

誘因・原因

下部食道括約筋の静止圧低下

- 健常者では食道内に胃内容物が逆流することを防止する解剖学的な機構が保たれている．この逆流防止機構が崩れると，下部食道括約筋（LES）の静止圧が低下して胃食道逆流が生じる．とくに食道裂孔ヘルニア（p.59参照）の存在する症例ではこの要因が大きい．
- またカルシウム（Ca）拮抗薬や亜硝酸薬は平滑筋弛緩作用によりLES圧を低下させるため，これらの薬剤を内服中の高血圧患者，心疾患患者に胃食道逆流症（GERD）を合併することが多い．

一過性LES弛緩

- 健常者の嚥下運動では嚥下によりLESが弛緩し，一次蠕動波の伝達により食物が胃内に輸送される．嚥下とは関係なくLESに弛緩が起きた場合，一次蠕動波が出現しないために胃食道逆流が起きる．胃穹窿部の過伸展による迷走神経刺激が関与していると考えられている．

腹圧の上昇

- 腹圧上昇により胃内圧がLES圧を超えたときにも胃食道逆流が生じる．この要因は中高年の肥満者や妊婦に多い．

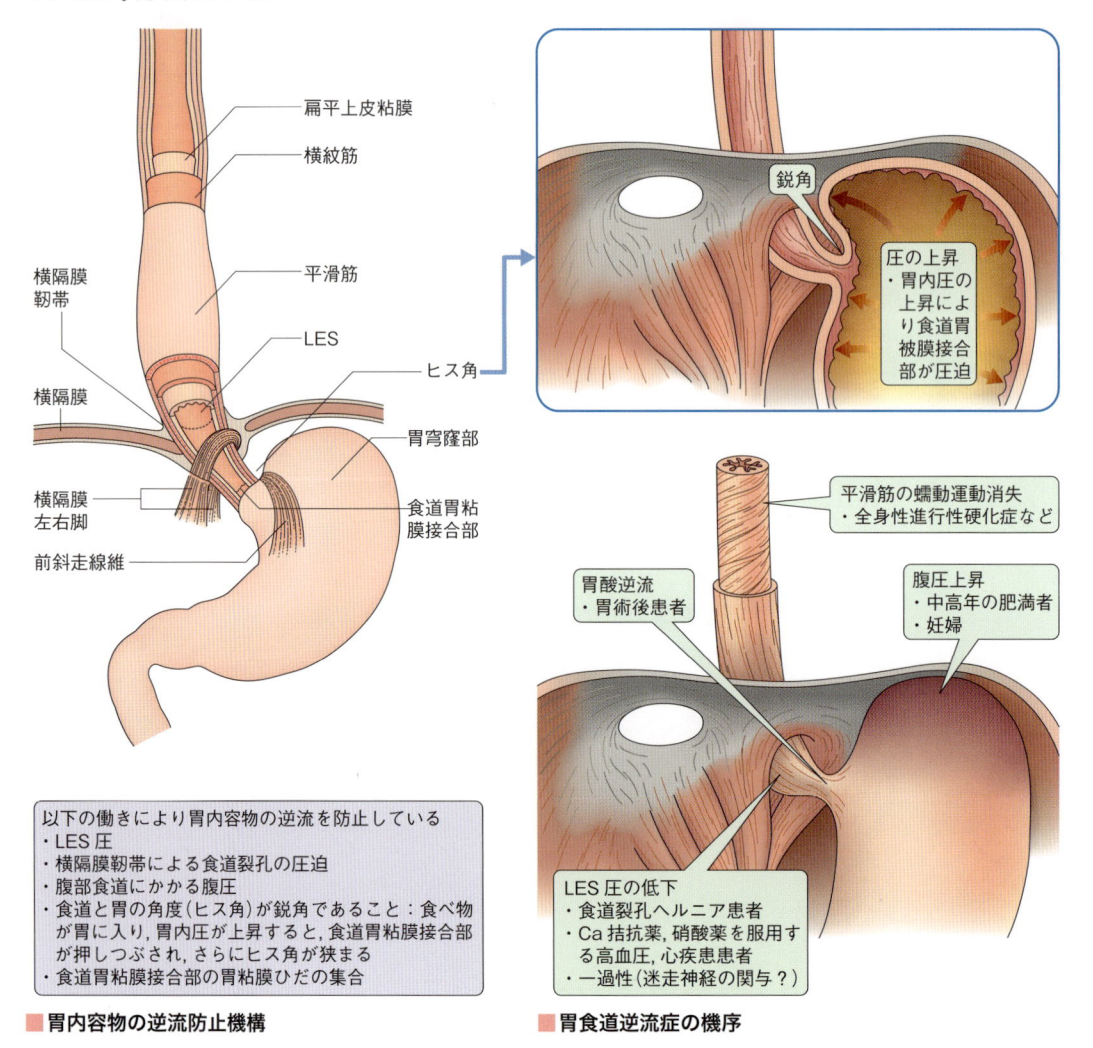

以下の働きにより胃内容物の逆流を防止している
- LES圧
- 横隔膜靭帯による食道裂孔の圧迫
- 腹部食道にかかる腹圧
- 食道と胃の角度（ヒス角）が鋭角であること：食べ物が胃に入り，胃内圧が上昇すると，食道胃粘膜接合部が押しつぶされ，さらにヒス角が狭まる
- 食道胃粘膜接合部の胃粘膜ひだの集合

■ 胃内容物の逆流防止機構

■ 胃食道逆流症の機序

症状・臨床所見

- GERDは最近増加傾向にあり，原因として①食生活の欧米化による肥満者増加，②高齢化，③ *H. pylori* 保菌率の低下（→胃酸分泌亢進）などがあげられる．
- 定型的症状は胸やけであり，口腔内まで酸が逆流することで口の中に酸味を感じる症状（呑酸）が出現する．一般的に週2回以上の胸やけがあればGERDと判断する．
- 非定型的症状として前胸部痛（非心臓性胸痛），慢性咳嗽などの呼吸器症状，咽頭違和感・嗄声などの咽喉頭症状などが出現することがある．

> 狭心症で起こる胸部痛に類似した痛みを訴えることがある．

検査・診断・分類

内視鏡分類

- 改訂ロサンゼルス分類は，逆流性食道炎の粘膜傷害（mucosal break）の広がりの程度による分類である．

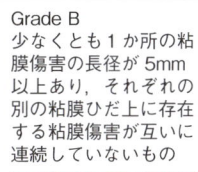

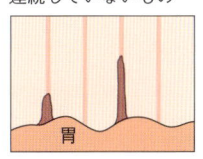

Grade N 内視鏡的に変化をみないもの

Grade M 粘膜傷害を認めないが，白苔や発赤などの色調変化を示すもの

Grade A 粘膜ひだ上に存在する粘膜傷害の長径が5mmを越えないもの

Grade B 少なくとも1か所の粘膜傷害の長径が5mm以上あり，それぞれの別の粘膜ひだ上に存在する粘膜傷害が互いに連続していないもの

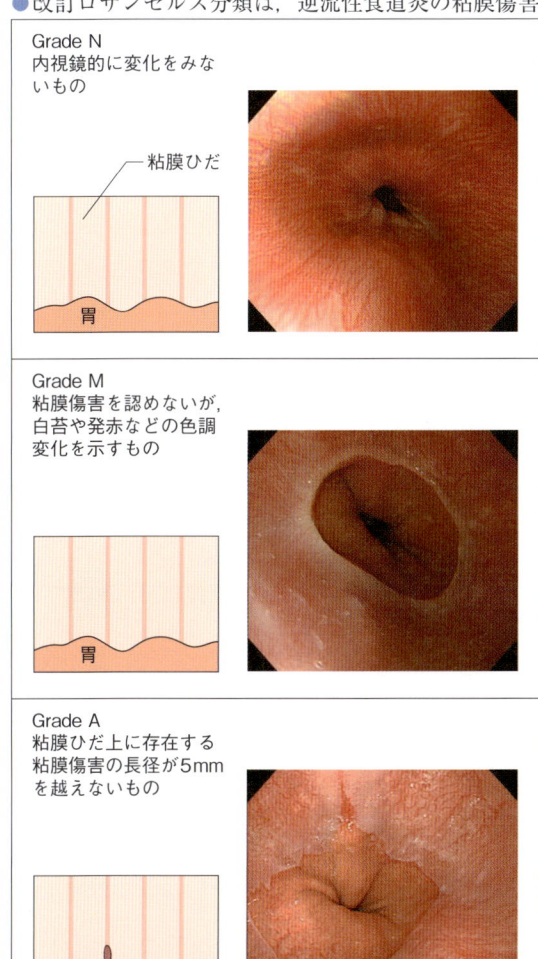

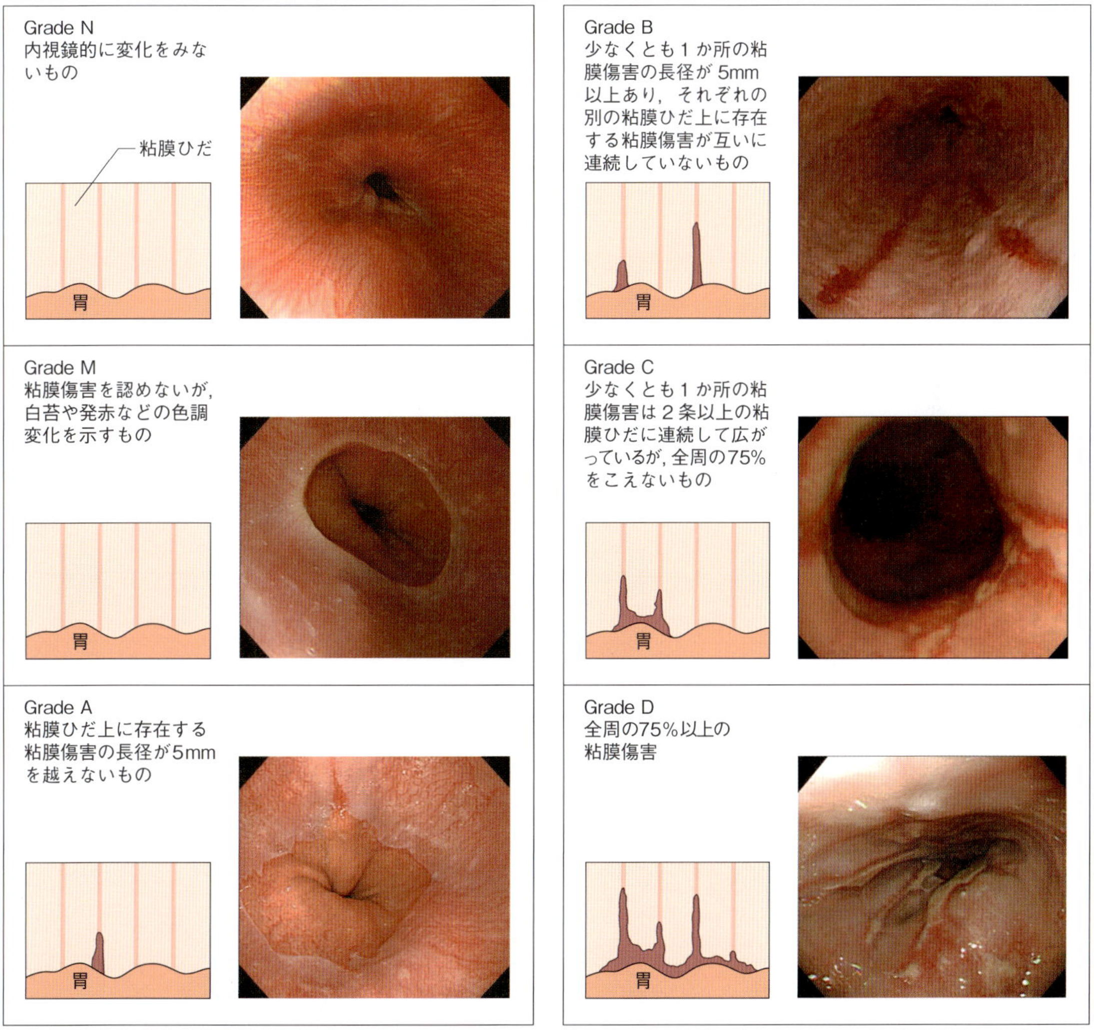

Grade C 少なくとも1か所の粘膜傷害は2条以上の粘膜ひだに連続して広がっているが，全周の75%をこえないもの

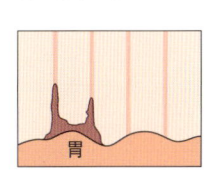

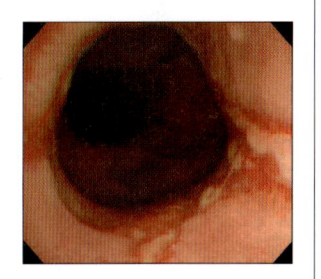

Grade D 全周の75%以上の粘膜傷害

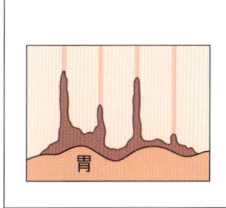

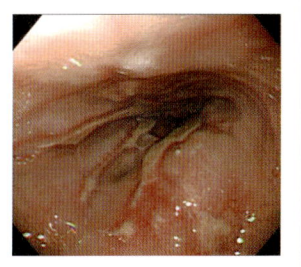

粘膜傷害（mucosal break）：正常にみえる周囲粘膜と明確に区分される白苔ないし発赤を有する領域
付記項目：食道狭窄，食道潰瘍，バレット食道の有無

■ 逆流性食道炎の内視鏡分類（改訂ロサンゼルス分類）

24時間pHモニタリング

- 微小電極を経鼻的に挿入し，LES部の5cm口側に置き，前胸部に不関電極を装着して食道内pHを測定する．内視鏡検査およびPPIテストを行っても症状の原因を特定できない場合に有用である．
- 食道は本来中性域にあるので，pHが4未満に低下した場合を食道内酸逆流と判定する．正常例ではpH 4未満を示す時間の割合は4％未満である．

> 最近，カテーテルを使用しないpHモニタリングシステムが開発された．それは食道内に一時的にカプセルを固定してpHデータを収集し，無線遠隔測定器で患者に装着した小さな受信機に送信するシステムである．

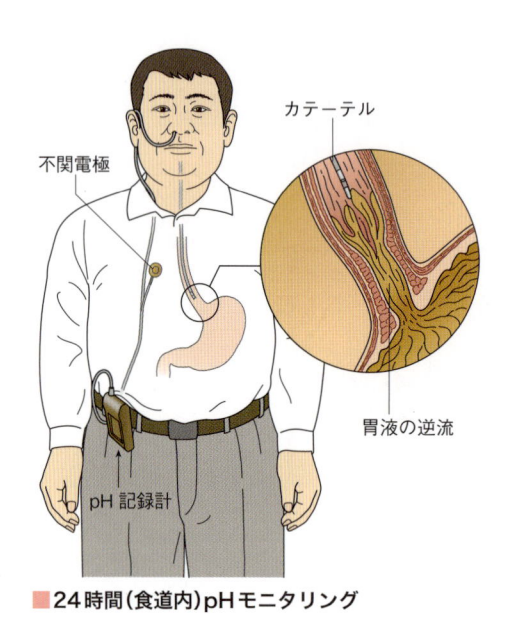

■24時間（食道内）pHモニタリング

■pHメーター解析結果

治療

生活習慣の改善

- 脂肪食，アルコール，コーヒー，炭酸飲料，チョコレートなどは逆流症状を増悪させるため制限する．
- 胃伸展刺激で一過性LES弛緩が生じるために過食を避ける．
- 夜間逆流症状を呈する症例では，就寝時上半身挙上が有効である．
- 肥満症例では体重の減少が有効である．

薬物療法

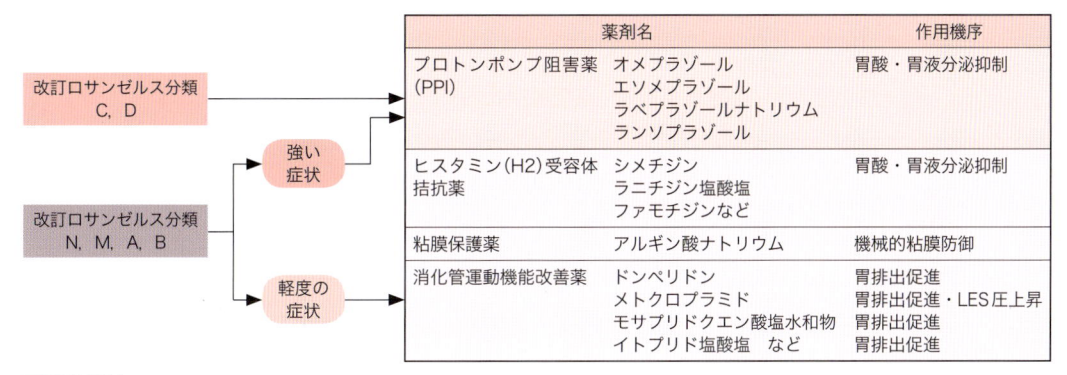

薬剤名		作用機序
プロトンポンプ阻害薬(PPI)	オメプラゾール エソメプラゾール ラベプラゾールナトリウム ランソプラゾール	胃酸・胃液分泌抑制
ヒスタミン(H2)受容体拮抗薬	シメチジン ラニチジン塩酸塩 ファモチジンなど	胃酸・胃液分泌抑制
粘膜保護薬	アルギン酸ナトリウム	機械的粘膜防御
消化管運動機能改善薬	ドンペリドン メトクロプラミド モサプリドクエン酸塩水和物 イトプリド塩酸塩　など	胃排出促進 胃排出促進・LES圧上昇 胃排出促進 胃排出促進

改訂ロサンゼルス分類 C, D → 強い症状 →
改訂ロサンゼルス分類 N, M, A, B → 軽度の症状 →

■ 薬物療法

手術療法

- 内科的治療では改善しない場合に，腹腔鏡下逆流防止手術〔ニッセン（Nissen）法，トゥーペ（toupet）法など〕が行われる．
- 腹腔鏡下手術は，開腹手術に比べ，10日ほどの入院で，比較的短期間で済み，患者へのリスクも少ない．最近では，胃の噴門穹窿部を食道に巻きつけるニッセン法が多く行われている．

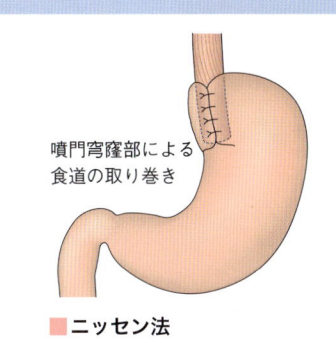

噴門穹窿部による食道の取り巻き

■ ニッセン法

胃食道逆流症（GERD）：gastroesophageal reflux disease ｜ 非びらん性逆流症（NERD）：non-erosive reflux disease ｜ 下部食道括約筋（LES）：lower esophageal sphincter ｜ プロトンポンプ阻害薬（PPI）：proton pump inhibitor

食道疾患

バレット食道

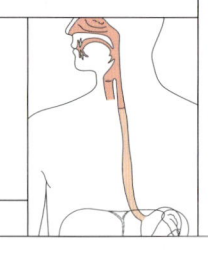

K221　Barrett's esophagus

疾患概念
バレット(Barrett)食道は，食道下部への消化液の逆流が原因であり，広義には食道下部の腸上皮化生(intestinal metaplasia)*を指す．また，バレット食道は逆流性食道炎の代表的な合併症であり，食道腺がんへと進展することがある．

Summary Map

誘因・原因
- 食道下部への消化液の逆流が原因と考えられる．
- 従来，わが国では少なかったが，近年増加傾向が著しい．

病態
- 消化液の逆流により損傷を受けた食道下部の扁平上皮が，円柱状上皮に置き換わる．
- バレット食道から軽度異形成，高度異形成を経て，食道腺がんへと段階的に進展すると考えられている．
- 現時点のわが国では，バレット食道からの食道腺がんは，ごく少ないがバレット食道の増加は著しいため，近い将来はわが国でも食道腺がんが増える可能性がある．

症状・臨床所見
- 無症状のことも多い．
- 胸やけ，逆流感など，胃食道逆流症(GERD)に伴う症状が認められることがある．

検査・診断・分類
- 上部消化管内視鏡検査が診断に必須である．
- 上部消化管内視鏡検査でバレット粘膜*を確認すれば，バレット食道と診断できる．
- バレット粘膜の長さにより，LSBE(long segment Barrett's esophagus)とSSBE(short segment Barrett's esophagus)に分類される．

治療
- GERD様症状に対しては，GERDに準じた治療を行う．
- 食道腺がんの早期発見のため，定期的な上部消化管内視鏡検査を行う．

用語解説

腸上皮化生(intestinal metaplasia)
胃粘膜の萎縮が進み，その一部が腸の細胞に似た細胞に変質(化生)したもの．

バレット粘膜
胃から連続性に食道に伸びた円柱上皮のこと．

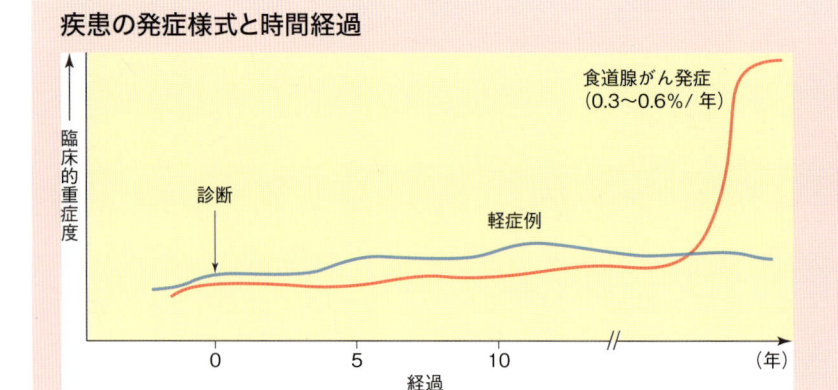

疾患の発症様式と時間経過

(縦軸：臨床的重症度，横軸：経過(年))
診断／軽症例／食道腺がん発症(0.3〜0.6%/年)

56

誘因・原因

疫学

- もともとわが国では，バレット食道はまれだったが，近年増加傾向が著しく，最近では一般人口の約3.0%にみられる．
- バレット食道は食道腺がんへと進展する前がん病変であると考えられている．
- わが国における食道がんの大多数は扁平上皮がんであるが，欧米では腺がんの割合が高く，とくに白人男性では腺がんが過半数を占める．
- 食道腺がんは，バレット食道から軽度異形成，高度異形成を経て，食道腺がんへと段階的に進展すると考えられている．
- バレット食道患者の食道腺がん罹患率は，欧米では1年あたり0.3〜0.6%と報告されているがわが国ではまだ少ない．

原因

- バレット食道の原因は，食道下部への消化液の逆流である．
- 逆流する消化液は，胃酸，胆汁酸が主である．
- 消化液の逆流により損傷を受けた食道下部の扁平上皮が，円柱状上皮に置き換わることにより，バレット粘膜が形成される．

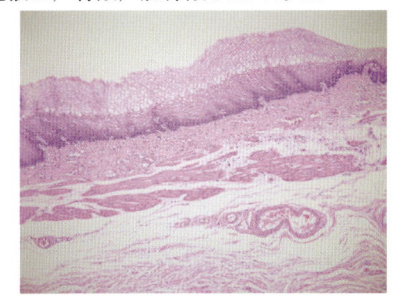

■ 正常食道上皮の組織所見
非角化重層扁平上皮に覆われている．

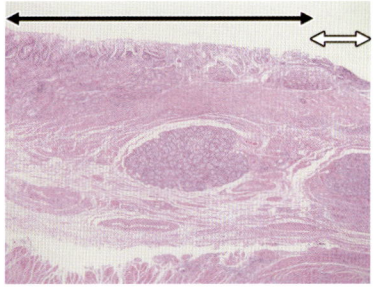

■ バレット食道の組織所見
食道固有腺の表層に胃型粘膜上皮(黒矢印)が認められる．食道重層扁平上皮を白矢印で示した．

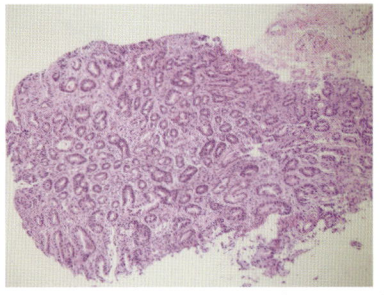

■ バレット腺がんの組織所見
浸潤性に増殖する腺がんが認められる．
(写真提供：東京女子医科大学病院病理診断科 長嶋洋治氏)

症状・臨床所見

- 無症状のことが多く，バレット食道に特有の症状はない．
- 胸やけ，逆流感など，GERDに伴う症状が認められることがある．

検査・診断・分類

- 上部消化管内視鏡検査が，診断に必須である．
- 日本の診断基準では，上部消化管内視鏡検査で食道胃接合部(EGJ)よりも口側に円柱上皮が存在する場合，これをバレット食道とよぶ．
- バレット食道の定義の詳細は国際的に統一されていないのが現状である．
- バレット粘膜が最短部でも3cm以上に認められるものを長セグメント・バレット食道(LSBE)とよぶ．
- バレット粘膜が最短部で3cm未満のものを短セグメント・バレット食道(SSBE)とよぶ．

■ 日本と米国におけるバレット食道の診断基準の違い

日本	上部消化管内視鏡検査の所見のみで診断可能．バレット粘膜を「胃から連続性に食道に伸びる円柱上皮で，腸上皮化生の有無を問わない」と定義し，これを認めればバレット食道と診断できる．
米国	生検による組織検査が必須．食道内に杯細胞（goblet cell）を含む円柱上皮（特殊円柱上皮：SCE）の存在を証明することが必須である．

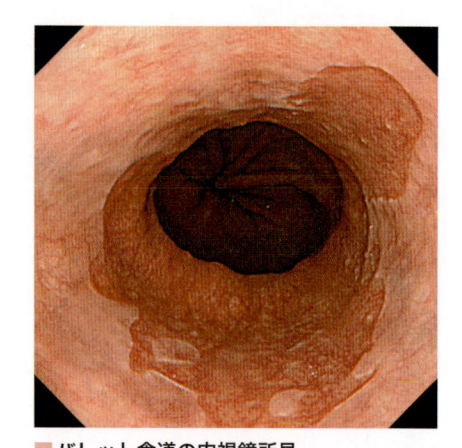

■ バレット食道の内視鏡所見
食道胃接合部より口側に4〜5cm，全周性の食道粘膜の円柱上皮化を認める．

治療

- GERDに伴う症状に対しては，GERDに準じた治療を行う．
- 食道腺がんの早期発見のため，定期的な上部消化管内視鏡検査を行う．

胃食道逆流症（GERD）：gastroesophageal reflux disease ｜ LSBE：long segment Barrett's esophagus ｜ SSBE：short segment Barrett's esophagus ｜ 食道胃接合部（EGJ）：esophagogastric junction ｜ 特殊円柱上皮（SCE）specialized columnar epithelium

Column

食道胃接合部（EGJ）の定義

- 食道胃接合部（EGJ）の定義は，現在国際的に統一されていない．
- わが国での定義は，下部食道の柵状血管網の下端をもってEGJと定義している（黒矢頭）．一方で，諸外国では，プラハ分類に代表されるように胃粘膜ひだの上縁をEGJと定義している（白矢頭）．このように2つの定義が存在するが，この両者の定義には一長一短がある．
- 前者の定義では，逆流性食道炎のように血管透見が不良な症例ではその認識が困難となる．
- 一方で，後者の定義では，呼吸や空気量によって変動するため，目印としての正確性に欠ける．また，萎縮性胃炎が胃上部までの広範囲に及ぶと，胃粘膜ひだが消失し，その終末部の観察が困難となる．
- この2つの定義によるEGJは，現在ではほぼ一致するということでコンセンサスが得られているが，症例によっては大きく異なることもあり，注意が必要である．

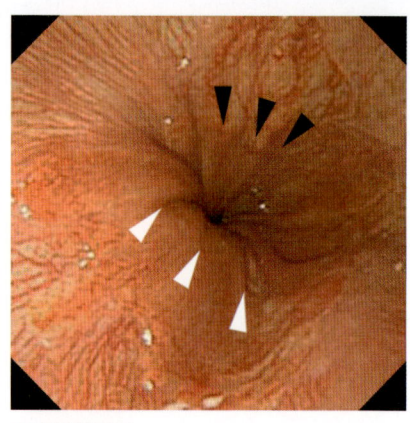

■ 内視鏡所見

食道疾患

食道裂孔ヘルニア

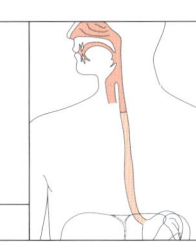

K449 esophageal hiatus hernia

疾患概念

横隔膜ヘルニアの1つの症状で，横隔膜にある食道裂孔を介して，本来腹腔内にある胃の漿膜を含む全層が縦隔へ脱出する状態である．横隔膜ヘルニアの大半を占めている．病型は，滑脱型，傍食道型，混合型に分けられる．バレット(Barrett)食道*や逆流性食道炎の成因としても重要である．

Summary Map

誘因・原因
- 先天性と後天性がある．多くは腹腔内圧の上昇による．
- 加齢による，横隔膜，食道・胃接合部の固定の弱化も影響する．

病態
- 横隔膜に存在する裂孔のうちの食道裂孔を介して胃の全層が胸腔へ脱出した状態

症状 臨床所見
- ヘルニアによって胃酸が食道内へ逆流し，胸やけ，呑酸などの逆流性食道炎症状がみられることがあるが無症状のこともある．
- まれに傍食道型や混合型で絞扼をきたした場合，強い胸腹痛をきたす．

検査・診断 分類
- 検査・診断には上部消化管内視鏡，上部消化管Ｘ線透視，ときに胸部Ｘ線検査，CT検査．そのほか，食道内圧測定，24時間(食道内)pHモニタリング*
- 分類は，①滑脱型(ほとんどを占める)，②傍食道型，③混合型

治療
- 滑脱型の場合は，無症状であれば治療不要．逆流性食道炎症状があれば，制酸薬などの投与を行い，改善がなければ，手術を考慮する．
- 傍食道型の場合は，原則，手術を検討する．

用語解説

バレット(Barrett)食道
食道下部への消化液の逆流が原因となる食道下部の腸上皮下性を指す(p.56参照)．

24時間(食道内)pHモニタリング
pH 4未満の時間率が4％以上の場合に胃食道逆流症(GERD)と診断される(p.54参照)．

マットレス縫合
ジグザグ縫合ともいわれ，創面をぴったりと付着させるための縫合法

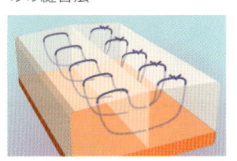

疾患の発症様式と時間経過

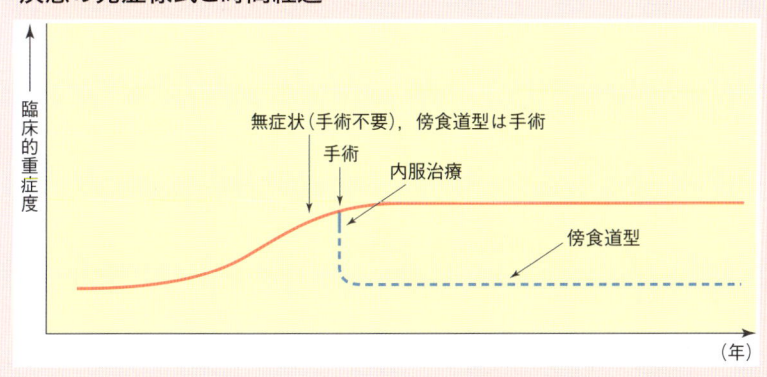

臨床的重症度

無症状(手術不要)，傍食道型は手術
手術
内服治療
傍食道型

(年)

誘因・原因

- 加齢：身体組織の弛みとともに横隔膜，食道・胃接合部の固定の弱化
- 腹腔内圧上昇：亀背（きはい），肥満，腹水，妊娠など
- 食道疾患による瘢痕（はんこん）収縮，攣縮（れんしゅく），牽引など

症状・臨床所見

- ヘルニアそのものは無症状なことも多い．
- 滑脱型ヘルニアでは，酸の食道胃逆流が起きた場合には，胸やけ，げっぷ，上腹部膨満感，胸骨後方痛，嚥下困難感，悪心・嘔吐がみられる．
- 傍食道型では，脱出胃による圧迫症状としての呼吸困難感，動悸，絞扼による胸腹部痛など

検査・診断・分類

胃食道X線透視検査

- 立位・頭低位にて食道の形態，滑脱，脱出胃の状態をみる．

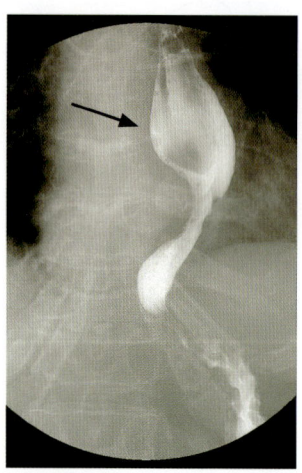

■ 食道裂孔ヘルニア(矢印)の胃X線透視造影像

CT検査

- CT所見にて胃の嵌入などを確認する．

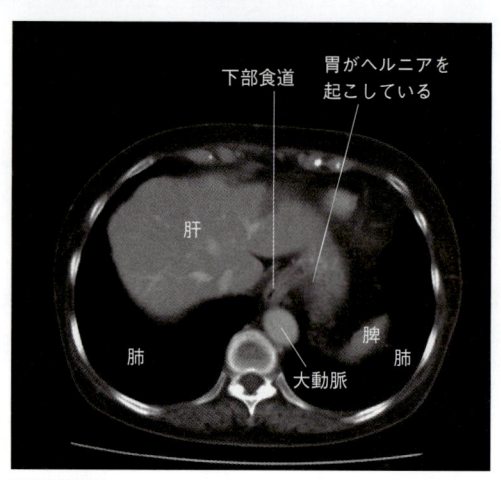

■ CT所見

食道裂孔ヘルニアの分類

- 滑脱型：胃の上部が胸部に入り込み，胃食道逆流防止機能が働かなくなり，逆流性食道炎を起こしやすい．
- 傍食道型：食道・胃接合部以外の胃の一部が裂孔から胸腔に入り込んだもので，進行すると強い胸痛が起こる．

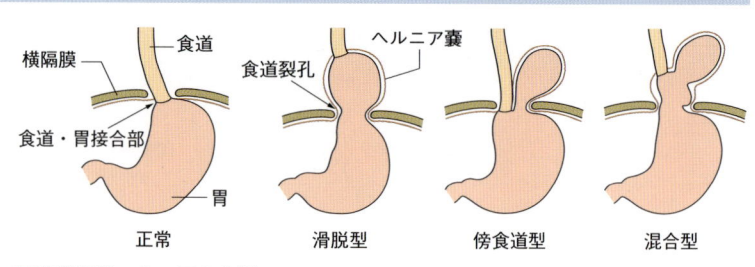

■ 食道裂孔ヘルニアの分類

内視鏡検査

- 食道からの見下ろし観察や胃側からの反転観察による胃粘膜脱出を確認する(ただし,送気量や抗コリン薬の有無で差がでる).

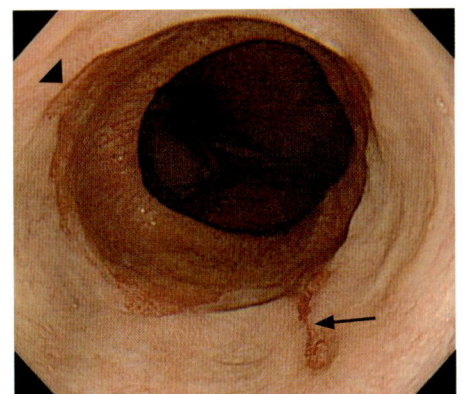

■ ヘルニアの見下ろし内視鏡像
逆流性食道炎(矢印)とバレット食道(矢頭)を伴っている.

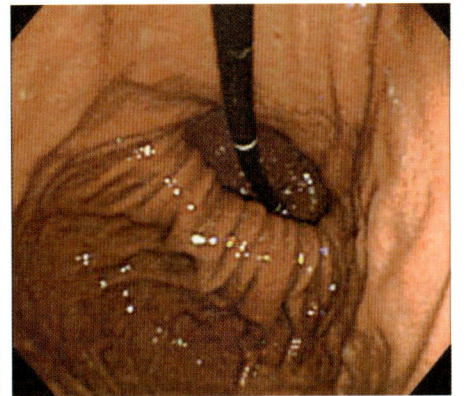

■ ヘルニアの反転見上げ内視鏡像
噴門が大きく開いてみえる.

治療

内科的治療

- 滑脱型の半数近くは無症状といわれ,加療を要しない.
- 酸逆流症状のある症例では,食事療法(低脂肪)や制酸薬の投与
- 近年上部消化管検査として,内視鏡検査が一般的になりつつあり,無症状の食道裂孔ヘルニアがみつかることが多々ある.患者に十分に説明し,理解を得ないと,無治療ですむ病態であっても,不安を与えてしまい,不要な治療を行うことになる.

手術療法

- 難治性の場合や絞扼の危険がある場合は手術することもある.
- ニッセン(Nissen)法:腹腔からアプローチし,胃底部を腹部食道に巻きつける方法(p.55参照)であり,最も一般的な手術法である.
- その他,Belsey Mark IV法,Hill法などの手術法がある.

胃食道逆流(GER):gastroesophageal reflux

食道疾患

マロリー・ワイス症候群

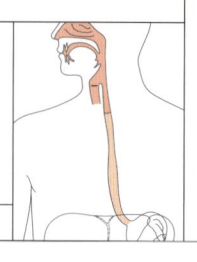

K226 | gastric polyp

疾患概念
種々の原因による腹腔内圧の急激な上昇により胃噴門部近傍に裂創[1]を生じ，上部消化管出血をきたしたものをいう．腹腔内圧上昇の原因には飲酒後の繰り返す嘔吐のほか，上部消化管内視鏡検査時の嘔吐反射や妊娠悪阻，あるいは排便時のいきみなど，多岐にわたる．

Summary Map

誘因・原因	● 嘔吐が原因であることが多い[2]．飲酒後の嘔吐，内視鏡検査時の嘔吐反射などがある．
病態	● 嘔吐，吐血，アルコール常飲などにより，腹腔内圧が急激に上昇し，胃噴門部近傍に裂創を生じる．
症状 臨床所見	● 嘔吐に伴う吐血がほとんどで（約90％），まれに下血や腹痛をきたすものもある．
検査・診断 分類	● 上部消化管内視鏡により，下部食道から胃噴門部に集中する縦走裂創が確認される．

治療	● 軽症では治療不要なことも多い．	
	クリッピング	● 内視鏡下に裂創部分にクリッピングを行い，止血する．クリップの多くは自然に脱落し，便とともに排泄される．
	エタノールおよびエピネフリンの局注	● 内視鏡下に，血管を収縮させる薬剤や止血薬を局注して止血する．
	アルゴンプラズマ凝固（APC）	● 内視鏡下にプラズマ化したアルゴンガスに高周波電流を流して凝固止血する．

疾患の発症様式と時間経過

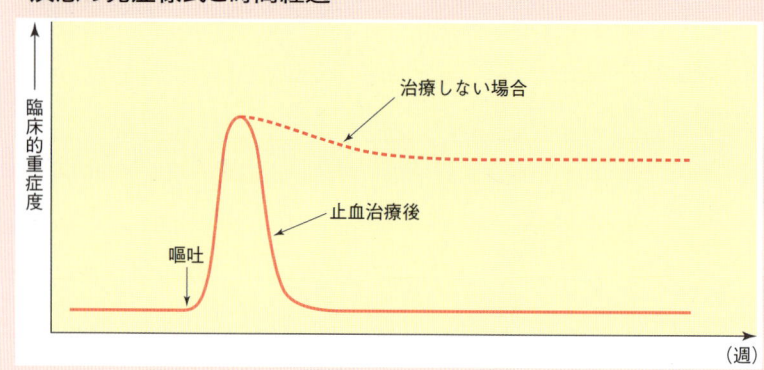

（縦軸：臨床的重症度，横軸：週）
嘔吐 → 止血治療後 / 治療しない場合

誘因・原因

- 嘔吐に伴う腹腔内圧の急激な上昇により，食道・胃接合部（EGJ）近傍の粘膜に縦走裂創を生じる．
- アルコール飲酒後の嘔吐により発症することが多いが，上部消化管内視鏡[3]や経食道心エコー[4]などの医原性や排便時のいきみなどによっても生じることに注意する．診断には問診が非常に重要である．

検査・診断・分類

内視鏡検査

- 上部消化管内視鏡にて診断する．EGJ近傍の粘膜の縦走裂創が確認できれば確定診断となる．

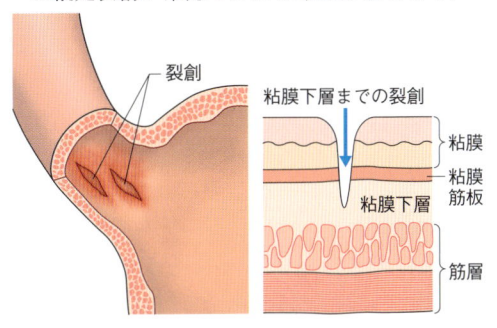

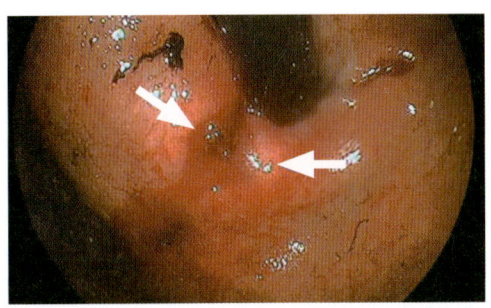

■ マロリー・ワイス症候群にみられる縦走裂創（矢印）

症状・臨床所見

- 約90％の症例において吐血が主訴
- 高度出血ではショック状態をきたすこともある．

血液検査

- 高度出血をきたしている場合は貧血を呈することもあるが，通常血液検査では本疾患に特異的な所見は認めない．

重要な鑑別疾患

- ブールハーヴェ（Boerhaave）症候群があげられる．嘔吐を主な原因として食道内圧の急激な上昇により，食道壁全層の亀裂，穿孔を生じてしまった状態．発症機序はマロリー・ワイス（Mallory-Weiss）症候群とほぼ同様であるが[5]，こちらは激しい腹痛・ショック症状が主体となっており，予後不良な疾患である．症状（胸・腹部痛，皮下気腫，ショックなど），および画像検査（X線，CTにて皮下気腫，縦隔気腫を認めるなど）にて鑑別することが重要である．

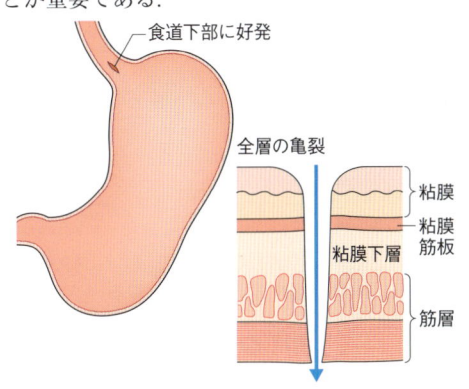

■ ブールハーヴェ症候群

治療

- 内視鏡的治療が第一選択
  ・クリッピング
  ・エピネフリン，エタノールなどの薬剤局注法
  ・熱凝固法

  などが主な内視鏡的止血法である．クリッピングはある程度の熟練を要するが，確実に装着できれば最も確実な方法であると考えられている[6]．また，薬剤局注法や熱凝固法と比べてクリップ法が有意に再出血を抑制するとの報告もある[7]．

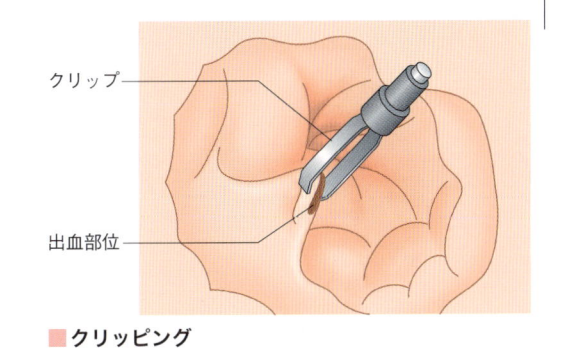

■ クリッピング

食道・胃接合部（EGJ）：esophagogastric junction ｜ アルゴンプラズマ凝固（APC）：argon plasma coagulation

食道疾患

食道アカラシア

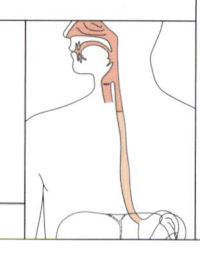

K220　esophageal achalasia

疾患概念
アカラシア（achalasia）とは，筋肉の弛緩不全のことを指す．食道アカラシアは，原因不明の食道の運動機能障害である．嚥下時における食道の蠕動運動，食道胃接合部の弛緩が正常に起こらず，食物の通過障害が起こる．本疾患は運動機能の障害であり，粘膜や筋肉の器質的狭窄ではない．

Summary Map

誘因・原因	● 20～40歳代に多い． ● 詳しい原因は不明． ● 食道筋層のアウエルバッハ（Auerbach）神経叢細胞*の消失・減少・変性が，原因の1つと考えられている．
病態	● 下部食道の機能的狭窄により，食物残渣が食道内に停滞する． ● 食道の蠕動運動も障害されていることが多い． ● アウエルバッハ神経叢細胞の異常により，下部食道の蠕動運動や弛緩反射が障害される． ● 食物残渣が食道内に停滞し，臨床症状の原因となる．
症状 臨床所見	● 嚥下障害，胸痛，胸部不快感，食物の口内逆流，誤嚥性肺炎など
検査・診断 分類	● 他の疾患の除外が重要である． ● 器質的疾患との鑑別に上部消化管内視鏡検査および胸部CT検査を行う． ● 上部消化管内視鏡検査，食道造影により，食道下部の通過障害，食道の蠕動異常，食道の拡張を確認する． ● 高解像度食道内圧検査（HRM）による食道内圧測定が診断に有用である．
治療	**薬物療法**　Ca拮抗薬，亜硝酸薬の投与が試みられている． **ボツリヌス菌毒素局注療法**　ボツリヌス菌毒素を下部食道括約筋（LES）に直接注入する． **内視鏡的治療**　内視鏡下に，バルーンを用いて狭窄部を拡張する． **外科的治療**　下部食道筋層を外科的に切開し，狭窄部を拡張する．

● 用語解説

アウエルバッハ（Auerbach）神経叢細胞
消化管壁内に存在し（筋層間神経叢），消化管運動を反射的に調節している．

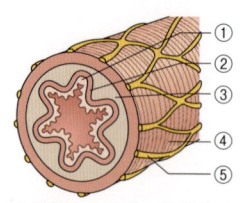

①粘膜上皮粘膜，②粘膜筋板粘膜，③粘膜下層粘膜，④内輪筋，⑤アウエルバッハ神経叢

■ アウエルバッハ神経叢

シャーガス（Chagas）病
クルーズトリパノソーマという中南米に分布する原虫が引き起こす感染症で，サシガメという吸血性昆虫が媒介する．発熱，浮腫などの急性期症状に始まり，慢性期には心筋障害，巨大食道などの症状が出現する．

疾患の発症様式と時間経過

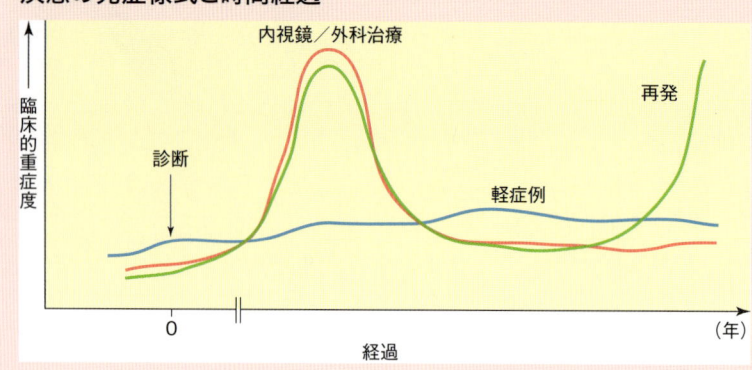

内視鏡や外科治療により一時的に軽快しても再発により悪化する患者もまれではない．

誘因・原因

- 原因は不明だが，ウイルス感染（単純ヘルペス，水痘，麻疹），寄生虫感染（シャーガス病*）などが疑われている．
- 臨床的には，嚥下時の食道の蠕動運動や，食物が通過する際の食道・胃接合部の弛緩反射が弱くなっている．このため，食物残渣が食道内に停滞する．
- 病状の進展により，閉塞部位よりも口側の食道は拡張する．
- 閉塞は機能的なものであり，狭窄部の食道粘膜は正常である．
- 病理組織学的には食道筋層のアウエルバッハ神経叢の神経節細胞の消失・減少・変性が認められる．
- アウエルバッハ神経叢の異常が本疾患の原因の1つと考えられている．

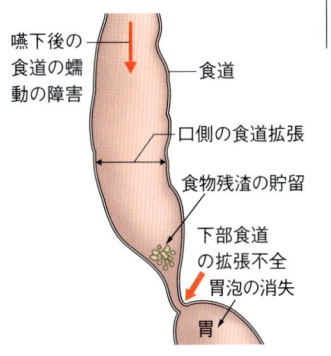

■ **食道アカラシア**
アウエルバッハ神経叢細胞の異常などにより，下部食道の蠕動運動や弛緩反射に障害が起こる．

症状・臨床所見

- 冷たい流動物での嚥下障害が最も特徴的である．
- 嚥下障害は緩解増悪を繰り返し，感情的要因（ストレス）で悪化することがある．
- 就寝時などに食道内残渣の口内逆流がみられ，その誤嚥により肺炎を起こすことがある．
- 食物の食道内停滞により食道炎を起こし，胸痛，胸部不快感を訴えることもある．
- 長期経過例では食道がんが発生しやすくなる．

検査・診断・分類

- 類似の所見を示すほかの疾患の除外が重要である．
- とくに悪性疾患の除外が最も重要である．食道がん，胃がんの食道下部への浸潤を第一に否定する．
- そのほか，鑑別を要する良性の器質的疾患として，食道炎，食道潰瘍，マロリー・ワイス（Mallory-Weiss）症候群，食道静脈瘤による食道下部の狭窄などがある．
- 近年，腹腔鏡下噴門形成術［ニッセン（Nissen）法］や腹腔鏡下胃バンディング術に続発する偽性アカラシアが増加している．

■ **腹腔鏡下胃バンディング術**
食事摂取量を制限し体重減少を図る手術．胃の上方にバンドを巻き，締め付けることで2つの部分に分け，上方の小さな胃の部分が満たされることにより満腹感をおぼえるようにしたもの．食物の消化は普通に行われる．

X線検査

- 食道下部狭窄の診断に，食道造影が有用である．
- 食道造影では，検査中に食道の逆蠕動，攣縮，胃内流出の遅延などが認められる．
- 食道の拡張型と拡張度には右記の分類があり，紡錘型→フラスコ型→S字型へと進行する．
- 胃泡の欠如が認められる．

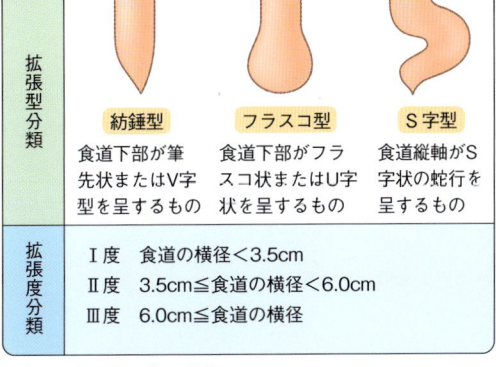

拡張型分類	紡錘型	フラスコ型	S字型
	食道下部が筆先状またはV字型を呈するもの	食道下部がフラスコ状またはU字状を呈するもの	食道縦軸がS字状の蛇行を呈するもの

拡張度分類	
Ⅰ度	食道の横径＜3.5cm
Ⅱ度	3.5cm≦食道の横径＜6.0cm
Ⅲ度	6.0cm≦食道の横径

■ **拡張型と拡張度の分類**

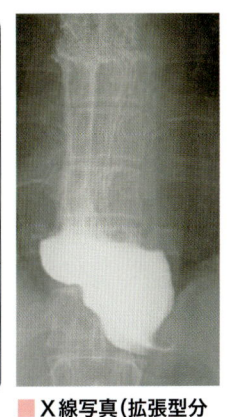

■ **X線写真（拡張型分類のS字型）**

内視鏡検査

- 食道炎，食物残渣の貯留が認められることがある．食道の不規則な収縮がみられる．
- 悪性疾患や器質的疾患の除外目的に内視鏡検査は不可欠である．
  - 本疾患は食道がんの発生リスクが高いため，特に長期経過例では定期的な内視鏡検査が必要である．

■ 内視鏡像
高度に拡張した食道下部に水の貯留が認められる．狭窄により口側の食道内腔に食物残渣を認めることが多い．

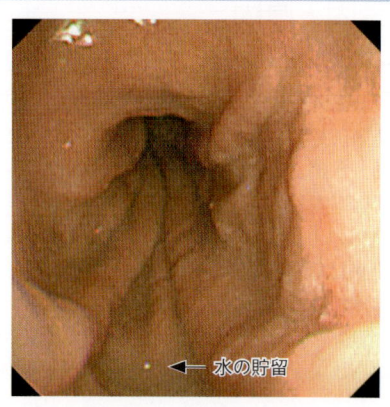

← 水の貯留

食道内圧検査

- 食道内圧測定は，圧力計を備えたチューブ（マノメータ）を食道に入れて食道内の圧力を測定する検査である．本疾患では，蠕動運動の消失，下部食道括約筋（LES）圧の上昇，LESの嚥下性弛緩反射の消失などがみられる．
- 近年，咽頭から胃近位部までの内圧を1cm間隔にて測定することが可能な高解像度食道内圧検査（HRM）が開発され，普及し始めている．
- HRMでは従来のマノメータによる解析方法とは異なる新たな解析の指標が提案されている．
- 今後HRMによる解析により，本疾患の診断・治療に新たな展開が期待できる．

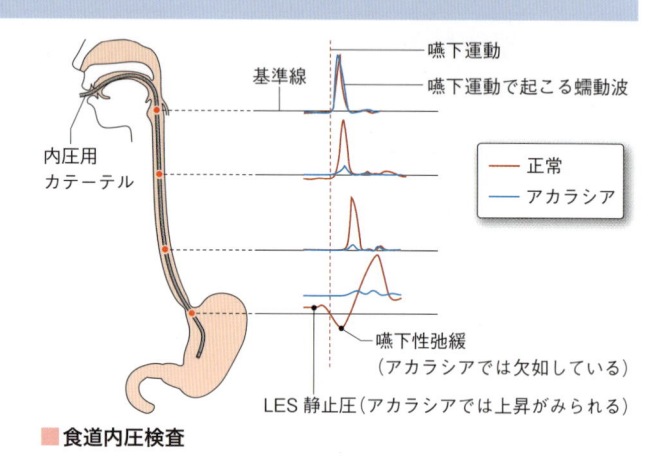

基準線　嚥下運動　嚥下運動で起こる蠕動波
内圧用カテーテル
正常　アカラシア
嚥下性弛緩（アカラシアでは欠如している）
LES 静止圧（アカラシアでは上昇がみられる）

■ 食道内圧検査

治療

薬物療法

- LES圧の弛緩を目的として，Ca拮抗薬，亜硝酸薬，漢方薬などが試みられているが，著明な効果は期待できない．

ボツリヌス菌毒素局注療法

- ボツリヌス菌毒素は，神経筋接合部における神経終末からのアセチルコリンの放出を抑制し，筋収縮を阻害する作用をもつ．
- ボツリヌス菌毒素を下部食道括約筋（LES）に直接注入することで，LESの弛緩を促す．
- 比較的侵襲が低く，手術のリスクが高い患者に適している．

内視鏡的治療

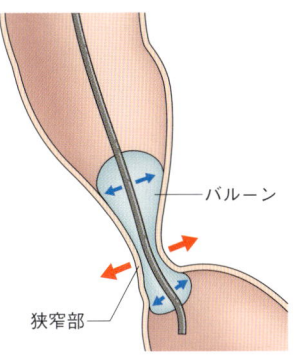

■ バルーンによる内視鏡的拡張術

- バルーンによる内視鏡的拡張術が行われている．食道下部に挿入したバルーンを加圧し，強制的にLESを伸展させる．
- 治療成功率は75～90％であり，治療後5年以内の再発率は約30％である．

外科治療

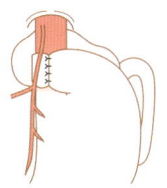

ニッセン法：
全周性噴門形成術

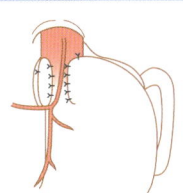

トーペット法：
非全周性噴門形成術
（後方2/3周）

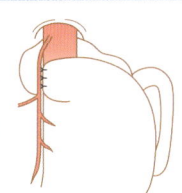

ドール法［ワトソン(Watson)法］：
非全周性噴門形成術
（前方1/2周）

■ 噴門形成術

代表的な噴門形成術を図で示した．どの術式も胃の一部を食道に固定して噴門を形成するが，胃で覆われる食道が，全周性か，非全周性かという違いがある．より多くの部分を胃で囲めば，胃酸の逆流防止効果は強くなるが，同時に嚥下障害の発生率も高くなることが問題である．

（柏木秀幸ほか：鏡視下手術時代の消化器手術適応：1. 消化管（2）GERD. 臨牀消化器内科，23(4)：433～441, 2008 を改変）

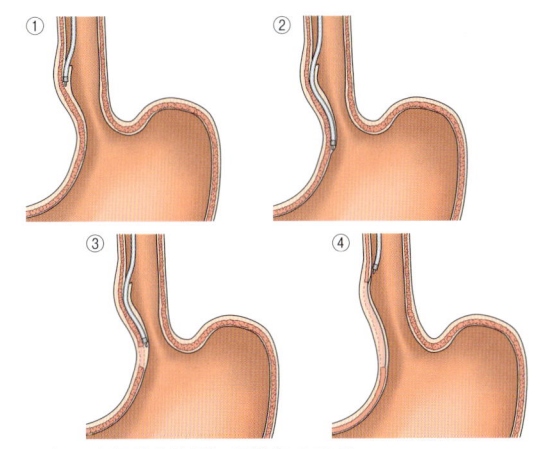

- 腹腔鏡下に下部食道筋層の切開を行う術式［ヘーラー(Heller)の下部食道筋層切開術］が標準的である．
- 下部食道と噴門部に対し，狭窄部の粘膜外層を粘膜下層まで食道の走行に沿って縦切する．
- 胃酸逆流防止のため，噴門形成術［ドール(Dor)法，トーペット(Toupet)法］を組み合わせる術式が一般的である．
- 治療成功率は75～100％であり，治療5年後も無症状の症例は65～85％と報告されている．
- 食道摘出術が適応になる症例もある．

- 内視鏡下に下部食道の筋層切開術を行う経口内視鏡的筋層切開術（POEM）が注目を集めている．
- 粘膜下層にトンネルを作り，内視鏡を挿入後，筋層のみを切開する方法で，外科的治療と変わらない治療効果が得られると報告されている．

①
②
③
④

■ 経口内視鏡的筋層切開術（POEM）

①トンネルの入り口を作成し，粘膜下層にもぐり込む．
②胃の入り口部までトンネルを作成する．
③食道の筋層を切開する．
④クリップでトンネルの入り口を閉鎖し，終了．

（http://www.med.fukuoka-u.ac.jp/gastroentero/sikkan/poem.html をもとに作成）

下部食道括約筋（LES）：lower esophageal sphincter ｜ 高解像度食道内圧検査（HRM）：high-resolution manometry ｜ 経口内視鏡的筋層切開術（POEM）：per-oral endoscopic myotomy

食道疾患

食道憩室
けいしつ

Q396(K225)　esophagel diverticulum

疾患概念
食道壁の一部が，嚢状に外側に突出した形態異常のこと．食道に小さなポケットができている状態である．ほとんどが無症状であるが，憩室内に食物が貯留すると，嚥下障害や胸痛を引き起こしたり，食物が就寝時などに逆流して誤嚥性肺炎を起こすことがある．

Summary Map

誘因・原因
- 原因は，食道内側からの圧出と外側からの牽引がある．
- 好発部位は，咽頭食道移行部（ツェンカー（Zenker）憩室），気管分岐部（ロキタンスキー（Rokitansky）憩室），横隔膜直上（横隔膜上憩室）である．

病態
- 憩室内に食物残渣が貯留すると臨床症状を引き起こすことがある．

症状 臨床所見
- ほとんどが無症状
- 嚥下障害，憩室炎による胸痛，口臭，誤嚥性肺炎など

検査・診断 分類
- 食道X線造影，上部消化管内視鏡検査

治療

通常	経過観察でよい．
症状が強い場合	出血や穿孔の合併症のある場合は手術適応となる．

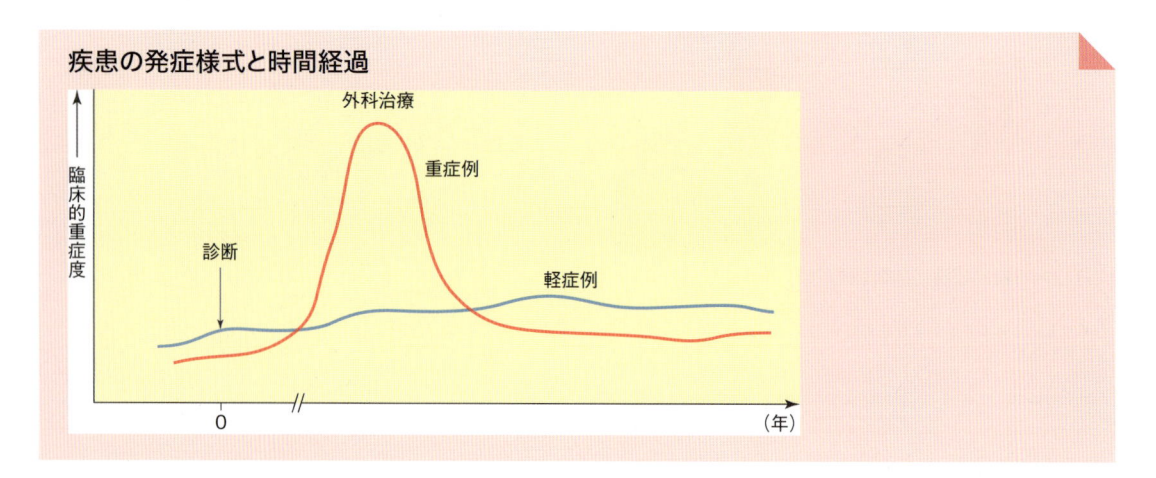

疾患の発症様式と時間経過

（縦軸：臨床的重症度，横軸：（年））
診断
外科治療
重症例
軽症例

誘因・原因

- 原因は，食道内側からの圧出と外側からの牽引がある．
- 圧出性憩室
- ・圧出性憩室の好発部位は，咽頭食道移行部（ツェンカー憩室）と横隔膜直上（横隔膜上憩室）である．
- ・圧出性憩室は粘膜のみが突出し，憩室には筋層がない．このような憩室を仮性憩室という．
- 牽引性憩室
- ・牽引性憩室の好発部位は，気管支分岐部（ロキタンスキー憩室）である．
- ・牽引性憩室の原因は結核性リンパ節炎などの瘢痕治癒によることが多い．
- ・牽引性憩室は食道壁全層が突出し，憩室には筋層がある．このような憩室を真性憩室という．

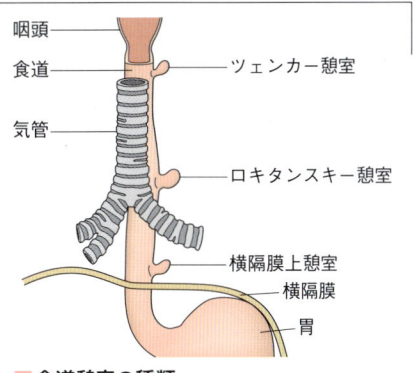

■ 食道憩室の種類

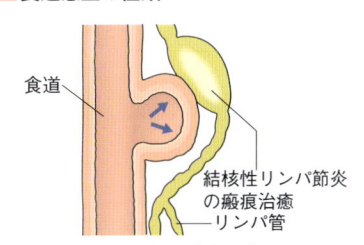

■ ロキタンスキー憩室の起こる原因

症状・臨床所見

- ほとんどが無症状である．
- 憩室内に食物が貯留した場合
- ・咽頭食道移行部のツェンカー憩室は，憩室内に食物が貯留すると食道を圧迫して嚥下障害を起こすことがある．
- ・憩室内に食物が貯留すると，憩室炎を起こし，胸痛が生じることがある．
- ・憩室内の食物は腐敗して口臭の原因になる．
- ・就寝時などに憩室内の食物が逆流して誤嚥性肺炎を起こすことがある．

検査・診断・分類

- 多くは上部消化管X線検査，内視鏡検査で偶然にみつけられる．

X線検査

- 食道X線造影では，憩室頸部のくびれ，憩室内に造影剤の貯留が認められる．

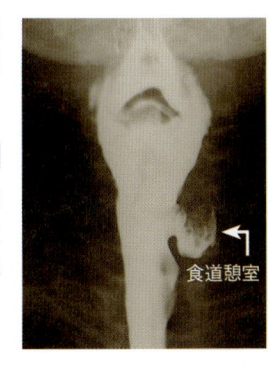

内視鏡検査

- 内視鏡では食道粘膜面の陥凹（矢印）がみられる．

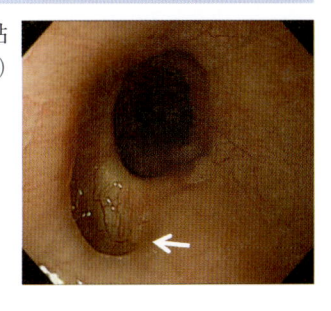

治療

- 通常は経過観察でよい．
- 症状が強い場合，出血や穿孔の合併症のある場合は手術適応となる．
- 術式は憩室切除術が一般的であり，他に輪状咽頭筋切開術がある．

手術適応の有無の鑑別が重要となる．

胃・十二指腸疾患

総論
胃・十二指腸の解剖生理と構造

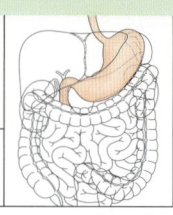

胃の構造 1

- 食道の末端部2〜3cmは下部食道括約筋として，生理的に食道胃逆流防止に携わっている．
- 噴門部（食道・胃接合部）：食道胃境界線（E-G junction）から食道側2cm，胃側2cmの領域を噴門部と定義している．
- がんの好発部位：胃角部近傍（胃の中部〜下部）．欧米では上部の頻度が高い．
- 萎縮が進むと皺襞（胃粘膜ひだ）は消退していく（萎縮と腸上皮化生）．
- 小彎と幽門には斜走筋はない．

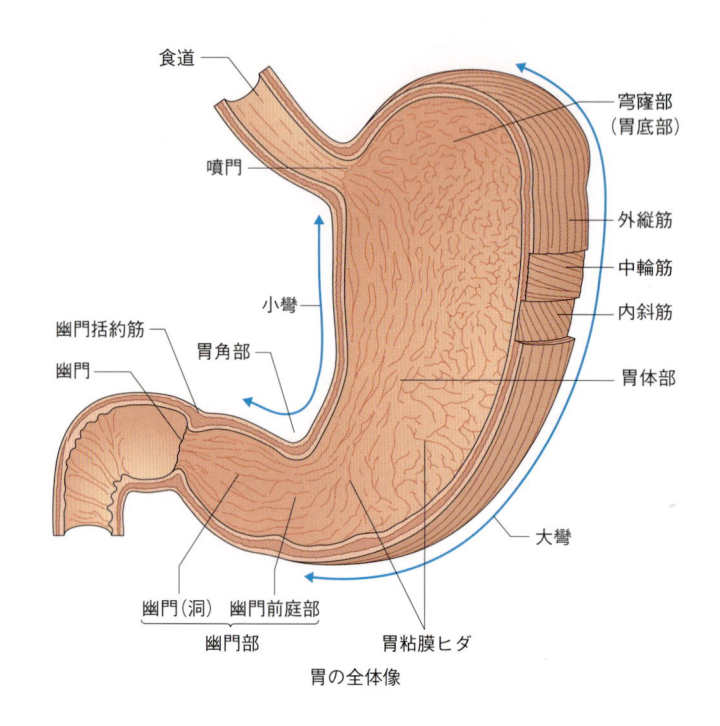

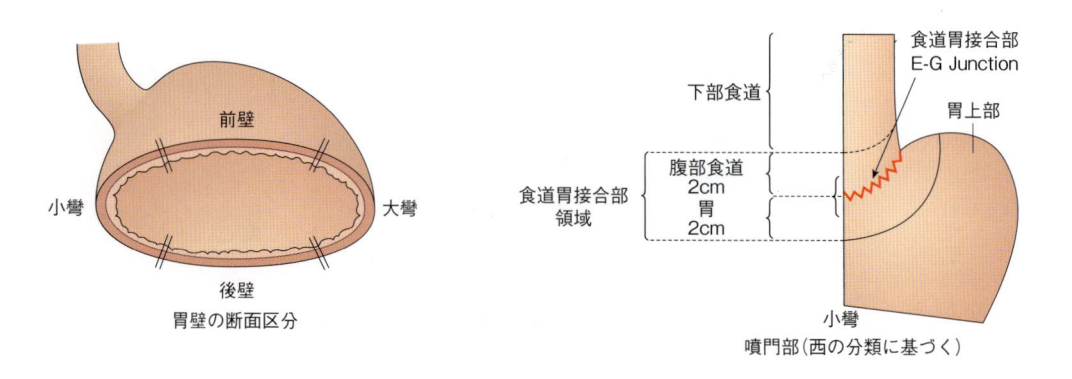

胃の全体像

胃壁の断面区分

噴門部（西の分類に基づく）

■ 胃の全体像，胃壁の断面区分，噴門部の定義 1
（胃壁の断面区分，噴門部の定義は，日本胃癌学会編：胃癌取扱い規約．第14版，p.6，金原出版，2010を改変）

- 食道胃接合部（EGJ）2は内視鏡診療で対象疾患の増加で診断の重要性が高まっている．
- 以下にEGJの診断基準の概略を示す3．
- 治療開始前にEGJを判断することが重要とされ，基準項目の中では内視鏡による診断を優先する．また，EGJ上下2cm以内にがん腫の中心があるものを食道胃接合部がんとする．

■EGJの診断基準の概略（日本胃癌学会／日本食道学会編：2013年9月）3

内視鏡診断
- 食道下部柵状血管の下端をもって食道胃接合部（右図）とする．柵状血管が判定できない場合は，胃の縦走ひだの口側終末部をその部位とする．

X線（上部消化管造影）
- 食道下端の内腔が最も狭小化している部位を食道接合部とする．
- 滑脱型食道裂孔ヘルニアを有する症例では，粘膜接合部は胃の縦走ひだの口側終末部として描出される．
- バレット食道を合併する症例では，粘膜接合部は食道胃接合部よりも口側に位置し，バレット上皮は二重造影像にて網目状粘膜を呈する．食道胃接合部は，胃の縦走ひだの口側終末部として描出される．

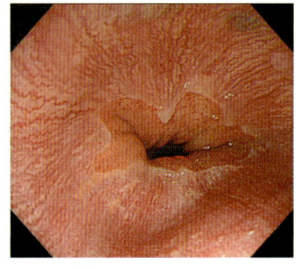

病理
- 肉眼判定（手術標本）：肉眼的観察において，管状の食道から嚢状の胃に移行する周径が変わる部位で判定する．
- 組織学的判定
  粘膜構造の保たれている粘膜
  ①非バレット食道（SCJ）を食道胃接合部とする．
  ②バレット食道：扁平上皮島の存在，食道腺導管あるいは固有食道腺，円柱上皮下の粘膜筋板の二重構造，柵状血管などの組織所見を指標に判定する．
  粘膜構造の保たれていない病変
  　手術標本の肉眼像にもとづいて，組織学的に食道または胃を示す組織構築ととらえて推定する．

■EGJ 2

胃壁の構造・胃の粘膜 4

- 胃の腺組織：食道と胃の境界部に分布する噴門腺，幽門と幽門前庭部に分布する幽門腺，胃体部や胃底部に分布する胃底腺，胃の表層を覆う表層粘液細胞などの外分泌腺とガストリンやセロトニンなどの消化管ホルモンを分泌する内分泌細胞が存在する（胃液の分泌調整機構はp.73参照）．
- 胃底腺：胃液の分泌機能に優れた腺組織で，主として胃体部や胃底部に存在する．頸部粘液細胞（副細胞），主細胞，壁細胞などがある．

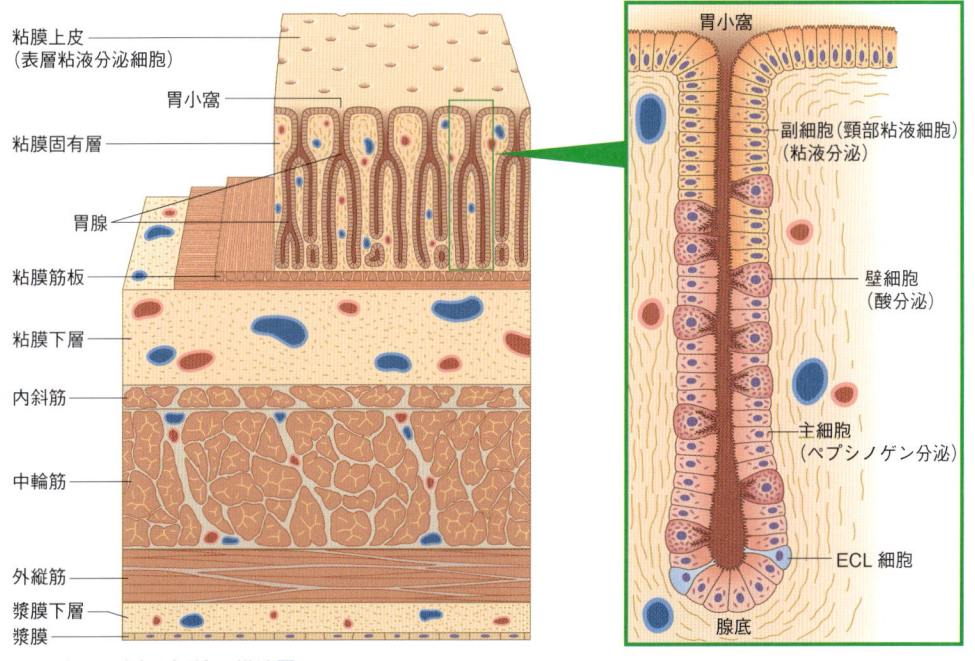

■胃壁と胃腺（胃底腺）の構造 4

胃の血管5, 6, 7

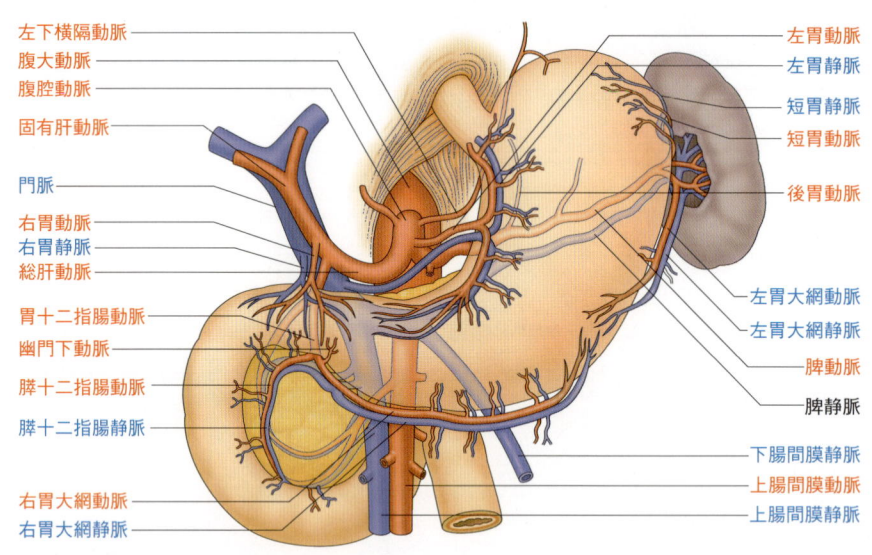

■ 胃の血管 5

幽門下動脈：右胃大網動脈の第1枝として分枝する場合と，右胃大網動脈と別に胃十二指腸動脈から直接分枝する場合がある．幽門保存胃切除術（PPG）の際に温存することが多い．

後胃動脈：脾動脈から分枝し，胃穹窿部の後壁に分布する．この分枝を境界として脾動脈の近位側に沿うリンパ節がNo11p，これより遠位側に沿うリンパ節がNo.11dとなる．

● 胃切除で切離する動脈
- 幽門側胃切除術で切離する動脈：右胃動脈，左胃動脈，右胃大網動脈，左胃大網動脈
- 胃全摘術で切離する動脈：右胃動脈，左胃動脈，右胃大網動脈，左胃大網動脈，短胃動脈，後胃動脈，左下横隔動脈噴門枝

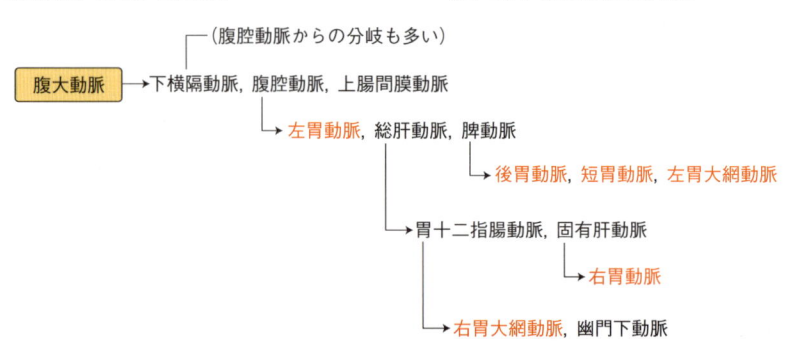

■ 胃の血管の分岐（色で示した動脈は，胃切除で切離する動脈）6

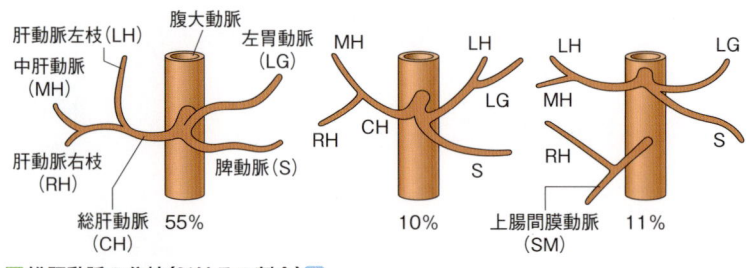

■ 総肝動脈の分岐（%はその割合）7

（Nicholas A. Michels：Blood Supply and Anatomy of Upper Abdominal Organs. Lippincott, 1955 を改変）

胃の神経支配 [8]

- 副交感神経としての迷走神経と，交感神経としての腹腔神経節からの神経枝が分布する．
- 前迷走神経幹からほぼ噴門部の高さで肝枝と前胃枝に分かれ，肝枝の一部は肝十二指腸間膜内を下行して幽門枝を出す．
- 後迷走神経幹から後胃枝と腹腔枝に分かれる．
- 小彎の前後主神経をLatarjetの神経枝という．
- 胃がんの縮小手術において，胃の機能温存を目的に，さまざまな神経温存手術が試みられている．

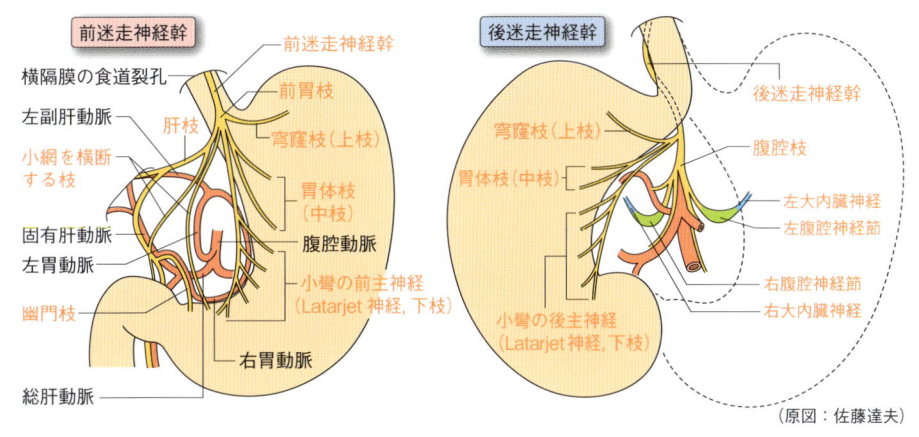

■ 胃の神経支配（前迷走神経幹と後迷走神経幹）[8]
（日本胃癌学会編：胃癌取扱い規約．第14版, p.14, 15, 金原出版, 2010を改変）
（原図：佐藤達夫）

十二指腸の構造 [9]

- 球部以外は後腹膜に位置し，胆汁や膵液などの消化液の分泌孔が存在する．
- トライツ（Treitz）靱帯：横隔膜の右脚から膵の後方，腹大動脈の前方を通り十二指腸空腸曲を支えている筋性結合組織索構造物（真の靱帯ではない）であり，十二指腸と空腸の境界となる．
- 十二指腸の動脈支配：胃十二指腸動脈，上腸間膜動脈など

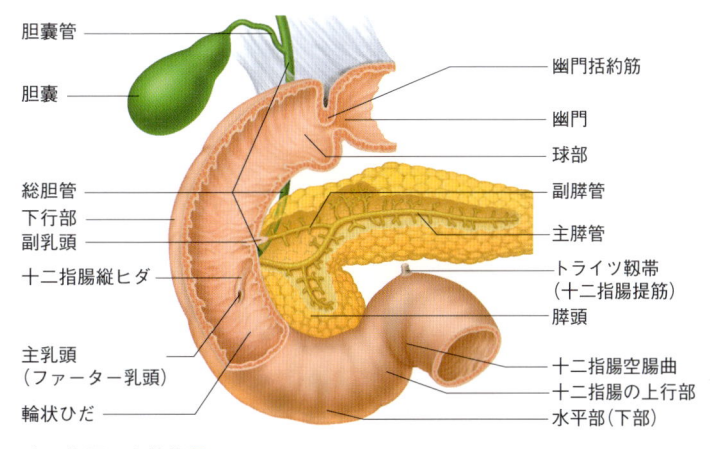

■ 十二指腸の全体像 [9]

胃液の分泌調整機構 [10]

- 頸部粘液細胞（副細胞）：粘液を産生する一方で幹細胞としての働きをもち，上方に移動して胃小窩，表層粘液細胞に分化し，下方に移動しては主細胞，壁細胞，内分泌細胞に分化する．

■ 胃腺と分泌（産生）物 [10]

腺の種類		担当細胞	分泌・産生物
胃腺	噴門腺	粘液産生細胞	粘液（ムチン）
	胃底腺	主細胞	ペプシノゲン（酸によりペプシンとなる）
		副細胞（頸部粘液細胞）	粘液（ムチン）
		壁細胞	塩酸，内因子（ビタミンB_{12}の吸収に関与）
		内分泌細胞（ECL細胞など）	ヒスタミンなど
	幽門腺	粘液再生細胞	粘液（ムチン）
			ガストリンなど

ECL細胞：腺底部にあり，ヒスタミンを分泌する．

胃の内視鏡像11

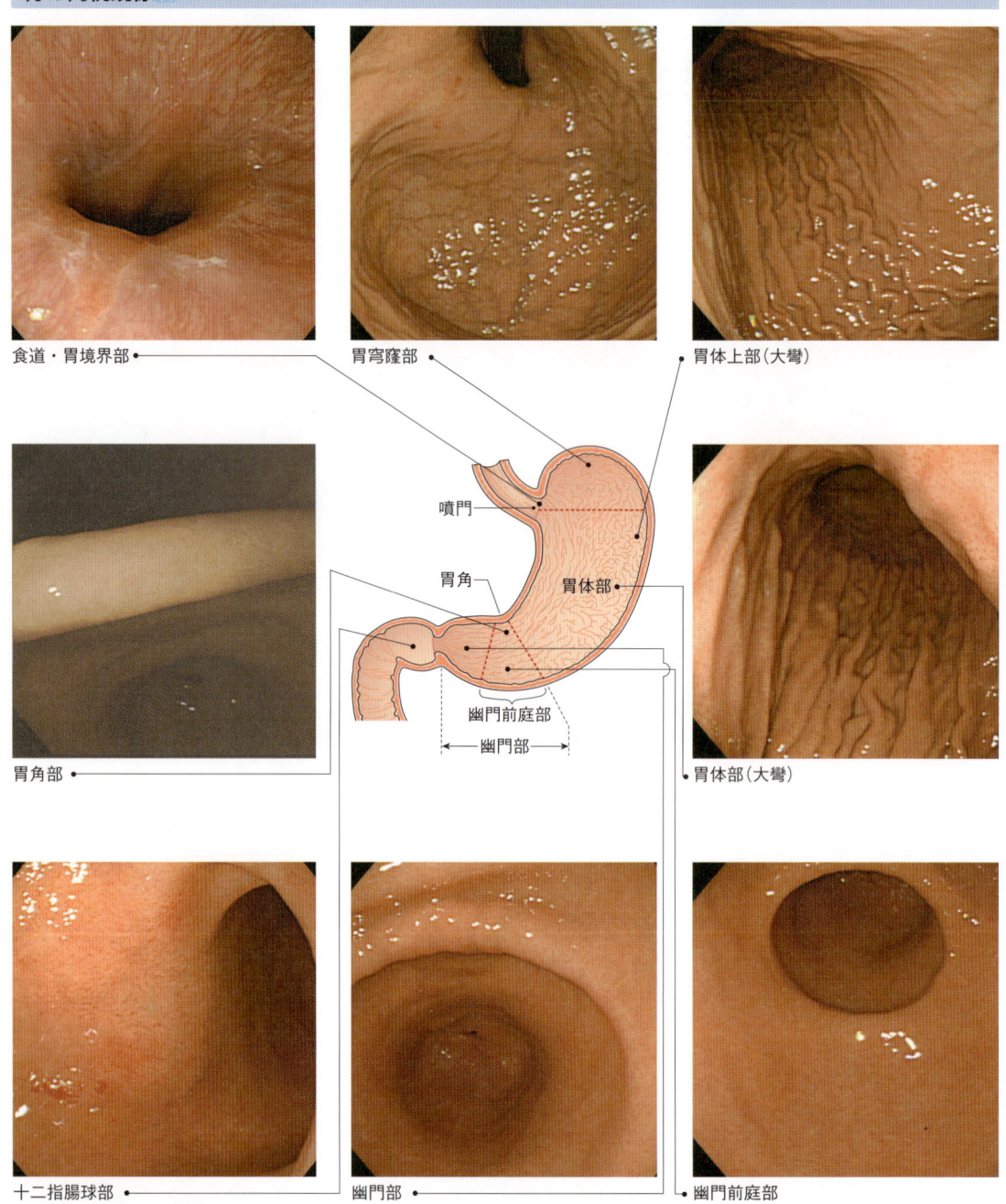

食道・胃境界部

胃穹窿部

胃体上部（大彎）

噴門

胃角

胃体部

幽門前庭部

幽門部

胃角部

胃体部（大彎）

十二指腸球部

幽門部

幽門前庭部

■ 胃・十二指腸の内視鏡像11

用語解説

メネトリエ（Ménétrier）病
胃の皺襞が巨大に肥厚する胃炎の1つで、巨大ひだ胃炎、巨大肥厚性胃炎などともいわれる。

MALTリンパ腫
消化管、唾液腺などの粘膜関連リンパ組織から発生するリンパ腫。胃MALTリンパ腫には *H. pylori* との関連があるといわれている。

ブルンネル（Brunner）腺腫
十二指腸の粘膜下層にある粘液腺をブルンネル腺（十二指腸腺）といい、その過形成による疾患である。

カルチノイド
類がん腫ともいい、組織学的には胃がんの特殊型に分類される。内分泌細胞に由来する腫瘍で、発育は緩除で悪性度は低い。

胃・十二指腸疾患と好発部位[12]

主な疾患（腫瘍を除く）：食道静脈瘤、胃静脈瘤、マロリー・ワイス症候群、迷入膵、十二指腸潰瘍、十二指腸憩室、上腸間膜十二指腸閉塞症、急性胃粘膜病変、胃憩室、胃炎、メネトリエ病、胃潰瘍

腫瘍：平滑筋腫、GIST（消化管間質腫瘍）、カルチノイド、過形成性ポリープ、ブルンネル腺腫、腺腫、MALTリンパ腫、悪性リンパ腫、胃がん、十二指腸がん、肉腫

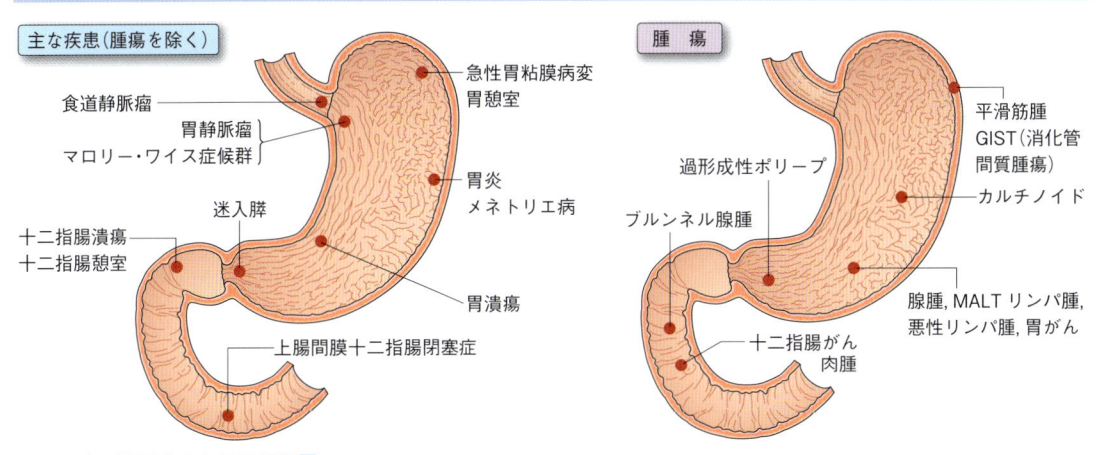

■ 胃・十二指腸疾患と好発部位[12]

ヘリコバクター・ピロリ（*H.pylori*）の影響[14], [15]

- ヘリコバクター・ピロリは，1983年にオーストラリアのロビン・ウォレン（J.Robin Warren）とバリー・マーシャル（Barry Marshall）により発見された．
- ヘリコバクター・ピロリはグラム陰性桿菌であり，酵素ウレアーゼを分泌して，胃液中の尿素とアンモニアと二酸化炭素に分解し，アンモニアで塩酸を中和して生息するグラム陰性桿菌である．
- 日本人の約2人に1人がヘリコバクター・ピロリ陽性であり，感染により年間0.4％の確率で胃がんになる．したがって胃がんのハイリスクグループは除菌が必要である．
- **診断と検査**[13]

・除菌前の感染診断
　表に示す①～⑥の検査法のいずれかを1つを実施した場合のみ健康保険で算定できる．しかし，検査結果でヘリコバクター・ピロリ陰性になった患者に対し，別の検査法にて再検査した場合は，追加で1項目算定できる．

■ 検査法とその特徴[13]

検査法	特徴
①迅速ウレアーゼ法	迅速，簡便で精度は高い．本検査が陰性の場合は組織鏡検を併用する必要があるため，鏡検用の生検組織の採取を同時に行っておくことが望ましい．
②鏡検法	簡便ではないが，検査結果の保存性が高く，*H. pylori*の存在のほかに組織診断が行える．
③培養法	唯一の直接的証明法で，特異性に優れ，菌株の保存や感受性試験なども可能
④抗*H. pylori*抗体測定	血清，全血，尿などで測定可能であるが，抗体の変化に時間を要することがある．
⑤尿素呼気試験	13C標識尿素を服用し，*H. pylori*で分解され呼気に排泄された $^{13}CO_2/^{12}CO_2$ 比の増減を測定する．非侵襲的で簡便であり，感度，特異度も高い．
⑥便中*H. pylori*抗原測定	簡便，非侵襲的で，小児の検査が可能．除菌前診断では感度，特異度ともに高い．

（日本ヘリコバクター学会ガイドライン作成委員会：Helicobacter pylori感染の診断と治療のガイドライン．改訂版, p. 7～8, 日本ヘリコバクター学会, 2003を改変）

- **治療の対象**

　なお，ヘリコバクター・ピロリ感染が疑われる以下の患者に限り算定される．
　①内視鏡検査または造影検査において，胃潰瘍または十二指腸潰瘍の確定診断がなされた患者
　②胃MALTリンパ腫の患者
　③特発性血小板減少性紫斑病の患者
　④早期胃がんに対する内視鏡的治療後の患者
　⑤内視鏡検査において胃炎の確定診断がなされた患者

■ヘリコバクター・ピロリ除菌療法[14]

初回除菌療法	左記が不成功であった場合の再除菌療法
①ランソプラゾール(30mg)1カプセル もしくはオメプラゾール(20mg)1錠 もしくはラベプラゾール(10mg)1錠 もしくはエソメプラゾール(20mg)1錠を1日2回 ②アモキシシリン(250mg)3カプセルを1日2回 ③クラリスロマイシン(200mg)1錠または2錠を1日2回 以上の①～③の3剤を朝，夕食後に1週間投与	①ランソプラゾール(30mg)1カプセル もしくはオメプラゾール(20mg)1錠 もしくはラベプラゾール(10mg)1錠 もしくはエソメプラゾール(20mg)1錠を1日2回 ②アモキシシリン(250mg)3カプセルを1日2回 ③メトロニダゾール(250mg)1錠を1日2回 以上の①～③の3剤を朝，夕食後に1週間投与

● 胃の粘膜傷害を起こすメカニズム

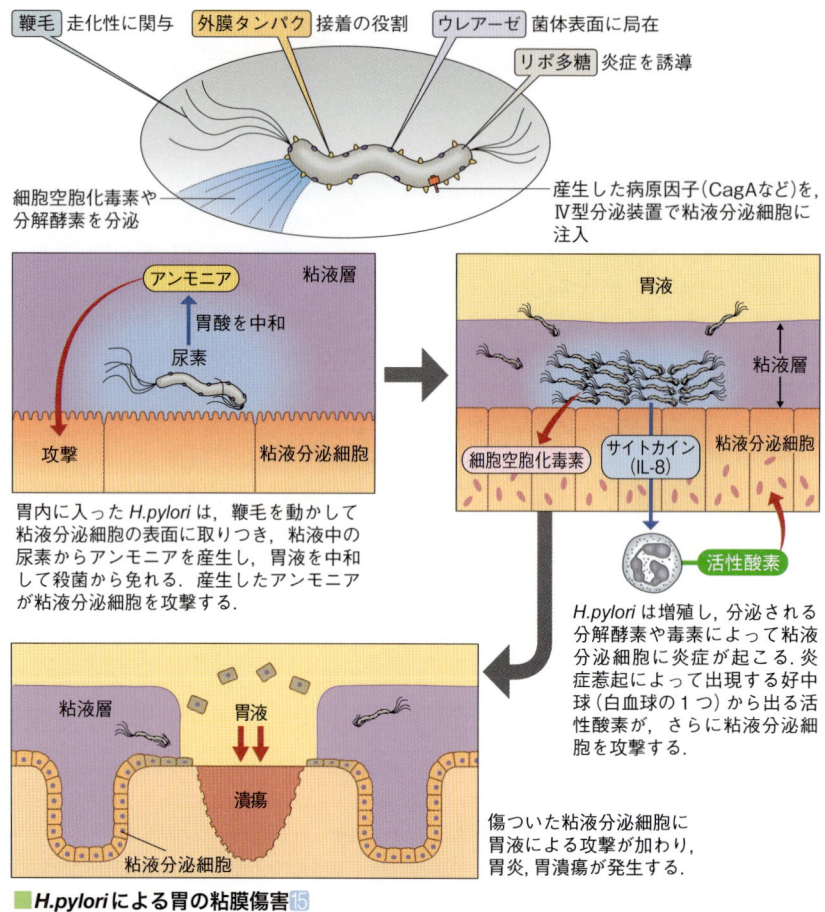

■ H.pyloriによる胃の粘膜傷害[15]

幽門保存胃切除術(PPG)：pylorus preserving gastrectomy ｜ ECL細胞：enterochromaffin like cell(エンテロクロマフィン様細胞) ｜ 胃腸間質腫瘍(GIST)：gastrointestinal stromal tumor ｜ 急性胃粘膜病変(AGML)：acute gastric mucosal lesion ｜ MALT：mucosa-associated lymphoid tissue(粘膜関連リンパ組織) ｜ プロトンポンプ阻害薬(PPI)：proton pump inhibitor ｜ アモキシシリン(AMPC)：amoxicillin ｜ クラリスロマイシン(CAM)：clarithromycin

胃・十二指腸疾患

慢性胃炎・ヘリコバクター・ピロリ感染症

K29.3～29.5・A498　chronic gastritis・*Helicobacter pylori* infection disease

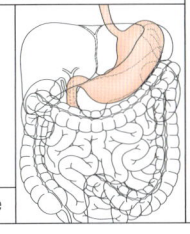

疾患概念

慢性胃炎は，胃粘膜になんらかの刺激が繰り返し加わり，慢性的に炎症を起こしている状態である．粘膜を生検すると，慢性炎症細胞（リンパ球や形質細胞）の浸潤を認める．表層性胃炎，萎縮性胃炎，肥厚性胃炎に分類される．主な原因はヘリコバクター・ピロリ（*H. pylori*）の感染である．

Summary Map

誘因・原因
- わが国における慢性萎縮性胃炎の原因は，ほとんどがヘリコバクター・ピロリ*（*Helicobacter pylori*：*H. pylori*）の持続感染である．

病態
- 胃粘膜に刺激が繰り返し加わることで，慢性的に炎症を起こす．
- 粘膜表層の炎症から始まり，固有胃腺の萎縮へと進行する．
- 胃粘膜萎縮は幽門前庭部および噴門部から始まり，胃体部小彎から大彎へと伸展する．

症状・臨床所見
- 多くは無症状である．
- 典型的な症状はなく，上腹部痛，悪心，食欲不振，腹部膨満感などを訴える．

検査・診断・分類
- 内視鏡検査，胃液検査など
- 内視鏡的に表層性胃炎，萎縮性胃炎，肥厚性胃炎に分類される．
- 胃粘膜萎縮の伸展程度を内視鏡的に分類する方法（木村・竹本分類）がある．

治療
- 内視鏡所見や症状に合わせて，H2受容体拮抗薬，抗コリン薬，粘膜保護薬などを投与する．
- ヘリコバクター・ピロリ*（*H.pylori*）陽性例では，除菌を行う（2013年2月より保険適用）．

用語解説

ヘリコバクター・ピロリ
経口感染する螺旋状の形をした細菌（ヘリコバクター），胃の幽門部（ピロリ）に住み着いていることからこの名前がある．この菌がもつウレアーゼという酵素によりアンモニア（アルカリ性）をつくり出し，強酸性の胃酸を中和することで胃に生息することができる．萎縮性胃炎，胃・十二指腸潰瘍，胃がんなどの発生に関与している．

腸上皮化生
胃粘膜上皮が小腸粘膜と同様の構造の上皮となること．

疾患の発症様式と時間経過

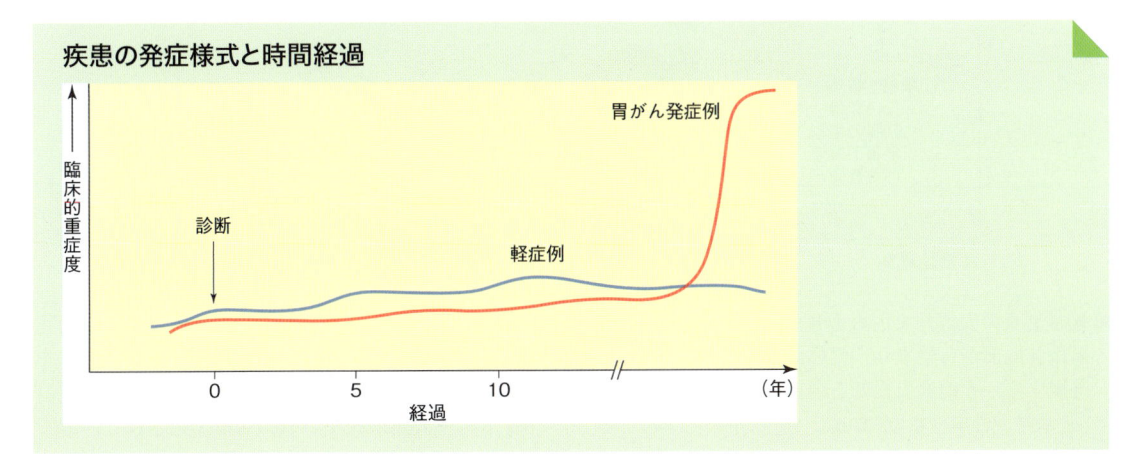

（縦軸：臨床的重症度，横軸：経過（年））
診断／軽症例／胃がん発症例
0　5　10　（年）

誘因・原因

- 慢性萎縮性胃炎には，A型胃炎とB型胃炎に分けるStrickland-Mackayの分類がある．
  - A型胃炎は自己免疫性機構により生じる胃炎で，わが国ではまれである．炎症は体部から前庭部へと進展する．
  - B型胃炎の原因は*H. pylori*の感染である．炎症は前庭部から体部へと進展する．

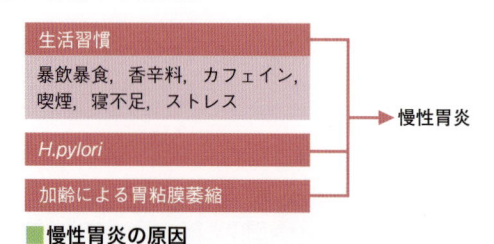

■ 慢性胃炎の原因

■ A型胃炎とB型胃炎（Strickland-Mackayの分類）

	A型胃炎	B型胃炎
病態	自己免疫によるもの	*H. pylori*の感染
萎縮部位	主に胃体部から進行	主に幽門から胃体部へ進行
胃酸分泌	無酸	低〜正常（ときに高酸）
ガストリン分泌	異常高値	正常
その他	胃壁細胞抗体陽性，悪性貧血の合併	頻度はほとんどがB型

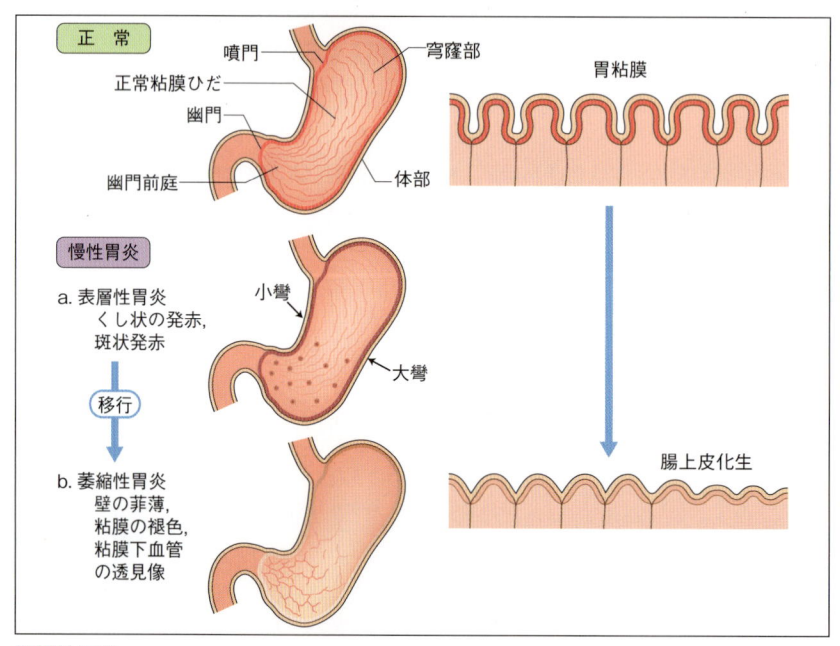

■ 慢性胃炎

- 慢性胃炎の大部分を占めるB型胃炎での胃粘膜萎縮は前庭部から始まり，胃体部小彎から大彎へと進展する．その進展程度を内視鏡的に分類する方法（木村・竹本分類）がある．
- 1990年にシドニーで開催された第9回世界消化器病会議で，生検組織と*H. pylori*感染の有無を取り入れた胃炎に対する新しい表記法として改訂シドニー分類が提唱され，スコア化されている．

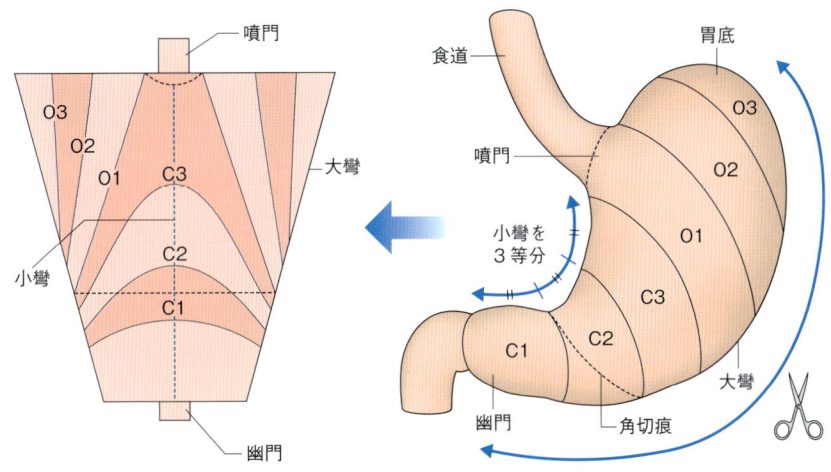

■ **内視鏡的萎縮境界**(木村・竹本分類をもとに作成)

萎縮境界が噴門に達していればO(open)，噴門に達していなければC(close)となる．萎縮は幽門から始まって噴門方向に進展する．C1(軽症)→O3(重症)となる．

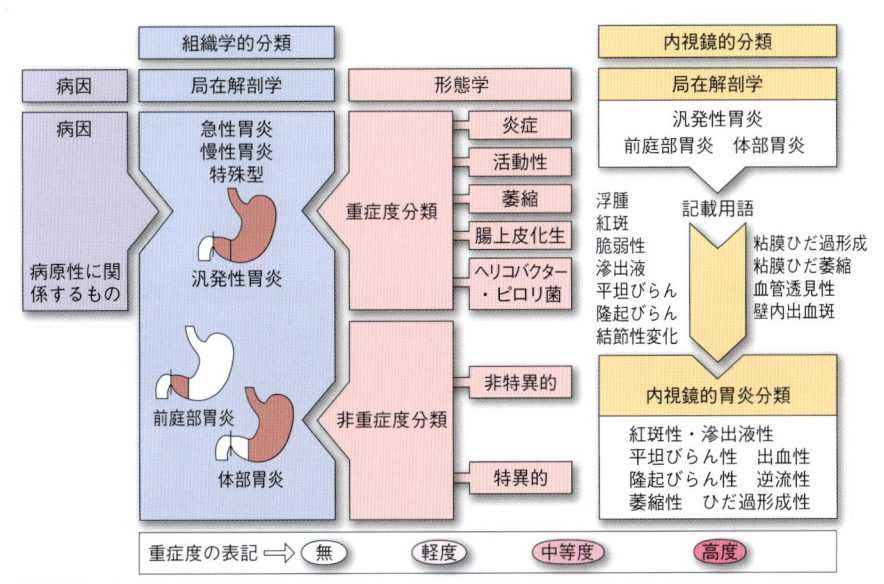

■ **改訂シドニー分類**

(Misiewiez JJ, et al：The Sydney System；a new classification of gastritis.Working party reports of the World Congress of Gastroenterology. p.1 ～ 10, 1990 を改変)

症状・臨床所見

- 多くは無症状である．
- 典型的な症状はなく，上腹部痛，悪心，食欲不振，腹部膨満感などを訴えることがある．
- A型胃炎は悪性貧血*を合併することがある．

  ・2013年2月，H.pylori感染の診断・治療の保険適用が，「内視鏡検査において胃炎の確定診断がなされた患者」にまで拡大された．
  ・内視鏡検査による胃炎の診断が必須であることに注意が必要．

用語解説

悪性貧血

巨赤芽球性貧血の一種．巨赤芽球性貧血のうち，とくに胃からの内因子分泌不足によるビタミンB_{12}の欠乏に起因するものを悪性貧血とよぶ．ビタミンB_{12}は胃の壁細胞から分泌される内因子の存在下で回腸より吸収される栄養素である．ビタミンB_{12}はDNA合成に関与しており，欠乏すると貧血などの症状を呈する．

検査・診断・分類

内視鏡検査

- 慢性胃炎の内視鏡所見は多彩であり，ごく軽度の所見しかないものからかなり派手な所見のあるものまでさまざまである．
- 活動性の強い場合は胃粘膜表面に膿性の粘液付着が目立つ．
- 活動性の強い胃炎では細胞浸潤や浮腫によりひだが肥厚して見えることがある．
- 胃粘膜萎縮が進むと粘膜が薄くなり，粘膜下層の血管が透けて見えるようになる．

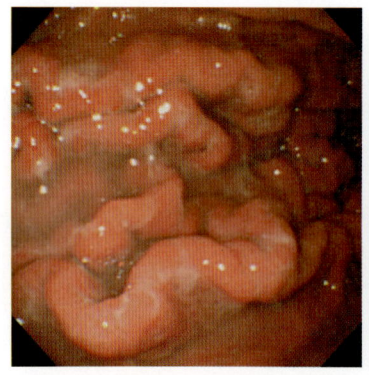

胃粘膜のひだが肥厚し，粘膜表面に膿性の粘液付着がめだつ．活動性の強い胃炎の所見

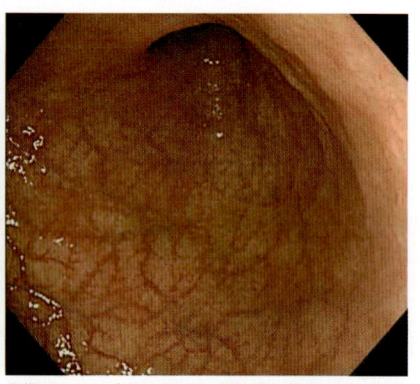

長期にわたる炎症の果てに胃粘膜の萎縮が進み，粘膜が薄くなって粘膜下層の血管が透けて見えるようになっている．

診断では，萎縮性胃炎と併存する可能性のある胃がんを見逃さない注意が必要である．

胃液検査

- 表層性胃炎では胃液が分泌過多になっている．
- 萎縮性胃炎では胃液分泌能が低下する．

病理組織検査

- 表層性胃炎では，胃粘膜への炎症細胞の浸潤が認められる．
- 萎縮性胃炎では，炎症細胞の浸潤に加えて，固有胃腺の萎縮が認められる．

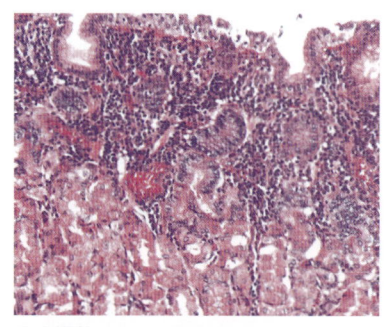

■表層性胃炎の病理組織所見 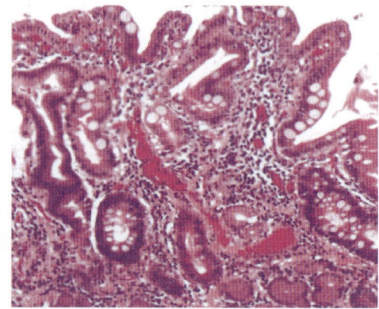　　■萎縮性胃炎の病理組織所見

（写真提供：順天堂大学医学部附属浦安病院内科，丸山俊秀氏）

治療

薬物療法

- 対症療法が中心となる．
- H.pylori 陽性例では，除菌を行う（2013年2月より保険適用となった）．（詳細は p.76 参照）
- 内視鏡で潰瘍が認められた場合や，腹痛，胸やけなどの症状があるときは，薬物療法の適応となる．
- 内視鏡所見や症状に合わせて，ヒスタミン（H2）受容体拮抗薬，抗コリン薬，粘膜保護薬などを投与する．

鳥肌胃炎（nodular gastritis）

- 鳥肌胃炎とは，羽根をむしった後の鳥肌のような特徴的な内視鏡所見を呈する慢性胃炎である．
- 鳥肌様の胃粘膜の本態はリンパ濾胞の増生であり，胃前庭部を中心に認められることが多い．
- 疫学的には若年女性に多いことが特徴で，H. pylori感染が原因と考えられている．しかし，H. pylori陽性の患者すべてに鳥肌様の胃粘膜を認めるわけではなく，鳥肌様胃粘膜を呈する詳細な機構は明らかとなっていない．
- 本症では，印環細胞がんという組織型の胃がんの発生率が高いとの報告例があるが，その関連の詳細はまだ不明である．
- 治療は通常のH. pylori感染胃炎と同様に行う．現在はH. pylori感染胃炎に対する除菌は保険適用である．

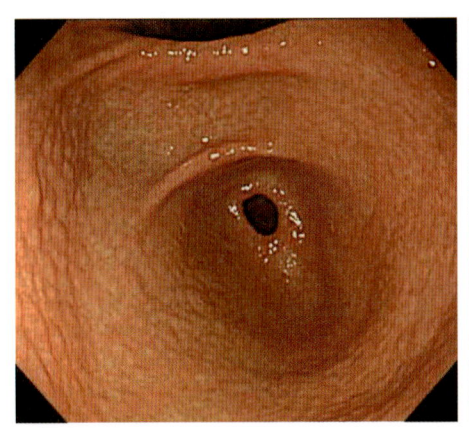

■ 内視鏡所見
前庭部を中心に，軽度萎縮粘膜域に細顆粒状の粘膜隆起をびまん性に認める．

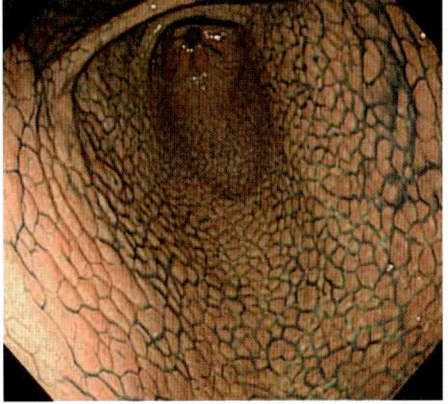

■ インジゴカルミン散布後内視鏡所見
前庭部全域に鳥肌状の顆粒状変化がより明瞭に観察される．

胃・十二指腸疾患

胃・十二指腸潰瘍

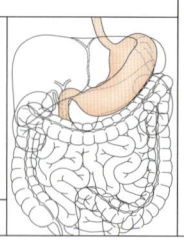

K259, K269　gastric ulcer(GU), duodenal ulcer(DU)

疾患概念
腹痛，消化管出血（黒色便，吐血），貧血などの原因となる良性の胃・十二指腸の粘膜障害である．ヘリコバクター・ピロリ(H.pylori)感染と非ステロイド抗炎症薬(NSAIDs)の内服が2大病因である．

Summary Map

誘因・原因
- ヘリコバクター・ピロリ(H. pylori)*感染と非ステロイド抗炎症薬（NSAIDs)の内服が2大病因である．
- 生活習慣との関連が深く，胃・十二指腸粘膜の攻撃因子*と防御因子*のバランスが攻撃因子優位に傾くことで発症

病態
- 正常な胃・十二指腸では，さまざまな防御機構により胃酸や消化酵素から粘膜が守られているが，なんらかの影響で防御機構が破綻し，粘膜下層より深い層まで胃・十二指腸壁の欠損が生じ，潰瘍となる．

症状 臨床所見
- 心窩部痛，悪心，腹部膨満感
- 嘔吐，食欲不振，吐血，タール便，貧血

検査・診断 分類
- 胃バリウム検査：ニッシェ像*や胃壁の変形
- 内視鏡検査：辺縁が平滑な円形もしくは楕円形の粘膜欠損（陥凹病変）
- 内視鏡的Stage分類

治療

除菌とNSAIDsの服薬中止	・H. pylori(＋)：除菌治療（アモキシシリン水和物，クラリスロマイシン，プロトンポンプ阻害薬*) ・H. pylori(－)：NSAIDs(＋)の場合は，NSAIDの服薬中止．NSAIDs(－)またはNSAID服薬中止できない場合は，抗潰瘍薬内服
出血・穿孔などを合併	・出血：緊急内視鏡止血術 ・穿孔：原則，緊急外科的開腹術

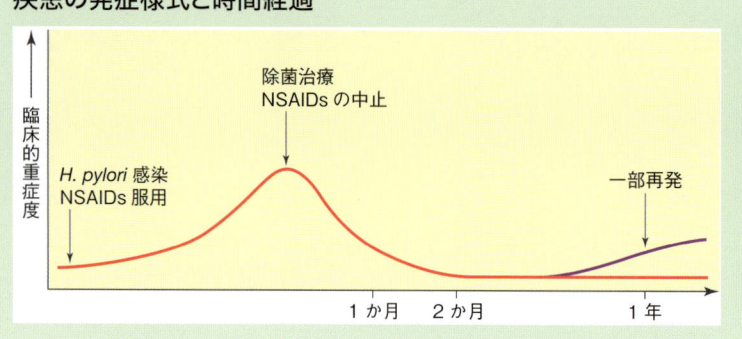

用語解説

ヘリコバクター・ピロリ
経口感染する螺旋状の形をした細菌（ヘリコバクター）．胃の幽門部（ピロリ）に住み着いていることからこの名前がある．この菌がもつウレアーゼという酵素からアンモニア（アルカリ性）をつくり出し，強酸性の胃酸を中和することで胃に生息することができる．萎縮性胃炎，胃・十二指腸潰瘍，胃がんなどの発生に関与しているといわれている (p.76参照)．

攻撃因子
胃液中の塩酸，ペプシン（胃液に含まれる消化酵素）など

防御因子
胃粘液，粘膜血流，リン脂質，重炭酸イオン，プロスタグランジンなど

ニッシェ像
粘膜欠損部にバリウムが貯留した所見

プロトンポンプ阻害薬
胃酸の分泌最終過程で働くプロトンポンプの働きを抑えることで，胃粘膜や胃壁，十二指腸の自己消化を防ぐ．

プロスタグランジン製剤
胃粘膜を保護し，高用量により胃酸分泌を抑制する．

ヒスタミン(H2)受容体拮抗薬
胃粘膜上にあるヒスタミン受容体を介して生じる胃酸分泌作用を遮断することにより，胃粘膜や胃壁，十二指腸の自己消化を防ぐ．

筋性防御
壁側腹膜に炎症があると，触診時に腹筋の緊張，腹壁の硬化が触れるものをいう．

疾患の発症様式と時間経過

（縦軸：臨床的重症度，横軸：1か月, 2か月, 1年）

H. pylori 感染 NSAIDs 服用 → 除菌治療 NSAIDs の中止 → 一部再発

誘因・原因

- *H. pylori* 感染と NSAIDs の内服が 2 大病因である.
- 胃・十二指腸粘膜の攻撃因子と防御因子のバランスが, 攻撃因子優位に傾くことで発症する.
- *H. pylori* 感染, ストレス, 薬剤(NSAIDs, 副腎皮質ステロイド薬など), アルコール, 喫煙, 慢性疾患, 低栄養状態などで防御因子＜攻撃因子となったときに, 粘膜下層より深い胃・十二指腸壁の欠損が生じ, 潰瘍が形成される.

胃・十二指腸潰瘍

防御因子：胃粘液, 粘膜血流, リン脂質, 重炭酸イオン, プロスタグランジンなど

＜

攻撃因子：*H. pylori* 感染, ストレス, 薬剤(NSAIDs, 副腎皮質ステロイド薬など), アルコール, 喫煙, 慢性疾患, 低栄養状態など

■ 胃・十二指腸潰瘍の成因

- 整形外科疾患, 虚血性心疾患, 脳血管疾患などで慢性的に NSAIDs を内服している高齢者が増加しているので注意する.

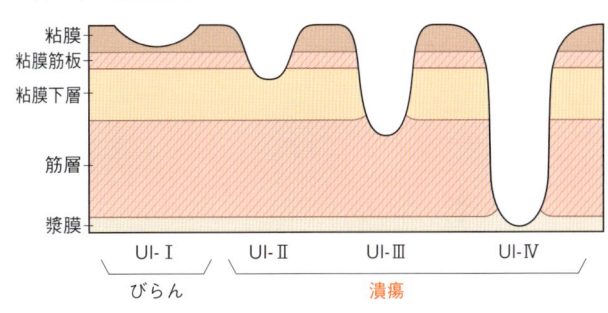

■ 粘膜欠損の分類(粘膜下層より深い胃・十二指腸壁の欠損を潰瘍としている) (村上, 1959)

UI-Ⅰ：びらん / UI-Ⅱ・UI-Ⅲ・UI-Ⅳ：潰瘍

症状・臨床所見

- 最も一般的な症状は心窩部痛, 悪心, 腹部膨満感.
- 嘔吐, 食欲不振, 吐血, タール便, 貧血なども起こる.
- 高齢者では自覚症状がない場合があるので注意する.

胃潰瘍と十二指腸潰瘍の相違

- 若年者には十二指腸潰瘍が多く, 高齢者になるに従い胃潰瘍が多い.
- 心窩部痛は胃潰瘍では食後に多いのに比べ, 十二指腸潰瘍では空腹時に多い.
- 十二指腸の粘膜下層は胃に比べ薄いため, 潰瘍ができると穿孔しやすい.
- 潰瘍の好発部位：胃潰瘍は胃角小彎, 十二指腸潰瘍は十二指腸球部前壁

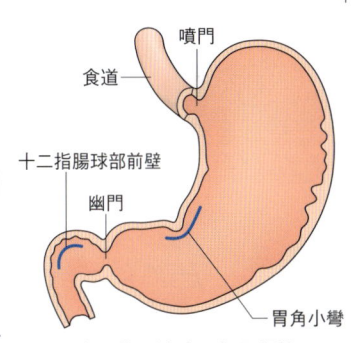

■ 胃・十二指腸潰瘍の好発部位 (噴門, 食道, 十二指腸球部前壁, 幽門, 胃角小彎)

検査・診断・分類

X線像(バリウム造影検査)

- ニッシェ像もしくは胃壁の変形が特徴的. また, 潰瘍の治癒過程にできる粘膜ひだの集中像も特徴的

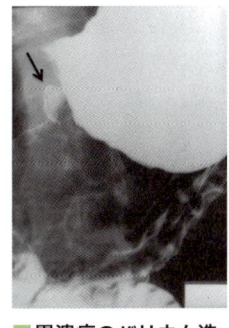

■ 胃潰瘍のバリウム造影像(矢印)

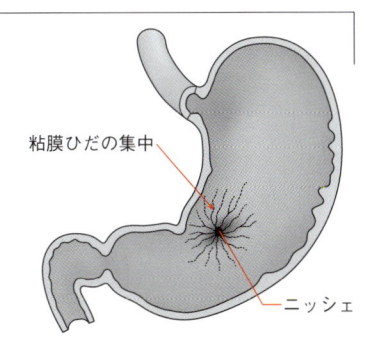

■ ニッシェ像(シェーマ) (粘膜ひだの集中, ニッシェ)

内視鏡的Stage分類と内視鏡像

- 潰瘍は辺縁が平滑な円形もしくは楕円形の粘膜欠損．出血，浮腫，露出血管を伴う場合もある．

■ 胃潰瘍のStage分類

活動期 Stage A	A_1	再生上皮がまだ見られず，潰瘍底は汚い白苔で覆われる．露出血管が見えることがある．
	A_2	若干の再生上皮が潰瘍辺縁に見られ，潰瘍底はきれいな白苔で覆われる．
治癒過渡期 Stage H	H_1	潰瘍が縮小し，辺縁に紅暈があり皺襞集中および潰瘍周囲におけるゆるやかな皺襞の細まりの出現する時期
	H_2	治癒がさらに進行し，底の盛り上がりとともに薄い白苔で覆われる時期
瘢痕期 Stage S	S_1	瘢痕の中心部に充血が残りいわゆる赤色瘢痕（red scar）といわれる時期
	S_2	瘢痕部の充血がなくなり，周囲粘膜と同じ色調にもどりいわゆる白色瘢痕（white scar）といわれる時期

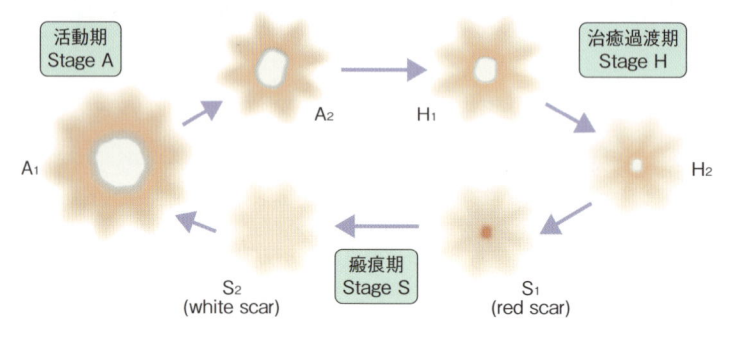

■ 潰瘍の治癒過程（崎田，三輪による）

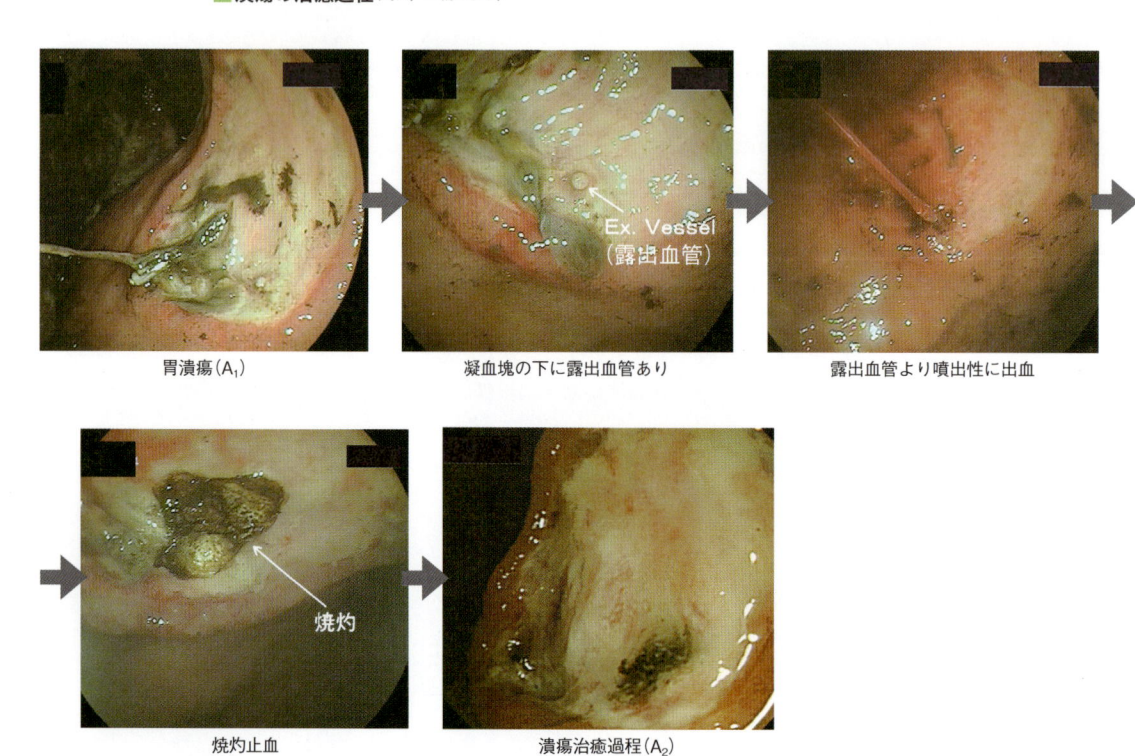

胃潰瘍（A_1）

凝血塊の下に露出血管あり

露出血管より噴出性に出血

焼灼止血

潰瘍治癒過程（A_2）

■ 胃潰瘍の止血鉗子による止血術

病理組織所見

- 潰瘍による炎症で壊死組織，組織欠損も認める．腺管構造が保たれており核の大小不同，核配列の乱れなど，がんを示唆するような悪性所見はない．

治療

薬物療法

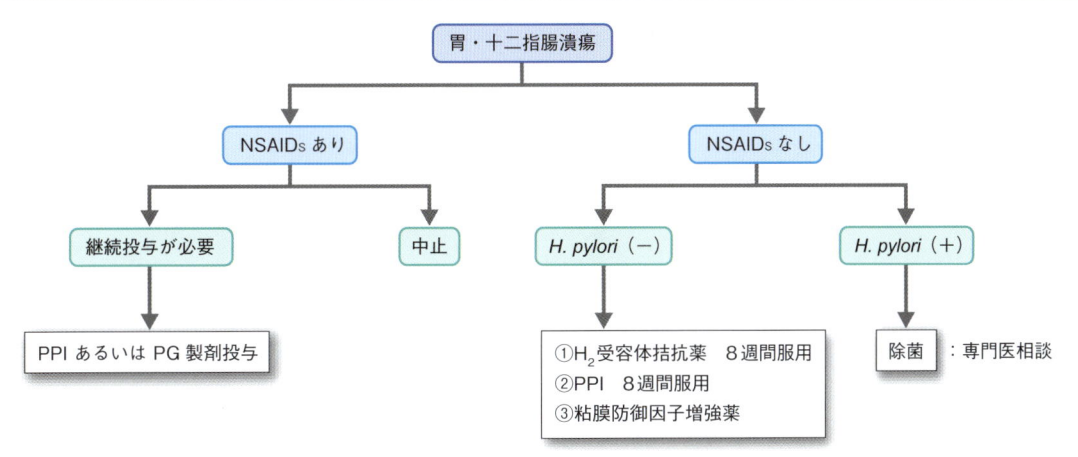

```
                        胃・十二指腸潰瘍
          ┌──────────────────┴──────────────────┐
      NSAIDs あり                            NSAIDs なし
     ┌─────┴─────┐                      ┌─────────┴─────────┐
 継続投与が必要    中止                H. pylori（−）      H. pylori（＋）
     │                                      │                   │
 PPI あるいは PG 製剤投与         ①H₂受容体拮抗薬 8週間服用    除菌：専門医相談
                                  ②PPI 8週間服用
                                  ③粘膜防御因子増強薬
```

■ 胃・十二指腸潰瘍治療フローチャート

- 胃潰瘍患者の90％以上は H. pylori 感染陽性であり，除菌により潰瘍の再発率は著しく抑えられるため，H. pylori 除菌治療の適応がある．
- NSAIDs潰瘍であれば，NSAIDsの服薬中止が第一選択
- 基礎疾患のため中止できない場合は，プロトンポンプ阻害薬（PPI）あるいはプロスタグランジン製剤（PG）*の投与を行う．
- NSAIDs 潰瘍の予防には，PPI，PG 製剤，高用量のヒスタミン（H2）受容体拮抗薬*の使用が有効である．

■ H. pylori除菌治療（3剤併用除菌治療）

1次除菌治療	・アモキシシリン水和物 ・プロトンポンプ阻害薬（PPI） ・クラリスロマイシン ／7日間内服
2次除菌 （1次除菌不成功例）	・アモキシシリン水和物 ・プロトンポンプ阻害薬（PPI） ・メトロニダゾール ／7日間内服
3次除菌治療 （1次，2次除菌不成功例）	・アモキシシリン水和物 ・プロトンポンプ阻害薬（PPI） ・ニューキノロン ／10〜14日間内服

(注意：3次除菌は保険適用ではない)

除菌治療の副作用

- 重症の薬疹，白血球減少，出血性腸炎などの副作用が非常にまれに生じうることが知られている．軽症なものでは，下痢や軟便，味覚異常，皮疹，気分不快が生じる．

合併症

- 緊急性を要する急性期潰瘍出血，穿孔などの合併を常に考慮する．吐血・下血，出血性ショック（血圧低下，頻脈，冷汗，失神），急激な上腹部痛の増悪，筋性防御*，腹膜刺激症状などを認めたら，ただちに専門治療の絶対的適応となる．
- 出血：急性期出血（吐血・下血）は緊急内視鏡による止血術の適応となる．
- 穿孔：胃・十二指腸潰瘍穿孔は原則，緊急外科的手術の適応だが，近年PPIと除菌の治療の普及により，緊急手術となる症例は減少している．

非ステロイド抗炎症薬（NSAIDs）：nonsteroidal anti-inflammatory drugs ｜ プロトンポンプ阻害薬（PPI）：proton pump inhibitor ｜ プロスタグランジン（PG）：prostaglandin

胃・十二指腸疾患

胃がん（早期胃がん）

C16　gastric cancer

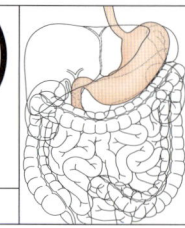

疾患概念

胃粘膜上皮から発生する悪性腫瘍で，その95％以上が腺がんである．胃がんのうち，がん浸潤が粘膜層〜粘膜下層にとどまるものを早期胃がんという．早期胃がんは健診によって発見されることが多い．手術成績は良好で，5年生存率は90％以上である．世界の胃がん発症数の半数以上を東アジアが占め，中でも日本の発症率はトップである．国内での発症頻度もがんの中で上位を占める．

Summary Map

誘因・原因
- 胃がんの発生原因は不明点が多いが，食事（とくに食塩の過剰摂取）や喫煙などの生活習慣，ピロリ菌，糖尿病，肥満などが関与していると考えられる．

病態
- 胃がんが存在する部位を占居部位（せんきょぶい）といい，わが国では占居部位M（中部）〜L（下部）の胃がんが多い．

症状 臨床所見
- 早期胃がんでは，とくに症状は出ない．
- 有症状例の場合，併存する潰瘍による心窩部痛（しんかぶつう）や上腹部不快感などの愁訴（しゅうそ）として現れることが多い．

検査・診断 分類
- 胃内視鏡検査，胃透視（X線造影）検査で発見されることが多い．
- 深達度分類，肉眼型分類などがある．
- 他臓器への浸潤と転移*の有無が胃がんの予後を左右する．

治療
- 内視鏡粘膜切除術（EMR）や内視鏡粘膜下層剥離術（ESD）など
- 粘膜下層がん（SM），2cm以上の粘膜がん（M），およびリンパ節転移が予想される場合は，リンパ節郭清（かくせい）を含む胃切除が必要となる．

用語解説

浸潤と転移
直接的に広がっていくことを浸潤，リンパや血液などを介して広がっていくことを転移という．

狭帯域光観察（NBI）
新しい消化管内視鏡技術で，消化器表面の微細構造や毛細血管を観察できる．拡大内視鏡との組み合わせで，粘膜表面に出ていない血管の病変，がんの早期発見，病変の悪性度診断に有用である．

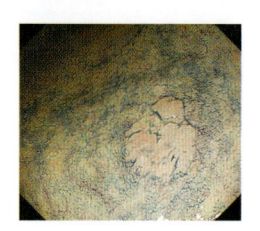

疾患の発症様式と時間経過

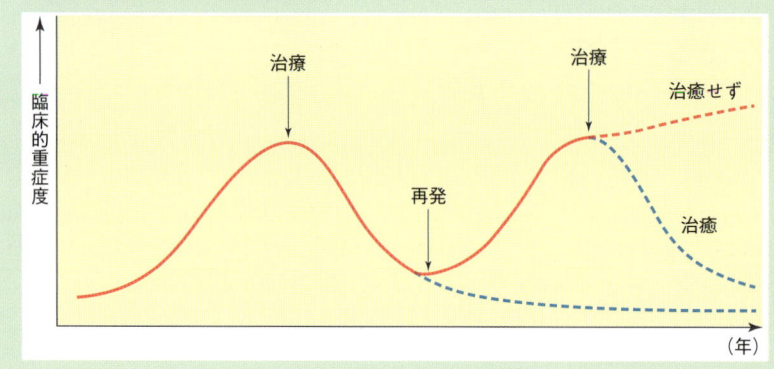

縦軸：臨床的重症度　横軸：（年）
治療 → 再発 → 治療 → 治癒せず／治癒

誘因・原因

- 胃がん発生の詳細は不明であるが，疫学的調査などによって環境因子と宿主因子が関与していると考えられている．
- 環境因子としては食事が最大の要因であり，高食塩摂取は危険因子，果物・野菜は抑制因子とされている．また，喫煙は危険因子である **1**．
- 宿主因子ではヘリコバクター・ピロリ（*H. pylori*）感染が有意な危険因子とされ，糖尿病や肥満との関連も注目されている．家族集積を示す場合はあるが，特殊なものを除き明らかな遺伝的要因は認められていない．

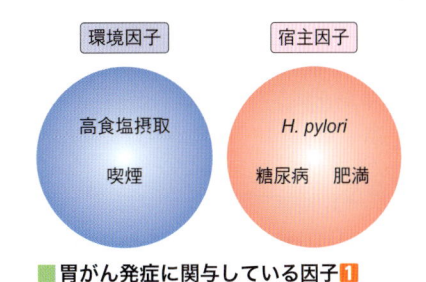

■ 胃がん発症に関与している因子 **1**

環境因子：高食塩摂取，喫煙
宿主因子：*H. pylori*，糖尿病，肥満

症状・臨床所見

- 胃がんに特有な臨床症状はなく，健診などを契機に発見されることが多い．
- 早期胃がんの有症状例の多くは，併存する潰瘍による心窩部痛や上腹部不快感などの愁訴である．
- がんの進行に伴って食欲不振，体重減少，貧血などの症状が出現し，転移が進むと腹水や黄疸などを発症する．
- わが国では早期胃がんが60％程度と高頻度であるが，諸外国と比較して内視鏡検査を受けやすい環境にあることが最大の理由である．

病態

- 胃の3領域区分：小彎（しょうわん）と大彎（だいわん）をそれぞれ3等分にし，それぞれを結んだ線で3領域に区分する **2**．
- 胃壁の断面区分：胃壁を断面で区分する **3**．
- 胃がんの存在部位を占居部位という．日本では占居部位M〜Lの胃がんが多い．

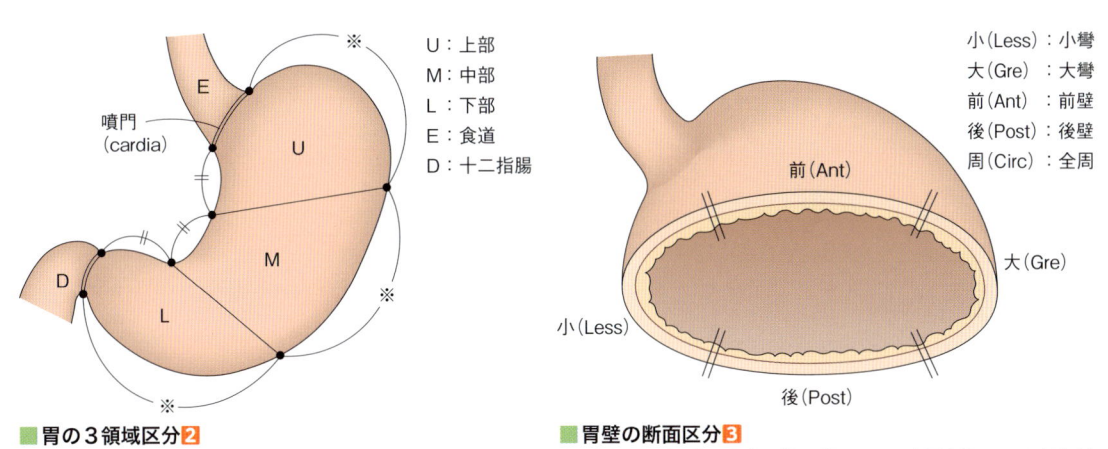

U：上部
M：中部
L：下部
E：食道
D：十二指腸

小(Less)：小彎
大(Gre)：大彎
前(Ant)：前壁
後(Post)：後壁
周(Circ)：全周

■ 胃の3領域区分 **2**
■ 胃壁の断面区分 **3**

（左右の図ともに，日本胃癌学会編：胃癌取扱い規約．第14版，p.6，金原出版，2010を改変）

検査・診断・分類

- 診断はX線造影検査や内視鏡検査などの存在診断，ならびに組織生検などの質的診断を行い，治療法の選択を行う．
- 早期胃がんの診断は内視鏡検査がすぐれており，近年では画像の拡大機能とNBI(narrow-band imaging)観察が取り入れられており，診断技術が格段に向上している(用語解説参照)．

分類

- 肉眼型分類は，胃がんを粘膜面から見て，その形態を0型～5型に分類したものである **4**．0型(表在型)はさらに亜分類されている **5**．
- 0型のⅠ型とⅡa型の区別は，隆起の高さが正常粘膜の2倍以内のものをⅡa型とし，それを超えるものをⅠ型と規定する．
- 複合型の表在型を混合型とよぶことが多く，0-Ⅱa＋0-Ⅱc＋Ⅲなどと記載する．

	0型(表在型)	1型(腫瘤型)	2型(腫瘤限局型)	3型(潰瘍浸潤型)	4型(びまん浸潤型)	5型(分類不能)
定義	病変の肉眼形態が，軽度の隆起や陥凹を示すにすぎないもの	明らかに隆起した形態を示し，周囲粘膜との境界が明瞭なもの	潰瘍を形成し，潰瘍をとりまく胃壁が肥厚し周堤を形成する．周堤と周囲粘膜との境界が比較的明瞭なもの	潰瘍を形成し，潰瘍をとりまく胃壁が肥厚し周堤を形成するが，周堤と周囲粘膜との境界が不明瞭なもの	著明な潰瘍形成も周堤もなく，胃壁の肥厚・硬化を特徴とし，病巣と周囲粘膜との境界が不明瞭なもの	0～4型のいずれにも分類し難いもの多くは早期胃がんに類似した進行胃がん
断面図	0型については，さらにⅠ型～Ⅲ型に亜分類する． **5**					

■肉眼型分類 **4**

(日本胃癌学会編：胃癌取扱い規約第14版．p.8, 金原出版, 2010を改変)

	0-Ⅰ型(隆起型)	0-Ⅱa型(表面隆起型)	0-Ⅱb型(表面平坦型)	0-Ⅱc型(表面陥凹型)	0-Ⅲ型(陥凹型)
	明らかな腫瘤状の隆起が認められるもの	表面型であるが，低い隆起が認められるもの	正常粘膜にみられる凹凸を超えるほどの隆起・陥凹が認められないもの	わずかなびらん，または粘膜の浅い陥凹が認められるもの	明らかに深い陥凹が認められるもの

■0型(表在型)の亜分類 **5**

(日本胃癌学会編：胃癌取扱い規約第14版．p.8, 金原出版, 2010を改変)

胃がんの進行度(Stage)

- 判定の手段に応じて，臨床分類(clinical classification)と病理分類(pathological classificication)に区別する[6]．
- それぞれ接頭辞c，pを用いて，cT2，pN2などと表すが，接頭辞のないものは臨床分類を意味する．
- 『胃癌取扱い規約第14版』(2010年3月)からは，UICC編「TNM分類」に準じた表現に改訂された．
- 深達度(T)，リンパ節転移(N)，肝転移(H)，腹膜転移(P)，腹腔洗浄細胞診(CY)，その他の遠隔転移(M)をもとに，進行度(Stage) I～IVを決定する[7]，[8]．

■ 臨床分類と病理分類[6]

臨床分類(C) clinical classification	病理分類(P) pathological classification
・身体所見 ・X線／内視鏡診断 ・画像診断 ・腹腔鏡検査 ・手術所見(開腹・腹腔鏡下) ・生検・細胞診 ・生化学的・生物学的検査 ・その他(遺伝子検査)	・内視鏡切除および手術で得られた材料の病理診断 ・腹腔洗浄細胞診

(日本胃癌学会編：胃癌取扱い規約第14版．p.3，金原出版，2010)

■ 進行度(Stage)[7]

	N0	N1	N2	N3	T/Nにかかわらず M1
T1a(M), T1b(SM)	IA	IB	IIA	IIB	
T2(MP)	IB	IIA	IIB	IIIA	
T3(SS)	IIA	IIB	IIIA	IIIB	IV
T4a(SE)	IIB	IIIA	IIIB	IIIC	
T4b(SI)	IIIB	IIIB	IIIC	IIIC	
T/Nにかかわらず M1					

(日本胃癌学会編：胃癌取扱い規約第14版．p.17．金原出版．2010を改変)

■ Stageを構成する因子[8]

壁深達度(T)
TX：がんの浸潤の深さが不明なもの
T0：がんがない
T1：がんの局在が粘膜(M)または粘膜下組織(SM)にとどまるもの
　T1a：がんが粘膜にとどまるもの(M)
　T1b：がんの浸潤が粘膜下組織にとどまるもの(SM)
T2：がんの浸潤が粘膜下組織を越えているが，固有筋層にとどまるもの(MP)
T3：がんの浸潤が固有筋層を越えているが，漿膜下組織にとどまるもの(SS)
T4：がんの浸潤が漿膜表面に接しているかまたは露出，あるいは他臓器に及ぶもの
　T4a：がんの浸潤が漿膜表面に接しているか，またはこれを破って遊離腹腔に露出しているもの(SE)
　T4b：がんの浸潤が直接他臓器まで及ぶもの(SI)
＊T1腫瘍を「早期胃がん」と称する．他臓器とは，肝，膵，横行結腸，脾，横隔膜，腹壁，副腎，腎，小腸，後腹膜腔を指す．

リンパ節転移の程度(N)
NX：領域リンパ節転移の有無が不明である
N0：領域リンパ節に転移を認めない
N1：領域リンパ節に1～2個の転移を認める
N2：領域リンパ節に3～6個の転移を認める
N3：領域リンパ節に7個以上の転移を認める
　N3a：7～15個の転移を認める
　N3b：16個以上の転移を認める
＊Nの決定には16個以上のリンパ節検索が推奨されるが，足りない場合でもNを決定してよい．

その他の転移の有無と部位(M)
MX：領域リンパ節以外の転移の有無が不明である
M0：領域リンパ節以外の転移を認めない
M1：領域リンパ節以外の転移を認める

腹膜転移(P)
PX：腹膜転移の有無が不明である
P0：腹膜転移を認めない
P1：腹膜転移を認める

腹腔洗浄細胞診(CY)
CYX：腹腔細胞診を行っていない
CY0：腹腔細胞診でがん細胞を認めない
CY1：腹腔細胞診でがん細胞を認める

肝転移(H)
HX：肝転移の有無が不明である
H0：肝転移を認めない
H1：肝転移を認める

(日本胃癌学会編：胃癌取扱い規約第14版．p.10，12，16．金原出版，2010を抜粋して作成)

■深達度による分類

- 胃壁深達度はT分類で記載するが，詳細には胃壁各層や他臓器浸潤を表すM, SM, MP, SS, SE, SIの記号で記載する❾．
- 早期胃がん：胃壁の断面において，がんの浸潤が粘膜(M)，粘膜筋板(MM)，粘膜下層(SM)までにとどまっている場合(深達度：T1)をいい，大きさや転移の有無にかかわらない．
- 進行胃がん：筋層(MP)以深に及んだ場合をいう．

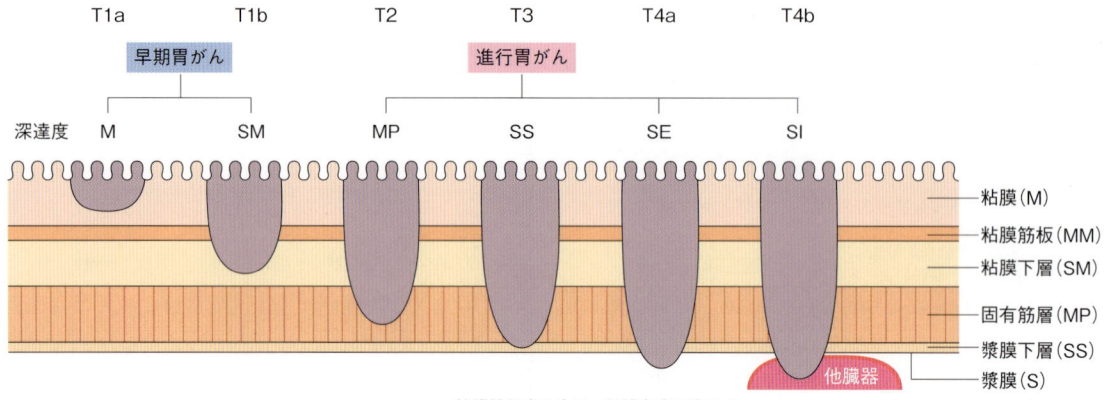

	T1a	T1b	T2	T3	T4a	T4b
	早期胃がん		進行胃がん			
深達度	M	SM	MP	SS	SE	SI

- 粘膜筋板(MM)は，粘膜(M)に含める．
- 粘膜下層の亜分類：粘膜筋板から0.5 mm(500 μm)未満はSM1，それ以上はSM2

■胃壁深達度分類❾

■転移

- 転移には，リンパ行性，血行性，播種性(腹膜転移，胸膜転移)の3種類がある．
- リンパ節転移
- 胃原発巣からリンパ流を最初に受けるリンパ節をセンチネルリンパ節といい，最初のリンパ節転移が生じる部位と考えられている．リンパ流は，領域リンパ節，大動脈周囲リンパ節を経て胸管に入り，上行して頸部で左静脈角に注ぐ❿．この左頸部の鎖骨上リンパ節に転移したものをウィルヒョウ(Virchow)転移という．

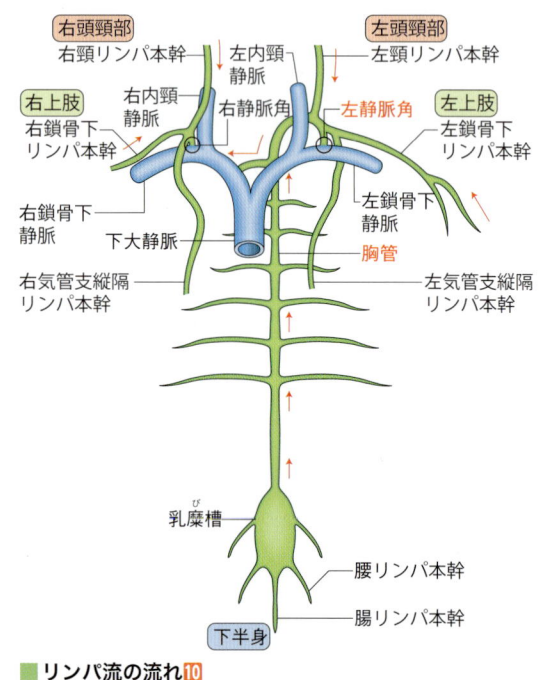

■リンパ流の流れ❿

- ●そのほかの転移[11]
- ・血行性転移：肝のほか，肺，骨（骨髄），皮膚，脳などの転移がある．
- ・腹膜転移：腹膜に大小の結節，腹膜の硬化，腹水の貯留などを呈した状態をいう．骨盤腔に転移したものをシュニッツラー（Schnitzler）転移，卵巣に転移したものをクルッケンベルグ（Krukenberg）腫瘍ともいう．

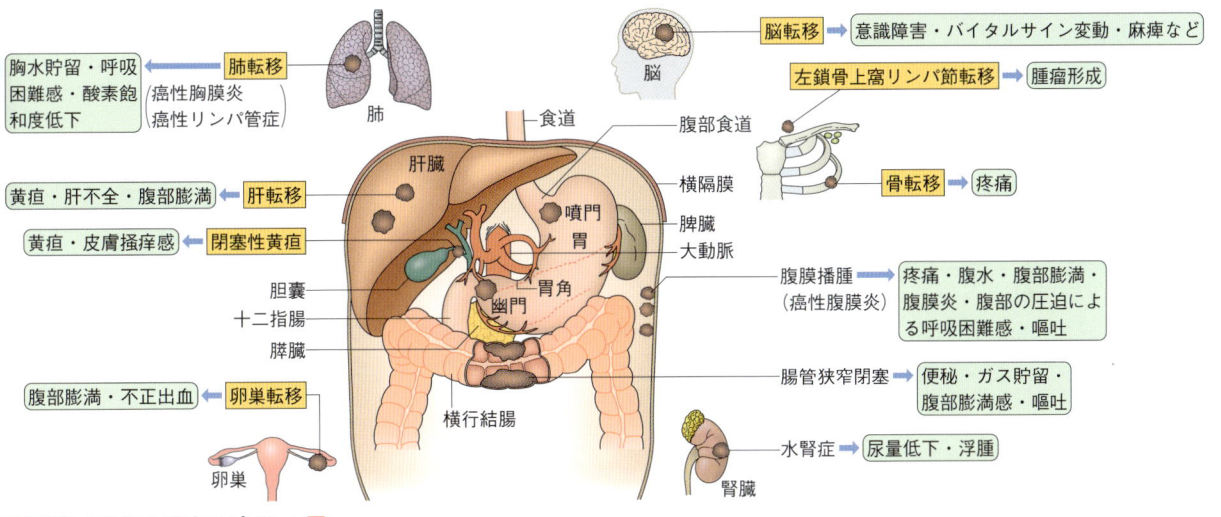

■ 胃がんの転移と観察のポイント[11]

（佐々木常雄監（川尾佳小里）：再発がんの治療と看護．月刊ナーシング，33(5)：45，2013を改変）

■ X線検査

- ●多くの症例は健診などによるX線造影で発見されることが多い[12]，[13]．早期胃がんの発見では内視鏡検査のほうがすぐれている[14]．

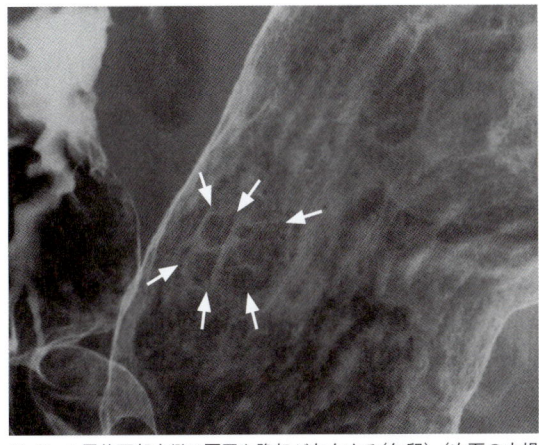

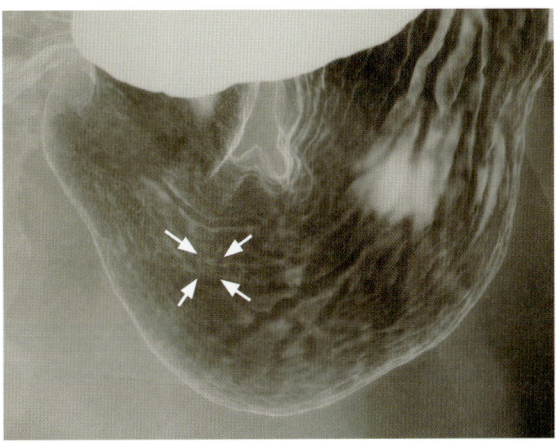

0-Ⅱa：胃体下部小彎に扁平な隆起が存在する（矢印）（次頁の内視鏡像と同一症例）

0-Ⅱb：前庭部の非常にわかりづらい病変（矢印）（組織型は印環細胞がん）（次頁の内視鏡像と同一症例）

■ 0型（表在型）のX線造影像[12]

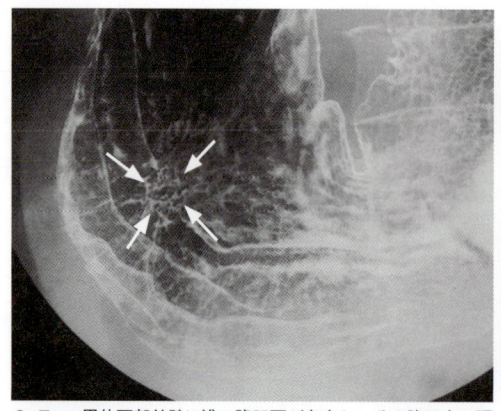

0-Ⅱc：胃体下部前壁に浅い陥凹面が存在し，その陥凹内に顆粒状の再生粘膜を認める（下記の内視鏡像と同一症例）．

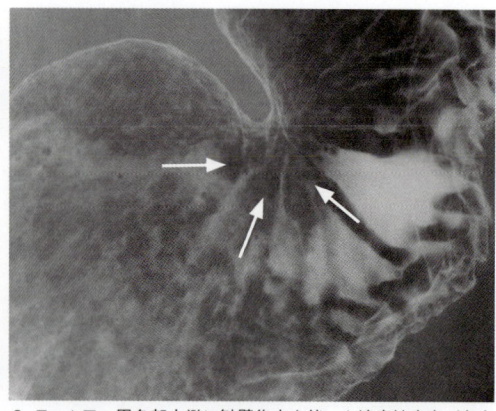

0-Ⅱc＋Ⅲ：胃角部小彎に皺襞集中を伴った潰瘍性病変が存在し，その周囲に浅い陥凹がみられる．

■ **O型（表在がん）のX線造影像** 13

■ 内視鏡検査

- 内視鏡検査においては，通常の観察に加えて，インジゴカルミン撒布によるコントラストを利用した観察法がある 14, 15 ．
- また，狭帯域光観察（NBI）*（p.86参照）という特殊光で病変をより明確に観察できる新しい消化器内視鏡技術が開発された．消化器表面の微細構造や病変が詳細に観察できるようになった．また，拡大内視鏡との組み合わせで粘膜表面に出ていない病変の観察にも有用である 16 ．

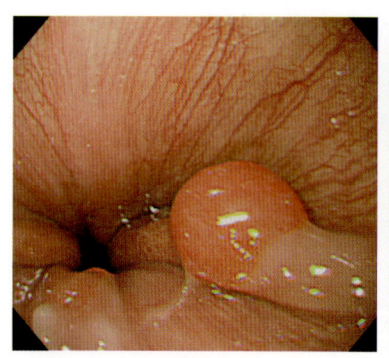

0-Ⅰ

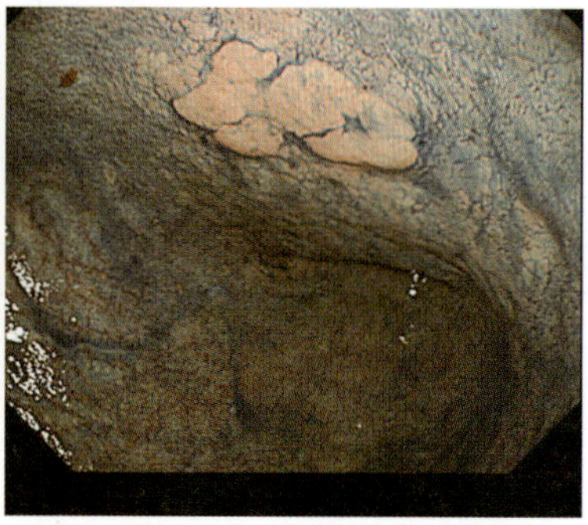

0-Ⅱa

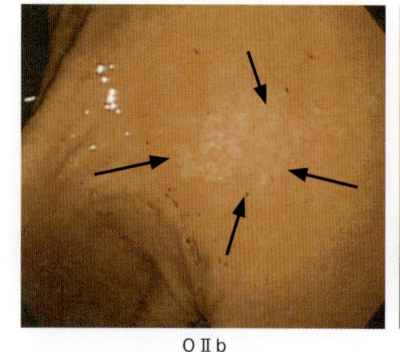

0-Ⅱb

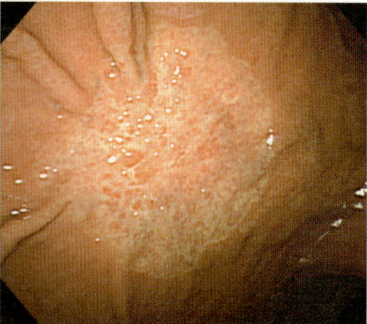

0-Ⅱc

0-Ⅰ：EG－junction（食道・胃接合部）に存在する，丈の高い隆起性病変．
0-Ⅱa：胃体下部小彎の扁平な隆起性病変．インジゴカルミンによる色素撒布でコントラストをつけている（前頁のX線像と同一症例）．
0-Ⅱb：前庭部に退色調で不整形な局面が存在（前頁のX線像と同一症例）．
0-Ⅱc：胃体下部前壁に比較的境界が明瞭な退色調の陥凹面が存在する．皺襞の「やせ」がみられ，陥凹内には顆粒状の再生粘膜を認める（上記のX線像と同一症例）．

■ **O型（表在型）の内視鏡像** 14

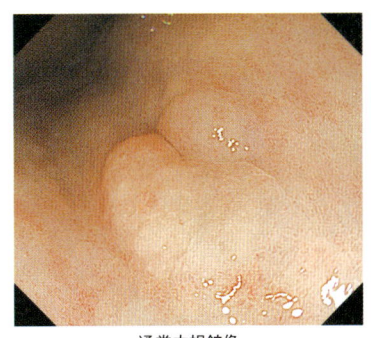

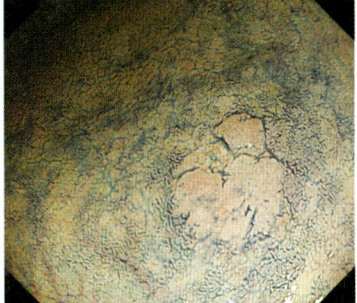

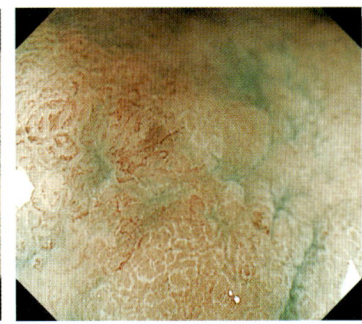

| 通常内視鏡像 | NBI観察像 | NBI観察拡大像 |

■ 0-IIa型の内視鏡像 16

■ 内視鏡像と深達度予測 15

深達度	皺壁	表面	色調
M	中断，やせ ペン先様細小化	階段状陥凹 皺襞走行の陥凹内残存	変色
SM	先端のばち状隆起 皺襞間のブリッジ形成	結節状隆起，凹凸不正 島状結節の隆起 無構造な陥凹面 厚く，不均一な白苔 出血・びらん	多様な色調
MP疑い	結節状先端の融合	堤防状隆起 周堤形成	

胃潰瘍と胃がんの内視鏡像の鑑別点

● 診断のポイントは，再生発赤のない潰瘍辺縁から生検することと，潰瘍の好発部位と異なる場合は，がんを疑うことである 17．

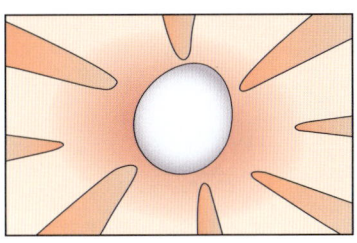

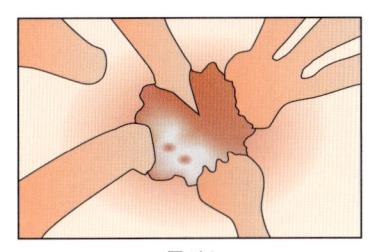

	胃潰瘍	胃がん
潰瘍の辺縁	● 円形または卵円形	● 不整形，形の変化(悪性サイクル)
潰瘍面	● 比較的平滑	● 島状結節，無構造，不均一
白苔	● 厚く，均一	● 不均一，出血
潰瘍周囲の隆起	● なだらか	● 急峻
皺襞	● スムーズな先細り	● 虫食い，中断，棍棒状腫大 　ペン先のような不整な先細り，癒合
再生発赤	● 柵状で幅や色調が均一	● 分布や程度が不整

■ 胃潰瘍と胃がんの鑑別点 17

■ 病理組織検査
● 病理組織検査結果をもとに胃がんの最終診断とする[18].

■ 組織型分類[18]

一般型	乳頭腺がん(pap)	
	管状腺がん(tub)	高分化型(tub1)
		中分化型(tub2)
	低分化腺がん(por)	充実型(por1)
		非充実型(por2)
	印環細胞がん(sig)	
	粘液がん(muc)	
特殊型	内分泌細胞がん	
	未分化がん	
	カルチノイド腫瘍	
	その他のがん(腺扁平上皮がん, など)	

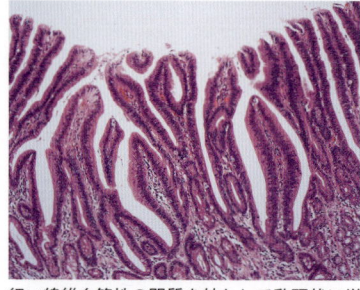

乳頭腺がん(pap)
細い線維血管性の間質を軸として乳頭状に増殖

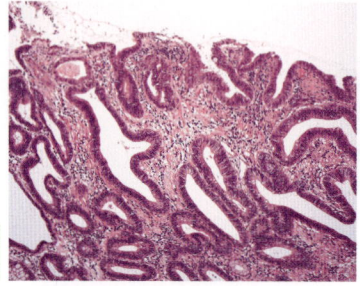

管状腺がん高分化型(tub1)
がん細胞が明瞭な腺管構造を形成する.

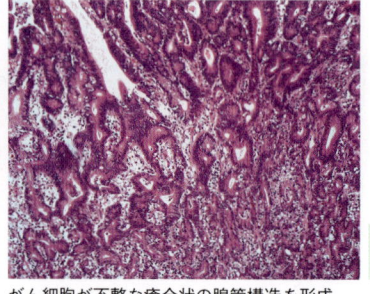

管状腺がん中分化型(tub2)
がん細胞が不整な癒合状の腺管構造を形成

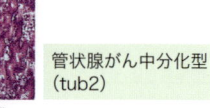

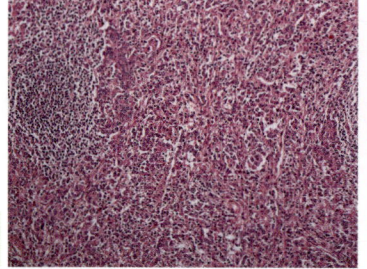

低分化腺がん充実型(por1)
がん細胞が著しいlymphoid stromaを伴って密に増殖

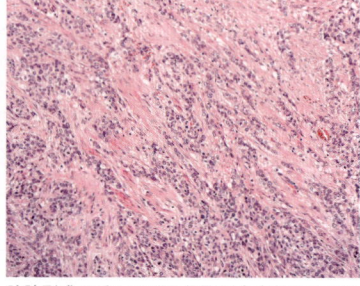

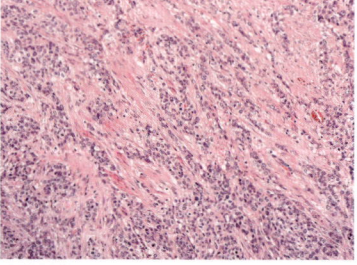

低分化腺がん非充実型(por2)
腺腔形成の乏しいがん細胞が小索状あるいは孤立細胞性に浸潤

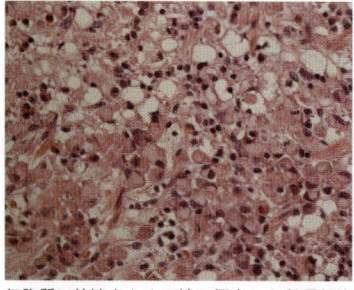

印環細胞がん(sig)
細胞質に粘液をためて核の偏在した印環細胞が密に増殖

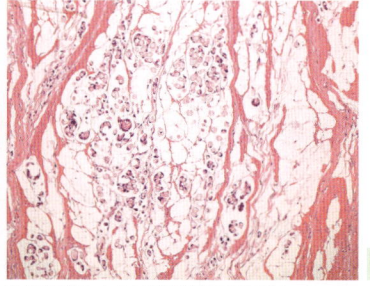

粘液がん(muc)
粘液結節のなかに印環細胞が浮遊している. いわゆる未分化型の粘液がんに相当する.

(写真提供：都立駒込病院病理科, 堀口慎一郎氏)

治療

胃がんの進行度分類と治療法

- 胃がんの進行度分類と治療法を示す[19].
- 進行度分類と治療法[19]

	N0	N1(1～2個)	N2(3～6個)	N3(7個以上)
T1a(M)	IA ESD/EMR（一括切除） [分化型，2cm以下，UL(-)] 胃切除D1（上記以外）	IB 定型手術	IIA 定型手術	IIB 定型手術
T1b(SM)	IA 胃切除D1 （分化型，1.5cm以下） 胃切除D1+（上記以外）			
T2(MP)	IB 定型手術	IIA 定型手術 補助化療（pStage IIA）	IIB 定型手術 補助化療 （pStage IIB）	IIIA 定型手術 補助化療（pStage IIIA）
T3(SS)	IIA 定型手術	IIB 定型手術 補助化療（pStage IIB）	IIIA 定型手術 補助化療（pStage IIIA）	IIIB 定型手術 補助化療（pStage IIIB）
T4a(SE)	IIB 定型手術 補助化療（pStage IIB）	IIIA 定型手術 補助化療（pStage IIIA）	IIIB 定型手術 補助化療（pStage IIIB）	IIIC 定型手術 補助化療（pStage IIIC）
T4b(SI)	IIIB 定型手術＋合併切除 補助化療（pStage IIIB）	IIIB 定型手術＋合併切除 補助化療（pStage IIIB）	IIIC 定型手術＋合併切除 補助化療（pStage IIIC）	IIIC 定型手術＋合併切除 補助化療（pStage IIIC）
Any T/N, M1	IV 化学療法，放射線治療，緩和手術，対症療法			

N：転移個数をカウントする領域リンパ節は，No1～12，14vであり，それ以外のリンパ節転移はM1とする．
（日本胃癌学会編：胃癌治療ガイドライン医師用2010年10月改訂第3版．p.7，金原出版，2010）

進行度分類と治療法

- 『胃癌治療ガイドライン－付悪性リンパ腫診療の手引き－（医師用2010年10月改訂第3版）』から治療法の大幅な変更が行われた．
- リンパ節郭清範囲は，術式ごとに郭清範囲を設定し，D0/D1/D1+/D2に区分した[20].
- 転移個数をカウントする領域リンパ節はNo.1～12，14vであり，それ以外のリンパ節転移はM1とする[21].
- No.7はD1の郭清範囲に含めた．
- 定型手術：胃の3分の2以上切除とD2リンパ節郭清
- pStage II，III（pT1およびT3/N0を除く）には，術後補助化学療法として，S-1（ティーエスワン®）を用いる．
- 手術後の腫瘍の遺残をR（residual tumor）で示す．R0は治療切除，R1・R2は非治療切除である．
  RX：がんの遺残が評価できない，R0：がんの遺残がない
  R1：がんの顕微鏡的遺残がある（切除断端陽性，腹腔洗浄細胞陽性）
  R2：がんの肉眼的遺残がある

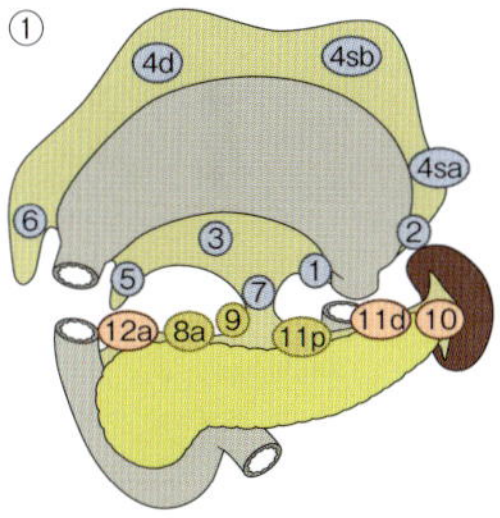

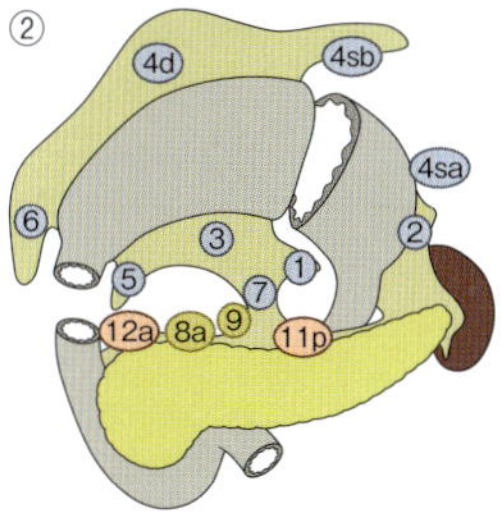

③幽門保存胃切除術
D1：No.1,3,4sb,4d,6,7 ／ D1+：D1+No.8a,9
④噴門側胃切除術
D1：No.1,2,3a,4sa,4sb,7 ／ D1+：D1+No.8a,9,11p

リンパ節郭清範囲[20]

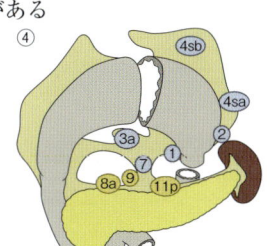

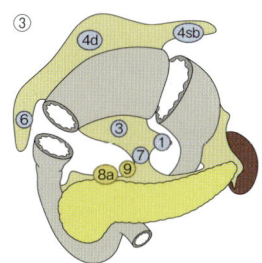

①胃全摘術
D1：No.1～7 ／ D1+：D1+No.8a,9,11p ／ D2：D1+No.8a,9,10,11p,11d,12a
②幽門側胃切除術
D1：No.1,3,4sb,4d,5,6,7 ／ D1+：D1+No.8a,9 ／ D2：D1+No.8a,9,11p,12a

（日本胃癌学会編：胃癌治療ガイドライン医師用2014年5月改訂4版．p.12, 13, 金原出版, 2014を改変）

■ リンパ節番号の定義[21]

No.	名称	定義
1	右噴門	左胃動脈上行枝胃壁侵入第1枝(噴門枝)に沿うリンパ節と，その噴門側のリンパ節
2	左噴門	噴門の左側にあるリンパ節．左下横隔動脈食道噴門枝が存在する症例ではこれに沿うリンパ節(根部を含む)
3a	小彎(左胃動脈に沿う)	左胃動脈の枝に沿う小彎リンパ節で，噴門枝より下方のもの
3b	小彎(右胃動脈に沿う)	右胃動脈の枝に沿う小彎リンパ節で，胃小彎への第1枝より左方のもの
4sa	大彎左群(短胃動脈)	短胃動脈に沿うリンパ節(根部を除く)
4sb	大彎左群(左胃大網動脈に沿う)	左胃大網動脈と大彎第1枝に沿うリンパ節(No.10の定義参照)
4d	大彎右群(右胃大網動脈に沿う)	右胃大網動脈に沿うリンパ節で，胃大彎への第1枝より左側のもの
5	幽門上	右胃動脈根部および胃小彎への第1枝に沿うリンパ節
6	幽門下	右胃大網動脈根部から胃大彎への第1枝までのリンパ節，および右胃大網静脈と前上膵十二指腸静脈の合流部まで(合流部を含む)のリンパ節
7	左胃動脈幹	左胃動脈の根部から上行枝の分岐部までのリンパ節
8a	総肝動脈前上部	総肝動脈(脾動脈分岐部から胃十二指腸動脈分岐部まで)の前面・上面にあるリンパ節
8p	総肝動脈後部	総肝動脈(同上)後面にあるリンパ節(No.12p, No.16a2intに連続する)
9	腹腔動脈周囲	腹腔動脈周囲のリンパ節，および左胃動脈・総肝動脈・脾動脈それぞれの根部にあるリンパ節で一部でも腹腔動脈にかかるもの
10	脾門	膵尾部末端より遠位の脾動脈周囲・脾門部のリンパ節で，短胃動脈根部および左胃大網動脈の胃大彎第1枝までのものを含む
11p	脾動脈幹近位	脾動脈近位(脾動脈根部から膵尾部末端までの距離を2等分した位置より近位側)のリンパ節
11d	脾動脈幹遠位	脾動脈遠位(脾動脈根部から膵尾部末端までの距離を2等分した位置から膵尾部末端まで)のリンパ節
12a	肝十二指腸間膜内(肝動脈に沿う)	左右肝管合流部より膵上縁までの胆管を2等分する高さから下方で，肝動脈に沿うリンパ節
12b	肝十二指腸間膜内(胆管に沿う)	左右肝管合流部より膵上縁までの胆管を2等分する高さから下方で，胆管に沿うリンパ節
12p	肝十二指腸間膜内(門脈に沿う)	左右肝管合流部より膵上縁までの胆管を2等分する高さから下方で，門脈に沿うリンパ節
13	膵頭後部	膵頭後部で十二指腸乳頭部より頭側のリンパ節(肝十二指腸靱帯にかかるものはNo.12bとする)
14v	上腸間膜静脈に沿う	上腸間膜静脈の前面で，上縁は膵下縁，右縁は右胃大網静脈と上前膵十二指腸静脈の合流部，左縁は上腸間膜静脈の左縁，下縁は中結腸静脈分岐部にあるリンパ節
14a	上腸間膜動脈に沿う	上腸間膜動脈に沿うリンパ節
15	中結腸動脈周囲	中結腸動脈周囲のリンパ節
16a1	腹部大動脈周囲a1	大動脈裂孔部(横隔膜内側脚の取り巻く約4〜5cm幅)の大動脈周囲リンパ節
16a2	腹部大動脈周囲a2	腹腔動脈根部上縁から左腎静脈下縁の高さの大動脈周囲リンパ節
16b1	腹部大動脈周囲b1	左腎静脈下縁から下腸間膜動脈根部上縁までの大動脈周囲リンパ節
16b2	腹部大動脈周囲b2	下腸間膜動脈根部上縁から大動脈分岐部の高さまでの大動脈周囲リンパ節
17	膵頭前部	膵頭部前面で，膵に付着ないしは膵被膜下に存在するリンパ節
18	下膵	膵体部下縁のリンパ節
19	横隔膜下	横隔膜の腹腔面にあり，主として下横隔動脈に沿うリンパ節
20	食道裂孔部	横隔膜裂孔部食道に接するリンパ節
110	胸部下部傍食道	横隔膜から離れて下部食道に接するリンパ節
111	横隔上	横隔膜の胸腔面にあり，食道から離れて存在するリンパ節(横隔膜に接し，食道に接するものはNo.20)
112	後縦隔	食道裂孔および食道から離れて存在する後縦隔リンパ節

(井上与惣一：胃・十二指腸，膵臓竝ビニ横隔膜ノ淋巴管系統，解剖学雑誌9：35-123，1936を参考に作成)
(日本胃癌学会編：胃癌取扱い規約第14版．p.13, 金原出版, 2010)

内視鏡粘膜切除術（EMR）

- 方法：内視鏡的に胃の病巣部を切除し，切除組織を回収する治療法である．1984年，ストリップバイオプシー(strip biopsy)法が最初に開発された[22][23]．具体的には，胃の粘膜病変を挙上して鋼線のスネアをかけ，高周波により焼灼切除する方法である．切除方法にはstrip biopsy法のほか，2チャンネルスコープ法(EDSP：endoscopic double snare polypectomy)，高張エピネフリン局注法(ERHSE)，透明プラスチックキャップ法(EMRC)などがある．
- 絶対的適応：リンパ節転移の可能性がほとんどなく，腫瘍が一括切除できる大きさと部位にあること．具体的には，2cm以下の肉眼的粘膜内がん(M)と診断される病変で，組織型が分化型(pap, tub1, tub2)．肉眼型は問わないが，陥凹型ではUL(-)に限る．
- 適応拡大病変：①2cmをこえるUL(-)の分化型cTa，②3cm以下のUL(+)の分化型cT1a，③2cm以下のUL(-)の未分化型cT1aは，脈管侵襲のない場合はリンパ節転移の可能性が極めて低いので，適応を拡大してよいとされている．これらの病変ではEMRでは不完全になる可能性がありEMDを行う．ただし現時点では長期予後に関するエビデンスが乏しいので，臨床研究として行うべきである．
- 広がり診断には，色素内視鏡（インジゴカルミン撒布など）が有用である．

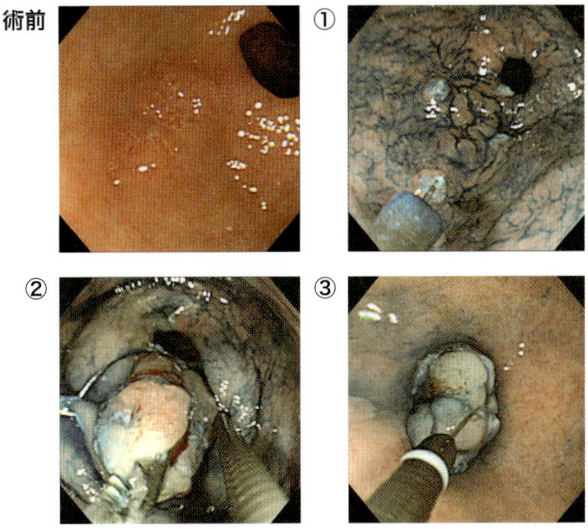

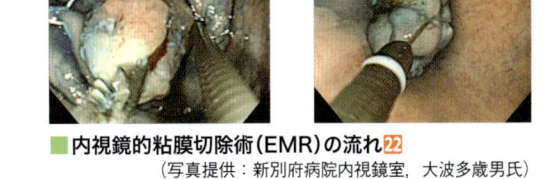

■ 内視鏡的粘膜切除術（EMR）の流れ[22]
（写真提供：新別府病院内視鏡室，大波多歳男氏）

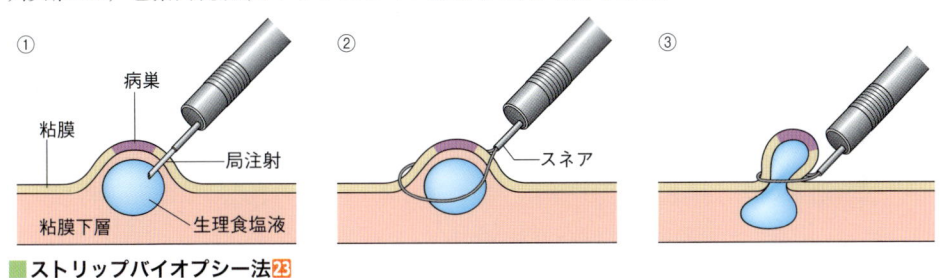

■ ストリップバイオプシー法[23]

内視鏡粘膜下層剥離術（ESD）

- 方法：内視鏡的治療の一法であるが，EMRと異なる点は粘膜切開後に粘膜下層にて剥離を進め切除することである[24][25]．使用する処置器具（ナイフ）にはITナイフ，フックナイフ，フレックスナイフなどがあり，高周波の通電で剥離・切除を行う．EMRに比較して，より広範な病変や潰瘍瘢痕を有する病変に対しても一括切除が可能になった．
- 適応：EMRに準ずる．

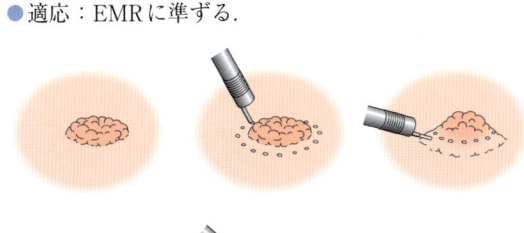

■ 内視鏡粘膜下層剥離術（ESD）の流れ[24]

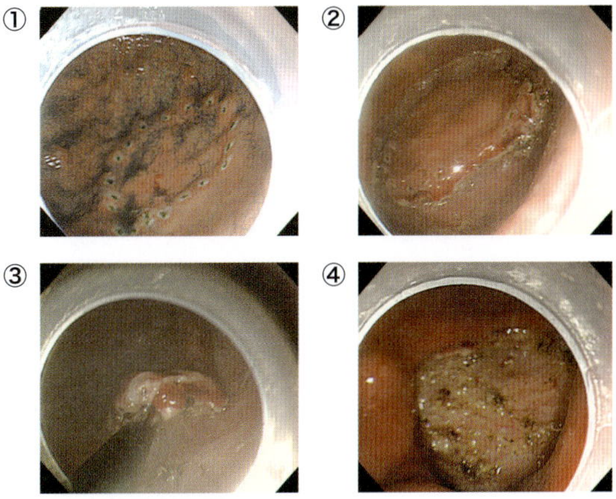

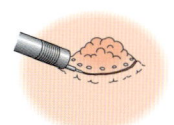

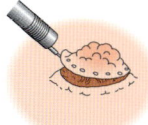

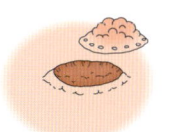

■ ESDの内視鏡像[25]

■ITナイフ　　　　　　■フックナイフ 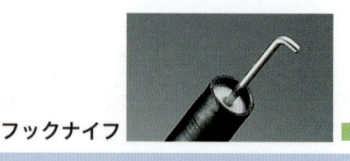　　　　　　■フレックスナイフ

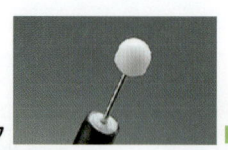

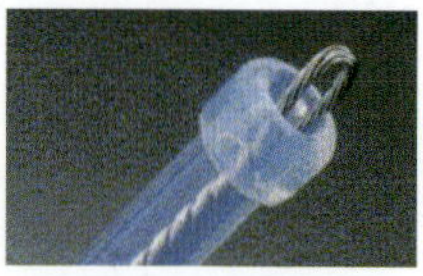

内視鏡の根治性

●根治性の評価
　根治性は局所の完全切除ならびにリンパ節転移の可能性がないことで決定される．どちらかが欠けても治癒切除とならない．
・治癒切除
　以下が満たされた場合をいう．
　腫瘍の一括切除．腫瘍径：2cm以下．分化型がん．深達度：pT1a，HM0，VM0，ly（−），V（−）．
・適応拡大治癒切除
　以下の場合をいう．
　一括切除済で，切除標本①2cmをこえるUL（−）の分化型pT1a，②3cm以下のUL（+）の分化型pT1a，③2cm以下のUL（−）未分化型pT1a，④3cm以下の分化型かつ深達度がpT1b（SM1）かつHM0，VM0，ly（−），v（−）であった場合
・非治癒切除
　治癒切除，拡大治癒切除の治癒切除条件に1つでもあてはまらない場合

ESD後の治療

●ESD後の治療方針アルゴリズムを示す．

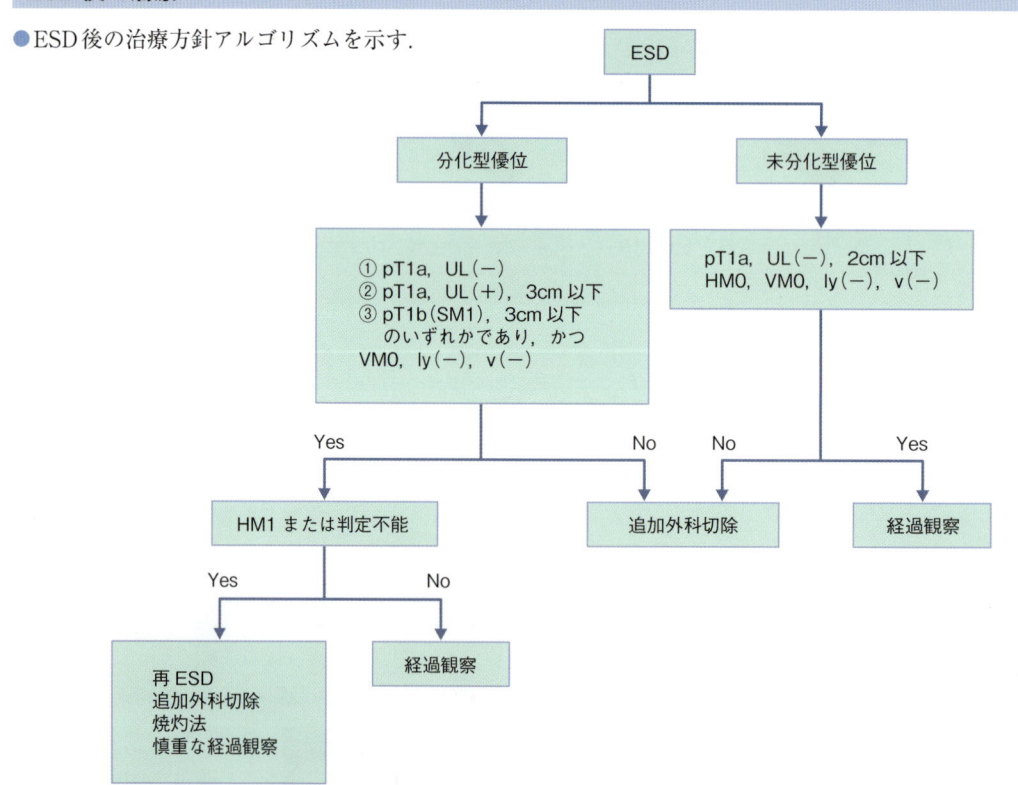

```
                              ESD
                    ┌──────────┴──────────┐
               分化型優位                未分化型優位
                    │                        │
         ①pT1a，UL（−）              pT1a，UL（−），2cm以下
         ②pT1a，UL（+），3cm以下      HM0，VM0，ly（−），v（−）
         ③pT1b（SM1），3cm以下
           のいずれかであり，かつ
         VM0，ly（−），v（−）
           Yes        No           No          Yes
            │          │            │            │
      HM1または判定不能         追加外科切除     経過観察
         Yes     No
          │      │
        再ESD   経過観察
      追加外科切除
      焼灼法
      慎重な経過観察
```

■ESD後の治療方針アルゴリズム[26]

（日本胃癌学会編：胃癌治療ガイドライン医師用2014年5月改訂4版．p.23，金原出版，2014）

粘膜（M）：mucosa　｜　粘膜筋板（MM）：muscularis mucosae　｜　粘膜下層（SM）：submucosa　｜　固有筋層（MP）：muscularis propria　｜　漿膜下層（SS）：subserosa　｜　漿膜（S）：serosa　｜　狭帯域フィルター内視鏡（NBI）：narrow band imaging　｜　2チャンネルスコープ法（EDSP）：endoscopic double snare polypectomy　｜　内視鏡粘膜切除術（EMR）：endoscopic mucosal resection　｜　内視鏡粘膜下層剥離術（ESD）：endoscopic submucosal dissection

胃・十二指腸疾患

胃腺腫

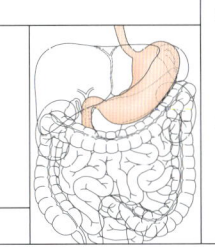

D131　gastric adenoma

疾患概念
胃の上皮性腫瘍で，基本的に良性腫瘍である．幽門前庭部に好発し，通常は単発である．胃腺腫の20〜30%は時間の経過とともに緩徐に増大し，10%程度ががん化すると報告されている[1]．

Summary Map

誘因・原因
- ヘリコバクター・ピロリ（H. pylori）*感染

病態
- H. pylori 感染によって，長い時間を経て萎縮性胃炎・腸上皮化生が起こる．腸上皮化生粘膜を背景にして胃腺腫が発生する．

症状・臨床所見
- 症状なし
- 健診のバリウム検査や上部消化管内視鏡検査で偶然発見される．

検査・診断・分類
- バリウム検査：陰影欠損
- 上部消化管内視鏡検査：褪色調扁平隆起性病変

治療
- 年に1回の経過観察
- 増大傾向や悪性を示唆する所見を認める場合には内視鏡治療

●用語解説

ヘリコバクター・ピロリ菌
グラム陰性桿菌で一端に数本の鞭毛をもつ．ウレアーゼにより尿素をアンモニアに分解することにより，胃内に定着する．胃がんや胃MALTリンパ腫などの発症に深く関与していると考えられ，その感染診断が臨床的に重要である．

狭帯域光観察（NBI）
新しい消化管内視鏡技術で，消化器粘膜表面の微細構造や毛細血管を観察できる．拡大内視鏡との組み合わせで，がんの早期発見，病変の悪性度診断，早期がんの深達度診断などにも有用である（p.136参照）．

インジゴカルミン
内視鏡検査中に色素剤を散布し，その反応を観察する色素法のうち，最も高頻度に行われるのは色素液のたまりを利用して病変の凹凸を強調するコントラスト法である．そこで使用される代表的な紺色の色素がインジゴカルミン．人体に対して比較的無害で安全性も高い．

疾患の発症様式と時間経過

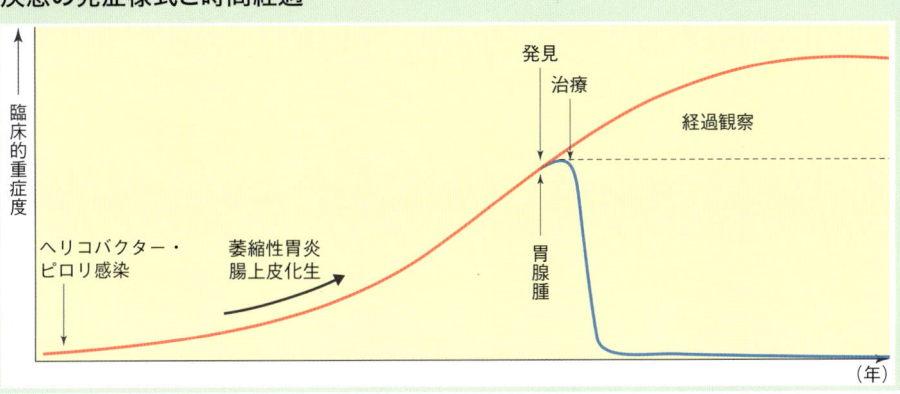

（図：臨床的重症度の時間経過グラフ。ヘリコバクター・ピロリ感染→萎縮性胃炎・腸上皮化生→発見・治療→経過観察、胃腺腫）

誘因・原因
- 胃腺腫は分化型胃がんと同等の高い頻度でH.pylori 感染率および粘膜萎縮を示すため，胃腺腫と胃がんの共通の発生要因としては，H. pylori 感染が考えられている．

症状・臨床所見
- とくに症状はなく，健診のバリウム検査や上部消化管内視鏡検査で偶然発見されることが多い．

検査・診断・分類

X線像(バリウム造影検査)
- 集団健診の胃バリウム造影検査で陰影欠損として異常を指摘されることが多い.

内視鏡像
- 一般的に典型的な内視鏡所見は,褪色調扁平隆起性病変と評される.胃腺腫が存在する背景胃粘膜は *H. pylori* 感染に伴って萎縮・腸上皮化生の進んだ胃粘膜であることが多い.
- 胃腺腫の内視鏡所見における良悪性の鑑別点として,大きさ,増大傾向の有無,色調,表面性状,中心陥凹の有無などが重要な指標であるといわれている.大きさとしては一般的に2cm以上のものは悪性の頻度が高いといわれている.
- 最近では狭帯域光観察(NBI)*拡大観察所見が良悪性の鑑別の補助診断として有用であるとする報告もある[2].

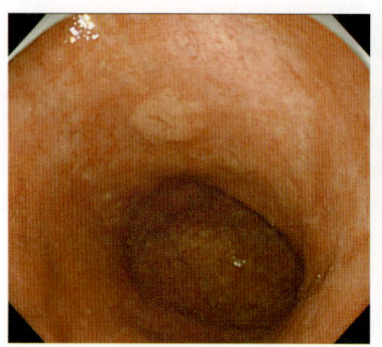

■ 胃腺腫内視鏡像
胃体下部小彎に10mm程度の褪色調扁平隆起性病変を認める.胃腺腫の典型的な内視鏡所見である.

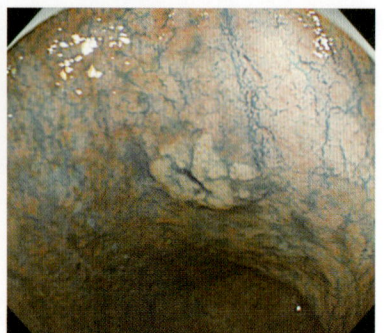

■ 色素(インジゴカルミン*)を散布した内視鏡所見
色素散布で病変の認識が容易になる.

病理組織所見
- 組織学的には胃腺腫は,腸型腺腫と胃型腺腫に大別される.実臨床で遭遇する胃腺腫の大半は腸型腺腫である.
- 胃腺腫の典型的なものは粘膜表層に腺腫成分を認め,その下に部分的に拡張した非腫瘍腺管が残存し,2層構造(2階建て構造)を呈する.
- 腺腫細胞は高円柱状で核は細長く,基本的には基底側にそろって配列している.

治療
- 胃腺腫の治療方針については確立されたガイドラインは存在しない.
- 基本的に良性上皮性腫瘍であり,経過観察を行う施設もあるが,2cmを超えるもの,増大傾向,発赤や陥凹を有するもの,粗大結節を有するなど危険因子を有する病変に対しては,同一病巣内のがんの存在の可能性が高いため切除を行う施設が多い.
- 切除はサイズの小さいものであれば内視鏡粘膜切除術(EMR),大きいものであれば内視鏡粘膜下層剥離術(ESD)が行われる.

狭帯域光観察(NBI):narrow band imaging | 内視鏡粘膜切除術(EMR):endoscopic mucosal resection | 内視鏡粘膜下層剥離術(ESD):endoscopic submucosal dissection

胃・十二指腸疾患

胃がん（進行胃がん）

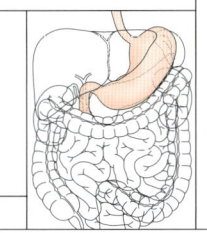

C16　advanced gastric cancer

疾患概念
胃がんは胃粘膜上皮から発生する悪性腫瘍で，その95％以上が腺がんである．食道，十二指腸などの隣接臓器に浸潤するだけでなく，肝，肺，卵巣やリンパ節にも転移する．胃がんのうち，がん細胞の浸潤が胃壁の固有筋層に達したものを進行胃がんという．進行胃がんの標準的な治療法は胃切除＋2群リンパ節郭清であるが，進行度（Stage）に応じて他の治療法も用いられる．

Summary Map

誘因・原因	●胃がんの発生原因には不明点が多いが，食事（とくに食塩の過剰摂取）や喫煙などの生活習慣，ヘリコバクター・ピロリ（*H. pylori*），糖尿病，肥満などが関与していると考えられる．
病態	●*H. pylori* の長期持続感染による萎縮性胃炎，腸上皮化生が，胃がんの発症を増加させることがわかってきた． ●*H. pylori* の除菌による胃がん発症の予防効果も証明されつつある．
症状 臨床所見	●早期がんは症状が現れないことが多い． ●進行すると，黒色便，運動時の息切れ，易疲労感などの貧血症状が現れることがある． ●進行した胃がんでは，腫瘍の増大に伴い腹部にしこりを触れたり，体重減少，食物の通過障害，閉塞症状が現れることがある．
検査・診断 分類	●胃内視鏡検査，胃X線（バリウム造影）検査で発見されることが多い． ●生検（biopsy）でがん細胞の存在が確認されれば確定 ●他に，CT，超音波検査などで他臓器への浸潤・転移などを診断する．
治療	●定型手術は，胃の2/3以上の切除＋2群までのリンパ節郭清*（D2郭清）． ●がんの進展度によっては，他臓器合併切除などの拡大手術 ●根治手術が不可能な場合に，症状の改善のために姑息的手術 ●手術不可能な場合などには，抗がん薬投与により延命をはかる．

●用語解説

リンパ節郭清
がんに侵されたリンパ節を切除摘出すること．がんのリンパ節転移は，原発巣に近いリンパ節から順に生じるので，転移が明らかなリンパ節だけでなく，その先のリンパ節も予防的に切除することがある．

疾患の発症様式と時間経過

縦軸：体内がん総量／横軸：（年）

- がんがいつから発生しているかは正確には不明
- 診断（発症）
- 手術
- 化学療法によりいったん軽快も不応になり悪化する
- 死
- 切除不能進行がん症例
- 再発診断
- 術後再発例
- 化学療法等により一旦軽快も不応になり悪化する
- 死
- 手術根治例

誘因・原因

- 疫学的研究および動物実験により，*H. pylori*の長期持続感染が，萎縮性胃炎および腸上皮化生を引き起こし，胃がんの発症を増加させることがわかってきた．
- しかし，胃がんの発症には*H. pylori*以外の種々の要因も関連しているものと考えられる（「胃がん（早期胃がん）」p.86参照）．

症状・臨床所見

- 早期は症状が現れないことが多いが，心窩部痛や出血が契機で診断される例もある．進行してくると，上腹部の不快感，膨満感などの非特異的症状が現れることが多い．
- さらに進行すると，患部からの出血により便が黒色となったり軟便傾向となることがある．出血が続くと，運動時の息切れ，易疲労感などの貧血症状が現れる．
- 進行した胃がんでは，腫瘍の増大に伴い腹部にしこりを触れたり，食物の通過障害，閉塞症状が現れることがある．

検査・診断・分類

進行胃がんの分類

- 進行胃がんの肉眼型分類にはボルマン（Borrmann）分類（1～4型）が汎用されていたが，現在はボルマン分類という言葉は使わずに，0型と5型を加えた6型の肉眼的分類を用いる（「胃がん（早期胃がん）」p.88参照）．
- 4型胃がんはスキルス胃がんともいわれ，広範なリンパ節転移や腹膜転移を起こす頻度が高く，進行が早く，きわめて予後不良である．

転移様式

- 胃がんの転移は，リンパ節転移，肝転移，腹膜転移，遠隔転移に分けられる．
- 転移の有無・程度と胃壁深達度により，胃がんの進行度（Stage）が決定される（「胃がん（早期胃がん）」p.89参照）．

■転移様式

リンパ節転移	腹膜転移
●胃壁内のリンパ管に浸潤したがん細胞が，リンパ管内を流れてリンパ節に到達し，そこで生着することにより起きる（リンパ行性転移）． ●通常は胃の原発巣の近くから遠くへと順に転移する． ●「胃癌取扱い規約」では次のように分類している．ただし，胃がんの胃の中の占居部位（上部・中部・下部）により，どの部位のリンパ節が何群に属するかは微妙に異なる． 　1群：胃の周囲 　2群：胃の後ろに存在する膵周囲 　3群：2群より遠い部位 ●進行胃がんでは，2群までのリンパ節を切除する（郭清する）のが標準（定型手術）である．	●胃がんの胃壁深達度が漿膜にまで及んだときに，胃の外表面（漿膜）からがん細胞が腹腔内にこぼれ，腹腔内のどこかでがん細胞が生着成長し，結節を形成することで起きる． ●種を播くように多数の結節が認められることが多いため，腹膜播種とよばれる． ●1個の腹膜転移の存在は，腹膜転移の無数の芽の存在を意味し，腹膜転移が1個でも存在すれば，進行度はStage IVであり，外科的根治の可能性がほぼゼロとなることを意味する． ●腹膜転移が進行した状態をがん性腹膜炎といい，胃がんの死亡原因で最も多い． ●腹膜転移の初期の段階では，術前の画像診断でその有無を判断することは不可能である． ●漿膜露出胃がん手術時には，視認できる腹膜転移がなくても，腹膜転移の芽の有無を確認するため，ダグラス窩や左横隔膜下などを少量の生理食塩液で洗浄回収し，その中のがん細胞の有無を確認する洗浄細胞診検査を行う． ●洗浄細胞診検査でがん細胞が認められたときには，腹腔細胞診陽性と判定され，腹膜転移陽性とほぼ同義と判断され，Stage IVとなる．
肝転移	
●胃壁内の微小な血管（静脈）に浸潤したがん細胞が，胃から流出する血液とともに肝内の微小血管に到達してひっかかり，そこで生着成長することにより起きる（血行性転移）． ●胃から流出する血流はほとんどが門脈血として肝に流入するため，胃がんの血行性転移として最初に起こることが最も多い． ●胃がんが肝転移しても切除により長期生存が得られる症例もあるが，通常，1個の肝転移の存在は無数の肝転移の芽の存在を示唆し，肝転移が1個でも存在すれば，胃がんの進行度はStage IVとなる．	
	遠隔転移
	●肝転移，腹膜転移他の血行性転移，所属リンパ節3群以外のリンパ節転移，胸膜転移などを遠隔転移と定義する．

肉眼型分類からみる予後

- 肉眼型分類では，一般的に1型が最も予後が良好で，次いで2型，3型の順であり，4型はきわめて予後不良である．
- 深達度別では，深達度が深くなればなるほど，種々の転移の有無・程度が悪化し，それに応じて予後が不良となる．とくに，深達度が漿膜に達すると腹膜転移の可能性が生じるため，深達度が漿膜下層までの症例に比し，5年生存率なども急激に低下する．

X線検査

- 胃のバリウム検査である．微小な早期胃がんの診断などでは内視鏡検査に及ばないが，進行胃がんの診断においては必須の検査である．
- 胃の全体像のなかでのがんの位置や広がりの確認，胃壁の硬化の有無による深達度診断（進行がんか否か）に適している．
- 内視鏡検査では見逃されることのありえる4型胃がんの診断にも重要である．

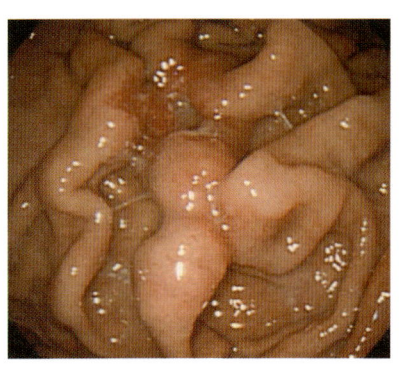

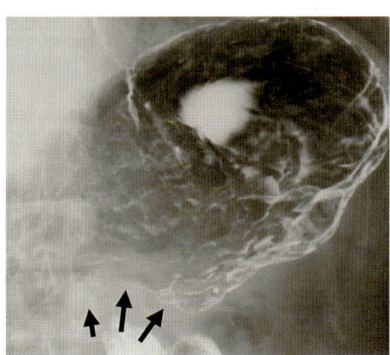

■ 症例写真：進行がん例（51歳，男性）

人間ドックで発見された．
(左) 内視鏡像：内視鏡検査では体中部大彎のⅡcまたはⅡc類似進行がんと診断された．
(右) X線像：バリウム造影では明らかに胃壁の硬化変形を伴い，進行がんと診断され，胃の上部にも及ぶと診断された．
病変に近い#4sbから#10・11のリンパ節を確実に郭清（D2郭清）するために胃全摘・脾合併切除が行われ，実際，#4sb・#11d(脾動脈沿い遠位)にリンパ節転移を認めたが，術後5年以上経過し，再発はなく生存している．

内視鏡検査

- がんの粘膜面での広がり，潰瘍や周堤の有無，周囲粘膜との境界の明瞭不明瞭，周囲粘膜部の壁の硬化有無，粘膜の盛り上がりの有無などにより，周囲粘膜下への浸潤と範囲を判定し，肉眼型分類0〜5型のどれに当てはまるかを判断し，がんの広がりと深達度を診断する．
- 巨大な3型や4型の胃がんで胃の内腔が狭小化するような場合には，病変の全体像をとらえにくいこともある．内視鏡検査では，生検によりがんと診断することが必須である．

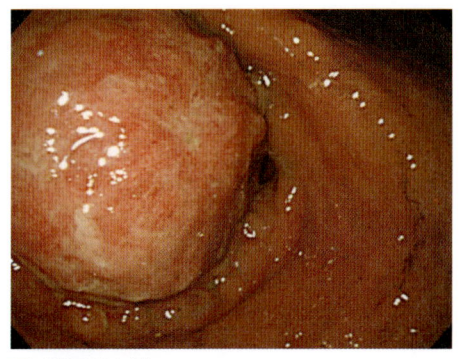

■ 1型胃がん例
前庭部前壁中心に大きな隆起性病変を認める．切除標本では最大径9cmの大きな胃がんであった

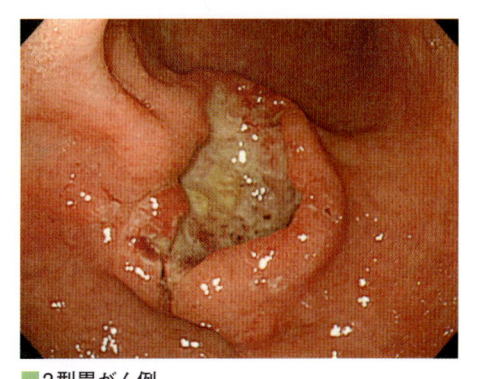

■ 2型胃がん例
胃角部対側大彎前壁寄りに約5cm大の境界明瞭な周堤（周囲の隆起）を伴う陥凹性病変を認める．

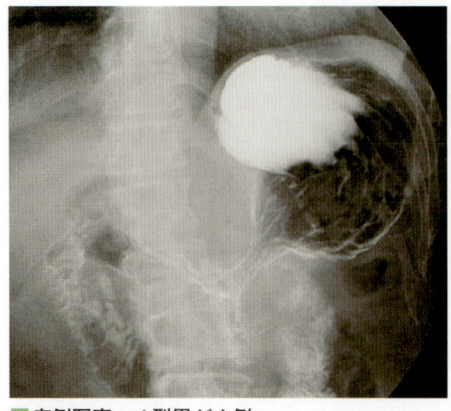

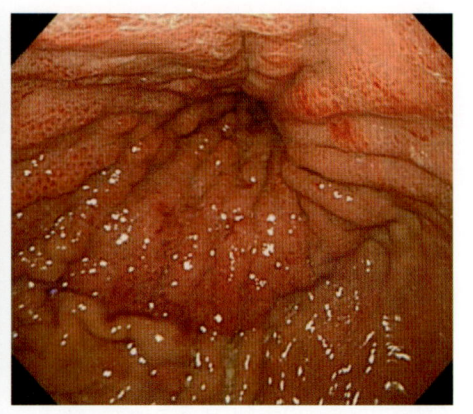

■ 症例写真：4型胃がん例
(左) 4型胃がんのX線バリウム造影像
(右) 同症例の内視鏡像
この症例では，胃全周にわたる広範囲な胃壁の硬化，襞の肥厚，粘膜のびらんを認め，内視鏡像でも4型胃がんであることが一目瞭然である．

CT検査

- 進行胃がんでは，リンパ節転移・肝転移・腹膜転移・隣接臓器への直接浸潤などの可能性があるため，術前のCT検査が必須である（もちろん早期胃がんでも必須）．
- 遠隔転移の有無やリンパ節転移の有無・程度，深達度診断（隣接臓器への直接浸潤の有無）により，治療方針そのものや術式が変更されることがある．
- 転移巣がある程度大きくなければ術前CT検査では陽性と出ないので，注意が必要である．
- リンパ節転移においては，術前CT検査で腫大がみられなくとも，実際に切除し顕微鏡的に確認しないかぎり，転移が陰性であるとは断定できない．

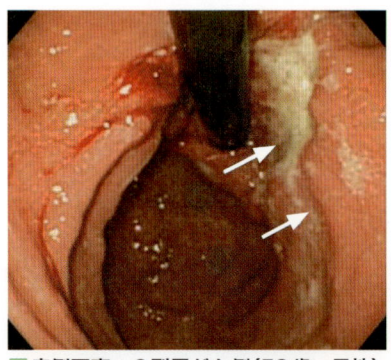

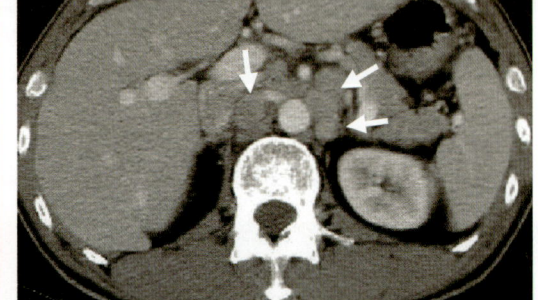

■ 症例写真：3型胃がん例（58歳，男性）
(左) 内視鏡検査で噴門部3型胃がんと診断され胃全摘予定であった．
(右) 術前CT検査で多数の3群（大動脈周囲）リンパ節転移を認め，根治切除は不可能と診断された．通過障害や貧血を認めなかったため，手術は中止となり，化学療法を行った．

治療

- 進行胃がんにおいては，胃の2/3以上の切除＋2群までのリンパ節郭清（D2郭清）が標準治療（定型手術）とされる．
- がんが胃の中下部にあるときは幽門側胃切除，胃の上部に及ぶときは胃全摘を選択する．胃全摘でD2郭清のためには通常，脾臓の摘出（脾摘）が必要となる．
- リンパ節転移の程度，隣接他臓器への直接浸潤によっては，拡大手術が必要となる．
- 根治切除が不可能でも，出血や通過障害がある場合には，姑息的切除やバイパス手術により症状の改善をはかる．
- 手術不可能な場合や術後もがんが残存する場合は，抗がん薬による化学療法を行う．Stage Ⅱ・Ⅲの根治切除例では，術後，補助的に化学療法を行う．

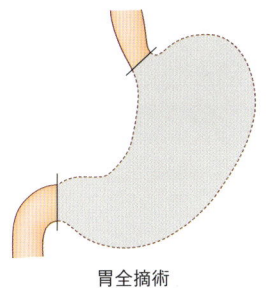

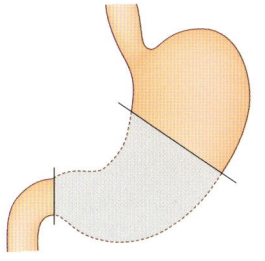

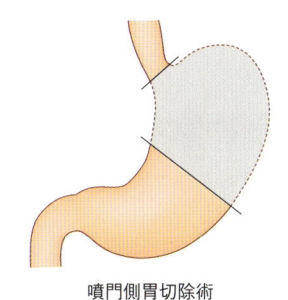

胃全摘術　　　　　幽門側胃切除術　　　　　噴門側胃切除術

■ 胃の切除術

幽門側胃切除術＋再建法

- がんが胃の下部・中部に限局される場合には，幽門側胃切除でD2郭清が可能であるため（この術式ではリンパ節＃2・4sa・10・11dは3群以遠のため郭清できない），幽門側胃切除が行われる．
- 再建方法には主に，ビルロート（Billroth）Ⅰ法，ビルロートⅡ法，ルーY（Roux-en-Y）法の3種類がある．

■ 幽門側胃切除後の再建法

ビルロートⅠ法	ビルロートⅡ法	ルーY法
特徴 ●最も生理的であり術式が簡便である 短所 ●残胃が小さい場合には逆流性食道炎が起きる． ●進行がんで局所再発が起きた場合に，早期に吻合部狭窄を起こす危険性が高い．	特徴 ●進行がん局所再発の場合は，ビルロートⅠ法より吻合部狭窄を起こす危険性が低い． ●リンパ節転移などにより閉塞性黄疸が起きた場合にも，内視鏡的な減黄処置が可能である． 短所 ●残胃炎や残胃がんの頻度が高い．	特徴 ●残胃炎や逆流性食道炎の頻度が少ない． ●縫合不全がまず起きない． 短所 ●内視鏡的逆行性膵胆管造影法（ERCP: endoscopic retrograde cholangio-pancreatography）が不可能である．

噴門側胃切除術＋再建法

- がんが胃の上部に限局する場合には，幽門上下のリンパ節を郭清しなくてもD2郭清が可能であるため，噴門側胃切除術の適応がある(脾摘は必要).
- 残る幽門側の胃は比較的小さくなるため，再建は，食道断端と残胃のあいだに空腸を間置する空腸間置法が選択されることもある．
- 高齢者の上部限局進行胃がんに対しては，縮小手術として噴門側胃切除術＋食道残胃吻合が行われることがある．

噴門側胃切除後の再建法

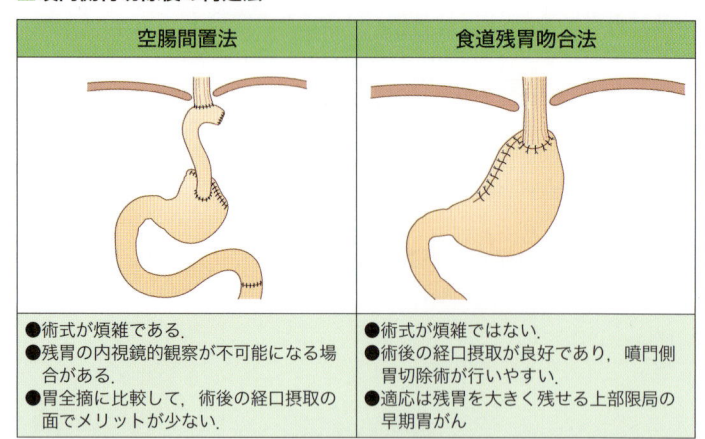

空腸間置法	食道残胃吻合法
●術式が煩雑である． ●残胃の内視鏡的観察が不可能になる場合がある． ●胃全摘に比較して，術後の経口摂取の面でメリットが少ない．	●術式が煩雑ではない． ●術後の経口摂取が良好であり，噴門側胃切除術が行いやすい． ●適応は残胃を大きく残せる上部限局の早期胃がん

胃全摘術(切除範囲＋血管処理)

- 病変が胃の上部に及び，そこのみに限局しない進行胃がんに対してD2郭清を行うためには，胃全摘とともに，脾門部のリンパ節(#4sa・10・11d)を確実に郭清するために脾摘が必要になる．
- 胃に流入出する右胃大網動静脈，右胃動脈，左胃動静脈は各根部で処理され，脾動静脈は膵尾先端で処理され，総肝動脈周囲や脾動静脈周囲の膵周囲2群リンパ節までが郭清される．
- 胃全摘術後の再建方法は各種あるが，術式が簡便安全であり，他術式に比し術後の経口摂取栄養の面でも遜色のないルーY法が最も汎用されている．

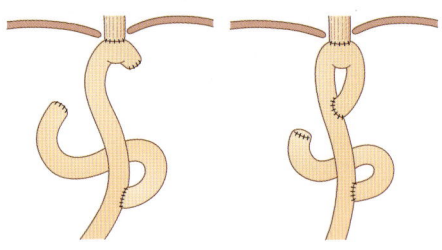

■ ルーY法による胃全摘後の再建

拡大手術

- リンパ節転移の程度，隣接他臓器への直接浸潤によっては，がんを根治するために拡大手術を行う．
- リンパ節郭清では，前述の2群郭清のための脾摘，3群転移陽性時の重点的3群リンパ節郭清を行う．予防的郭清は効果がない．
- 隣接他臓器への直接浸潤がある場合には，その臓器に応じ，膵体尾部切除(#11リンパ節郭清を徹底させるために行う場合もある)，結腸合併切除，肝外側区域切除，膵頭十二指腸切除などが付加される場合がある．

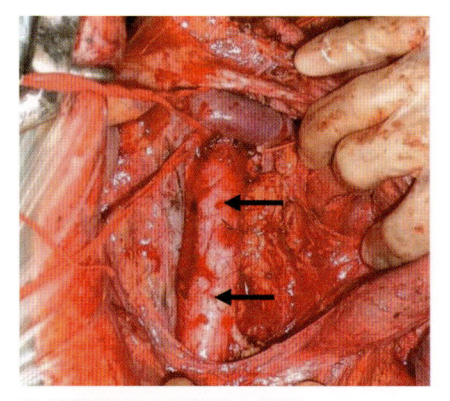

■ 3群郭清(D3郭清)後の術野
周囲のリンパ節が切除され，大動脈(矢印)がむき出しになっている．

姑息的手術

- 根治切除が不可能な場合でも，胃がんからの出血により貧血がある場合，狭窄により経口摂取ができない場合などでは，胃原発巣を切除することにより症状が改善するので，術後の生存期間とリスクを考えて通常，姑息的切除を行う．
- 姑息的切除が不可能な場合でも，経口摂取が可能になる場合にはバイパス手術（胃空腸吻合術など）を行う．
- 出血・通過障害などがなく，腹膜播種などが陽性で根治切除が不可能な場合に，胃原発巣を姑息的に切除する減量手術（がんを切除して延命をはかる手術）の意義はまだ証明されていない．

胃瘻造設術

- 胃上部の進行胃がんで噴門部が狭窄して経口摂取不能，かつ胃がんの切除が不可能なときに，胃瘻を造設し経管栄養を行う場合がある．
- 左上腹部経腹直筋切開で開腹し，胃体部の前面からチューブを胃内に挿入し，タバコ縫合（縫合法の一方法で，巾着縫合ともいう）で固定，4〜5cmにわたり漿膜筋層縫合でチューブを胃壁で包み込み，チューブの腹壁貫通部で腹壁と胃壁を縫合固定するヴィッツェル（Witzel）法が汎用される．

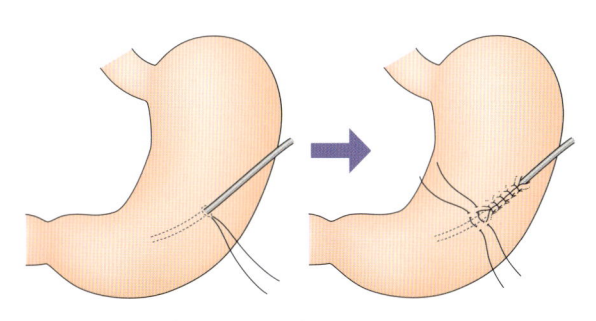

■胃瘻造設術（ヴィッツェル法）

化学療法

- 手術を行っても非根治手術やバイパス手術に終わり，明らかにがんが遺残している場合や，当初より手術ができない症例では，全身状態が許す限りは，抗がん薬治療による化学療法により延命をはかる．HercepTest陰性例での第一選択はTS-1/シスプラチン療法であり，HercepTest陽性例での第一選択はゼローダ®（または5-FU）/シスプラチン/ハーセプチン®療法またはTS-1/シスプラチン/ハーセプチン®療法である．二次三次治療としては，タキサンかイリノテカンが選択される．
- 根治切除が行えた場合でも，Stage IIまたはIIIの症例では，術後1年間TS-1を内服することにより（術後補助化学療法），内服しない場合よりも生存率が高くなることが証明されている．

Supplement

C851

胃悪性リンパ腫

gastric malignant lymphoma

疾患概念

- 胃悪性リンパ腫は胃の非上皮性悪性腫瘍である．胃に発生する悪性リンパ腫は大部分が非ホジキン（Hodgkin）リンパ腫に帰属し，そのなかでも実際に遭遇する頻度の高い悪性リンパ腫は，びまん性大細胞型B細胞性リンパ腫（DLBCL）とMALTリンパ腫である．ほかのリンパ腫（濾胞性リンパ腫，マントルリンパ腫，など）はまれである．

誘因・原因

- 胃MALTリンパ腫の病因としてはヘリコバクター・ピロリ（H. pylori）感染が考えられている．びまん性大細胞性リンパ腫の病因としてはH. pylori感染との明らかな関連性は認められないが，MALTリンパ腫の成分を病巣内に有する症例があり，MALTリンパ腫との連続性も考えられている．しかし，MALTリンパ腫の成分を認めない，純粋な高悪性度成分のみからなる症例もあり，その病因は単一ではないと考えられる．

症状・臨床所見

- 胃MALTリンパ腫の症状としては，腹痛や胃部不快感などを呈する場合もあるが，無症状で，検診で異常を指摘される場合が多い．
- びまん性大細胞性リンパ腫は腹痛などのほかに，吐血やタール便などをきたす場合もある．

検査・診断

- 胃悪性リンパ腫の確定診断は，病変部からの生検による組織検査によって行われる．
- 消化管悪性リンパ腫の臨床病期分類にはルガノ（Lugano）分類*が用いられる．
- 臨床病期診断に必要な検査としては，採血，上下部消化管内視鏡検査，全身のCT（PET/CT），腹部超音波検査，骨髄穿刺生検などがある．
- 胃MALTリンパ腫においては H. pylori 感染の検索が必要である．また，超音波内視鏡検査が除菌の効果判定予測因子となりうるため，施行可能であれば推奨される．
- 内視鏡像：胃MALTリンパ腫の内視鏡所見は非常に多彩

用語解説

ルガノ（Lugano）分類
消化管悪性リンパ腫の臨床病期分類で，これはアン・アーバー（Ann Arbor）分類を改訂したマショフ（Masshof）分類などを改訂したものである．

FISH法
遺伝子を可視化する，蛍光 in situ ハイブリダイゼーション（FISH）法である．

RT-PCR法
逆転写ポリメラーゼ連鎖反応（RT-PCR）とは，RNAを逆転写し生成されたcDNAに対してPCRを行う方法である．

R-CHOP療法
抗CD20モノクローナル抗体（リツキシマブ）併用CHOP（シクロホスファミド，ドキソルビシン，ビンクリスチン，プレドニゾロン）療法．

ルガノ分類

Stage I	消化管に限局した腫瘍で漿膜への浸潤を認めない． 単発 多発
Stage II	腹腔へ浸潤 リンパ節浸潤 II 1：限局性（胃または腸管所属リンパ節にとどまる） II 2：遠隔性（大動脈周囲，下大静脈周囲，骨盤腔内，腸間膜リンパ節）
Stage II E	漿膜から隣接臓器やリンパ節以外への周辺臓器に浸潤する． 浸潤臓器を記載する．Stage II E (pancreas) など リンパ節浸潤と周辺臓器への浸潤が併存する場合，II 1E (pancreas) などのように表示する．
Stage IV	リンパ節外への浸潤が播種状に認められる． 消化管病変とともにリンパ節浸潤が横隔膜を越えて認められる．

で胃炎や胃がんとの鑑別も難しく，内視鏡診断が困難な疾患である．しかし最近ではNBI(narrow band imaging)併用拡大観察を行うことで高い正診率で診断できることが報告されている[1]．
- びまん性大細胞性リンパ腫の肉眼分類は佐野分類で，「表層型」，「潰瘍型」，「隆起型」，「決潰型」，「巨大雛襞型」に分類される．
- 病理組織所見：病理診断には，通常のHE染色のほか，免疫組織化学として，CD3，CD5，CD10，CD19，CD20，CD23，CD79a，CyclinD1，Bcl2などのモノクローナル抗体による染色が行われる．表面マーカーの検索には生検標本を用いたフローサイトメトリーを行うこともある．またサザンブロット法あるいはポリメラーゼ連鎖反応(PCR)法によって免疫グロブリン遺伝子(重鎖・κ鎖・λ鎖)の単クローン性再構成が認められた場合は，B細胞リンパ腫，T細胞受容体の再構成が認められた場合はT細胞リンパ腫と診断される．また，MALTリンパ腫に特異的に認められる t(11；18)（q21；q21)染色体転座，すなわち*API2-MALT1*融合遺伝子の有無をFISH法*あるいはRT-PCR法*で可能な限り検索する．
- 胃MALTリンパ腫は組織学的には小〜中型，核にくびれがある腫瘍細胞が粘膜から粘膜下層内に浸潤し，粘膜上皮腺管を破壊性に浸潤する像(LEL)が特徴的である．

治療

- 胃MALTリンパ腫：*H. pylori*陽性患者に対しては，除菌治療が第一選択となる．標準除菌治療はプロトンポンプ阻害薬，アモキシシリン，クラリスロマイシンを1週間投与する3剤併用療法である．奏効率は70〜80％である．*H. pylori*陰性患者に対しては，定まった指針はないが，除菌療法で寛解を認める症例が存在することから除菌療法を行うことが多い．腫瘍残存や増悪を認める症例に対しては二次治療として放射線療法を行う．
- びまん性大細胞型B細胞性リンパ腫：化学療法を中心とした治療を行う．現在では，R-CHOP療法*が基本的な標準治療である．外科手術は穿孔や止血困難な出血がある場合などに限られている．

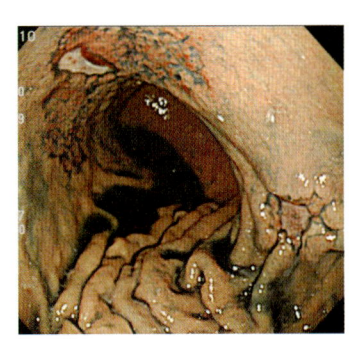

■ 早期胃がん類似型の胃MALTリンパ腫の内視鏡所見

多彩な像を呈するため早期胃がんとの鑑別が難しいが，胃MALTリンパ腫は複数病変を認めることが多いことも鑑別点となる．

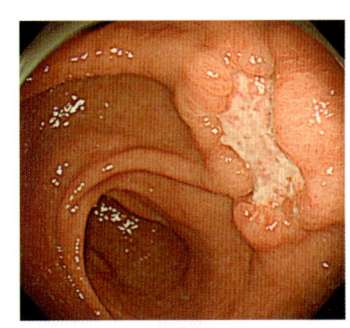

潰瘍型

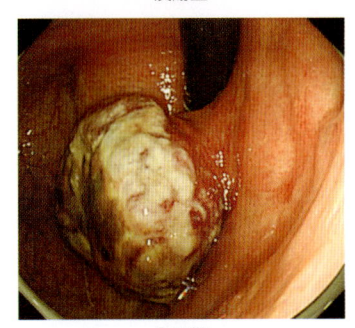

隆起型

■ びまん性大細胞性リンパ腫の肉眼分類(佐野分類)

びまん性大細胞型B細胞性リンパ腫(DLBCL)：diffuse large B-cell lymphoma | MALTリンパ腫：mucosa associated lymphoid tissue(MALT)lymphoma | ポリメラーゼ連鎖反応(PCR)：polymerase chain reaction | 蛍光*in situ*ハイブリダイゼーション(FISH)：fluorescence *in situ* hybridization | 逆転写ポリメラーゼ連鎖反応(RT-PCR)：reverse transcription polymerase chain reaction | LEL：lymphoepithelial lesion

Supplement

D371

胃粘膜下腫瘍

gastric submucosal tumor

疾患概念・分類

- 病変が粘膜より下層の消化管壁内に発育する隆起性病変であり，主病変が周囲粘膜と同様の粘膜に覆われて半球状または球状に管腔内に突出した病変を総称する臨床的名称である．

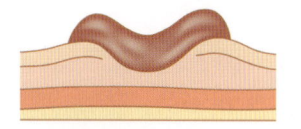

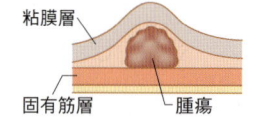

■上皮性腫瘍　■粘膜下腫瘍

■分類

良性腫瘍	非上皮性	平滑筋腫，脂肪腫，顆粒細胞腫，神経鞘腫，血管腫，リンパ管腫など
	上皮性	胃底腺ポリープ，過形成ポリープ，黄色腫など
境界病変	上皮性	神経内分泌腫瘍，消化管間質腫瘍(GIST)
悪性腫瘍	非上皮性	悪性リンパ腫，平滑筋肉腫，カポジ肉腫など
	上皮性	転移性腫瘍など

症状・臨床所見

- ほとんどが無症状で経過し，上部消化管X線検査，内視鏡検査，CT検査などの各種画像検査で偶然発見されることが多い．
- 腫瘍が増大すると，圧迫症状や消化管出血をきたす．

検査・診断

- 上部消化管X線検査：表面平滑な透亮像を呈する．ときに架橋襞(bridging fold)を認める．
- 内視鏡検査：健常胃粘膜に覆われた，表面平滑な隆起を認める．腫瘍の頂部に潰瘍形成(delle)を伴うことがある．
- 超音波内視鏡検査：占拠部位や病変の内部エコーの性状などを観察することで質的診断に有用である．超音波内視鏡ガイド下穿刺吸引生検法(EUS-FNBA)により確定診断が可能となる．
- 病理検査所見：HE染色や免疫染色により鑑別診断が可能となる．

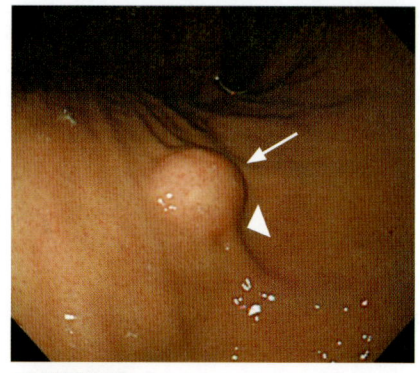

■内視鏡写真
半球状の粘膜下腫瘍(矢印)とそこに連なるbridging fold(矢頭)を認める．

治療

- 良性腫瘍は一般に予後良好であり，無症状であれば経過観察でよいが，有症状時は外科切除を考慮する．
- 悪性腫瘍と判明したものおよび悪性を疑わせる所見(増大傾向を示す，腫瘍径が5cm以上，潰瘍形成，表面の凹凸を有する)があれば，外科的切除，化学療法，放射線療法を行う．

超音波内視鏡ガイド下穿刺吸引生検法(EUS-FNBA)：endoscopic ultrasound-guided fine needle biopsy aspiration ｜ 消化管間質腫瘍(GIST)：gastrointestinal stromal tumor

胃・十二指腸疾患

ダンピング症候群

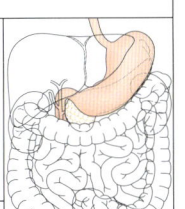

K911　dumping syndrome

疾患概念
胃切除後の障害の1つで，食物が急激に小腸に送り込まれることが原因で，種々の消化器症状，血管運動性症状や低血糖症状などをきたす症候群をいう．食後5〜60分に起こる早期ダンピング症候群と食後2〜3時間で起こる後期ダンピング症候群に分けられる．

Summary Map

誘因・原因

早期ダンピング症候群
- 胃切除後の小腸内に多量に流入した高張な食物(あまり消化されていない濃度の高い食物)

後期ダンピング症候群
- 胃切除後の大量の糖分が急速に吸収されることによるリバウンド反応

病態

早期ダンピング症候群
- 胃切除による胃の貯留機能の消失で，高張な食物が小腸内に多量に流入した結果，細胞外液の腸への移動が起こり，循環血液量の減少，消化管ホルモン(セロトニン，ヒスタミン，ブラジキニン，ソマトスタチン)の分泌亢進や腸運動亢進による多彩な症状が起こること

後期ダンピング症候群
- 炭水化物を多く摂取したとき，食後2〜3時間の一過性の高血糖がインスリンの過剰分泌を引き起こし，低血糖による症状が起こること

症状 臨床所見

早期ダンピング症候群
- 血管運動性症状：全身倦怠感，冷汗，顔面紅潮，動悸，頻脈
- 消化器症状：下痢，悪心・嘔吐，腹痛，腹部膨満感

後期ダンピング症候群
- 低血糖症状：めまい，脱力感，冷汗，動悸，空腹感，手指振戦(ふるえ)

検査・診断 分類
- 経口摂取の内容，摂取時間，症状，症状出現までの時間などについて，詳細な問診が重要である．
- ダンピング誘発試験：50%ブドウ糖150〜200mLを経口的に投与して30分以内に症状発現の有無を確認

治療

食事療法
- 高タンパク，高脂質，低炭水化物を主体にして液体成分を減らす
- 1回の食事摂取量を減少，1日の摂取回数を5〜6回に増加
- 食後1時間くらいの側臥位が有効

薬物療法
- 対症的に血管作動性物質に対する抗ヒスタミン薬，粘膜刺激に対する粘膜保護薬，抗不安薬などを投与

疾患の発症様式と時間経過

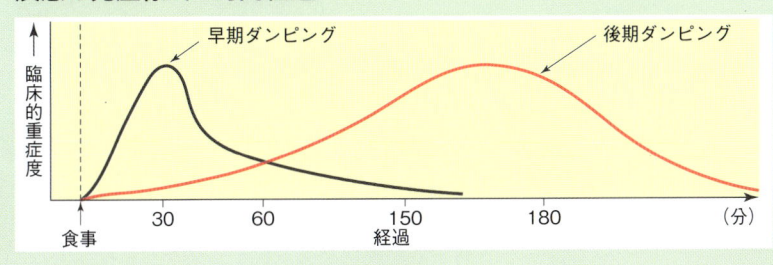

(グラフ：縦軸 臨床的重症度，横軸 経過(分)．早期ダンピングは食事後約30分でピーク，後期ダンピングは約150〜180分でピーク)

誘因・原因

- 胃切除後障害の1つで，食物が急速に小腸に送り込まれることが原因で，胃切除症例の10〜30％にみられる．
- 早期ダンピング（食後5〜60分）と後期ダンピング（食後2〜3時間）にわけられる．

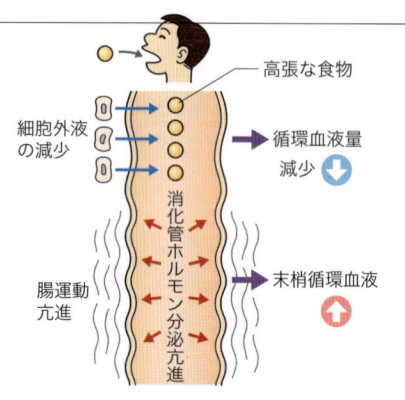

■ 早期ダンピング症候群のメカニズム

高張な食物が小腸内に多量に流入した結果，細胞外液の腸への移動が起こり，循環血液量が減少する．消化管ホルモンの分泌亢進や腸運動亢進による多彩な症状が起こる．

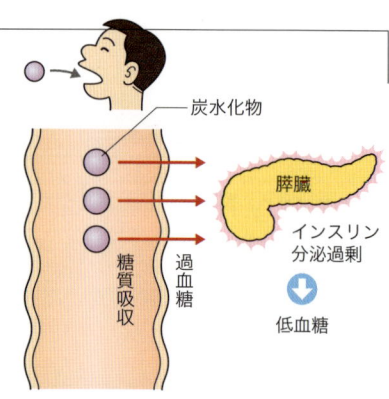

■ 後期ダンピング症候群のメカニズム

炭水化物を多く摂取したとき，食後2〜3時間の一過性の高血糖がインスリンの過剰分泌を引き起こし，低血糖による症状が起こる．

症状・臨床所見

- 早期ダンピング（小腸内に多量に流入した高張な食物による）は胃切除，幽門形成，胃空腸吻合などを受けた症例にみられる．血管運動性症状として冷汗，顔面紅潮，動悸，頭痛，めまいなどが起き，その後に消化器症状として，下痢，悪心・嘔吐，腹痛，腹部膨満感などが起こる．
- 後期ダンピングは，食後に大量の糖が急速に吸収され，インスリンの一過性過剰分泌の結果，低血糖症状としてめまい，冷汗，動悸，立ちくらみ，意識障害などが起こる．

■ ダンピング症候群の症状

早期ダンピング症候群	血管運動性症状	全身倦怠感，冷汗，顔面紅潮，動悸，頻脈
	消化器症状	下痢，悪心・嘔吐，腹痛，腹部膨満感
後期ダンピング症候群	低血糖症状	めまい，脱力感，冷汗，動悸，空腹感，手指振戦

検査・診断・分類

- ダンピング誘発試験：50％のブドウ糖150〜200mLを経口的に投与して30分以内に症状発現の有無をみる．
- 日本消化器外科学会による判定基準では，重症度順にA，B，C，Dに分け，食後30分以内にA，Bのうち1つでもあてはまる症状があれば，早期ダンピング症候群であるとしている．

■ 早期ダンピング症候群の判定

全身症状	A	冷汗，動悸，めまい，しびれ・失神
	B	顔面紅潮，顔面蒼白，全身熱感，全身脱力感，嗜眠感，頭重・頭痛，胸内苦悶，その他
腹部症状	C	腹鳴，仙痛，下痢
	D	悪心・嘔吐，腹部膨満，腹部不快感，その他

（日本消化器外科学会）

治療

食事療法

- 治療の基本は食事療法である．高タンパク，高脂質，低炭水化物を主体にした食事にして，水分などの液体成分を減らす．
- 1回の食事摂取量を少なくし，1日の摂取回数を5〜6回に増やし，ゆっくり摂取するなどの食事指導により軽快することが多い．
- 後期ダンピングには，糖分摂取．低血糖症状が予感されたら，あらかじめ補給するように指導するとよい．

薬物療法

- 薬物療法としては，特効薬はない．対症的に血管作動性物質に対する抗ヒスタミン薬，粘膜刺激に対する粘膜保護薬，抗不安薬などを投与することがある．

胃ポリープ

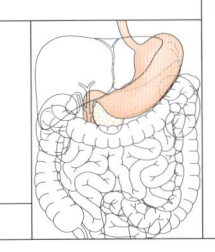

胃・十二指腸疾患

K31.7　gastric polyp

疾患概念
胃粘膜上皮の限局性増殖により胃内腔に突出した良性の隆起性疾患である．幽門前庭部に好発する．自覚症状や臨床症状はほとんどないが，まれにポリープに伴う慢性胃炎の症状（食欲不振，心窩部痛など）や出血による鉄欠乏性貧血を起こすことがある．

Summary Map

誘因・原因
- 一概にはいえないが，ヘリコバクター・ピロリ（*H. pylori*）*の感染と関連したものもある．

病態
- 胃粘膜上皮の限局性増殖により胃内腔に突出した隆起．大まかに過形成性ポリープ*，胃底腺ポリープ*，胃腺腫*に分けられる．

症状 臨床所見
- ほとんどが無症状で，検診などで指摘される例が大部分である．

検査・診断 分類
- 胃透視（胃X線造影），上部消化管内視鏡
- 分類では，形態分類の山田・福富の分類（1966）がある．

治療

過形成性ポリープ	原則経過観察（年1回の内視鏡）．出血例，10mm以上のものではポリペクトミー，内視鏡的粘膜切除術（EMR）．*H. pylori*の除菌も考慮される．
胃底腺ポリープ	臨床的には放置でよい．
胃腺腫	原則経過観察（年1回の内視鏡）．早期胃がんとの鑑別困難なこともあり，悪性が疑われた場合は内視鏡的粘膜切除術（EMR）を施行する．

用語解説

ヘリコバクター・ピロリ
経口感染する螺旋状の形をした細菌（ヘリコバクター）．胃の幽門部（ピロリ）に住み着いていることからこの名前がある．この菌がもつウレアーゼという酵素からアンモニア（アルカリ性）をつくり出し，強酸性の胃酸を中和することで胃に生息することができる．萎縮性胃炎，胃・十二指腸潰瘍，胃がんなどの発生に関与しているといわれている（p.77参照）．

過形成性ポリープ
非腫瘍性で，有茎性または無茎性の小結節としてみられる．まれにがん化することがある．*H. pylori*の感染が多いために，胃粘膜の萎縮や腸上皮化生の環境が，このポリープの形成に関連があるといわれている．

胃底腺ポリープ
萎縮のない胃粘膜に発生する．無茎性ないし亜有茎性で，がん化することなく，自然消失することもある．*H. pylori*の感染は否定的

胃腺腫
良性と悪性の境界病変とみられる．背景に胃粘膜が萎縮している状況下で発生すると考えられ，扁平なやや白色調の隆起が認められる（p.99参照）．

狭帯域光観察（NBI）
新しい消化管内視鏡技術で，消化器表面の微細構造や毛細血管を観察できる．拡大内視鏡との組み合わせで，粘膜表面に出ていない血管の病変，がんの早期発見，病変の悪性度診断に有用である（p.136参照）．

インジゴカルミン
内視鏡検査中に色素材を散布し，その反応を観察する色素法のうち，最も高頻度に行われる色素液のたまりを利用して病変の凹凸を強調するコントラスト法で使用される代表的な紺色の色素．人体に対して比較的無害で安全性も高い（p.99参照）．

疾患の発症様式と時間経過

- ときに，悪性化するものがある
- 通常は緩徐に増大していくのみ

（縦軸：臨床的重症度，横軸：経過　0　5　10　15　20年）

誘因・原因

- 過形成性ポリープ，胃腺腫は *H. pylori* の感染が原因といわれている．長期に *H. pylori* が感染し，慢性萎縮性胃炎を呈した胃粘膜から発生する．
- 胃底腺ポリープは，逆に *H. pylori* 感染のない非萎縮粘膜から発生する．

症状・臨床所見

- 基本的には無症状．検診で発見されることが多い．

検査・診断・分類

形態分類

- **胃透視（胃X線造影）**
  - 集団検診などの胃透視で，陰影欠損として指摘されることが多い．
- **上部消化管内視鏡**
  - 部位，形態，表面の性状や色調を観察することができる．生検により確定診断を得ることもできる．
- **形態分類**
  - 山田・福富の分類が知られている．

山田・福富の分類

隆起Ⅰ型	平滑隆起 立ち上がりは滑らかで，明確な境界がみられない．	
隆起Ⅱ型	無茎性 境界は明瞭であるが，くびれまではみられない．	
隆起Ⅲ型	亜有茎性 くびれは明瞭だが，茎まではみられない．	
隆起Ⅳ型	有茎性	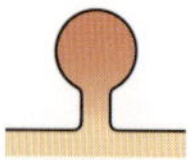

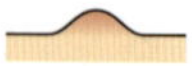

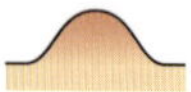

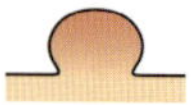

山田・福富の分類における内視鏡像

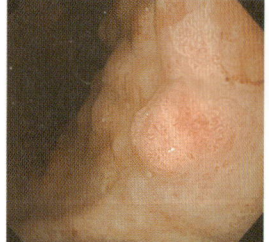

隆起Ⅰ型 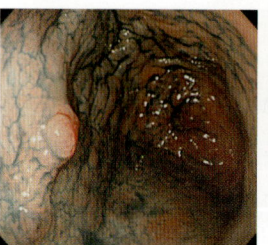　隆起Ⅱ型 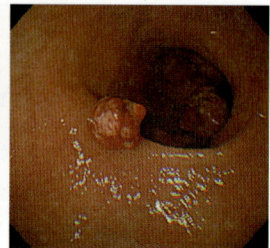　隆起Ⅲ型 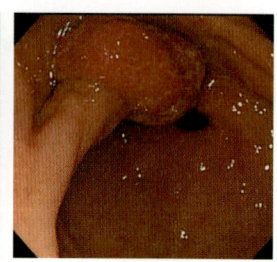　隆起Ⅳ型

病理組織分類

- **過形成性ポリープ**
  - 胃幽門前庭部や体中部の胃腺窩上皮(いせんかじょうひ)の過形成により生じるもの．表面は顆粒状であり，*H. pylori* 感染による慢性萎縮性胃炎を背景としている．1％程度にがんが合併していることがある．
- **胃底腺ポリープ**
  - 胃体上部の胃底腺領域（胃液などを産生する胃底部から胃体部の領域）に発生する．色調は周囲と変わらないことが特徴．*H. pylori* 感染のない胃粘膜から発生し，がん化リスクはほとんどない．

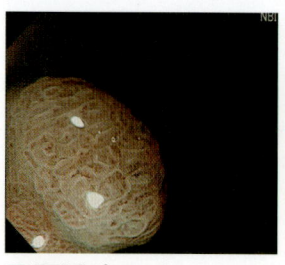

過形成ポリープ

過形成ポリープは狭帯域光観察（NBI）*で観察するとネットワーク状の表面構造が鮮明化する．とくに不規則な表面構造や，不規則な血管のパターンは認められない．

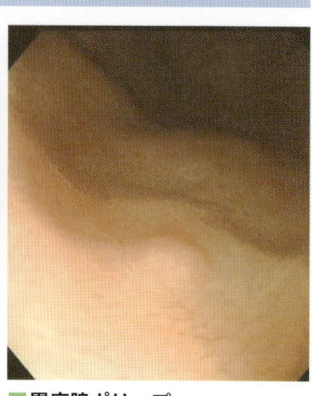

胃底腺ポリープ

- **胃腺腫**
- *H. pylori* 感染のある慢性萎縮性胃炎を伴う胃粘膜に発生する．組織学的に細胞核の腫大はあるものの，がんと判定するまでの異型ほどではない．内視鏡的には白色扁平隆起を呈する．しばしば，早期胃がんとの鑑別が問題となる．

悪性病変との鑑別が重要である．

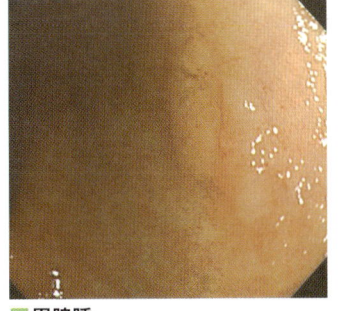

■ 胃腺腫 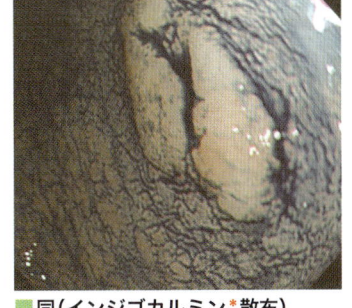　　■ 同（インジゴカルミン*散布）

治療

過形成性ポリープ

- 基本的には経過観察．出血原因となったり，10〜20mm 以上でがんの併存が疑われる場合は，内視鏡治療（ポリペクトミーなど）の適応となる．また，*H. pylori* 除菌成功で 70％の過形成性ポリープは縮小ないしは消失するとの報告もあり，除菌治療も治療選択肢の候補となる．

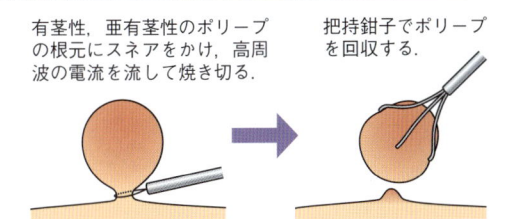

有茎性，亜有茎性のポリープの根元にスネアをかけ，高周波の電流を流して焼き切る．

把持鉗子でポリープを回収する．

■ ポリペクトミー

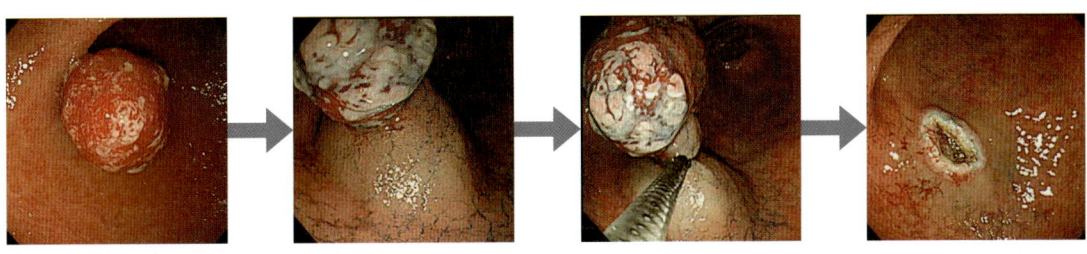

■ 内視鏡粘膜切除術（EMR）によるポリープの切除
除去できない隆起性でない病変部の根元に生理食塩液を注入して水ぶくれ状態をつくり，膨らんだその部分にスネアをかけて，高周波の電流を流して病変部を焼き切る．

胃底腺ポリープ

- がん化リスクはほとんどないため，基本的には治療の適応はない．

胃腺腫

- 絶対的な切除適応はないが，しばしば早期胃がんとの鑑別が問題となる．組織生検は大きなヒントとなるが，腫瘍の一部分の情報しか得られないため，腫瘍径 10mm 以上，中心陥凹を認める場合などは診断的に内視鏡粘膜切除術（EMR）を選択する．
- 最近では，拡大内視鏡，狭帯域光観察（NBI）などの技術が発達してきており，肉眼的には腺腫とがんの鑑別が困難であっても，拡大所見にてがんと診断しうる場合もある．

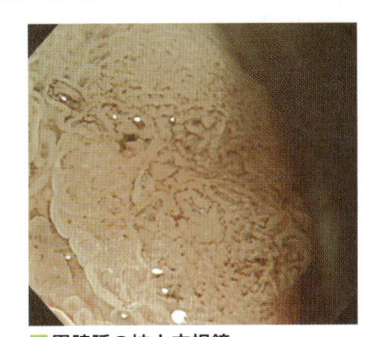

■ 胃腺腫の拡大内視鏡
NBI 併用の拡大内視鏡にて異常血管がないため，がんではないと診断

内視鏡粘膜切除術（EMR）：endoscopic mucosal resection ｜ 狭帯域光観察（NBI）：narrow band imaging

胃・十二指腸疾患

胃アニサキス症

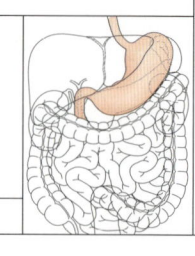

B810 | gastric anisakiasis

疾患概念
魚介類の生食によりアニサキス虫体を摂取することで引き起こされる消化管感染症．アニサキスが胃壁内に穿入することで疼痛，悪心・嘔吐などの消化器症状や蕁麻疹などが認められる．病変の頻度は胃が最も高い．十二指腸，小腸，大腸においても発症する（腸アニサキス症）こともある．

Summary Map

誘因・原因
- サバやイカなどの魚介類の生食によりアニサキス虫体を摂取することが原因で発症する．

病態
- アニサキスが胃壁に侵入することにより発症する反応で，突発的に腹痛などを伴う劇症型と症状を伴わない緩和型に大別される．

症状 臨床所見
- 劇症型：アニサキスに感作された宿主*が再感染した際に起こるアレルギー反応と考えられており，生の海産魚介類摂取後数時間後に激しい上腹部痛，悪心，嘔吐などが出現する．
- 緩和型：初感染の場合などであり，急性炎症を起こすことがなく，症状が軽微であり，気づかれないことが多い．

検査・診断 分類
- 最初に行う最も重要なことは，発症前に摂取した食品について十分に問診を行うことである．
- 急性腹症を呈する疾患は，胆嚢炎や胃潰瘍などもあるため，血液検査や腹部超音波検査などによる評価も重要である．
- 上部消化管内視鏡検査で，胃内に刺入しているアニサキス虫体を見つけることで診断は可能である．

治療

虫体摘除
- 上部消化管内視鏡下にて，鉗子で虫体を摘除する．その際，頭部が残存すると，症状が持続することがあるため，頭部もしっかり摘除していることを確認する．

薬物療法
- 確立された薬物療法はないが，症状に合わせて，鎮痛薬や鎮痙薬，ステロイド剤を使用する場合もある．

用語解説
宿主（しゅくしゅ）
体内や体表に他の生物（細菌，寄生虫など）の寄生を受ける生物をいう．寄生する生物が成虫か幼虫かによって終宿主と中間宿主に区別される．待機宿主は終宿主と中間宿主のあいだで，中間宿主と同じような役割をする．

疾患の発症様式と時間経過

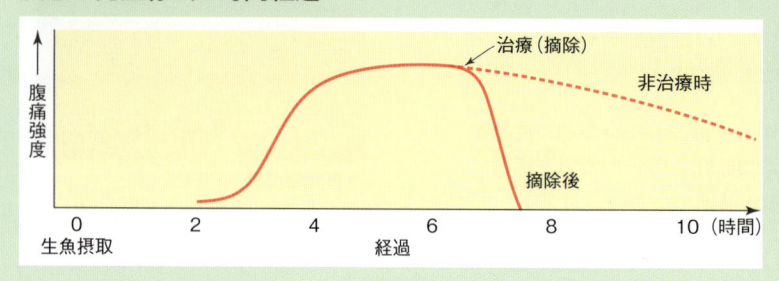

（腹痛強度 vs 経過（時間）のグラフ：生魚摂取から2時間後頃に腹痛が急激に上昇し、6時間頃に治療（摘除）で急速に低下、非治療時は緩やかに低下）

116

誘因・原因

- アニサキス幼虫を保有する海産魚類(サバ，カツオやイカに多い)の生食により生じる．しめサバによる感染も多い．

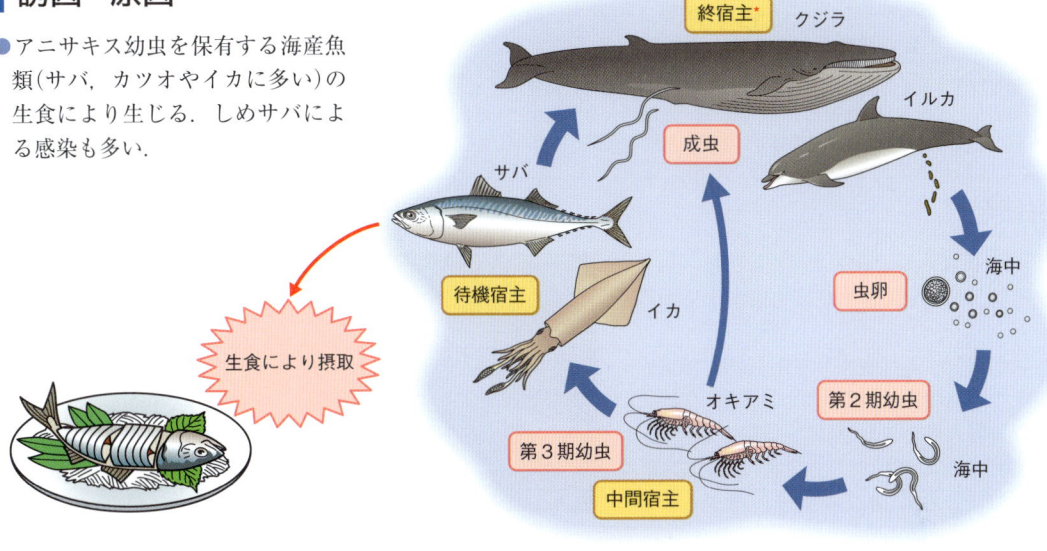

症状・臨床所見

- 胃アニサキス症では，海産魚類の生食後，数時間後に発症する心窩部痛，悪心，嘔吐があり，腸アニサキス症では，腸閉塞を起こすことがあり，急性腹症として，場合によっては，手術適応となることもある．
- そのほか，摂取後，数日後蕁麻疹などの症状が出る場合もある．

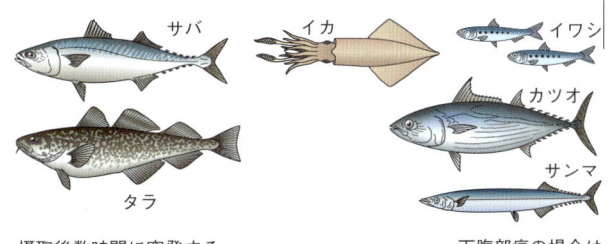

摂取後数時間に突発する上腹部痛や悪心・嘔吐

下腹部痛の場合は腸アニサキス症

検査・診断・分類

上部消化管内視鏡検査

- 最も重要なことは問診であり，食事摂取歴，時間などを詳細に問診する．アニサキス症を強く疑う場合は，速やかに上部消化管内視鏡検査を施行する．
- 上部消化管内視鏡検査では，詳細な観察が必要であり，胃壁に刺入しているアニサキス虫体を確認し，診断を行う．複数匹の虫体も認めることが多いので，見落としのないよう注意深く観察する．また，胃粘膜の浮腫状の腫脹，びらん，発赤，皺壁腫大なども呈する．一過性の浮腫状膨隆を"vanishing tumor"とよぶ．
- 虫体が確認困難な場合は，血清学的診断法として，アニサキス抗体を測定する方法もある．
- 病理組織学的には，長時間経過例では著明な好酸球浸潤を伴った肉芽腫形成がみられることがある．

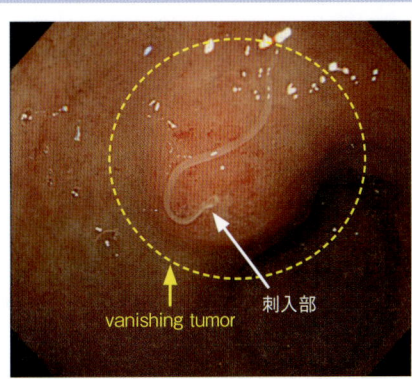

アニサキス虫体とそれを中心とした浮腫状膨隆 (vanishing tumor)

■ 内視鏡像

その他

- 急性腹症を呈する疾患は，消化性潰瘍，胆嚢炎，膵炎，心・血管疾患などもあるため，これらの疾患も念頭におき，必要な検査なども含め，診断を進めることが重要である．

> 急性腹症を呈する疾患は消化器疾患として胃炎，急性胃粘膜病変（AGML），上部消化管潰瘍，消化管穿孔，急性胆嚢炎，急性膵炎などがある．心血管系では心筋梗塞，解離性大動脈瘤など，呼吸器系では胸膜炎，気胸など，代謝疾患では糖尿病性ケトアシドーシスなど多種多様である．丁寧な診断が必要となる．

治療

- 上部消化管内視鏡検査で，アニサキス虫体が確認できれば，速やかに生検鉗子で摘除を行う．その際，虫体の一部が残存すれば，症状が持続する可能性もあり，必ず，頭部から完全に摘除する．状況に応じては，生検と同様に刺入部を含め，粘膜を摘除する．
- 蕁麻疹などのアレルギー症状に対しては，対症療法として，抗アレルギー薬などを併用する．
- 予防としては，生きた幼虫を摂取しないため，高温（60℃で数秒，70℃以上では瞬時に死滅する），もしくは低温（−20℃で24時間以上冷凍）が必要である．また，酸には抵抗であり，食酢で処理しても死滅しない．

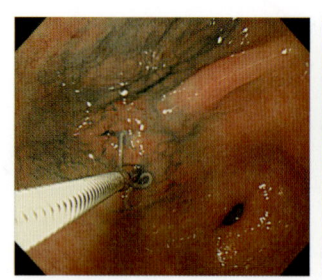

生検鉗子でアニサキス虫体を把持 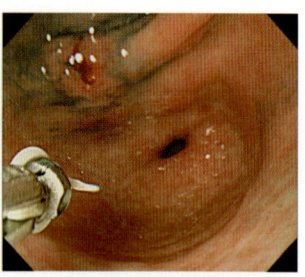　　アニサキス虫体の回収

■ 内視鏡像

> 生検鉗子を用いて虫体を除去する際，乱暴に虫体を摘出すると，虫体の一部が胃壁内に残存することがある．したがって丁寧に摘出する．一般的には，摘除しなくても虫体は数日中に死亡し吸収され，症状も消失する．

急性胃粘膜病変（AGML）：acute gastric mucosal lesion

経口摂取で起こる主な寄生虫感染症

病名	感染様式	症状	検査・診断・治療
広節裂頭条虫症	●サケ，マスを生食した際に幼虫（プレロセルコイド）を経口摂取することによる． ●小腸上部に寄生	●時に無症状なことが多い．下痢，腹痛，便秘，嘔吐，食欲不振などの消化器症状，まれに腸閉塞 ●頭痛，疲労・倦怠感，めまいなどの神経症状	●虫体節の自然排泄 ●糞便内虫卵検出 ●小腸透視で虫体確認（全長1〜10m） ●下剤投与 ●プラジカンテルの投与
回虫症	●野菜などに付着した虫卵の経口摂取による． ●小腸上部に寄生	腹痛，悪心・嘔吐，下痢，食欲不振，多数寄生による腸閉塞，低栄養	●糞便内虫卵検出 ●X線撮影（胃腸） ●内視鏡検査 ●ピランテルパモ酸塩の投与
蟯虫症	●虫卵汚染の手指や埃の経口摂取による． ●盲腸に寄生 ●感染後は自家再感染	●産卵時の肛門周囲の痒み，不眠など ●10歳以下の子どもに多い．	●肛囲検査法（スコッチテープ）を2〜3日行う． ●ピランテルパモ酸塩の投与
旋毛虫症	●嚢胞状態の幼虫が寄生しているブタ，クマ，イノシシ，ウマなどの肉を生や加熱不十分で経口摂取することによる． ●小腸上部で成虫になり産卵，幼虫は全身の筋線維で嚢胞となる．	●下痢，嘔吐，腹痛，血便，筋肉痛，筋力低下，発熱，眼瞼浮腫，貧血，心不全 ●肺炎などの合併により死亡例もある．	●食事歴聴取 ●免疫診断 ●筋生検による虫体検出 ●メベンダゾールの投与
エキノコックス（包虫）症	●キツネや野犬の便とともに排出された成虫が沢水に混入したり，野草・山菜などに付着したものを経口摂取することによる． ●肝・肺・脳に寄生	●肝：発熱，肝腫大，黄疸 ●肺：血痰，咳 ●脳：痙攣 ●潜伏期間が5年以上と長い．	●X線撮影 ●免疫診断 ●CT検査 ●超音波検査で嚢腫を確認 ●肝の場合は外科的に嚢腫ごと切除 ●アルベンダゾールの投与

胃・十二指腸疾患

急性胃炎・急性胃・十二指腸粘膜病変

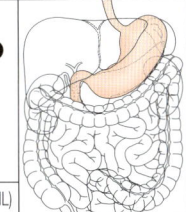

K290, K291　acute gastrics, acute gastroduodenal mucosal lesion(AGDML)

疾患概念

急性胃炎は，なんらかの原因によって胃粘膜の炎症が急激に引き起こされた疾患である．急性胃粘膜病変（AGML）は，緊急内視鏡検査の普及により確立された概念であり，突発する腹痛や出血などの腹部症状を伴い，内視鏡検査で胃粘膜にびらんや潰瘍などの病変が認められたものを指す．病変が胃にとどまらず十二指腸に及ぶ場合は，急性胃・十二指腸粘膜病変（AGDML）と呼ぶ．

Summary Map

誘因・原因
- 原因の約60％は薬剤である．
- 次いでアルコール，ストレスがそれぞれ10％を占める．
- 薬物は非ステロイド抗炎症薬（NSAIDs），副腎皮質ステロイド薬，抗菌薬，抗がん薬などがある．
- 外科手術後に発症することがある．
- ヘリコバクター・ピロリ（H. pylori）の初感染が原因となることがある．

病態
- 発症には，胃粘膜の血流障害が関与しているといわれている．

症状 臨床所見
- 症状は突発する上腹部痛，心窩部痛，悪心・嘔吐，吐血，下血などである．
- 急性出血性胃炎では，重篤な出血を伴うことがあり，重症度の判断が重要である．

検査・診断 分類
- 緊急上部内視鏡検査において，胃粘膜に多発性の浮腫，発赤，びらん，潰瘍などを認める．
- 臨床症状と内視鏡所見のみで診断は容易である．
- 改訂シドニー分類*では，①急性出血性胃炎，②急性びらん性胃炎，②急性ヘリコバクター・ピロリ胃炎，③急性蜂窩織炎性胃炎に分類される．

治療

保存的治療	まずは原因を除去し，保存的治療（安静，食事療法）を行う．
薬物療法	酸分泌抑制薬としてH2受容体拮抗薬やプロトンポンプ阻害薬（PPI）を投与
内視鏡的止血術	出血がある場合には内視鏡的止血術を行う．

用語解説

改訂シドニー分類
国際的な胃炎の分類法

アニサキス
線虫の一種で，魚類（サバ，ニシン，タラ，スルメイカなど）の生食により感染する．この幼虫が胃壁，腸壁の中に入り込むことで，主に急性胃炎，急性腸炎を引き起こす（p.116参照）．

疾患の発症様式と時間経過

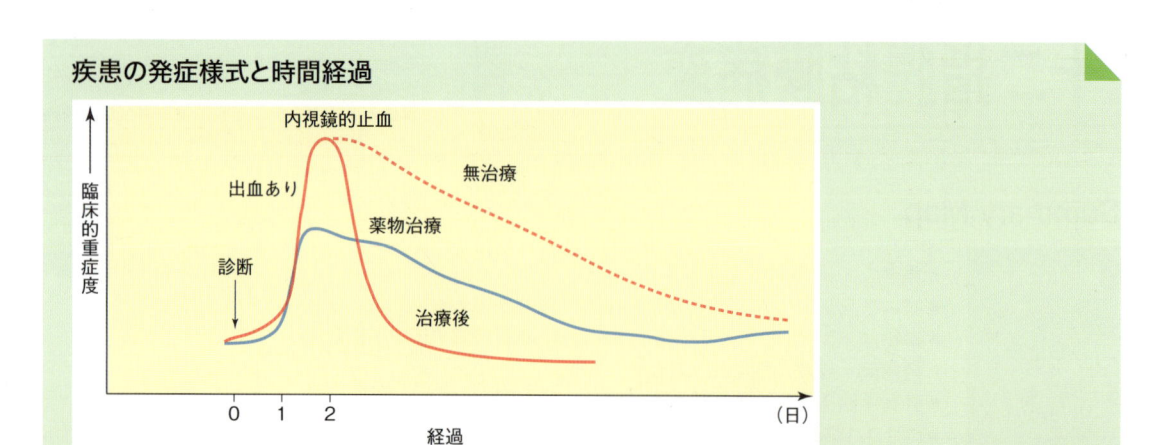

（グラフ：横軸「経過（日）」0〜、縦軸「臨床的重症度」。「診断」→「出血あり」→「内視鏡的止血」→「治療後」、「無治療」、「薬物治療」）

誘因・原因

- 内視鏡検査後に発症する急性胃粘膜病変（AGML）が知られていた．これはヘリコバクターピロリによるものであり，内視鏡消毒の普及により現在ではほとんどみられなくなっている．
- 発症には，胃粘膜の血流障害が関与しているといわれている．

原因分類表

薬物	約60％を占める．非ステロイド性抗炎症薬（NSAIDs），ステロイド薬，抗菌薬，抗がん薬などが原因薬物として多い．
食事	約10％を占める．アルコールや香辛料の多量摂取などが原因となる．
ストレス	約10％を占める．精神的および肉体的(手術，外傷，熱傷など)の両方が原因となりうる．
感染	アニサキス*の感染や内視鏡の洗浄不足によるヘリコバクター・ピロリ（H.pylori）の急性感染など
治療の合併症	肝動脈塞栓術や，食道静脈瘤硬化療法などの治療後に合併症として発症する場合がある．

症状・臨床所見

- 症状は突発する上腹部痛，心窩部痛，悪心・嘔吐，吐血，下血などがある．
- 急性出血性胃炎では，重篤な出血を伴うことがあり，重症度の判断が重要である．
- 急性蜂窩織炎性胃炎はまれな胃炎で，胃の粘膜だけでなく，その下層までおかされる化膿性の胃炎である．高熱，激しい腹痛，悪心・嘔吐を伴い，全身状態が急に悪化する．

> 重篤な出血を見逃さないこと

検査・診断・分類

内視鏡検査

- 緊急上部内視鏡検査において，胃粘膜に多発性の浮腫，発赤，びらん，潰瘍出血などを認める．
- びらんとは粘膜表面に欠損を起こすもの
- 潰瘍は粘膜の欠損が下の層に進んで，陥没した状態
- 胃炎の分類として世界的に一般的とされている改訂シドニー分類では，急性胃炎として，
  ① 急性出血性胃炎，急性びらん性胃炎
  ② 急性 H.pylori 胃炎

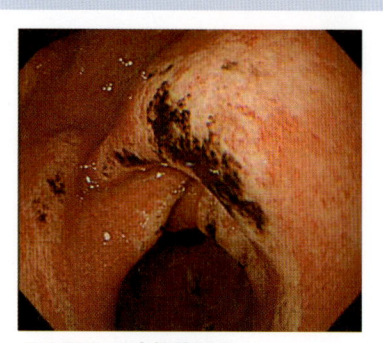

■ AGMLの内視鏡所見
出血を伴う高度のびらんを認める．

③急性蜂窩織炎性胃炎が記載されている.

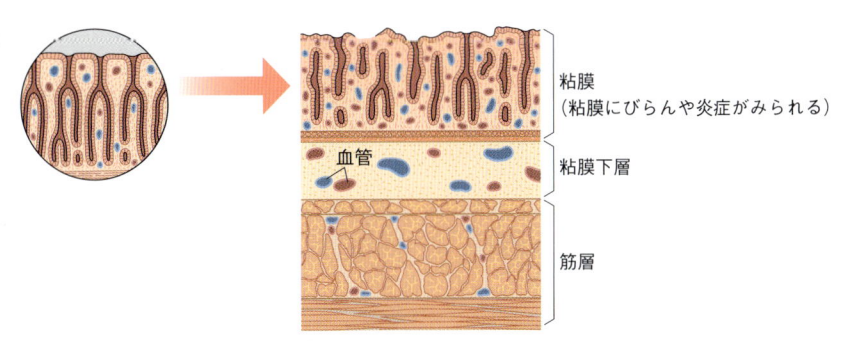

■ 急性胃炎にみられる粘膜の状態

粘膜（粘膜にびらんや炎症がみられる）
血管
粘膜下層
筋層

治療

保存的治療

- 急性胃炎は原因の特定が容易なことが多く，まずは原因を除去し，保存的治療（安静，食事療法）を行う．

内視鏡的止血術

- 出血がある場合には内視鏡的止血術を行う．

薬物療法

- 酸分泌抑制薬としてヒスタミン（H2）受容体拮抗薬やプロトンポンプ阻害薬（PPI）を投与する．
- 腹痛，嘔吐が強ければ絶食，輸液管理とし，腹痛発作時には抗コリン薬などで対応する．

■ 急性胃炎，急性胃粘膜病変に使用される主な治療薬

作用		主な薬剤名
酸分泌抑制	ヒスタミン（H2）受容体拮抗薬	シメチジン，ラニチジン塩酸塩，ファモチジン
	プロトンポンプ阻害薬	オメプラゾール，ランソプラゾール
	抗ガストリン薬	プログルミド
	抗コリン薬	臭化チキジウム
	制酸薬	水酸化アルミニウムゲル・水酸化マグネシウム配合剤
粘膜血流改善	プロスタグランジン製剤	ミソプロストール
粘膜保護	粘膜保護薬	スクラルファート，テプレノン

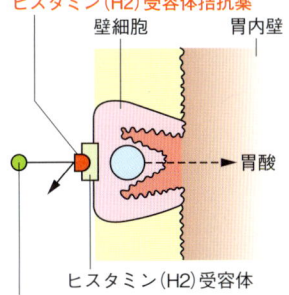

ヒスタミン（H2）受容体拮抗薬

壁細胞　胃内壁
→胃酸
ヒスタミン（H2）受容体
ヒスタミン（H2）

■ ヒスタミン（H2）受容体拮抗薬の作用部位・標的
胃酸（塩酸）を分泌する壁細胞のヒスタミンH2受容体に結合し，胃酸分泌を減少させる．

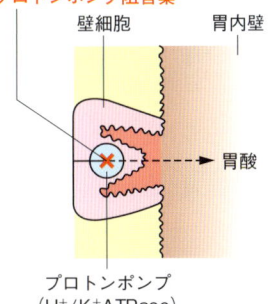

プロトンポンプ阻害薬

壁細胞　胃内壁
→胃酸
プロトンポンプ
（H$^+$/K$^+$ATPase）

■ プロトンポンプ阻害薬の作用部位・標的
壁細胞から胃酸（塩酸）を出すプロトンポンプ（H$^+$/K$^+$ATPase）を不可逆的に阻害することにより，胃酸分泌を抑制する．

予後

- 状態や治療によるが，一般的に比較的早期に治り，予後良好である．

急性胃粘膜病変（AGML）：acute gastric mucosal lesion ｜ 急性胃・十二指腸粘膜病変（AGDML）：acute gastroduodenal mucosal lesion ｜ 非ステロイド抗炎症薬（NSAIDs）：nonsteroidal anti-inflammatory drugs

胃・十二指腸疾患

機能性ディスペプシア

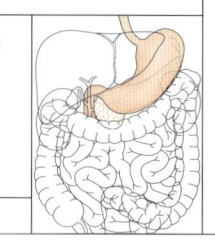

K30　functional dyspepsia : FD

疾患概念

ディスペプシア(dyspepsia)とは，上部消化管に起因すると考えられる胸骨後部から上腹部における症状の総称である．ディスペプシアに含まれる症状は痛み，胸やけ，悪心など多彩である．機能性ディスペプシア(FD)とは，慢性的な上腹部症状を訴え，その症状を説明できる器質的疾患を認めない症例を指す．

Summary Map

誘因・原因
- 胃運動機能異常
- 胃の知覚過敏
- 胃酸の分泌亢進
- 精神神経因子
- ヘリコバクター・ピロリ(H.pylori)感染

病態
- 胸骨後部から上腹部における慢性的な症状を訴えるが，その症状を説明できる器質的疾患を認めない．

症状 臨床所見
- 胸やけ，早期飽満感，食後のもたれ感，心窩部痛，心窩部灼熱感，上腹部膨満感，悪心，嘔吐など
- 本症は慢性疾患であり，診断するには6か月以上前から症状があることが条件となっている．

検査・診断 分類
- 器質的疾患の除外が重要であり，悪性腫瘍の除外を最優先に行う．
- 上部消化管内視鏡検査，H.pylori感染の有無の確認，血液検査などを行う．
- 診断・分類は，ローマ(Rome)Ⅲ基準*に基づいて行う．
- 食後愁訴症候群(PDS)と，心窩部痛症候群(EPS)のサブタイプに分類される．

治療
- 治療は症状の改善が目的である．症状に合わせて以下の治療法を組み合わせて治療を行う．
  ・生活習慣の改善
  ・胃酸分泌抑制薬
  ・H.pylori除菌
  ・消化管運動調節薬
  ・向精神薬

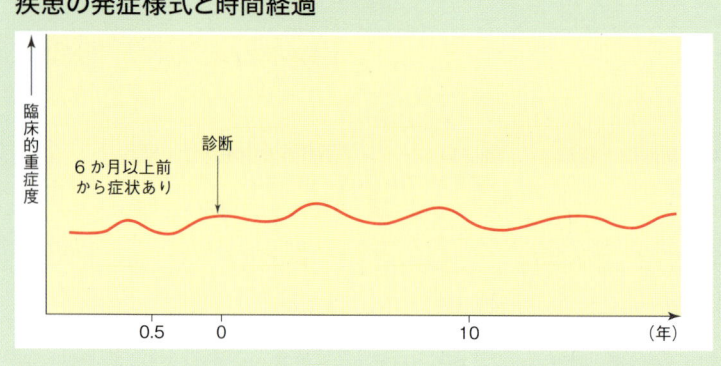

用語解説

ローマ(Rome)Ⅲ基準
世界的に広く用いられている過敏性腸症候群の診断基準．Rome財団はこれまで広く用いられてきたRomeⅡ分類を2006年4月にRomeⅢへ改定した．

非ステロイド抗炎症薬(NSAIDs)
抗炎症作用，鎮痛作用，解熱作用を有する薬剤の総称．

ヒスタミン(H2)受容体拮抗薬
胃酸を分泌する壁細胞のヒスタミンH2受容体と結合し，胃酸分泌を減少させる．

プロトンポンプ阻害薬
胃酸の分泌最終過程で働くプロトンポンプの働きを抑えることで，胃粘膜や胃壁，十二指腸の自己消化を防ぐ．

GERDの診断基準
GERDの定型症状は胸やけと食道への逆流感(呑酸)であり，この症状が週に2回以上あればGERDと診断する．

ドパミン(D2)受容体拮抗薬
ドパミン受容体に結合し，ドパミン作用(アセチルコリンの遊離を抑制し，消化管運動を抑制する作用)を減弱させる薬物群の総称．

セロトニン(5-HT4)受容体作動薬
セロトニンは中枢神経系にある受容体で，神経伝達物質の1つであるアセチルコリンの遊離を促進し，消化管運動を促進する．

アセチルコリンエステラーゼ(AChE)阻害薬
アセチルコリンを分解する酵素で，コリンエステラーゼの活性を阻害し，アセチルコリンの濃度を上昇させ，副交感神経を興奮させる．

疾患の発症様式と時間経過

臨床的重症度

6か月以上前から症状あり　診断

0.5　0　10　(年)

誘因・原因

- 胃運動機能異常：胃の拡張不全，十二指腸への排出能低下・亢進など，胃運動の異常により，早期飽満感や痛みなどの症状が出る場合がある．
- 胃の知覚過敏：正常では何も感じない程度の刺激でも，自覚しやすくなっている状態を指す．この場合，正常な胃酸分泌量であっても，腹痛などの症状が出る場合がある．
- 胃酸の分泌亢進：胃酸の分泌亢進が，胃運動機能異常の原因となる場合がある．
- 精神神経因子：生活上のストレスなどが本症の原因となることがある．
- H.pylori 感染：H.pylori 感染と本症の因果関係は直接的には明らかになっていないが，H.pylori 除菌により本症の症状が改善する症例が報告されている．

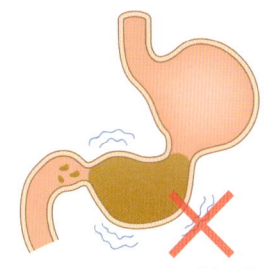

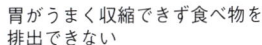

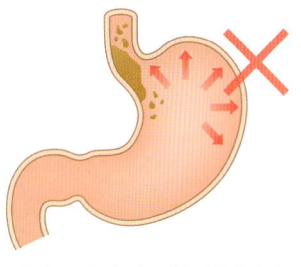

■ 胃運動機能異常

(左)胃がうまく収縮できず，食物を排出できないといった排出機能障害
(右)胃がうまく広がらず，食物を貯留できないといった貯留機能障害

症状・臨床所見

- ディスペプシアとは，上部消化管に起因すると考えられる胸骨後部から上腹部における症状の総称として，1988年に定義された．
- 上記の定義から，ディスペプシアには胸やけ，早期飽満感，食後のもたれ感，心窩部痛，心窩部灼熱感，上腹部膨満感，悪心，嘔吐などが含まれる．

検査・診断・分類

診断基準

- 現在の機能性ディスペプシア(FD)の診断・分類は，2006年に発表されたローマ(Rome)Ⅲ基準に基づいて行う．
- 器質的疾患の除外が重要であり，悪性腫瘍の除外を最優先に行う．
- ローマⅢの診断基準では，機能性ディスペプシアと診断するための症状が，つらいと感じる食後のもたれ感，早期飽満感，心窩部痛，心窩部灼熱感の4つに限定されている．
- 機能性ディスペプシアは慢性疾患であり，診断するには6か月以上前から症状があることが条件となっている．

■ 機能性ディスペプシアのローマⅢ基準

1. 以下の症状が1つ以上あること
   ・つらいと感じる食後のもたれ感
   ・早期飽満感
   ・心窩部痛
   ・心窩部灼熱感
2. 症状を説明可能な器質的疾患(上部内視鏡検査を含む)が確認できない
   直近3か月間上記の基準を満たし，かつ6か月以上前から症状を認めている場合に，機能性ディスペプシアと診断できる

(Tack J, et al : Functional dyspepsia—symptoms, definitions and validity of the Rome Ⅲ criteria. Nat Rev Gastroenterol Hepatol, 10:134-141, 2013を改変)

上部消化管内視鏡検査

- 器質的疾患の除外に必須である．
- 慢性胃炎などなんらかの疾患を認めた場合でも，その疾患により患者の症状を説明できない場合は，器質的疾患には含めない．

H.pylori感染の除外

- H.pylori感染が症状の原因となっている場合があるため，H.pylori感染の有無を確認する．

その他の検査

- 血液検査などを行い，症状を説明しうる代謝性疾患または全身性疾患の検索を行う．

分類

- 機能性ディスペプシアは，食後愁訴症候群（PDS）と心窩部痛症候群（EPS）のサブタイプに分類される．

■ **機能性ディスペプシアのサブタイプ**

食後愁訴症候群（PDS）

以下のうちの一方あるいは両方があること
1. 普通の量の食事でも，週に数回以上，つらいと感じるもたれ感がある
2. 週に数回以上，普通の量の食事でも早期飽満感のために食べきれない
★6か月以上前から症状があり，最近3か月間は上記の基準を満たしていること
[補助的基準]
1. 上腹部の張った感じ，食後のむかつき，大量の曖気（げっぷ）を伴うことがある
2. 心窩部痛症候群（EPS）が併存することもある

心窩部痛症候群（EPS）

以下のすべての項目があること
1. 心窩部に限局した中等症以上の痛みあるいは灼熱感が週に1回以上ある
2. 間欠的な痛みである
3. 腹部全体にわたる，あるいは上腹部以外の胸腹部に局在する痛みではない
4. 排便，放屁では改善しない
5. 機能性胆・オッジ括約筋障害の診断基準を満たさない
★6か月以上前から症状があり，最近3か月間は上記の基準を満たしていること
[補助的基準]
1. 痛みというよりは灼熱感のこともあるが，胸部の症状ではない
2. 痛みは通常食事摂取で誘発されたり改善したりするが，空腹時に起こることもある
3. 食後愁訴症候群（PDS）が併存することもある

(Tack J, et al：Functional dyspepsia — symptoms, definitions and validity of the Rome Ⅲ criteria. Nat Rev Gastroenterol Hepatol, 10:134-141, 2013 を改変)

治療

- 総論：本症は症状により定義されている疾患である．このため，その症状の改善が治療目標である．症例により多彩な症状を呈することから，症状に合わせてさまざまな治療が試みられている．

■ **治療方法**

生活習慣の改善	刺激物，脂肪の多い食事，カフェイン，アルコール，非ステロイド抗炎症薬（NSAIDs*）の摂取をひかえさせることが推奨されている．また，1日の食事回数や1回食事量を変更する．
胃酸分泌抑制薬	とくに心窩部痛，心窩部灼熱感などの改善を目的に，ヒスタミン（H2）受容体拮抗薬*やプロトンポンプ阻害薬*が用いられている．その効果は報告によって差があり，とくに胃食道逆流症（GERD）の診断基準も満たしている症例を含む報告もあるため，評価が難しい．
H.pylori除菌	H.pylori除菌による症状の改善効果は症例により大きく異なり，多くの場合劇的な効果は望めない．しかし，潰瘍の存在が見逃されている可能性も考慮し，H.pylori感染を認めた場合は，除菌を行う．
消化管運動調節薬	とくに食後膨満感，上腹部膨満感，早期飽満感などの改善を目的に，ドパミン（D₂）受容体拮抗薬*やセロトニン（5-HT4）受容体作動薬*などが用いられている．近年，アセチルコリンエステラーゼ（AChE）阻害薬*であるアコチアミド塩酸塩水和物（アコファイド錠®）が，機能性ディスペプシアの適応を取得したことが話題となっている．
向精神薬	症例によっては抗うつ薬や抗不安薬が効果的な場合もある．

- 本症はうつ病などの精神疾患を合併する場合があり，その場合は両者を治療する必要がある．

ヘリコバクター・ピロリ（H.pylori）：Helicobacter pylori | 機能性ディスペプシア（FD）：functional dyspepsia | 食後愁訴症候群（PDS）：post-prandial distress syndrome | 心窩部痛症候群（EPS）：epigastirc painsyndrome | 胃食道逆流症（GERD）：gastroesophageal reflux disease | アセチルコリンエステラーゼ（AChE）：acetylcholinesterase

Supplement

K571

十二指腸憩室症

diverticulosis

疾患概念

- 上部消化管造影検査時にしばしば発見される管外性の突出である．多くは仮性憩室であり，十二指腸下行部の乳頭近傍に存在することが多い．内視鏡逆行性胆管膵管造影（ERCP）など胆管・膵管に内視鏡治療を行う際に傍乳頭憩室はカニュレーションを困難とし，操作中に穿孔を起こしやすいので注意が必要である．

症状・臨床所見

- 通常は無症状であるが憩室炎を併発する場合がある．また，憩室により乳頭や胆管，膵管を圧迫し閉塞症状（閉塞性黄疸など）をきたすことがある（レンメル症候群*）．

検査・診断・分類

- 上部消化管造影検査：十二指腸に辺縁平滑で円形あるいは卵円形の突出像が認められる．
- 上部消化管内視鏡検査：十二指腸内腔に連続した円形の憩室開口部が観察される．

治療

- 無症状の症例には治療の必要はない．憩室炎をきたした場合は抗菌薬の投与，補液などを行う．

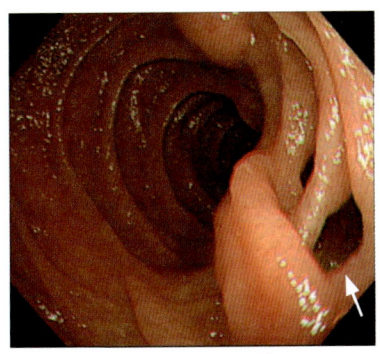

■上部消化管内視鏡像（矢印）

●用語解説

レンメル(Lemmel)症候群
内容物の詰まった憩室が乳頭や胆管，膵管を圧迫し閉塞症状を呈することによって引き起こされる黄疸や腹痛のこと．

内視鏡逆行性胆管膵管造影（ERCP）：endoscopic retrograde cholangio-pancreatography

Supplement

K310

急性胃拡張

acute gastric dilatation

疾患概念

- 急性胃拡張とは，胃の幽門前庭部や十二指腸に器質的な狭窄，通過障害がないにもかかわらず，胃の内容物が停滞し，急激かつ高度な胃の拡張が起こる状態で，放置すれば頻回の嘔吐から高度の脱水，循環不全をきたす疾患である．

誘因・原因

- さまざまな原因で起こると考えられている．

成因・発症機序

医療行為	開腹手術，全身麻酔，侵襲的な腹部の検査や処置，薬物（多量の抗コリン薬）など
神経・筋疾患	脳血管疾患，中枢神経系の障害や損傷，筋ジストロフィーなど
過食	神経性食思不振症（過食期），統合失調症，精神的ストレスなど
腹部炎症性疾患	膵炎や胆嚢炎，急性胃腸炎，腹膜炎など
消耗性疾患や全身状態の悪化，全身衰弱	肝硬変・肝がん，重症感染症，電解質失調，結核，糖尿病（ケトアシドーシス），アミロイドーシスなど
その他	分娩，腹部の外傷や打撲，酸素吸入，食道穿孔，ヘルニア

● 用語解説

マロリー・ワイス症候群 (Mallory-Weiss syndrome)

飲酒後などの繰り返す嘔吐により，下部食道に裂傷を生じ，出血をきたす．

代謝性アルカローシス

血液の酸塩基は一定の血清pHになるように保たれている（酸塩基平衡）．この平衡状態が酸性側に傾いた状態がアシドーシスで，塩基性側に傾いた状態がアルカローシスである．代謝性アルカローシスは，代謝異常によって起こるアルカローシスのことである．

症状・臨床所見

- 強い腹部膨満感，腹痛が主体であり，嘔吐を伴うこともある．筋性防御などの腹膜刺激症状や腸管の蠕動低下は認めない．
- 打診にて膨隆部に鼓音を，聴診にて多量の液体貯留に由来する異常雑音（振水音）を認める．
- 重症例では急激な経過をたどり，嘔吐，脱水による循環不全でショック状態となることもあり，症状として体温低下，血圧低下，脈拍微弱，呼吸促迫を認めることがある．
- 頻回の嘔吐により誤嚥性肺炎を続発することが多く，マロリーワイス (Mallory-Weiss) 症候群*，胃出血や胃の虚血性壊死，胃穿孔，胃軸捻転，膵炎などの続発症もみられることがある．

検査・診断・分類

- 血液・尿検査：初期にはあまり異常を認めず，進行すると嘔吐・脱水による血液濃縮，電解質異常（低Cl血症，低Na血症，低K血症）や代謝性アルカローシス*（胃酸消失のため），炎症反応の亢進を認める．
- 急性腹症の原因検索のためには腹部単純X線検査，腹部CTなどが有用である．
- 腹部単純X線検査では，高度に拡張した胃の輪郭を認め（右図），左横隔膜下に大きな胃泡を認める．
- 腹部CT検査でも著明な胃の拡張を認める（右下図）．
- 胃拡張の原因として潰瘍や悪性腫瘍での器質的な閉塞による二次的な胃拡張や腸閉塞，腹膜炎，腸間膜動脈血栓症などの急性腹症との鑑別も重要である．そのため腹部エコー検査や胃X線造影検査，胃内視鏡検査などでほかの器質的疾患の除外が必要となることもある．

■ 腹部単純X線検査

治療

- 絶食管理とし，胃管を挿入し胃内容物を排泄し減圧を行う．必要により微温生理食塩水で胃洗浄をし，酸素吸入を行い，脱水と電解質異常は輸液にて補正する．続発した合併症に対しては必要な処置，対応をする．
- 腹部手術後の発症の予防としては，胃管の挿入，腸管蠕動運動の促進（早期離床，体動開始，腸蠕動促進薬の投与）が有効である．
- 治療が遅れるとショックや胃壊死，胃穿孔を引き起こすことがあるため，早期診断，治療が重要であり，治療開始後も，バイタルサインや腹部症状に留意し，慎重に経過観察することが大切である．

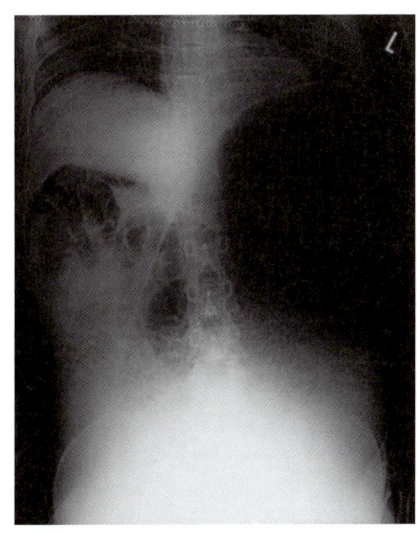

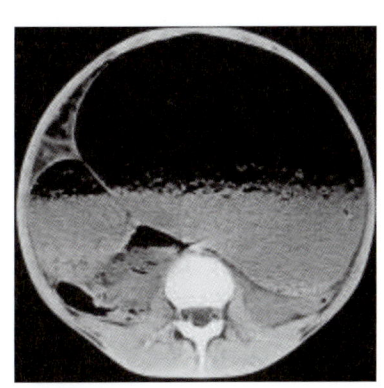

■ 腹部CT検査

腸疾患

総論
腸の解剖生理と構造

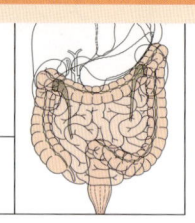

小腸・大腸の構造

- 小腸は，腸間膜のない十二指腸と腸間膜のある空腸（口側）・回腸（肛門側）からなる管腔臓器である．
- 十二指腸は，胃の幽門につづいて，球部（上部，第1部），下行部（第2部），水平部（下部，第3部），上行部（第4部）とよばれ，膵頭部を囲むように存在する長さ25cm前後の腸管である．
- 空腸・回腸は，長さ6～7m*の腸管で，腸間膜を有し，移動性に富んでいる．始まりの十二指腸空腸曲では，十二指腸提筋〔トライツ靱帯（Treitz ligament）〕で固定され，回腸末端は盲腸に達する回盲部で固定されている．空腸と回腸の境界ははっきりとしていないが，口側2/5が空腸，肛門側3/5が回腸とされている．回腸は盲腸と上行結腸の境界とされる回盲部に開口し（回盲口），ここに回盲弁〔バウヒン弁（Bauhin's valve）〕があり，盲腸から回腸への逆流を防止している．

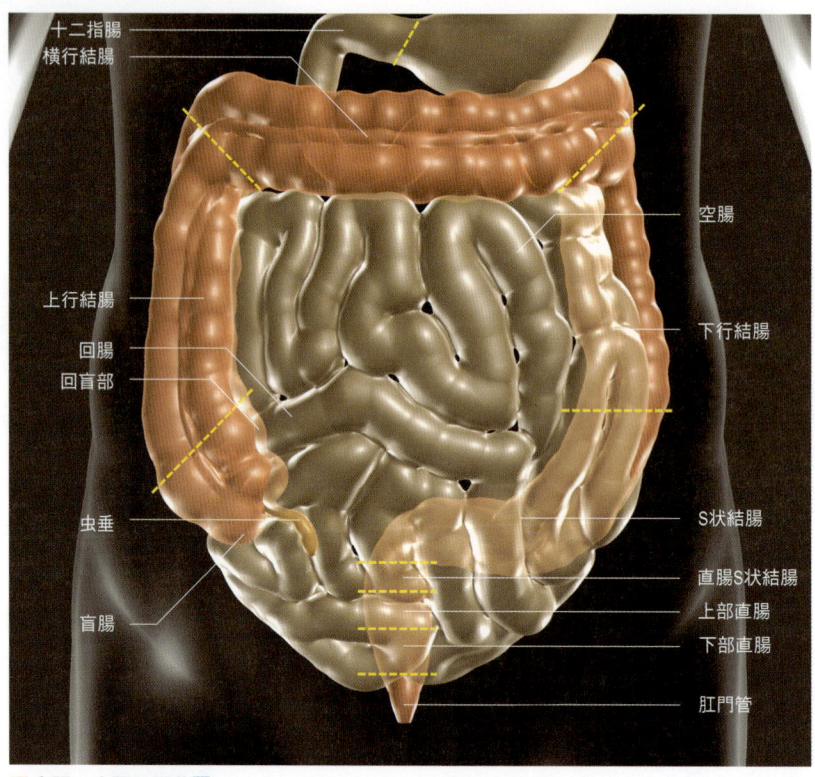

■ 小腸・大腸の区分

用語解説

空腸・回腸の長さ
生体では腸管の筋力で収縮しているために2～3mの長さとなる．

- 小腸粘膜面には，十二指腸上部（球部）を除いて，1/3周から半周を走る多数の粘膜のひだである輪状ひだ〔ケルクリング（Kerckring）〕が存在する．輪状ひだは，空腸では十二指腸ほど高くはないが，規則正しく存在し，下部に至るに従って減少し，回腸では少数で不規則な低いひだになる[2]．

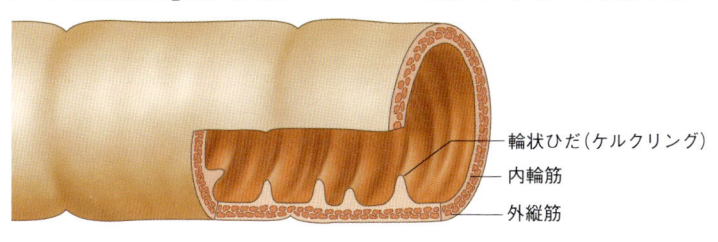

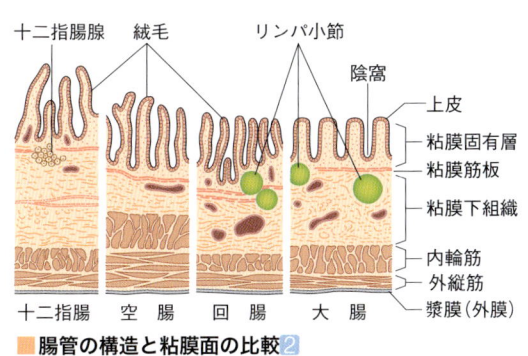

■ 腸管の構造と粘膜面の比較[2]

- 大腸は，全長約1.5〜2mの長さで，漿膜面に3列の結腸ひも（間膜ひも，大網ひも，自由ひも）を有するのが特徴で，そのため結腸の外壁が短縮され，粘膜面からみると横走する半月ひだ，漿膜側からみると結腸膨起〔ハウストラ（Haustra）〕とよばれるくびれを生じる．横行結腸では自由ひもに沿って，上行および下行結腸では自由ひもと大網ひもに沿って，腹膜垂とよばれる内部に脂肪組織を入れた小葉状の漿膜のひだがある．大腸は，結腸ひも，ハウストラ，腹膜垂によって，外見上，小腸と区別される[3]．

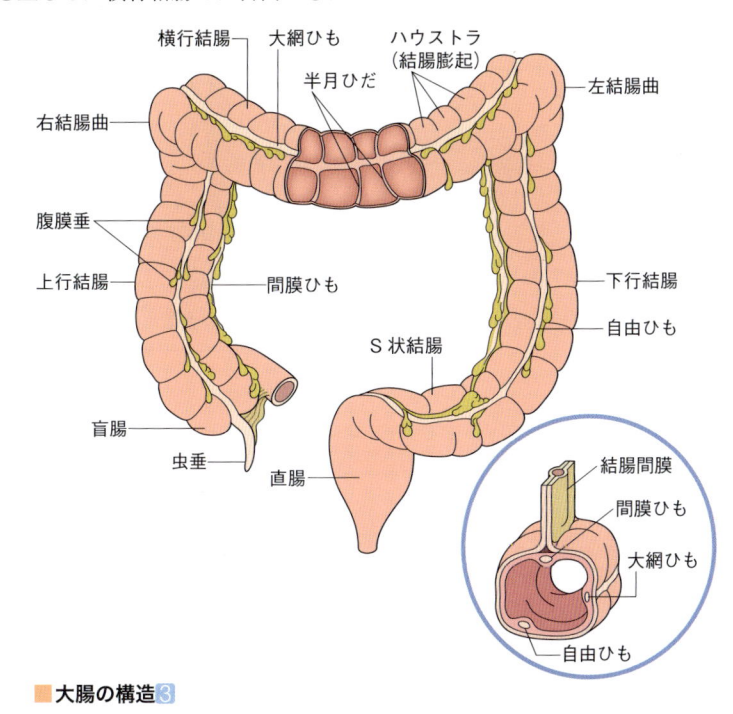

■ 大腸の構造[3]

腸管の構造

- 腸管は内腔側から，粘膜層，粘膜下層，固有筋層，漿膜下層，漿膜の層を形成している．ただし，直腸の腹膜翻転部以下は漿膜がなく外膜となっている．粘膜層は上皮，粘膜固有層，粘膜筋板に，さらに固有筋層は内輪筋と外縦筋に分けられる．
- 上皮は平坦でなく，突出する部分と落ち込んだ部分があり，前者が吸収をつかさどる絨毛，後者が分泌をつかさどる陰窩（腸腺）とよばれる．小腸では絨毛が発達しているが，大腸には絨毛は認められない．
- 上皮の構成細胞である円柱細胞の管腔側表面には，均一な太さと長さをもつ微絨毛がびっしりと生えて，刷子縁（brush border）を形成し，表面積をさらに増やすことで吸収能を高めている[4]．
- 小腸の粘膜上皮には，粘膜表面（絨毛表面，陰窩表面を含む）を覆う単層の円柱上皮細胞に加え，粘液を分泌する杯細胞，酵素を分泌するパネート細胞，エンテロクロマフィン細胞（クロム親和性細胞）などの細胞がある．大腸では，小腸にあるような絨毛はなく，微絨毛もその高さが低い．また大腸の陰窩底には，小腸に認められるパネート細胞は存在しない．しかし，多数の杯細胞が存在し，粘液を分泌することによって粘膜を保護している．
- 小腸の絨毛内粘膜固有層では，栄養吸収のための毛細血管やリンパ管が発達し，小さな孤立リンパ小節や，塊状の集合リンパ小節（パイエル板）が認められる．大腸の粘膜固有層には，多数の深い陰窩が存在し，粘液を産生する．また大腸の粘膜固有層には比較的多くの好酸球が存在し，孤立リンパ小節も多く，かつ大きい．回盲部を中心とした粘膜固有層には，パイエル板が多くみられる．パイエル板の中のB細胞の一部はプラズマ細胞（形質細胞ともいう．免疫グロブリンを産生する抗体産生細胞）に分化して，免疫グロブリンのなかでも主としてIgAを産生しており，腸管リンパ装置として，腸管免疫の主役をはたしている．

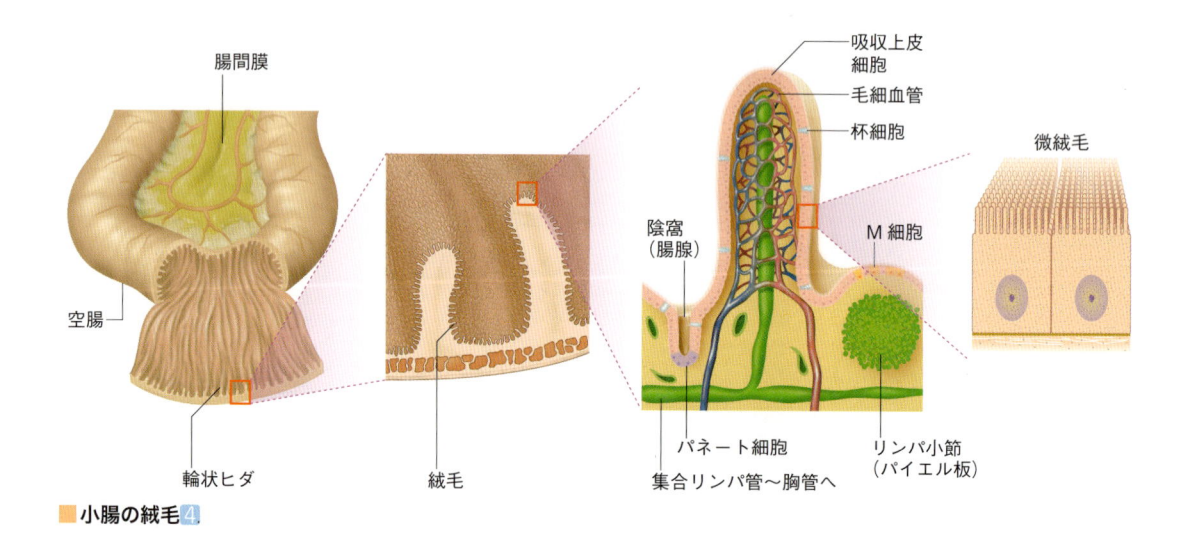

■ 小腸の絨毛[4]

大腸の区分と大腸疾患好発部位

- 大腸は，右下腹部の盲腸に始まり，上方に向かう上行結腸，右結腸曲(肝曲)で左に曲がり，横行結腸となり，左結腸曲(脾曲)を経て，下行する下行結腸，さらにS状結腸に終わる結腸と，これに続く直腸からなる．
- 大腸疾患好発部位⑤
  ① クローン(Crohn)病：回盲部(全消化管に発生しうる) →p.148
  ② 潰瘍性大腸炎：全結腸(小腸・肛門には発生しない) →p.141
  ③ 偽膜性大腸炎：S状結腸，直腸→p.159
  ④ 虚血性大腸炎：左側結腸脾曲部，S状結腸→p.156
  ⑤ 急性出血性大腸炎：横行結腸
  ⑥ 家族性大腸腺腫症：大腸全域に多発(胃・十二指腸・小腸にも認められる)→p.181
  ⑦ 大腸がん：直腸，S状結腸(大腸がんの7割がこの部位に発生)→p.167

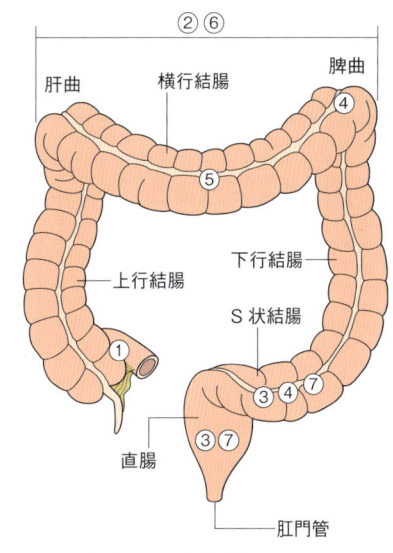

■ 大腸疾患の好発部位⑤

大腸の血管⑥

- 上腸間膜動脈(SMA)支配：盲腸(回結腸動脈)，上行結腸(回結腸動脈上行枝，右結腸動脈)，横行結腸右2/3(中結腸動脈)
- 下腸間膜動脈(IMA)支配：横行結腸左1/3と下行結腸(左結腸動脈)，S状結腸(S状結腸動脈)，直腸上1/3(上直腸動脈)
- 内腸骨動脈支配：直腸中1/3(中直腸動脈)，直腸下1/3(下直腸動脈←内陰部動脈の枝)
- 静脈は，動脈に対応した静脈となり，上下腸間脈静脈は門脈を経て肝臓に至り，肝静脈から下大静脈へと戻る．また内腸骨静脈の場合は直接下大静脈へと戻る．

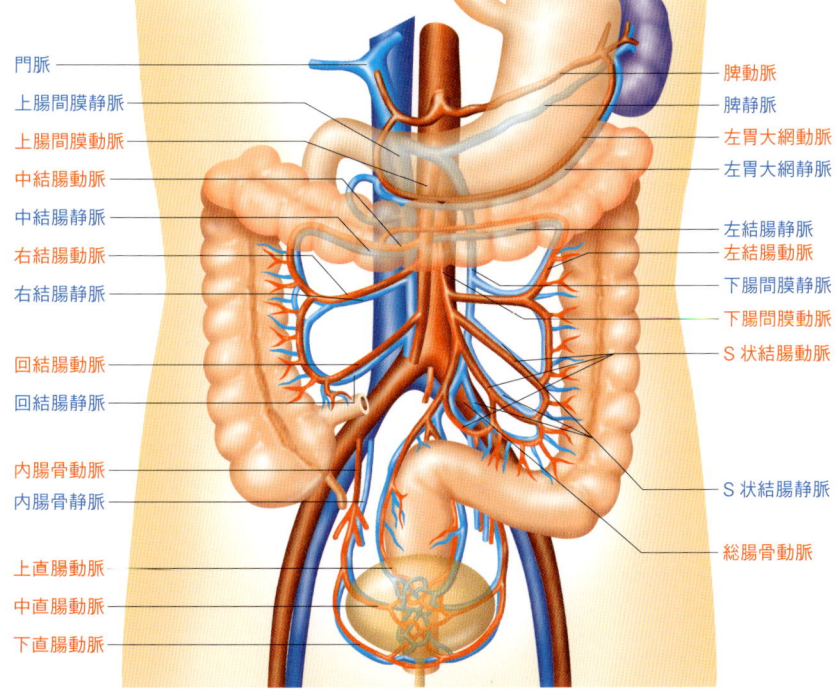

■ 大腸の血管(動脈は赤字，静脈は青字)⑥

小腸・大腸の運動と機能

- 小腸や大腸の働きは自律神経に支配されている．すなわち，交感神経系は消化管の運動を抑制して，括約筋を緊張させ，副交感神経系は消化管の平滑筋の運動を活発化して，括約筋を弛緩させ，かつ消化液の分泌を亢進させる．消化管には筋層間に筋層間神経叢（アウエルバッハ神経叢）と粘膜下に粘膜下神経叢（マイスネル神経叢）という壁在自律神経細胞群が存在し，ネットワークを形成している7．
- 小腸には，飲食物のみならず，唾液，胃液，膵液，胆汁，腸液などの消化液を含めると，水分が1日約9,000 mL流入する．小腸は，分節，振子，蠕動などの運動を繰り返すことによって，胃から送られた内容物を機械的に腸に向かって移送する．その間，腸液，膵液，胆汁などの消化液の働きによって，食物は化学的に消化され，栄養素となって小腸粘膜の吸収細胞から吸収されることになる．
- 大腸は，小腸で消化・吸収されなかった線維成分などの不消化物から，水分を吸収する働きをしている．また，大腸からは，粘膜を傷つけずに糞便を円滑に移送するために粘液が分泌されている．食事摂取後，約4〜6時間で回盲部に達した腸管内容はほとんど液体の状態である．小腸に流入した約9,000 mLの水分は，小腸から結腸，とくに上行結腸を通過する間に大部分が吸収され，上行結腸で半流動化する．食後6〜7時間で結腸肝曲部に達し，横行結腸で粥状となり，食後約9時間で結腸脾曲部に達する．その後，食後約11時間には下行結腸で半粥状，すなわち軟便状態となり，12〜15時間でS状結腸に達すると，そこで固形化される．18時間後には，直腸に達するが，そこでやや硬い糞便となる．したがって，糞便の形は，横行結腸から直腸に行くまでの間に形成されることになる．最終的に，食物は食後24〜72時間で排便されることとなるが，糞便中の水分は，通常，便の量の60〜75％にあたる約100 mLまで大腸で吸収される．

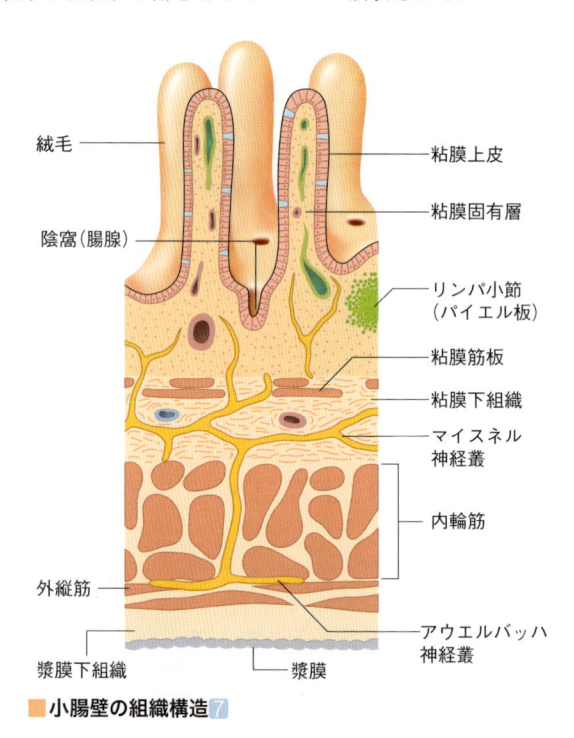

■ 小腸壁の組織構造7

直腸・肛門の区分と肛門部の構造

- 直腸は第3仙椎の高さ付近でS状結腸に続いて始まり，肛門管につながって骨盤底を貫き，会陰を通って肛門として終わる．
- 直腸には2つの彎曲がある．1つは仙骨曲(仙骨前面の彎曲に一致して後方に凸彎)で，その下方に会陰曲(尾骨下端に沿って前方に凸彎)．直腸の彎曲は，このように前後に彎曲しているだけでなく，側方へ3つの彎曲があり，上部と下部では右に彎曲し，中部では左に彎曲している．
- 直腸の下部は，口側の紡錘形に膨れた部分を直腸膨大部とよぶ．肛門管は，直腸膨大部の終端部が骨盤底で狭くなる部位から始まり，会陰を通過したのち肛門に終わる．
- 肛門管が骨盤底を通過する部位では，全長に内外肛門括約筋に囲まれ，これらの筋の働きで，肛門管は通常閉じた状態に保たれている．
- 肛門管の下端には，肛門櫛とよばれる輪状の隆起がある．ここで輪走する平滑筋はとくに厚く，内肛門括約筋の主要部分を形成する．肛門櫛からは口側へ向かって縦走する5～10本の小さなひだである肛門柱がある．肛門柱のあいだはやや強く陥凹しており，肛門洞をなしている．肛門柱の下方では，肛門弁とよばれる半月状のひだによって連なりあう．この肛門弁は肛門櫛の上縁である櫛状線の位置で，肛門管をめぐる輪状のひだを形成する．
- 直腸の粘膜上皮は，大腸粘膜と同様であるが，肛門管上部の内腔は直腸と同様の粘膜に覆われている．下部の肛門柱，肛門櫛は重層扁平上皮で覆われている．ただし，肛門柱のあいだの肛門洞は円柱上皮で覆われている．肛門櫛は，下方で肛門管の上皮が真の皮膚となる肛門皮膚線(白線)で終わる．
- 肛門挙筋を構成する筋の1つである恥骨直腸筋と内・外肛門括約筋が肛門の開閉に関与し，排便をコントロールしている．

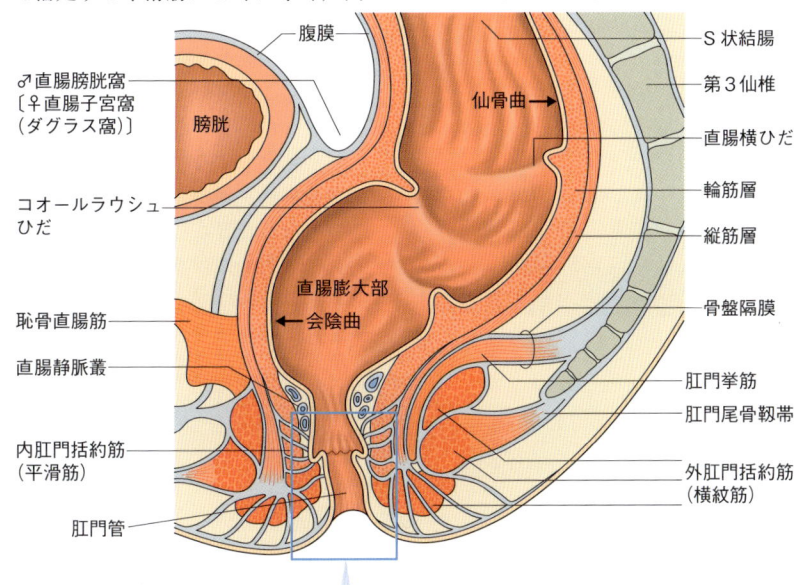

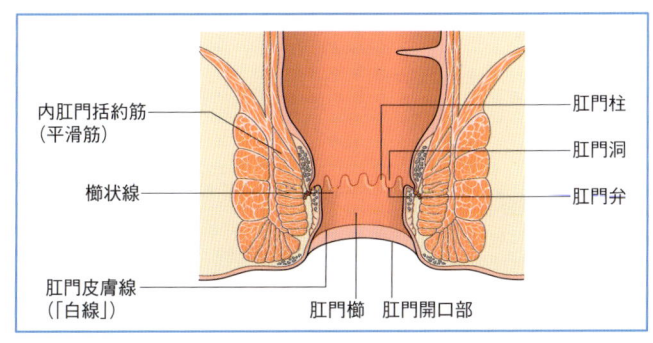

■ 直腸の構造

排便のメカニズム

■便の直腸への輸送
- 大腸の運動はふだん弱いが，胃に食物が入ると脳から指令が出て，盲腸から強い大蠕動が起こり，腸内容物を一挙にS状結腸・直腸まで送り出す．これを胃−結腸反射（Gastrocolic reflex）という．朝，起床することでも腸管の蠕動が促される（起立反射）．
- 腸内容物は，ふだんは下行結腸からS状結腸にとどまっており，直腸内はからの状態であるが，この大蠕動や便自体の重さにより直腸へ押しやられる．

■直腸局所反射と排便反射
- 直腸に便が移動することによって，直腸内圧が上昇し（30〜50mmHg），直腸壁が進展されたり，粘膜が刺激されたりすることによって，直腸内反射（局所反射）を起こす．直腸内圧亢進の刺激により，マイスネル神経叢は刺激部位より上部の運動や緊張を高め，反対にアウエルバッハ神経叢は刺激部位より下部の運動や緊張を和らげ，便を輸送する働きをする．
- 局所反射と同時に，直腸内圧亢進による刺激は，直腸壁に分布している骨盤神経を介して，仙髄の下位排便中枢（S_2〜S_4）に伝えられる．さらに延髄・視床下部の上位排便中枢を経て，大脳皮質の感覚野に伝えられることで，便意を感じることとなる．すなわち直腸内圧亢進による刺激によって，脳や脊髄から排便運動の指令が起こされ（排便反射），便意が起こると考えられる⑨．
- 肛門管には，自律神経支配の不随意筋（平滑筋）で，便意によって弛緩する内肛門括約筋と，随意筋（横紋筋）で，排便時に意識的に弛緩させて排便をしやすくさせる外肛門括約筋がある．排便反射により大脳皮質感覚野で便意を感じると，反射的に自律神経系である交感神経の緊張はとれ，逆に副交感神経を興奮させて，直腸の蠕動運動を亢進させると同時に，不随意筋の内肛門括約筋を弛緩させて排便がしやすくなる．

■排便動作
- 一方，便意に応じて排便動作に入ると，大脳皮質から陰部神経を介して外肛門括約筋を意識的に弛緩させることができる．これらの排便反射に加え，意識的にいきむこと，すなわち腹壁の筋肉と横隔膜を収縮させて腹圧を高めることが同時に起こることで，糞便が体外に排泄されることになる．
- なお，上述したように，外肛門括約筋は，排便を意識的に調節できることから，直腸内圧が排便反射を起こすまで上昇していなくとも，いきむことによって排便することも，逆に便意を感じても排便を抑制することもできる．この便意を無視した排便抑制が便秘の発生・悪化の大きな要因のひとつとなると考えられる．

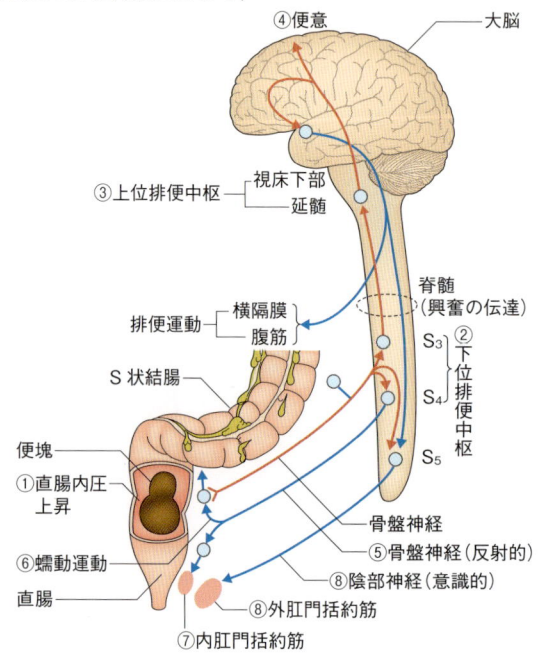

■排便反射の模式図⑨

Supplement

大腸各部の内視鏡像

● 大腸は盲腸から直腸に至る腸管で，伸ばした状態では1.5〜1.8m，縮んだ状態では約70〜80cmである．

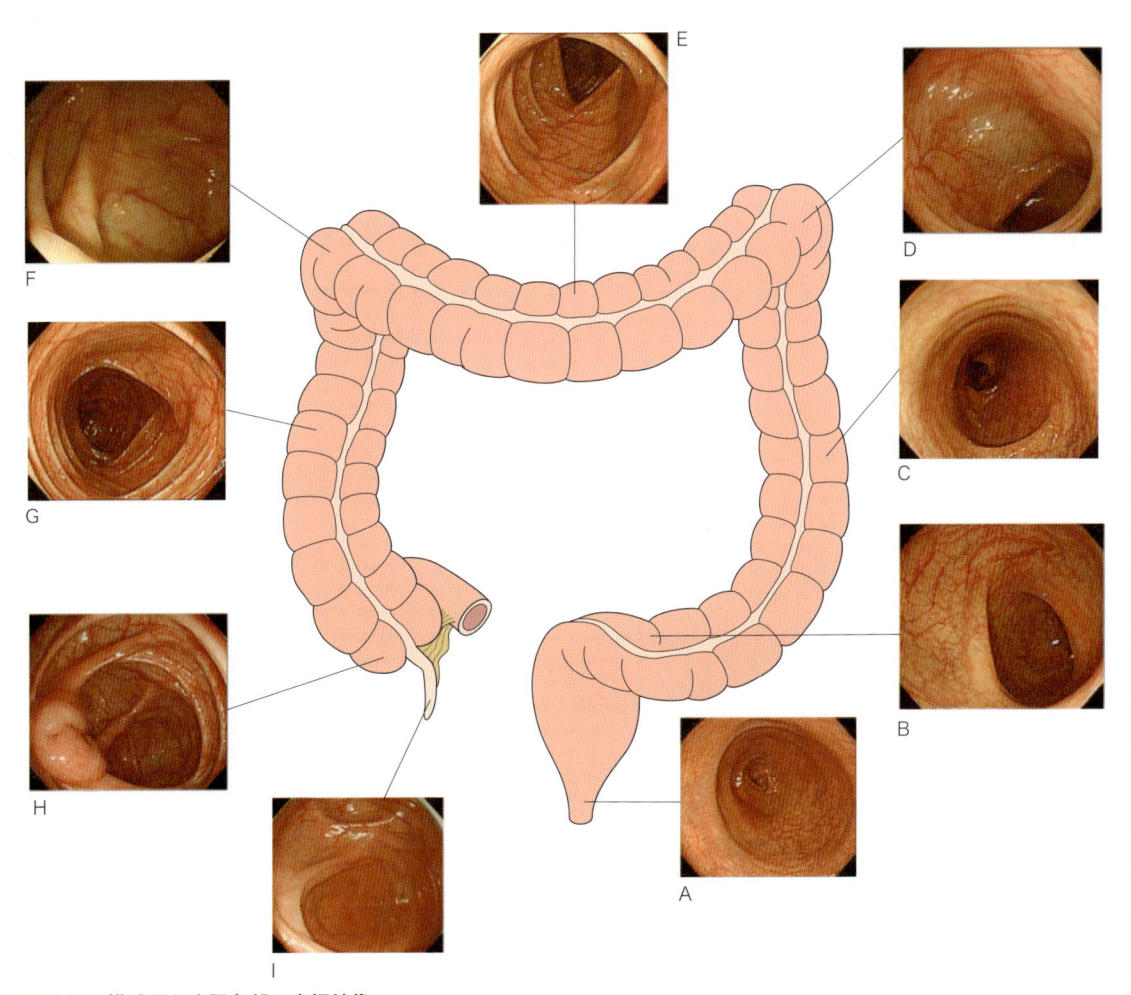

■ 大腸の模式図と大腸各部の内視鏡像

A：直腸：直腸S状部(Rs)，上部直腸(Ra)，下部直腸(Rb)に分けられる．
B：S状結腸：屈曲が強く，内腔が認識しづらい．
C：下行結腸：内腔が狭く直線的なのが特徴．
D：脾彎曲：脾臓がblue spotとして認識されることがある．
E：横行結腸：内腔が三角形にみえて，ひだは輪状を呈する．
F：肝彎曲：肝臓がblue spotとして認識されることがある．
G：上行結腸：ひだが深く，内腔が大きく直線的である．
H：盲腸：バウヒン弁(回盲弁)が認識できる．
I：虫垂開口部

（内視鏡写真提供：NTT東日本関東病院消化器内科）

Supplement

NBIの原理と見え方

NBIの原理

- Narrow band imaging(NBI)とは，血液(ヘモグロビン)に強く吸収される光と粘膜で強く反射・散乱される光として，中心波長が415nmと540nmの光を用い，そのスペクトル幅を狭帯域化することで，粘膜表面の微小血管や粘膜微細模様を，白色光(通常の内視鏡観察)よりも高いコントラストで強調表示する，オリンパス社により開発された光デジタル法による画像強調観察技術である．

- 図に示されたようにヘモグロビンに強く吸収される415nmと540nmの光は，青色光と緑色光である．通常内視鏡の白色光は，青，緑，赤の3つの色で合成される光を照明に使用しており，青色光は400〜500nm，緑色光は550nmまでに多くの波長を含む．そのため，ヘモグロビンの吸収波長に照明を合わせるために，波長を変換し，415nmと540nmの2つの波長を中心とした狭帯域光で照明する．そうすることで，血管に照射された光を多く吸収させることが可能となり，血管領域がより暗く描出され，背景粘膜とのコントラストが強調されるというのが原理である．

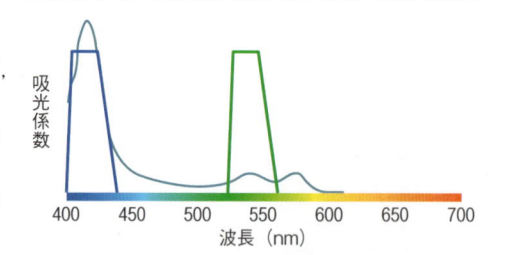

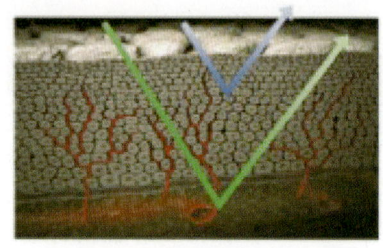

■ ヘモグロビンの吸収特性(上)と波長415nmと540nmの伝播深度と色調の違い

(提供：オリンパスメディカルシステムズ株式会社)

NBIの臨床への応用

- 消化管早期がんでは，まず粘膜表面の毛細血管に変化が現れる．活発に増殖を繰り返すがん細胞は栄養を運ぶ血液を多く必要とし，病巣に血管が増えてくるという仕組みがあるからである．それを利用し，NBIを用いて毛細血管や微細構造の変化を観察することで早期がんをみつけることが可能となる．

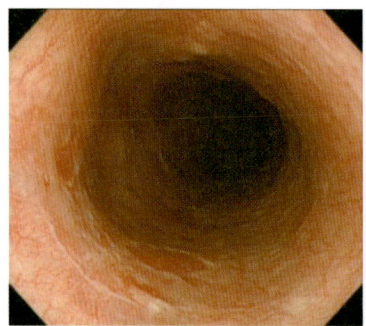

通常観察：発赤した陥凹面を認める．

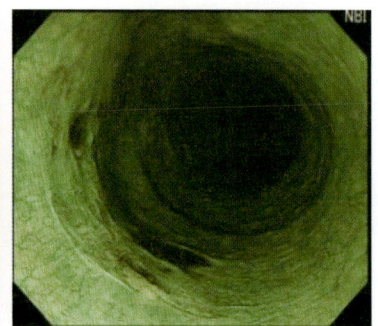

NBI観察：発赤した陥凹面は茶色がかった部位(brownish area)として認識でき，通常観察に比しわかりやすい．

■ 早期食道がん(0-Ⅱc型)

腸疾患

感染性腸炎

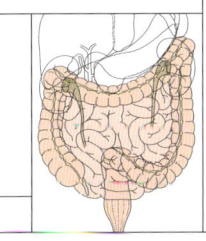

A09　infectious enteritis

疾患概念
病原微生物が腸管内に侵入，定着，増殖して発症する疾患で，原因となる微生物にはウイルス，細菌，寄生虫，真菌などがある．診断には病歴が重要で，確定診断は，病原体を検出する方法と血清抗体から診断する方法がある．治療の中心は補液療法で，抗菌薬は細菌による感染が疑われる場合に投与することがある．

Summary Map

誘因・原因	● ウイルス，細菌，寄生虫，真菌などの病原微生物*の腸管内への侵入
病態	● 病原微生物が腸管内に侵入，定着，増殖して発症する． ● 細菌性腸炎は発症機序の違いから**組織侵入型**と**毒素産生型**に分けられ，食中毒の多くは細菌性で感染型と毒素型（中毒型）に分けられる．
症状 臨床所見	● 発熱，下痢，腹痛，悪心・嘔吐などの**急性胃腸炎症状**を呈する． ● 便の性状や血便の有無は病原微生物により特徴がある． ● 腸管外症状を伴うことも多い． ● 重症例では，脱水から腎障害，電解質異常など全身症状を伴う場合がある．
検査・診断 分類	● 病歴などの詳しい患者情報をとることが重要 ● 確定診断は，糞便・生検組織・血液の培養や直接鏡検，特異抗原・DNAを検出する方法と，**血清抗体**から診断する方法がある． ● 内視鏡検査，腹部超音波，CT，X線検査などの画像診断はほかの炎症性腸疾患との鑑別に有用
治療	● 脱水に対する補液療法が中心 ● 止痢薬は毒素の吸収を助長する危険性があり原則禁止，鎮痙薬も避けたほうがよい．**整腸薬，乳酸菌製剤は積極的に投与**する． ● 抗菌薬は，細菌による感染性腸炎が疑われ，下痢以外に発熱や腹痛が強い場合に，便培養を提出後，ニューキノロン系抗菌薬やホスホマイシン（FOM）を投与する．

用語解説

病原微生物
病原性をもつ微生物．微生物とは肉眼でその存在が判別できず，顕微鏡などで観察できる程度の大きさの生物の総称．真核生物の原生動物（原虫）・真菌，原核生物の細菌などがあり，細菌にはクラミジア，リケッチア，放線菌も含まれる．ウイルスは生物ではないが含めて扱われる．

免疫酵素測定法（ELISA）
サンプル中の微量の目的物質を酵素標識した抗体または抗原を用い，抗原抗体反応を利用して定量的に検出する方法．抗原抗体複合物に酵素標識抗体を加え反応させたのち，その酵素に対する基質を添加し発色させ，その吸光度により比色定量する．広く各種ホルモン，ウイルス抗原・抗体価，薬物濃度などの測定に用いられる．

ポリメラーゼ連鎖反応（PCR）法
DNAポリメラーゼの反応を繰り返し起こさせることで，DNAの特定の配列部分を大量に増やす方法．微量のDNAを検出可能な量にまで増やしたり，サンプル中に特定のDNA配列が存在するかどうかを調べたりするために利用

疾患の発症様式と時間経過

● 感染性腸炎の原因は細菌・ウイルス・寄生虫・真菌と大きく分類される．
● 下痢・発熱・腹痛で発症することが多い．血便を伴う場合，非感染性炎症性腸疾患との鑑別が問題になる．下痢が長期間続く場合は，一部の寄生虫疾患や非感染性腸疾患が疑われる．
● 発症機序の違いから感染性腸炎とチフス性疾患に分類される．
・感染性腸炎では，感染は腸管局所に原則的に留まる．
・チフス性疾患は発熱を主症状とし，下痢は必発ではない．また，腸管局所の潰瘍性病変とともに菌血症を伴う全身性疾患である．
● 食中毒は中毒に分類される．病態的にみれば感染型食中毒と感染性腸炎は同一であるが，毒素型は産生された毒素を含む食品による中毒である．
● 細菌性腸炎は発症機序により組織侵入型と毒素産生型に分けられる．

137

●発症の仕方と経過は，感染対象によりさまざまだが，あくまで典型例を示す．

組織侵入型	①腸管出血性大腸菌，サルモネラ菌，カンピロバクター，赤痢菌など．これらの菌は粘膜上皮に侵入し，潰瘍形成や出血をきたす ②チフス菌，結核菌，エルシニアなどで，腸管リンパ装置を介して深い潰瘍を生じうる
毒素産生型	コレラ菌，腸炎ビブリオ，腸管毒素性大腸菌など．腸管上皮で毒素を産生するので，浮腫・発赤が主体で粘膜傷害は一般に軽い

毒素産生型細菌性腸炎，ウイルス性腸炎

（グラフ：縦軸 臨床的重症度，横軸 時間。感染→潜伏期→発症→数時間から2・3日後（ピーク：発熱・下痢・腰痛 悪心・嘔吐など）→発症から数日後。基本的に脱水症だけに注意すれば自然に軽快）

組織侵入型細菌性腸炎，寄生虫，真菌

（グラフ：縦軸 臨床的重症度，横軸 時間。感染→潜伏期→発症→1〜2週間（ピーク：発熱・下痢・腰痛 悪心・嘔吐など）→ピークから数日後。基本的に脱水症だけに注意すれば自然に軽快。ただし感染対策によっては対象薬の投与必要）

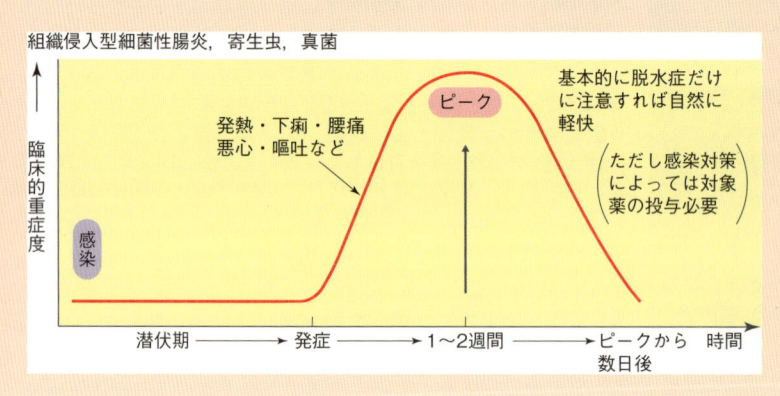

誘因・原因

- 原因となる微生物にはウイルス，細菌，寄生虫，真菌などがある．
- 多くの病原体が一過性感染の様式をとるが，結核菌や赤痢アメーバなど慢性感染をきたすものや，サイトメガロウイルスやカンジダなど宿主の免疫力が低下したときに増殖するものなどもある．
- 細菌性腸炎は発症機序の違いから組織侵入型と毒素産生型に分けられる．
- 食中毒の多くは細菌性で，一般的に同一の食品摂取により複数の患者が集団発生した場合を指す．細菌による食中毒は発症様式から感染型（サルモネラ菌など）と毒素型（ボツリヌス菌など）に分けられる．
- 病原体により罹患部位に特徴がみられる．

■ 感染性腸炎の特徴的な罹患部位

罹患部位	疾患名
回盲部に限局	エルシニア腸炎，チフス，腸炎ビブリオ
回腸から右側結腸が中心	O157腸炎，サルモネラ腸炎，腸結核
直腸から口側に連続性に	カンピロバクター腸炎，細菌性赤痢
直腸と盲腸	アメーバ赤痢
直腸下部に限局	クラミジア腸炎
直腸以外の大腸	サルモネラ腸炎
十二指腸	ランブル鞭毛虫症，糞線虫症
全消化管	サイトメガロウイルス(CMV)腸炎，アニサキス

■ 感染性腸炎の病因別分類

細菌性	組織侵入型	腸管出血性大腸菌 カンピロバクター サルモネラ菌 赤痢菌 チフス菌 結核菌 エルシニア クラミジア
	毒素産生型	コレラ菌 腸管毒素性大腸菌 腸炎ビブリオ菌
寄生虫性		アメーバ赤痢 ランブル鞭毛虫
ウイルス性		ノロウイルス ロタウイルス サイトメガロウイルス
真菌性		カンジダ アクチノマイコーシス

症状・臨床所見

- 発熱，下痢，腹痛，悪心・嘔吐などの急性胃腸炎症状を呈する．
- 潜伏期，発熱，便の性状，血便の有無など病原微生物により特徴がある．
- 腸管外症状を伴うことも多く，微生物に特徴的なものもあるので注意が必要．
- 重症例では，脱水から腎障害，電解質異常など全身症状を伴う場合がある．

■ 病歴聴取のポイント

① 季節，原因食品の有無と発病までの期間
② 同じ物を飲食した他人での発症の有無
③ 既往歴
④ 海外渡航歴（とくに開発途上国）
⑤ ペット動物の飼育の有無
⑥ 発症前の抗菌薬など薬剤投与の有無
⑦ 患者の免疫状態
⑧ 職業歴
⑨ 性行動様式（性感染症が疑われる場合）

■ 主な感染性腸炎の臨床像

感染症法の分類	病原微生物	感染経路	潜伏期間	血便	症状の特徴
3類	細菌性赤痢	食品・水	1～5日	しばしば	発熱・下痢・腹痛
	コレラ	魚介類・水	1～5日	(-)	水様下痢・嘔吐・白色便
	チフス	食品・水	10～14日	ときどき	発熱・下痢(±)
	腸管出血性大腸菌	肉・野菜	4～8日	高頻度	腹痛・血便・微熱
5類	カンピロバクター	鶏卵・肉	2～7日	しばしば	高熱・下痢・腹痛
	サルモネラ	鶏卵・肉	8～48時間	しばしば	発熱・下痢・腹痛・緑色便
	腸炎ビブリオ	魚介類	1日以内	しばしば	発熱・下痢・腹痛
	エルシニア	豚肉・水	3～7日	(-)	腹痛・発熱・下痢(±)
	ブドウ球菌	調理者の手	1～5時間	(-)	下痢・腹痛・嘔吐
	ノロウイルス	生カキ	3～40時間	(-)	下痢・嘔吐・発熱
	ロタウイルス	糞便	2～3日	(-)	下痢・嘔吐・発熱・白色便
	アメーバ赤痢	食品・水・性感染	数日～数年	高頻度	下痢・発熱(±)・粘血便
	ランブル鞭毛虫	食品・水	1～4日	(-)	下痢・腹痛

■ 腸管外合併症

アメーバ赤痢，エルシニア	肝膿瘍
クラミジア	肝周囲炎(Fitz-Hugh-Curtis症候群)
カンピロバクター	虫垂炎，腸間膜リンパ節炎，腹膜炎，菌血症，ギラン・バレー症候群
サルモネラ，チフス，エルシニア	菌血症
腸管出血性大腸菌	溶血性尿毒症症候群
腸炎ビブリオ	心筋電気伝導障害
ボツリヌス菌	眼症状，球麻痺

3類：消毒などの対物措置，特定職種への就業制限，医師の届出義務あり（ただちに）
5類：医師の届出義務あり

5類で紹介しているカンピロバクターなどは，5類感染症の「感染性胃腸炎」の原因となるウイルス，細菌，寄生虫である．
- 2週間以上続く腸炎
  ・腸結核　・アメーバ赤痢　・ジアルジア症(ランブル鞭虫)　・サイトメガロウイルス腸炎

ホスホマイシン(FOM)：fosfomycin ｜ サイトメガロウイルス(CMV)：cytomegalovirus ｜ 酵素免疫測定法(ELISA)：enzyme-linked immunosorbent assay ｜ ポリメラーゼ連鎖反応(PCR)：polymerase chain reaction ｜ 溶血性尿毒症症候群(HUS)：hemolytic uremic syndrome ｜ ベロ毒素産生大腸菌(VTEC)：verotoxin-producing *Escherichia coli* ｜ ダブルバルン小腸内視鏡(DBE)：double balloon endoscope

検査・診断・分類

- 病歴などの詳しい患者情報をとることで診断を絞り込むことが可能である．
- 確定診断は，糞便・生検組織・血液の培養や直接鏡検，特異抗原・DNAを検出する方法と，血清抗体から診断する方法がある．
- 下部内視鏡検査では，炎症の部位やびらん・潰瘍の形態や分布を観察するとともに，病変部からの生検や腸液採取を行う．
- 腹部超音波，CT，X線検査などの画像診断では，粘膜の炎症の範囲や程度の評価や，炎症性腸疾患（潰瘍性大腸炎，クローン病）やほかの非感染性疾患との鑑別に有用である．

■ 感染性腸炎の診断

1. 病原体の検出
(1) 培養 糞便，血液，吐物，推定原因食品，生検組織，内視鏡下洗浄液など（細菌） (2) 病原体の直接確認 ①鏡検：糞便，生検組織など（赤痢アメーバ，ランブル鞭毛虫などの寄生虫） ②特異的抗原検出：逆受身凝集法，免疫酵素測定法（ELISA）*，DNAプローブ法，PCR法*など（結核，CMV，病原大腸菌O157のVTEC毒素遺伝子など）
2. 血清抗体
(1) ペア血清により判定（ウイルス一般，エルシニア，腸管出血性大腸菌LPS抗体など） (2) 単検体でよいもの（赤痢アメーバ）

■ 感染性腸炎の検査

内視鏡検査	大腸に関しては内視鏡検査が主で，内視鏡所見および生検，腸管洗浄液の採取を行う．必要に応じて小腸内視鏡も行う． 1. 病変の存在部位 2. 病変の形と分布，潰瘍の深さ
腹部超音波 CT	腸管壁の肥厚とその部位，リンパ節腫大の有無，腹水の有無
X線検査	小腸の感染症に対しては小腸造影が有用．最近はダブルバルーン小腸内視鏡（DBE）などの普及により内視鏡検査が主となってきている．

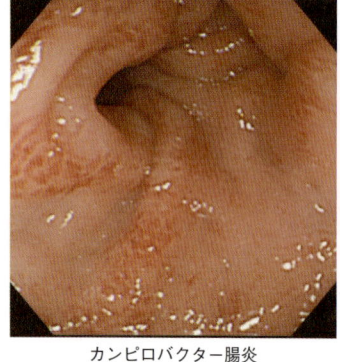

カンピロバクター腸炎 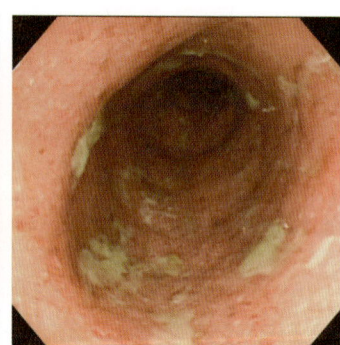　　サルモネラ腸炎 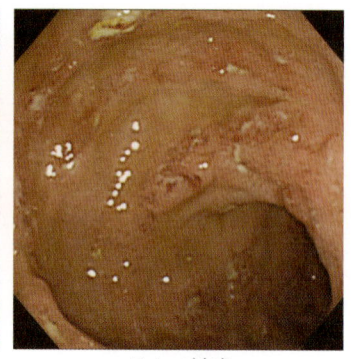　　アメーバ赤痢

■ 内視鏡像

治療

- 食中毒による感染性腸炎やウイルス性腸炎は一般的に自然治癒傾向が強いため，補液などの対症療法が主
- 脱水に対する水分，電解質，代謝性アシドーシス（下痢などによって塩基を喪失することで，血液の酸性度が高くなりすぎた状態）の補正を行う．
- 止痢薬は腸管内容物を停滞させ，毒素の吸収を助長する可能性があるため原則禁止．鎮痙薬も避けたほうがよい．整腸薬，乳酸菌製剤は積極的に投与する．
- 抗菌薬は，細菌による感染性腸炎が疑われ，下痢以外に発熱や腹痛が強い場合には，便培養を提出後，ニューキノロン系抗菌薬やホスホマイシン（FOM）を投与する．
- 腸管出血性大腸菌の場合にもニューキノロン系抗菌薬，FOMの投与を行うが，大腸菌O157：H7（ベロ毒素を産生する大腸菌の1つ）感染が予測される場合に溶血性尿毒症症候群（HUS：O157感染後に起こることが多く，溶血性貧血，血小板減少，急性腎不全を呈する症候群）を誘発する危険性があるため，早期の抗菌薬投与を行うべきか否か議論のあるところである．

腸疾患

潰瘍性大腸炎

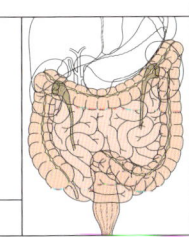

K510　ischemic colitis

疾患概念
主に大腸の粘膜を侵し、再燃と寛解を繰り返す原因不明の慢性のびまん性炎症性腸疾患。直腸から上行性、全周性に連続するびらん、潰瘍を特徴とする。現時点では根治的治療法は確立されておらず、内科的治療は炎症を抑える対症療法にすぎない。潰瘍性大腸炎自体での死亡率は低く、比較的予後良好な疾患であるが、重症例やがん化例では大腸全摘術を要する。

Summary Map

誘因・原因
- 免疫異常に加え、遺伝的要因と感染、食事、ストレスなどの環境的要因が複雑にからみ合って発症すると考えられている。
- 食生活の欧米化に伴い年々患者数は増加しており、2012年度の患者数は約15万人と推測される。
- 20歳前後の若年者に好発し、性差はない。

病態
- 腸管内に侵入した物質のうち、生体に良いもの（栄養素など）は積極的に取り込み、生体に悪いもの（病原菌など）は排除するという腸管免疫システムの異常
- 腸内細菌などの抗原に対する過剰な免疫反応が生じ、炎症が持続する。
- 活動期と寛解期を繰り返す慢性疾患である。

症状 臨床所見
- 発熱、腹痛、下痢、粘血便、体重減少など
- 活動期：血便、腹痛などの症状があり、内視鏡所見でも出血、潰瘍などを認める。
- 寛解期：血便、腹痛などの症状が消失し、内視鏡所見でも活動期の所見の改善を認め、病勢が落ちついた病期

検査・診断 分類
- 臨床症状や便培養検査、血液検査から感染性腸炎、薬剤性腸炎など他の腸疾患を除外
- 内視鏡所見で直腸から連続するびまん性の炎症像
- 注腸造影検査で粘膜粗糙像、ハウストラの消失（鉛管像）や腸管の狭小・短縮
- 病理学的所見から総合的に診断する。

治療

薬物療法
- アミノサリチル酸（5-ASA）製剤（サラゾスルファピリジン、メサラジン）
- 副腎皮質ステロイド薬（プレドニゾロン）
- 免疫調整薬（アザチオプリン、メルカプトプリン水和物、タクロリムス、シクロスポリン）
- 抗TNF-α抗体製剤（インフリキシマブ、アダリムマブ）

白血球除去療法
- 深掘れ潰瘍を呈さない副腎皮質ステロイド薬の投与歴のない初発症例がよい適応である。
- 副腎皮質ステロイド薬の副作用の回避を望む小児

手術療法
- 大出血、穿孔、中毒性巨大結腸症など重篤な合併症、がん化症例

疾患の発症様式と時間経過

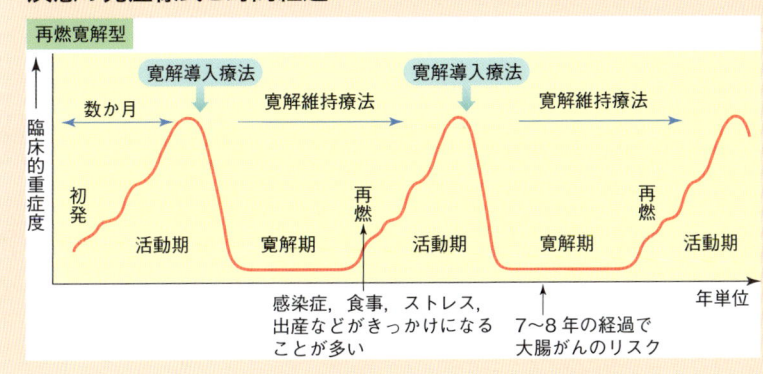

再燃寛解型

寛解導入療法 → 寛解維持療法 → 寛解導入療法 → 寛解維持療法

臨床的重症度

初発 → 活動期 → 寛解期 → 再燃 → 活動期 → 寛解期 → 再燃 → 活動期

数か月

感染症、食事、ストレス、出産などがきっかけになることが多い

7〜8年の経過で大腸がんのリスク

年単位

- 発症の仕方は腹痛・下痢・血便などから始まることが多い。
- 症状の増悪のスピードは同じ炎症性腸疾患のクローン病（p.148）より比較的速い。
- 原因不明の疾患なので根治はできないため、活動期を寛解期に移行させ、それを保つことが治療目標となる。

141

慢性維持型

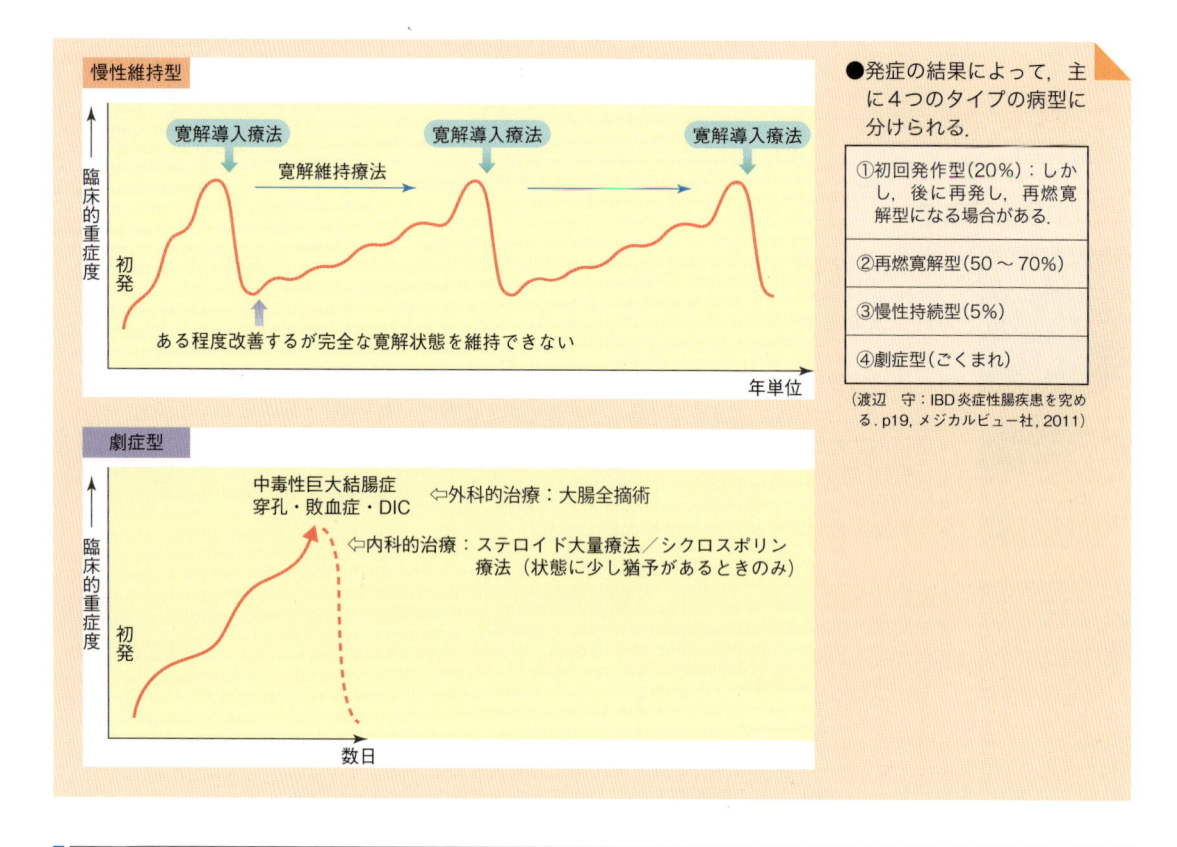

寛解導入療法　寛解導入療法　寛解導入療法
寛解維持療法

臨床的重症度　初発

ある程度改善するが完全な寛解状態を維持できない

年単位

●発症の結果によって，主に4つのタイプの病型に分けられる．

①初回発作型(20%)：しかし，後に再発し，再燃寛解型になる場合がある．
②再燃寛解型(50～70%)
③慢性持続型(5%)
④劇症型(ごくまれ)

(渡辺　守：IBD炎症性腸疾患を究める．p19, メジカルビュー社, 2011)

劇症型

中毒性巨大結腸症
穿孔・敗血症・DIC

⇨ 外科的治療：大腸全摘術
⇨ 内科的治療：ステロイド大量療法／シクロスポリン療法（状態に少し猶予があるときのみ）

臨床的重症度　初発

数日

誘因・原因

- 免疫異常に遺伝的要因と感染，食事，ストレスなどの環境的要因が複雑にからみ合って発症すると考えられている．
- 現時点では原因は同定されておらず，根治的治療法が確立されていない．

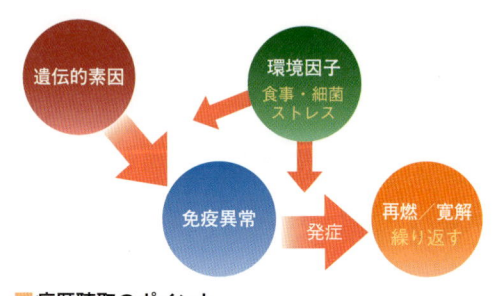

遺伝的素因　環境因子（食事・細菌・ストレス）→ 免疫異常 → 発症 → 再燃／寛解 繰り返す

■病歴聴取のポイント

症状・臨床所見

- 粘血便，血性下痢が特徴．全身倦怠感，発熱，腹痛，などを伴うことがある．
- 増悪すると1日10回以上の持続性，反復性の粘血便が認められ，体重減少も伴う．
- さまざまな腸管外合併症を伴うことがある．

■腸管外合併症
- 口内炎
- 結節性紅斑，壊疽性膿皮症などの皮膚病変
- 関節炎，強直性脊椎炎などの骨格系合併症
- 虹彩炎などの眼合併症
- 原発性硬化性胆管炎，脂肪肝，胆石症などの肝胆膵系の合併症

検査・診断・分類

内視鏡検査

- 直腸から連続するびまん性の炎症像(血管透見性の低下・消失,びらん,潰瘍)を認める.

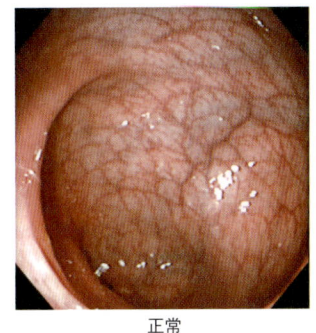

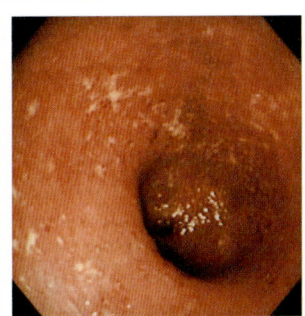

正常　　　　　活動期潰瘍性大腸炎

■ 活動期潰瘍性大腸炎の内視鏡像

注腸造影検査

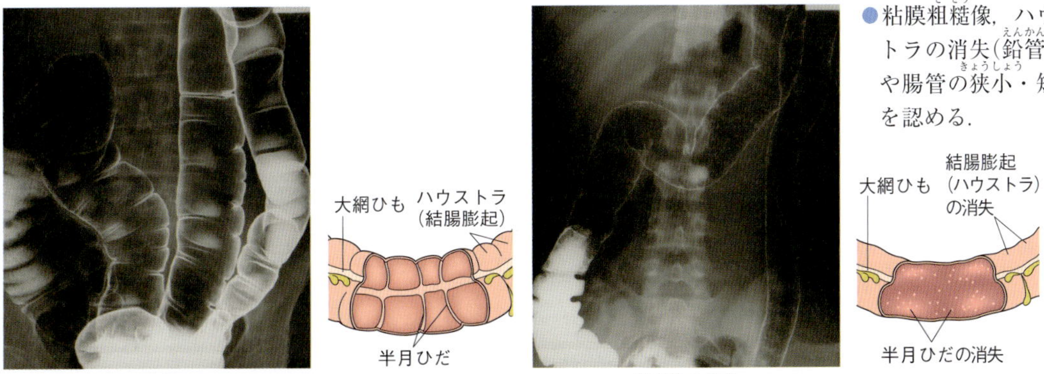

- 粘膜粗糙像,ハウストラの消失(鉛管像)や腸管の狭小・短縮を認める.

正常　　　　　潰瘍性大腸炎

■ 潰瘍性大腸炎の注腸X線像

血液検査

- 白血球数,血小板数,赤沈,CRPなどの炎症反応の上昇
- 総タンパク,血清アルブミン値の低下→低栄養
- 鉄欠乏性貧血

診断

■ 確定診断

①～③がそろえば確定診断となる.
①持続性または反復性の粘血便が続く.
②大腸内視鏡検査で直腸から連続するびまん性の炎症像(血管透見性の低下・消失,びらん,潰瘍の存在)または注腸X線検査で粘膜粗造像,ハウストラの消失(鉛管像)や腸管の狭小・短縮を認める.
③病理組織学的検査で,粘膜固有層にびまん性の炎症細胞の浸潤,陰窩膿瘍,杯細胞の減少などを認める.

病理組織検査

- 粘膜固有層にびまん性の炎症細胞の浸潤,陰窩膿瘍,杯細胞の減少などを認める.

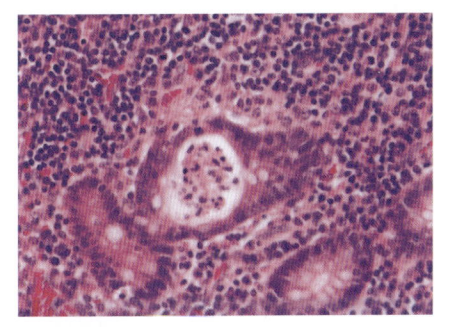

■ 陰窩膿瘍
粘膜固有層にびまん性の細胞浸潤,毛細血管の増生とともに,中央部に陰窩膿瘍がみられる.
(写真提供:順天堂大学医学部附属浦安病院総合診療科・丸山俊秀氏)

Chapter 3 腸疾患 潰瘍性大腸炎

143

病型分類

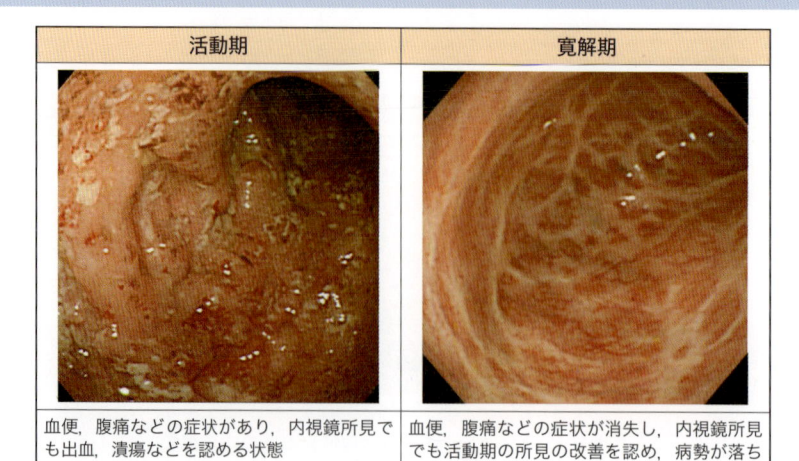

活動期	寛解期
血便，腹痛などの症状があり，内視鏡所見でも出血，潰瘍などを認める状態	血便，腹痛などの症状が消失し，内視鏡所見でも活動期の所見の改善を認め，病勢が落ちついた状態

■ 病期分類（大腸内視鏡所見）

病変範囲

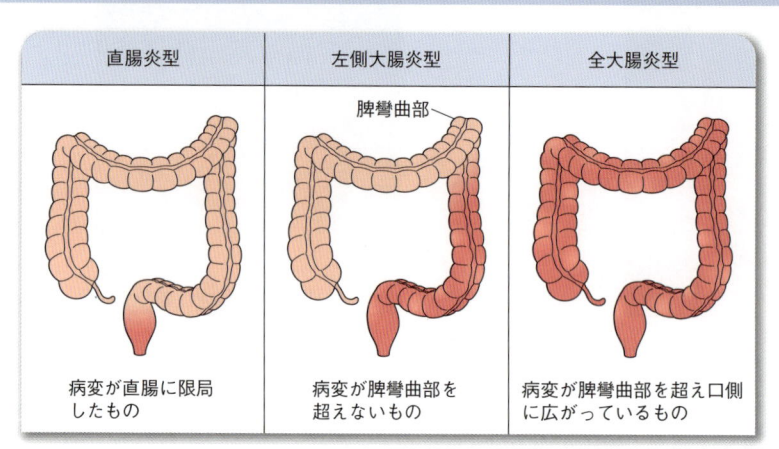

直腸炎型	左側大腸炎型	全大腸炎型
病変が直腸に限局したもの	病変が脾彎曲部を超えないもの	病変が脾彎曲部を超え口側に広がっているもの

■ 病変範囲による病型分類

臨床的重症度

- 重症，中等症，軽症の3つに分類される．

■ 臨床的重症度分類

	重症	中等症	軽症
1. 排便回数	6回以上	重症と軽症との中間	4回以下
2. 顕血便	（+++）		（+）〜（−）
3. 発熱	37.5℃		（−）
4. 頻脈	90/分以上		（−）
5. 貧血	Hb10g/dL以下		（−）
6. 赤沈	30mm/時以上		正常

重症：（1と2），（3または4）および6項目中4項目以上を満たすもの
軽症：6項目すべてを満たすもの

（棟方昭博（厚生省特定疾患難治性炎症性腸管障害調査研究班）：平成9年度研究報告書を一部改変）

臨床経過

- 4型に分類される.

■臨床経過の型による分類

再燃寛解型	再燃, 寛解を繰り返す場合
慢性持続型	発症より6か月以上, 下痢, 血便が慢性的に続く場合
急性激症型	激烈な症状で発症し重篤な合併症を生じる場合
初回発作型	発作が1回だけで以後落ち着いている場合

治療

活動期治療

● 5-アミノサリチル酸製剤

- 寛解導入のための治療. 5-アミノサリチル酸 (5-ASA) 製剤を投与し, 不十分な場合は副腎皮質ステロイド薬を併用する.
- 副腎皮質ステロイド薬の大量投与に反応しない重症難治症例に対しては, 免疫調整薬や抗TNF-α抗体製剤の導入を考慮する.
- 5-ASA製剤は, サラゾスルファピリジン (SASP, サラゾピリン®) とメサラジン (5-ASA, ペンタサ®, アサコール®) がある.
- 剤形には坐剤, 注腸薬, 経口薬があり病変範囲によって使い分ける.

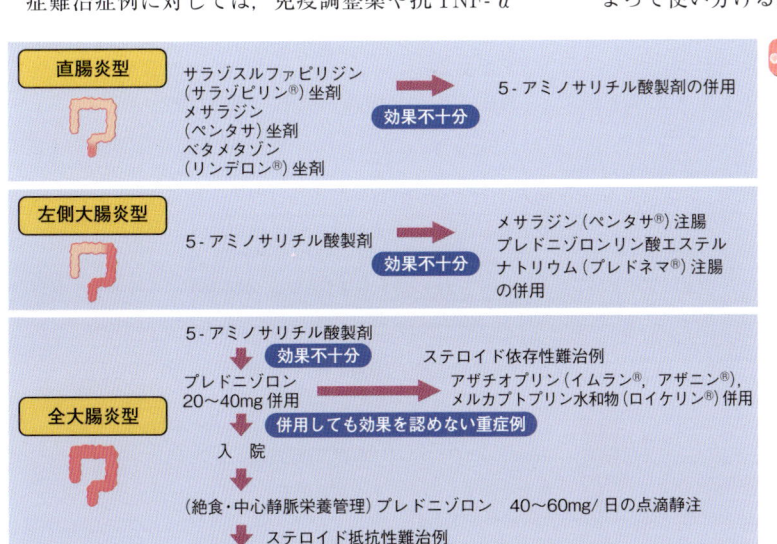

5-ASA製剤投与のポイント
サラゾスルファピリジン (SASP, サラゾピリン®) は大腸のみに作用するが, メサラジン (5-ASA, ペンタサ®) は小腸と大腸に作用するように工夫された徐放製剤である.
アサコール®はペンタサ®よりも成分の大腸到達度が高く設計されたメサラジン製剤である.

直腸炎型
サラゾスルファピリジン (サラゾピリン®) 坐剤
メサラジン (ペンタサ) 坐剤
ベタメタゾン (リンデロン®) 坐剤
→ 効果不十分 → 5-アミノサリチル酸製剤の併用

左側大腸炎型
5-アミノサリチル酸製剤 → 効果不十分 → メサラジン (ペンタサ®) 注腸 プレドニゾロンリン酸エステルナトリウム (プレドネマ®) 注腸の併用

全大腸炎型
5-アミノサリチル酸製剤
↓ 効果不十分
プレドニゾロン 20〜40mg併用 → ステロイド依存性難治例 アザチオプリン (イムラン®, アザニン®), メルカプトプリン水和物 (ロイケリン®) 併用
↓ 併用しても効果を認めない重症例
入院
↓
(絶食・中心静脈栄養管理) プレドニゾロン 40〜60mg/日の点滴静注
↓ ステロイド抵抗性難治例
- インフリキシマブ 5mg/kgの0, 2, 6週目点滴静注
- アダリムマブ 160mg, 80mg, 40mgの2週ごと皮下注射
- タクロリムス 0.005〜1mg/kg/日内服
- シクロスポリン 3〜4mg/kg/日の持続点滴静注 (保険適応外)

■活動期潰瘍性大腸炎の薬物療法

● 副腎皮質ステロイド薬

- 5-ASA製剤のみでの寛解導入が困難な中等症, 重症例に用いる.
- 副腎皮質ステロイド薬の剤形には坐剤, 注腸薬, 経口薬, 静注薬があり, 病変範囲と重症度によって使い分ける.
- 抗炎症作用が大きく, 副作用の比較的少ないプレドニゾロン (PSL, プレドニン®) が主として用いられる.
- 合併症である関節炎や皮膚症状 (壊疽性膿皮症など) にも有効

免疫調整薬

- 難治性潰瘍性大腸炎に用いる.

> 副腎皮質ステロイド薬には炎症を抑える寛解導入効果はあるが，再燃を予防する寛解維持効果はない．効果を認めたらすみやかに減量する．寛解期の漫然とした少量投与は避けることが重要

■難治性潰瘍性大腸炎

	定義	使用薬剤
ステロイド抵抗性	ステロイドを1〜2週間大量（通常PSLで40mg以上）投与しても効果を認めない場合	シクロスポリンは寛解導入に，アザチオプリン，メルカプトプリンは寛解維持に用いる．タクロリムスは寛解導入・維持効果ともあるが，副作用のため長期投与は制限されている
ステロイド依存性	ステロイドが有効であるが，減量すると再燃を繰り返しステロイドの離脱が困難な場合	抗TNF-α抗体製剤（インフリキシマブ<レミケード®>，アダリムマブ<ヒュミラ®>）は寛解導入・維持効果ともに有し，難治例に用いる

寛解維持療法

- 再燃予防のための治療．通常5-ASA製剤の内服を副作用のないかぎり長期に継続投与する．

白血球除去療法(LCAP，GCAP)

- 活動期潰瘍性大腸炎の重症例の寛解導入に対し保険適用が認められている．
- 副腎皮質ステロイド薬のような即効性はなく，効果を認めるまでには3回以上の施行が必要なため，ステロイド抵抗性の重症難治症例の寛解導入には適さない．
- 副作用発現率は副腎皮質ステロイド薬と比べきわめて少ない．
- 副腎皮質ステロイド薬の副作用の回避を望む小児領域においては，副腎皮質ステロイド薬に代わる標準的初期治療法として位置づけられている．
- 白血球除去療法には，不織布を使う方法(LCAP)とビーズを用いて顆粒球を吸着する方法(GCAP)がある．
- 副作用には頭痛・発熱・悪心などがある．

■白血球除去療法

LCAP	ポリエステル繊維でできた不織布を充填した白血球除去フィルター（セルソーバ）で，白血球（顆粒球，単球，リンパ球）と血小板を取り除く白血球除去療法
GCAP	酢酸セルロースビーズを充填したカラム（アダカラム）を血液が灌流し，顆粒球と単球を選択的に除去する顆粒球吸着療法

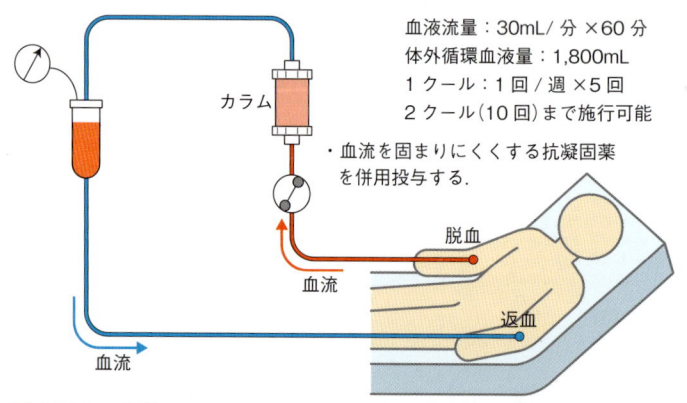

血液流量：30mL/分×60分
体外循環血液量：1,800mL
1クール：1回/週×5回
2クール(10回)まで施行可能

・血流を固まりにくくする抗凝固薬を併用投与する．

■GCAPの実際

薬物療法，外科療法に次ぐ第3の治療法として国内で開発された治療法．患者の血液を体外循環させることで，炎症形成の原因となっている白血球を吸着除去し，腸管局所の炎症を鎮静化させ病態の改善をはかる治療法である．GCAPは2009年1月にクローン病にも保険適用となった．

手術療法

- 各種薬物療法に反応しない重症難治症例では，大腸を摘出する手術が行われる．
- 現在では，永久人工肛門となることは少なく，回腸の末端をJ字型に折り曲げて便を一時的に貯留する嚢（パウチ）をつくり，直腸粘膜も極力切除し肛門とつなぐ，大腸全摘＋回腸嚢肛門（管）吻合術が標準的である．

■ 手術適応

緊急手術	内科的治療に抵抗性で大出血，腹痛，発熱が続いている重症難治例のほか，穿孔，中毒性巨大結腸症など重篤な合併症をきたしたときに救命を目的に行う．
待期手術	頻回に再燃を繰り返し，ステロイド投与量が大量で副作用がひどく，患者のQOLが著しく損なわれている場合，あるいはがん化症例などに時期をみて行う．

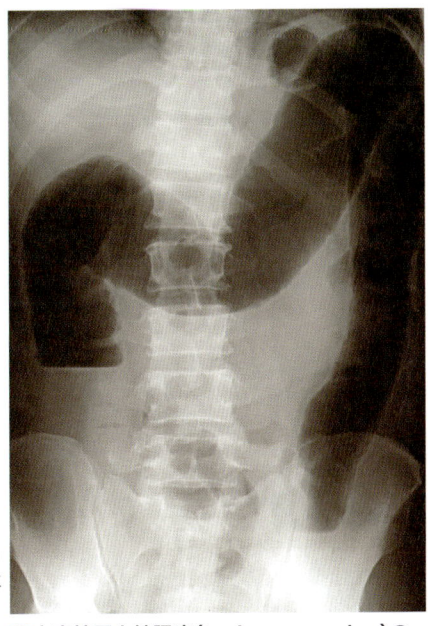

大腸粘膜の広範な欠落により腸管管腔が幅10cmと著明に拡張している．

■ 中毒性巨大結腸症（toxic megacolon）の腹部単純X線像

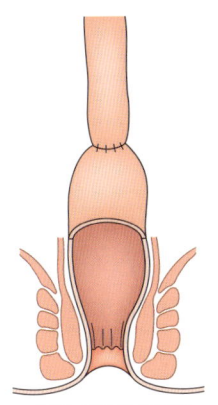

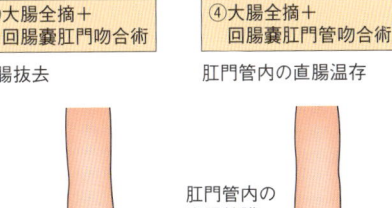

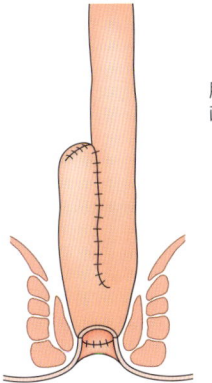

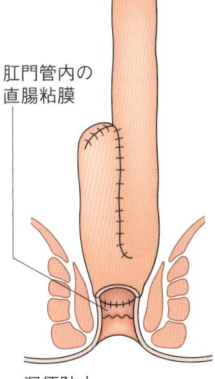

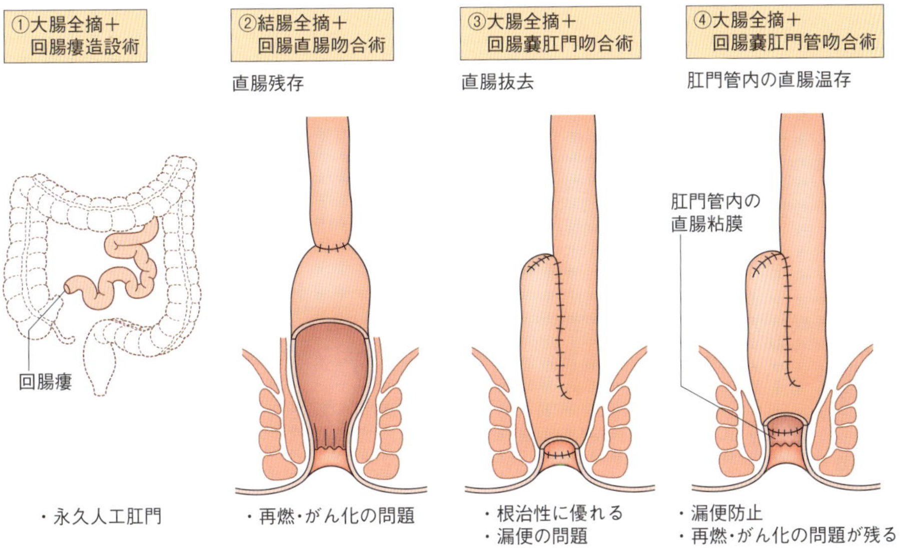

①大腸全摘＋回腸瘻造設術
②結腸全摘＋回腸直腸吻合術　直腸残存
③大腸全摘＋回腸嚢肛門吻合術　直腸抜去
④大腸全摘＋回腸嚢肛門管吻合術　肛門管内の直腸温存

- 回腸瘻
- 永久人工肛門
- 再燃・がん化の問題
- 根治性に優れる
- 漏便の問題
- 肛門管内の直腸粘膜
- 漏便防止
- 再燃・がん化の問題が残る

■ 潰瘍性大腸炎の術式

最近では③，④が標準術式，大腸＝結腸＋直腸

5-アミノサリチル酸（5-ASA）：5-aminosalicylic acid ｜ サラゾスルファピリジン（SASP）：salazosulfapyridine ｜ 白血球除去療法（LCAP）：leukocytapheresis ｜ 顆粒球吸着療法（GCAP）：granulocytapheresis ｜ プレドニゾロン（PSL）：prednisolone ｜ アザチオプリン（AZP）：azathioprine ｜ メルカプトプリン水和物（6-MP）：6-mercaptopurine ｜ シクロスポリン（CYA）：ciclosporin ｜ C反応性タンパク（CRP）：C-reactive protein ｜ 白血球除去療法（LCAP）：leukocytapheresis ｜ 顆粒球吸着療法（GCAP）：granulocytapheresis

腸疾患

クローン病

K50　Crohn disease

疾患概念
原因不明で，再燃と寛解を繰り返す慢性の肉芽腫性の炎症性腸疾患である．口腔から肛門までの全消化管に病変が非連続性，区域性に形成される．手術で根治的手術治療が望めず，狭窄，瘻孔などの解除を目的とした姑息的手術を行うにすぎず，術後の再燃も高率に認められるので，内科的治療が主体となる．

Summary Map

誘因・原因	●食餌抗原や腸内細菌などの腸管腔内の抗原に対する免疫異常に，感染や他の環境因子が複雑にからみ合って病変が形成されると考えられている． ●食生活の欧米化に伴い年々患者数は増加しており，2012年度の患者数は約3.6万人と推測される． ●男女とも20歳前後の若年者に好発するが，男女比は2：1で男性に多い．
病態	●腸管免疫システムの異常により，腸内細菌や食事などの抗原に対する過剰な免疫反応が生じ炎症が持続する． ●腸管壁全層性にリンパ球，形質細胞の浸潤が認められ，非乾酪性の類上皮細胞肉芽腫を特徴とする． ●病変は非連続性，区域性で縦走潰瘍，敷石像，不整形潰瘍，アフタ病変を認める． ●炎症が進行すると狭窄，瘻孔，膿瘍などを合併
症状 臨床所見	●発熱，腹痛，下痢，体重減少，痔瘻などの肛門病変
検査・診断 分類	●臨床症状や便培養検査，血液検査から感染性腸炎，過敏性腸炎などの他の腸疾患を除外したうえで画像所見(内視鏡，X線造影検査，腹部超音波検査，CT，MRIなど)，病理学的所見から総合的に行う．
治療　栄養療法	●小腸型では，食餌抗原の除去と栄養状態の改善をはかる栄養療法が中心 ・成分栄養剤を用いた経腸栄養療法 ・完全静脈栄養療法
薬物療法	●大腸型では薬物療法が中心となる． ・アミノサリチル酸 (5-ASA) 製剤(サラゾスルファピリジン，メサラジン) ・抗生物質(メトロニダゾール) ・副腎皮質ステロイド薬(プレドニゾロン) ・免疫抑制薬(アザチオプリン，メルカプトプリン水和物) ・抗TNF-α抗体製剤(インフリキシマブ，アダリムマブ)
手術	●根治的手術治療が望めず，狭窄，瘻孔，膿瘍形成などの解除を目的とした姑息的手術を行うにすぎない．

誘因・原因

- 食餌抗原や腸内細菌などの腸管管腔内の抗原に対する免疫異常が原因となる．
- 動物性タンパク質，脂肪摂取が多い欧米では発症率が高い．これに感染やストレスなどの他の環境因子が複雑にからみ合って病変が形成される．
- 食生活の欧米化に伴い年々患者数は増加しており，2012(平成24)年度の患者数は約3.6万人と推測される．

疾患の発症様式と時間経過

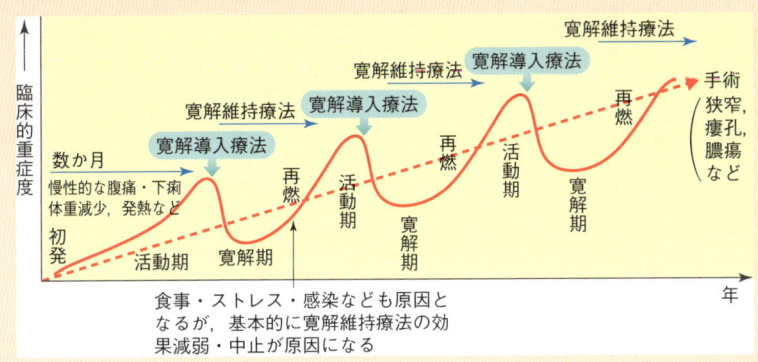

臨床的重症度 ↑

慢性的な腹痛・下痢、体重減少、発熱など
初発
数か月
活動期 → 寛解期 → 寛解導入療法 → 再燃 → 活動期 → 寛解期 → 寛解導入療法 → 寛解維持療法 → 再燃 → 活動期 → 寛解期 → 寛解導入療法 → 寛解維持療法 → 再燃 → 寛解維持療法 → 手術・狭窄、瘻孔、膿瘍など

食事・ストレス・感染なども原因となるが、基本的に寛解維持療法の効果減弱・中止が原因になる

→ 年

- 腹痛・下痢・体重減少・発熱を呈することが多いとされ、血便・貧血・腸閉塞などで発症する. 肛門病変が腸管症状に先行して出現することも多い.
- 病変部位によっても症状・経過は異なってくる. 小腸型（約30％）、小腸大腸型（約40％）、大腸型（約25％）、そのほかに胃・十二指腸型などもある.
- 基本的には寛解・再燃を繰り返していくうちに、不可逆的な腸管の線維化から変形が進み、狭窄、瘻孔、膿瘍、出血などを合併し、手術を繰り返す.
- 症状増悪のスピードは同じ炎症性腸疾患の潰瘍性大腸炎より比較的緩やかである.

症状・臨床所見

- 発熱、腹痛、下痢、体重減少が4大症状である.
- 痔瘻などの肛門病変が先行して発見されることも少なくない.

■ 潰瘍性大腸炎とクローン病の違い

	潰瘍性大腸炎	クローン病
好発年齢	20歳前後の若年者	20歳前後の若年者
病変部位	大腸のみ	口腔、食道、胃、小腸、大腸、肛門
病型分類	直腸炎型 左側大腸炎型 全大腸炎型	小腸型 小腸大腸型 大腸型
主症状	発熱、腹痛、(粘)血便、体重減少	発熱、腹痛、下痢、体重減少（血便はまれ）
病理	炎症は主として粘膜層に限局	炎症は全層性に及ぶ
内視鏡所見	潰瘍が直腸から連続性に存在	縦走潰瘍、敷石像、アフタ 正常粘膜の中に病変部が区域性に存在
腸管合併症	穿孔、中毒性巨大結腸症、がん化、肛門部病変はまれ	狭窄、瘻孔、肛門部病変(痔瘻)、がん化はまれ

■ 腸管外合併症

- 口内炎
- 結節性紅斑、壊疽性膿皮症などの皮膚病変
- 関節炎、強直性脊椎炎などの骨格系合併症
- 虹彩炎などの眼合併症
- 原発性硬化性胆管炎、脂肪肝、胆石症などの肝胆膵系の合併症

アフタ：とくに口腔内にできる小さな潰瘍のこと.

検査・診断・分類

検査

■ 血液検査

- 白血球数、血小板数、赤沈、CRPなどの上昇→炎症反応を示す.
- 総タンパク、血清アルブミン値、総コレステロール値の低下→低栄養を示す.
- 鉄欠乏性貧血

■ 大腸内視鏡検査

- クローン病は口腔から肛門までの全消化管に病変を形成するため、上部消化管を含めた画像診断が必要である.
- 敷石像、縦走潰瘍、不整形潰瘍、アフタなどが特徴である.

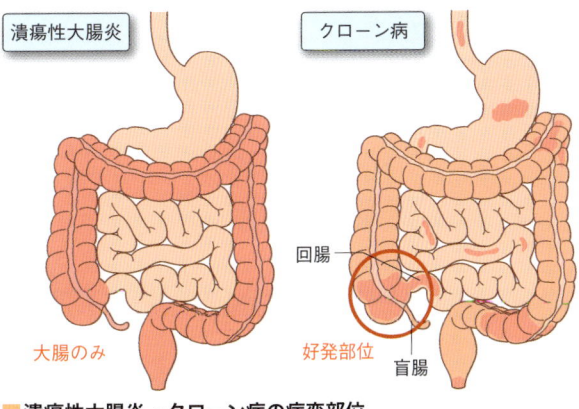

潰瘍性大腸炎　大腸のみ

クローン病　回腸　好発部位　盲腸

■ 潰瘍性大腸炎・クローン病の病変部位

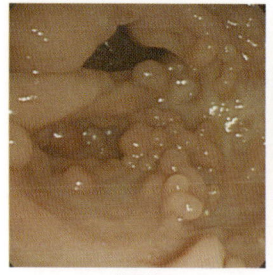

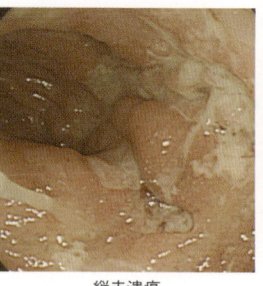

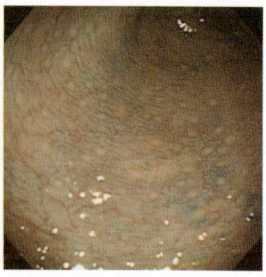

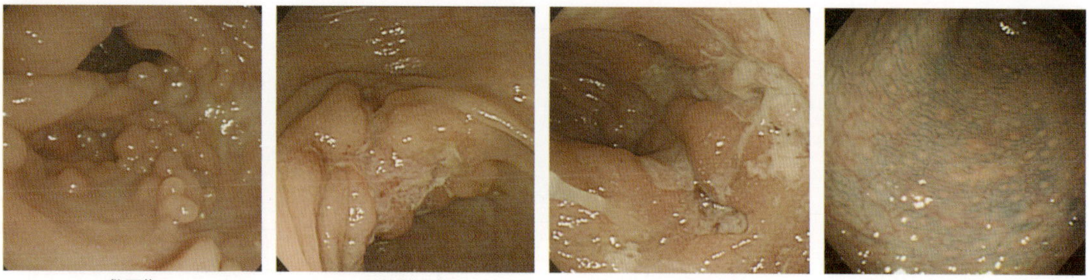

敷石像　　　　　　不整形潰瘍　　　　　縦走潰瘍　　　　　　アフタ

■ クローン病の大腸内視鏡像

■ 注腸造影, 小腸造影検査
● 狭窄, 瘻孔の診断に有用である.

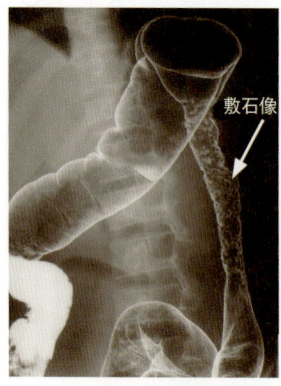

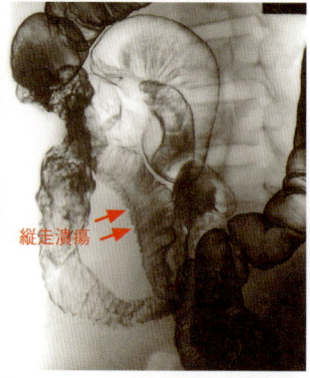

■ 腹部超音波検査, CT, MRI検査
● 非侵襲的な検査であり腸管壁肥厚, 膿瘍, 痔瘻の評価に有用

■ 生検組織学的検査
● サルコイドーシス様の非乾酪性肉芽腫
● 腸管壁の全層性の炎症

■ 診断
■ 診断に必要な所見

① 非連続性または区域性病変
② 敷石像または縦走潰瘍
③ 腸管壁の全層性の炎症
④ サルコイドーシス様の非乾酪性肉芽腫
⑤ 裂溝または瘻孔
⑥ 肛門病変
②, ④が診断上有用である.

・生検で④が認められるのは50％以下である.
・サルコイドーシス：20歳前後にみられ, 原因不明の全身性に肉芽腫を形成する疾患

■ クローン病のX線像（注腸造影）

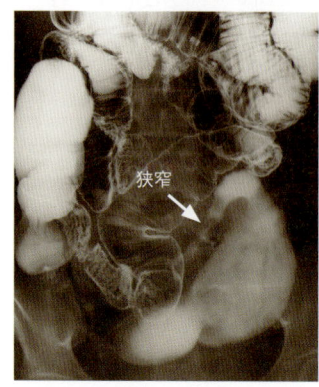

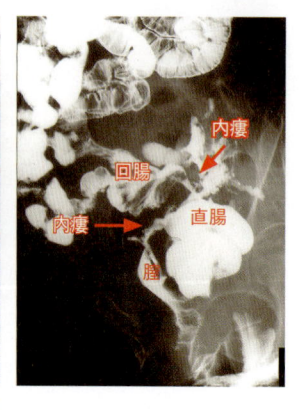

■ クローン病のX線像（小腸造影）

分類：病変範囲

● 好発部位は回盲部で主病変の存在部位により通常, 小腸型, 小腸大腸型, 大腸型の3型に分類される.

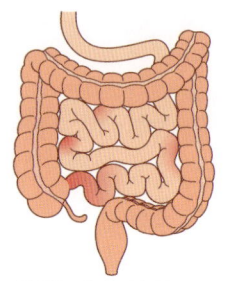

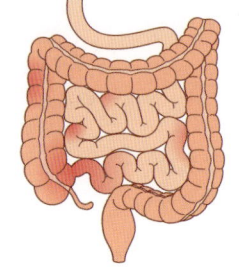

小腸型：病変が小腸のみに存在するもの　　小腸大腸型：病変が小腸と大腸に存在するもの　　大腸型：病変が大腸のみに存在するもの

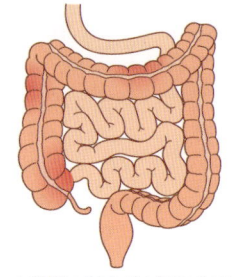

■ 病変範囲による病型分類

活動性の評価

- IOIBDアセスメントスコアやクローン病アクティビティインデックス(CDAI)により活動性の評価を行う．
- IOIBDアセスメントスコア
  ・10項目中2項目以上を認める場合を活動期と判定
  ・1項目以下でCRP陰性，赤沈正常であれば臨床的寛解と判定
- CDAI：150未満を非活動期，450以上を重症とする．

■ IOIBDアセスメントスコア

①腹痛
②1日6回以上の下痢または粘血便
③肛門部病変
④瘻孔
⑤その他の合併症
⑥腹部腫瘤
⑦体重減少
⑧38℃以上の発熱
⑨腹部圧痛
⑩10g/dL以下のHb濃度
1項目1点とし，合計点数をスコア化
緩解：
スコアが1または0で，血液検査で，赤沈値，CRPが正常化した状態

■ クローン病アクティビティインデックス(CDAI)

(1) 過去1週間の水様または泥状便の総回数×2	y1
(2) 過去1週間の腹痛(下記スコアで腹痛の状態を毎日評価し7日間を合計する×5 0=なし，1=軽度，2=中等度，3=高度	y2
(3) 過去1週間の主観的な一般状態(下記スコアで一般状態を毎日評価し7日間を合計)×7 0=良好，1=軽度不良，2=不良，3=重症，4=激症	y3
(4) 患者が現在もっている下記項目の数×20 1) 関節炎/関節痛 2) 虹彩炎/ブドウ膜炎 3) 結節性紅斑/壊疽性膿皮症/アフタ性口内炎 4) 裂肛，痔瘻または肛門周囲膿瘍 5) その他の瘻孔 6) 過去1週間の37.8℃以上の発熱	y4
(5) 下痢に対してロペミン®またはオピアト(アヘンアルカロイド塩酸塩)の服薬×30 0=なし，1=あり	y5
(6) 腹部腫瘤×10 0=なし，2=疑い，5=確実にあり	y6
(7) ヘマトクリット(Ht)×6 男(47−Ht)　女(42−Ht)	y7
(8) 体重：標準体重(比体重) 100×{1−(体重/標準体重)}	y8

CDAIスコアはy1〜y8の合計点数で得られる．
150未満：非活動期，150以上：活動期，450以上：重症
(National Cooperative Crohn's Disease Study Group, 1976)

治療

- 小腸型，大腸型かにより治療方針が異なる．
- 小腸型ではとくに栄養療法が有効であり，多くの症例が完全静脈栄養療法，成分栄養剤などの経腸栄養療法にて症状の改善が期待できる．
- 大腸型では薬物療法との併用が必要となる．

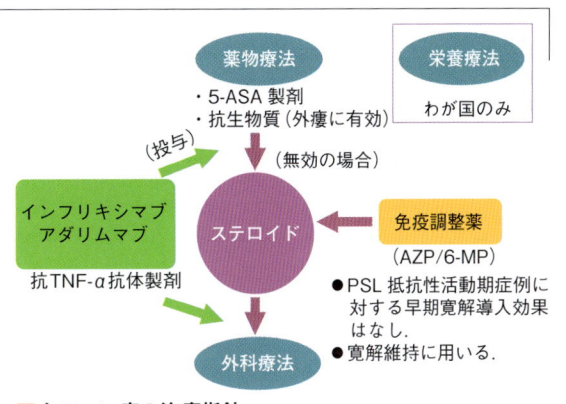

薬物療法
・5-ASA製剤
・抗生物質(外瘻に有効)

栄養療法
わが国のみ

インフリキシマブ アダリムマブ
抗TNF-α抗体製剤

ステロイド

免疫調整薬 (AZP/6-MP)
- PSL抵抗性活動期症例に対する早期寛解導入効果はなし．
- 寛解維持に用いる．

外科療法

■ クローン病の治療指針

栄養療法

- 食餌抗原の除去，腸管内細菌の是正，栄養障害の改善が目的
- わが国ではクローン病治療における第一選択に位置づけられている．
- 成分栄養剤などを用いた経腸栄養療法(EN)と完全静脈栄養療法(TPN)に大別される．

成分栄養剤(ED)としてはエレンタール®が用いられる．抗原性をもたないアミノ酸を窒素源としており，脂肪含有量は少量に制限してある．EDは独特のアミノ酸臭を有し飲用に不向きなため，飲めない場合は経鼻チューブを用いた経管法にて投与する．

薬物療法

■薬物療法

5-アミノサリチル酸製剤	サラゾスルファピリジン(サラゾピリン®) メサラジン(ペンタサ®)	●前者は大腸型に有用．後者は小腸型，小腸大腸型に有用
抗生物質	メトロニダゾール(フラジール®) シプロフロキサシン(シプロキサン®)	●難治性痔瘻などの肛門部病変に有用
副腎皮質ステロイド薬	プレドニゾロン	●5-ASA製剤のみでの寛解導入が困難な中等症，重症例に用いる．
免疫調整薬	アザチオプリン(イムラン®，アザニン®) メルカプトプリン水和物(ロイケリン®)	●効果発現に2〜3か月を要するため，ステロイド抵抗性症例における早期の寛解導入効果は期待できない． ●ステロイド依存性難治症例のステロイドの減量と中止，緩解維持，および難治性瘻孔に対して用いられる．
抗TNF-α抗体製剤	インフリキシマブ(レミケード®) アダリムマブ(ヒュミラ®)	●初回投与前には胸部X線検査，ツベルクリン反応などを施行して，結核などの感染症を否定しておく． ●栄養療法や従来の薬物療法を施行しても，十分な効果の得られない中等症以上の活動期クローン病患者が適応 ●活動期クローン病，外瘻(痔瘻や皮膚瘻)症例の寛解導入に有用 ●最近ではステロイドの投与効果を待たずに，当初からインフリキシマブを投与して炎症を抑えこむ"Top-down"療法が注目されている．

ヒトの腫瘍壊死因子(TNF-α)は，マクロファージから産生された炎症性サイトカインであり，生体の防御に重要な働きをする．過剰に放出されると他の炎症性サイトカインの産生を促進して，腸管に潰瘍を形成する．抗TNF-α抗体製剤は炎症発現に関与しているTNF-αに結合し中和，あるいはTNF-αを産生している細胞を壊すことで炎症を抑制する．

■レミケード®のTop-down療法が著効した症例の大腸内視鏡所見(下行結腸)

治療前 → レミケード®3回投与後

■"Step-up"療法と"Top-down"療法

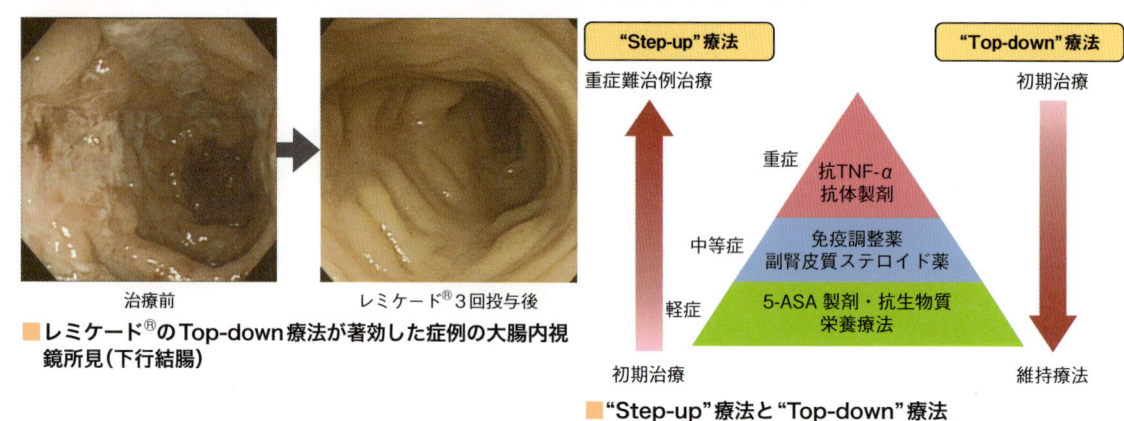

手術療法

- ●根治的手術療法が望めず，狭窄，瘻孔などの解除を目的に行う姑息的手術にすぎない．
- ●狭窄，瘻孔，膿瘍形成などが適応となる．
- ●術後の再燃・再発も高率に認められるので，腸管切除は小範囲が原則となる(短腸症候群の予防)．
- ●多発狭窄については，切除せずに切開を入れて狭いところを広げる狭窄形成術も行われている(腸管の温存)．

成分栄養剤(ED)：elemental diet ｜ 腫瘍壊死因子(TNF-α)：tumor necrosis factor-α ｜ CDAI：Crohn's Disease Activity Index ｜ IOIBD：International Organization for the Study of Inflammatory Bowel Disease ｜ 栄養療法(EN)：enteral nutrition ｜ 完全静脈栄養療法(TPN)：total parenteral nutrition ｜ プレドニゾロン(PSL)：prednisolon ｜ 5-アミノサリチル酸(5-ASA)：5-amino-salicylic acid ｜ コンピュータ断層撮影(CT)：computed tomography ｜ 磁気共鳴画像(MRI)：magnetic resonance imaging ｜ C反応性タンパク(CRP)：C-reactive protein

腸疾患

腸結核

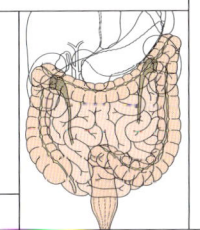

A183　intestinal tuberculosis

疾患概念
腸結核は，ヒト型結核菌が小腸や大腸に感染することにより炎症が起こり，潰瘍を形成する疾患である．消化管以外の結核症から続発した続発性腸結核と，他臓器に結核症がなく，腸に初感染巣をつくる原発性腸結核とに分類される．

Summary Map

誘因・原因
- わが国では現在でも結核の罹患率，新規感染率は欧米の約10倍ある．
- 抗がん薬をはじめとする化学療法の普及，HIV感染者の増加など，免疫が低下した患者の増加

病態
- ヒト型結核菌*が，主に食物や喀痰とともに嚥下されて腸管へ移行し，リンパ組織に侵入し，結核結節を形成して中心部が壊死に陥り，潰瘍を形成

症状 臨床所見
- 腹痛，下痢，血便，腹部膨満，嘔吐，発熱，腹部腫瘤，体重減少などがあるが，腸結核に特有のものではない．

検査・診断 分類
- 生検組織やその培養からの結核菌の証明
- 生検組織からの乾酪性肉芽腫の証明
- 注腸造影，内視鏡（輪状，帯状潰瘍と潰瘍瘢痕を伴う萎縮瘢痕帯，腸管の変形）．
- PCR法，クオンティフェロン法，T-SPOT法

治療
- 肺結核に準じて抗結核薬投与．リファンピシン（RFP），イソニアジド（INH），ピラジナミド（PZA），ストレプトマイシン塩酸塩（SM）〔もしくはエタンブトール塩酸塩（EB）〕

用語解説

ヒト型結核菌（*mycobacterium tuberculosis*）
結核の病原体．くしゃみ，咳などで空気感染するが，免疫状態が良好であれば発症しないことが多い．肺の他にリンパ節，骨・関節（カリエス），腎臓，腸，脳（結核性髄膜炎）などで発症する．増殖速度が遅く，分離培養には時間がかかる．

日和見感染
健康なときは感染しても発症しないが，なんらかの原因で免疫が低下すると発症する感染症を指す．原因となる病原体はMRSA，大腸菌，緑膿菌，レジオネラ，カンジダ，トキソプラズマ，ニューモシスチス，単純ヘルペスウイルス，サイトメガロウイルスなど多数．

疾患の発症様式と時間経過

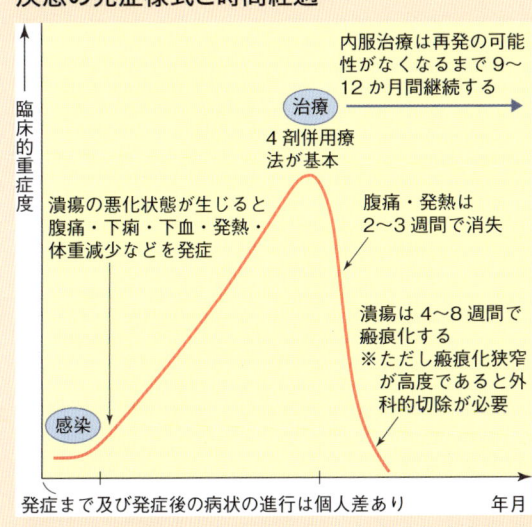

臨床的重症度

感染 → 潰瘍の悪化状態が生じると腹痛・下痢・下血・発熱・体重減少などを発症

治療　4剤併用療法が基本

内服治療は再発の可能性がなくなるまで9〜12か月間継続する

腹痛・発熱は2〜3週間で消失

潰瘍は4〜8週間で瘢痕化する
※ただし瘢痕化狭窄が高度であると外科的切除が必要

発症まで及び発症後の病状の進行は個人差あり　年月

- 腸結核は原発性と続発性に分けられ，原発性は腸以外の部位に病変を認めないもの，続発性は他臓器，とくに肺に結核があるものをいう．
- 典型例の活動期腸結核の症状は，腹痛・下痢・下血・発熱・体重減少などである．
- しかし，最近は便潜血検査陽性に対する精査などでみつかる例が増加している．
- 基本的に無症状期に発見されれば，そのまま加療開始し，無症状のまま改善することが多いのに対し，感染後炎症が強まり，潰瘍の悪化や腸管状態が進むと上記のような症状が出てくる．クローン病との鑑別が問題となる．

誘因・原因

- 高齢社会の到来，抗がん薬をはじめとする化学療法の普及，HIV感染者の増加など，免疫が低下した患者の増加（日和見感染*）
- ヒト型結核菌が主に食物や喀痰とともに嚥下され腸管へ移行し，リンパ組織に侵入．結核結節を形成して中心部が壊死に陥り，小潰瘍を形成．近辺の小潰瘍は癒合しながら大きな潰瘍へ変化する．

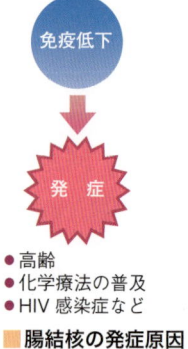

免疫低下 → 発症
- 高齢
- 化学療法の普及
- HIV感染症など

■ 腸結核の発症原因

症状・臨床所見

- 腹痛，下痢，血便，腹部膨満，嘔吐，発熱，腹部腫瘤，体重減少などがあげられるが，いずれも腸結核に特有のものではない．
- 症状が慢性的な点が一般的な感染性腸炎とは異なる．
- 腸管のあらゆる部位に起こりうるが，好発部位は回盲部である．

わが国では他臓器に結核症がなく，腸に初感染巣がみられる原発性腸結核の頻度は高い．

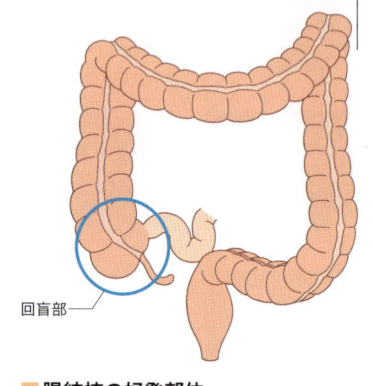

回盲部

■ 腸結核の好発部位

検査・診断・分類

注腸造影

- 病変の全体像が把握しやすい．
- 輪状・帯状潰瘍，潰瘍瘢痕を伴う萎縮瘢痕帯，偽憩室，腸管の変形，ハウストラの消失，回盲弁の開大などが確認される．

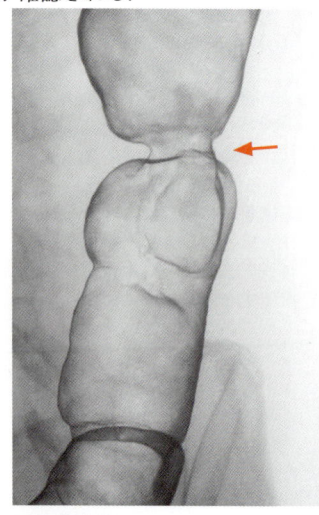

■ 輪状潰瘍 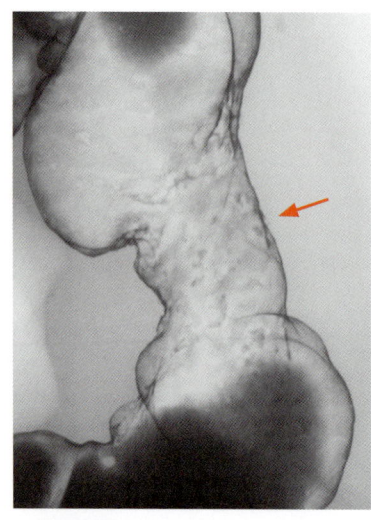　　　■ 帯状潰瘍 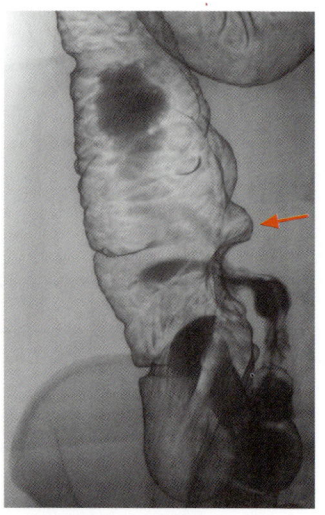　　　■ 萎縮瘢痕帯＋偽憩室

内視鏡検査

- 詳細な局所の観察に有用である.
- 活動期の所見：小潰瘍，輪状潰瘍，不整潰瘍など多彩な所見を呈する.
- 非活動期の所見：炎症性ポリープ，多中心性の潰瘍瘢痕像，回盲弁の開大
- 深部小腸の病変に対しては小腸内視鏡が有用である.
- 生検組織の培養やPCR法による結核菌の証明である.
- 生検組織からの乾酪性肉芽腫の証明を行う.

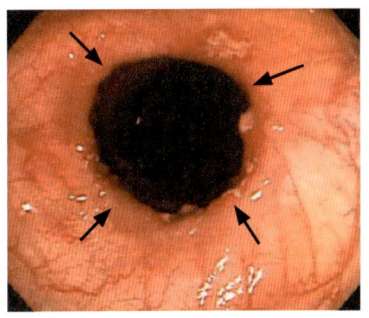

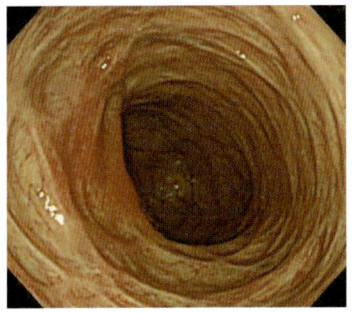

血液検査，その他の検査

- 赤沈，CRPなどの炎症反応の上昇や軽度の貧血，低栄養状態がみられるが，腸結核に特徴的といえる所見はない.
- PCR法，クオンティフェロン法，T-SPOT法（結核菌の感染診断検査法で，ツベルクリン反応より特異度が高い），抗好酸菌抗体検査などを行う.

■ 輪状潰瘍　　■ 萎縮瘢痕帯

生検組織およびその他の培養からの結核菌の陽性率は低いため，画像診断が重要

鑑別疾患

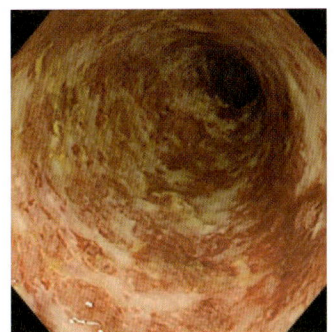

■ 潰瘍性大腸炎
腸結核と違い，病変はびまん性で，血管透見が消失している.

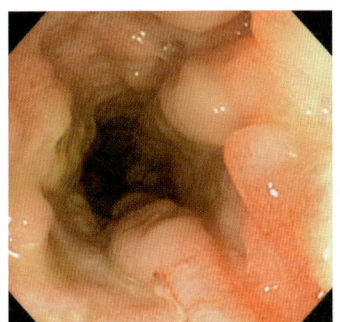

■ クローン病
腸結核は輪状，帯状の潰瘍が特徴だが，クローン病は縦走潰瘍，敷石状外観が特徴

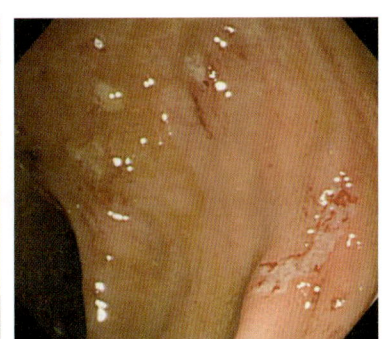

■ アメーバ赤痢
好発部位は直腸と盲腸であり，潰瘍は汚い白苔を有し，たこいぼ様の隆起を伴う.

治療

- 肺結核に準じて抗結核薬を組み合わせて投与する．治療に対する反応は良好である.
- リファンピシン(RFP)，イソニアジド(INH)，ピラジナミド(PZA)，ストレプトマイシン硫酸塩(SM)もしくはエタンブトール塩酸塩(EB)の4剤を2か月間投与の後，RFP，INHの2剤を4か月続ける.
- 診断的治療（治療によって診断をつける場合に行われる）として抗結核薬を投与することも多い.
- 症状の強いときには腸管の安静のために絶食とし，輸液を行う.
- 狭窄，腸閉塞，穿孔，瘻孔形成，大出血などの合併症のある場合は手術が必要になることもある.

■ 抗結核薬
- リファンピシン(RFP)
- イソニアジド(INH)
- ピラジナミド(PZA)
- ストレプトマイシン硫酸塩(SM)もしくはエタンブトール塩酸塩(EB)

CRP：C-reactive protein ｜ ポリメラーゼ連鎖反応(PCR)：polymerase chain reaction ｜ リファンピシン(RFP)：rifampicin ｜ イソニアジド(INH)：isoniazid ｜ ピラジナミド(PZA)：pyrazinamide ｜ ストレプトマイシン硫酸塩(SM)：streptomycin salfate ｜ エタンブトール塩酸塩(EB)：ethambutol hydrochloride

腸疾患

虚血性大腸炎

K55　ischemic colitis

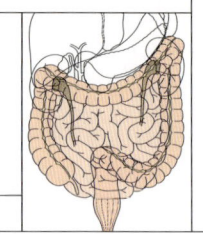

疾患概念
腸間膜動脈の末梢枝の血流障害（虚血）により，限局的に腸粘膜の壊死・浮腫・びらん・潰瘍を生じる炎症性病変である．下行結腸・S状結腸に好発する．急な腹痛・下痢・血便が主症状で，大腸内視鏡検査により腸粘膜の浮腫・潰瘍などが確認できる．多くは輸液・禁食などの内科的治療で数日間で消失する．

Summary Map

誘因・原因
- 便秘や排便時のいきみなどの腸管内圧の亢進
- 高血圧，動脈硬化，糖尿病，うっ血性心不全，脳血管障害などの基礎疾患，腹部手術の既往例などに好発

病態
- 高齢者（50～70歳代）に多いが，近年，若年発症の報告例も増えている．
- 下行結腸，S状結腸の粘膜下層や粘膜固有層の細い血管の閉塞によって起こる．
- 粘膜下出血をきたしやすい．

症状・臨床所見
- 突然の腹痛（左側が多い），下痢，血便が3大徴候
- 症状は数日で軽快・消失することが多い．

検査・診断・分類
- 血液検査で炎症に伴う白血球増加，CRP上昇，血沈亢進などがみられる．
- 一過性型（最も多い），狭窄型，壊疽型に分類される．
- 内視鏡像で粘膜浮腫，暗赤色の膨隆，多発びらん，縦走潰瘍が認められる．
- CT検査で腸管の壁肥厚，腸管周囲への炎症の波及が認められる．
- 注腸造影にて拇指圧痕像（thumb printing）*が認められる．

治療
- 基本的には保存療法（輸液，禁食，安静）で治療する．

用語解説

拇指圧痕像（thumb printing）
虚血性大腸炎に特徴的な注腸造影所見．親指を圧し当てたように凹んで見えることから

グリフィス点（Griffith point）
横行結腸から下行結腸への移行部にある下腸間膜動脈の分枝点

ズデック点（Sudeck point）
S状結腸から直腸への移行部にある下腸間膜動脈の分枝点

疾患の発症様式と時間経過

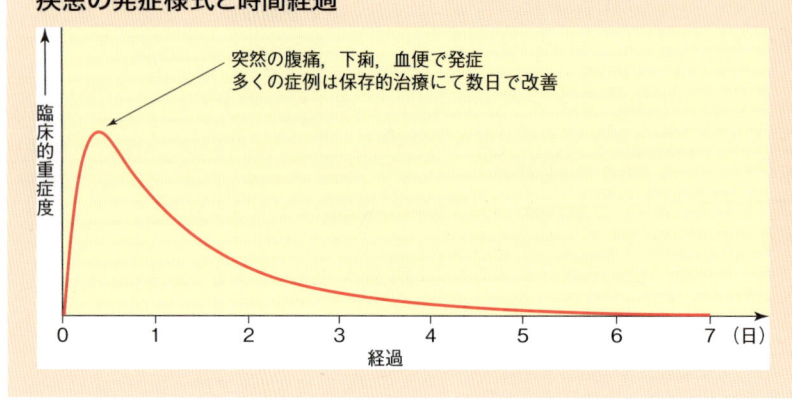

突然の腹痛，下痢，血便で発症
多くの症例は保存的治療にて数日で改善

（縦軸：臨床的重症度，横軸：経過（日）0〜7）

- 突然生じる強い腹痛，それに続く水様下痢と24時間以内の血便が3主徴として典型的で，嘔吐，冷汗を伴うこともある．
- 最も多い一過性は，保存的治療（輸液，禁食，安静）で，通常数日で改善する．予後は良好な疾患であるが，再発を5〜10％程度認め，壊疽型では緊急手術が必要な場合もある．

誘因・原因

- 多くは粘膜下層や粘膜固有層の細い血管の閉塞によって起こる.
- 便秘や排便時のいきみなどによる腸管内圧の亢進が誘因になると考えられる.
- 高血圧, 動脈硬化, 糖尿病, 脂質異常症, うっ血性心不全, 心房細動, 脳血管障害, 長期透析などの基礎疾患を有する場合や, 腹部手術の既往例で好発する.

症状・臨床所見

- 突然の腹痛(左側が多い), 下痢, 血便が3大徴候である.
- しばしば頑固な便秘が先行する.
- 高齢者や糖尿病合併例では腹痛を伴わないことがある.
- 症状は1週間程度で軽快・消失することが多い.
- 好発部位は右に示すグリフィス(Griffith)点とズデック(Sudeck)点である.

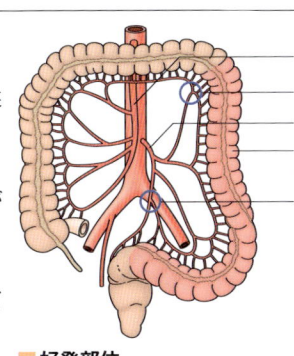

上腸間膜動脈
グリフィス点*
下腸間膜動脈
好発部位
(左側結腸の脾彎曲部〜S状結腸)
ズデック点*

グリフィス(Griffith)点とズデック(Sudeck)点は交通枝の発達が良好でなく, 普段から血流が少ないため好発部位である.

■ 好発部位

検査・診断・分類

- 大腸内視鏡検査や注腸X線造影を行えば特徴的な所見が得られるが患者の負担も大きいので, 腹部超音波, CT等の非侵襲的検査での代用も可能である.
- 感染性腸炎, 大腸憩室炎, 薬物性大腸炎, 潰瘍性大腸炎, クローン病, 大腸がんなどと鑑別する.

■ 鑑別を要する疾患
- 感染性腸炎
- 大腸憩室炎
- 薬物性大腸炎
- 腸間膜動脈閉塞症
- 潰瘍性大腸炎
- クローン病
- 大腸がん, など

大腸内視鏡検査

- 最も確実な検査であるが本症の場合は一定の侵襲があり, また発熱, 腹部膨満, 腹膜炎症状, ショック症状を伴う場合は, 腸間膜動脈閉塞症の可能性が高く, 穿孔の危険性があるので禁忌である.
- 腸粘膜の浮腫, 暗赤色の膨隆, 多発びらん, 縦走潰瘍がみられる.
- 健常部との境界は明瞭であるのが特徴である.

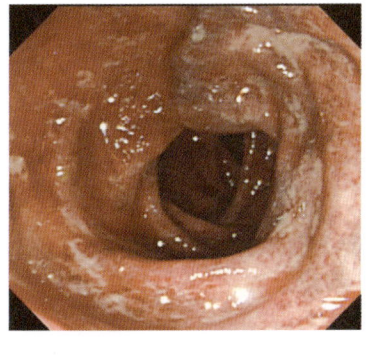

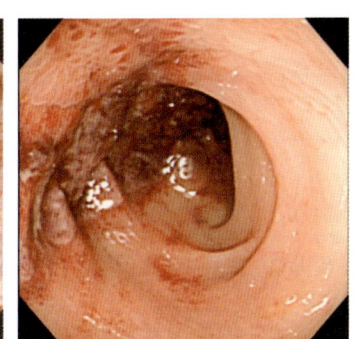

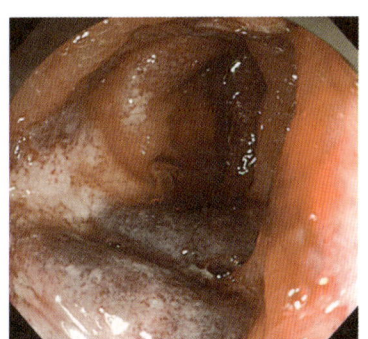

■ 内視鏡所見

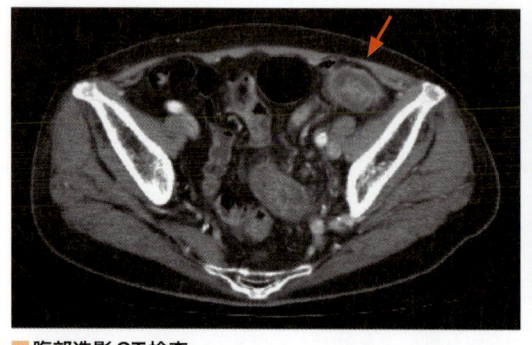

■ **腹部造影CT検査**
腸管の壁肥厚および腸管周囲への炎症の波及を認める(矢印).

注腸造影検査
- 急性期の所見として，粘膜下の浮腫や出血を反映した腸粘膜の隆起が起こり，特徴的な拇指圧痕像(thumb printing)がみられる．
- 慢性期の所見として狭窄や片側性変形，囊形成を認めることもある．

その他の検査
- 超音波検査：CTと同様に腸管の壁肥厚や腸管周囲への炎症の波及をみることができる．
- 血液検査：炎症に伴い白血球数増加，CRP上昇，血沈亢進などがみられる．経過観察に有用である．

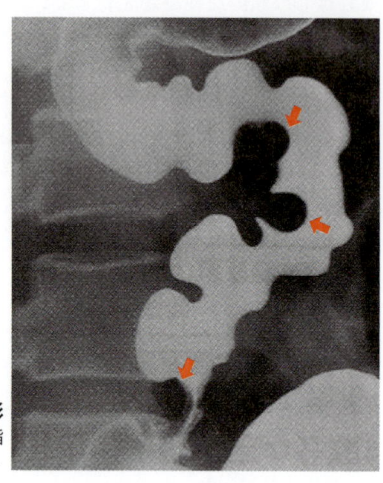

■ **注腸造影**
矢印(→)に拇指圧痕像を認める．

分類
- マーストン(Marston)分類：臨床重症度より一過性型(最も多い)，狭窄型，壊疽型に分類される．
- ・一過性型(もっとも多い)
腸管粘膜に限局し，症状は1〜2週間以内に消失する．
- ・狭窄型
腸管粘膜下層より下．一過性であったものが持続するようになり，数か月で腸管が狭窄する．
- ・壊疽型
腸管全層にわたる障害で，腸管が壊疽する．持続する腹痛があり，数日で腹膜炎の症状を呈する．

治療

- 多くは内科的治療(輸液・禁食・安静)により，症状は数日程度で消失する．
- 虚血が重度の場合は，広範な粘膜の壊死脱落，固有層以下の線維化が起こり，治癒後も狭窄を残すことがある．
- 中毒性巨大結腸，腸壁の壊死・穿孔・高度狭窄の疑いがあるときは外科的治療(腸管部分切除)を行う．

薬剤性大腸炎
偽膜性大腸炎

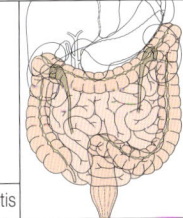

K528, A047　drug-induced colitis, pseudomembranous colitis

疾患概念
薬剤性大腸炎は薬物に起因する急性の大腸炎であり，抗菌薬や非ステロイド抗炎症薬（NSAIDs），抗がん薬などによって引き起こされる．ここでは，抗菌薬起因性大腸炎について解説する．抗菌薬起因性大腸炎は，菌交代現象に伴う偽膜性大腸炎と発生機序が不明の急性出血性大腸炎（AHC）に大別される．

Summary Map

誘因・原因
- 主として投与された抗生物質が原因となる．

薬剤性大腸炎
- 基礎疾患のない比較的若年者に好発する．
- ペニシリン系抗菌薬が原因となることが多い．

偽膜性大腸炎
- 高齢者や術後，重篤な基礎疾患を有する患者に好発する．
- リンコマイシン塩酸塩，セフェム系抗菌薬などが原因となることが多い．

病態

薬剤性大腸炎
- クレブシエラ・オキシトカ（*Klebsiella oxytoca*）や大腸菌（*Escherichia coli*）の関与が推測されている．

偽膜性大腸炎
- 菌交代現象*によるクロストリジウム・ディフィシル（*Clostridium difficile*）*の異常増殖で毒素が大量に生産されることにより発症する．

症状・臨床所見

薬剤性大腸炎
- 抗生物質投与後数日で腹痛や血性下痢を突然発症する．

偽膜性大腸炎
- 抗生物質投与後5〜7日で発症する．主症状は下痢である．

検査・診断・分類
問診にて抗菌薬内服歴の確認を行う．

薬剤性大腸炎
- 便培養検査で，クレブシエラ・オキシトカが高率に検出される．
- 内視鏡所見では，びまん性の粘膜発赤，びらん，出血がみられる．

偽膜性大腸炎
- 便培養検査で，クロストリジウム・ディフィシルの検出およびクロストリジウム・ディフィシル産生毒素のトキシンの検出をみる．
- 内視鏡所見では，数mm程度の黄白色の偽膜がみられる．

治療
- 起因抗菌薬の投与を中止する．
- 脱水症状がある場合は，輸液を行う．抗コリン薬や止痢薬は，腸管粘膜傷害の促進や腸管蠕動の抑制による腹満や腹痛を増強させる恐れがあるため，投与は控える．

薬剤性大腸炎
- 起因抗菌薬の投与中止と，急性腸炎の一般治療ですみやかに改善する．

偽膜性大腸炎
- 起因抗菌薬の投与を中止する．薬物療法として，バンコマイシン塩酸塩もしくはメトロニダゾールを投与する．

用語解説

菌交代現象
感染症を治療するために抗生物質を長期間使用したことで，起炎菌は減少・消失したが，薬剤に耐性のある菌が異常に増えてしまった状態．

Clostridium difficile
グラム陽性桿菌，芽胞形成菌で，嫌気性である．エンテロトキシン（enterotoxin）という毒素を産出する．

抗菌薬内服歴
通常は，抗菌薬投与1週間前後で発症することが多いが，中止後にも発症することがあるため，発症1か月前までさかのぼって確認することが重要である．

ベロ毒素
腸管出血性大腸菌や赤痢菌産生する細胞障害性タンパク外毒素．

アフタ
円形有痛性の浅い小潰瘍．

疾患の発症様式と時間経過

薬剤性大腸炎（急性出血性大腸炎）

経過: −7 〜 0 〜 6
- 抗菌薬内服（2〜7日）
- 腹痛, 下痢, 血便
- 抗生物質中止
- 速やかに改善

2〜7日間，抗菌薬内服後，腹痛，下痢，血便などを発症．内服中止後速やかに改善．

偽膜性大腸炎

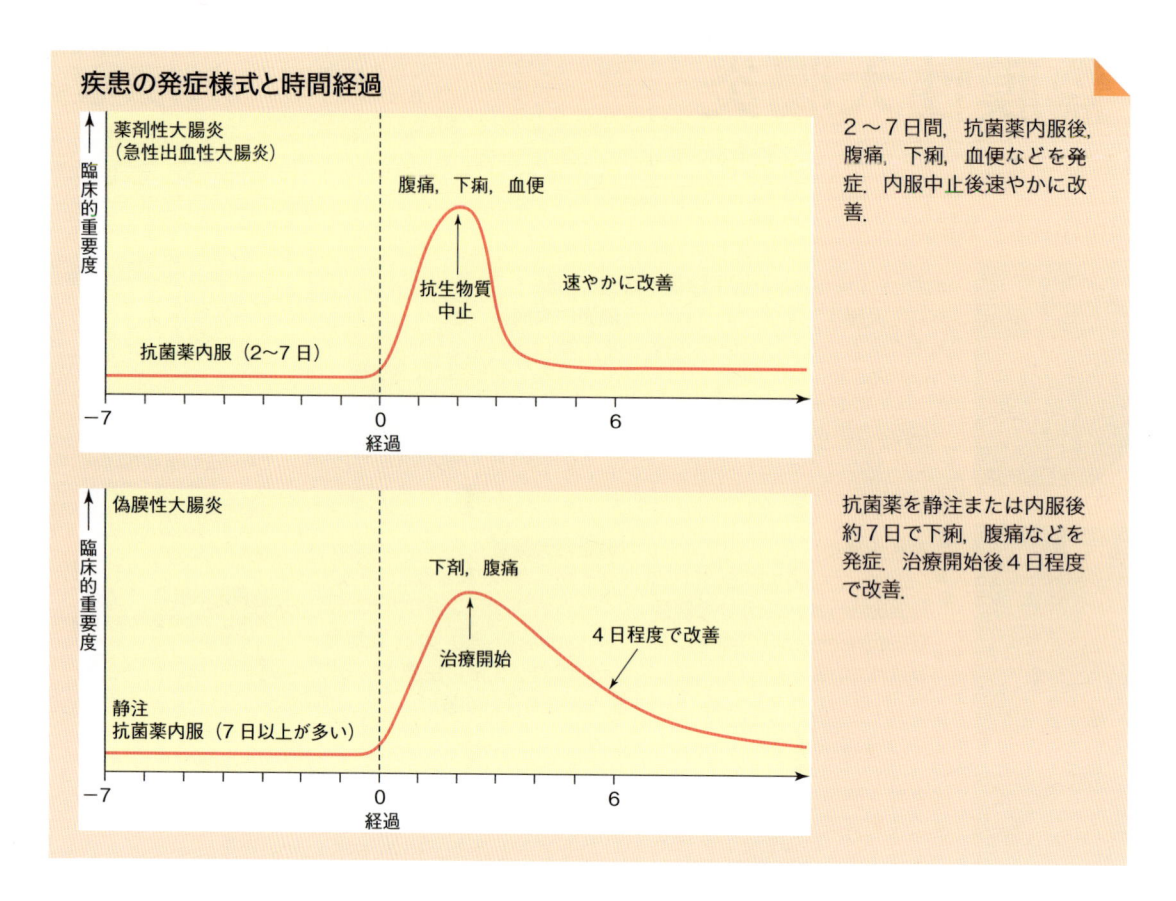

経過: −7 〜 0 〜 6
- 静注 抗菌薬内服（7日以上が多い）
- 下剤, 腹痛
- 治療開始
- 4日程度で改善

抗菌薬を静注または内服後約7日で下痢，腹痛などを発症．治療開始後4日程度で改善．

誘因・原因

- 薬剤性大腸炎の原因薬物として多いのはペニシリン系抗菌薬だが，セフェム系などの抗菌薬でも発生する．クレブシエラ・オキシトカ（*Klebsiella oxytoca*）や大腸菌（*Escherichia coli*）の関与が推測されている．
- 偽膜性大腸炎はリンコマイシン塩酸塩（LCM）や多くのセフェム系抗菌薬などの投与により，菌交代現象が起こり，クロストリジウム・ディフィシル（*Clostridium difficile*）の異常増殖によって大量に産生された毒素が原因となる．また，院内感染症として重要である．

■ 薬剤性大腸炎と偽膜性大腸炎の違い

	薬剤性大腸炎	偽膜性大腸炎
原因抗生物質	ペニシリン系抗菌薬	リンコマイシン塩酸塩，セフェム系抗菌薬
投与経路	内服	点滴，内服
起因菌	*K. oxytoca*（関連不明）	*C. difficile*
好発群	若年，女性	高齢者，基礎疾患（＋）
症状	突然発症	比較的緩徐に発症
	激しい腹痛，下痢，血便	下痢，発熱，腹痛が多い，血便は多くない
治療・予後	投与薬剤の中止ですみやかに改善することが多い	投与薬剤の中止 メトロニダゾールやバンコマイシン塩酸塩投与が必要なこともある．再発も多く，院内感染症として重要である．重篤な転帰をとる場合も多い．

症状・臨床所見

- 薬剤性大腸炎は基礎疾患のない比較的若年者に多く，抗菌薬投与後数日で腹痛や血性下痢を突然発症する．
- 偽膜性大腸炎は高齢者や術後，重篤な基礎疾患を有する患者に多く，抗生物質投与後5〜7日と発症は比較的緩徐である．下痢が主症状で，腹痛，発熱を伴うこともある．また，最も重篤な例では，中毒性巨大結腸症を合併し，死に至ることもある．

検査・診断・分類

便検査

- 便培養検査にて，原因菌の同定や便中毒素の測定を行う．薬剤性大腸炎では，クレブシエラ・オキシトカが高率に検出される．偽膜性大腸炎では，クロストリジウム・ディフィシルの検出およびクロストリジウム・ディフィシル産生毒素のトキシンの検出が有効である．

下部消化管内視鏡検査

- 薬剤性大腸炎では，主に下行結腸より口側を中心にびまん性の粘膜発赤，びらん，出血がみられる．
- 偽膜性大腸炎では，主にS状結腸から直腸を中心に数mm程度の黄白色の偽膜がみられる．重症例では偽膜が融合し，不整形となる．

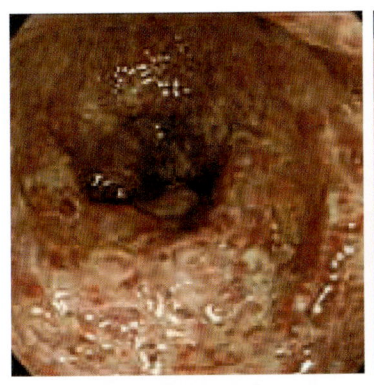

■ 急性出血性大腸炎（抗菌薬起因性大腸炎）の内視鏡像
腸粘膜の壊死が強い．

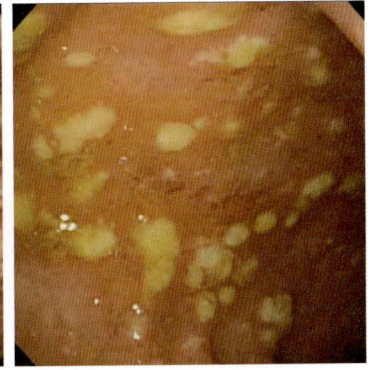

■ 偽膜性大腸炎の内視鏡像
米粒のような白苔が特徴的．

■ 下部消化管内視鏡検査所見

	薬剤性大腸炎	偽膜性大腸炎
好発部位	下行結腸より口側	直腸〜S状結腸
所見	発赤，びらん，潰瘍，浮腫 重症例では縦走傾向	黄白色偽膜 半球状あるいは不整形 重症例では融合傾向

鑑別

- NSAIDsや抗がん薬などによる腸炎との鑑別が必要である．抗菌薬内服歴*，便もしくは生検組織の培養が重要となる．

■鑑別に注意すべき腸炎

細菌性腸炎	腸管出血性大腸菌（EHEC）はベロ毒素（VT）を産生し，好発部位，内視鏡所見とも薬剤性大腸炎に類似する．
多剤耐性黄色ブドウ球菌腸炎	主にセフェム系抗生物質投与による菌交代現象により，増殖した多剤耐性黄色ブドウ球菌の産生する毒素により発症する．偽膜を形成することもある．
虚血性大腸炎	軽症の虚血性大腸炎の内視鏡所見は発赤，びらんが縦走する薬剤性大腸炎に類似する．
潰瘍性大腸炎	発赤，アフタがびまん性に散在する薬剤性大腸炎，偽膜が膜状に散在する偽膜性大腸炎との鑑別が必要である．

治療

- 起因抗生物質の投与中止が治療の原則である．
- 脱水症状がみられる場合は，輸液を実施する．抗コリン薬や止痢薬の投与は，腸管粘膜傷害の促進や腸管蠕動の抑制による腹満や腹痛の増強をきたす恐れがあるため，望ましくない．
- 薬剤性大腸炎は，起因抗生物質の投与を中止し，急性腸炎の一般治療を行うことで症状はすみやかに改善し，内視鏡所見を数日以内に正常粘膜に改善し，通常予後は良好である．
- 偽膜性大腸炎は，軽症例は起因抗生物質の投与中止で改善する．薬物療法では，バンコマイシン塩酸塩（VCM）を投与する．メトロニダゾール（MNZ）にも同様の効果が認められている．

> 腸管内の起因菌，毒素は早期に体外へ排出させることが重要で，下痢や腹痛に対する止痢薬，抗コリン薬の使用はかえって治癒を遷延させる．

> バンコマイシン塩酸塩0.5〜2.0g分4（1日4回）を経口投与し，症状が軽快しても2週間程度は投与するようにする．腸管内に芽胞が残存して再発する可能性がある．

偽膜性大腸炎（PMC）：pseudomenbranous colitis ｜ 急性出血性腸炎（AHC）：acute hemorrhagic colitis ｜ 非ステロイド抗炎症薬（NSAIDs）：nonsteroidal anti-inflammatory drugs ｜ リンコマイシン塩酸塩（LCM）：lincomycin hydrochloride ｜ バンコマイシン塩酸塩（VCM）：vancomycin hydrochloride ｜ メトロニダゾール（MNZ）：metronidazole ｜ プロスタグランジン（PGE）：prostaglandin ｜ 腸管出血性大腸菌（EHEC）：Enterohemorrhagic *Escherichia coli* ｜ ベロ毒素（VT）：verotoxin

Supplement

糞便微生物移植（FMT）

- 腸内細菌を正常化すると，難治性の偽膜性大腸炎の治療になるという報告があり，最近話題になっている．偽膜性大腸炎の患者は，腸内細菌叢の多様性が乏しく，これが病気を発生しやすくしているといわれている．
- FMTは正常かつ機能的な腸内細菌叢を復元することを目的にしており，方法はドナーの糞便を採取し，混合し，胃管や大腸内視鏡を介して注入するというもの．
- 要するに健常者の便に含まれる良い細菌たちを注入してやることで，細菌叢を確立しようという治療法．想像もつかない方法だが，難治例で非常に有効なことが報告されており，近い将来，1つの治療法として確立されるのかもしれない．

糞便微生物移植（FMT）：fecal microbiota transplant

Supplement

K520

放射線性腸炎

radiation enterocolitis

誘因・原因

- 腹部悪性腫瘍の放射線治療に伴い生じる腸管壁内の血流障害が原因.

分類

- 早期障害：照射開始3か月以内に出現する，上皮に対する直接傷害および浮腫による局所還流障害のための粘膜病変．通常，照射終了後6週間以内に改善することが多い．
- 晩期障害：照射開始から数か月以降に出現する，血管内膜の肥厚や血栓形成による微小循環障害のための腸管壁病変．非可逆的変化であり臨床上問題となる．

症状・臨床所見

- 早期障害：頻便や下痢，軟便などの便通異常を主体とし，肛門痛*やテネスムス*などの症状を呈することもある．
- 晩期障害：肛門出血(血便)が最も多く，排便障害，肛門痛などの軽い症状から，狭窄による腸閉塞や腸管穿孔，瘻孔*などの多岐にわたり難治性である．

検査・診断

- 血便を主症状とする場合は内視鏡検査を行うことが必要．
- 内視鏡所見は，早期障害では発赤，浮腫，血管透見低下，びらんなど．晩期障害では発赤，毛細血管拡張，易出血性潰瘍，狭窄，瘻孔などである．
- 腸閉塞症状を呈する場合は，CTなどで腸管の狭窄や瘻孔，膿瘍形成などの併存に留意して臨床症状と併せて総合的に診断する．
- 腸壁が脆弱になっていることが多いので，内視鏡では無理な力が加わらないよう細心の注意が必要．

治療

- 早期障害：鎮痙薬や止痢薬などの内服治療と食事療法．
- 晩期障害：低残渣食や高タンパク低脂肪食の摂取．薬物注腸療法やホルマリン固定術，内視鏡的止血術，高圧酸素療法などがある．近年アルゴンプラズマ凝固法(APC)による止血効果の有効性が報告され多くの施設で導入されている．重症例では，手術を回避できない症例も存在する．

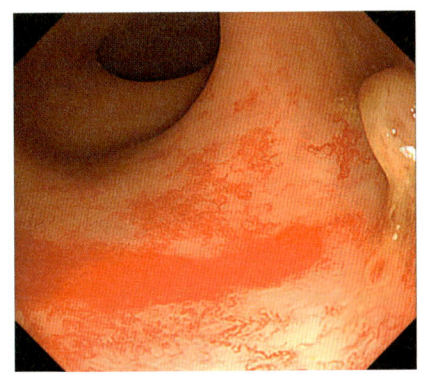

アルゴンプラズマ凝固法(APC)：argon plasma coagulation

■ 毛細血管拡張

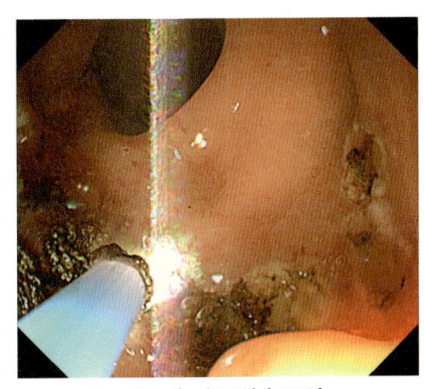

■ アルゴンプラズマ凝固法(APC)

用語解説

肛門痛
肛門周辺に発生する痛みで，原因の明確な症候性肛門痛と，原因不明の無症候性肛門痛がある．

テネスムス(tenesmus)
いわゆる"しぶり腹"．シクシク腹痛があり，便意を催すにもかかわらず，ほとんど便が出なかったり，わずかしか出ない状態．

瘻孔
管腔臓器から隣接部へ，炎症などによって生じた管状の孔(穴)のこと．胃瘻，腸瘻，膀胱瘻，痔瘻など．

Supplement

K529

顕微鏡的大腸炎

microscopic colitis : MC

疾患概念

- 顕微鏡的大腸炎（MC）は長期にわたり持続性あるいは間欠性の水様性下痢をきたす疾患である．病理学的に上皮直下に10μm以上の膠原線維の蓄積があるコラーゲン性大腸炎（CC）と，上皮への炎症細胞浸潤を特徴とするリンパ球浸潤大腸炎（LC）に分類される．中年以降の女性に多く発症する．わが国ではLCはまれである．

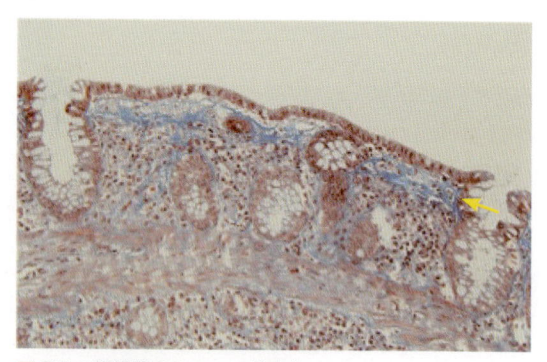

■CCの組織像（Masson染色）
上皮下に膠原線維の蓄積がみられる（矢印）．

誘因・原因

- MCの原因は不明．CCでは薬剤が原因である場合がある．プロトンポンプ阻害薬（PPI）ランソプラゾールなど，非ステロイド抗炎症薬（NSAIDs）アスピリン，ロキソプロフェン，ジクロフェナク，メロキシカムなど，降圧薬，Ca拮抗薬など，脂質異常症薬などが原因薬剤として報告されている．

症状・臨床所見

- 水様性下痢（多くは＞3回／日）で血便はまれである．腹痛や体重減少を伴うことがある．重症例では脱水症状を呈することがある．
- 貧血や赤沈亢進や，リウマトイド因子（RF），抗核抗体（ANA），抗ミトコンドリア抗体（AMA），抗好中球細胞質抗体（ANCA），血中抗サッカロミセス抗体（ASCA），甲状腺ペルオキシダーゼ抗体（TPO）などの自己抗体*が陽性となることがある．
- 大腸内視鏡：CCでは血管透見像の異常（血管増生，透見不良），縦走する非常に長い線状潰瘍，catscratch（ネコひっかき像），顆粒状粘膜がみられる．LCでは所見がない．診断は生検を行い病理学的に行う．

●用語解説

自己抗体
自己の細胞・組織に対し産生される抗体のこと．

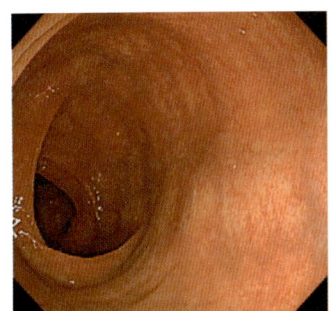

血管透見像の不明瞭化	血管拡張
線状潰瘍	顆粒状変化

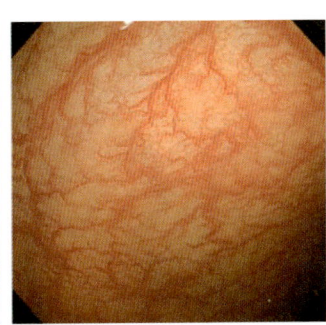

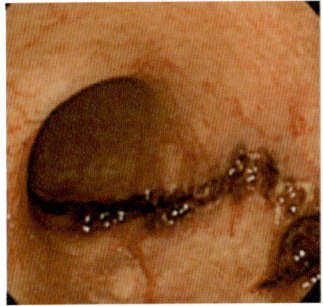

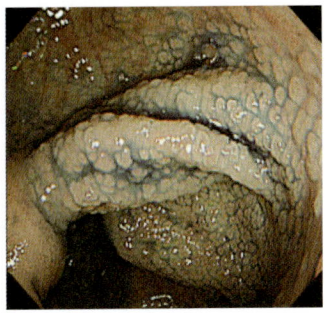

■ 大腸内視鏡像

治療

● 薬剤が原因の場合は，原因薬剤を中止する．そのほかの場合は，確立した治療法はない．有効性が報告されている薬剤はブデソニドであるがわが国では使用できない．止痢薬（ロペラミドなど），コレスチラミン，メサラジン，プレドニゾロン，アザチオプリンなどが使用されている．重症例では，手術や高カロリー輸液および大量の輸液が必要となることもある．

顕微鏡鏡的大腸炎（MC）：microscopic colitis
コラーゲン性大腸炎（CC）：collagenous colitis
リンパ球性大腸炎（LC）：lymphocytic colitis
プロトンポンプ阻害薬（PPI）：proton pump inhibitor
非ステロイド抗炎症薬（NSAIDs）：non-steroidal anti-inflammatory drugs
リウマトイド因子（RF）：rheumatoid factor
抗核抗体（ANA）：anti-nuclear antibody
抗ミトコンドリア抗体（AMA）：anti-mitochondrial antibody
抗好中球細胞質抗体（ANCA）：anti-neutrophil cytoplasmic antibody
血中抗サッカロミセス抗体（ASCA）：anti-saccaromyces cerevisiae antibody
甲状腺ペルオキシダーゼ抗体（TPO）：thyroid peroxidase antibody

Supplement

B89

寄生虫症

parasitic disease

用語解説

リーシュマニア
吸血昆虫であるサシチョウバエにより媒介される寄生虫疾患で，人獣共通感染症の1つで，WHOが定めるターゲット疾患（マラリア，フィラリア症，充血吸虫症，デング熱，結核など）に含まれる．

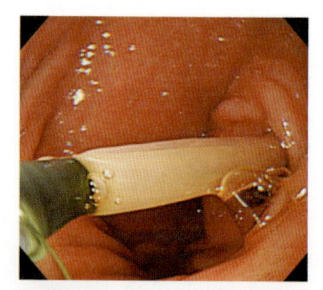

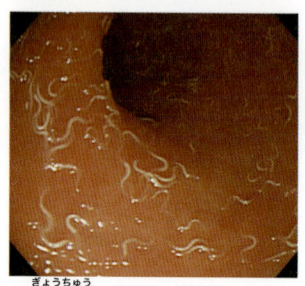

- 日本では環境衛生が整い，寄生虫などの感染症はあまり見かけなくなってきたが，まれに感染するものもある．

誘因・原因

- 経口感染：感染型（infective form）が手指や食物を得て，人体内へと摂取される．
  ＜例＞回虫，肝吸虫，赤痢アメーバ，無鉤条虫
- 経皮感染：土壌中や水中にいる感染型が，皮膚や粘膜から侵入し感染する場合と，蚊などの吸血昆虫に刺されたときに感染型が体内に侵入する場合がある．
  ＜例＞前者はアメリカ鉤虫，糞線虫，日本充血吸虫，後者はマラリア原虫，フィラリア，リーシュマニア*
- 経胎盤感染：母体から胎児へと血流によって胎盤を通過して移行し感染する．
  ＜例＞トキソプラズマ，マラリア原虫

■ 回虫

■ 蟯虫

診断

- 検査には内視鏡検査や，糞便内虫卵の検出，成虫の検出，免疫血清学的検査，PCRなどがある．

症状・臨床所見・治療

■主な寄生虫症

寄生部位	主な寄生虫名	症状	治療・治療薬
胃	回虫	腹痛，食欲不振，嘔気，低栄養	パモ酸ピランテル，メベンダゾール
	アニサキス	心窩部痛，嘔吐，	内視鏡検査にて虫体排除
小腸	回虫	虫垂炎，閉塞性イレウス	パモ酸ピランテル，メベンダゾール
	アニサキス	下腹部痛，下痢，嘔吐，心窩部痛	内視鏡検査にて虫体排除
	糞線虫	無症状が多い，食欲不振，低栄養	チアベンダゾール，メベンダゾール
	日本海裂頭条虫	虫体排泄，下痢，腹痛，体重減少	硫酸パロモマイシン，ガストログラフィン注入法
	無鉤条虫	無症状が多い，腹痛，悪心，嘔吐，倦怠感，	硫酸パロモマイシン，ガストログラフィン注入法
盲腸・大腸	ランブル鞭毛虫	脂肪性下痢，胆嚢炎	メトロニダゾール，チニダゾール
	赤痢アメーバ	赤痢症状，肝膿瘍	メトロニダゾール，チニダゾール
	鞭虫	無症状，悪心，嘔吐，発熱，腹痛，下痢	メベンダゾール
肝臓	赤痢アメーバ	赤痢症状，肝膿瘍	メトロニダゾール，チニダゾール
	肝吸虫	食思不振，腹部膨満，肝腫大，腹水，黄疸	プラジカンテル
	肝蛭	上腹部痛，発熱，肝肥大，嘔吐，黄疸，蕁麻疹	プラジカンテル
胆管	ランブル鞭毛虫	脂肪性下痢，胆嚢炎	メトロニダゾール，チニダゾール
	肝吸虫	食思不振，腹部膨満，肝腫大，腹水，黄疸	プラジカンテル
	肝蛭	上腹部痛，発熱，肝肥大，嘔吐，黄疸，蕁麻疹	プラジカンテル

腸疾患

大腸がん

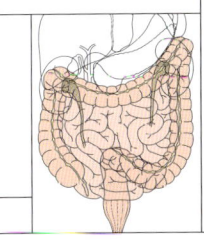

C18～21　carcinoma of the colon and rectum

疾患概念
大腸(結腸・直腸)の上皮性悪性腫瘍で、原発性は大腸粘膜の上皮から発生する。大部分は腺がんであるが、下部直腸では扁平上皮がんもある。他臓器のがんが直腸に浸潤したり、遠隔から転移して続発性に生じたものもある。

Chapter 3　腸疾患　大腸がん

Summary Map

誘因・原因	● 環境因子では、生活の欧米化から**食生活の変化**(動物性タンパク質・脂肪摂取量の増加、繊維性食物の摂取量減少)がある。動物性タンパク質・脂肪による発がん性物質の生産亢進、低繊維食による便の停滞が発生を助長する。 ● 遺伝的要因が5%あり、疾患では**遺伝性非ポリポーシス性大腸がん**(HNPCC)*、**家族性大腸腺腫症**(FPC)*がある。 ● 発生機序は、がん抑制遺伝子*であるAPC遺伝子の変異で腺腫が発生、K-ras遺伝子変異により腺腫が増殖、p-53遺伝子の変異で腺腫内がんが発生、MCC、DCC遺伝子変異ほかで浸潤・転移を促進する。
病態	● 粘膜細胞から発生したがんは、粘膜下組織(粘膜筋板、粘膜下層)、固有筋層、漿膜下層、漿膜へと浸潤していく。粘膜または粘膜下組織までのがんを**早期がん**、固有筋層以深に浸潤したものを**進行がん**という。 ● 大腸がんは、腺腫が発がん刺激を受けてがん化するもの(**腺腫-がん連関**)と、正常粘膜が発がん刺激を受けてがんが発生するもの(**デノボがん**)とに分けられる。 ● 大腸がんの**転移様式**には浸潤、リンパ行性転移、血行性転移、播種がある。高率に転移する肝臓には腸壁の静脈からの血行性による。
症状 臨床所見	● 占居部位によって出現する症状に違いがある。 ● 右側結腸は症状が出にくく、進行してから**貧血**がみられ、腫瘤も触知される。 ● 左側結腸では出血が**血便・粘血便**として認識される。直腸では**便柱の狭小化**、排便障害、血便がみられる。 ● どの部位でも進行すると腸閉塞症状が出現する。
検査・診断 分類	● 直腸指診、注腸造影、内視鏡、便潜血反応、腫瘍マーカー ● **肉眼形態分類**: 0～5型に分類 ● **進行度分類**:「大腸癌取扱い規約」のStage分類、Dukes分類
治療	早期がん: 内視鏡的治療(ポリペクトミー、内視鏡的粘膜切除術(EMR)、内視鏡的粘膜下層剥離術(ESD)) 進行がん: 外科的手術(腸切除＋リンパ節郭清) 切除不能例: 姑息的手術(人工肛門造設、回腸結腸吻合) 補助療法: 化学療法、放射線療法、熱凝固療法

●用語解説

遺伝性非ポリポーシス性大腸がん
家族性大腸腺腫症と同様に代表的な遺伝性大腸疾患。診断は、3名以上の血縁者が大腸がん、子宮内膜がん、小腸がん、腎盂・尿管がんに罹患し、罹患者の1名は他の2名の第1度近親者である、などのアムステルダム診断基準に従う。

家族性大腸腺腫症
家族性大腸ポリポーシスともいう。大腸に多数(100個以上)の腺腫性ポリープができる疾患で、家系性がある。がん化率が高く、全結腸と直腸の切除術が適応となる。

がん抑制遺伝子
がんの発生を抑制しているといわれている遺伝子。代表的なものにAPC、p-53、DCC遺伝子などがある。一方、K-ras遺伝子は細胞分裂を促す代表的ながん遺伝子の1つである。

パフォーマンス・ステータス
患者の全身状態の評価指標。0～4まであり、ちなみに0～2は、「歩行や身の回りのことはできるが、ときに少し介助がいることもある。軽労働はできないが、日中の50%以上は起居している」以上のよい状態をいう。

疾患の発症様式と時間経過

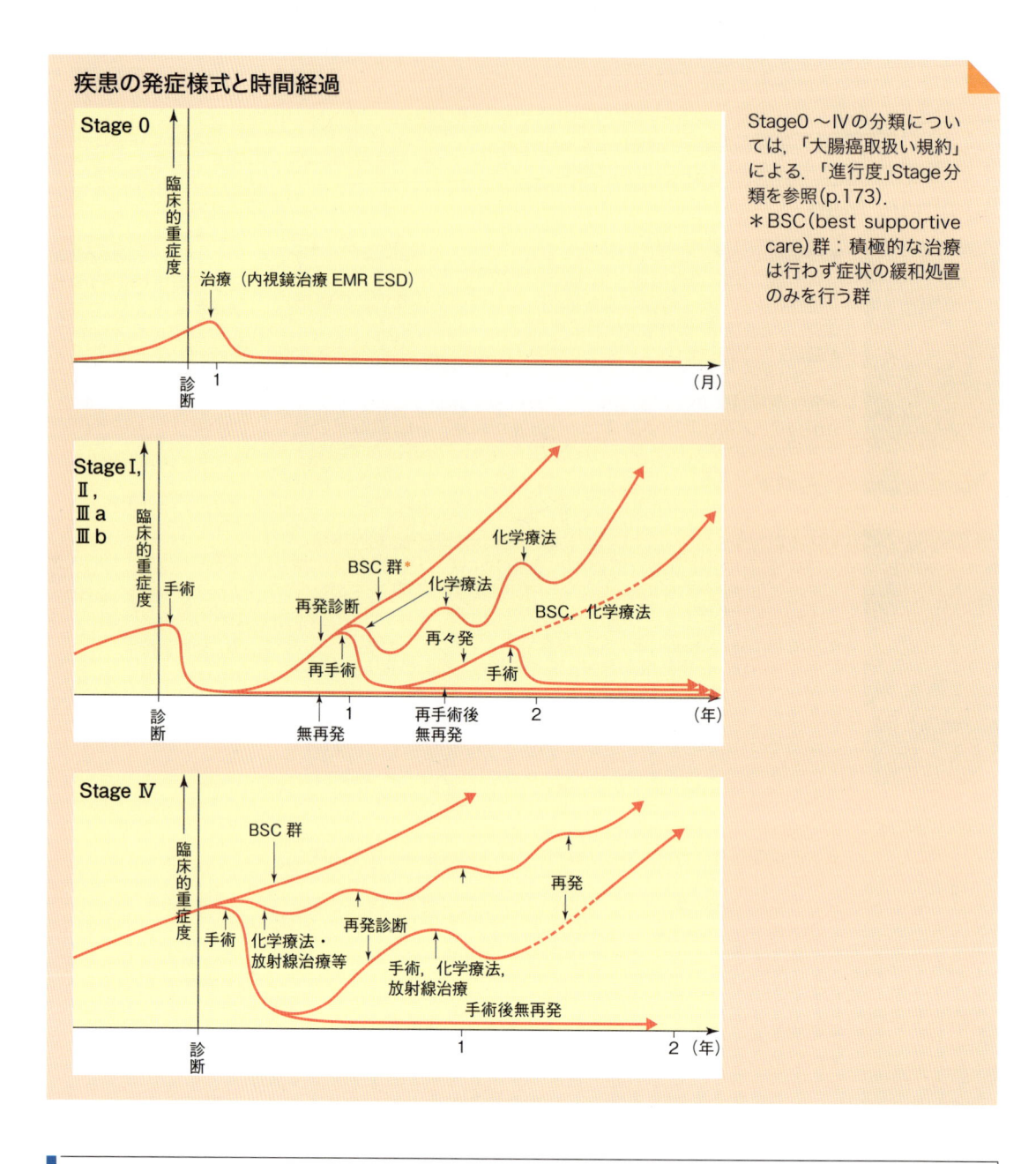

Stage 0
治療（内視鏡治療 EMR ESD）

Stage I, II, IIIa, IIIb
手術／再発診断／再手術／BSC群*／化学療法／再々発／手術／BSC／化学療法

Stage IV
手術／BSC群／化学療法・放射線治療等／再発診断／手術，化学療法，放射線治療／手術後無再発／再発

Stage0～IVの分類については，「大腸癌取扱い規約」による．「進行度」Stage分類を参照(p.173)．

＊BSC(best supportive care)群：積極的な治療は行わず症状の緩和処置のみを行う群

誘因・原因

- 大腸がんの発生には，遺伝的要因と食生活などの環境因子が関係していると考えられている．
- 遺伝的要因によるものが約5％あるといわれており，血縁の家族に大腸がん患者がいる場合は注意が必要で，遺伝性非ポリポーシス性大腸がん（HNPCC），家族性大腸腺腫症（FPC）などとの関連がいわれている．
- 環境因子の1つに生活の欧米化に伴う食生活の変化があげられ，とくに動物性タンパク質・脂肪摂取量の増加，繊維性食物の摂取量の減少がいわれている．動物性タンパク質・脂肪による発がん性物質の産生亢進，細胞分裂促進．低繊維食による便内容の濃密化・停滞により，発がん物質と腸粘膜の接触時間の増加などが考えられる．
- 大腸がんは大腸粘膜の細胞から発生する．その発生には2つの経路があると考えられている．1つ

は良性のポリープ(腺腫)ががんになる経路で,腺腫が発がん刺激を受けてがん化するもので,adenoma-carcinoma sequence(腺腫-がん連関)とよばれる.

2つ目は正常粘膜が発がん刺激を受けて直接がんが発生する経路で,このがんはde novoがん(前がん状態のないがん)とよばれる.

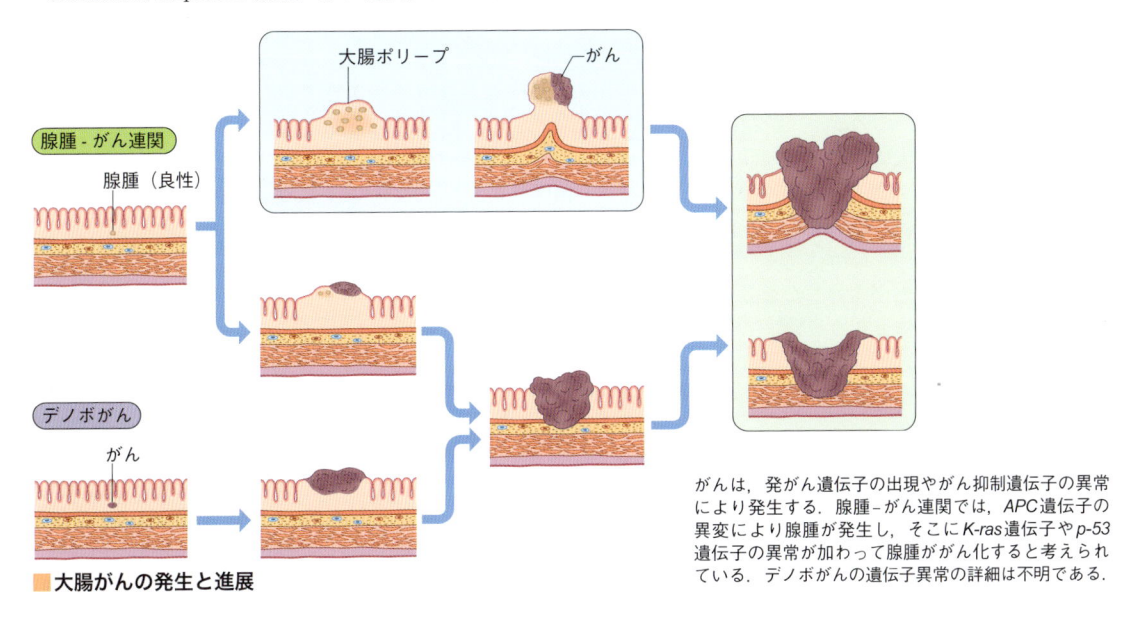

がんは,発がん遺伝子の出現やがん抑制遺伝子の異常により発生する.腺腫-がん連関では,*APC*遺伝子の異変により腺腫が発生し,そこに*K-ras*遺伝子や*p-53*遺伝子の異常が加わって腺腫ががん化すると考えられている.デノボがんの遺伝子異常の詳細は不明である.

■大腸がんの発生と進展

症状・臨床所見

- 占居部位による症状の違いがあり,右側結腸では,内腔が広く腸内容がまだ液状であるために症状が出にくい.一般に病状が進行してから腹痛を感じたり,腫瘤を触知したり,慢性的な出血に伴う貧血症状を呈することが多い.
- 左側結腸では,腸内容が固形となり表面の脆いがんと接触して出血したり,病変が肛門に近いために,出血が血便・粘血便として認識されやすくなる.直腸がんでは直腸内腔の狭窄によって便柱が狭小したり,凝血塊などの排出,便やトイレットペーパーへの血液付着などの症状が出現する.
- どの部位の大腸がんでも腸管内腔の狭窄が進むと,腸閉塞症状が出現する.

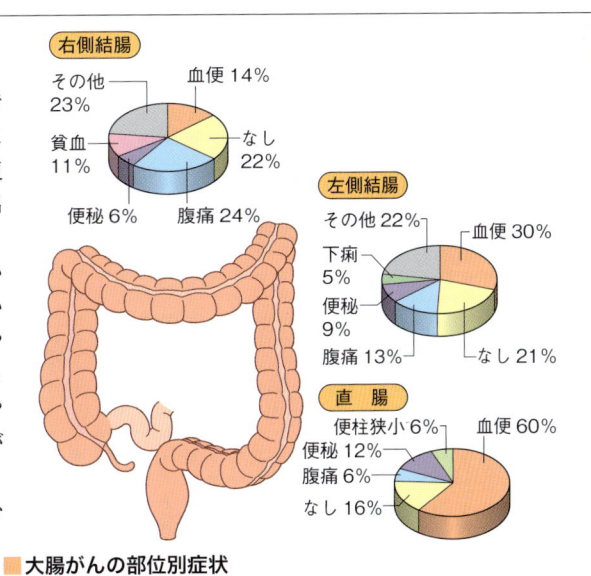

右側結腸: その他23%, 血便14%, なし22%, 腹痛24%, 便秘6%, 貧血11%

左側結腸: その他22%, 血便30%, なし21%, 腹痛13%, 便秘9%, 下痢5%

直腸: 便柱狭小6%, 血便60%, なし16%, 腹痛6%, 便秘12%

■大腸がんの部位別症状

検査・診断・分類

便潜血反応

- ヒトHb(ヒトヘモグロビン)に対する抗体を用いて,出血した血液のヒトHbを免疫学的に便中から検出する方法である.がんからの出血は間欠的に起こるため,2日間の便を検査する2日法が有効である.血液と便がよく混ざる盲腸に近い病変ほど陽性率が高くなる.

- 発見できる確率は進行がんで80％，早期がんで50％であるが，検診で陽性であっても腫瘍性の病変が見つからない人が65％いる．

腫瘍マーカー

- がん細胞が生産したり，生体ががん細胞に反応して生産するタンパク，酵素，ホルモンの総称である．
- 大腸がんでは，がん胎児性抗原(CEA)という胎児の結腸中に含まれる胎児性タンパクが最も信頼できる腫瘍マーカーである．このほか，糖鎖抗原19-9(CA19-9)がある．
- 腫瘍マーカーは，大腸がんの早期診断，スクリーニングには役立たない．術後のフォローアップで定期的に測定し，上昇がみられた際に再発を疑ってCTなどの画像検査を行ったり，抗がん薬の治療効果判定に用いる．

直腸指診

- 直腸・肛門疾患で外来受診した患者に最初に行う診察法で，左側臥位で身体を丸める胸膝位やシムス位で行う．
- 下部直腸の進行がんでは，直腸指診によりほぼ診断がつく．肛門からの病変の距離を測って手術方法を選択するのにも有用である．

注腸造影

- 胃のバリウム検査と同様に，肛門から大腸内に造影剤のバリウムと空気を注入して，大腸のX線撮影を行う検査である．内視鏡検査のようにポリープを切除したり，がんの一部を摘んで病理検査をすることはできない．
- 病変の形，大きさ，存在する正確な位置，前後の腸管の形態や長さなど画像による客観的診断ができる．造影による大腸壁の陰影欠損，大腸内腔の狭窄によるapple core sign（りんごの芯様像）は，進行大腸がんの典型的な像である．

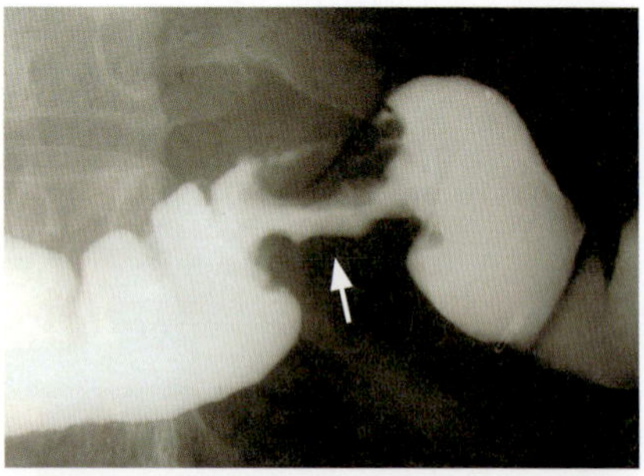

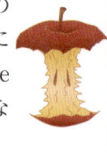

■ 横行結腸の注腸造影(apple core sign：矢印)

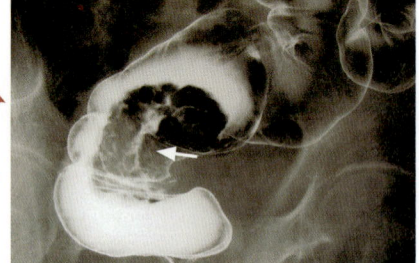

■ 進行した直腸がんの注腸造影(矢印)

内視鏡検査

- ファイバースコープを肛門から大腸内に挿入して，大腸粘膜を観察する検査である．
- ポリープやがんを直接観察でき，がんの疑いのある病変から病理組織診断のための生検(組織採取)ができ，ポリペクトミー，内視鏡粘膜切除術(EMR)，内視鏡粘膜下層剥離術(ESD)によって，ポリープや早期がんを切除し，治療することもできる．

腸管の癒着，結腸過長症などにより，ファイバースコープが盲腸まで到達できない場合がある．また，わずかであるがファイバースコープ挿入の際やポリープ切除の際に腸管に穿孔や出血を起こすリスクを伴う．

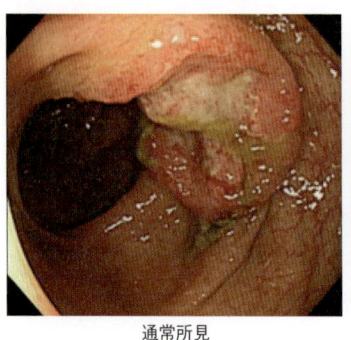

通常所見 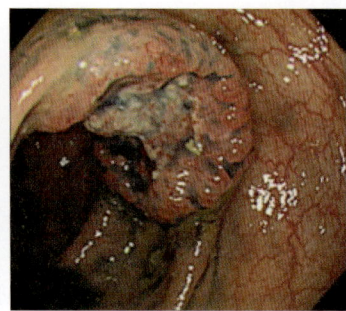　　色素散布像　　進行直腸がん(下部直腸)

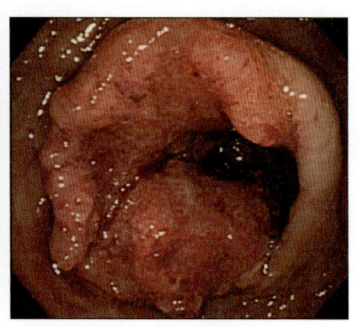

■ 進行大腸がん

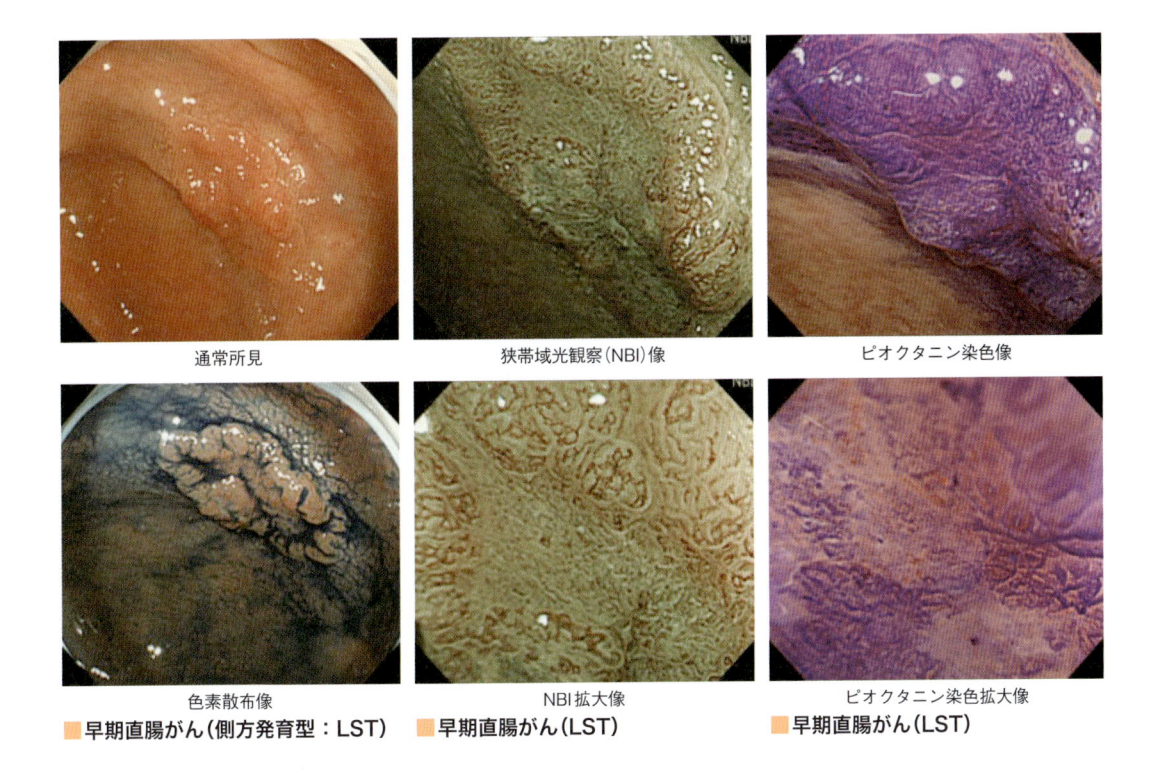

通常所見	狭帯域光観察（NBI）像	ピオクタニン染色像
色素散布像	NBI拡大像	ピオクタニン染色拡大像

■ 早期直腸がん(側方発育型：LST)　■ 早期直腸がん(LST)　■ 早期直腸がん(LST)

肉眼的形態

- 大腸がんの形態は，「大腸癌取扱い規約」で0〜5型に分類されるが，2型が70〜80%を占めている．
- 0型（粘膜または粘膜下組織までのがんで，早期がん）はさらに亜分類されるが，Ⅰ型が多い．

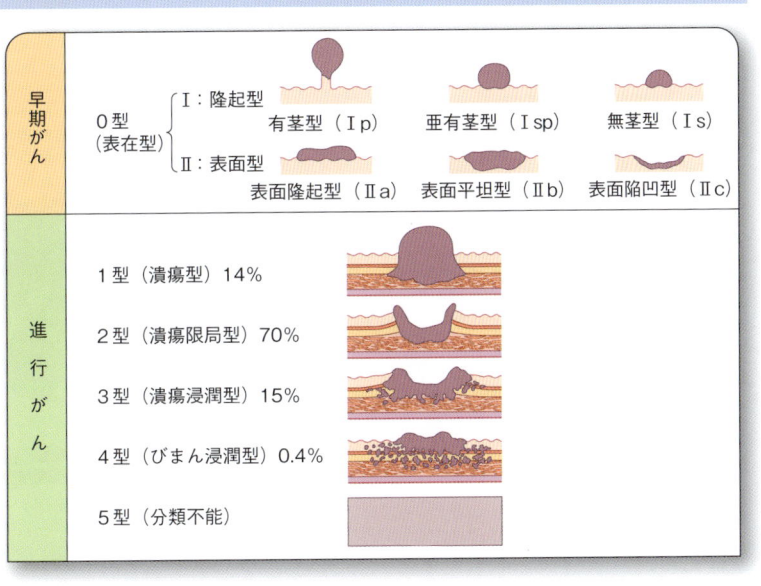

早期がん	0型 (表在型)	Ⅰ：隆起型 有茎型（Ip）　亜有茎型（Isp）　無茎型（Is） Ⅱ：表面型 表面隆起型（Ⅱa）　表面平坦型（Ⅱb）　表面陥凹型（Ⅱc）
進行がん	1型（潰瘍型）14% 2型（潰瘍限局型）70% 3型（潰瘍浸潤型）15% 4型（びまん浸潤型）0.4% 5型（分類不能）	

■ 大腸がんの肉眼的分類

転移様式

- 大腸がんは大腸粘膜から発生して周囲へ広がっていくが，はじめにがんが発生した原発巣から違う場所に飛び火して大きく成長することを転移といい，その部位を転移巣とよぶ．広がり方に浸潤，リンパ行性転移，血行性転移，播種性転移がある．
- **浸潤**：粘膜で発生したがんが腸壁を破壊しながら大きくなり，最後に腸壁を破って周囲臓器に広がっていく状態
- **リンパ行性転移**：血管と同様に体中にネットワークで広がっているリンパ管にがん細胞が侵入し，リンパ管の途中にあるリンパ節という節目に流れ着きそこで増殖して，リンパ節ががんに置き換わった状態．その後，次々にリンパ液の流れる方向に転移しながら遠方のリンパ節にも転移する．
- **血行性転移**：腸壁の細い静脈に進入し，静脈血の流れに乗って肝臓や肺に流れ着いて増殖した状態．大腸の静脈血はまず肝臓に集まるために大腸がんは肝転移率が最も高く，これに続いて肺転移が高い．下部直腸がんでは静脈血が下大静脈へ流入するため，静脈血が門脈に流入する結腸がんよりも肺転移の率がやや高い．
- **播種性転移**：増大したがんが腸管を破って腹腔内に散らばって増殖した状態で，腹水貯留や腸管蠕動を障害する．

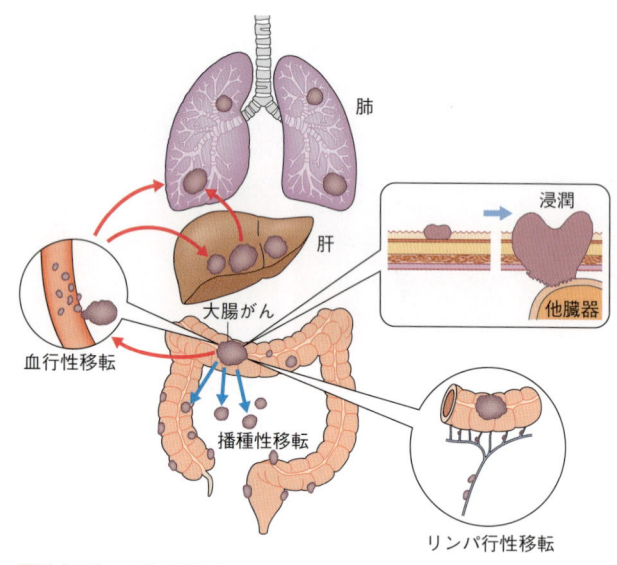

■ 大腸がんの転移様式

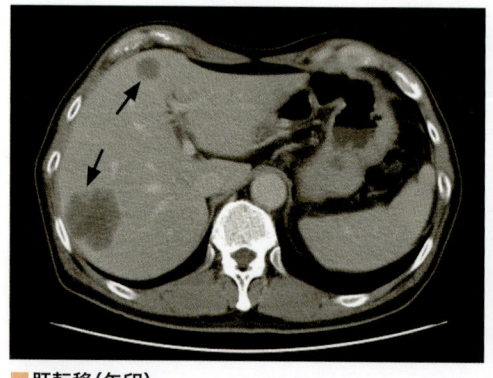

■ 肝転移(矢印)

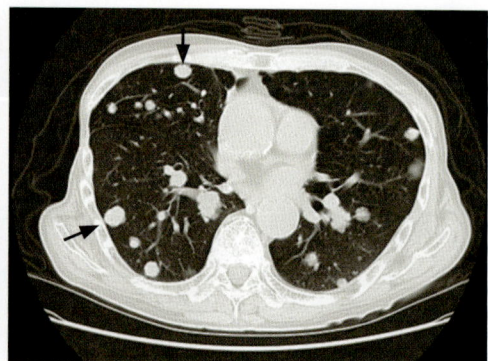

■ 多発肺転移(矢印)

進行度

● Stage分類

- 「大腸癌取扱い規約」に基づいたStage分類が進行度の評価に用いられる．
- がんの壁深達度，リンパ節転移，肝転移や腹膜転移，腹腔外遠隔臓器転移の組み合わせで決められる．
- Stage 0（最も早期）〜Ⅳ（がんが最も進行した状態）に分類される．

■ 大腸がんの進行度（Stage）

T \ N	M0 N0	M0 N1	M0 N2/N3	M1 Any N
Tis	0			
T1a・T1b	Ⅰ	Ⅲa	Ⅲb	Ⅳ
T2	Ⅰ			
T3	Ⅱ			
T4a	Ⅱ			
T4b	Ⅱ			

● H：肝転移
- HX：肝転移の有無が不明
- H0：肝転移を認めない．
- H1：肝転移巣4個以下かつ最大径が5cm以下
- H2：H1，H3以外
- H3：肝転移巣5個以上かつ最大径が5cmを超える．

● M：肝以外の遠隔転移
- MX：遠隔転移の有無が不明
- M0：遠隔転移を認めない．
- M1：遠隔転移を認める．

● P：腹膜転移
- PX：腹膜転移の有無が不明
- P0：腹膜転移を認めない．
- P1：近接腹膜のみに播種性転移を認める．
- P2：遠隔腹膜に少数の腹膜転移を認める．
- P3：遠隔腹膜に多数の腹膜転移を認める．

● N：リンパ節転移
- NX：リンパ節転移の程度が不明
- N0：リンパ節転移を認めない．
- N1：腸管傍リンパ節と中間リンパ節の転移総数が3個以下
- N2：腸管傍リンパ節と中間リンパ節の転移総数が4個以上
- N3：主リンパ節または側方リンパ節に転移を認める．

● PUL：肺転移
- PULX：肺転移の有無が不明．
- PUL0：肺転移を認めない．
- PUL1：肺転移が2個以下，または片側に3個以上．
- PUL2：肺転移が両側に3個以上，または癌性リンパ管炎，癌性胸膜炎，肺門部，縦隔リンパ節転移を認める．

（大腸癌研究会編：大腸癌取扱い規約第8版．p.15〜17，金原出版，2013を改変）

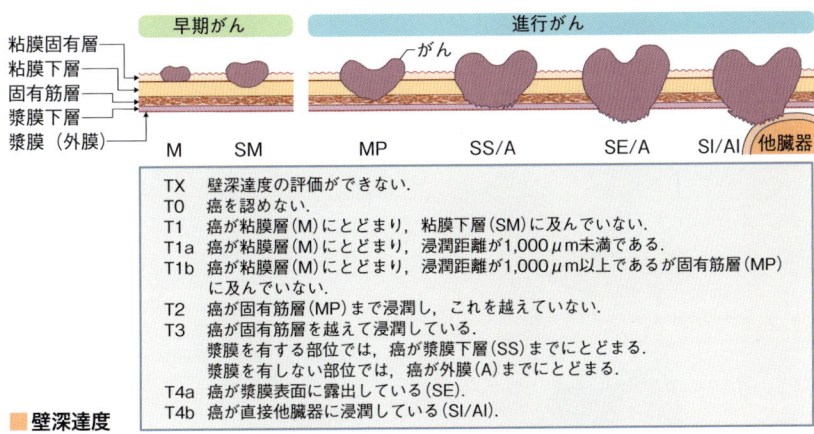

TX　壁深達度の評価ができない．
T0　癌を認めない．
T1　癌が粘膜層（M）にとどまり，粘膜下層（SM）に及んでいない．
T1a　癌が粘膜層（M）にとどまり，浸潤距離が1,000μm未満である．
T1b　癌が粘膜層（M）にとどまり，浸潤距離が1,000μm以上であるが固有筋層（MP）に及んでいない．
T2　癌が固有筋層（MP）まで浸潤し，これを越えていない．
T3　癌が固有筋層を越えて浸潤している．
　　漿膜を有する部位では，癌が漿膜下層（SS）までにとどまる．
　　漿膜を有しない部位では，癌が外膜（A）までにとどまる．
T4a　癌が漿膜表面に露出している（SE）．
T4b　癌が直接他臓器に浸潤している（SI/AI）．

■ 壁深達度

（大腸癌研究会編：大腸癌取扱い規約第8版 p.10，金原出版，2013を改変）

● Dukes分類

- 欧米で使われる進行度分類で，項目は少ないが予後判定に有用である．

■ Dukes分類

Dukes A	がんが腸壁内に限局するもの
Dukes B	がんが腸壁を貫いて浸潤するが，リンパ節転移がないもの
Dukes C	リンパ節転移のあるもの

治療

手術療法

●大腸がんの根治的手術
・がんのある部分とその前後の腸管とリンパ節を切除する．切除する範囲は，大腸がんの部位と術前検査で診断したStageによって決定する．
・リンパ節郭清（D1，D2，D3郭清）：転移はがんの近傍のリンパ管から浸潤後，徐々に遠方のリンパ節に転移していく．

■リンパ節郭清

D1郭清	腸管の近くにあるリンパ節を切除する．
D2郭清	がんのある腸管を栄養する血管に沿うリンパ節まで切除する．
D3郭清	栄養血管の根部のリンパ節まで切除する．

●結腸がんの手術
・がんから10cm離した部位で腸管を切除し，その前後の腸管どうしを吻合する．手術名は，切除された腸管によって決まる（回盲部切除術，結腸部分切除術，結腸右半切除術，結腸左半切除術，S状結腸切除術）．
・結腸部分切除術では切除腸管を記載する〔例：結腸部分切除術（横行結腸）〕．

●直腸がんの手術
・直腸局所切除術：早期がんの場合，がんと周囲の組織のみを切除する術式で，肛門を広げて操作する経肛門的切除と，仙骨の横を切って直腸に到達する傍仙骨的切除があり，リンパ節郭清は行わない．
・前方切除術：肛門側はがんから2～3cm離して直腸を切離し，口側の結腸と温存した直腸を吻合する．高位前方切除術と低位前方切除術がある．
・直腸切断術：がんが肛門に近く，2cm以上離して直腸を切離できない場合は，肛門も含めて直腸を切除してS状結腸で人工肛門（ストーマ）を造設する．手術の根治度が落ちないように心がけながら膀胱機能や性機能をつかさどる神経を温存する手術が行われる（自律神経温存手術）．これらの神経の損傷程度によって，神経因性膀胱，性機能障害などを生じる場合がある．

■ストーマ造設の適応
- 下部直腸がん（肛門からの距離が4～5cm以下）
- S状結腸がん，直腸がんによる通過傷害が悪化
  ・腸閉塞や大腸穿孔による腹膜炎の発症
  ・緊急手術（がんがとれない，腸の吻合が危険）
  →がんよりも口側の大腸でストーマ造設
- 手術で吻合した部分が縫合不全により腹膜炎の発症
  ・再手術で腹膜炎の治療
  →一時的に口側の大腸にストーマ造設

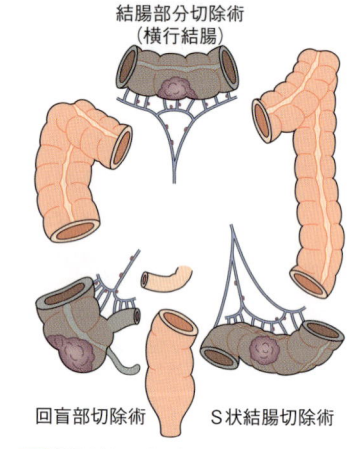

■結腸がんの切除

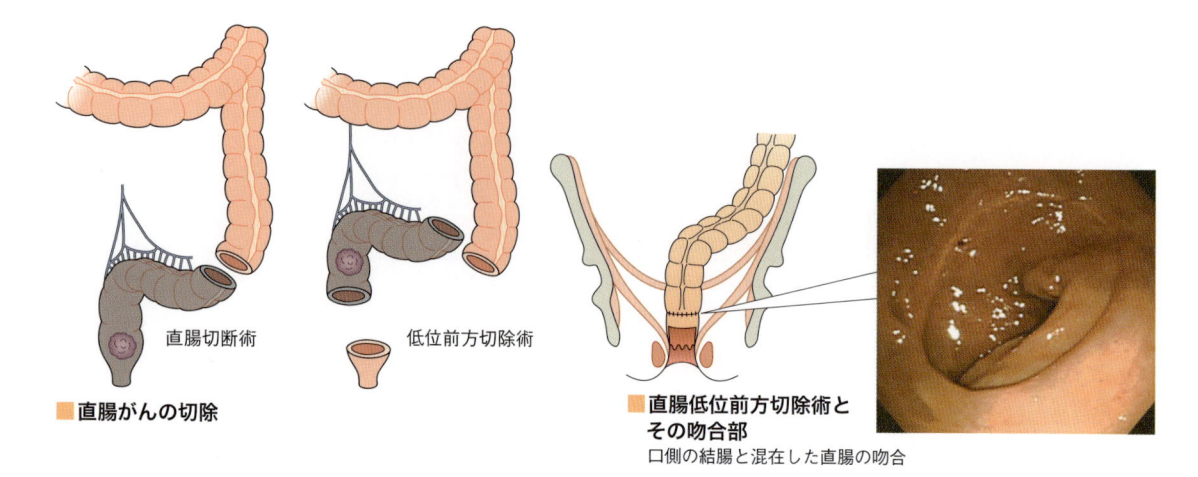

■直腸がんの切除

■直腸低位前方切除術とその吻合部
口側の結腸と混在した直腸の吻合

大腸がんの姑息的手術

- 切除不能な大腸がんに対して，腸管の通過を守るためにがんの手前にストーマを造ったり（ストーマ造設術），回腸とがんより肛門側の結腸をバイパス（回結腸吻合術）したりする．

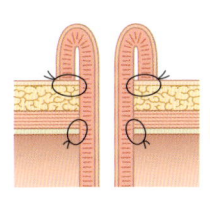

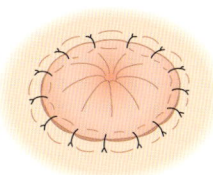

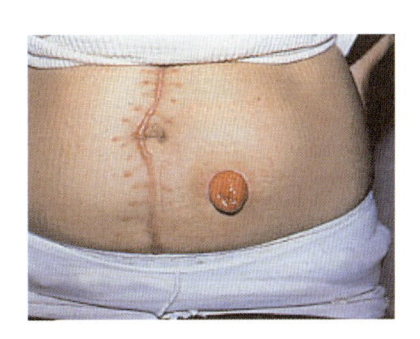

■ ストーマ造設の模式図と実際のストーマ

補助療法

化学療法

- 補助化学療法：根治手術をしても約17％に再発が起こるため，これを抑える目的で補助化学療法を行う．Stage Ⅲ の結腸がん，病理診断の結果から再発の可能性が高い Stage Ⅱ の結腸がんに行い，5-FU とレボホリナートカルシウム（l-LV）の注射かテガフール・ウラシル配合薬（UFT）とホリナートカルシウム（LV）の内服を 6 か月間行う．Stage Ⅲ の直腸がんに UFT の 1 年間服用に再発予防効果がある．
- 切除不能転移，再発大腸がんに対する化学療法：診断されているがんが根治的に切除できない場合に，パフォーマンス・ステータス（PS）*が 0 〜 2，肝腎機能が悪くなく，転移・再発が画像診断や腫瘍マーカーで確認できるなどの条件があれば化学療法を考える．

その他の補助療法

- 放射線療法と熱凝固療法がある．

■ 主な化学療法

強力な治療が適応となる患者
FOLFOX（5FU＋LV＋オキシプラチン）＋Bmab（アバスチン）
CapeOX（カペシタビン＋オキシプラチン）＋Bmab（アバスチン）
FOLFIRI（5FU＋LV＋イリノテカン）＋Bmab（アバスチン）
FOLFOX＋Cmab（セツキシマブ）／Pmab（パニツムマブ）
FOLFIRI＋Cmab（セツキシマブ）／Pmab（パニツムマブ）
FOLFOXIRI（5FU＋LV＋オキシプラチン＋イリノテカン）
Infusion 5-FU＋LV＋Bmab
Cape（カペシタビン）＋Bmab
UFT＋LV
強力な治療が適応とならない患者
Infusion 5-FU＋LV＋Bmab
Cape（カペシタビン）＋Bmab
UFT＋LV

■ 放射線療法と熱凝固療法

放射線療法	補助放射線療法	目的	手術可能な直腸がんに対して局所再発を抑制したり，がんを縮小させて直腸切断術を回避するために行う
		照射	照射時期は手術前・中・後の3回に分けて行う
	緩和的放射線療法	目的	がんによる症状を和らげる目的で行い，疼痛，出血，神経症状などでは約80％に症状が改善する
		照射	骨盤内病巣，骨転移，脳転移，リンパ節転移などに行う
熱凝固療法		目的	肝臓の転移巣に針を刺して熱を加え，がんを凝固して死滅させる
		照射	マイクロ波凝固壊死法（MCT）ラジオ波組織熱凝固療法（RFA）

*APC*遺伝子：adenomatous polyposis coil gene ｜ 遺伝性非ポリポーシス性大腸がん（HNPCC）：hereditary non-polyposis colorectal cancer ｜ 家族性大腸腺腫症（FPC）：familial polyposis of colon ｜ MCC遺伝子：mutated colorectal cancer gene ｜ *DCC*遺伝子：deleted in colorectal carcinoma gene ｜ がん胎児性抗原（CEA）：carcino embryonic antigen ｜ 糖鎖抗原19-9（CA19-9）：carbohydrate antigen 19-9 ｜ 内視鏡粘膜切除術（EMR）：endoscopic mucosal resection ｜ 内視鏡粘膜下層剥離術（ESD）：endoscopic submucosal dissection ｜ 側方発育型腫瘍（LST）：laterally spreading tumor ｜ 狭帯域光観察（NBI）：narrow band imaging ｜ パフォーマンス・ステータス（PS）：performance status ｜ マイクロ波凝固壊死法（MCT）：microwave coagulation therapy ｜ ラジオ波組織熱凝固療法（RFA）：radio-frequency ablation

腸疾患

大腸ポリープ

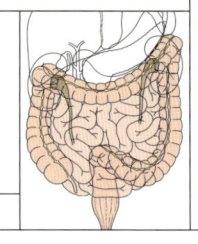

K635 | Colon polyp

疾患概念
大腸の粘膜面から内側に向かって突出する隆起性病変に対する組織学的診断前の総称である．腫瘍性と非腫瘍性に大別され，その多くは腫瘍性の腺腫である．閉塞・出血などの症状がある場合，がん化する可能性がある場合は治療の適応であり，近年はほとんどの大腸ポリープが内視鏡的に切除される．

Summary Map

誘因・原因	● 遺伝的素因，食生活などの環境的素因，大腸内での機械的刺激などである．
病態	● 多くの成人にみられる．同時多発的に，また何度も発症することがある． ● 最も頻度が高い病変は腫瘍性の**腺腫**であり，がん化する可能性がある． ● 大腸粘膜細胞に段階的に遺伝子の変異が蓄積されることにより，腺腫を経て大腸がんが発症するという説がある(adenoma-carcinoma sequence説)．
症状 臨床所見	● 多くの場合は無症状であり，検診などで偶然発見されることが多い． ● ポリープが大きい場合は閉塞症状が，ポリープに出血がある場合は血便・貧血が認められることがある．
検査・診断 分類	● 下部消化管内視鏡検査，注腸X線造影検査が主な検査である． ● 下部消化管内視鏡検査は病変を詳細に観察できるほか，生検も可能で，最もよく行われる． ● 拡大内視鏡の開発により，生検を行わずに病変の組織診断を類推することが可能になった． ● 表面型ポリープは同定が困難なことが多く，注意が必要である．
治療	● 症状(閉塞，出血など)があるポリープや，がんが含まれる，あるいは今後，がんに進展する可能性があるポリープは治療の適応である． ● 近年はほとんどの大腸ポリープが内視鏡的に切除される． ● COX-2阻害薬が腺腫の予防・治療に有効である可能性がある．

疾患の発症様式と時間経過

悪性度: 正常粘膜 → 腺腫（内視鏡治療）→ 早期がん（がん化）→ 進行がん（手術）

誘因・原因

- 大腸ポリープは組織学的に多彩な病変を包括しており，各病変により誘因は異なると考えられるが，多くの場合詳細は不明である．
- 遺伝的素因・食生活・大腸内での機械的刺激などが想定されている．
- 大腸発がんモデルとして有名なadenoma-carcinoma sequence説では，腺腫は前がん病変と考えられている．

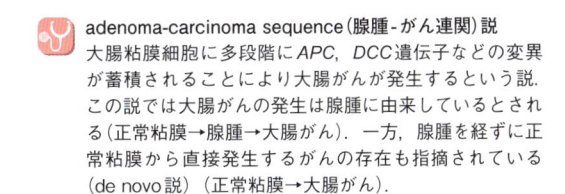

- **adenoma-carcinoma sequence（腺腫-がん連関）説**
  大腸粘膜細胞に多段階に*APC*，*DCC*遺伝子などの変異が蓄積されることにより大腸がんが発生するという説．この説では大腸がんの発生は腺腫に由来しているとされる（正常粘膜→腺腫→大腸がん）．一方，腺腫を経ずに正常粘膜から直接発生するがんの存在も指摘されている（de novo説）（正常粘膜→大腸がん）．

症状・臨床所見

- 多くの場合は無症状であり，検診などで偶然発見されることが多い．
- 病変が大きい場合は閉塞症状が出たり，ポリープから出血がある場合は血便・貧血が認められることがある．

検査・診断・分類

検査

■注腸X線造影検査
- バリウムを肛門から注入して，大腸内をX線撮影する．
- 隆起型は比較的容易に観察されるが，表面型は撮像方向によっては見落とされる可能性があり，注意が必要である．

■下部消化管内視鏡検査
- 内視鏡検査は詳細に粘膜面を観察できるほか，必要に応じて生検も可能であり，最もよく行われる．
- 拡大内視鏡の開発により，生検を行わずに，検査時にポリープ表面の紋様（ピット・パターン）を観察して，病変の組織診断を類推することが可能になった．

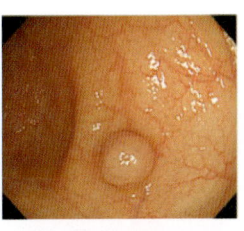

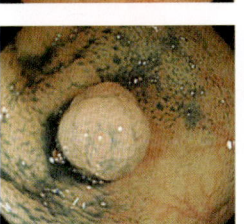

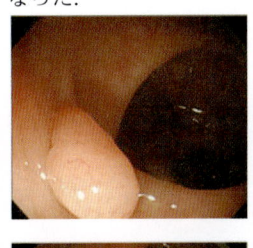

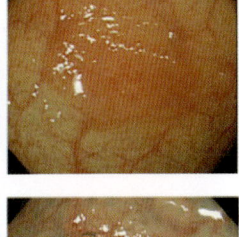

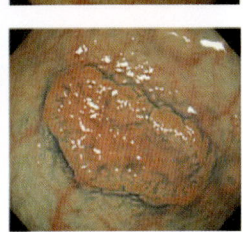

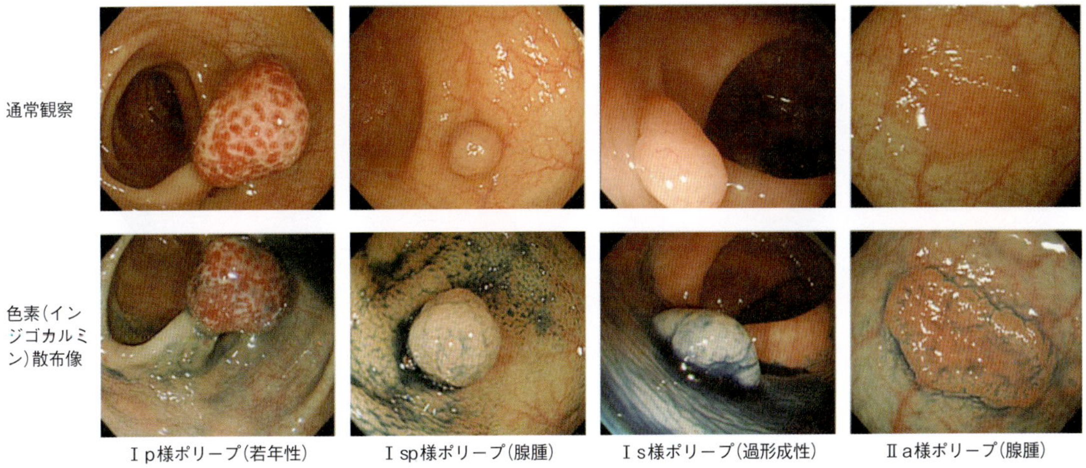

通常観察

色素（インジゴカルミン）散布像

Ip様ポリープ（若年性）　Isp様ポリープ（腺腫）　Is様ポリープ（過形成性）　Ⅱa様ポリープ（腺腫）

■大腸ポリープの内視鏡像

（写真提供：NTT東日本関東病院消化器内科）

- 表面型のポリープは検査で見落とされる可能性が高く，注意が必要である．注腸X線造影検査では異なる撮像方向から観察する．下部消化管内視鏡検査では，前処置を十分に行い，ひだの裏まで詳細な観察を行うことが必要である．

大腸ポリープの分類

- 組織分類：腫瘍型と非腫瘍型に大別される．最も頻度が高いのは腺腫である．
- 形態分類：大腸ポリープは大腸がんの分類に準じて分類されることが多い．

■ 組織分類

腫瘍型	非腫瘍型
腺腫 　├管状腺腫 　├絨毛腺腫 　└管状絨毛腺腫 がん カルチノイド 粘膜下腫瘍	炎症性 過形成性 過誤腫性 　└若年性

■ 形態分類

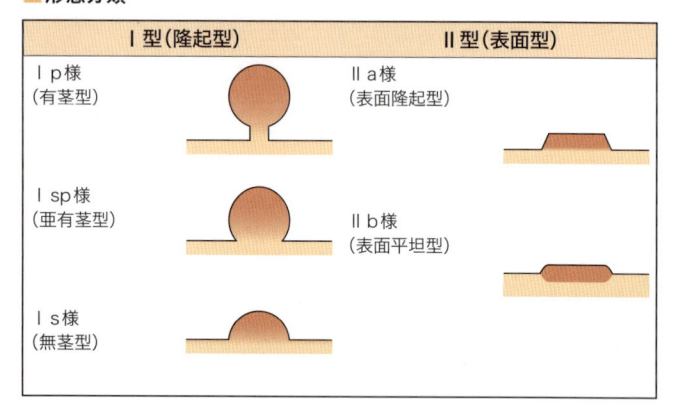

Ⅰ型（隆起型）
- Ⅰp様（有茎型）
- Ⅰsp様（亜有茎型）
- Ⅰs様（無茎型）

Ⅱ型（表面型）
- Ⅱa様（表面隆起型）
- Ⅱb様（表面平坦型）

治療

- 症状（閉塞，出血など）があるポリープは治療の適応であり，ほとんど内視鏡的に切除する．
- 5mm以上の腺腫は，がんが含まれる（腺腫内がん）か，進展する可能性があるため，内視鏡的に切除することが多い．
- 微小非腫瘍性ポリープは治療の必要はない．がん化の可能性のない5mm以下の腺腫は早期治療の必要はない．
- 予防：COX-2を阻害する非ステロイド抗炎症薬（NSAIDs）が，腺腫・がんの予防と治療に有効である可能性が指摘されている．

■ ポリープの治療

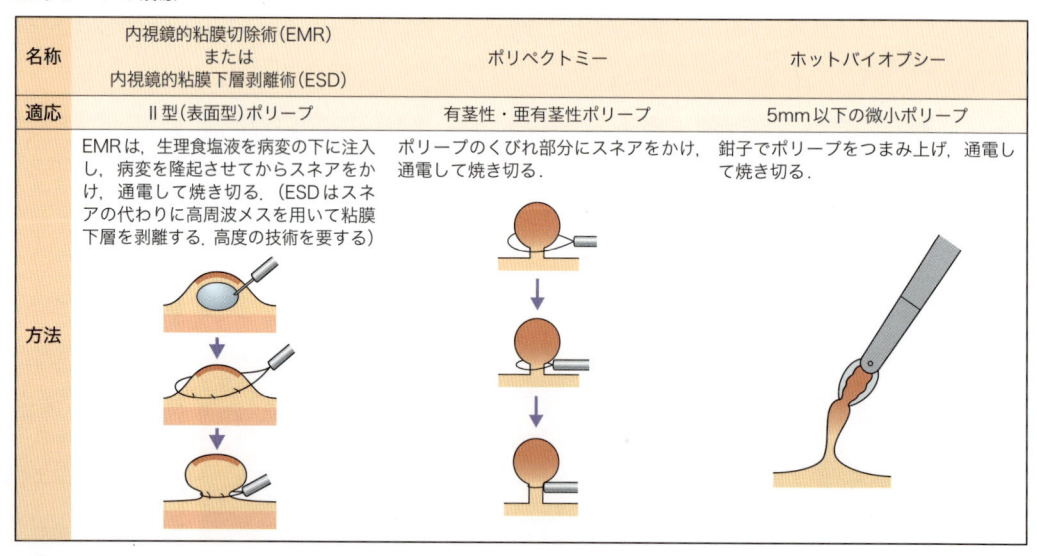

名称	内視鏡的粘膜切除術（EMR） または 内視鏡的粘膜下層剥離術（ESD）	ポリペクトミー	ホットバイオプシー
適応	Ⅱ型（表面型）ポリープ	有茎性・亜有茎性ポリープ	5mm以下の微小ポリープ
方法	EMRは，生理食塩液を病変の下に注入し，病変を隆起させてからスネアをかけ，通電して焼き切る．（ESDはスネアの代わりに高周波メスを用いて粘膜下層を剥離する．高度の技術を要する）	ポリープのくびれ部分にスネアをかけ，通電して焼き切る．	鉗子でポリープをつまみ上げ，通電して焼き切る．

> COX-2阻害薬：シクロオキシゲナーゼ（COX）-2は，炎症時に多く発現する酵素で，腺腫・がんの発生に関与しているといわれており，COX-2活性を阻害する非ステロイド抗炎症薬（NSAIDs）が腺腫の治療に有効，あるいは疫学的に大腸がんを抑制する可能性があることが報告されている．今後こうした薬剤が腺腫・がんの予防と治療に用いられる可能性がある．

内視鏡的粘膜切除術（EMR）：endoscopic mucosal resection ｜ 内視鏡的粘膜下層剥離術（ESD）：endoscopic submucosal dissection ｜ シクロオキシゲナーゼ-2（COX-2）：cyclooxygenase-2 ｜ 非ステロイド抗炎症薬（NSAIDs）：non-steroidal anti-inflammatory drugs

腸疾患

消化管ポリポーシス

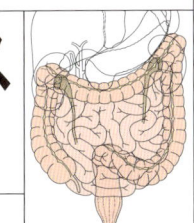

D139 polyposis of the alimentary tract

疾患概念
消化管ポリポーシスは，一般に100個以上のポリープを認めるもので，さまざまな随伴症状を伴う全身性疾患である．遺伝性と非遺伝性，あるいは組織学的に上皮性と非上皮性に大別され，さらに腺腫性，過誤腫性，過形成性などに分類される．肉眼的，組織学的に多彩な形態を示す．遺伝子学的検討がさまざまな病態の解明の手がかりになっている．

Summary Map

誘因・原因	● ほとんどが**常染色体*の優性遺伝**による［ターコット（Turcot）症候群にだけ常染色体劣性遺伝がみられる］． ● 炎症性あるいは原因不明のものもある．
病態	● ポリポーシスの発症頻度は低いが，ポリープの特徴・**随伴病変は多様**で，がんに移行するものもある．
症状 臨床所見	● 消化管以外の合併症，随伴症状が多くみられる． ● 骨・軟部腫瘍（家族性大腸腺腫症），口唇・口腔・手足の色素斑，卵巣がん（ポイツ・イエガース（Peutz-Jeghers）症候群），精神発達遅延，先天奇形（若年性ポリポーシス），皮膚病変，口腔粘膜乳頭腫，食道病変，乳がん，甲状腺がん（コーデン（Cowden）病），顔面の血管線維腫，てんかん，知能障害（結節性硬化症），脱毛，爪の萎縮・脱落，色素沈着（クロンカイト・カナダ（Cronkhite-Canada）症候群）など．
検査・診断 分類	● 注腸Ｘ線造影，内視鏡検査，遺伝子検査 ● 遺伝性・非遺伝性，線腫性，過誤腫性，炎症性などに大別される．
治療	● 開腹手術（大腸全摘など），内視鏡的切除，経過観察

● 用語解説

常染色体
性染色体以外の染色体の総称．ヒトの常染色体は22対，44本である．

疾患の発症様式と時間経過

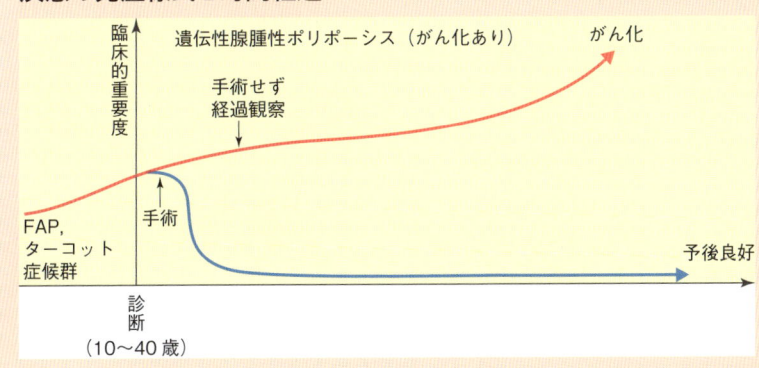

家族性大腸腺腫症（FAP）は，放置すれば高率に大腸がんを合併すると考えられているため，診断が確定すれば合併の有無にかかわらず手術の対象となる．

179

疾患の発症様式と時間経過

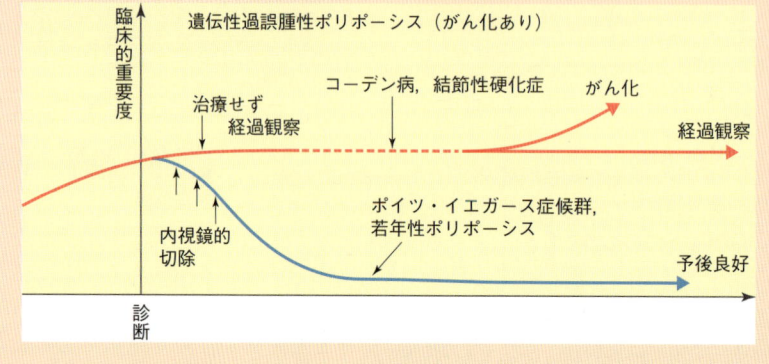

遺伝性過誤腫性ポリポーシス（がん化あり）

臨床的重要度／治療せず経過観察／コーデン病，結節性硬化症／がん化／経過観察／内視鏡的切除／ポイツ・イエガース症候群，若年性ポリポーシス／予後良好／診断

過誤腫性ポリポーシスは，ポイツ・イエガース症候群，若年性ポリポーシスは内視鏡的切除により予後良好となるがコーデン病，結節硬化症は，経過観察となり，がん化のリスクがある．

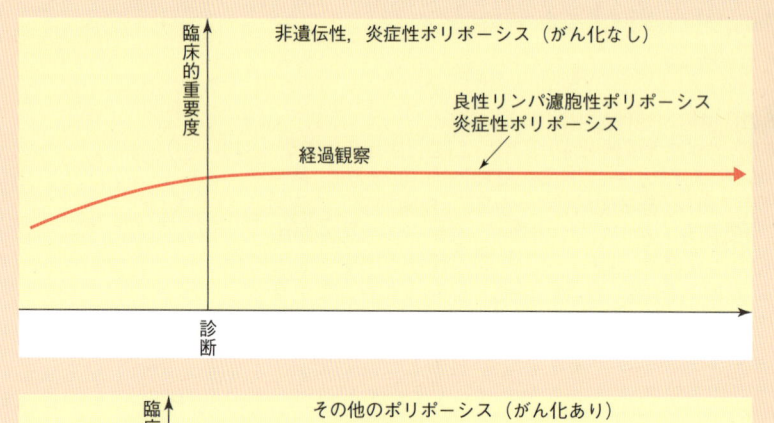

非遺伝性，炎症性ポリポーシス（がん化なし）

臨床的重要度／良性リンパ濾胞性ポリポーシス／炎症性ポリポーシス／経過観察／診断

炎症性ポリポーシスは，潰瘍性大腸炎，クローン病，腸結核などの炎症性疾患に伴ってみられ，粘膜の炎症により発症すると考えられている．原疾患の治療が優先される．

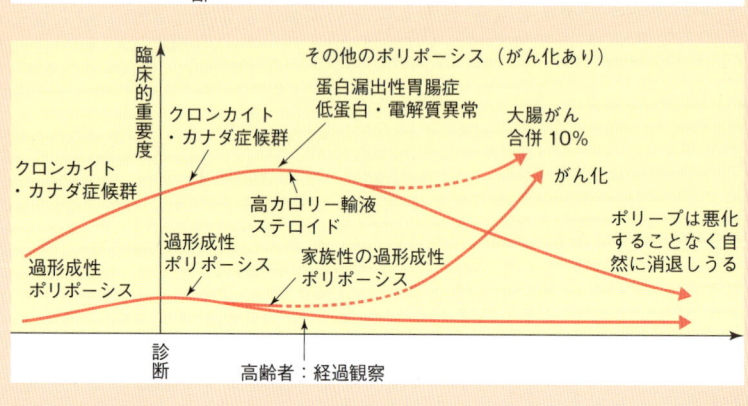

その他のポリポーシス（がん化あり）

臨床的重要度／クロンカイト・カナダ症候群／蛋白漏出性胃腸症 低蛋白・電解質異常／大腸がん合併10%／がん化／高カロリー輸液 ステロイド／過形成性ポリポーシス／家族性の過形成性ポリポーシス／ポリープは悪化することなく自然に消退しうる／クロンカイト・カナダ症候群／過形成性ポリポーシス／診断／高齢者：経過観察

過形成ポリポーシスは，過形成ポリープが大腸に多発するまれな疾患で，遺伝性は明らかではない．腺腫，がんの合併もあり，大腸がんのハイリスクとされる．

誘因・原因

- 消化管ポリポーシスは，遺伝性と非遺伝性に大別される．
- 遺伝性
  ・腺腫性（腫瘍性）：家族性大腸腺腫症（FAP），ターコット症候群
  ・過誤腫性（非腫瘍性）：ポイツ・イエガース症候群，若年性ポリポーシス，コーデン病，結節性硬化症
- 炎症性：良性リンパ濾胞性ポリポーシス，炎症性ポリポーシス
- 原因不明：クロンカイト・カナダ症候群，過形成性ポリポーシス

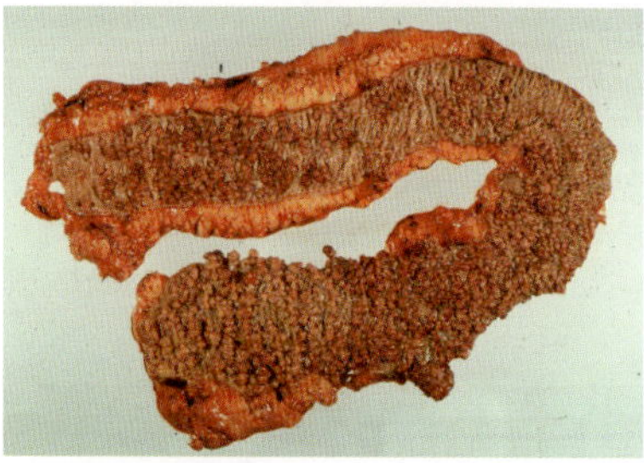

家族性大腸腺腫症の結腸切除標本
粘膜面には径1cmまでの表面平滑なポリープが，密に無数に認められる．肉眼的に悪性を思わせるものはない．

症状・臨床所見

■ポリープの特徴・随伴症状

家族性大腸腺腫症（FAP） ＊ガードナー(Gardner)症候群を含む	●大腸全域に多発腺腫を認め，高率に大腸がんを合併する．大腸の病変だけでなく，胃，十二指腸，小腸などの消化管病変と骨・軟部腫瘍などの消化管外病変を高率に合併する． ●骨・軟部腫瘍を合併するガードナー症候群は，遺伝子解析によりFAPと同一疾患となった． ●10歳ころから小ポリープを認め，徐々に増大，増加する． ●扁平な5mm前後の小ポリープで無茎性，有茎性などさまざまな形態をとる． 　a) 密生型：ポリープの個数が数百から数万個ある型（APC遺伝子コドン1250-1464）． 　b) 非密生型 　・個数が100個前後で，大腸がんの発症年齢が通常のFAPより高く，弱毒化(attenuated)FAPという別名がついた型（APC遺伝子5'側と3'側） 　・APC遺伝子でなくMYH遺伝子の変異によるポリープの少ないFAPで，消化管外合併症に網膜色素上皮肥大を高率に伴う型
ターコット症候群	●大腸腺腫はFAPと比較すると少ないが，3cm以上の大きめの腺腫を伴い，10歳代後半で進行大腸がんを認めることが多い． ●皮膚病変としてカフェオレ斑(café-au-lait spots)や神経芽線維腫，脳腫瘍ではグリオーマ(glioma)が多い． 比較 FAPに合併する脳腫瘍は髄芽細胞腫(medulloblastoma)が多い．
ポイツ・イエガース症候群	●食道を除く消化管の多発性ポリープに口唇，口腔，四肢末端の褐色の色素斑を合併する． ●ポリープが大きくなると腸重積をきたし，腸閉塞や下血，肛門からのポリープの脱出などがみられる． ●色素沈着は90％の患者に幼少時から出現する． ●ポリープのがん化とともに他臓器腫瘍を合併しやすく，卵巣がんの頻度が高い．
若年性ポリポーシス	●大腸をはじめ胃・小腸に若年性ポリープが多発し，精神発達遅延や先天奇形なども合併する． ●ポリープは数個から200個程度，発赤した大小不同で分葉状・乳頭状を呈する． ●一部に腺腫やがん化を伴うことがある． ●腹痛，腸重積，貧血，低タンパク血症を認める．
コーデン病	●皮膚病変の顔面丘疹，口腔粘膜乳頭腫，皮膚角化症に，全消化管の多発ポリープを高率に合併する． ●食道病変の存在が特徴的で，白色小隆起をびまん性に認める． ●乳がん，甲状腺がんの合併頻度が高い．
結節性硬化症	●顔面の血管線維腫，てんかん，知能障害を3主徴として，消化管を含む全身臓器に過形成，過誤腫性病変をきたす． ●ポリープは直腸を中心に5mm程度の半球状隆起を認める．
良性リンパ濾胞性ポリポーシス	●リンパ組織の発達した盲腸，直腸に好発する． ●中央に陥凹を伴う小隆起として認める．
炎症性ポリポーシス	●炎症性肉芽組織からなるもの，潰瘍間の残存粘膜によってポリープ状を呈するものなどさまざまで，管腔を閉塞するまで密生するもの(filiform polyposis)もある．
クロンカイト・カナダ症候群	●消化管ポリポーシスに脱毛，爪の萎縮・脱落，色素沈着を伴う． ●ポリープは大小不同で密生から散在までさまざまだが，経過とともに萎縮・消失する． ●下痢が多く低タンパク血症をきたし，中年以降で男性に多い．
過形成性ポリポーシス	●通常の過形成性ポリープに比べてサイズが大きく，若年者に多い傾向がある． ●腺腫・がんの合併もあり，大腸がんのハイリスクとされる．

検査・診断・分類

●家族性大腸腺腫症（FAP）
・注腸X線造影，内視鏡検査で大腸病変を確認し，腺腫の組織像が得られれば確定する．
・家系に患者がいる場合は，若年時に大腸の注腸X線造影，内視鏡検査を施行することで明らかとなる．
・PCR法を用いた手技でAPC遺伝子異常の有無が検討可能になっている．

●ポイツ・イエガース症候群
・常染色体優性遺伝形式，口唇・口腔粘膜・四肢末端の褐色から黒色の色素斑，過誤腫性の消化管ポリポーシスの3つを診断の基準にする．3つを認める場合を完全型，2つのみを認める場合を不完全型としている．
・LKB1遺伝子変異検索による遺伝子診断

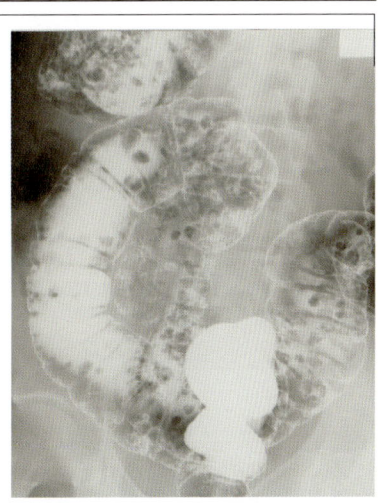

■家族性大腸腺腫症の注腸造影
大腸全体にわたって多数の隆起を認める．写真はS状結腸〜直腸を造影している．

- 若年性ポリポーシス
- 注腸X線造影，内視鏡検査でポリポーシスが存在し，腺腫の組織像が得られれば確定する．
- 組織学的にクロンカイト・カナダ症候群にみられるポリープに類似するが，非ポリープ部の平坦粘膜が本症では正常組織であり，クロンカイト・カナダ症候群では浮腫を伴うという相違がある．
- コーデン病
- 食道にもポリポーシスがみられ，四肢末端部の角化性小丘疹が存在する．
- クロンカイト・カナダ症候群(前述参照)
- 胃では全部位にカーペット状の密生が多く，大腸でも密生型が多い．
- 内視鏡では，浮腫状で発赤したポリープがびまん性にみられる．
- 過形成性ポリポーシス
- 粘膜上皮が過形成して隆起したポリープで，多くが有茎性あるいは亜有茎性である．内視鏡で観察すると表面が平滑なところが特徴的である．
- 胃，十二指腸，大腸(直腸)にみられ，加齢とともに起こる頻度が高くなる．
- 家族性がみられることがあり，その場合は若年で多発性のがん，腺腫を合併し，がんのハイリスクグループとみなされる．

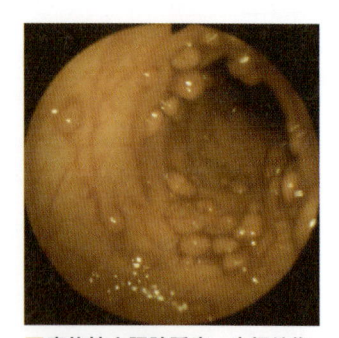

■ 家族性大腸腺腫症，内視鏡像
大腸全体に色調変化を伴わない大小不同の隆起が多発している．

治療

手術療法

- 全結腸切除兼回腸肛門吻合術あるいは回腸直腸吻合術：腺腫性疾患はがん化がほぼ確実なため，予防的に大腸切除を行う．がん発症以前であれば予後良好．適応はFAP，ターコット症候群
- 内視鏡的ポリープ切除：積極的に内視鏡的ポリペクトミーまたは内視鏡的粘膜切除術を行う．完全に切除できれば予後良好．適応はポイツ・イエガース症候群，若年性ポリポーシス

経過観察

- コーデン病，結節性硬化症，良性リンパ濾胞性ポリポーシス，炎症性ポリポーシス，過形成性ポリポーシスについては経過観察
- クロンカイト・カナダ症候群については，栄養改善のための中心静脈栄養，成分栄養療法(ED療法)，薬物療法として副腎皮質ホルモン短期投与も検討する．

■ 消化管ポリポーシスの分類とその特徴および治療法

		疾患名	原因遺伝子	ポリープの分布	ポリープの数	がん化	随伴症状	初発年齢	治療法
遺伝性	腺腫性	家族性大腸腺腫症(FAP)	APC, MYH	胃・小腸・大腸	数百〜数万個	あり	骨・軟部組織腫瘍，網膜色素上皮肥大	10〜40歳	手術
		ターコット症候群	hPMS2, hMLH1	胃・小腸・大腸		あり	脳腫瘍	10〜40歳	手術
	過誤腫性	ポイツ・イエガース症候群	LKB1, STK11	胃・小腸・大腸	数個〜数百個	あり	色素沈着，卵巣腫瘍	25歳以下	内視鏡的切除
		若年性ポリポーシス	SMAD4, BMPR1A	胃・小腸・大腸	数個〜200個	あり	精神発達遅延，先天奇形	20歳以下	内視鏡的切除
		コーデン病	PTEN	食道・胃・小腸・大腸	びまん性	あり	皮膚・口腔粘膜病変，乳腺・甲状腺腫瘍	不定	経過観察
		結節性硬化症	TSC1, TSC2	食道・胃・小腸・大腸		あり	顔面の欠陥線維腫，てんかん，知能障害	不定	経過観察
非遺伝性	炎症性	良性リンパ濾胞性ポリポーシス		大腸	数個〜数千個	なし	なし	主に小児	経過観察
		炎症性ポリポーシス		大腸	数個〜数百個	なし	なし	不定	経過観察
	その他	クロンカイト・カナダ症候群		胃・小腸・大腸	びまん性〜散在性	あり	脱毛，爪の萎縮，色素沈着	40歳以上	薬物療法 栄養療法
		過形成性ポリポーシス		大腸・胃		あり	なし	高齢者	経過観察

家族性大腸腺腫症(FAP)：familial adenomatous polyposis ｜ ED療法：elemental diet therapy ｜ ポリメラーゼ連鎖反応(PCR)：polymerase chain reaction ｜ APC：adenomatous polyposis coli ｜ MYH：Mut Y human homologue ｜ hMLH1：human mutL homologue ｜ LKB1/STK11：serine threonine kinase 11 ｜ SMAD4：small phenotype:smaとmothers against decapentaplegic：MADの合成語 ｜ BMPR1A：bone morphogenetic protein ｜ PTEN：phosphatase and tensin ｜ TSC1：Tuberous Sclerosis 1 ｜ TSC2：Tuberous Sclerosis 2

腸疾患

虫垂炎

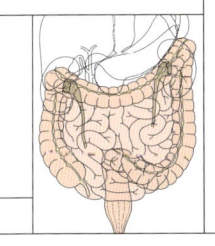

K35, K36, K37　appendicitis

疾患概念
急性虫垂炎は，緊急手術の頻度が高い急性腹症の1つで診断法・治療法ともに確立されているが，臨床所見が多彩なため，非典型例では診断から治療までを速やかに的確に行うことは必ずしも容易ではない．「急性腹症をみたら虫垂炎を疑え」を肝に銘じ診察する．

Summary Map

誘因・原因	● 好発年齢は10〜20歳代で男性にやや多く，近年若年層では減少傾向にある．季節的な変動があり夏場に多い． ● リンパ濾胞の過形成による粘膜浮腫や，糞石または腫瘍などによる虫垂内腔閉塞が虫垂炎の起因と考えられている．
病態	● 虫垂粘膜の潰瘍に始まり，虫垂内腔閉塞→内腔圧上昇→局所的循環障害・虚血→細菌感染により増悪する． ● カタル性虫垂炎*に始まり，蜂窩織炎性*→壊疽性*と徐々に重症化し，ついには穿孔性となり限局性〜汎発性腹膜炎や腹腔内膿瘍を合併するに至る．
症状 臨床所見	● 症状は数時間単位で変化し，典型例では心窩部→臍周囲→右下腹部と痛みが移動，限局化してくる． ● 初期には悪心や食欲低下，炎症が進行すると下痢や頻尿・排尿障害をきたすこともある． ● 幼児や高齢者では穿孔例が多く，死に至ることもある．

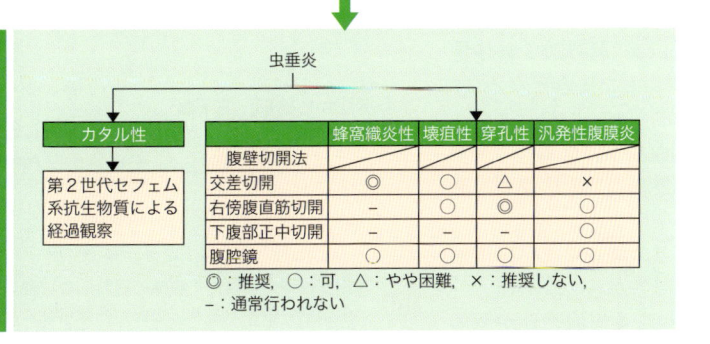

用語解説

カタル性虫垂炎
肉眼的には粘膜が軽度に発赤し，組織学的には好中球を主体とする急性炎症性細胞浸潤が粘膜内に限局する段階

蜂窩織炎性虫垂炎
肉眼的には粘膜にびらんと出血が生じ，組織学的には虫垂壁全層にびまん性に炎症性細胞が浸潤した状態．虫垂壁の構造はまだ保たれている．

壊疽性虫垂炎
粘膜や筋層が壊死に至った状態．虫垂壁構造は消失し，脆弱化する[1]．

検査・診断 分類	腹部触診所見	● 圧痛点：マックバーニー（McBurney）点，ランツ（Lanz）点を含むラップ（Rapp）四角形 ● 腹膜刺激所見：筋性防御，筋強直，ブルンベルグ（Blumberg）徴候（反跳痛），ローゼンシュタイン（Rosenstein）徴候，ロブシング（Rovsing）徴候，heel drop test ● 後腹膜腔・骨盤内の炎症所見：腸腰筋徴候，閉鎖筋徴候，肛門直腸指診によるダグラス（Douglas）窩圧痛
	画像検査	● 腹部超音波検査 ● 造影CT検査（マルチスライスCTによる冠状断画像が有用）
	血液生化学検査	● 白血球数，CRP値の推移

治療

虫垂炎

カタル性
第2世代セフェム系抗生物質による経過観察

腹壁切開法	蜂窩織炎性	壊疽性	穿孔性	汎発性腹膜炎
交差切開	◎	○	△	×
右傍腹直筋切開	−	○	◎	○
下腹部正中切開	−	−	○	○
腹腔鏡				

◎：推奨，○：可，△：やや困難，×：推奨しない，
−：通常行われない

疾患の発症様式と時間経過

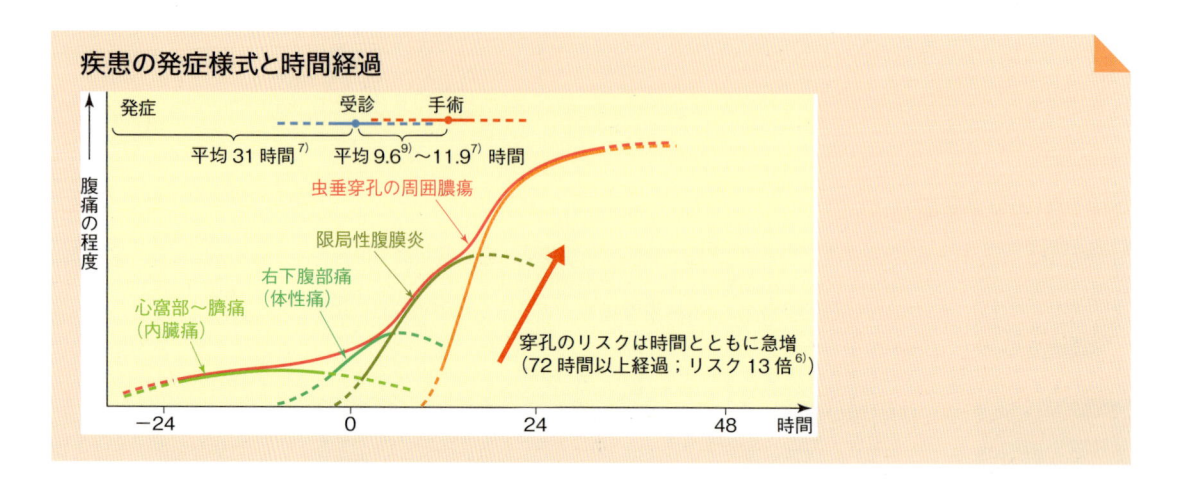

腹痛の程度／発症　受診　手術
平均 31 時間[7]　平均 9.6[9]〜11.9[7] 時間
虫垂穿孔の周囲膿瘍
限局性腹膜炎
右下腹部痛（体性痛）
心窩部〜臍痛（内臓痛）
穿孔のリスクは時間とともに急増（72 時間以上経過；リスク 13 倍[6]）
−24　0　24　48　時間

誘因・原因

- 幼児から高齢者まで罹患するが，虫垂には豊富なリンパ濾胞があり，その活動が活発な 10〜20 歳代の若年者に好発する．性別ではやや男性に多い[2]．厚生労働省患者調査報告によれば，近年若年層では減少傾向にある[3]．また，季節的な変動があり夏場に多く発症する[4]．

- 虫垂炎は，虫垂リンパ濾胞の過形成による粘膜浮腫や糞石（食物繊維を核に便が粘土化），または虫垂腫瘍などによる虫垂内腔閉塞が起因と考えられている．内腔閉塞により内腔圧が上昇し，局所的循環が障害され虚血となり，そこに細菌が感染し虫垂炎が進行していく[5]．

症状・臨床所見

- 時間経過とともに腹部症状・部位が変化するのが特徴である．典型例では，心窩部痛に始まり，臍周囲に移動し，最終的には右下腹部に限局化する．
- 初期の心窩部から臍部にかけての痛みは，内腔圧の上昇によって虫垂に分布する内臓求心性神経（visceral afferent nerve）が刺激され生じる内臓痛で，悪心や食欲低下などの非特異的腹部症状を伴う．
- 時間が経過し炎症が虫垂の臓側腹膜に波及すると，体性神経（somatic nerve）が刺激され体性痛として右下腹部に限局した痛みとなる（マックバーニー圧痛点）．
- 炎症が進行し腹壁の壁側腹膜まで及ぶと腹膜が刺激され，筋性防御や反跳痛などの腹膜刺激所見を呈する[5]．
- 炎症が，S状結腸やダグラス窩まで及べば下痢，膀胱に及べば頻尿・排尿障害が起こる．
- 発症から 12 時間で穿孔や虫垂周囲膿瘍が認められるようになり，72 時間後にはそのリスクは 13 倍になると報告されている[6]．

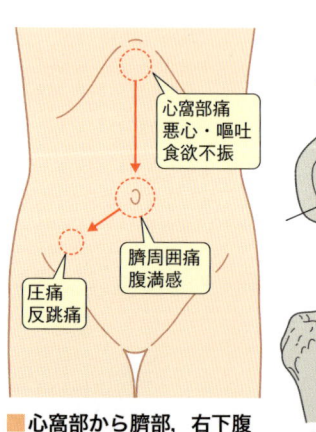

■ 心窩部から臍部，右下腹部への移動

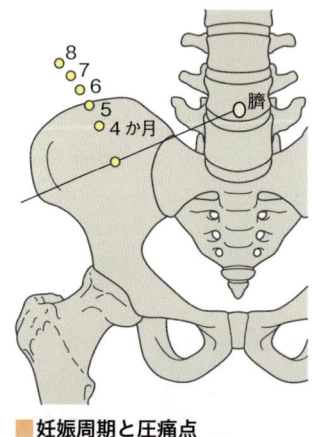

心窩部痛　悪心・嘔吐　食欲不振
臍周囲痛　腹満感
圧痛　反跳痛

■ 妊娠周期と圧痛点

（Baer LJ et al：Appendicitis in Pregnancy with changes in position and axis of normal appendix in pregnancy. JAMA, 98：1359, 1932 を改変）

現病歴聴取の重要性：腹痛の経時的な移動は，大腸憩室炎などとの鑑別に重要である．また，妊娠可能な年齢の女性では，排卵痛や生理時の黄体嚢胞破裂などによる骨盤内炎症性疾患（PID）との鑑別に，生理や排卵日との日時的関係を聴取することも重要となる．

- 幼児では初診時診断が難しく進行も速い．一方，高齢者は訴えが不明瞭で，結果として，幼児や高齢者では診断の遅れによる穿孔例が多い[7]．
- 妊婦の場合は，妊娠の経過に伴い腫大した子宮によって虫垂が頭側に圧排されていくので，触診は妊娠歴週を考慮に入れて行う．

検査・診断・分類

腹部触診検査

- 虫垂は5～10cmの索状腸管で，盲腸下端にぶら下がるように位置し，その先端は腹腔内で360°いずれの方向にも向かい得る．したがって，虫垂炎の圧痛点はRapp四角形と称される範囲のどこにでも認められる．
- 代表的圧痛点
  - マックバーニー点(臍と右上前腸骨棘を結ぶ外側1/3の点)
  - ランツ点(左右の上前腸骨棘を結ぶ右側1/3の点)
- 腹膜刺激所見
  壁側腹膜に炎症が及んだことを示す所見(次頁参照)．

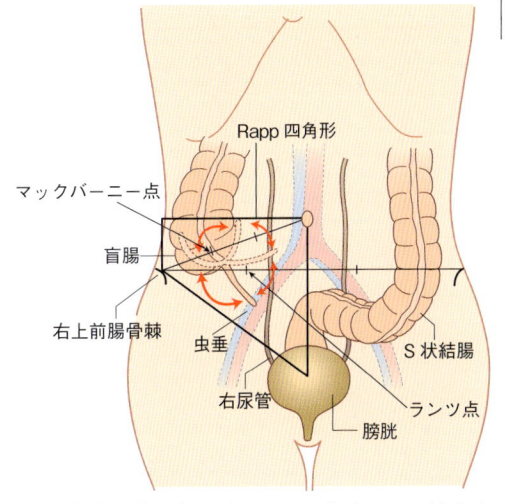

■ 虫垂根部の位置(マックバーニー点やランツ点)と虫垂の自由度(Rapp四角形)

- 後腹膜腔や骨盤内の炎症所見
  - 腸腰筋徴候(psoas sign)：左側臥位で右股関節を背側に過伸展させると，右下腹部の痛みが増強する現象で，炎症が後腹膜の右腸腰筋に及んでいることを示す．
  - 閉鎖筋徴候(obturator sign)：仰臥位で右股関節と右膝関節を軽度屈曲させ，右股関節を内旋させると痛みが増強する現象で，炎症が骨盤底の右閉鎖筋に及んでいることを示す．
  - 肛門直腸指診によるダグラス窩圧痛：肛門直腸指診で直腸前壁に圧痛を認め，ダグラス窩膿瘍を示唆する．

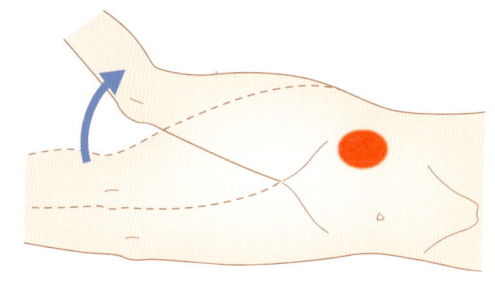

■ 腸腰筋徴候メカニズム

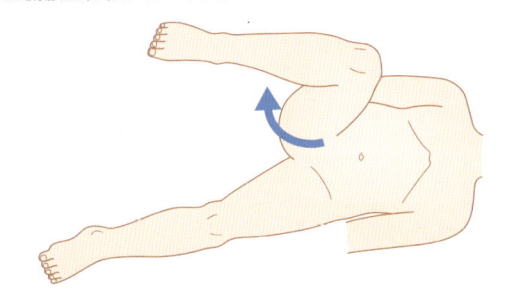

■ 閉鎖筋徴候メカニズム

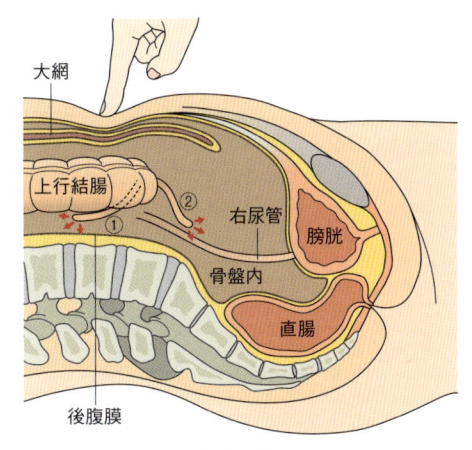

不明瞭な圧痛点や腹膜刺激症状
虫垂が，①上行結腸背側の後腹膜腔を走行する場合，②骨盤内に垂れ下がっている場合は，マックバーニー圧痛点や前腹壁の腹膜刺激症状が不明瞭となり触診診断が難しくなる．

■ 乏しい腹膜刺激所見(後腹膜，骨盤内の虫垂炎)

■ 各徴候のメカニズム

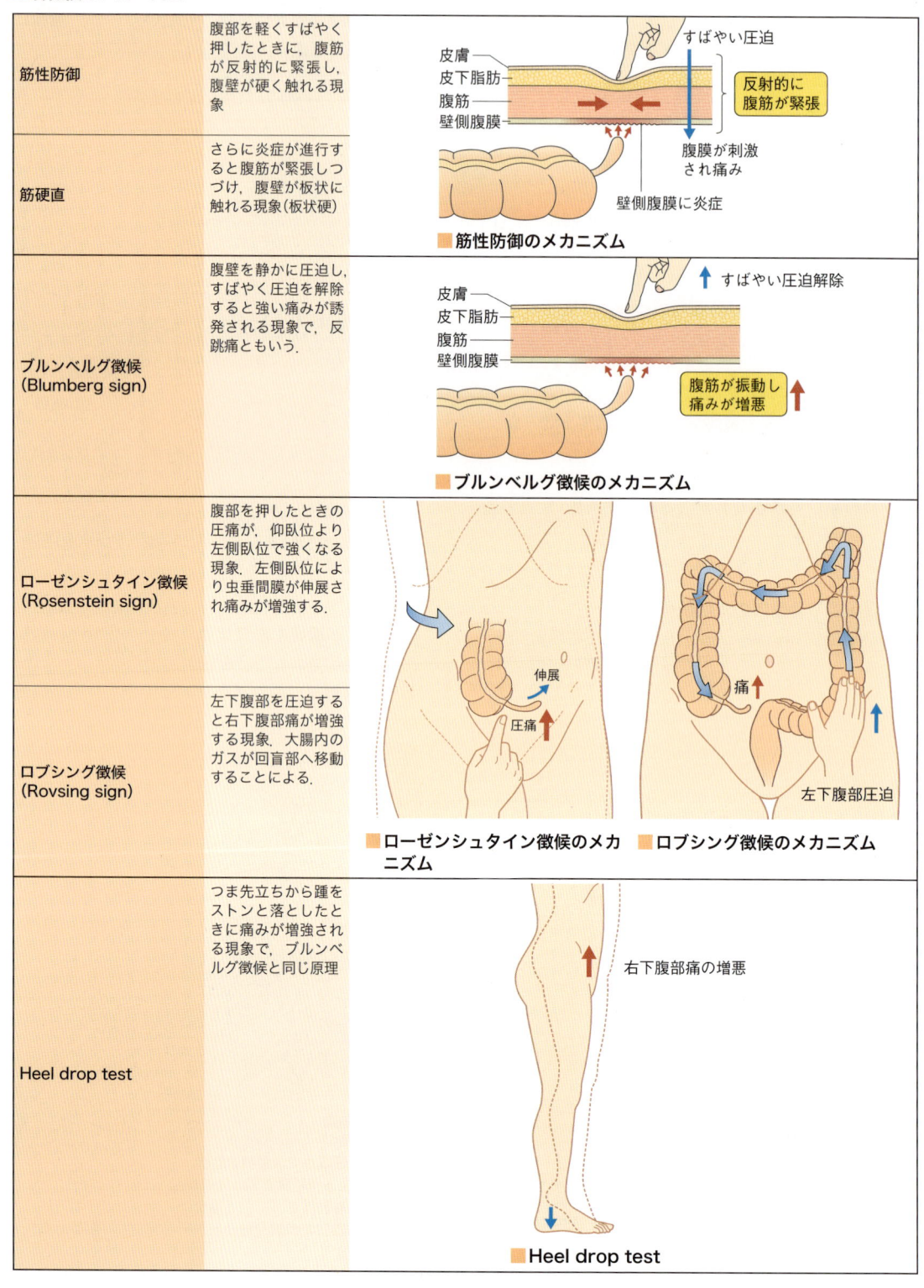

筋性防御	腹部を軽くすばやく押したときに，腹筋が反射的に緊張し，腹壁が硬く触れる現象	■ 筋性防御のメカニズム
筋硬直	さらに炎症が進行すると腹筋が緊張しつづけ，腹壁が板状に触れる現象（板状硬）	
ブルンベルグ徴候 (Blumberg sign)	腹壁を静かに圧迫し，すばやく圧迫を解除すると強い痛みが誘発される現象で，反跳痛ともいう．	■ ブルンベルグ徴候のメカニズム
ローゼンシュタイン徴候 (Rosenstein sign)	腹部を押したときの圧痛が，仰臥位より左側臥位で強くなる現象．左側臥位により虫垂間膜が伸展され痛みが増強する．	■ ローゼンシュタイン徴候のメカニズム
ロブシング徴候 (Rovsing sign)	左下腹部を圧迫すると右下腹部痛が増強する現象．大腸内のガスが回盲部へ移動することによる．	■ ロブシング徴候のメカニズム
Heel drop test	つま先立ちから踵をストンと落としたときに痛みが増強される現象で，ブルンベルグ徴候と同じ原理	■ Heel drop test

腹部超音波検査

- ハンディであり，放射線被曝がないため救急外来での有用性は高い．圧痛点を中心に検索する．
- 盲腸の尾側末端に連なる細い管状構造が虫垂で，蠕動運動がなく盲端に終わるのが特徴である．
- 虫垂炎では，径6mm以上に腫大し[8]，圧痛点に一致する．随伴所見として糞石所見も重要となる．

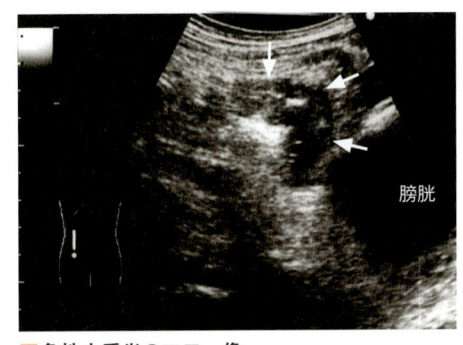

■ 急性虫垂炎のエコー像
右下腹部に腫大した虫垂（矢印）

腹部骨盤造影CT検査

- 虫垂炎の診断には必ずしも必要なく，放射線被曝や高コストの観点から，CT検査の乱用は慎むべきとの意見もある．しかしながら，客観的で再現性のある圧倒的な画像情報が得られることから[8]，盲腸・上行結腸憩室など他疾患との鑑別にはきわめて有効であり，手術を予定する症例では必須と考えている．
- 水平断と冠状断の2方向の画像を用いることで，虫垂の走行方向と炎症の広がりを術前に把握し切除術式を決定する．

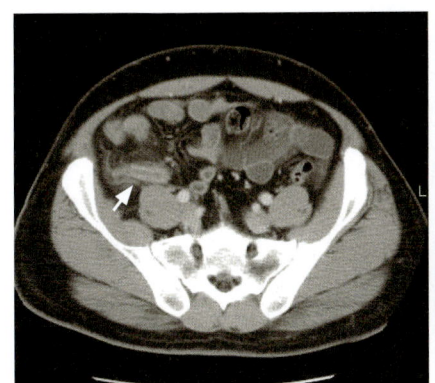

■ 急性虫垂炎（矢印）のCT画像
水平断（左）と冠状断（右）

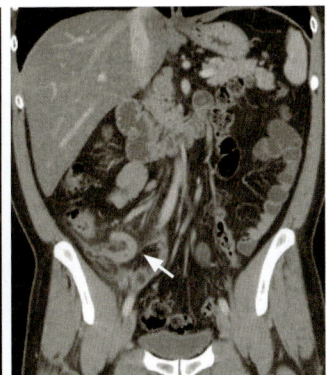

他疾患との鑑別法

- 上行結腸から盲腸憩室炎：腹部造影CT検査，腹部超音波検査で鑑別可能である．
- 骨盤内炎症性疾患（PID）：画像検査では正確に鑑別することは不可能であるので，生理や排卵日との日時的関係を聴取することが重要である．
- 右尿管結石，腎結石：腹部造影CT検査，腹部超音波検査，尿検査が鑑別に有用である．
- 急性腸炎：血液検査や画像検査では鑑別は難しいことも多い．腹部所見の経時的観察が重要である．
- 腸間膜リンパ節炎：小児に多い．腹部造影CT検査が有効なこともある．

治療

治療方針

- 炎症が軽度（カタル性虫垂炎）の場合は，第2世代の抗菌薬を投与し経過を観察する．症状が改善しない場合は待機的に虫垂切除を行う．
- 蜂窩織炎以上の炎症と判断した場合は，穿孔性虫垂炎に至る可能性を考慮し，速やかに虫垂切除を施行する．入院から手術までの平均時間は9.6[9]〜11.9[7]時間と報告されている．

腹壁切開法

■腹壁切開法

切開法	利点	欠点
交差切開：マックバーニー点で皮膚割線に沿い3～4cm程度に斜め切開．外腹斜筋腱膜，内腹斜筋，腹横筋を順次，繊維方向に交互に鋭的・鈍的に切開し開腹	術後の疼痛が軽く瘢痕ヘルニアも少ない	術野が狭い
右傍腹直筋切開：右腹直筋外縁よりやや内側で5～6cm程度，前鞘と後鞘を縦切開し開腹	術野の拡張が容易	開腹までの手術操作が多く，術後の疼痛が強い
下腹部正中切開：臍下で7～8cm程度，白線を縦切開し開腹	広い術野が得られる	腹壁瘢痕ヘルニアがほかの切開法に比べて多い
腹腔鏡下切開：臍部を中心に1～3カ所の小切開	美容上優れている	全身麻酔が必要，費用が高い

＊妊婦の場合，妊娠歴週による虫垂の移動には個人差があるので，手術に際しては圧痛点を中心に開腹する．

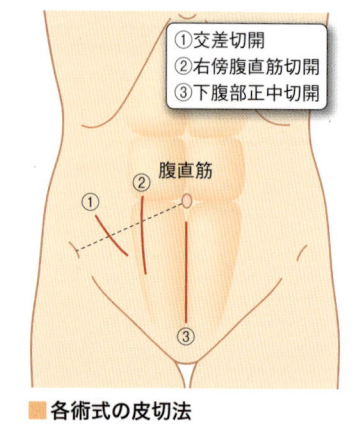

交差切開法の限界：とくに肥満例で，虫垂が後腹膜腔を走行する場合や骨盤内膿瘍合併する場合は，術野が狭く不十分である．術前腹部造影CT検査で虫垂の走行や炎症部位を把握して腹壁切開法を決定する．

■各術式の皮切法
①交差切開
②右傍腹直筋切開
③下腹部正中切開
腹直筋

切除手技

- **順行性虫垂切除術**：虫垂の先端部を確保し，虫垂間膜を先端から根部に向かって順次結紮・切離，虫垂を根部で結紮・切離し虫垂を摘出する．虫垂断端は盲腸に埋没する．
- **逆行性虫垂切除術**：虫垂先端が確保しにくいとき，まず虫垂根部で虫垂を結紮・切離．次に虫垂間膜を根部から先端に向かって結紮・切離．虫垂摘出後，虫垂断端を盲腸に埋没する．
- **腹腔鏡下虫垂切除術**：基本的には順行性に虫垂間膜を超音波凝固切開装置などの止血切開器具で切離し，虫垂根部は腹腔鏡手術用自動縫合器で切離，または腹腔鏡手術用縫合糸で結紮し，切離する．通常，虫垂断端は埋没しない．

腹腔鏡手術の位置づけ
腹腔鏡下虫垂切除術は1983年セム(Semm)らの報告以降，その功罪について種々の検討がなされ評価は確立されてきた[10]．すなわち，メリットとして，①創感染が少ない，②消化管機能回復が速い，③痛みが少なく早期退院が可能，一方，デメリットとしては，①腹腔内遺残膿瘍が多い，②手術時間が長く，高コストであること，が明らかになっている[6]．現在，①診断が不明確な例，とくに正常虫垂切除が20％に及ぶと報告されている妊娠可能年齢の女性，②肥満，③小児や高齢者，がよい適応とされている．
わが国においても，2008年に『内視鏡外科診療ガイドライン』(金原出版)が発刊され，日本内視鏡外科学会による全国アンケートによれば腹腔鏡下虫垂切除術は，成人においては2008年の3,685例に対し，2011年には5,865例，小児においては2001年の704例に対し，2011年には1,049例と年々増加している[11]．

合併症

- 創感染が最も多い．
- 創哆開(縫合部位が感染などによって開いてしまうこと)，腹腔内遺残膿瘍，腹腔内出血は再手術を検討する．
- 頻度は少ないが，虫垂断端部で糞瘻を形成した場合は，回盲部切除が必要となることが多い．
- 術後早期の腸閉塞は，腹膜炎の消退とともに改善することが多いので保存的に治療する．

骨盤内炎症性疾患(PID)：pelvic inflammatory disease

腸疾患

大腸憩室

K573　diverticular disease of the colon

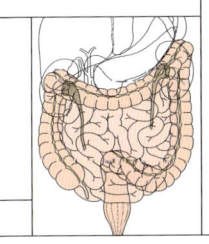

疾患概念
大腸憩室とは，大腸壁の弱い部分が腸管内圧の上昇により壁外に袋状に突出した状態である．大腸憩室が多数ある場合を大腸憩室症という．大腸憩室のおもな合併症は憩室炎，憩室出血である．まれに重症化すると膿瘍・穿孔，腹膜炎，狭窄・腸閉塞，瘻孔形成を生じる．それらを総称して大腸憩室疾患とよぶ．

Summary Map

誘因・原因
- 蠕動運動の強い体質の人が食物繊維の少ない食事を続けると，腸管のくびれが強くなり，各くびれ間の腸管圧力が上昇し，脆弱な部分に憩室が形成される．加齢，腸管平滑筋や神経の変化が関与する．

病態
- 粘膜栄養血管の入り込む大腸壁の脆弱な部分が壁外に嚢状に突出する．
- 右側結腸（盲腸・上行結腸），左側結腸（S状結腸，下行結腸）に多い．
- 圧上昇による粘膜の破綻（microperforation），細菌感染から憩室炎へ．まれに重症化すると膿瘍，穿孔，腹膜炎
- 憩室底部の血管の破綻による憩室出血
- 慢性の憩室炎は，壁肥厚・管腔狭小化から狭窄・腸閉塞を，あるいは近傍の管腔臓器（膀胱，小腸，子宮，腟）との瘻孔形成を誘発する．

症状 臨床所見
- 合併症のない大腸憩室では無症状のことが多いが，もとの運動機能異常に伴う下痢，便秘，腹痛，腹部膨満感（不定愁訴）がみられる．
- 憩室炎では腹痛，発熱．憩室出血は血便
- その他の合併症による症状としては，膿瘍・穿孔・腹膜炎で腹痛・発熱，狭窄・腸閉塞で腹部膨満・便秘・嘔吐，瘻孔で気尿・糞尿・尿路感染

検査・診断 分類
- 血液検査：白血球，CRPの上昇（憩室炎），Hb値の低下（憩室出血）
- CT，超音波（エコー），大腸内視鏡，注腸造影

治療
- 大腸憩室，合併症の予防：食物繊維の摂取など
- 憩室炎：絶食，抗菌薬，ドレナージ，手術
- 憩室出血：腸管安静，内視鏡的止血，動脈塞栓術，高濃度バリウム充填，手術
- 膿瘍，穿孔，腹膜炎，狭窄，腸閉塞，瘻孔：外科手術（切除＋腸管吻合，一時的ストーマ造設，ドレナージ）

用語解説

フリーエア（free air）
free airとは腹腔内遊離ガス像のことで，腹膜腔内（消化管や肝臓などの実質臓器の外）に認められるガス像のことである．通常は消化管穿孔を意味し，緊急処置を要する．腹部単純X線撮影立位像，胸部立位像で確認する．立位不能の場合は左側臥位像で代用する．CTが有用で，穿孔部位の推定ができる場合がある．

動脈塞栓術
動脈内にカテーテルを進めて塞栓する治療を動脈塞栓術とよぶ．経カテーテル的動脈塞栓術（TAE）ともよばれる．出血に対して用いられるほか，肝がんなど腫瘍の治療としても用いられる．消化管出血の場合，ゼラチンスポンジや金属コイルが塞栓物質として用いられる．

疾患の発症様式と時間経過

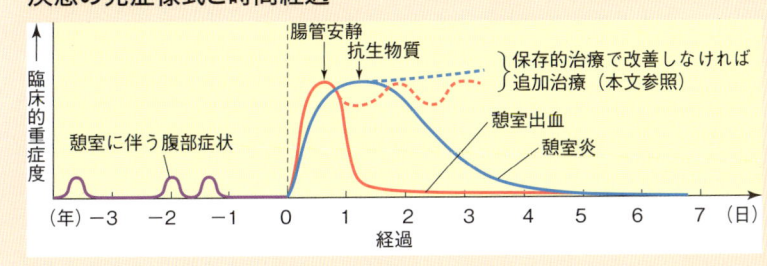

縦軸：臨床的重症度
横軸：経過

憩室に伴う腹部症状（年）−3　−2　−1　0
腸管安静・抗生物質
保存的治療で改善しなければ追加治療（本文参照）
憩室出血
憩室炎
1　2　3　4　5　6　7（日）

誘因・原因

- 大腸蠕動運動が強い場合，大腸内圧は上昇する．くびれの部分（ハウストラ間の半月ひだの部位）が締まるとさらに内圧は上がる．
- 摂取する食物繊維が少なく便のかさが少ない場合は，このような状態になりやすく憩室ができやすい．
- 大腸の粘膜に栄養血管が入り込むところが弱いため，この部分に憩室ができる．
- 加齢，腸管壁肥厚・コラーゲンの変性に伴うコンプライアンス低下や脆弱性，腸管神経系の異常に伴う運動機能異常が関与する．
- 憩室炎のリスク因子は，少ない食物繊維，肥満，喫煙．憩室出血のリスク因子は，アスピリン・非ステロイド抗炎症薬（NSAIDs），肥満．ステロイドは憩室炎の穿孔に関連する．

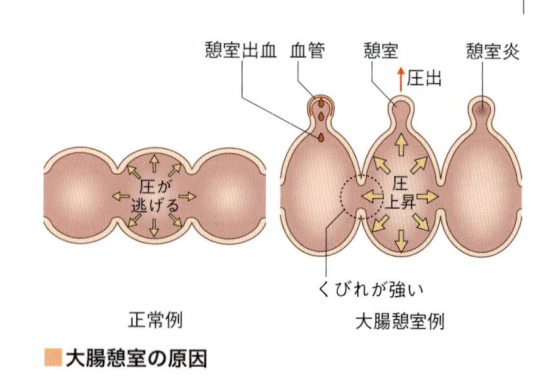

■ 大腸憩室の原因

症状・臨床所見

- 日本人の約20％に認められる．男性に多く，近年増加傾向にある．
- 右側結腸，左側結腸に多い．日本人は右側結腸のほうが多く，右側：左側：両側＝6：2：2の割合．左側憩室は高齢者に多い．

■ 主な症状

大腸憩室症(合併症なし)	下痢，便秘，腹痛，腹部膨満感
憩室炎	腹痛(右下腹部，左下腹部)，発熱
憩室出血	血便
膿瘍・穿孔・腹膜炎	腹痛・発熱
狭窄・腸閉塞	便秘，腹部膨満，嘔吐
瘻孔	尿にガスが混じる気尿，尿に便が混じる糞尿，尿路感染

■ 消化管憩室の分類

部位による分類	食道，胃，十二指腸，小腸(空腸・回腸，メッケル憩室)，大腸
発症時期による分類	先天性，後天性
形態による分類	真性，仮性
原因による分類	圧出性，牽引性

- 大腸憩室のほとんどが後天性，仮性，腸管内圧の上昇による圧出性である．

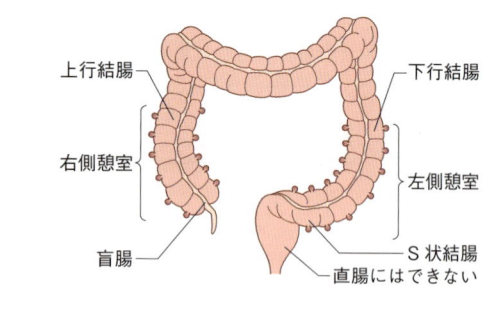

■ 憩室好発部位

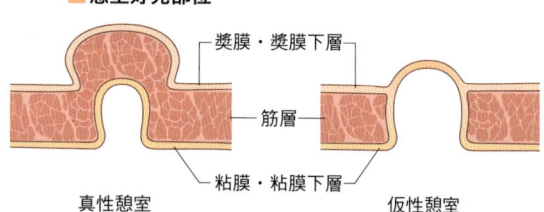

■ 憩室の形態の違い

大腸憩室の約80％は無症状で経過する．残り20％のうち，2/3が憩室炎，1/3が憩室出血を生じる．憩室炎，憩室出血ともに約30％が再発する．

検査・診断・分類

注腸造影
- 肛門からバリウムを入れた充盈像や，バリウムと空気を入れた二重造影で，憩室は大腸壁外に突出する1cm程度までの囊状の構造として描出される．
- 膿瘍，狭窄，瘻孔が描出される場合がある．
- 憩室からの出血は，高濃度のバリウム充填により止血される場合がある．

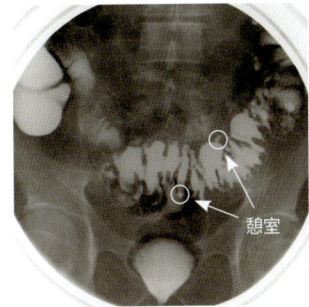

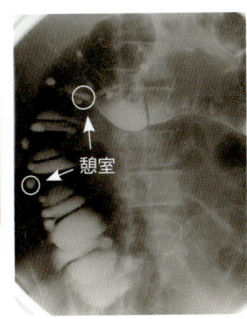

■ 注腸造影
S状結腸，上行結腸に憩室が描出されている．

大腸内視鏡検査
- 憩室はポケット状の陥凹として観察される．
- 憩室出血では憩室に凝血塊の付着や活動性出血が認められる．
- 検査と同時に止血術を行うことができる．

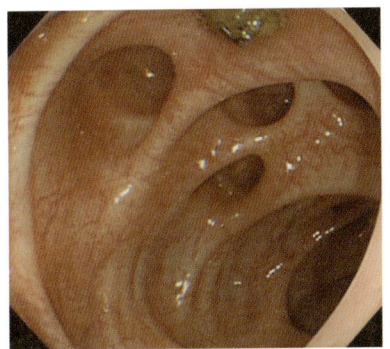

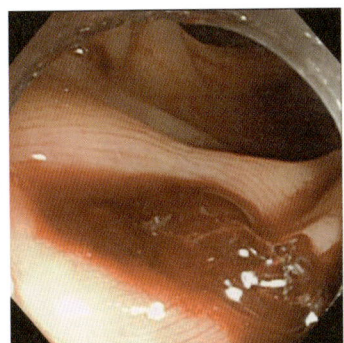

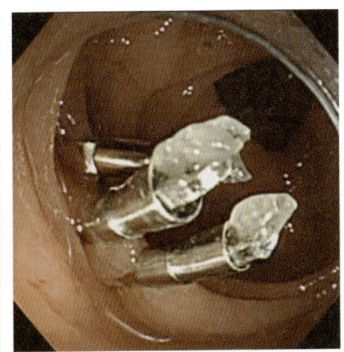

大腸憩室　　憩室出血　　クリップによる止血

■ 大腸内視鏡所見と止血術

腹部CT検査
- 大腸壁の外側に突出する空気を含んだ囊状構造として描出される．
- 憩室炎では憩室や憩室周囲の炎症（脂肪織濃度上昇），膿瘍形成が認められる．
- 憩室出血ではまれに造影剤の血管外漏出が描出される．
- 狭窄，穿孔とフリーエア（free air）*，瘻孔が認められる場合がある．

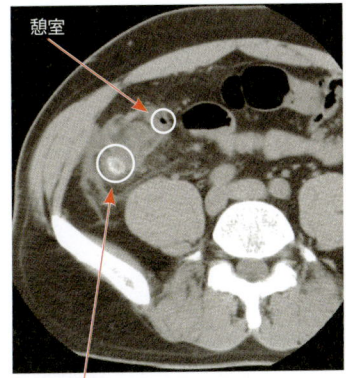

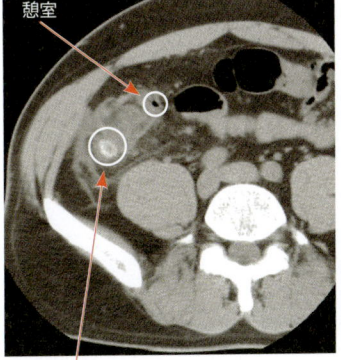

憩室
憩室内の糞石，バリウムと憩室炎　　出血点からの造影剤の漏出
■ CT像

治療

保存療法

- 合併症のない場合は，食物繊維の摂取を指導する（食事療法）．大腸内圧の上昇は憩室炎の誘因となるため，食物繊維の摂取は予防につながる．その他のリスク因子も可能な限り避ける．
- 軽症の憩室炎の場合は外来で経口抗菌薬（セフェム系やニューキノロン）の投与を行う．
- 中等症の憩室炎は入院のうえ，絶食，補液，経静脈的抗菌薬投与．膿瘍に対して経皮的ドレナージが行われる場合がある．
- 憩室出血には腸管安静を行い止血されない場合には，緊急内視鏡による止血術が施行される．それでも止血されない場合には，腹部血管造影による動脈塞栓術*が検討される．また，十分量の高濃度バリウムを用いた注腸充填術により止血される場合もある．

手術療法

- 保存的治療で改善しない場合や合併症を伴う場合，頻回に繰り返す憩室炎に対しては外科的手術を施行する．
- 結腸切除と一期的端々吻合を行う場合と，結腸切除と腸管吻合に加えて口側にループ式ストーマを造設して二期的に閉鎖する方法とがある．
- 汎発性腹膜炎には緊急手術が必要で，S状結腸の場合には結腸切除とストーマ造設術〔ハルトマン（Hartmann）手術〕を施行し，二期的にストーマ閉鎖が行われることもある．

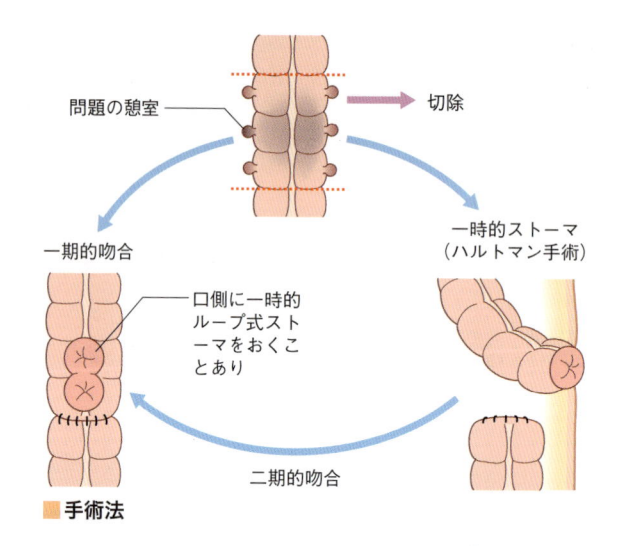

■ 手術法

経カテーテル的動脈塞栓術（TAE）：transcatheter arterial embolization ｜ 非ステロイド性抗炎症薬（NSAIDs）：non-steroidal anti-inflammatory drugs

腸疾患

過敏性腸症候群

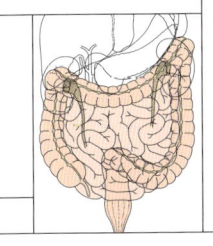

K58　irritable bowel syndrome（IBS）

疾患概念

腹痛，排便異常が慢性的に持続する腸管の機能的疾患で，原因となり得る器質性疾患を欠く．精神症状（うつ状態など）も高い頻度で認められる．これらの症状は患者の生活の質（QOL）を著しく損なう．詳細はいまだ不明であるが，脳腸相関が病態に深くかかわっていると考えられている．

Summary Map

誘因・原因
- 偏食，食事量のアンバランス，睡眠不足，心理社会的ストレスなど
- 心理社会的ストレスにより発症することや，症状の増悪に影響を与えることが多い．

病態
- 発症機序は不明である．
- 病態は，ストレスや食物摂取などの刺激に対する消化管運動異常，より少ない刺激で知覚が生じる消化管知覚過敏，心理的異常（精神症状）があげられる．
- 病態に中枢機能と消化管機能の関連（脳腸相関*）がかかわっているとされる．
- 腸内細菌の変化も関与している．

症状 臨床所見
- 慢性的な腹痛，排便異常（下痢か便秘，あるいは下痢・便秘を交互に繰り返す）が認められ，心理・社会的ストレスにより症状が増悪する．
- 排便時は硬い便や兎糞状ではじまり，途中から下痢状になることが多い．
- 主要症状：腹痛・腹部不快感，便通異常．
  そのほか消化器症状：腹部膨満感，心窩部痛，悪心，食欲不振
  消化器以外の身体症状：頭痛，めまい，動悸，頻尿，筋痛，易疲労感など
- 精神症状（心理的異常）：抑うつ感，不眠，意欲低下，心気傾向などをしばしば合併．
- 本疾患では血便，発熱，体重減少は生じない．就眠時は無症状．

検査・診断 分類
- 器質性疾患除外のための検査：慢性炎症性疾患や大腸がんの除外が重要で，症例により，注腸造影検査もしくは大腸内視鏡検査，便潜血検査，血液生化学検査などを組み合わせて評価．
- 器質性疾患が検査所見で正常か判断し，そのうえで症状がローマ（Rome）III診断基準を満たすか診断する．
- Rome III基準が診断に広く用いられ，便の性状を4群に分類している．

治療

日常生活管理	患者の生活習慣を評価し，睡眠不足，ストレスなど症状の増悪因子を除外するように日常生活指導を行う．
食事療法	アルコールはや辛味の強い成分（香辛料）などは，腸管に刺激を与えるので避けるようにする．
薬物療法	症状に応じてセロトニン5-HT$_3$受容体拮抗薬，抗コリン薬（鎮痙薬），消化管運動調整薬，高分子化合物下剤，抗うつ薬などを使用する．
心身医学的治療法	薬物療法が無効な場合は，心身医学的治療を行うことによって，症状の改善がはかれる場合がある．

用語解説

脳腸相関
脳と消化器の機能的関連．本疾患は，ストレスにより増悪する消化器症状（脳より腸へ）と消化管からの信号による脳機能の変化（腸より脳へ）が相互に関連して病態を形成していると考えられている．

ローマ（Rome）III基準
世界的に広く用いられている過敏性腸症候群の診断基準．Rome財団によりRome II分類を2006年4月にRome IIIへ改定した．

疾患の発症様式と時間経過

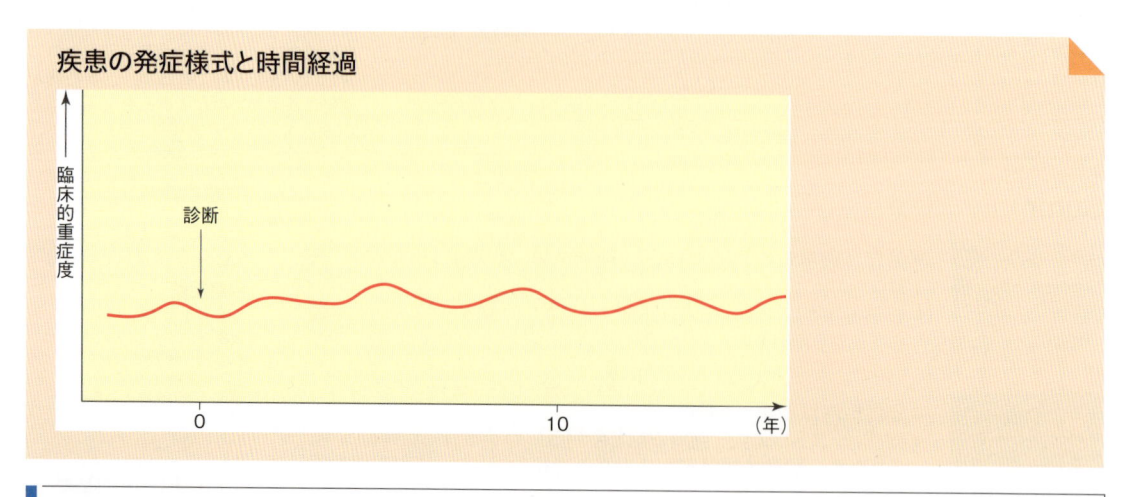

（グラフ：臨床的重症度、診断、0〜10年）

誘因・原因

- 発症機序は不明であるが，症状の増悪や発症に心理・社会的ストレスが影響を与えることは広く知られている．
- 病態には中枢機能と消化管機能の関連（脳腸相関）が深くかかわっているとされる．
- 腸内細菌の変化も関与する．

心理的異常（脳→腸への遠心性信号）　ストレス

消化管知覚閾値低下

消化管運動異常（腸→脳への求心性信号）

■ 脳腸相関

症状・臨床所見

- 慢性的な腹痛，便通異常（下痢か便秘，あるいは下痢・便秘を交互に繰り返す）が認められ，心理・社会的ストレスにより症状が増悪する側面をもつ．会社員が出勤中の電車内で急に便意を催すなどの症状が特徴的．
- 排便時は硬い便や兎糞状ではじまり，途中から下痢状になることが多い．
- 主要症状として腹痛・腹部不快感，便通異常がある．そのほか消化器症状として，腹部膨満感，心窩部痛，悪心，食欲不振．消化器以外の身体症状として，頭痛，めまい，動悸，頻尿，筋痛，易疲労感などを伴うことがある．
- 精神症状（心理的異常）として，抑うつ感，緊張感，不眠，意欲低下，不安感，焦燥感，心気傾向などをしばしば合併する．
- 本疾患では血便，発熱，体重減少は生じない．就眠時は無症状である．

検査・診断・分類

●器質性疾患除外のための検査
・慢性炎症性疾患（クローン病，潰瘍性大腸炎など）や大腸がんの除外が重要であり，症例により，注腸造影検査もしくは大腸内視鏡検査，便潜血検査，血液生化学検査，血球数，尿一般検査などを組み合わせて評価する．

●ローマ（Rome）III基準
・器質性疾患が検査所見で正常か判断し，そのうえで症状がRome III診断基準を満たすか診断する．
・Rome IIIの診断基準と分類は診断に広く用いられ，便の性状により表に示すように4群に分類している．

■ Rome III診断基準
少なくとも診断の6か月前に症状が出現して，最近3か月中の1か月につき，少なくとも3日以上腹痛または腹部不快感を認め，かつ次の3項目中，2項目以上を満たすこと
1. 症状が排便により軽快する．
2. 症状の発現が，排便回数の変化を伴う．
3. 症状の発現が，便の性状の変化を伴う．

■ 過敏性腸症候群（IBS）の分類（Rome III診断基準）
① 便秘型（IBS-C）
　硬便または兎糞状便が25％以上，かつ軟便または水様便が便形状の25％未満
② 下痢型（IBS-D）
　軟便または水様便が便形状の25％以上，かつ硬便または兎糞状便が便形状の25％未満
③ 混合型（IBS-M）
　硬便または兎糞状便が便形状の25％以上，かつ軟便または水様便が便形状の25％以上
④ 分類不能型（IBS-U）
　便形状の異常が不十分であり，IBS-C，IBS-D，IBS-Mのいずれでもない．

（Longstreth GF, et al：Functional bowel disorders. Gastroenterology, 130：1480-1491, 2006）

治療

●日常生活管理
・患者の生活習慣を評価し，睡眠不足，ストレスなど症状の増悪因子を除外するように日常生活指導を行う．

●食事療法
・大量のアルコールは胃粘膜傷害，膵外分泌刺激，下部消化管の水負荷増加から症状の増悪因子となり，辛味の強い成分（香辛料）などは，主成分のカプサイシンが腸管に刺激を与えるので避けるようにする．

●薬物療法
・症状に応じて以下の薬物を使用する．
・セロトニン5-HT$_3$受容体拮抗薬（ラモセトロン塩酸塩）
・抗コリン薬（鎮痙薬）（ブチルスコポラミン臭化物，チメピジウム臭化物水和物，チキジウム）
・消化管運動調整薬（トリメブチンマレイン酸塩，ドンペリドン）
・高分子化合物（ポリカルボフィルカルシウム）下剤
・抗うつ薬（イミプラミン塩酸塩，アミトリプチリン塩酸塩，フルボキサミンマレイン酸塩）など

●心身医学的治療法
・薬物療法が無効な場合は，以下に示すような心身医学的治療を行うことによって，症状の改善がはかれる場合がある．
・認知行動療法
・自律神経訓練法（自己暗示により心身を調節する）
・交流分析法（自己理解と自律性）
・バイオフィードバック法（意識的に心身のコントロールとリラクセーションを行う）
・絶食療法
など

Supplement

D372

小腸腫瘍

tumor of the small intestine

疫学

- 小腸腫瘍は原発性消化管腫瘍の6％未満，悪性腫瘍に限ると1～2％と比較的まれな疾患である[1]．
- わが国の多施設でのダブルバルーン小腸内視鏡（DBE）施行例から小腸腫瘍144例を集計した結果[2]では，悪性リンパ腫21.5％，消化管間葉系腫瘍（GIST含む）18.8％，ポイツ・イエガース（Peutz-Jeghers）症候群（PJS）15.3％，家族性大腸腺腫症（FAP）9.7％，原発性小腸がん9.7％，転移性小腸がん9％の順で頻度が高かったと報告されている．このように非上皮性腫瘍の割合は決して低くない．

症状・臨床所見

- 腹痛，嘔吐，腹部腫瘤触知があるが，無症状で鉄欠乏性貧血のみ指摘され，上下部内視鏡検査でも原因不明の消化管出血（OGIB）の精査にて発見されることもある．
- 腫瘤が増大すると腸重積や穿孔，捻転などの合併症をきたす．

検査・診断

- 一般血液検査では鉄欠乏性貧血，腫瘍マーカーはがんではがん胎児性抗原（CEA）のほか，悪性リンパ腫では可溶性IL-2レセプター上昇がみられることがあるが，いずれも非特異的所見であり，診断には画像検査が有用である．
- 1つの検査法のみで診断に至ることは多くなく，効率よく検査を組み合わせることが重要である．
- 腹部CT検査
  ・造影剤アレルギーや被曝がある以外には侵襲性は低く，腸閉塞などにより内視鏡検査が困難な際にも有用である．
  ・壁肥厚像や腫瘤像として認められ，脂肪腫など粘膜下腫瘍の形態をもつ腫瘍においても病変内部や壁外の所見を得ることができ有用である．
- 小腸造影検査
  ・腫瘤像や狭窄像として病変の罹患範囲分布など，客観的な評価に有用であるが腸閉塞時には禁忌となる．
  ・非上皮性腫瘍では表面平滑な粘膜下腫瘍として描出される．
- 小腸カプセル内視鏡検査
  ・低侵襲に小腸を内視鏡観察できるが，病変の間をすり抜けるように通過した場合や，観察条件が不良の場合には，病

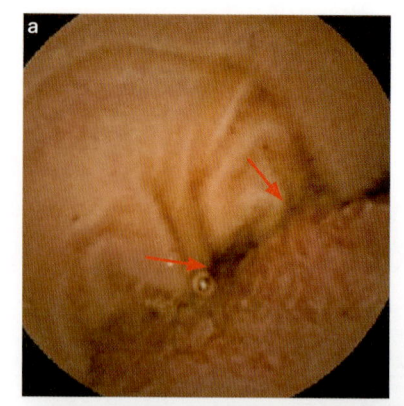

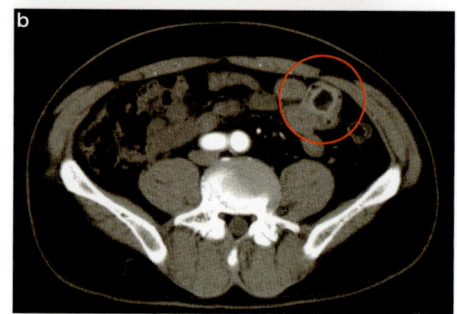

■ 空腸の脂肪腫
a：カプセル内視鏡像；発赤調の隆起性病変として観察された（矢印）．
b：腹部骨盤造影CT検査；内部に均一な低吸収域をもつ腫瘤を認めた．

変を撮影できず診断に至らないことがあるので留意する.
● バルーン内視鏡検査
・深部小腸病変に対しても，生検による確定診断やポリープ切除などの内視鏡治療が可能である．
・外科的治療が必要な際には病変近傍に点墨やクリップを行い，術中の部位特定の補助とする．

治療

● 良性腫瘍
・出血や腸重積などの症状の原因となるものに関して治療対象となる．
・内視鏡治療可能な小さな病変はバルン内視鏡下にて切除を行うが，大きな病変は外科的切除を要する．
● 原発性小腸がん
・遠隔転移のないものはリンパ節郭清を伴う外科的治療が選択される．
・化学療法，放射線療法に関して確立した見解は得られていない．
● 小腸悪性リンパ腫
・組織型と臨床病期によって方針を決定され，外科的治療および術後化学療法が一般的である[3]．

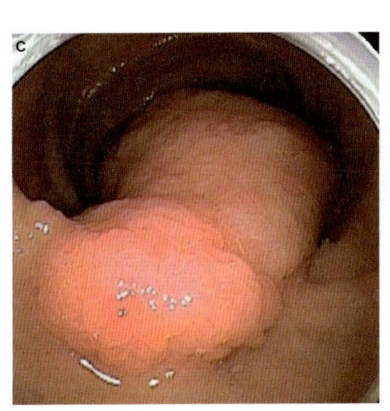

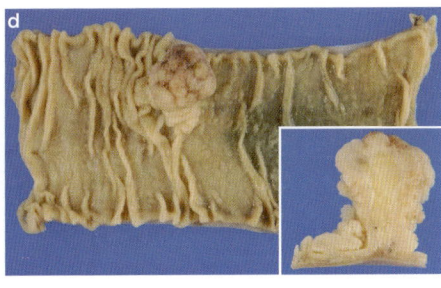

■ 空腸の脂肪腫
c：ダブルバルーン内視鏡検査；有茎性の隆起性病変を認めた．
d：肉眼像；開腹手術を行い，病理にて脂肪腫と診断された．

ダブルバルーン小腸内視鏡(DBE)：double balloon endscope
消化管間葉系腫瘍(GIST)：gastrointestinal stromal tumor
家族性大腸腺腫症(FAP)：familial adenomatous polyposis
原因不明消化管出血(OGIB)：obscure gastrointestinal bleeding
がん胎児性抗原(CEA)：carcino embryonic antigen

Supplement

K921, K922

原因不明消化管出血

obscure gastrointestinal bleeding : OGIB

誘因・原因

- 原因不明消化管出血（OGIB）とは，上部消化管および下部消化管内視鏡検査で出血源が不明な消化管出血を示す[1]．
- OGIBの原因としては，当然小腸出血が最も疑われるが，検査のタイミングや内視鏡検査の精度により，小腸外病変が上・下部内視鏡検査で発見されなかった上・下部消化管病変も含まれる．このため，必要に応じて小腸検索前に上・下部内視鏡検査を再検することも必要となる．
- なお小腸の原因病変としては，潰瘍性病変，血管性病変，腫瘍性病変などがあげられる．

症状・臨床所見

- OGIBは，下血や血便など出血所見が排泄物として確認される顕在性消化管出血（overt OGIB）と，繰り返す便潜血陽性や持続的な鉄欠乏性貧血などで指摘される潜在性消化管出血（occult OGIB）に分けられる．さらに前者は現在も出血が持続しているongoingと，出血の既往を認めるpreviousに分けられる．
- なお鉄欠乏性貧血に関しては，若年女性では月経の影響や，偏食，過度の飲茶など食生活の確認，事前に消化管出血以外の原因の除外も必要である[2]．

■ 原因不明消化管出血（OGIB）

顕在性消化管出血（overt OGIB）
1）previous（出血の既往） 2）ongoing（出血が持続している）
潜在性消化管出血（occult OGIB）
1）鉄欠乏性貧血（IDA） 2）便潜血検査（FOBT）陽性

検査・診断・分類

- 小腸検査の詳細は前項に譲る．
- OGIBに対する検査の進め方は，各施設の体制によっても可能な検査は異なるが，より効率的な検査の組み立てが診断に非常に重要となる．
- 一般的なOGIB診断のアルゴリズムを示す．

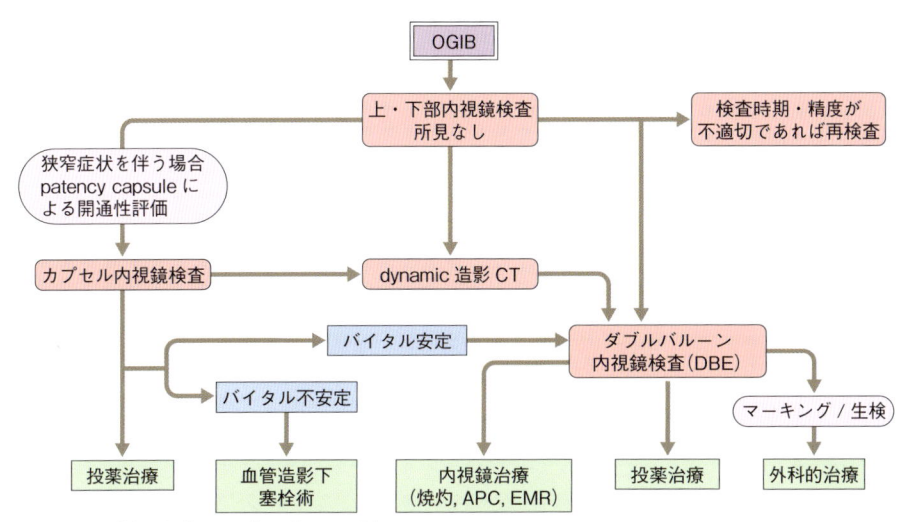

```
                    ┌─────────┐
                    │  OGIB   │
                    └────┬────┘
                         ▼
                ┌──────────────────┐      ┌──────────────────┐
                │ 上・下部内視鏡検査 │─────▶│ 検査時期・精度が  │
                │   所見なし        │      │ 不適切であれば再検査│
                └──────┬───────────┘      └──────────────────┘
                       │
  ┌──────────────┐     │
  │ 狭窄症状を伴う場合│    │
  │ patency capsule に│   │
  │ よる開通性評価    │   │
  └──────┬───────┘     │
         ▼             ▼
  ┌──────────────┐  ┌──────────────┐
  │ カプセル内視鏡検査│─▶│ dynamic 造影 CT │
  └──────┬───────┘  └──────┬───────┘
         │                 │
    ┌────┴────┐            │
    ▼         ▼            ▼
┌────────┐           ┌──────────────┐
│バイタル安定│──────────▶│ ダブルバルーン │
└────────┘           │ 内視鏡検査(DBE)│
┌────────┐           └──────────────┘
│バイタル不安定│              │    ▶ マーキング/生検
└───┬────┘                  │
    ▼         ▼      ▼      ▼      ▼
 ┌──────┐ ┌──────┐ ┌──────┐ ┌──────┐ ┌──────┐
 │投薬治療│ │血管造影下│ │内視鏡治療│ │投薬治療│ │外科的治療│
 │      │ │塞栓術  │ │(焼灼, APC,│ │      │ │      │
 │      │ │      │ │ EMR)    │ │      │ │      │
 └──────┘ └──────┘ └──────┘ └──────┘ └──────┘
```

■ OGIB 診断・治療アルゴリズムの 1 例

治療・予防

- 出血原因となった病変によって，その治療は異なる．
- 潰瘍性病変：潰瘍底に出血源となりうる露出血管が認められた際にはクリップ止血を要することもあるが[3]，通常は内服治療が中心となる．
- 血管性病変：構成する血管成分と形態により分類された内視鏡分類（矢野・山本分類）が用いられる．静脈・毛細血管による病変はアルゴンプラズマ凝固（APC）による焼灼，動脈の特徴をもつ病変や動脈とともに周囲に静脈拡張を伴う病変は，クリップ止血が有用となるが[4]，バイタルサインの変動を伴うような大量出血時には，血管造影下での動脈塞栓術や外科的治療を選択する必要もある．
- 腫瘍性病変：内視鏡治療可能な小さな病変はバルーン内視鏡下にて切除を行うが，大きな病変は外科的切除を要する．

ダブルバルーン小腸内視鏡（DBE）：double balloon endoscope
アルゴンプラズマ凝固（APC）：argon plasma coagulation
内視鏡粘膜切除術（EMR）：endoscopic mucosal resection
鉄欠乏性貧血（IDA）：iron deficiency anemia
便潜血検査（FOBT）：fecal occult blood test

Supplement

消炎鎮痛薬による小腸炎

誘因・原因

- 近年，非ステロイド抗炎症薬(NSAIDs)による消化管病変として胃・十二指腸病変以外に，小腸にも粘膜障害および潰瘍性病変として出現することが明らかとなってきている[1]．
- カプセル内視鏡を使用した報告ではNSAIDs長期服用者の71％に小腸病変を認めたとする報告もあるが[2]，NSAIDsの種類や内服期間による炎症の程度や部位の違いはいまだ明らかではない．

症状・臨床所見

- 粘膜障害および潰瘍形成により，黒色便，血便，繰り返す便潜血陽性，腹痛，腸閉塞症状をきたす．
- 一方で無症状で，鉄欠乏性貧血や低タンパク血症として発見されることも多い．

検査・診断・分類

- 内服歴を詳細に聴取し，過去を含めた原因薬剤の内服確認が重要である．
- 小腸病変を疑う前に，まず上・下部消化管内視鏡検査を行い，出血源の有無を確認する．またクローン(Crohn)病などの炎症性腸疾患や腫瘍性病変の可能性も考慮し検査を進めていく．
- 放射線検査
・腹部CT検査：本疾患による腸管狭窄により口側の腸管拡張を認めることがある．またまれに狭窄部位が小腸壁肥厚として観察されることがある．
・小腸造影検査：潰瘍性病変として襞集中像や小腸皺壁頂部の線状バリウム斑，狭窄所見として管腔狭小および口側腸管拡張を認める．
- 小腸内視鏡検査
・カプセル内視鏡検査：狭窄による滞留のリスクについて患者に十分なインフォームド・コンセントを行ったうえで検査を行う必要がある．輪状潰瘍や膜様狭窄が特徴的な所見として知られるが，一方でアフタ様小潰瘍，地図状潰瘍など，実にさまざまな形態を呈することも多い．休薬後の小腸病変評価目的としても本検査は有用である．
・バルーン内視鏡検査：カプセル内視鏡所見同様に，多彩な形態のびらん・潰瘍所見を呈する．

治療・予防

- 原因薬剤の中止が基本である．休薬により速やかに粘膜障害は治癒するといわれるが，原疾患の増悪やQOLの低下を招くことがあるため，中止の際には処方医と十分に相談する必要がある[3]．
- シクロオキシゲナーゼ−2(COX-2)選択阻害薬を中心としたほかのNSAIDsへの変更も選択肢となりうることがある．
- NSAIDs胃十二指腸潰瘍に使用されるプロスタグランジン製剤や胃粘膜保護薬の予防効果が報告されているが，エビデンスは得られていない[4]．
- 輪状潰瘍による膜様狭窄に対しては，通常狭窄長径が短く腸管屈曲を伴わないことが多いため，ダブルバルーン小腸内視鏡(DBE)を用いたバルーン拡張術が有効となることがある．
- 内視鏡的治療が困難な出血・狭窄・閉塞や穿孔合併症例では外科的治療を要する．

非ステロイド抗炎症薬(NSAIDs)：nonsteroidal anti-inflammatory drugs｜シクロオキシゲナーゼ−2(COX-2)：cyclooxygenase-2｜ダブルバルーン小腸内視鏡(DBE)：double balloon endscope

Supplement

小腸の内視鏡検査

下記の2種類が可能であり，それぞれの利点を利用して，症例に応じた検査が行われている．

● **カプセル内視鏡**
カプセルを飲み込むだけで腸の内視鏡写真が撮れる画期的な発明である．1～2日以内に便中に排泄される．

● **ダブルバルーン小腸内視鏡**
長い内視鏡（2mほど）とその外側に取りつけるチューブの両方にそれぞれ軟らかいバルーンをつけたもの．バルーンを交互に膨らませたりしぼませたりしながら，小腸をたぐり寄せて深部小腸を観察する．身体的負担がややあるが，自由に操作できるために，観察のほかに生検や止血処置などができる．

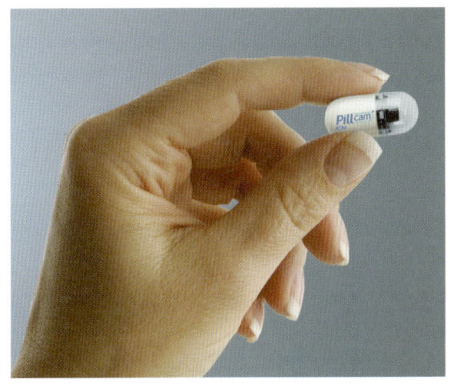

■ カプセル内視鏡

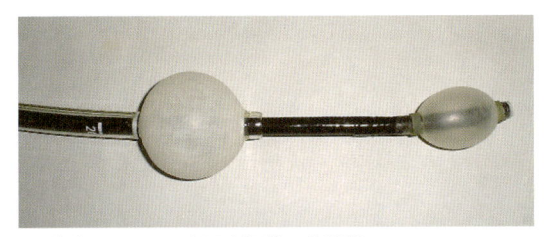

■ ダブルバルーン小腸内視鏡の先端部

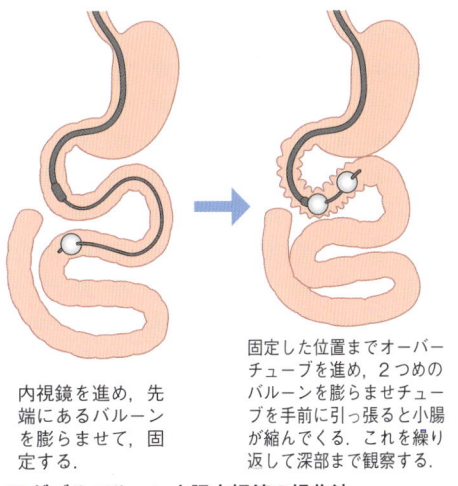

内視鏡を進め，先端にあるバルーンを膨らませて，固定する．

固定した位置までオーバーチューブを進め，2つめのバルーンを膨らませチューブを手前に引っ張ると小腸が縮んでくる．これを繰り返して深部まで観察する．

■ ダブルバルーン小腸内視鏡の操作法

腸疾患

痔核（痔核・裂肛・痔瘻）

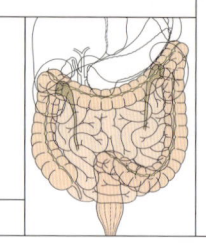

I84　hemorrhoids, piles

疾患概念
肛門の3大疾患である痔核・裂肛・痔瘻は，排便習慣や生活習慣などで肛門に物理的・化学的負荷がかかり発症する炎症や裂創である．排便時に出血や痛みを認めて受診することが多い．痔瘻は，細菌感染に起因する肛門周囲膿瘍がその初期段階で，進行すると瘻管を形成して痔瘻となる．

Summary Map

誘因・原因
- 便秘・下痢などの排便異常によって起こる．
- 痔核・裂肛は，便秘などによる過度の努責や硬い便による裂創などの物理的負荷が原因
- 痔瘻は，下痢などの軟便により肛門腺に細菌が感染し，炎症を起こすことが原因

病態
- 痔核・裂肛・痔瘻の順に多い．発症に性差はなく年齢層も幅広い．
- 痔核は肛門管に発生し，内痔核と外痔核に分けられる．進行すると脱出する．ときに血栓を伴う．
- 裂肛は，硬い便によって肛門管上皮が断裂したもので，痛みと出血を伴う．慢性化するとスキンタグ（見張りいぼ）や肛門ポリープが形成される．
- 痔瘻は，肛門小窩から肛門外へつながる瘻管が肛門周囲膿瘍*を経て形成されたもので，排膿が生じる．

症状・臨床所見
- 内痔核は痛みがない出血，程度が進むと排便時に脱出する．嵌頓痔核・血栓性外痔核は痛みを伴う．
- 裂肛は痛みと出血を伴う．
- 肛門周囲膿瘍は痛みと発熱がある．痔瘻は排膿が生じる．

検査・診断・分類
- 検査：視診（脱出・腫脹の程度），指診（裂肛の潰瘍，肛門ポリープ，肛門周囲膿瘍の触知），肛門鏡診（痔核の大きさ，裂肛の程度）

治療
- 痔核　保存的治療（坐薬，軟膏，肛門衛生・生活指導）
　　　　手術（結紮切除術，注射療法，輪ゴム結紮術）
- 裂肛　保存的治療（坐薬，軟膏，ニトログリセリン軟膏）
　　　　手術（側方皮下内括約筋切開術）
- 痔瘻　手術（切開開放術，瘻管くりぬき術，シートン（Seton法））

●用語解説

肛門周囲膿瘍
一般的には痔瘻の初期の症状で，歯状線に開口する肛門小窩から肛門腺に感染をきたし，肛門周囲に形成された膿瘍のこと．排膿し炎症が治まると瘻管を形成し，痔瘻となる．同様の症状を呈する膿皮症はアポクリン腺などの汗腺に細菌感染を起こしたもので，皮下に浅い膿瘍腔を形成し，痔瘻の膿瘍腔の拡がりとは異なる．

フルニエ（Fournier）症候群
Fournierによって，1883年に報告された会陰部・肛門部・大腿部の壊疽性筋膜炎で，糖尿病などの基礎疾患がある場合が多い．肛門周囲膿瘍様症状であるが，急速に炎症所見が大腿部や殿部に拡大し，生命にかかわることがあるので，早期の診断と治療が必要となる．皮膚の一部にblack spotとよばれる皮膚の壊死像が認められる．X線写真で皮下のガス像があることなどが特徴である．

疾患の発症様式と時間経過

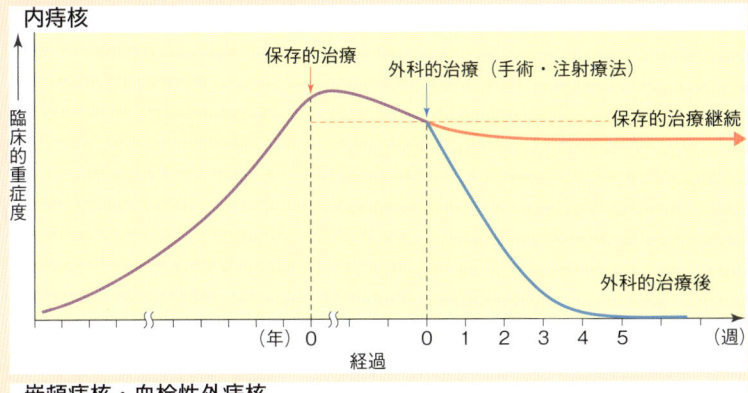

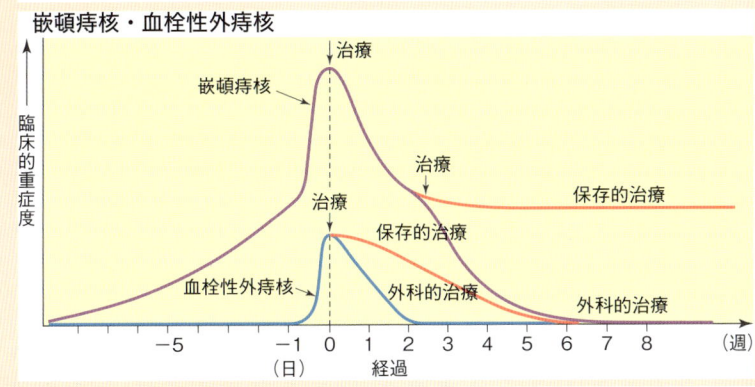

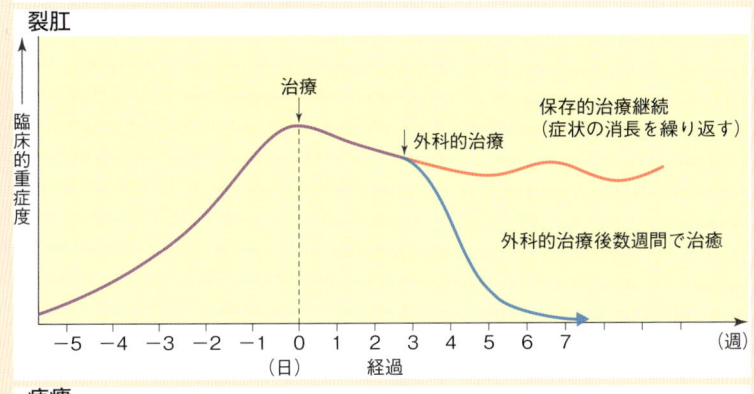

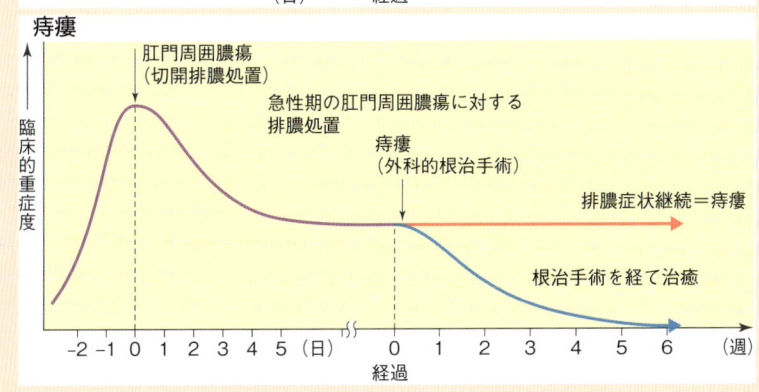

内痔核

縦軸：臨床的重症度　横軸：経過（年／週）

保存的治療／外科的治療（手術・注射療法）／保存的治療継続／外科的治療後

嵌頓痔核・血栓性外痔核

縦軸：臨床的重症度　横軸：経過（日／週）

嵌頓痔核／血栓性外痔核／治療／保存的治療／外科的治療

裂肛

縦軸：臨床的重症度　横軸：経過（日／週）

治療／外科的治療／保存的治療継続（症状の消長を繰り返す）／外科的治療後数週間で治癒

痔瘻

縦軸：臨床的重症度　横軸：経過（日／週）

肛門周囲膿瘍（切開排膿処置）／急性期の肛門周囲膿瘍に対する排膿処置／痔瘻（外科的根治手術）／排膿症状継続＝痔瘻／根治手術を経て治癒

- 痔疾患は長い経過を経て症状が出現するものもあるが、突然に症状が悪化するものや発症が急激な変化で始まるものもある．
- 発症の経過や症状の経時的な変化を知ることで、ある程度の疾患の鑑別ができ、また治癒経過の予測を立てることができる．
- 内痔核
  ・痔核は保存的治療を優先する
  ・症状に応じて外科的治療の適応とする（約4週間程で治癒・症状の改善）
- 嵌頓痔核・血栓性外痔核
  ・嵌頓痔核はまず還納後保存的治療を開始する
  ・その後外科的治療を選択するか判断する
  ・血栓性外痔核は血栓除去処置を行うかどうかで治癒期間が異なる
- 裂肛
  ・裂肛は保存的治療を優先する
  ・肛門ポリープの形成・狭窄症状あるものは外科的治療となる

誘因・原因

- 痔核は，便秘などによるいきみでうっ血が繰り返されることが原因である．
- 裂肛は，硬い便が肛門を通過する際に，肛門上皮を傷つけることが原因となる．
- 痔瘻は，下痢などの軟便から肛門小窩・肛門腺に細菌感染し，炎症を起こすことが原因となる．

症状・臨床所見

- 痔核
  - 歯状線内側にできるものが内痔核，歯状線外側にできるものを外痔核という．
  - 歯状線より内側は知覚神経がないので，内痔核は痛みのない出血．外痔核は血栓を伴うと血栓性外痔核を呈し，腫れと痛みがある．
  - 強いいきみなどにより歯状線付近のクッションとよばれる支持組織が弱くなり脱出する．
  - 嵌頓痔核：痔核が脱出嵌頓した状態．強い痛みと腫れ，ときに一部壊死を伴う．
- 裂肛
  - 排便時の出血と，排便後も続く痛みがある．
  - 慢性化するとスキンタグ（見張り疣）を形成し，肛門ポリープの脱出を伴う．
  - 随伴性裂肛は痔核の脱出に伴う裂肛で，ときにポリープも伴う．
- 痔瘻
  - 排便と関係のない痛み，腫脹，排膿など
  - 肛門周囲膿瘍期は痛み・発熱などがある．ときに嫌気性菌の感染から筋膜への炎症・壊死をきたすことがある〔フルニエ（Fournier）症候群〕．

  出血・便秘などは大腸がん，直腸がんが原因となっていることがある．年齢・症状などを考慮して大腸内視鏡検査などを行う．

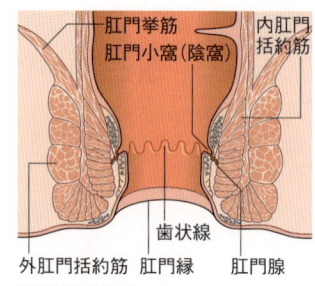

■肛門の構造

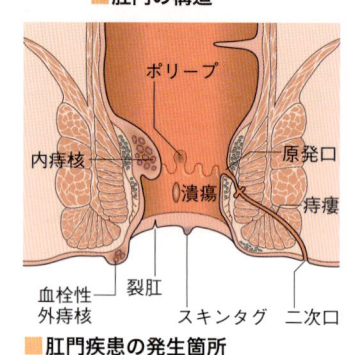

■肛門疾患の発生箇所

検査・診断・分類

痔核の診断・分類

- 内痔核：肛門鏡（ストランゲ型）で確認する．多くは肛門前方を12時として3・7・11時に腫脹する痔核を確認できる．肛門鏡で脱転させると痔核の程度がわかる．

腹側を12時として，時計を読む要領で「○時の方向」と表現する．

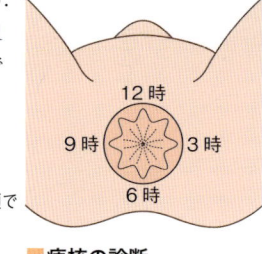

■痔核の診断

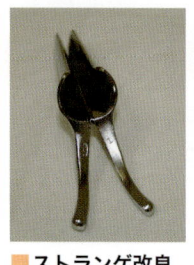

■ストランゲ改良型肛門鏡

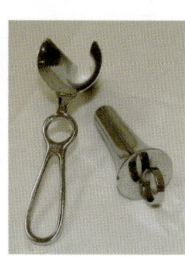

■三輪式改良型筒型肛門鏡

■ 内痔核のゴリガー(Goligher)分類

I度	II度	III度	IV度
●いきむと軽度の腫脹 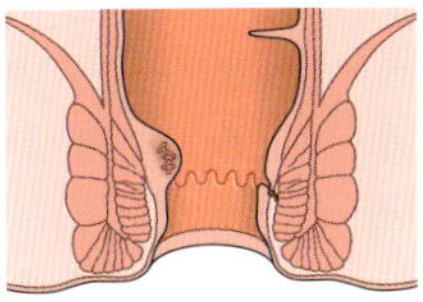	●排便時に脱出するが自然に戻る. 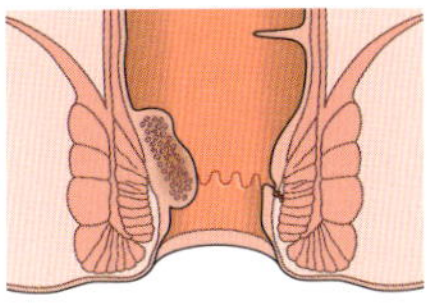	●排便時に脱出し, 手で戻さないと戻らない. 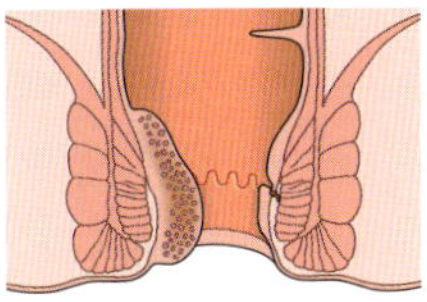	●排便時以外にも脱出する. 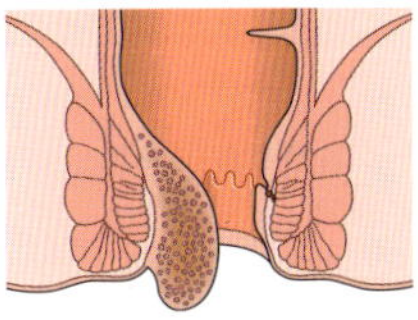

- 嵌頓痔核：脱出し戻らなくなった内痔核が括約筋によって絞扼された状態. 強い痛みを伴う.
- 外痔核：視診で, 肛門外側に腫瘤がみられる. 血栓が形成されると赤黒い腫瘤となる.

左) 嵌頓痔核：脱出し戻らなくなった痔核. 強い痛みを伴う.
右) 血栓性外痔核：肛門外側にできたしこり. 赤黒い内容物は血栓

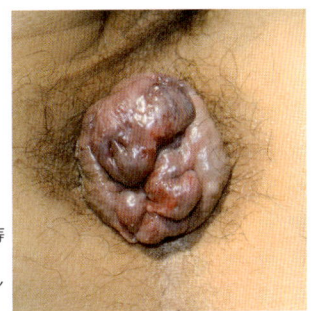

■ 嵌頓痔核 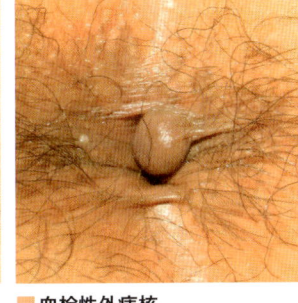　　■ 血栓性外痔核

裂肛の診断・分類

- 裂肛の進行
  ・急性期：裂創により排便時の痛み・出血を繰り返す.
  ・慢性期：裂創が潰瘍となりスキンタグ(見張り疣)や肛門ポリープを形成する.
  ・狭窄期：潰瘍の瘢痕化が進み肛門狭窄となる.
- 裂肛の診断
  ・指診で, 痛みが強く浅い潰瘍を触知する. スキンタグが確認できれば, その奥に潰瘍化した裂肛が確認できる.

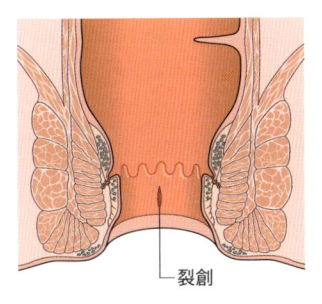

急性期 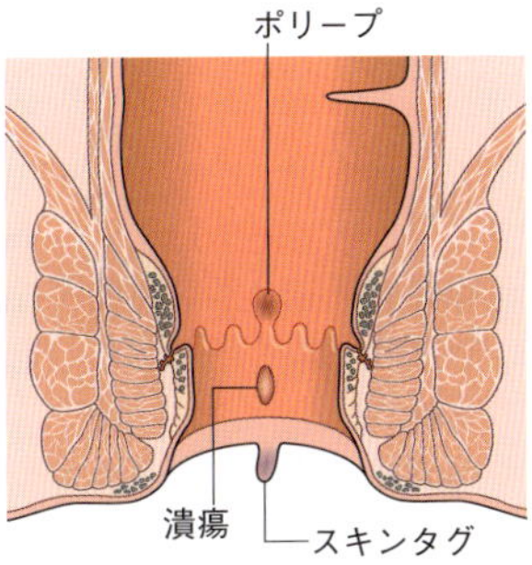　　　慢性期
裂創　　　潰瘍　スキンタグ　ポリープ

■ 裂肛の進行

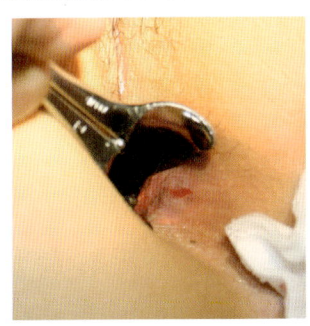

■ 裂肛：肛門上皮に浅い裂創 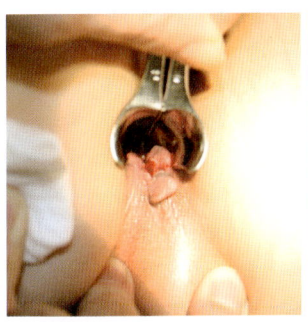　　■ 裂肛の潰瘍と肛門外側のスキンタグ 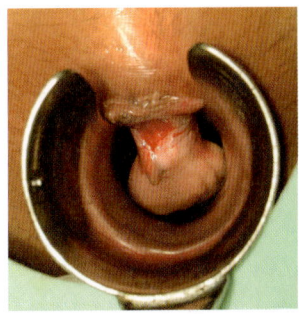　　■ 裂肛の潰瘍上部に硬い炎症性ポリープ

肛門ポリープは炎症性で, 直腸粘膜にできる腫瘍性(腺腫など)とは区別される.

痔瘻の診断・分類

■瘻管の部位による分類（隅越分類）

Ⅰ型：皮下・粘膜下痔瘻	L：皮下痔瘻
	H：粘膜下痔瘻
Ⅱ型：内外括約筋間痔瘻	L：低位筋間痔瘻（S：単純，C：複雑）
	H：高位筋間痔瘻（S：単純，C：複雑）
Ⅲ型：肛門挙筋下痔瘻	U：片側（S：単純，C：複雑）
	B：両側（S：単純，C：複雑）
Ⅳ型：肛門挙筋上痔瘻	

L：low, H：high, U：unilateral, B：bilateral, S：simple, C：complicated

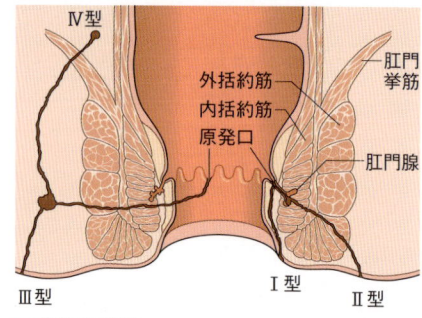

■瘻管の部位

● 痔瘻の診断
- 視診で肛門周囲に二次口が認められる．二次口からは膿が排出される．
- 触診で低位筋間痔瘻が最も多く後方に硬結を触れる．二次口と肛門のあいだに瘻管を触知する．側方は二次口を外側に引っ張ると肛門とのあいだに索状に瘻管が触知される．

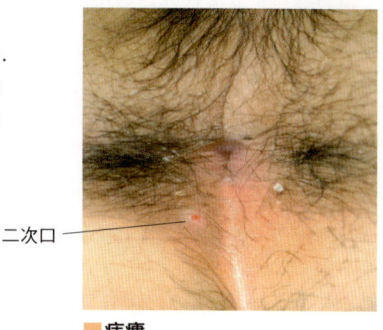

> 肛門周囲膿瘍と膿皮症の鑑別：膿皮症はアポクリン腺の感染症で膿瘍腔は浅く広がる．痔瘻と関係する場合もある．

■痔瘻
7時方向に発赤した二次口が認められる．

治療

- 痔核・裂肛は坐剤・軟膏などで保存的に治療し，食習慣・排便習慣などの生活習慣や肛門衛生の指導を行う．
- 痔瘻は手術が基本である．

■肛門疾患の治療法

痔核	保存的治療	坐剤，軟膏，生活習慣と肛門衛生の指導
	手術	結紮切除術，注射療法，輪ゴム結紮術
裂肛	保存的治療	坐剤，軟膏，ニトログリセリン軟膏
	手術	側方皮下内括約筋切開術（LIS）
痔瘻	手術	切開開放術，瘻管くりぬき術，シートン法

痔核の手術

- 結紮切除術：内痔核を歯状線より高位を頂点として根部結紮し，その後切除し，皮膚ドレナージを作製する．粘膜面は数針縫合閉鎖する（半閉鎖法）．
- 内痔核硬化療法剤（ALTA）注射療法：硫酸アルミニウムカリウム水和物・タンニン酸（ALTA）配合薬であるジオン®の四段階注射療法により，痔核を硬化縮小させる．
- 日帰り手術の適応が拡大し，患者負担も軽減している．
- 血栓性外痔核は局所麻酔下で血栓除去を行う．

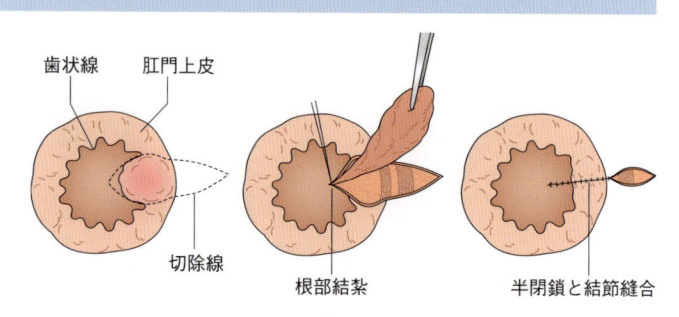

■結紮切除術（半閉鎖法）

裂肛の手術

- 最大肛門管静止圧を軽減させるために側方皮下内括約筋切開術(LIS)を行う．Blind法，Open法などがある．
- 肛門狭窄を伴う場合は肛門形成術(sliding skin graft, V-Y形成術など)を行う．
- 薬物的括約筋切開法：ニトログリセリン軟膏を肛門周囲に塗布することで，側方皮下内括約筋切開と同様の効果を得る．
- その他，Ca拮抗薬(ニフェジピン)の経口投与や局所投与，ボツリヌス菌毒素の局所注射

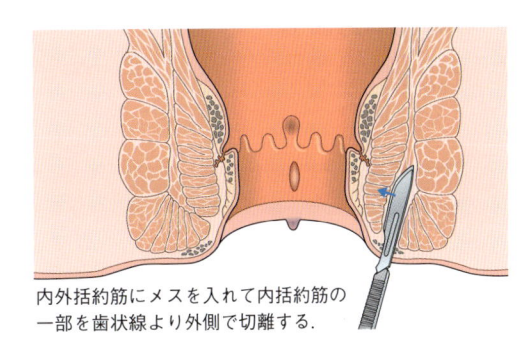

内外括約筋にメスを入れて内括約筋の一部を歯状線より外側で切離する．

■ 側方皮下内括約筋切開術(LIS)

痔瘻の手術

- 肛門周囲膿瘍：切開排膿処置
- 痔瘻治療の基本は瘻管の開放と切除である．後方は切開開放術，側方前方は瘻管くりぬき術あるいはシートン(Seton)法を行い，肛門機能の温存をはかる．
- 切開開放術：原発口から二次口にゾンデを通し，瘻管を確認し切開開放する．その後，可及的に瘻管を切除する．ドレナージ創を大きくとる．
- 瘻管くりぬき術：二次口から瘻管を外括約筋貫通部までくり抜く．原発口から原発巣を切除し閉鎖する．
- シートン(Seton)法：原発口から二次口に輪ゴムを通し，ドレナージと切離の両法の効果を得る．ゴムが脱落するまで数か月かかることもある．

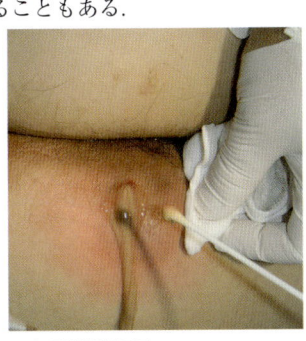

■ 切開排膿処置
肛門近くの発赤部分を麻酔下に切開し，排膿

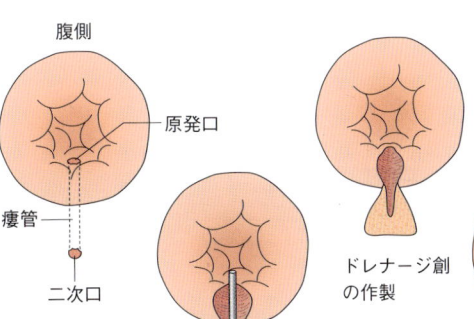

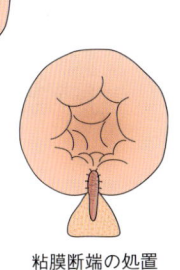

■ 切開開放術

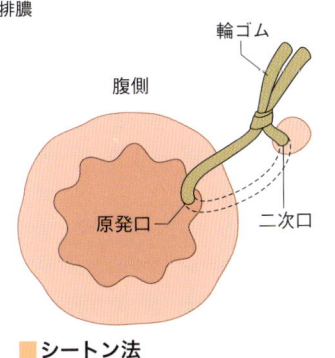

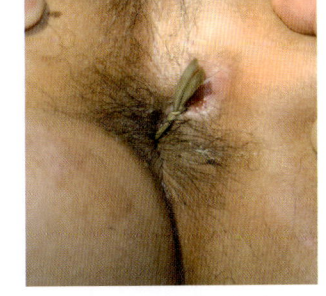

■ シートン法

■ シートン法で瘻管に輪ゴムを留置した状態

硫酸アルミニウムカリウム水和物・タンニン酸(ALTA)：aluminium potassium tannic acid ｜ 側方皮下内括約筋切開(LIS)：lateral internal sphincterotomy

Supplement

K623

直腸脱

rectal prolapse

疾患概念

- 肛門から直腸粘膜や直腸壁全層が脱出する高齢女性に多い疾患である．脆弱な骨盤底と直腸の固定異常が原因で，便秘や排便時のいきみを誘因とする．

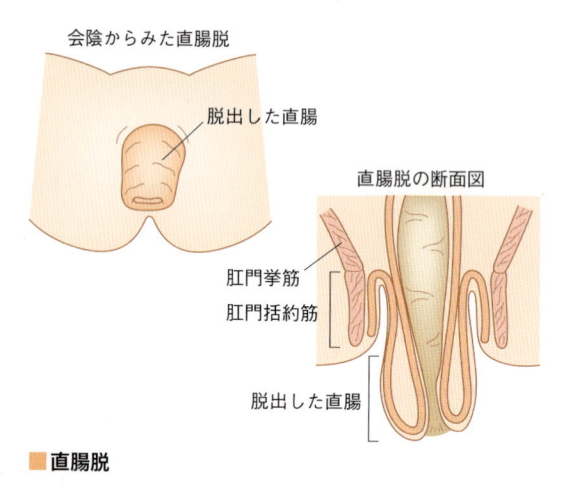

会陰からみた直腸脱
脱出した直腸

直腸脱の断面図
肛門挙筋
肛門括約筋
脱出した直腸

■直腸脱

症状・臨床所見

- 排便時の脱出が主だが，便秘や出血をきたすこともある．

治療

- 小児では，排便コントロールなどの保存的治療を優先する．成人では，外科的治療を選択する．開腹または腹腔鏡下の直腸吊り上げ固定術が有効である．
- 有効率は下がるが，低侵襲の腰椎麻酔下手術として，粘膜を切除するデロルメ手術や，粘膜をしばる三輪-ガント (Gant) 手術，肛門出口を狭くするティールッシュ (Thiersch) 手術などもある．年齢とQOLにあった手術を選択する．

Supplement

C210

肛門(管)がん

anal canal carcinoma

疾患概念

- 肛門縁から約3～4cmの外科的肛門管に生じるがんである．扁平上皮がんをはじめ，腺がん，悪性黒色腫，パジェット(Paget)病*，ボーエン(Bowen)病*などさまざまながんがみられる．ヒトパピローマウイルス感染や長期間の痔瘻が原因の場合もある．

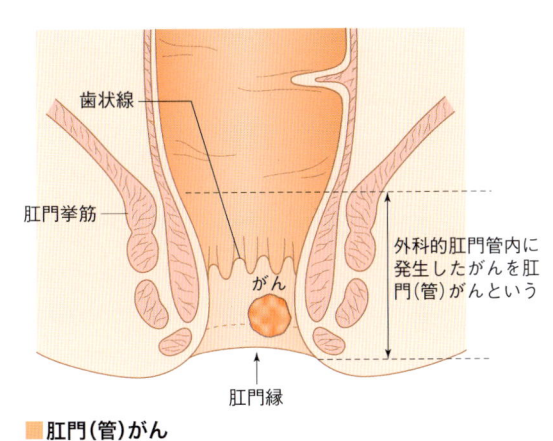

用語解説

パジェット(Paget)病
汗を産生する細胞ががん化する上皮内がんの一種で，パジェット細胞が増殖して起こる．

ボーエン(Bowen)病
表皮の細胞ががん化し，増殖した表皮内がんで，わずかに隆起した紅褐色の病変として気づかれる．

■ 肛門(管)がん

症状・臨床所見

- しこり，かゆみ，出血，疼痛，粘液分泌，便通異常以外に，鼠径部のリンパ節腫脹でみつかることもある．

検査・診断

- 肛門診察で腫瘤や潰瘍，皮膚病変(紅斑や湿疹，鱗屑など)を認める．疑診時には生検を行う．画像診断では局所の病変の広がりや転移の有無を調べる．

治療

- 扁平上皮がんは，早期であれば局所切除だが，一般に抗がん薬を併用した放射線療法が第一選択である．パジェット病やボーエン病は広範囲局所切除を行う．腺がんや粘液がんは直腸がんに準じた外科的治療を行う．悪性黒色腫でも外科的治療を選択するが予後は不良である．

Supplement

K909, K904

吸収不良症候群・タンパク漏出性胃腸症

malabsorption syndrome/protein-losing gastroenteropathy

吸収不良症候群

【疾患概念】
- 吸収不良症候群は各種栄養素の消化,吸収が障害され,低栄養状態を生じる疾患群を総称したものである.

【誘因・原因】
- 本症の原因は原発性,続発性,消化障害性に分類される.
- 原発性吸収不良症候群は,セリアックスプルー*と熱帯性スプルーが有名である.

原発性	セリアックスプルー,熱帯性スプルーなど
続発性	腸管術後,炎症(クローン病,放射線性腸炎),小腸の運動障害(迷走神経切除,消化管アミロイドーシス,全身性強皮症)など
消化障害性	膵液分泌不全(慢性膵炎,膵がん),胆汁分泌不全(肝硬変,閉塞性黄疸),胃液分泌不全(胃切除後症候群)など

【症状・臨床所見】
- 低栄養に伴う浮腫,体重減少,貧血,倦怠感など.
- 下痢,脂肪便が認められることもある.

【検査・診断・分類】
- 各種消化吸収試験が診断上最も重要である.
- 病因が明らかでない場合,脂肪の消化吸収試験とD-キシロース吸収試験*を行うことで,病態を推測できる.
- 小腸粘膜疾患が疑われる場合は小腸内視鏡検査により,小腸面膜の生検を行う.

【治療】
- 続発性の場合,原疾患が治療可能な場合は,原疾患を治療する.
- セリアックスプルーに対する無グルテン食のように,有効な対症療法が存在する場合は優先して行う.
- 食事療法として,高カロリー,高タンパク,低脂肪,低残渣食とする.
- 下痢,腹痛,食欲不振などの消化器症状によって十分な経口摂取ができない場合は,経腸栄養・経静脈栄養を検討する.

●用語解説

セリアックスプルー
小麦・大麦・ライ麦などに含まれるタンパク質グルテンに対する異常な免疫反応が原因となって発症する遺伝性疾患.グルテンの摂取により異常な免疫応答が惹起され,特徴的な小腸粘膜絨毛萎縮を引き起こす.この結果,小腸から正常に栄養が吸収できなくなる.

D-キシロース吸収試験
D-キシロース吸収試験は,小腸の吸収能をみる検査で,腸粘膜の完全性を評価し,粘膜疾患と膵疾患を鑑別するのに最適な非侵襲的検査である.

タンパク漏出性胃腸症

【疾患概念】
- タンパク漏出性胃腸症は，血漿タンパク，とくにアルブミンが消化管粘膜から胃腸管腔への異常に漏出し，低タンパク血症を生じる疾患である．

【誘因・原因】
- タンパク漏出の機序については不明な点が多いが，リンパ系の異常と消化管粘膜の異常が主体である．
- 本疾患は，原因不明のリンパ管拡張を伴う原発性と，炎症性腸疾患や悪性潰瘍などに合併する続発性とに大別される．
- 原発性では，腸管リンパ管拡張症とメネトリエ(Ménétrier)病(胃巨大皺襞症)*が有名である．

【症状・臨床所見】
- 低アルブミン血症に伴う浮腫が主な症状である．
- 顔面や下肢などの限局性のものから，ときには胸水や腹水を伴う高度なものも認められる．

【検査・診断・分類】
- まず胃腸管からのタンパク漏出以外の原因(タンパク摂取不良・消化吸収障害・肝合成能の低下・慢性消耗性疾患など)を否定する．
- その後，血漿タンパクの消化管腔内への過剰な漏出の証明ができれば，確定診断となる．
- 便中 α_1-アンチトリプシンの定量と腸管クリアランスの測定，および ^{99m}Tc 標識ヒト血清アルブミン(^{99m}Tc-HSA)を用いた消化管シンチグラフィなどが診断に用いられている．
- メネトリエ病では胃内視鏡において胃体部体彎を中心とした巨大皺襞像が認められる．
- 小腸内視鏡による小腸粘膜生検は，本症において非常に重要な検査である．
- 小腸粘膜傷害やリンパ管拡張の有無，あるいはうっ血の程度などを評価する．

【治療】
- タンパク漏出性胃腸症の治療の原則は，まずその原因を診断して原因疾患に対する治療を行い，同時に対症療法を行うことである．
- 食事療法として，高タンパク低脂肪食や成分栄養を摂取させる．
- 薬物療法として，食事療法以外の栄養状態改善のため高カロリー輸液，低タンパク血症・浮腫に対しアルブミン製剤・利尿薬を投与する．
- 欠乏の程度に応じて Ca 剤・鉄剤・脂溶性ビタミン・ビタミン B_{12}・葉酸を投与する．

●用語解説

メネトリエ(Ménétrier)病(胃巨大皺襞症)
原発性タンパク漏出性胃腸炎に含まれるメネトリエ病は，胃粘膜の著明な増殖により，胃粘膜ひだが脳回転様に巨大肥厚する疾患である．胃底腺の壁細胞・主細胞が消失し，副細胞が増加してタンパク漏出，低酸，無酸症を呈する．

Supplement

K550

急性腸間膜動脈閉塞症

acute occlusion of the superior mesenteric artery

誘因・原因

- 大半が上腸間膜動脈の急性閉塞による．閉塞原因は塞栓症と血栓症に大別され，塞栓症のほうが多い．
- 危険因子として，塞栓症は，心房細動，他の塞栓症や虚血性心疾患の既往，血栓症は，全身性動脈硬化が知られる．
- 閉塞は，塞栓症は，中結腸動脈分岐以遠で，血栓症は上腸間膜動脈根部で多い．また，腸管壊死は空腸から結腸に生じるが回腸に多い傾向がある．

症状・臨床所見

- 塞栓症の初発症状は突発する激烈な腹痛であるが，理学的所見は乏しい．血栓症は鈍痛や倦怠感で発症することもある．
- 自発痛が強いわりに圧痛や筋性防御などの所見に乏しいアンバランスさは，早期の本症の特徴である．時間経過とともに腸管壊死が生じると，圧痛や筋性防御などの腹膜炎徴候が出現する．

検査・診断

- 腸管壊死を起こしてからの予後は非常に悪いので，激烈な腹痛には早期のCTまたは血管撮影の施行が望ましい．
- 造影CT動脈相における上腸間膜動脈内の造影欠損が最重要所見である．非造影CTの診断能は悪いが，上腸間膜動脈内の高吸収値や，上腸間膜静脈が上腸間膜動脈より細い所見(smaller SMV sign)，腸管拡張と壁菲薄化，で診断できることがある．
- 腸管壊死が生じてからの徴候は，門脈内や腸管壁内のガス像，クレアチニンキナーゼや乳酸脱水素酵素の上昇，アシドーシス，があげられる．

治療

- 基本方針は血行再建と壊死腸管切除で，腹膜炎徴候がすでに出現している場合は緊急開腹の適応である．
- 塞栓症には血栓除去術，血栓症には内膜剥離術やバイパス術が基本となる．腸管壊死していない症例で手術のリスクが高い場合，経カテーテル的血栓溶解から除去やステント留置，パパベリン動注が施行されることもある．

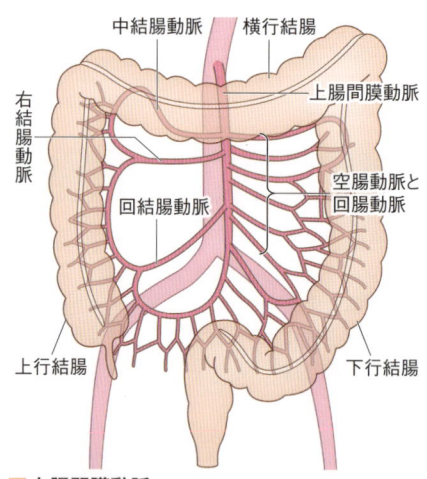

■ 上腸間膜動脈

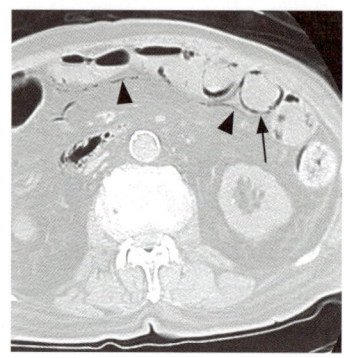

■ 造影CT所見
小腸壁に沿ったガス像(矢印)と，腸間膜静脈内のガス像(矢頭)が認められる．急性腸間膜虚血が疑われる状況でこの所見をみたら，腸管壊死と解釈される．内腔のガスと壁内ガスとの区別はときに難しいが，本例のように全周性に薄く分布するガスについては確実に壁内と診断できる

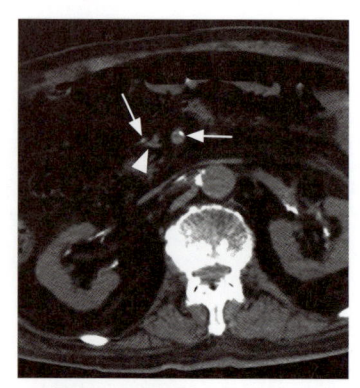

■ 非造影CT所見
非造影CTにて上腸間膜動脈内に高吸収(矢印)が認められ，血栓が疑われる．上腸間膜静脈(矢頭)は扁平化し動脈より細く，smaller SMV sign陽性で循環不全が疑われる．

横隔膜・腹膜・腹壁疾患

総論
腹膜の解剖生理と構造

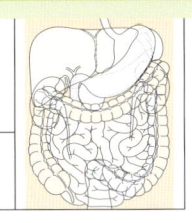

腹壁の区分法

【4区分】
① 右上腹部（RUQ）　③ 左上腹部（LUQ）
② 右下腹部（RLQ）　④ 左下腹部（LLQ）

【9区分】
① 右季肋部　④ 心窩部　⑦ 左季肋部
② 右側腹部　⑤ 臍部　　⑧ 左側腹部
③ 右鼠径部　⑥ 恥骨部　⑨ 左鼠径部

図中ラベル：肋骨弓、横隔膜、正中線、臍、上前腸骨棘、恥骨上縁、鎖骨中線

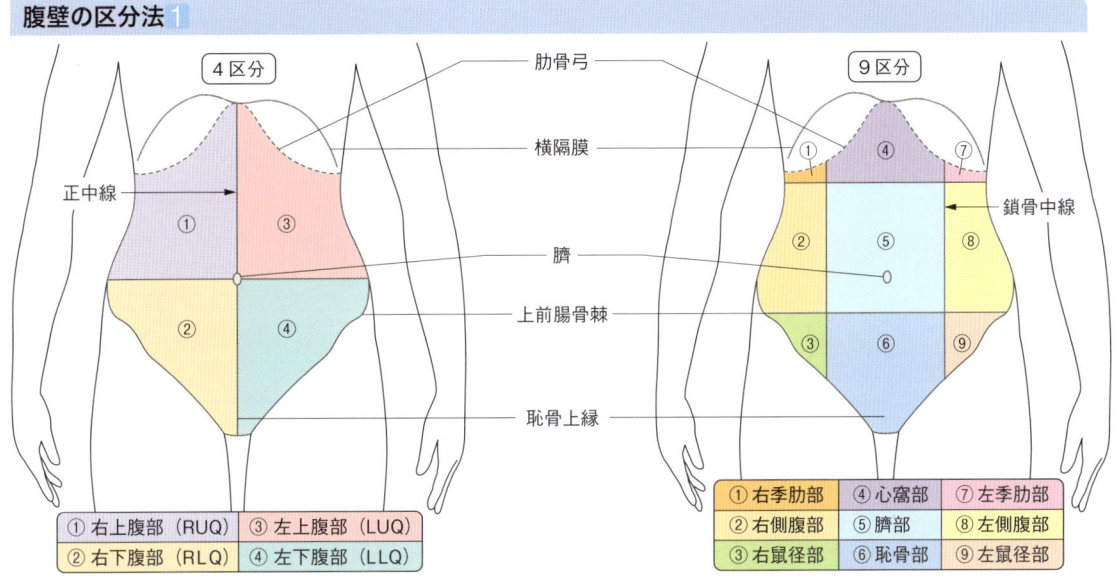

■腹壁の4区分と9区分

- 4区分では，臍を通る縦横方向で4つに分けて，それぞれ右上腹部(RUQ)，左上腹部(LUQ)，右下腹部(RLQ)，左下腹部(LLQ)に分ける．
- 9区分では，横は第9肋軟骨と上前腸骨棘で，縦は左右の第8肋軟骨から鼠径靱帯の中央を結ぶ線で9つに分ける．

腹膜縦断面

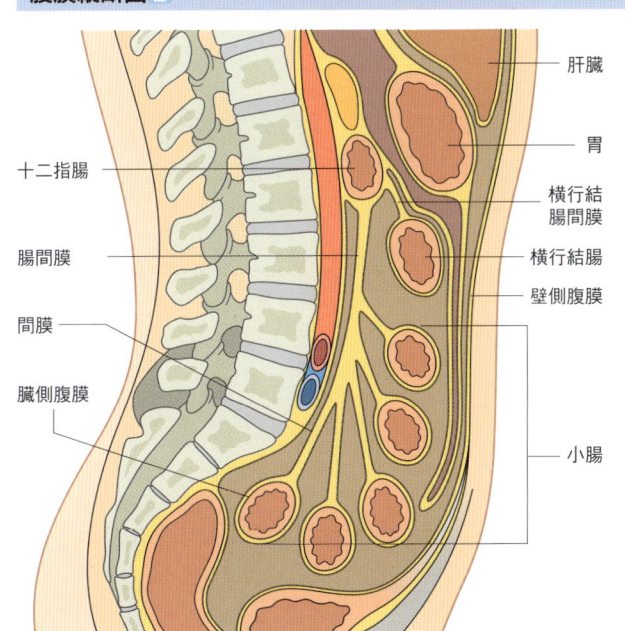

図中ラベル：肝臓、胃、横行結腸間膜、横行結腸、壁側腹膜、小腸、十二指腸、腸間膜、間膜、臓側腹膜

- 腹腔内には各種臓器があるが，腹膜とは腹部の内臓の表面と，腹壁の内側を覆っている薄い膜である．
- 内臓の表面を覆っている膜と腹壁の内側の膜は連続していて，閉じた袋をつくる．表面積は約 $2\,m^2$ ある．その袋の内側を腹腔という．正常の状態では腹腔には少量の液体以外は何も入っていない．腹膜は下記の3種に分類される．
  ① 腹腔内の臓器の表面を覆う臓側腹膜
  ② 腹腔臓器を腹壁とつなげる間膜
  ③ 腹壁を覆う壁側腹膜
- 間膜の中には，後腹膜から腸管などに出入りし，これを栄養する血管などが入っている．

■腹膜縦断面

腹膜横断面 3, 4

- CTやMRIでよく見られる図である．

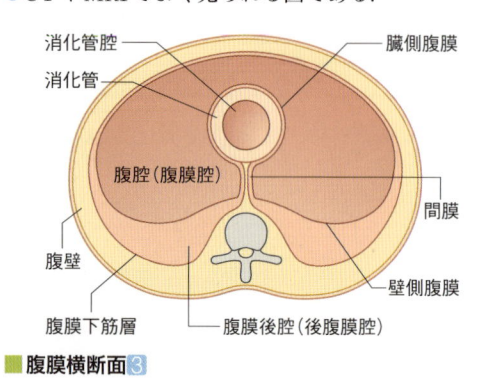

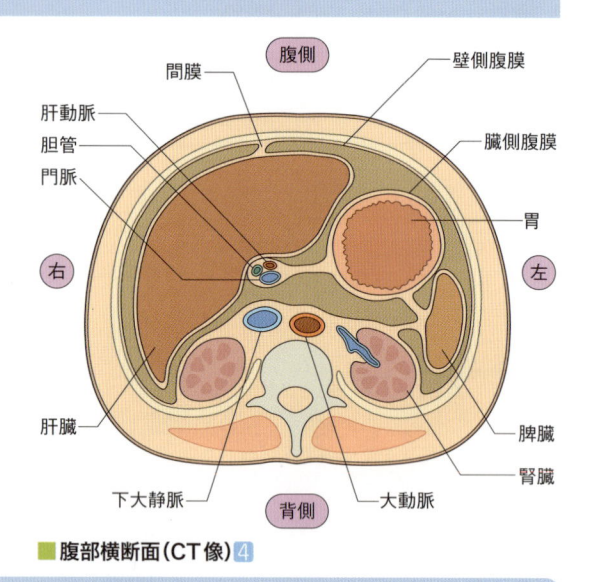

■ 腹膜横断面 3

■ 腹部横断面（CT像）4

腹膜の漏出・滲出作用

■ 滲出性腹水と漏出性腹水の違い 5

腹水	透明度	色	比重	タンパク濃度	リバルタ反応*	フィブリン析出	細胞数	原因	治療
滲出性	混濁	乳糜色（血性）	1.018以上	>4.0g/dL	陽性	多い	多い（白血球，リンパ球）	炎症性，腫瘍性，結核性・血管透過性の亢進	抗がん薬の腹腔内投与 抗菌薬 化学療法
漏出性	透明	淡黄色	1.015以下	<2.5g/dL	陰性	少ない	少ない	非炎症性，非腫瘍性・門脈圧亢進・下大静脈・肝静脈閉塞・腎糸球体濾過量の減少・血漿浸透圧低下	アルブミン投与 食塩制限 利尿薬

*酢酸溶液を滴下し，白濁沈降するタンパク化合物の量をみる検査

● 腹膜の漏出・滲出作用

・肝硬変，ネフローゼ症候群，うっ血性心不全などで出現する漏出性腹水や，腹膜炎など腹腔内の炎症やがんの腹膜播種のとき出現する滲出性腹水は，腹膜を通して腹腔内に液体が漏出・滲出した状態である．

・腹水は性状から非炎症性の漏出液と，炎症・腫瘍性の滲出液に分けられる 5．

腹膜の吸収作用と浸透圧

● 吸収作用

・腹膜には腹水を吸収する膜としての機能がある．慢性腎不全患者に対し施行されている連続携行式腹膜透析（CAPD）は，拡散と浸透圧の原理を利用して，腹膜の半透膜としての吸収作用・滲出作用を利用したものである 6．

● 浸透圧の原理

・CAPDのときに使う透析液には，浸透圧を高めるためにブドウ糖が入っている．この高濃度ブドウ糖により透析液と体液とのあいだに浸透圧の差ができる．体液中の水分が腹膜を通し，浸透圧が高い腹腔内の透析液側に引き出される．これによりCAPDで体液の除水ができる．

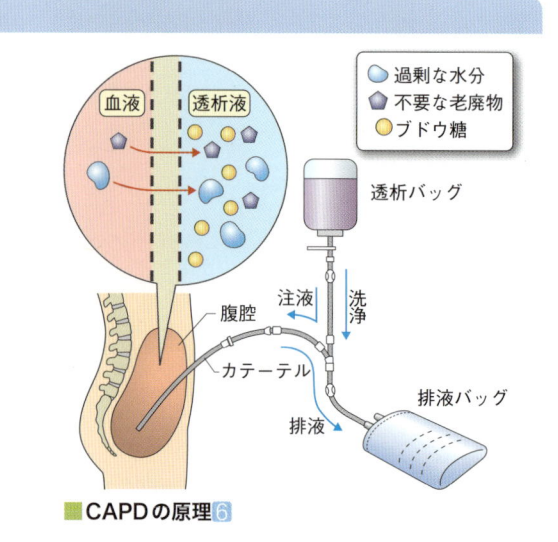

■ CAPDの原理 6

腹膜の癒着作用

- 急性虫垂炎などの腹腔内の炎症時や，開腹手術後などの人為的な刺激の加わった場合に腹膜どうしが癒着する．これは炎症を広げないという合目的な反応である．

- この癒着作用は開腹手術などで腹腔内の腸管などの吻合がきちんと密着する機序でもある．しかし，この癒着が起こる部位によっては消化管の通過の妨げになることもあり，腸閉塞の原因ともなる．

腹痛

■ 腹痛の分類 7

種類	腹痛発生の機序
内臓性腹痛	内臓自体に基づく疼痛
体性痛	腹膜刺激に基づく疼痛
関連痛	内蔵の病変に関連して皮膚に感じる疼痛
心因性腹痛	心理的要因に基づく疼痛

- 腹部に痛みとして感じられる自覚症状である．腹痛は主に「内臓性腹痛」，「体性痛」，「関連痛」，「心因性腹痛」などに分けられる 7 ．
- 発生する要因もさまざまなものがある．腹部で発生したなんらかの異常を知らせる情報が，最初に痛みとして自覚されるといえる．
- これらの痛みは，異常に対する一種の生体の防御反応ともいえる．

腹膜刺激症状

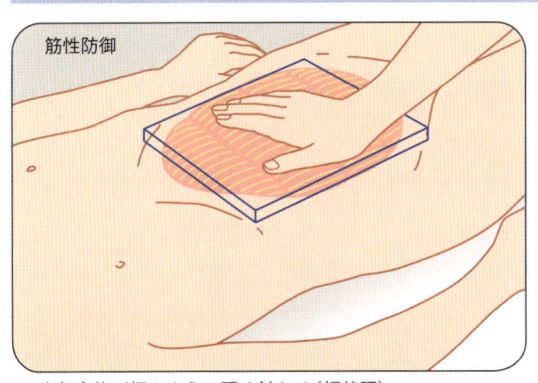

- 腹膜に細菌感染・外傷・出血・化学的刺激などが加わった徴候である．これを確実に示す腹部所見には筋性防御 8 と反跳痛［ブルンベルグ（Blumberg）徴候］9 がある．
- 筋性防御とは壁側腹膜に炎症が及ぶとき，触診で腹壁が硬く触れることをいう．汎発性腹膜炎では"板状硬"といって腹部全体が板のように硬く触れる．

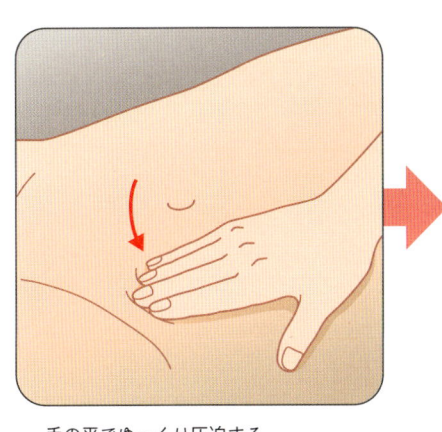

腹部全体が板のように硬く触れる（板状硬）．
■ 筋性防御 8

手の平でゆっくり圧迫する． 急に離したときに強い疼痛を訴える．
■ 反跳痛（ブルンベルグ徴候） 9

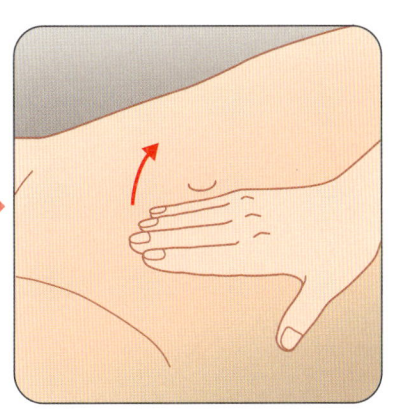

- 反跳痛（ブルンベルグ徴候）とは腹膜炎が起こっている部分の腹壁を手の平でゆっくり圧迫し，急に離したときに強い疼痛を訴えることをいう．腹膜になんらかの原因で炎症を起こしている徴候である．
- 急性腹症の患者でこれらの徴候があると，開腹手術の適応となる可能性が高い．

腹部の膨隆

■5つのF(five Fs) [10]

| 腹水(fluid) |
| 鼓腸(flatus) |
| 宿便(feces) |
| 肥満(fat) |
| 胎児(fetus) |

- 腹部膨隆をきたす病態として，腹水(fluid)，鼓腸(flatus)，宿便(feces)，肥満(fat)，胎児(fetus)の5項目を「5つのF(five Fs)」とよんでいる[10]．日常の診療では，これらの可能性を念頭に置かなくてはならない．
- 実際には，まず視診で腹部膨隆が全体的か局所的かを見極めることが重要で，そのためには腹部全体を十分露出させ，仰臥位と腹臥位など違った体位で正面と側面から観察することが重要である．

漏出性腹水の発生機序 [11]

■漏出性腹水の発生機序 [11]

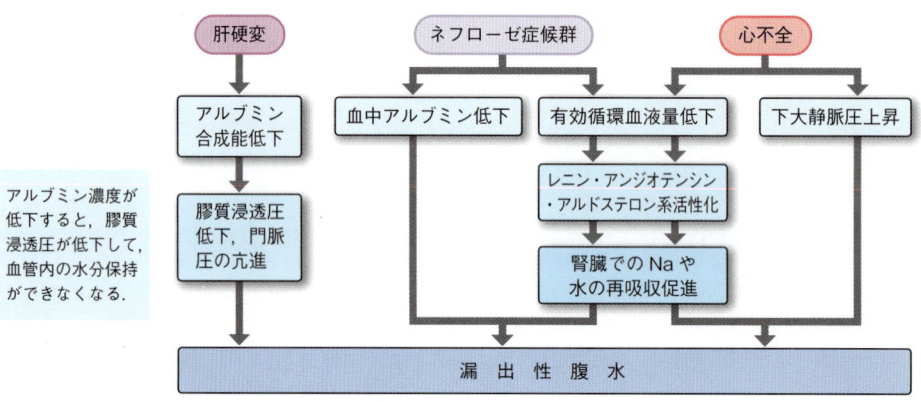

- 肝硬変，ネフローゼ症候群，うっ血性心不全などが漏出性腹水をきたす代表疾患である．
- 肝硬変（とくに非代償性）では，肝臓でのアルブミンの合成能低下による膠質浸透圧の低下と門脈圧の亢進により漏出性の腹水が生じる．
- ネフローゼ症候群では，血中アルブミンの低下と有効循環血液量の低下によるレニン・アンジオテンシン・アルドステロン系*の活性化による，腎臓でのナトリウム(Na)や水の再吸収促進により，漏出性の腹水が生じる．
- 心不全では下大静脈圧の上昇と上記のレニン・アンジオテンシン・アルドステロン系の活性化の機序で漏出性腹水が生じる．

腹水の診断と鑑別診断

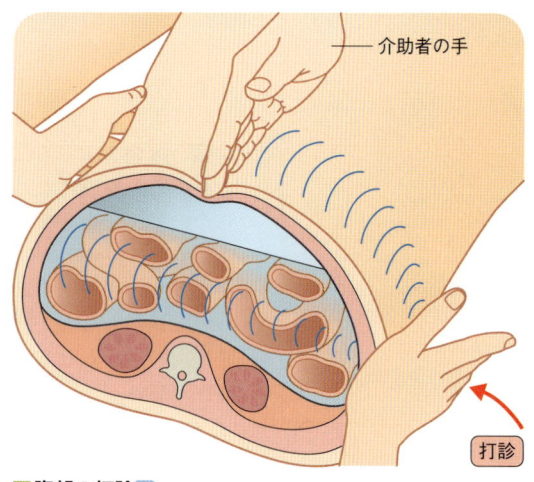

■腹部の打診 [12]

- 腹水の診断は腹部の触診で波動を感じたり，仰臥位と側臥位で打診による濁音境界が移動する(shifting dullness)などでも診断可能である[12][13]．また腹部超音波検査で容易に診断できる．
- 腹水穿刺による腹水の性状から非炎症性の漏出液と，炎症・腫瘍性の滲出液を診断することが可能である．

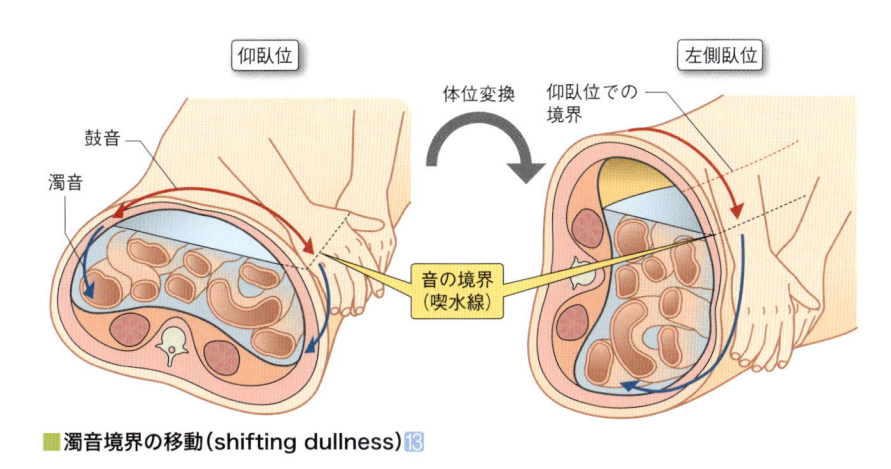

■ 濁音境界の移動(shifting dullness)[13]

腹腔穿刺

- 腹腔穿刺は，触診や腹部超音波，CTなどで腹水貯留が確認された場合にその性状を調べたり，生化学検査や細胞診などに提出する目的や，腹部膨満などの症状改善のために腹水を排液する目的で行われる．
- 手技は超音波ガイドのもとで貯留している場所を確認し，最も穿刺しやすい部位[14]から穿刺しやすい体位[15]で穿刺する．
- 大量腹水の排液目的では，仰臥位ではマックバーニー(McBurney)点や逆マックバーニー点で穿刺することが多い．

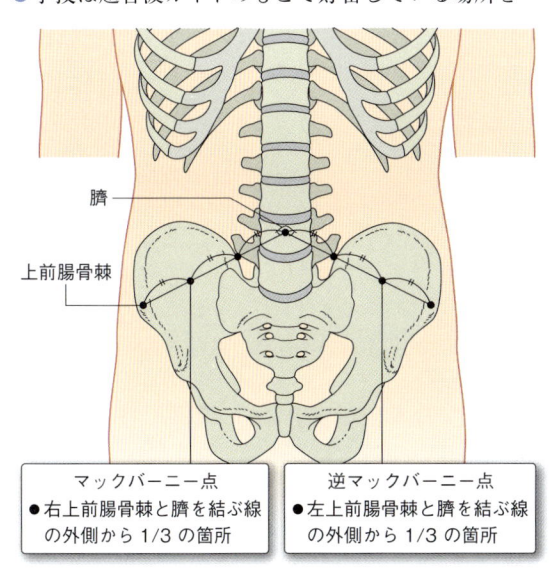

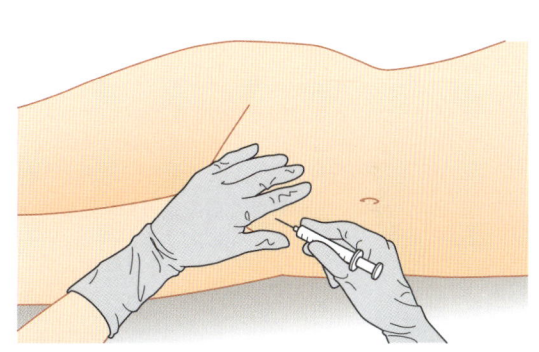

■ 腹腔穿刺時の体位[15]
腹部超音波，CTを参考にしてもっとも効果的で安全な穿刺部位を選択する．

マックバーニー点
- 右上前腸骨棘と臍を結ぶ線の外側から1/3の箇所

逆マックバーニー点
- 左上前腸骨棘と臍を結ぶ線の外側から1/3の箇所

■ 腹腔穿刺部位[14]

用語解説

レニン・アンジオテンシン・アルドステロン系

血圧や細胞外容量の調節にかかわるホルモン系のことで，血圧低下や循環血液量が低下すると活性化する．血圧低下を感知すると腎臓から血液中にレニンが分泌される．レニンはアンジオテンシンを活性化し，さらにアンジオテンシンは副腎皮質からアルドステロンの分泌を促進し，下垂体にも作用してバゾプレッシンの分泌を促進する．すなわち，この系が活性化されると，さまざまな昇圧物質が分泌され，血圧上昇や腎臓でのナトリウムや水分の再吸収が促進される．この系の亢進は高血圧の原因の1つであり，体液を増加させる．

右上腹部(RUQ)：right upper quadrant ｜ 左上腹部(LUQ)：left upper quadrant ｜ 右下腹部(RLQ)：right lower quadrant ｜ 左下腹部(LLQ)：left lower quadrant ｜ 連続携行式腹膜透析(CAPD)：continuous ambulatory peritoneal dialysis

横隔膜・腹膜・腹壁疾患

急性腹膜炎

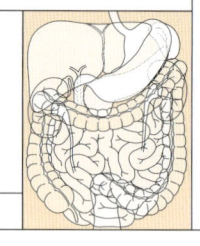

K65　acute peritonitis

疾患概念
腹膜で裏打ちされている腹腔内は通常は無菌になっているが，腹膜に細菌感染や機械的，化学的刺激によって発生した急性の炎症を急性腹膜炎という．

Summary Map

誘因・原因
- 腹腔内臓器の炎症性疾患，外傷など
- 具体的には，急性虫垂炎，胃・十二指腸潰瘍穿孔，大腸穿孔，急性胆嚢炎，結腸憩室炎，急性膵炎，絞扼性イレウス*，子宮外妊娠，卵巣嚢腫茎捻転など

病態
- 細菌感染や機械的・化学的刺激，個体の防御能の低下により，腹膜が浮腫，充血し滲出液ができる．炎症の拡大とともに滲出液が貯留したり，腸管の運動抑制を起こす．

症状 臨床所見
- 急激な腹痛が突発的に起こり，痛みが次第に腹部全体に及ぶ．ほかに悪心・嘔吐，発熱，頻脈，浅呼吸

検査・診断 分類
- 病歴，既往歴が最も重要
- 腹部症状：筋性防御，ブルンベルグ(Blumberg)徴候(反跳痛)
- 血液検査と画像診断が重要
  検査：炎症反応(白血球増加，CRP上昇，赤沈亢進)，血算，生化学，動脈血液ガス分析
  画像診断：腹部X線…消化管ガス像増加，ニボー(niveau)形成*，穿孔ではフリーエア(free air)像
  　　　　　腹部CT・腹部超音波…貯留腹水確認，病巣部の確定
- 腹腔穿刺：性状確認や細菌培養・細胞診のため

治療
- バイタルサイン：ショック状態の有無．必要に応じ抗ショック療法を施行
- 診断と並行して，保存的治療(腹腔ドレナージならびに抗菌化学療法や栄養管理)か開腹手術(感染巣の除去)の適否を早急に判断
- 病状が変化し，急激に悪化することもあるので注意が必要

用語解説

絞扼性イレウス
血行障害を伴うイレウス．腸管を絞扼するような係蹄(バンド)やヘルニアが存在する．

ニボー(液面形成)
立位の腹部X線検査でニボー(液面形成)を認めたら腸閉塞と診断する．通常は小腸には空気はない．それは消化物や腸液で満たされているからである．ところが，腸閉塞になると，それらが正常に送り出されなくなり，詰まった空気が小腸に残る．この状況では，立って撮影された腹部X線では，空気と腸液で液面形成があるようにみえる．これがニボーである．

多臓器不全(MOF)
連鎖的に複数の重要臓器が障害された致命的状態をいう．敗血症や重症の感染症，広範囲に挫滅を伴った重度の外傷や熱傷，重症膵炎，ショックなどで複数の臓器不全が起こった場合にみられる．

播種性血管内凝固(DIC)
本来，出血部位のみで生じるべき血液凝固反応が，全身の血管内で無秩序に起こる病態．敗血症，悪性腫瘍，急性白血病，外傷，肝臓疾患，急性膵炎などによって起こる．

疾患の発症様式と時間経過

- 急性腹膜炎の原因臓器には胃から大腸までの消化管，胆道，婦人科臓器など各領域に及ぶ．
- 各種臓器でも原因疾患により発症の仕方や経過が異なる．
- 現病歴，既往歴，バイタルサイン，腹部所見などにより迅速な対応が必要となる．
- 必要な検査をすることは重要だが，開腹手術やドレナージなどが遅れないようにすることがさらに重要である．
- 代表疾患の臨床的重症度と発症様式を示す．疾患では重症度が著しく異なることがある．

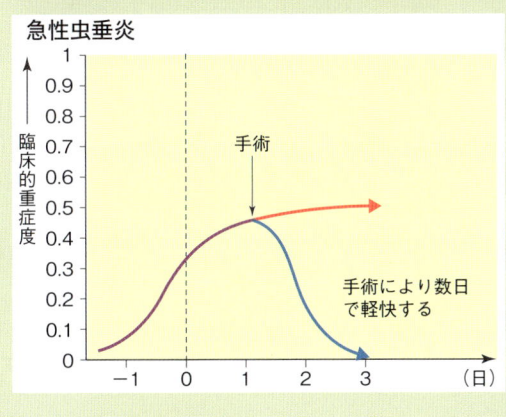

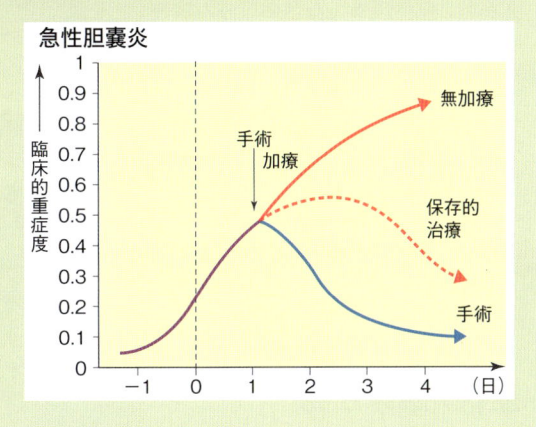

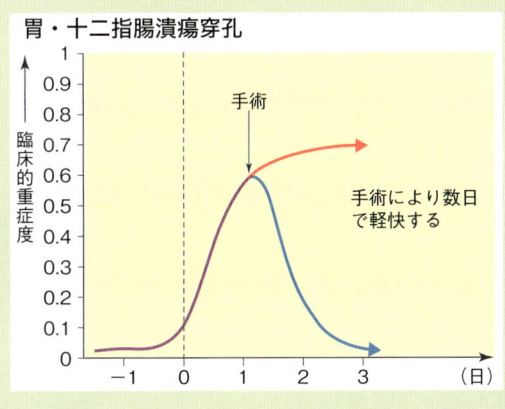

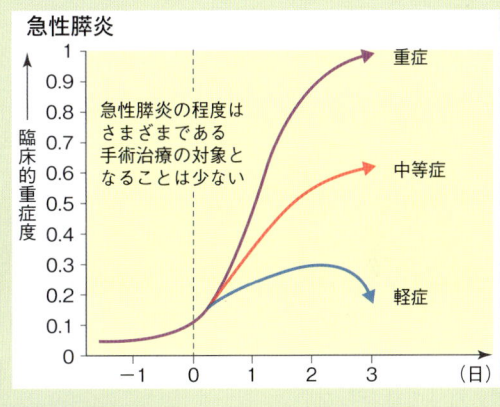

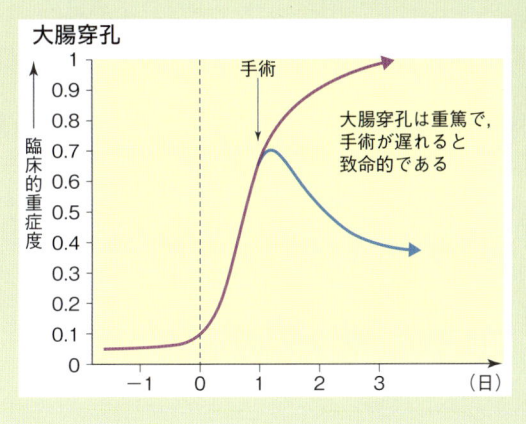

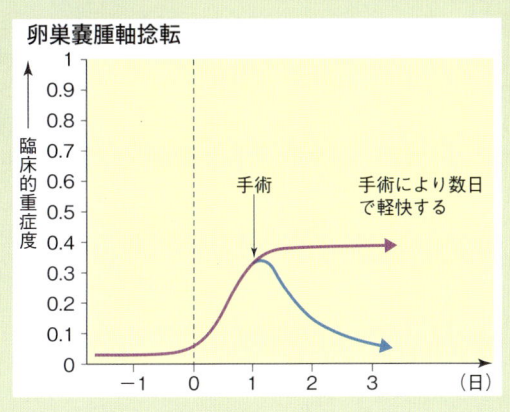

急性虫垂炎
手術／手術により数日で軽快する

急性胆嚢炎
手術加療／無加療／保存的治療／手術

胃・十二指腸潰瘍穿孔
手術／手術により数日で軽快する

急性膵炎
急性膵炎の程度はさまざまである 手術治療の対象となることは少ない／重症／中等症／軽症

大腸穿孔
手術／大腸穿孔は重篤で，手術が遅れると致命的である

卵巣嚢腫軸捻転
手術／手術により数日で軽快する

誘因・原因

- 急性腹膜炎の多くは，さまざまな消化器疾患の合併症の1つとして起こる．
- 原因には細菌因子と他の因子（機械・化学的因子）がある．細菌因子とは，急性虫垂炎，急性胆嚢炎などの腹腔内臓器の炎症が腹膜へ波及することである🩺．
- 他の要因としては，外傷や消化管穿孔によって起こる胃液，胆汁などの腹腔内への漏出があげられる．胃・十二指腸潰瘍穿孔，大腸がんなどの悪性腫瘍に起因する消化管穿孔などに続発する．
  - 🩺 急性胆嚢炎に胆嚢穿孔が加わった場合や，重症の急性膵炎では，胆汁・膵液の化学的刺激と細菌感染が重なり，重症化することがある．

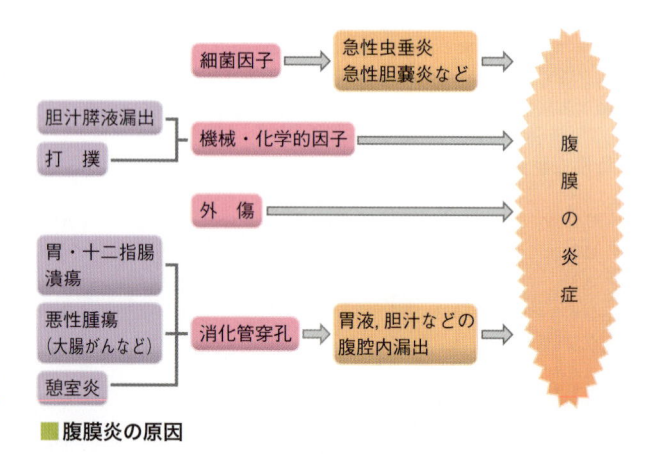

■ 腹膜炎の原因

症状・臨床所見

- 急性腹膜炎の症状として腹痛は必ずみられる．前兆として腹部不快や軽い腹痛があるが，通常は急激な腹痛が突発的に起こる．
- 痛みは始めは限られた部位だけだが，増強し次第に腹部全体に及ぶことがある（汎発性腹膜炎）．ほかに悪心・嘔吐，発熱，頻脈，浅呼吸がみられる．
- 病状が進行している場合には，脱水やショック状態に陥ることもある．

検査・診断・分類

触診

- 急性腹膜炎の診断は原因疾患によって異なるので，検査は病歴，既往歴，腹部所見から鑑別診断を考慮し選択しなくてはならない．
- 腹部の触診では圧痛，筋性防御（p.215），ブルンベルグ徴候（反跳痛）（p.215），腸雑音の有無を調べる．
- 圧痛は部位がかぎられているため鑑別診断に有用である．圧痛が腹部全体に及ぶ汎発性腹膜炎の場合でも，原疾患の部位の圧痛がとくに強くみられる．
- 筋性防御：壁側腹膜の炎症を示唆する所見で，急性腹膜炎の診断に有用．初期では軽い触診で腹壁の筋肉の緊張として触知される．病状が進行すると腹筋は硬く緊張し板のように硬くなる"板状硬"と呼ばれる状態になる（p.215）.
- ブルンベルグ徴候：腹部を圧迫した手を急に離すことで周囲に痛みが響く所見のことで，腹膜炎にみられる．腸雑音は腸管の麻痺のために低下する（p.215）.

画像診断

- 画像診断としては，腹部単純X線，腹部超音波，CTが必須である．
- 単純X線写真では消化管ガス像の増加，ニボー（niveau）形成（p.238参照）があるが，消化管穿孔の場合には，単純X線写真や腹部CTで，横隔膜下のフリーエア（free air）像が診断の決め手になる．
- 腹部超音波，CTは急性胆嚢炎，急性膵炎などではとくに有用．場合によっては貯留腹水を超音波ガイド下に穿刺し，その性状をみることや細菌培養・細胞診などに提出することが重要である．

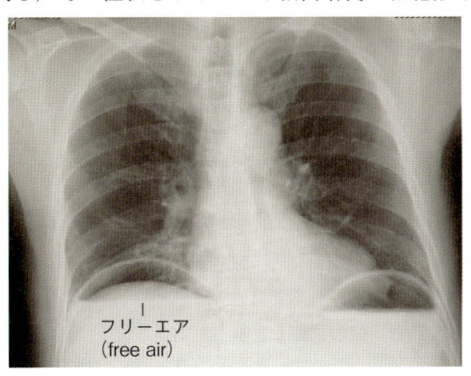

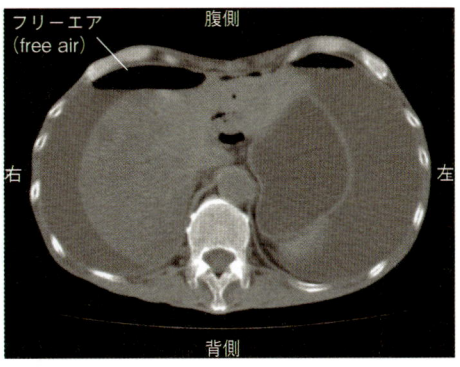

■ 胸部X線写真　　　■ 腹部CT

治療

診断から治療の流れ

- 原因疾患の診断を進めながら治療方針を立てる．
  - 問診：現病歴，既往歴
  - 身体所見（バイタルサイン，腹部所見），抗ショック療法，輸液，抗菌薬，呼吸管理，消化管減圧（胃管挿入），膀胱留置カテーテル
  - 検査（血算，生化学，CRP，動脈血ガス分析）
  - 画像診断は胸腹部X線，腹部超音波，腹部CT．腹水がある場合は腹腔穿刺
- 診断をできるだけ早く確定し，その後原因除去のための手術，あるいは感染巣の適切なドレナージを行う．
- 疾患によっては専門医へのコンサルトが必要になる．腹膜炎では基本的には早期のドレナージを含む開腹手術が必要である．

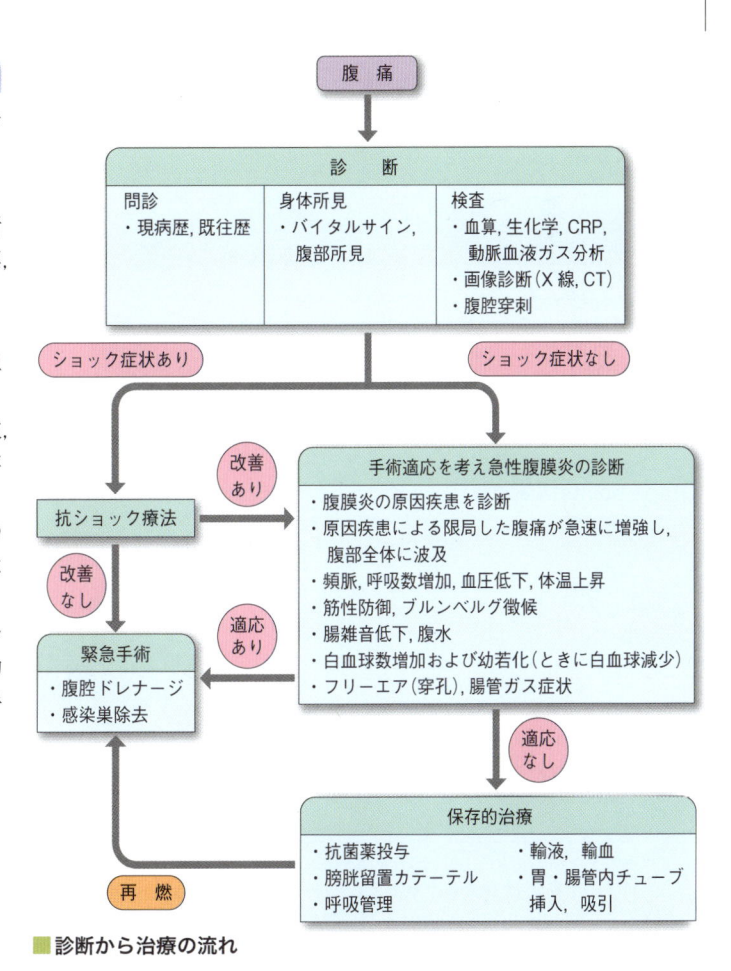

診断フロー：

腹痛 → 診断
- 問診：現病歴，既往歴
- 身体所見：バイタルサイン，腹部所見
- 検査：血算，生化学，CRP，動脈血液ガス分析／画像診断（X線，CT）／腹腔穿刺

ショック症状あり → 抗ショック療法
- 改善あり → 手術適応を考え急性腹膜炎の診断
- 改善なし → 緊急手術（腹腔ドレナージ，感染巣除去）

ショック症状なし → 手術適応を考え急性腹膜炎の診断
- 腹膜炎の原因疾患を診断
- 原因疾患による限局した腹痛が急速に増強し，腹部全体に波及
- 頻脈，呼吸数増加，血圧低下，体温上昇
- 筋性防御，ブルンベルグ徴候
- 腸雑音低下，腹水
- 白血球数増加および幼若化（ときに白血球減少）
- フリーエア（穿孔），腸管ガス症状

適応あり → 緊急手術
適応なし → 保存的治療
- 抗菌薬投与
- 膀胱留置カテーテル
- 呼吸管理
- 輸液，輸血
- 胃・腸管内チューブ挿入，吸引

再燃 → 緊急手術

■ 診断から治療の流れ

予後判定：全身性炎症反応症候群（SIRS）の診断基準

- 重篤な場合には，全身性炎症反応症候群（SIRS）から多臓器不全（MOF）*，播種性血管内凝固（DIC）*を引き起こす．SIRSとは敗血症，真菌血症，寄生虫血症，ウイルス血症，外傷，熱傷，膵炎，術後などの侵襲によって引き起こされる全身性の炎症反応である．
- 急性腹膜炎などの急性炎症性疾患の重症度診断としてはSIRSの診断基準や，重症度判定としてはAPACHE Ⅱ スコアが用いられる．

■ 全身性炎症反応症候群（SIRS）の診断基準

以下4項目中2項目陽性であればSIRSと診断	
体温	＜36℃ or ＞38℃
脈拍	＞90/分
呼吸数	＞20/分（or PaCO₂＜32mmHg）
白血球	＞12,000/μL or ＜4,000/μL（or 10%以上の幼若球出現）

（米国胸部疾患学会，Critical Care Medicine学会，1992）

予後判定：APACHE Ⅱ スコア

- APACHE Ⅱ スコアは12の生理学的変数，年齢，体温，血圧，慢性併存疾患の有無を考慮した重症度スコアで，患者の重症度を客観的に評価する指標である．重症度とAPACHE Ⅱ スコアは救命率に相関している．

■ APACHE Ⅱ スコア
（A）total acute physiology score（APS）（12の急性の生理学的変数の点数を合計）

生理学的変数	4	3	2	1	0	1	2	3	4
直腸温（℃）	≦29.9	30〜31.9	32〜33.9	34〜35.9	36〜38.4	38.5〜38.9		39〜40.9	≧41
平均血圧（mmHg）	≦49		50〜69		70〜109		110〜129	130〜159	≧160
心拍数（/分）	≦39	40〜54	55〜69		70〜109		110〜139	140〜179	≧180
呼吸数（/分）	≦5		6〜9	10〜11	12〜24	25〜34		35〜49	≧50
A-aDO₂（FIO₂≧0.5） PaO₂（FIO₂＜0.5）	＜55	55〜60		61〜70	＜200 ＞70		200〜349	350〜499	≧500
動脈血pH 血清HCO₃（mmol/L） （動脈血液ガス分析未施行時）	＜7.15 ＜15	7.15〜7.24 15〜17.9	7.25〜7.32 18〜21.9		7.33〜7.49 22〜31.9	7.50〜7.59 32〜40.9		7.60〜7.69 41〜51.9	≧7.70 ≧52
血清Na（mmol/L）	≦110	111〜119	120〜129		130〜149	150〜154	155〜159	160〜179	≧180
血清K（mmol/L）	＜2.5		2.5〜2.9	3.0〜3.4	3.5〜5.4	5.5〜5.9		6.0〜6.9	≧7.0
血清クレアチニン（mg/dL） （急性腎不全では2倍）			＜0.6		0.6〜1.4		1.5〜1.9	2.0〜3.4	≧3.5
ヘマトクリット（Ht）（%）	＜20		20〜29.9		30〜45.9	46〜49.9	50〜59.9		≧60
WBC（×10³/μL）	＜1		1〜2.9		3〜14.9	15〜19.9	20〜39.9		≧40
グラスゴーコーマスケール					15：グラスゴーコーマスケール				

A-aDO₂：肺胞気-動脈血酸素分圧較差，FIO₂：吸入気酸素濃度

（B）age points（年齢点数）

年齢	スコア
≦44	0
45〜54	2
55〜64	3
65〜74	5
≧75	6

APACHE Ⅱ スコア算出法
APACHE Ⅱ スコア＝
（A）APS＋（B）age points＋（C）CHP

（C）Chronic health points（CHP）（慢性疾患状態の点数）

慢性併存疾患を有する非手術患者または緊急手術患者：5点
慢性併存疾患を有する予定手術患者：2点
　慢性併存疾患の定義
　　肝：生検で肝硬変，門脈圧亢進，肝不全・肝性昏睡の既往
　　心血管系：NYHA Ⅳ度
　　呼吸器系：慢性の拘束性・閉塞性疾患や血管疾患による重度の運動障害（家事不能など），慢性の低酸素血症，高炭酸ガス血症，二次性多血症，重症（40mmHg）肺高血圧症，人工呼吸器依存状態
　　腎：維持透析
　　免疫不全：免疫抑制薬や長期または大量副腎皮質ステロイド薬投与，化学療法，照射療法，白血病，リンパ腫，AIDS

最少スコアは0，最大スコアは71．スコアの上昇は入院中の死亡リスクの上昇と関連する．

C反応性タンパク（CRP）：C-reactive protein ｜ 全身性炎症反応症候群（SIRS）：systemic inflammatory response syndrome ｜ APACHE重症度調査（APACHE Ⅱ score）：acute physiology and chronic health evaluation Ⅱ score ｜ 多臓器不全（MOF）：multiple organ failure ｜ 播種性血管内凝固（DIC）：disseminated intravascular coagulation

Supplement

C786

がん性腹膜炎

peritoneal carcinomatosis

疾患概念

- がん性腹膜炎は，がん細胞が種をまくように腹膜への転移（腹膜播種）に伴って発症し，しばしば腹水貯留をきたす．
- がん性腹膜炎をきたしやすいがんは，胃がん，大腸がん，膵がん，卵巣がん，子宮内膜がん，乳がんなどである．
- 腹膜播種は，主に骨盤腹膜部，膀胱直腸窩［ダグラス（Douglas）窩，シュニッツラー（Schnitzler）転移●］，腸管付着部腸間膜，大網，横隔膜下面などに起こる．
- がん性腹膜炎では腹水貯留が特徴的であるが，その他播種巣により腸管や尿管が狭窄し，イレウスや水腎症を起こすこともある．
- がん性腹膜炎を起こしやすいのは，より若い年齢の女性（60歳以下）で組織型は未分化型腺がんである．

成因・性状

- 播種が広範囲に波及すると，腹膜はびまん性に肥厚し，腸間膜や大網は萎縮し，多量の腹水が出現する．
- がん性腹膜炎では，がん細胞のリンパ管閉塞による吸収障害や，腹膜の炎症と血管内皮細胞増殖因子（VEGF）による毛細血管壁の透過性亢進による産生量増加によって腹水が貯留する．
- がん細胞によるリンパ管の破綻により，リンパ管からリンパ液が漏れ出ることで腹水が貯留する場合もある．
- 腹水は，線維素の析出を伴う滲出性・血性腹水であることが多く，腹水中のがん胎児性抗原（CEA）や乳酸脱水素酵素（LDH）は高値となる．

症状・臨床所見

- 症状は，腹部膨満感，食欲不振，悪心・嘔吐，便通異常，腹痛，尿量減少，るい痩があるのに体重が増加，下肢のみの浮腫，呼吸困難感などがみられる．
- 腹水の貯留が大量時には，腹部全体の膨隆と臍突出とカエル腹を呈する．
- 対側の手に振動を感じる（波動触知，1L以上），側腹部が濁音で中央部は鼓音を呈する（側腹部濁音界）．

●用語解説

シュニッツラー（Schnitzler）転移
がん細胞が腹腔内に転移したもののうち，ダグラス窩に転移したものはシュニッツラー転移とよばれる．

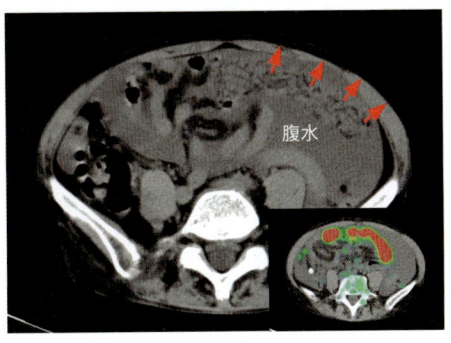

■ CTおよびPET/CT所見
腹水中に浮遊する肥厚した腹膜に一致して，高集積を認める．

検査・診断

- 腹水のない症例では腹膜播種の診断は困難である．
- 腹部CT検査では，少量腹水の貯留状態を立体的に把握でき，CT値を測定することによって腹水の性状を推定（30HU以上：血性，60HU以上：血腫）できる．播種巣を示唆する結節を認めることもある．大網の転移巣は，パンケーキのような形の腫瘤を形成しやすく"omental cake"といわれる．
- 超音波検査での腹水は，無反射ではなく内部にfine echo（浮遊する反射体）が認められることが多い．
- PET/CT検査では，播種巣の結節はFDG高集積を示し診断能が高い．
- 細胞診（感度58〜75％）や腹腔鏡下の結節生検でがん細胞を認めれば，診断は確定的である．

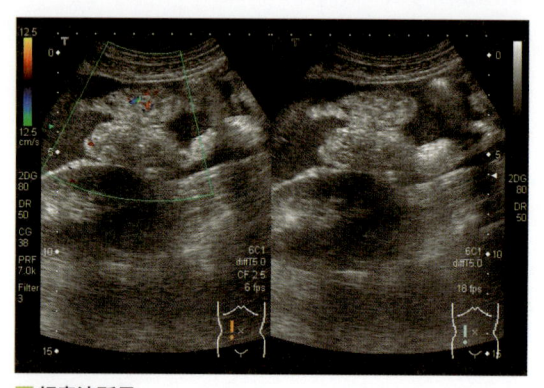

■ 超音波所見
腹膜が一塊となってパンケーキのような腫瘤を形成している（omental cake）．

治療およびその他

- 原因のがん種や，初発か再発か，患者の状態などを考慮して，全身化学療法の実施を決定する．
- 腹痛や腹部膨満感が強いときには，症状緩和のために腹水穿刺が選択される．
- 腹水穿刺は1回3L以下（最大5L）を目安にするが，アルブミンやカリウム喪失に留意しなければならない．
- 利尿薬（効果は約40％），オクトレオチド（消化管分泌物減少による腸閉塞の改善），ステロイド（腸管浮腫の軽減）などが使用されることもある．
- 卵巣腫瘍や腫大が認められず，がん性腹水が認められる卵巣がんは"normal-size ovary carcinoma syndrome"と称される．
- 肝硬変を伴う肝細胞がんでのがん性腹膜炎では，肝硬変での腹水貯留の機序も加わり腹水が貯留するが腫瘍はまれである．

血管内皮細胞増殖因子（VEGF）：vascular endothelial growth factor ｜ がん胎児性抗原（CEA）：carcino embryonic antigen ｜ 乳酸脱水素酵素（LDH）：lactete dehydrogenase ｜ FDG：flucutodeoxy glucose

横隔膜・腹膜・腹壁疾患

鼠径ヘルニア

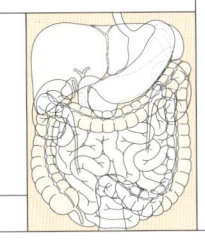

K40　inguinal hernia

疾患概念
一般的にヘルニアとは，本来存在する部位から異常な部位へ内容物（腸管などの腹部内臓）が逸脱して，それによる所見や自覚症状を生じてくることをいう．鼠径ヘルニアとは，鼠径部の腹壁構造の破綻によって腹圧がかかり，腹膜の逸脱が生じて膨隆所見や疼痛などの自覚症状を呈してくる病態をいう．

Summary Map

誘因・原因	● 鼠径部の**腹壁構造の脆弱化と破綻**が原因である．結合組織形成にかかわるなんらかの構造的欠陥が推測されている（膠原線維形成，結合組織の異常など）．
病態	● 腹部ヘルニアのなかで鼠径靱帯の下腹側に脱出するヘルニアを鼠径ヘルニアといい，**外鼠径ヘルニア**と**内鼠径ヘルニア**の2つに分けられる．鼠径靱帯のすぐ下に脱出する**大腿ヘルニア**を含めては鼠径部ヘルニアとされている． ● 外鼠径ヘルニアは鼠径部の内鼠径輪からの腹膜脱出をきたし，内鼠径ヘルニアは鼠径管後壁の横筋筋膜の脆弱性から生じる．両者は50～60歳代に発生のピークがあり，男性が95％以上を占める． ● 大腿ヘルニアは，鼠径靱帯の尾側で大腿動脈が貫通する大腿輪からの脱出をきたすヘルニアをいい，高齢女性に多いとされるが，若年男性でも起こりうる．
症状 臨床所見	● 鼠径部の**膨隆所見**ないしはその自覚が，最もはっきりした所見である． ● ヘルニアの出始めには，膨隆所見ははっきりしないが，重苦感や疼痛を自覚する場合がある． ● 鼠径ヘルニア，大腿ヘルニアとも**ヘルニアの還納**が可能かどうかを確認することが大切 ● ヘルニアが戻らない**嵌頓状態**になると，疼痛を伴う膨隆形成をきたす． ● 腸管が嵌頓をきたして通過障害を起こすと，腸閉塞症状が前面に出てくることがある．
検査・診断 分類	● **臨床所見からの診断**が基本であり，最も重要である． ● CT検査で不顕性のヘルニアが確定される場合もあるが，臨床診断に優るものではない．嵌頓ヘルニアの腸管嵌頓の有無の判断には，CT検査が有益である． ● 症状を訴えるが臨床所見がはっきりしない場合，再発の有無が臨床所見ではわからない場合などでは，ヘルニオグラフィー*が最終的な検査となる．
治療	● **手術**が基本であり，それ以外には根治できない． ● 既存の自己組織を鼠径管後壁の修復に用いる従来法*の適応は限られてきている． ● パッチやメッシュといわれる人工補強材による**テンションフリー(tension-free)法***が一般的となっている．

用語解説

ヘルニオグラフィー
腹腔を穿刺して造影剤を腹腔内へ注入して，腹膜の脱出の有無を造影する検査法

従来法
人工補強材を使用せず，糸で鼠径管の口の筋肉や筋膜を縫い縮めることでヘルニア門の閉鎖と鼠径管後壁を補強する方法．術後，縫い合わせた部分につっぱり感が生じる．

テンションフリー法
術後のつっぱり感をなくすために開発されたもので，筋肉や筋膜を縫い合わせるのではなく，人工補強材（ポリプロピレン製メッシュ）を入れて補強する方法

ハッセルバッハ(Hesselbach)三角
鼠径靱帯，下腹壁動静脈，腹直筋外縁に囲まれたところ

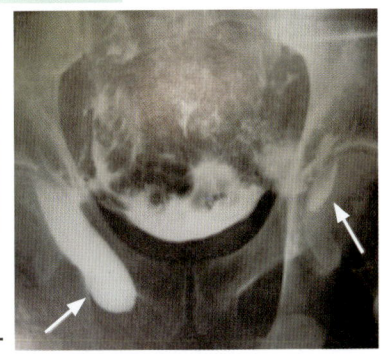

（左矢印）陰嚢へ達する外鼠径ヘルニアの脱出
（右矢印）内鼠径輪からの外鼠径ヘルニアの脱出が生じている．

■ ヘルニオグラフィー

誘因・原因

ヘルニアが起こる原因

- 鼠径部の腹壁構造の脆弱化と破綻が原因である．破綻をきたす部位は鼠径管後壁のハッセルバッハ(Hesselbach)三角*，内鼠径輪部，そして大腿輪部である．
- 腹壁構造の脆弱性をきたす原因は，結合組織形成になんらかの欠陥が存在するのではないかと考えられてきている．50～60歳代になると明らかになってくることが多く，予防法はない．

疾患の発症様式と時間経過

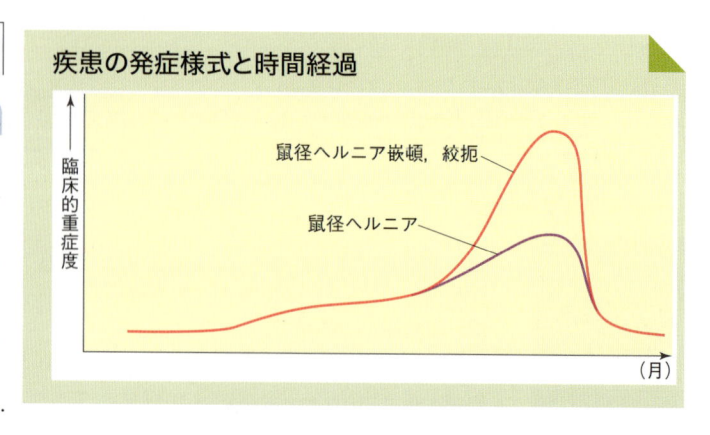

（グラフ：縦軸 臨床的重症度、横軸（月）、鼠径ヘルニア嵌頓，絞扼／鼠径ヘルニア）

ヘルニアの構造と種類

- 腹腔側から見た解剖学的所見が，ヘルニア発生部位の理解を助ける．恥骨，クーパー(Cooper)靱帯，鼠径靱帯，下腹壁動静脈，外腸骨動静脈で，体表側からは，恥骨，外鼠径輪，鼠径靱帯，大腿動脈，前上腸骨稜がポイントとなる．
- 前面が外腹斜筋腱膜，後面が横筋筋膜，内側が恥骨と外鼠径輪，外側が内鼠径輪で形成される精索

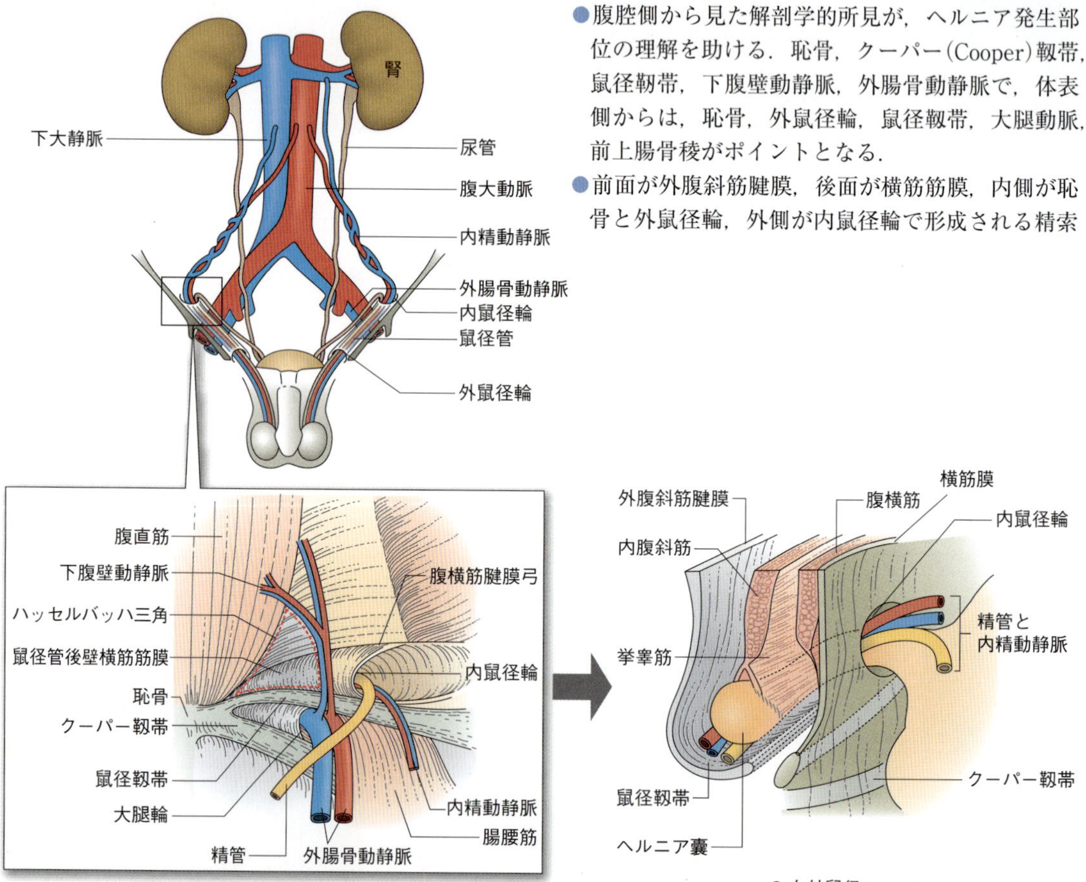

（図中ラベル：腎、下大静脈、尿管、腹大動脈、内精動静脈、外腸骨動静脈、内鼠径輪、鼠径管、外鼠径輪）

（図中ラベル：腹直筋、下腹壁動静脈、ハッセルバッハ三角、鼠径管後壁横筋筋膜、恥骨、クーパー靱帯、鼠径靱帯、大腿輪、精管、腹横筋腱膜弓、内鼠径輪、内精動静脈、腸腰筋、外腸骨動静脈）

（図中ラベル：外腹斜筋腱膜、腹横筋、内鼠径輪、内腹斜筋、精管と内精動静脈、挙睾筋、鼠径靱帯、ヘルニア嚢、クーパー靱帯）

● 右外鼠径ヘルニア

- 外鼠径ヘルニアは内鼠径輪から外鼠径輪を経て皮下に脱出する．
- 内鼠径ヘルニアはハッセルバッハ三角の鼠径管後壁横筋筋膜から鼠径管に入り，外鼠径輪を経て，皮下に脱出する．
- 大腿ヘルニアは大腿輪を通る．

■ 鼠径部の解剖と鼠径ヘルニア

（左下：小柳仁ほか編：標準外科学．第9版，p.480，医学書院，2001を改変）
（右下：坂本昌義ほか：特集・鼠径ヘルニアの治療NOW-乳幼児から成人まで．鼠径ヘルニア診断困難時の対処法．臨床外科，63(10)：1349，2008を改変）

（女性では円靱帯）が通過する部位を鼠径管という．鼠径管後壁は，横筋筋膜で形成されることになる．

● ヘルニアの3要素

> ①ヘルニアの出口（脱出口）であるヘルニア門
> ②ヘルニアを形成して包んでいる膜状の構造物であるヘルニア嚢
> ③ヘルニアの中身であるヘルニア内容

- 内鼠径ヘルニア：鼠径管後壁から横筋筋膜の弛緩した状態の膨隆が，外鼠径輪経由で脱出するヘルニア．横筋筋膜の脆弱性が原因であり，鼠径管後壁の脆弱部がヘルニア門である．
- 外鼠径ヘルニア：内鼠径輪から腹膜の風船状の膨隆が外鼠径輪経由で脱出するヘルニア．内鼠径輪の開大が原因となり，開大した内鼠径輪がヘルニア門である．

外鼠径ヘルニアと内鼠径ヘルニアの違い

- 脱出経路の違い：日本語では内鼠径，外鼠径と称するが，英語ではdirect＝直接型（内鼠径），indirect＝間接型（外鼠径）という．内鼠径輪を経由して脱出するかどうかで，表現が異なってくる．
- 解剖学的にみた違い：下腹壁動静脈の内外，どちら側がヘルニア門になっているかということ．
- 大腿ヘルニア：鼠径靱帯の直下で，外腸骨動静脈が通る大腿輪から脱出するヘルニア．大腿ヘルニアでは，膨隆が戻りきらないことがある．
- 再発ヘルニア：以前の鼠径ヘルニア手術後に再脱出をきたしたヘルニア．再発ヘルニアにも，外鼠径ヘルニアタイプと内鼠径ヘルニアタイプとを分けて考える．メッシュなどの人工物を使用したテンションフリー術式後の再発もありうる．

症状・臨床所見

- ヘルニアが出始めの時期の違和感，重苦感，疼痛症状
- ヘルニア出現による膨隆の自覚ないし他覚症状
- ヘルニア脱出時の違和感や疼痛症状
- ヘルニア脱出が戻らない嵌頓症状
- 大腸脱出による便秘症状
- 膀胱脱出による排尿障害
- 小腸脱出ないし嵌頓による腸閉塞症状

> 脱出したヘルニアが戻らない，戻せない状態をヘルニア嵌頓という．嵌頓内容が腸管の場合，血流障害をきたすと腸管壊死を生じる（絞扼）．ヘルニア嵌頓は，緊急手術を要する病態である．

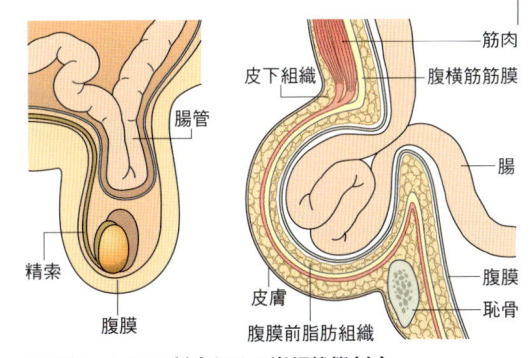

■ 鼠径ヘルニア（左）とその嵌頓状態（右）

検査・診断・分類

触診のポイント

- 体表側でのポイントは，恥骨，前上腸骨稜，大腿動脈，外鼠径輪である．
- 腹圧を加えることでヘルニアの膨隆が出現して，腹圧を抜くことで膨隆が消失することが確認できれば，ヘルニア状態が確認されたことになる．
- 膨隆の基部を検索して，開大したヘルニア門が確認されることもありうる．
- ヘルニアの還納が可能かどうかを確認する．

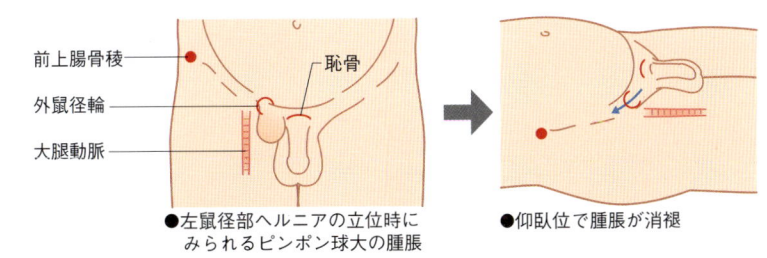

● 左鼠径部ヘルニアの立位時にみられるピンポン球大の腫脹
● 仰臥位で腫脹が消褪

■ 鼠径ヘルニアの診断

CT検査

- CT検査で不顕性のヘルニアが確定される場合もある．
- 嵌頓ヘルニアの腸管嵌頓の有無の判断には，CT検査が有益である．

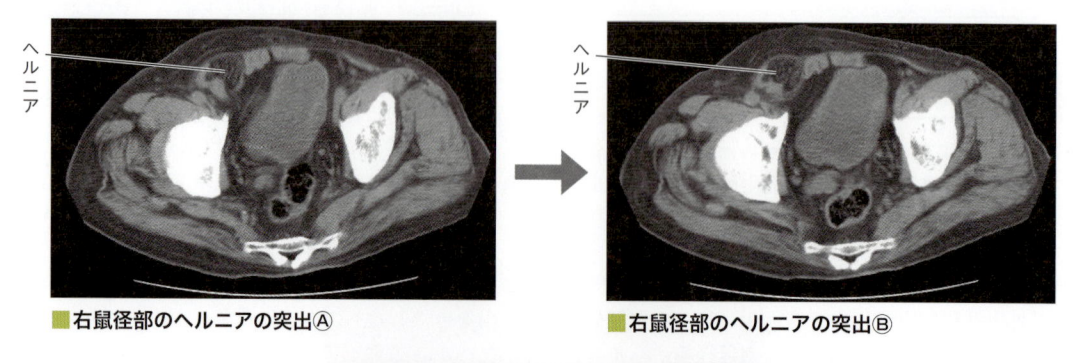

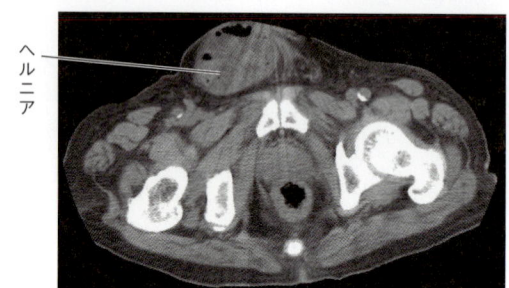

■右鼠径部のヘルニアの突出Ⓐ

■右鼠径部のヘルニアの突出Ⓑ

■右鼠径部のヘルニアの突出Ⓒ

Ⓐ→Ⓑ→Ⓒの順に右外鼠径ヘルニアが脱出している．内容は腸管であり，嵌頓している．

治療

手術療法

- 鼠径ヘルニア治療の原則はヘルニア門の閉鎖である．それに加えて，鼠径管後壁の補強が考慮される．
- 小児鼠径ヘルニアは，高位結紮術(つまり，ヘルニア嚢の十分な基部での結紮切離)で十分である．
- 成人鼠径ヘルニアに対しての従来法は，既存の自己組織を利用してヘルニア門の閉鎖と鼠径管後壁の補強を行うものである．術式としてはバッシーニ法，マックベイ法，イリオプービックトラクト法がある．再発率は5～10％といわれている．再発の多くは，自己組織が破綻することに起因する．

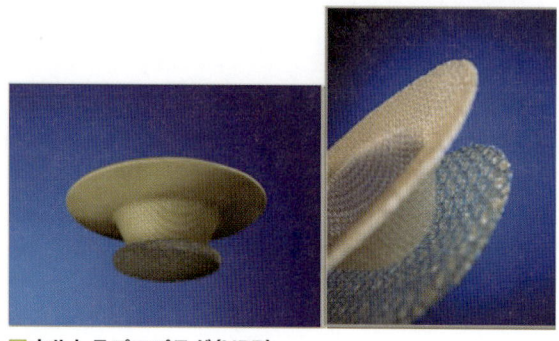

■ウルトラプロプラグ(UPP)

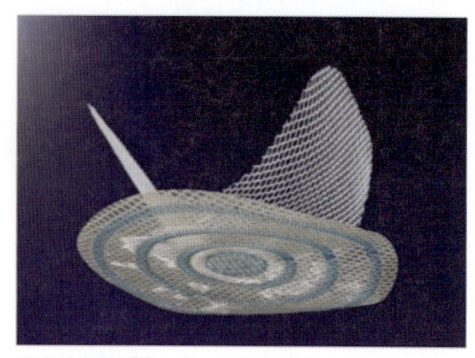

■ウルトラプロヘルニアシステム

- 近年のテンションフリー法は，既存の自己組織は使わず，人工的な専用のメッシュ，パッチやプラグ状のデバイスでヘルニア門の閉鎖と後壁の補強を行うものである．リヒテンシュタイン（Liechtenstein）法，メッシュプラグ（Mesh-plug）法，ウルトラプロプラグ（UPP）法，ウルトラプロ・ヘルニアシステム（UHS）法，クーゲル（Kugel）法，ダイレクト・クーゲル（Direct Kugel）法，腹腔鏡による手術などの術式がある．再発率は1％を割るようになってきている．
- 最新のメッシュは，吸収素材を編みこむなど素材に関しても工夫がされている（UPP，UHS）．

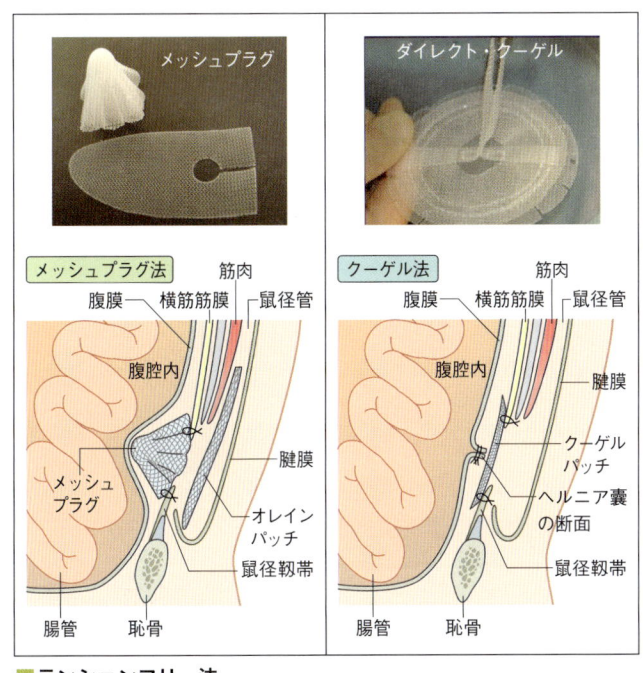

小児鼠径ヘルニア：原因は，胎生期の鞘状突起遺残と考えられている．成人鼠径ヘルニアとは成因が異なっていて，手術は高位結紮が原則である．

手術時期：一度出現したヘルニアは，自然治癒することはないので手術が適応となる．ヘルニア状態に気づいたとき，ヘルニアと診断されたときが手術時期といえる．

■ テンションフリー法

合併症

- 手術そのものに起因する後出血，血腫形成，感染があげられる．鼠径ヘルニアに特徴的なものとしては，滲出液が貯留して囊状の所見を呈する漿液腫形成があり，穿刺を要する場合もある．
- 人工物（異物）であるプラグやメッシュが感染を起こした場合には，原則的にそれら異物を除去することが必要になり，ヘルニアの根治性に優先される．
- 晩期の合併症としては，ヘルニアの再発と術後の慢性疼痛が問題とされる．再発に対しては再手術を要するが，手術の難易度は高くなる．慢性疼痛は，最終的に神経切除が行われることもあるが，多くは保存的に対処される．

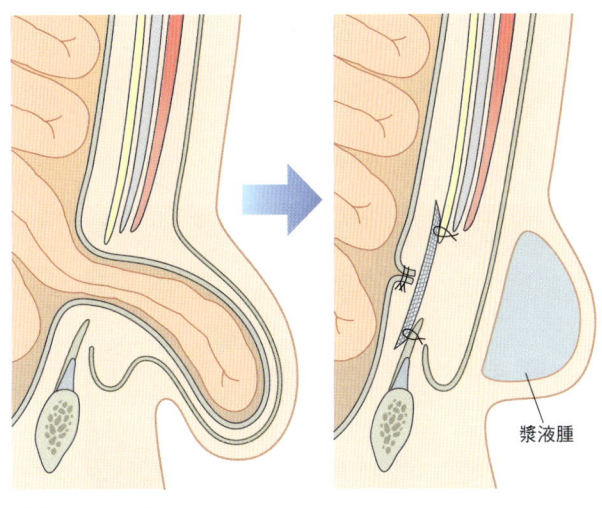

■ 漿液腫の形成

Supplement

C450
閉鎖孔ヘルニア

obturator hernia

誘因・原因

- 恥骨筋と内外閉鎖筋の間にある閉鎖管をヘルニア門として閉鎖管内に嵌入する内ヘルニアで，高齢で痩せた多産の女性に発症する比較的まれな疾患．

症状・臨床所見

- 腸閉塞の症状(腹部膨満，腹痛，嘔吐)，閉鎖神経の圧迫による患側の大腿内側から下腿にかけての痛みや痺れ〔ハウシップ・ロンベルグ(Howship-Romberg)徴候〕．
- リヒター(Richter)型の嵌頓であること，患者が高齢であり訴えが明確でないこと，などから発見が遅れることも多いので注意を要する．
- 嵌頓臓器はほとんどが小腸．

検査・診断・分類

- 腸閉塞に準じた検査(CT，超音波)で診断は比較的容易．

治療

- 原則手術．多くは腸閉塞として緊急開腹手術となる．
- 開腹法(最も多い)，鼠径法，大腿法によるヘルニア門へのアプローチ．
- 嵌頓臓器の整復とヘルニア門の修復(腹膜縫合・閉鎖，卵巣/子宮縫着，メッシュ)を行う．ただし，腸管切除を伴う場合はメッシュの使用は避ける．

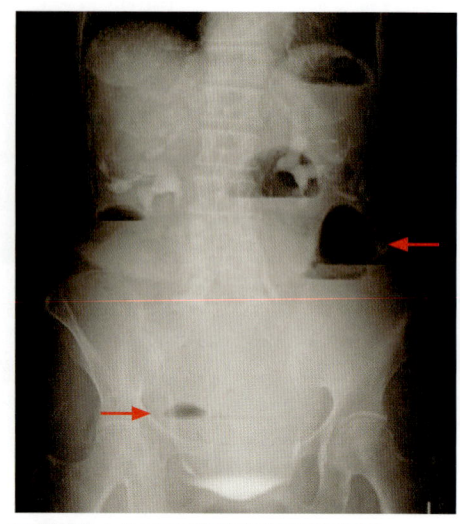

■ 閉鎖孔ヘルニアの腹部X線写真正面像

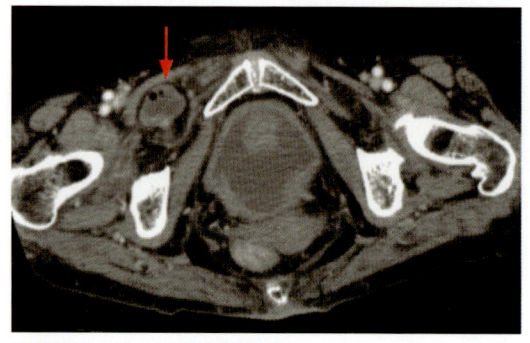

■ 閉鎖孔ヘルニアのCT横断像

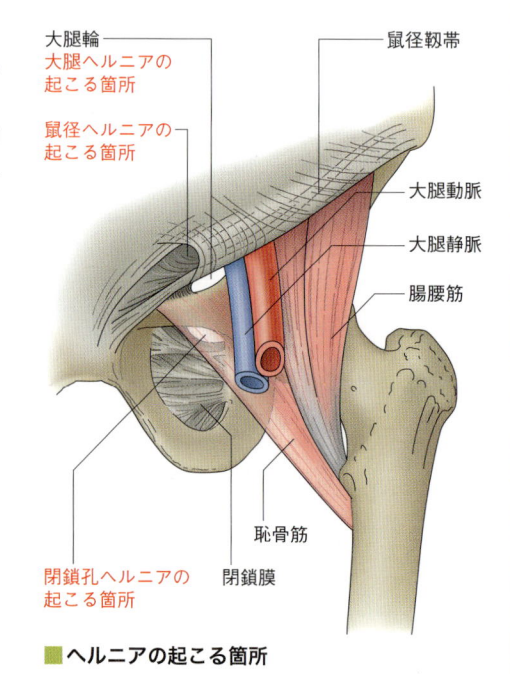

■ ヘルニアの起こる箇所

Supplement

K439

腹壁瘢痕ヘルニア

abdominal incisional hernia

誘因・原因

- 外傷や手術後の腹壁瘢痕部から脱出するヘルニア
- 大部分は手術後の瘢痕ヘルニアで，創感染，ドレーン刺入部，創哆開などが誘引となることが多いが，咳，肥満，加齢，栄養障害や糖尿病など創傷治癒遅延も誘引となる．

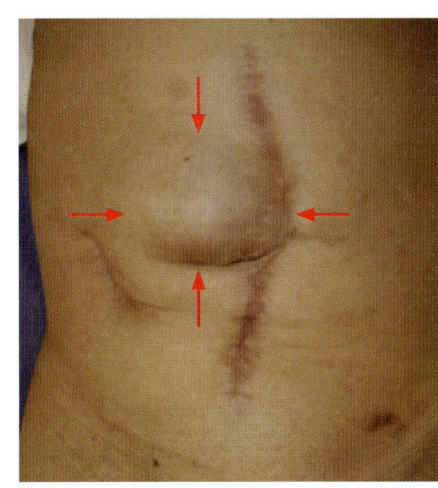

症状・臨床所見

- ヘルニア門は大きい場合が多く，嵌頓となることは少ないが，ヘルニア門が小さいと嵌頓の危険性が高い．
- 腹痛，便秘，嵌頓による腸閉塞症状

検査・診断・分類

- 臨床所見から診断は容易．嵌頓絞扼の有無に関してはCT，超音波検査が有用である．

治療

- 症状のあるもの，嵌頓を繰り返すもの，美容上問題となるものに対して手術を行う．
- ヘルニア門が小さい場合は単純縫合閉鎖も可能だが，膨隆部以外の創部も脆弱であることが多く，各種人工補強材（メッシュ）を用いて広範囲に腹壁を補強するほうが無難である．最近では腹腔鏡下の手術も行われている．

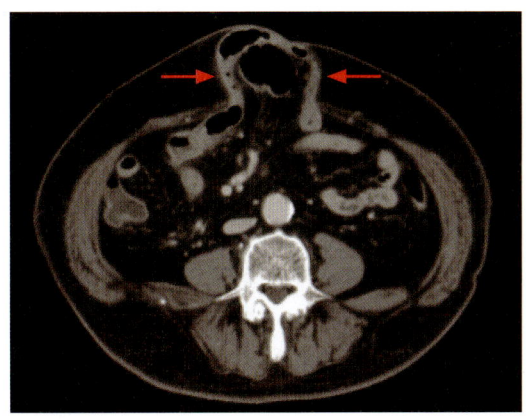

■腹壁瘢痕ヘルニアの外観像

■腹壁瘢痕ヘルニアのCT横断像

Supplement

K419

大腿ヘルニア

femoral hernia

誘因・原因

- 恥骨靱帯，クーパー（Cooper）靱帯，外腸骨靱帯で形成される大腿輪から大腿管を通り，鼠径靱帯直下に脱出するヘルニアで，中高年以降の女性に多い．

症状・臨床所見

- 嵌頓例，非還納例が多い（臓器としては小腸，大網，卵巣，膀胱壁など）．
- 鼠径部症状（疼痛，腫脹）を伴わず，腹部症状（腹痛，嘔吐など）で発症することも多い（p.230図参照）．

検査・診断・分類

- 慎重な診察により，比較的容易（鼠径靱帯の頭側の膨隆なら鼠径ヘルニア，尾側なら大腿ヘルニア）に診断可能．
- 超音波，CT，ヘルニオグラフィーなど

治療

- 全例が手術適応である．従来のマックベイ（McVay）法や，各種人工補強材（メッシュ）を用いた大腿法，鼠径法などによるヘルニア門の修復を行う．最近では腹腔鏡下の手術も行われている．
- 嵌頓例では緊急手術になることが多く，腸管切除を伴う場合もある．
- 鼠径ヘルニアの合併を念頭に術式を決定する．

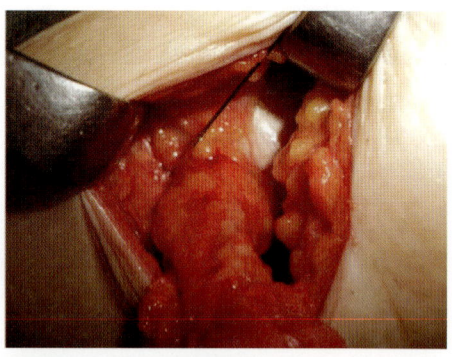

■ 大腿ヘルニアの術中写真

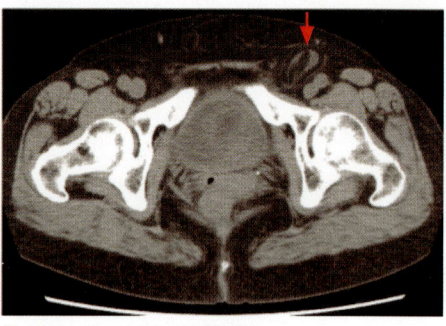

■ 大腿ヘルニアのCT横断像

急性腹症

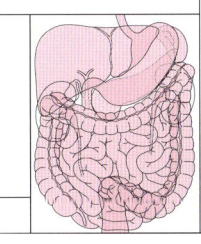

R100　acute abdomen

疾患概念
急激に発症する腹痛の総称であり，緊急手術の適否を早急に決めなくてはならない疾患である．嘔吐，胸焼け，下痢，腹鳴など腹痛以外の症状を伴うことが多い．腹部疾患のみならず，循環器疾患，婦人科疾患も念頭に置き，注意深い問診，診察，適切な検査を行い，必ず診断を確定する必要がある．

Summary Map

症状・臨床所見	●注意深い問診・診察・適切な検査を行い，必ず診断を確定する．
検査・診断・分類	●CT検査は有用であることが多い． ●腹部疾患のみならず，循環器疾患，産婦人科疾患も念頭に置く．
対処方針	●循環・呼吸状態が悪い場合は，すぐに静脈ラインを確保し，全身状態の管理を先行する． ●診断確定の前に鎮痛薬・鎮静薬の投与をしない．

症状・臨床所見

- 急性腹症は，急激に発症する腹痛の総称であり，緊急手術の適否を決めなくてはならない疾患であることが多い．迅速な診断と治療が必要となるきわめて重要な症候である．後述する鑑別疾患を常に念頭に置き，注意深い問診，診察から適切な検査を行い，必ず診断を確定する必要がある．
- バイタルサインに異常があれば，生命の危機に瀕していると考える．すぐに静脈ラインを確保し，全身状態の管理をしつつ，診断を進める．腹膜刺激症状があれば，消化管穿孔などの開腹手術を必要とする疾患が多い．循環器疾患や血管性疾患はきわめて緊急性が高く，常に念頭に置く必要がある．女性であれば，必ず産婦人科疾患も考える．痛みが強いわりに，全身状態がよい場合は，結石発作が多い．
- 診断確定の前に鎮痛薬の投与をすると，症状をマスクしてしまい，診断時期を逸してしまう可能性があり，避けなければならない．

検査・診断・分類

検査

- 血液生化学検査，心電図，胸部・腹部単純X線検査，胸部腹部骨盤CT検査，腹部超音波検査，心臓超音波検査，尿検査，便検査，上部消化管内視鏡検査など．
- 問診や身体所見の情報から適切な検査を行う．とくにCT検査は，単純X線検査や腹部超音波検査で得られなかった情報を得られることがあり，有用であることが多い．

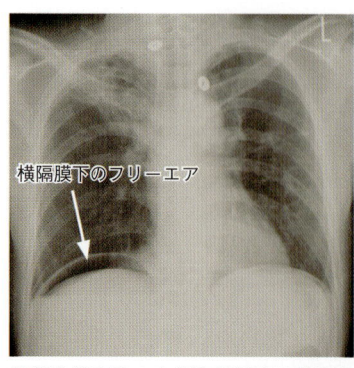

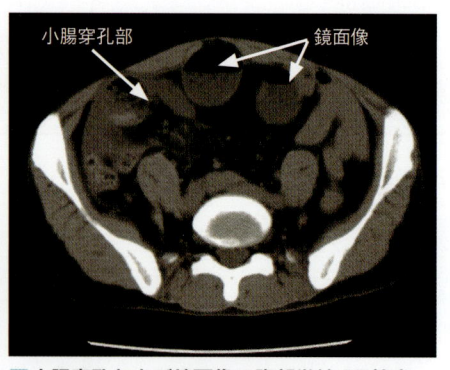

■ 消化管穿孔の立位胸部単純X線検査　　■ 小腸穿孔および鏡面像の腹部単純CT検査
微細な所見もとらえることができる．

診断・分類

● 急性腹症として来院する患者の主な鑑別疾患を臓器別に図に示す．

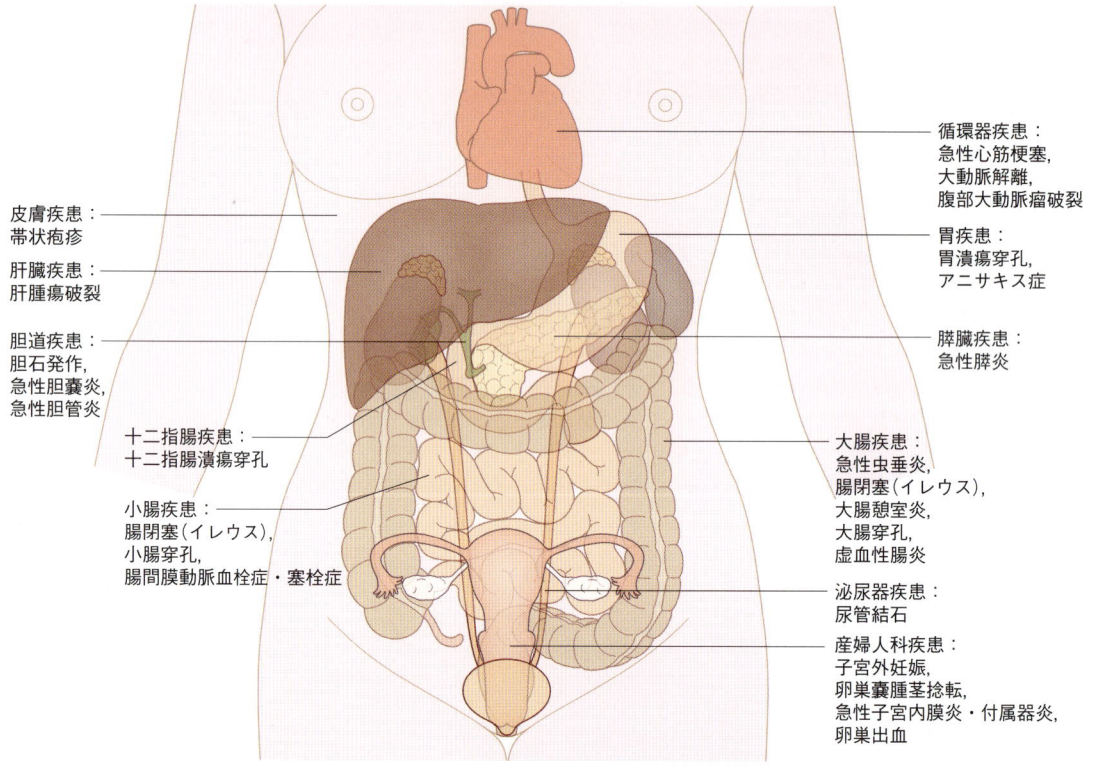

皮膚疾患：
帯状疱疹

肝臓疾患：
肝腫瘍破裂

胆道疾患：
胆石発作，
急性胆囊炎，
急性胆管炎

十二指腸疾患：
十二指腸潰瘍穿孔

小腸疾患：
腸閉塞（イレウス），
小腸穿孔，
腸間膜動脈血栓症・塞栓症

循環器疾患：
急性心筋梗塞，
大動脈解離，
腹部大動脈瘤破裂

胃疾患：
胃潰瘍穿孔，
アニサキス症

膵臓疾患：
急性膵炎

大腸疾患：
急性虫垂炎，
腸閉塞（イレウス），
大腸憩室炎，
大腸穿孔，
虚血性腸炎

泌尿器疾患：
尿管結石

産婦人科疾患：
子宮外妊娠，
卵巣囊腫茎捻転，
急性子宮内膜炎・付属器炎，
卵巣出血

■ 臓器別疾患

対処方針

● 循環・呼吸状態が悪い場合は，すぐに静脈ラインを確保し，全身状態の管理を先行する．診断確定の前に鎮痛薬の投与をすると，症状をマスクしてしまい，診断時期を逸してしまう可能性があり，避けなければならない．
● 診断を確定できない場合，漫然と鎮痛薬や鎮静薬の投与をして経過観察をしてはならない．各専門領域の医師と迅速に連携をとり，必ず診断を確定し，早急に治療方針を決定することがきわめて重要である．

急性腹症

腸閉塞（イレウス）

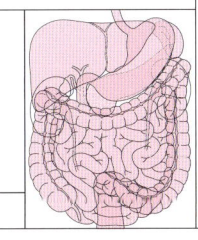

K566　ileus

疾患概念
腸管内腔を閉塞する腫瘤や狭窄，あるいは腸管の蠕動運動の障害などによって，腸内容物の肛門側への通過障害を起こした状態を腸閉塞またはイレウスという．原因によって機械的と機能的に大別される．

Summary Map

誘因・原因
- 機械的イレウスは，単純性（閉塞性）と複雑性（絞扼性）に分けられる．
- 閉塞性イレウスの原因は，先天性腸管閉鎖症，腸管壁や内腔の腫瘍，結石，腹膜癒着，硬い便などで，絞扼性イレウスには，索状物（腹腔内に形成され腸管を絞扼するもの），腸軸捻症，腸重積症，腸管結節形成症，ヘルニア嵌頓などがある．
- 機能的イレウスは，麻痺性と痙攣性に分けられる．
- 麻痺性イレウスの原因は，急性腹膜炎，薬剤，脊髄損傷，腸間膜血管の血栓・塞栓，結石発作などで，痙攣性イレウスには，腹部打撲，鉛中毒などがある．
- 機械的イレウスが多く，なかでも手術後の癒着が原因で起こる術後癒着性イレウス（閉塞性）が最も多い．

●用語解説

金属性音
高い調子で響きのよい音．機械的イレウスの際の蠕動時に聞こえる．

病態
- 閉塞部位より口側の腸管にガス（嚥下した空気が主）と液体（消化液と摂取物）が貯留し，腸管内圧が上昇する．すると吸収が抑制されて分泌が亢進し，さらに内圧が上昇して腸管が拡張する．
- 腸管内圧の上昇によって腸管壁の血流障害が起こると（絞扼性イレウス），血管壁の透過性が亢進して血液成分が漏出し，循環不全から点状出血，潰瘍，穿孔，腹膜炎に至ることがある．
- そのほか，嘔吐などによる水分・電解質喪失から脱水，腸管内容物の停滞による細菌の増殖などがみられる．

症状臨床所見
- 腹部膨満感，悪心・嘔吐，排ガス・排便の停止
- 腹痛は，閉塞性の場合は間欠的，絞扼性の場合は急激で持続的な痛みを伴うことが多い．

検査・診断分類
- 問診による既往歴を聴取
- 視診により蠕動不穏などを，触診により圧痛などをチェック
- 腹部単純X線検査により，閉塞性イレウスでは立位で鏡面形成像（ニボー）が特徴的．そのほか，小腸の閉塞ではケルクリング（Kerckring）像，大腸の閉塞ではハウストラがみられる．麻痺性イレウスでは，小腸，大腸ともガスと腸液の貯留がみられる．

治療

保存的治療
- 閉塞性イレウスの軽度なものや麻痺性イレウスが適応
- 絶飲食とし，胃腸内容の吸引除去で腸管の減圧を行う．
- 水分補給，電解質補正のための輸液療法
- 機能的イレウスに対する薬物療法

手術療法
- 保存的治療で軽快しない閉塞性イレウスや絞扼性イレウスの場合に適応

疾患の発症様式と時間経過

機械的イレウス

（グラフ：臨床的重症度 vs 経過（日）、症状発現時点でイレウス管などの処置手術）

機能的（麻痺性）イレウス

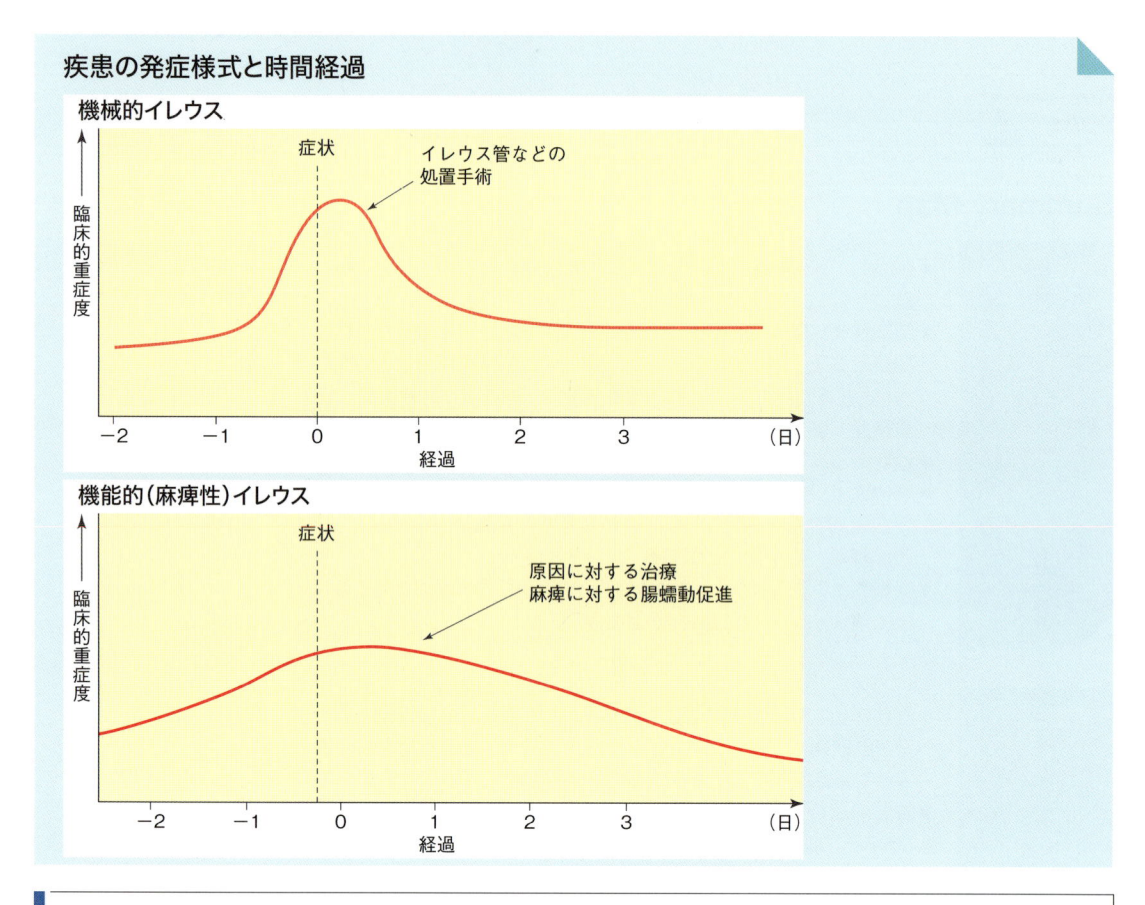

（グラフ：臨床的重症度 vs 経過（日）、原因に対する治療・麻痺に対する腸蠕動促進）

誘因・原因

- 機械的イレウス：物理的に閉塞している状態で，同部の腸管の拡張，虚脱の境界が明瞭なもの．単純性と複雑性に分けられる．
- ・単純性（閉塞性）イレウス：血行障害を伴わないもの．内腔を閉塞するような腫瘍や狭窄の存在（先天性腸管閉鎖症，腫瘍，結石，硬便，腹膜癒着など）
- ・複雑性（絞扼性）イレウス：血行障害を伴うもの．腸管を絞扼するような係蹄（バンド）やヘルニアの存在（腸重積症，腸軸捻症，腸管結節形成症，腹腔内腸嵌頓など）
- 機能的イレウス：閉塞する原因のものが明確でなく，腸管運動の障害によって腸内容物の停滞をきたすもの．麻痺性と痙攣性に分けられる．
- ・麻痺性イレウス：腸管蠕動運動の低下（急性腹膜炎，薬剤，腸間膜の血栓・塞栓などによる）
- ・痙攣性イレウス：腸管の蠕動亢進（腹部打撲，結石発作，炎症，鉛中毒，ヒステリーなどによる）

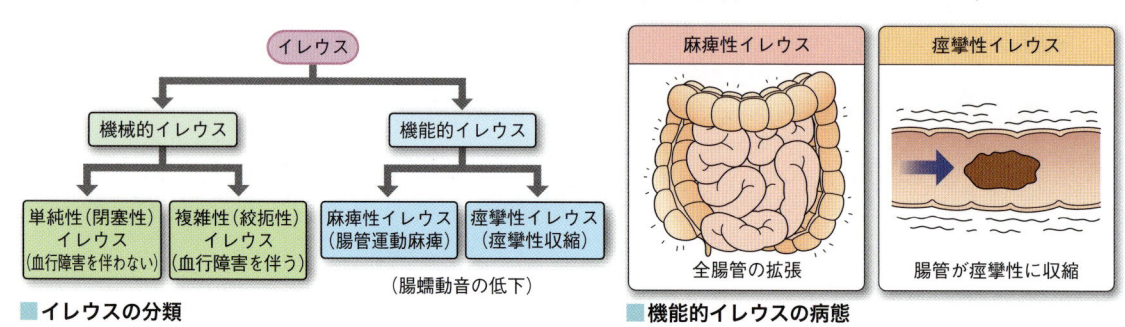

■ イレウスの分類

■ 機能的イレウスの病態

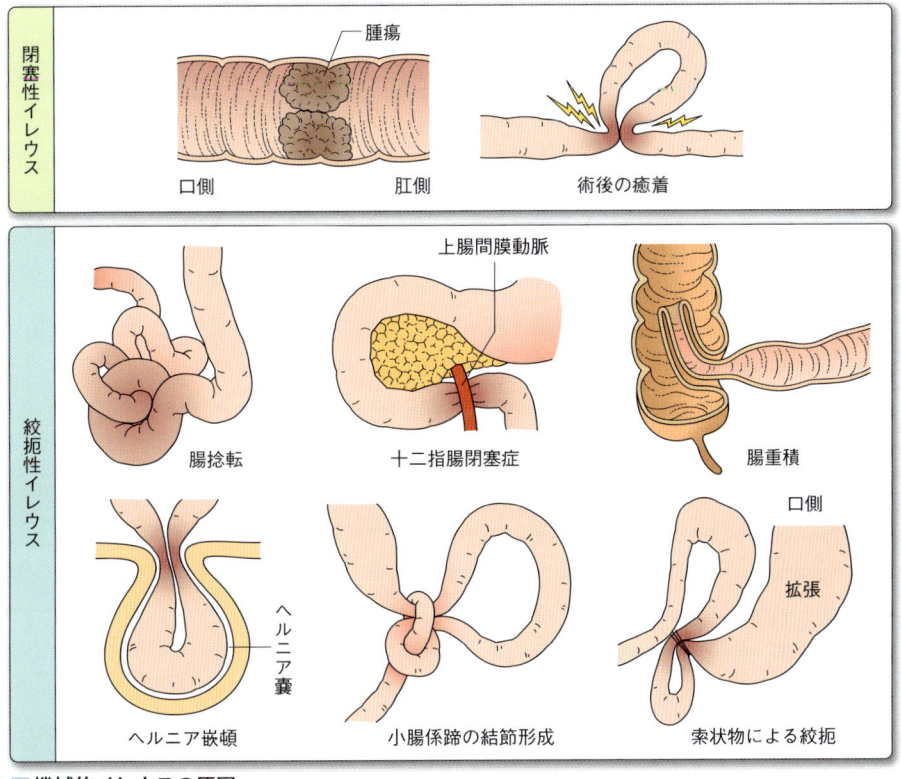

機械的イレウスの原因

（閉塞性イレウス：口側・肛側／腫瘍／術後の癒着）
（絞扼性イレウス：腸捻転／十二指腸閉塞症（上腸間膜動脈）／腸重積／ヘルニア嵌頓（ヘルニア嚢）／小腸係蹄の結節形成／索状物による絞扼（口側・拡張））

症状・臨床所見

- 一般的な症状として腹部膨満感，悪心・嘔吐，排ガス・排便の停止がみられる．血行障害を伴う絞扼性イレウスでは，血便をみることもある．
- 腹痛は，閉塞性の場合は間欠的，絞扼性の場合は急激で持続的な痛みを伴うことが多い．麻痺性イレウスでは，強い痛みがない場合もある．
- 蠕動不穏，腸管硬直，鼓腸などの身体所見のほかに，腹部聴診で金属性音(metallic sound)＊などが機械的イレウス（とくに閉塞性）にみられる．麻痺性イレウスでは，腸雑音は減弱あるいは聴取不能となる．痙攣性イレウスでは強い腹痛と嘔吐がみられるが，全身的な症状は閉塞性に比べて軽度である．

検査・診断・分類

問診・視診・触診

- 開腹手術，悪性腫瘍，慢性便秘などの既往歴を聴取
- 視診により蠕動不穏，腹部膨隆などを，触診により圧痛，筋性防御，腫瘤などをチェックする．

血液・尿検査

- 脱水による血清タンパク，ヘマトクリット上昇，電解質喪失によるナトリウム，カリウム，クロールの低下などが起こる．血液ガス分析により代謝性アシドーシスの存在，乳酸脱水素酵素(LDH)，クレアチニンキナーゼ(CK)の上昇などから腸管壊死を疑うことがある．

腹部X線検査

- 通常，立位，臥位で撮影する．機械的イレウスでは小腸での多量なガス像と，立位・坐位像で腸管内に貯留したガスと液体とのあいだが線状の陰影で現れる像（鏡面像）が特徴的である．この鏡面像をニボー(niveau)，airfluid levelという．また，小腸での閉塞の場合はガスで拡張したケルクリングひだ，大腸での閉塞の場合は拡張したハウストラがみられる．
- 麻痺性イレウスでは，ニボーを伴わない著明な腸管の拡張が認められる．

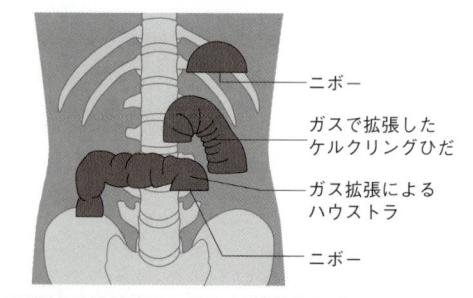

■ 単純X線検査にみられる特徴的な陰影

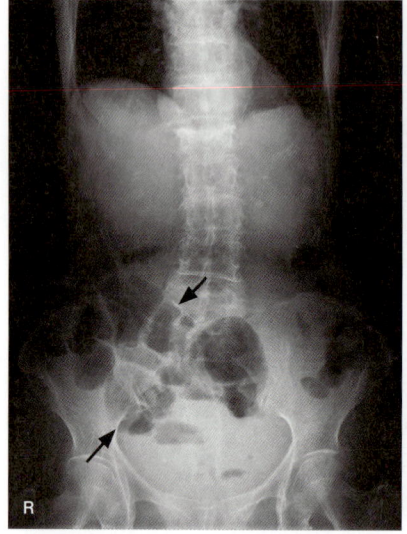

■ 腹部単純X線像における鏡面形成
本症例は左閉鎖孔ヘルニア嵌頓による閉塞性イレウスの立位正面像である．小腸内の複数の鏡面像（→）を伴うガス像がみられるが，大腸ガス像はほとんど認められない．

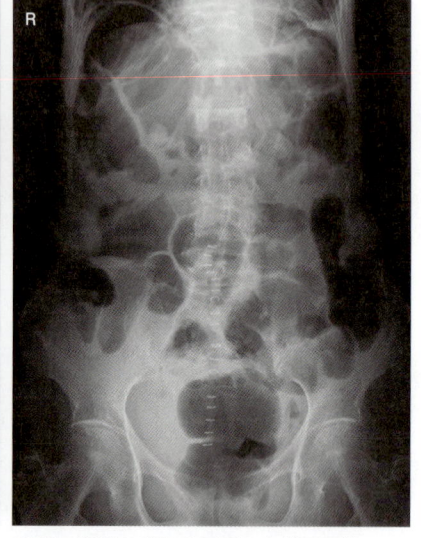

■ 同一症例の術後6日目の立位正面像
開腹腹膜炎手術後の腸管麻痺による麻痺性イレウスである．ほぼすべての腸管が弛緩しているが，明らかな鏡面像は伴っていない．

腹部超音波検査

- 腸管の運動，腸内容物の移動性などを描出する．
- 絞扼性イレウスとの鑑別に有用である．

腹部CT検査

- 拡張した腸管の原因（腫瘍，炎症，虚血，結石，異物，内ヘルニア，外ヘルニアなど）が描出可能である．造影剤との併用により，絞扼した腸管が確認できる場合もある．

治療

保存的治療

- 閉塞性イレウスの軽度なものや麻痺性イレウスが適応となる．
- 絶飲食
- 腸管の減圧を行う．胃管もしくはイレウス管の挿入を透視下で行い（経鼻的，経肛門的），胃腸内容物を吸引して口側腸管の減圧を行う．ハマサーボドレイン（通称HAMA，ハマ）などの間欠的自動吸引器などに接

続する．
- 嘔吐や吸収障害，および胃腸内容物の吸引で生じた脱水，電解質異常を補正するために輸液療法を行う．
- 機能的イレウスに対しては，腸管麻痺を生じている原因に対する治療のほかに，蠕動亢進薬（ネオスチグミン，ジノプロストなど），あるいは蠕動抑制薬（硫酸アトロピン，ブチルスコポラミン臭化物など）などを投与する．

🩺 胃泡拡張，上腹部の小腸ガス像が著しい場合は胃管を，下部小腸や大腸の閉塞にはイレウス管を用いる．また病変の部位や大きさによっては腸管ステントを留置して腸閉塞を解除することがある．

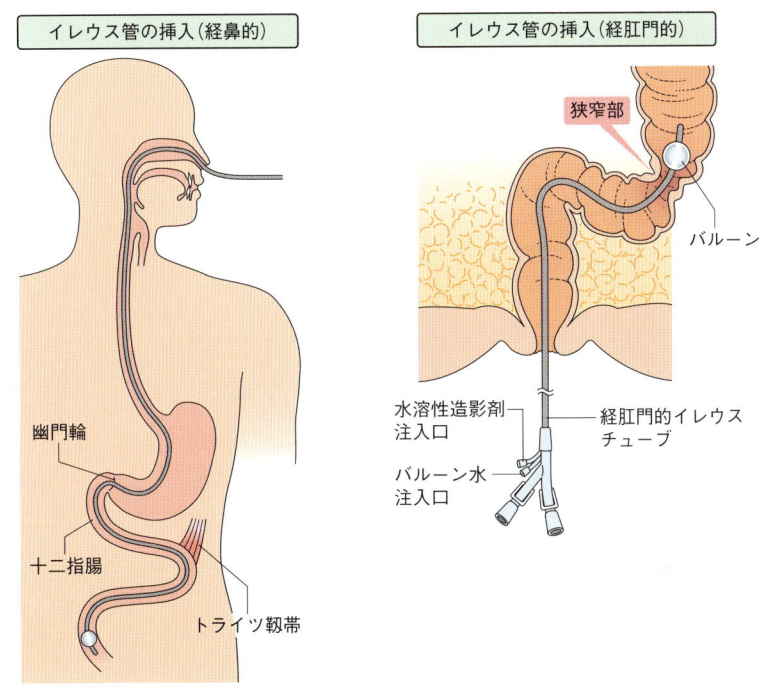

🩺 尿量（成人で1,500mL/日）を指標とする．

■ **イレウス管の挿入（経鼻的および経肛門的）**
経 鼻 的：目的の場所まで用手的に進める．トライツ靱帯を越えれば，先端のバルーンを膨らませることで自然に進む．
経肛門的：洗浄しやすいようにダブルルーメン，トリプルルーメンになっている．

手術療法

- 閉塞性イレウスでは保存的治療で軽快しない場合が適応となる．
- 絞扼性イレウスが疑われるときは手術療法を行う．とくに腸管虚血や腸管壊死を疑うときには，緊急手術による絞扼もしくは腸管切除が必要である．

乳酸脱水素酵素（LDH）: lactate dehydrogenase ｜ クレアチンキナーゼ（CK）: creatine kinase

急性腹症

消化管穿孔

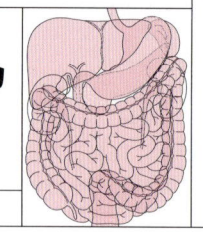

K63　gastrointestinal perforation

疾患概念

上部消化管穿孔と下部消化管穿孔に分けられる．
上部消化管穿孔：十二指腸潰瘍穿孔が最も多く70〜80％を占める．比較的若年の男性に多く認められる．まれに吻合部潰瘍，胃がんの穿孔もみられる．
下部消化管穿孔：トライツ（Treitz）靱帯以下の小腸と大腸が含まれる．小腸穿孔はまれで大腸穿孔がほとんどである．好発部位はS状結腸，直腸である．高度な腹膜炎に移行することが多く，また高齢者が多いことなどにより重篤化しやすい．

Summary Map

誘因・原因
- 上部消化管穿孔：穿孔により腹腔内へ漏出した胃・十二指腸液によって発生した化学性腹膜炎が本体である．
- 下部消化管穿孔：特発性穿孔は排便中に起こることが多く，そのほか医原性穿孔もみられる．

症状 臨床所見
- 上部消化管穿孔：突然の腹痛，腹膜刺激症状が出現し苦悶状である．初期段階では上腹部に限局する．
- 下部消化管穿孔：強い腹痛を認め時間経過とともに悪化し，筋性防御など，腹膜刺激症状が著明

検査・診断 分類
- 上部消化管穿孔：胸部・腹部単純X線写真にてフリーエア（free air）*を証明する．CT検査はfree airの確認とともに，穿孔部位の同定に有用．
- 下部消化管穿孔：白血球数は通常増加するが重篤な場合は低下．腹腔内free airを証明することの診断価値は大きい．

治療
- 上部消化管穿孔：内科的治療と外科的治療がある．一般に発症後12時間以内に処置することが望ましい．外科的治療には，穿孔部位閉鎖，胃切除，部分切除などが行われる．
- 下部消化管穿孔：診断がつき次第緊急手術を行う．術式は一期的根治術が可能か，二期分割手術が適当かを選択する．

● 用語解説

フリーエア（free air）
free airとは腹腔内遊離ガス像のことで，腹膜腔内（消化管や肝臓などの実質臓器の外）に認められるガス像のことである．通常は消化管穿孔を意味し，緊急処置を要する．腹部単純X線撮影立位像，胸部立位像で確認する．立位不能の場合は左側臥位像で代用する．CTも有用で，穿孔部位の推定ができる場合がある．

ヘリコバクター・ピロリ
経口感染する螺旋状の形をした細菌（ヘリコバクター），胃の幽門部（ピロリ）に住み着いていることからこの名前がある．この菌がもつウレアーゼという酵素からアンモニア（アルカリ性）をつくり出し，強酸性の胃酸を中和することで胃に生息することができる．萎縮性胃炎，胃・十二指腸潰瘍，胃がんなどの発生に関与しているといわれている．

疾患の発症様式と時間経過

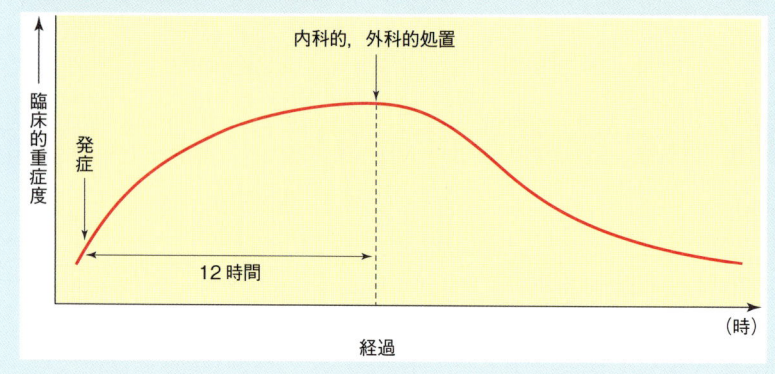

（臨床的重症度／経過（時）／発症／12時間／内科的，外科的処置）

誘因・原因

上部消化管穿孔

- 基礎に慢性潰瘍，ヘリコバクター・ピロリ*（*H.pylori*）感染があることが多く，穿孔により腹腔内へ漏出した胃・十二指腸液によって発生した化学性腹膜炎が本体である．その後数時間で細菌性腹膜炎へ進行する．

下部消化管穿孔

- 大腸穿孔ではがんによるものおよび特発性のもので約70％とされる．特発性穿孔は排便中に起こることが多い．そのほか憩室穿孔（数％）や大腸スコープおよび注腸検査によるものなど医原性の穿孔もみられる．

症状・臨床所見

上部消化管穿孔

- 突然の腹痛，腹膜刺激症状が出現し顔貌は苦悶状である．初期の段階では通常これらの症状は上腹部に限局するが，上腹部痛は強く持続性である．

下部消化管穿孔

- 発症とともに強い腹痛を認めるが時間経過とともに悪化する．筋性防御など，腹膜刺激症状が著明となる．

検査・診断・分類

上部消化管穿孔

- 胸部・腹部単純X線写真にてfree airを証明することは診断に最も有用となる．
- またCT検査はfree airの確認とともに，滲出液の量や穿孔部位の同定に有用なことがある．
- 一般検査所見では白血球やC反応性タンパク（CRP）の上昇，細菌性腹膜炎へ移行した場合AST，ALT，T-Bilなどの上昇を認める．
- 以上検査および身体所見より診断は比較的容易な場合が多いが，腹痛で受診し腹膜刺激症状がある場合，常に本症を念頭に置くことが重要である．

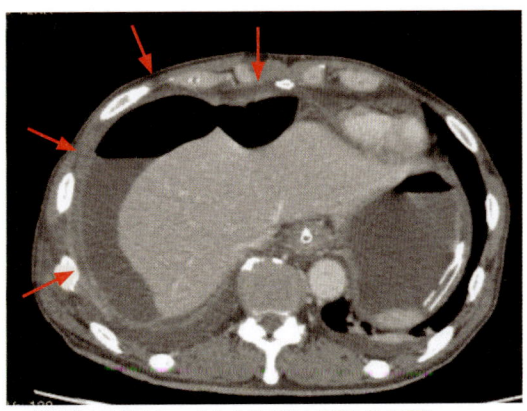

CT横断像：腹腔内free airと大量の腹水を認める（矢印）．
■ 消化管穿孔

下部消化管穿孔

- 白血球数は通常増加するが重篤な場合は低下することもある．
- 上部消化管と同様に胸部・腹部単純X線写真にて腹腔内free airを証明することの診断価値は大きい．しかし下部消化管穿孔においてはfree air出現率は約30％とする報告もある．

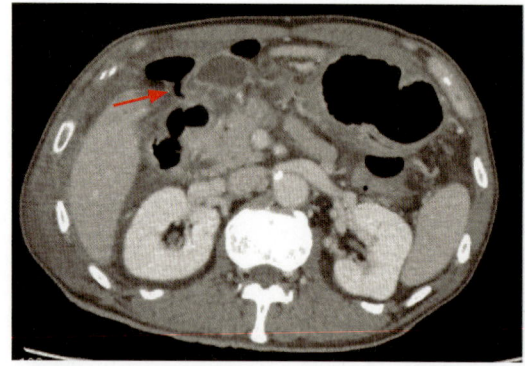

CT横断像：free airが十二指腸前壁とつながっている(矢印)．

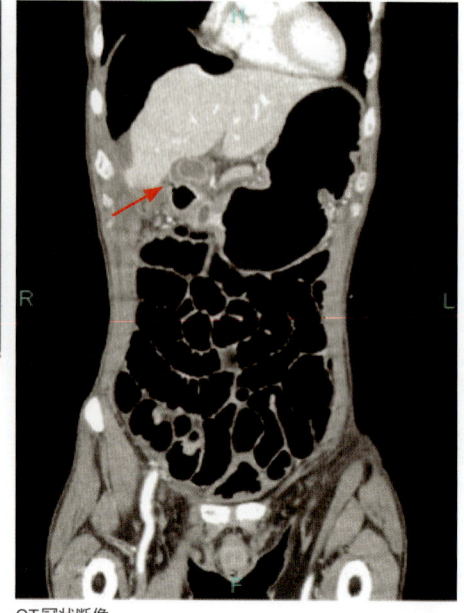

■十二指腸潰瘍穿孔

CT冠状断像

治療

上部消化管穿孔

- 内科的治療
- ・一般に発症後12時間以内(細菌性腹膜炎移行前)に処置することが望ましい．胃管，補液，抗生物質，胃酸分泌抑制薬[プロトンポンプ阻害薬(PPI)など]の投与で12時間程度経過観察し，状態の改善がみられない場合は手術適応とする．
- 外科的治療
- ・適応は上記治療で悪化した場合のほかにショック，高齢者や心肺に合併症のある症例，発症から24時間以上経過しての受診などがあげられる．術式は腹腔内洗浄とともに穿孔部位閉鎖(＋大網充填)，胃切除，部分切除などが行われ，最近では腹腔鏡にて行う施設も増えている．

下部消化管穿孔

- 診断がつき次第，緊急手術を行う．腹腔内の汚染は高度のことが多く大量の温生理食塩水にて洗浄することが必要である．
- 術式は一期的根治術が可能か，二期分割手術が適当かを選択する．憩室穿孔などで汚染度の強くない場合は通常一期的根治術(穿孔部のデブリードマン，縫合閉鎖または切除吻合)を行い，大腸がんに起因するものや汚染度の強い場合には二期的に手術(人工肛門造設，その後待機的に人工肛門閉鎖)を行う場合が多い．

C反応性タンパク(CRP)：C-reactive protein ｜ プロトンポンプ阻害薬(PPI)：proton pump inhibitor

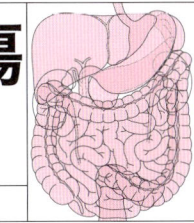

腹部外傷

S399　abdominal injury

疾患概念

腹部外傷は受傷機転，受傷部位，外力の大きさなどから損傷臓器，損傷形態も異なり病態は複雑であることが多い．外傷死のなかで，適切な診療が行われていれば生存可能性があった症例を「防ぎえた外傷死（PTD）」といい，わが国ではPTDは外傷死の20～40％を占めると報告されている．とくに腹部外傷における診断の遅れ，手術判断の遅れは，PTDの大きな原因となっている．よって腹部外傷の応急処置において最も重要な点は，いかにこのPTDを防ぐかという点である．現在では外傷初期診療ガイドライン（JATEC）の手順に沿って診療することが勧められる．

Summary Map

Primary survey
- 緊急度・重症度を判断する"primary survey"を行い，呼吸・循環の安定を得る．

Secondary survey
- 全身の損傷を系統的に検索する"secondary survey"を行う．

Primary survey

手順

- 外傷においては目立つ部位に目を奪われがちになるが，外傷形態に惑わされることなく，次に示す生命徴候（ABCDE）を重視した手順で診察を進める．
- 腹部外傷は鈍的外傷と鋭的外傷に分類されるが，わが国ではほとんどが鈍的外傷（90～95％）である．しかしどちらにおいてもprimary surveyの進め方は基本的に同じである．

【A：Airway（気道の確保）】
- 気道が確保されているか確認する．
- 出血などにより気道が障害されている場合は，気管内挿管などを施行し気道を確保する．

【B：Breathing（呼吸管理）】
- 十分な酸素投与（10L/分のリザーバー付きマスク）を行う．動脈血酸素飽和度をモニターし，呼吸に問題がある場合，まずこの時点で処置をする．

【C：Circulation（循環管理）】
- 循環を確認する．血圧，脈拍をモニターしショック状態か否かを判断する．ショック状態であれば急速大量輸液を施行しながら，その原因を探る．
- ショックの原因が出血によるものであると考えられた場合，出血源の検索に移る．

【D：Dysfunction of CNS（中枢神経障害）】
- 意識レベル，瞳孔所見，麻痺の有無を確認して中枢神経の損傷を確認する．

【E：Exposure and enviromental control（脱衣と体温管理）】
- 着衣を取り全身の体表観察を行うと同時に保温を行う．環境温度や輸液の影響および脱衣などで体温は低下する．加温は血液凝固能維持，臓器保護の観点からきわめて重要である．

○ポイント○
- 腹部単独外傷と思われても必ずprimary surveyを行う．これを行い生命徴候の異常を素早く発見し，蘇生措置を開始することがきわめて重要である．
- 腹部外傷におけるprimary surveyで最も重点をおくのは臓器損傷による出血である．

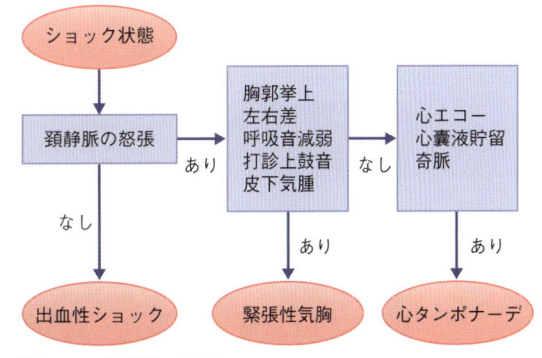

■ショック状態の原因

〔武藤撤一郎監（小井土雄一）：新臨床外科学第4版．p.313，医学書院，2006〕

- 出血源の同定は，迅速超音波検査（FAST），胸部X線写真，骨盤X線写真により行う．
- FASTは繰り返し行うことがきわめて重要であり，そのなかで腹腔内出血が認められた場合は，初期輸液療法に対する反応で治療方針を決定する．すなわち，
  ① 1～2Lの乳酸または酢酸リンゲル液の急速輸液で循環の安定する群（responder）
  ② 一旦は安定するがその後不安定になる群（transient responder）
  ③ 輸液に反応しない群（non-responder）
の3群に分けて考える．
- ①群→②群→③群の順に止血処置の緊急性が高まる．
- ③群に関しては緊急開腹術の適応であるが，その目的は蘇生のための止血である．

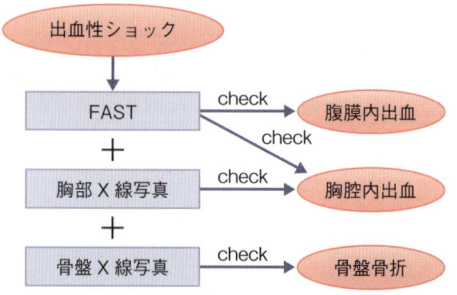

```
出血性ショック
    ↓
  FAST ──check──→ 腹膜内出血
    ＋       check
  胸部X線写真 ──check──→ 胸腔内出血
    ＋
  骨盤X線写真 ──check──→ 骨盤骨折
```
いずれの検査も陰性の場合は，ショックの原因として，高位の後腹膜出血を考慮する．

■ 出血源の同定
〔武藤徹一郎監(小井土雄一)：新臨床外科学第4版．p.313，医学書院，2006〕

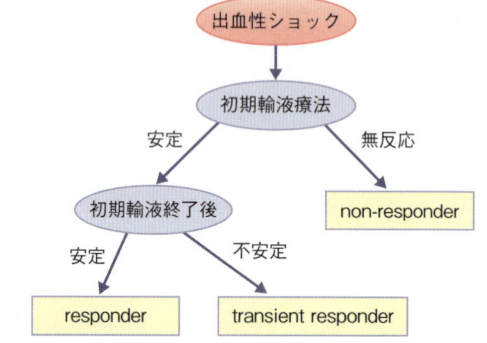

```
出血性ショック
    ↓
 初期輸液療法
  ／安定    ＼無反応
初期輸液終了後   non-responder
 ／安定 ＼不安定
responder  transient responder
```

■ 治療方針
〔武藤徹一郎監(小井土雄一)：新臨床外科学第4版．p.313，医学書院，2006〕

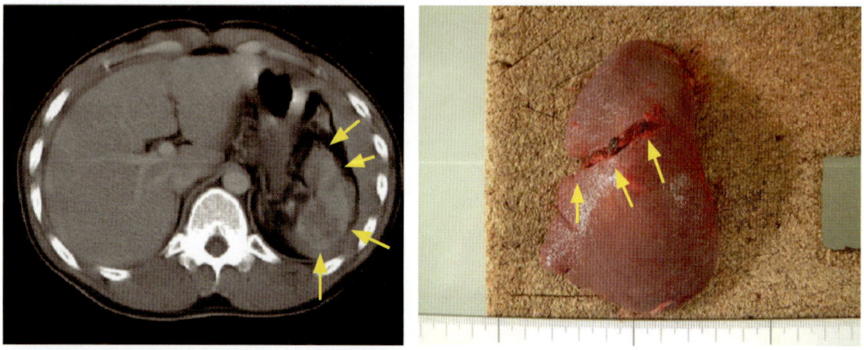

■ 外傷性脾臓損傷（緊急手術となった症例）
（左）造影CT横断像：脾臓内部の造影が不均一で周囲に液体貯留が認められる（矢印）．
（右）手術で摘出された脾臓：実質が断裂している（矢印）．

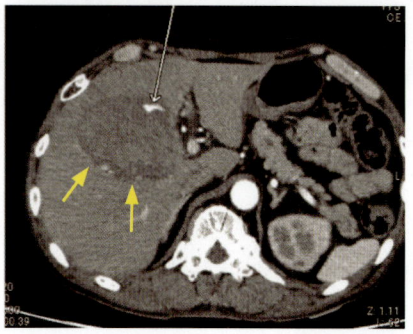

■ 外傷性肝損傷
造影CT横断像：右葉内に長径12cmの血腫（黄色矢印）を認める．白矢印は造影剤の血管外漏出所見．しかし腹腔内への出血はなく保存的加療にて治癒した．

Secondary survey

手順

- Primary surveyで呼吸・循環の安定が得られていればsecondary surveyを行う.
- Primary surveyの焦点は腹腔内出血であったのに対して，secondary surveyの焦点は腹膜炎の有無である.
- 腹膜炎も緊急開腹の適応になりうるが，その進行は緩徐であり一刻を争う状況にはなりにくい．腹部外傷におけるsecondary surveyの進め方を図に示す.
- 画像診断は造影CTを基本とする.

○ポイント○
- Secondary surveyのポイントは，腹膜炎を診断すること，および腹腔内出血に対して非手術療法（NOM）が可能かどうか判断することである．NOMの適応に関しては，腹腔内出血はあるが腹膜炎の所見がなく循環が安定していることが条件となる.

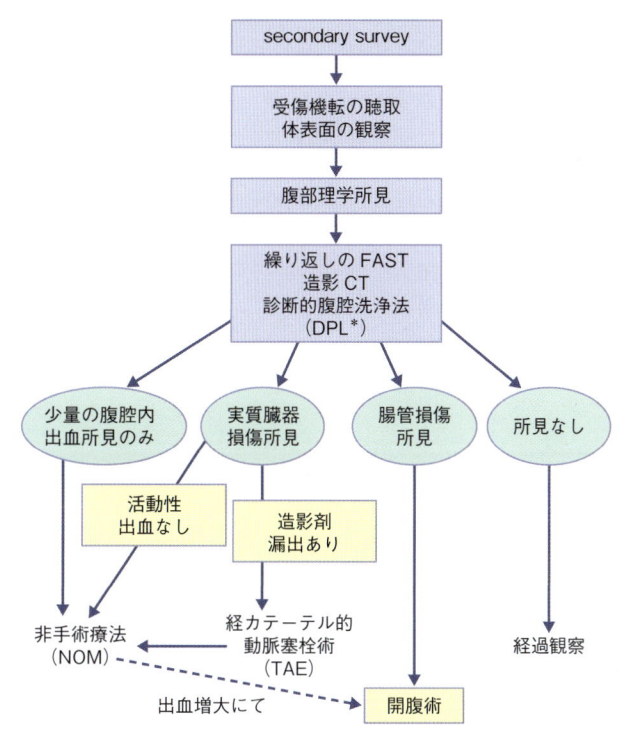

```
secondary survey
    ↓
受傷機転の聴取
体表面の観察
    ↓
腹部理学所見
    ↓
繰り返しのFAST
造影CT
診断的腹腔洗浄法
（DPL*）
    ↓
┌─────────┬─────────┬─────────┬─────────┐
少量の腹腔内    実質臓器      腸管損傷      所見なし
出血所見のみ    損傷所見      所見
    ↓            ↓            ↓            ↓
活動性         造影剤                     経過観察
出血なし       漏出あり
    ↓            ↓
非手術療法     経カテーテル的              開腹術
（NOM）       動脈塞栓術
              （TAE）
```

*腹部所見が正確にとれていない場合は，補助診断としてDPLを行う

■**Secondary surveyの進め方**
〔武藤徹一郎監（小井土雄一）：新臨床外科学第4版. p.314, 医学書院, 2006〕

防ぎえた外傷死（PTD）：preventable trauma death ｜ 外傷初期診療ガイドライン（JATEC）：Japan Advanced Trauma Evaluation and Care ｜ 迅速超音波検査（FAST）：focused assessment with sonography for trauma ｜ 非手術療法（NOM）：non-operative management ｜ 診断的腹腔洗浄法（DPL）：diagnostic peritonela lavage ｜ 経カテーテル的動脈塞栓術（TAE）：trans-arterial embolization

Supplement

T189

消化管異物
gastrointestinal foreign body

誘因・原因

- 誤飲した異物が消化管内に停滞した状態.
- 高齢者や小児,精神疾患患者などに多い.
- 停滞部位は食道(とくに入口部,気管分岐部)が最も多く,次いで胃が多い.小腸や大腸にもみられる.
- 異物として,高齢者では薬のシート(PTP)や義歯,小児では硬貨が多い.

症状・臨床所見

- 詳細な問診が重要である.誤飲した異物の種類や形状,数などを聴取する.可能であれば同じものを持参してもらう.最終の食事摂取時間も確認する.
- 小児,認知症,精神疾患患者では,家族や周囲の者への問診が必要である.
- 食道の異物では,嚥下障害,異物感,疼痛など.
- 胃の異物の多くは無症状.小腸や大腸の異物もほとんど無症状.
- 異物により消化管の穿孔や閉塞が生じた場合は,腹痛や発熱などが出現する.

検査・診断・分類

- 胸腹部単純X線検査を行うが,PTPや魚骨などのX線透過性の異物は診断が困難である.
- CT検査は,X線透過性の異物でも認識が可能である.合併症である縦隔気腫や穿孔,閉塞を診断するうえでも有用である.

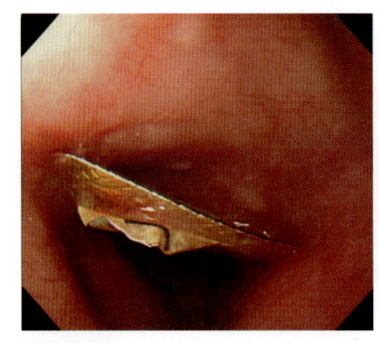

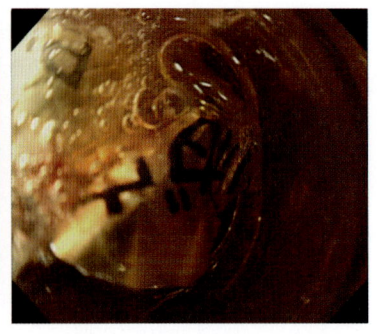

■食道異物
(左)誤飲したPTPを認める.(右)透明キャップ内に引き込んで回収した.

治療

- 消化管異物の多くは自然排泄される．異物の種類と停滞部位により，除去するか判断する．
  ① 食道の異物は，穿孔の危険があるため，早急に除去する．
  ② 胃の異物は，自然排出されることが多いので経過観察してもよい．鋭利な異物やボタン電池などは早急に除去する．
  ③ 小腸や大腸に進んだ異物は，自然排出される．
- 治療として，緊急内視鏡で異物除去を行う．鉗子で異物を把持して回収するが，以下の点に注意する．
  ① さまざまな鉗子類を準備する：鰐口把持鉗子，スネア，バスケット鉗子，回収ネットなどを使い分ける．
  ② 消化管壁を損傷しないようにする：鋭利な異物は，内視鏡の先端に透明キャップを装着して内部に引き込んで回収する．食道静脈瘤結紮術（EVL）に使うオーバーチューブは，食道入口部損傷の予防に有用である．
  ③ 回収後，内視鏡を再挿入して消化管損傷がないか確認する．
  ④ 必要に応じてX線透視を併用する．
- 異物による穿孔や閉塞が生じた場合は，外科手術の適応である．

用語解説

食道静脈瘤結紮術（EVL）
静脈瘤をゴムバンド結紮し，瘤を壊死脱落させる術式．

■治療の緊急性からみた消化管異物の分類

1.　緊急性があるもの	
a．消化管壁を損傷する可能性のあるもの（鋭利なもの，針状のもの）	薬のシート（PTP），義歯，魚骨，針，歯科処置具など
b．消化管を閉塞する可能性のあるもの（大きなもの）	食物塊，ビニール袋など
c．毒性のある内容物を含有するもの	ボタン電池，乾電池など
2.　緊急性がないもの	
（小型で円形のもの，鈍的なもの）	硬貨，パチンコ玉，ボタン，ビー玉，碁石など

（日本消化器内視鏡学会監（赤坂泰次）：消化器内視鏡ガイドライン第3版，p.206, 医学書院，2006 を改変）

PTP（press through package）　｜　食道静脈瘤結紮術（EVL）：endoscopic variceal ligation

Part 3
肝・胆・膵疾患の理解

Chapter1　肝疾患
Chapter2　胆膵疾患

肝疾患

総論
肝臓の解剖生理と構造

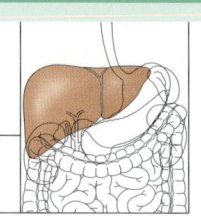

肝臓の構造 1

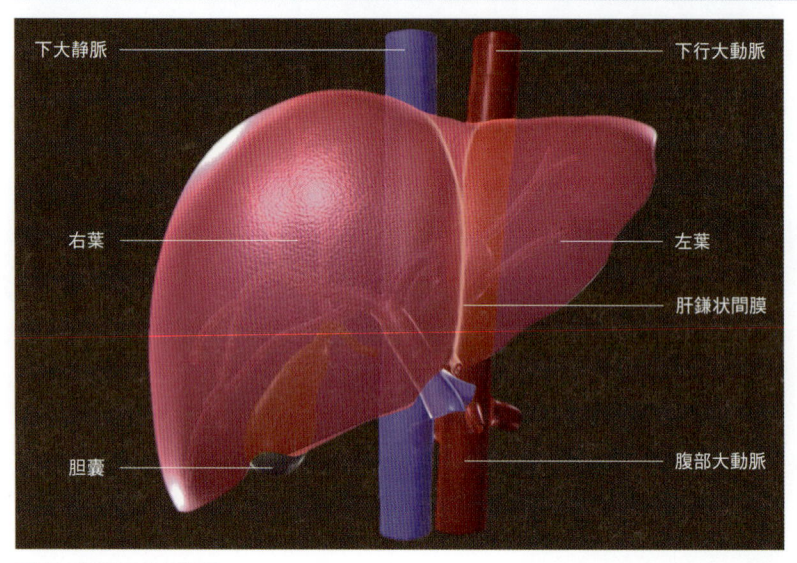

■肝の解剖学的分類 1

- 肝臓は右上腹部で肋骨弓に隠れるように存在する臓器で，重量は成人で1,000～1,500g，体重の約2％である．一方，肝容積と体表面積とは相関することも知られており，
  標準肝容積cm^3 = 706.2×（体表面積m^2）+ 2.4cm^3
  にて肝容積を求めることも可能である．
- 肝に流入する血管は肝動脈と門脈であり，胆管とも伴走して，結合織性の膜〔グリソン（Glisson）鞘〕に包まれて，徐々に肝内で分岐している（グリソン系脈管）．流入血液の70％が門脈血，30％が肝動脈血である．
- 流出路は右，中，左肝静脈であり，グリソン系脈管とこれら肝静脈とは両手の指を合わせたような構造となっている．その他，直接下大静脈に流入する短肝静脈も流出路となる．

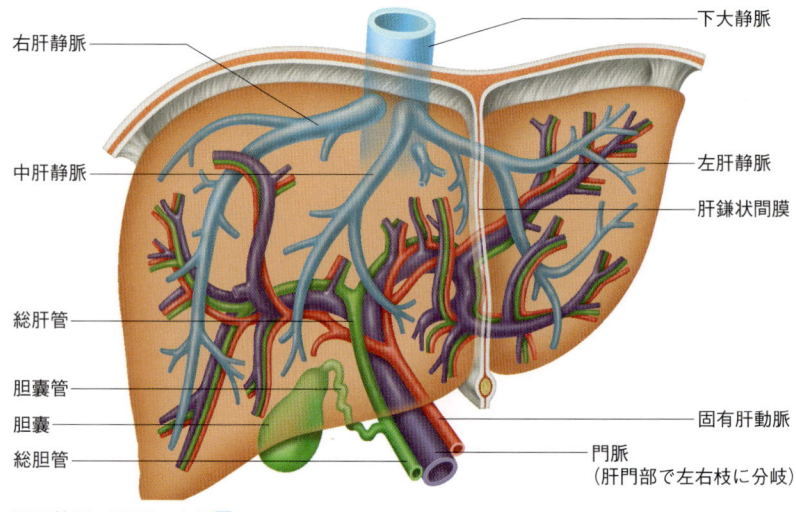

■肝静脈・動脈の走行 2

肝小葉の構造（組織像）3

- 肝小葉とよばれる肝組織構造の最小単位（直径1～2mm大の6角柱ないし多角柱）では，周辺に門脈域（グリソン鞘），中心に中心静脈が存在し，その間に肝細胞が放射状に並んで肝細胞索を形成している．肝細胞索のあいだは類洞とよばれ，門脈域から流入した血液は類洞を流れて，中心静脈に至り，肝静脈へと流れていく．
- 血液は門脈域から中心静脈へと流れるので，阻血障害は中心部に起こりやすいことになる．各疾患で肝小葉のどの部位に病変が起こるかを理解することは重要である．
- 胆汁は肝細胞でつくられ，肝細胞間の毛細胆管から細胆管を経て，グリソン鞘内の小葉間胆管に集まり，徐々に太い肝内胆管となり，肝外胆道系へと移行する．

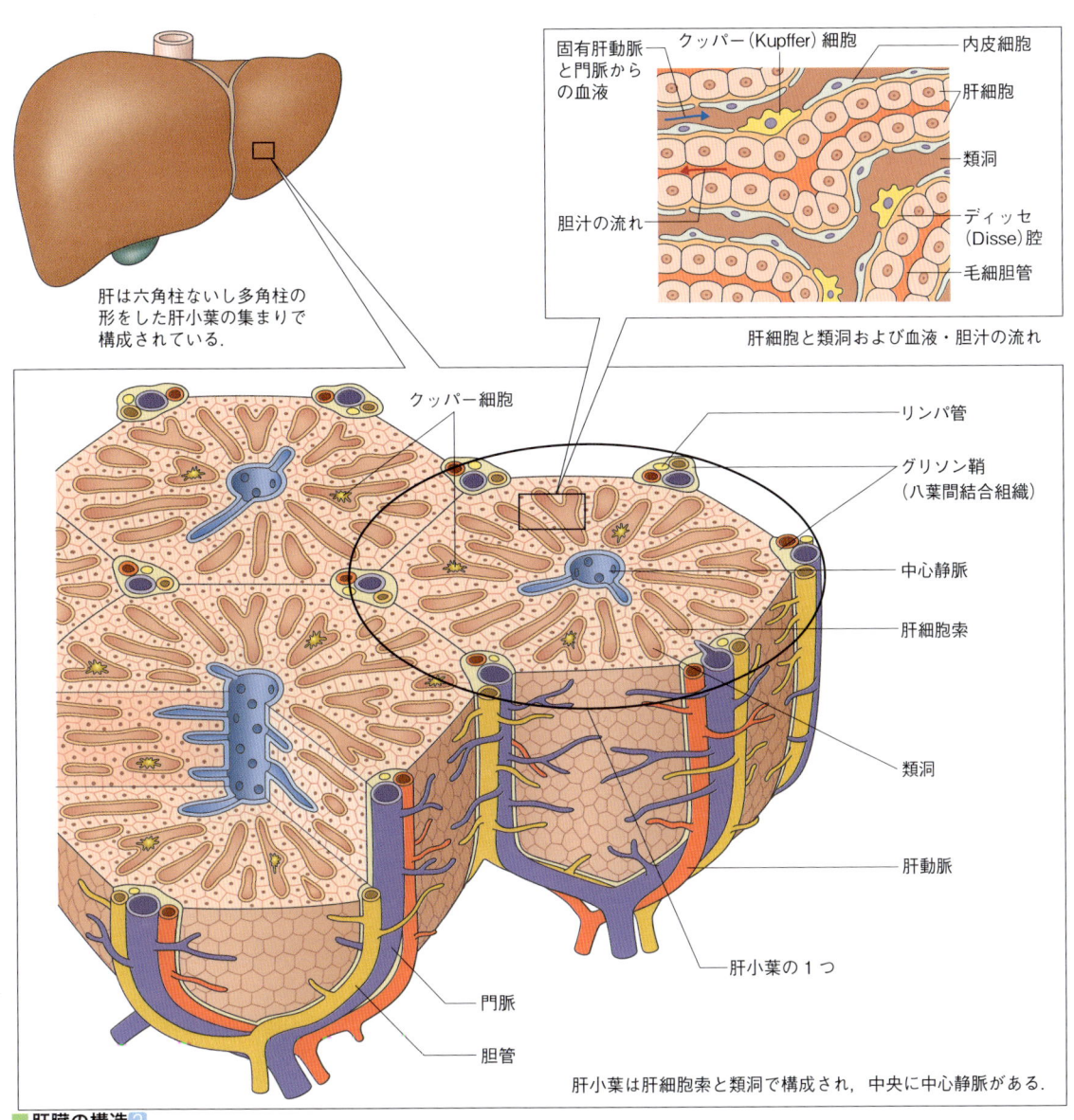

肝は六角柱ないし多角柱の形をした肝小葉の集まりで構成されている．

肝細胞と類洞および血液・胆汁の流れ

肝小葉は肝細胞索と類洞で構成され，中央に中心静脈がある．

■ 肝臓の構造3

肝臓の区域分類（クイノー（Couinaud）分類）

- 肝区域は門脈（グリソン系脈管）の分岐に応じて命名されている．すなわち門脈は肝門部にて門脈右枝と左枝とに分岐するが，門脈右枝に流入した門脈血が流れる領域が右葉，門脈左枝に流入した門脈血が流れる領域が左葉となる．
- 門脈右枝は前区域枝と後区域枝とに分岐し，それぞれ上下区域枝に分岐するので，右葉は前区域と後区域とに分かれ，さらに上下の亜区域に分けられる（S5～8）．
- 門脈左枝からは内側区域枝と外側区域枝が分岐し，それぞれ上下区域枝が分岐する．そのため，左葉は内側区域と外側区域に分かれ，内側区(S4)，外側上区(S2)，外側下区(S3)が亜区域となる．また尾状葉(S1)は独立した亜区域として扱われる．

- 肝の区域はグリソン系（門脈，肝動脈，胆管）の支配により決まる．
- 肝の構造の基本は，グリソン系と肝静脈とがからみ合うかたちである．
- 太い肝静脈は区域の境界部を走行する．

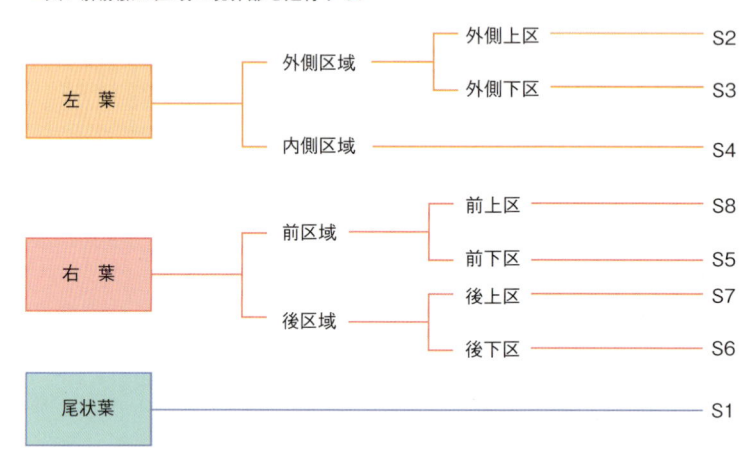

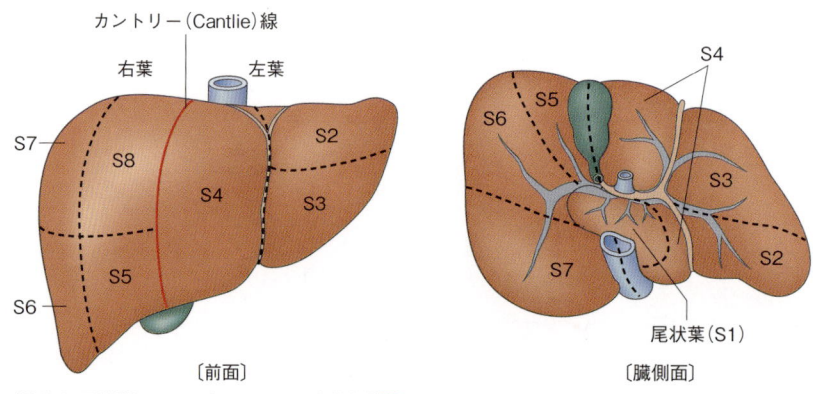

葉	区域	亜区域	S
左葉	外側区域	外側上区	S2
		外側下区	S3
	内側区域		S4
右葉	前区域	前上区	S8
		前下区	S5
	後区域	後上区	S7
		後下区	S6
尾状葉			S1

■ 肝臓の構造と区域［クイノー（Couinaud）分類］
〔前面〕 〔臓側面〕

肝疾患の分類 5

■ 肝疾患の分類 5
- 急性ウイルス性肝炎：A，B，C，D，E型など
- 劇症肝炎
- 慢性肝炎
- 自己免疫性肝炎
- アルコール性肝障害
- 薬物性肝障害
- 脂肪肝
- 肝硬変
- 原発性胆汁性肝硬変
- 先天代謝異常症：$α_1$-アンチトリプシン欠損症，ウィルソン（Wilson）病，ヘモクロマトーシス，アミロイドーシス，肝性ポルフィリン症など
- 体質性黄疸
- 肝血管病変：門脈血栓症，肝静脈閉塞性疾患，バッド-キアリ（Budd-Chiari）症候群
- 寄生虫性肝疾患：日本住血吸虫症，肝吸虫症，エキノコッカス症など
- 肝膿瘍：細菌性肝膿瘍，アメーバ性肝膿瘍
- 肝がん：原発性肝腫瘍（肝細胞がん，胆管細胞がん），転移性肝腫瘍
- その他の悪性腫瘍：肝芽腫，肝肉腫，悪性血管内皮腫
- 良性腫瘍：肝細胞腺腫，限局性過形成結節，肝血管腫

肝予備能の評価

- 肝予備能の評価法としては，古典的にはチャイルド・ターコット（Child-Turcotte）分類が有名であるが，客観的評価の難しい栄養状態を削除し，新たにプロトロンビン時間を加えたチャイルド・ピュー（Child-Pugh）分類も広く知られている（p.293参照）．
- わが国ではインドシアニングリーン（ICG）負荷試験*の加味された肝障害度分類（liver damage）6が使用されている．

■ 肝障害度分類（liver damage）6

項目　　　　　　　　　肝障害度	A	B	C
腹水	ない	治療効果あり	治療効果少ない
血清ビリルビン値（mg/dL）	2.0未満	2.0～3.0	3.0超
血清アルブミン値（g/dL）	3.5超	3.0～3.5	3.0未満
ICG R_{15}（％）	15未満	15～40	40超
プロトロンビン活性値（％）	80超	50～80	50未満

- 2項目以上の項目に該当した肝障害度が2か所に生じる場合には，高いほうの肝障害度をとる．たとえば，肝障害度Bが3項目，肝障害度Cが2項目の場合には，肝障害度Cとする．また，肝障害度Aが3項目，B，Cがそれぞれ1項目の場合はBが2項目相当以上の肝障害と判断して，肝障害度Bと判定する．

（日本肝癌研究会編：臨床・病理　原発性肝癌取扱い規約．第5版補訂版，p.15，金原出版，2009 を改変）

● 用語解説

インドシアニングリーン負荷試験

緑色の色素を静注し，一定時間後に採血して血中の色素濃度を調べる検査．肝機能に異常があるとICGを排泄するスピードが低下する．

ビリルビン代謝

● ビリルビンの生成

・ビリルビンは赤血球の構成要素であるヘムの代謝産物で脂溶性である．ビリルビンの80％は老廃赤血球が網内系（骨髄，脾，肝など）で破壊され，ヘモグロビン→ヘム→ビリベルジン→ビリルビンの経路により生じ，残る20％は赤血球の完成前に破壊される無効造血や臓器ヘムに由来するシャントビリルビン*である．肝細胞でグルクロン酸抱合*される前の脂溶性のビリルビンは非抱合型ビリルビン（間接型ビリルビン）とよばれる．

● 肝細胞による摂取，移送

・血中に放出された非抱合型ビリルビンはアルブミンと結合して運搬され，肝の類洞に到達すると，ビリルビンは肝細胞膜を通過して肝細胞内に取り込まれ，ウリジン二リン酸グルクロニルトランスフェラーゼ（UDPGT）酵素（UDP-グルクロン酸転移酵素）の作用により，グルクロン酸抱合を受けて抱合型ビリルビン（直接型ビリルビン）となる．抱合型ビリルビンは水溶性である．

● **胆道への排泄**
・抱合型ビリルビンは肝細胞から毛細胆管へと排泄され，徐々に集合して太くなり，肝内胆管，総胆管を経由して十二指腸乳頭部にて十二指腸に流出する．

● **腸管のビリルビン代謝**
・腸管内に流出した抱合型ビリルビンは大腸の腸内細菌の作用により，ウロビリノゲン，ウロベリンとなり，大部分は糞便中に排泄される．ウロビリノゲンの一部は腸管から再吸収され，胆道系と尿とから排泄される[7]．

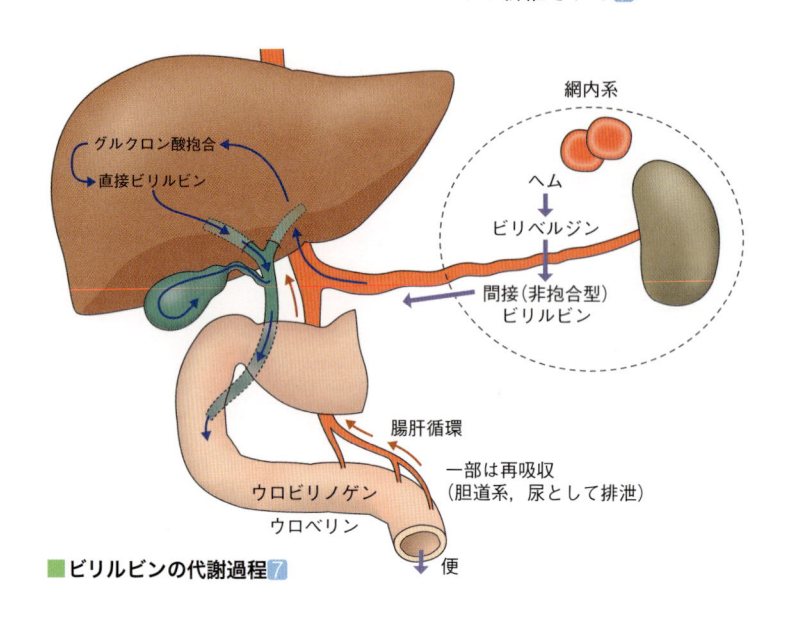

■ ビリルビンの代謝過程[7]

肝の病態と肝機能検査の関連[8]

● 「肝細胞の変性，壊死」「肝細胞の機能障害」「間葉系の反応」「胆汁うっ滞」などの病態とそれを反映する肝機能検査を示す．

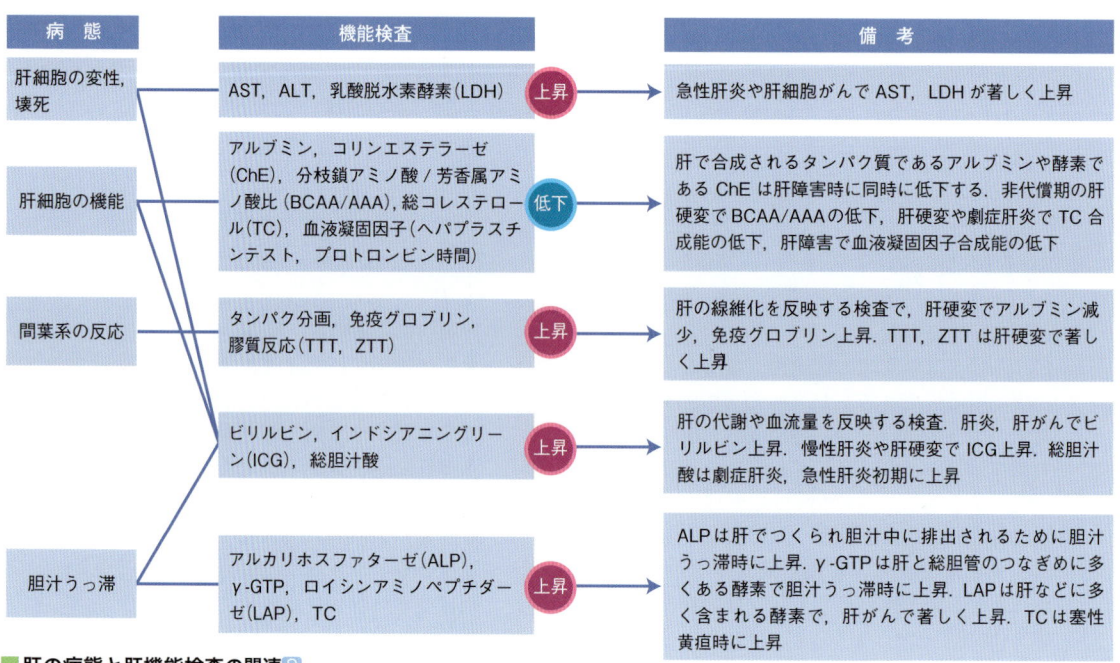

病態	機能検査		備考
肝細胞の変性，壊死	AST，ALT，乳酸脱水素酵素（LDH）	上昇	急性肝炎や肝細胞がんで AST，LDH が著しく上昇
肝細胞の機能	アルブミン，コリンエステラーゼ（ChE），分枝鎖アミノ酸／芳香属アミノ酸比（BCAA/AAA），総コレステロール（TC），血液凝固因子（ヘパプラスチンテスト，プロトロンビン時間）	低下	肝で合成されるタンパク質であるアルブミンや酵素である ChE は肝障害時に同時に低下する．非代償期の肝硬変で BCAA/AAA の低下，肝硬変や劇症肝炎で TC 合成能の低下，肝障害で血液凝固因子合成能の低下
間葉系の反応	タンパク分画，免疫グロブリン，膠質反応（TTT，ZTT）	上昇	肝の線維化を反映する検査で，肝硬変でアルブミン減少，免疫グロブリン上昇．TTT，ZTT は肝硬変で著しく上昇
	ビリルビン，インドシアニングリーン（ICG），総胆汁酸	上昇	肝の代謝や血流量を反映する検査．肝炎，肝がんでビリルビン上昇．慢性肝炎や肝硬変で ICG 上昇．総胆汁酸は劇症肝炎，急性肝炎初期に上昇
胆汁うっ滞	アルカリホスファターゼ（ALP），γ-GTP，ロイシンアミノペプチダーゼ（LAP），TC	上昇	ALP は肝でつくられ胆汁中に排出されるために胆汁うっ滞時に上昇．γ-GTP は肝と総胆管のつなぎめに多くある酵素で胆汁うっ滞時に上昇．LAP は肝などに多く含まれる酵素で，肝がんで著しく上昇．TC は塞性黄疸時に上昇

■ 肝の病態と肝機能検査の関連[8]

黄疸の分類と鑑別診断

- 黄疸とは血清ビリルビン濃度が2〜3mg/dLを超えて増加し，皮膚および眼球強膜が黄染した状態（顕性黄疸）である．黄疸すなわち高ビリルビン血症の原因としては，
  ①ビリルビンの産生過剰
  ②ビリルビンの肝細胞による摂取，移送障害
  ③ビリルビンの抱合障害
  ④ビリルビンの排泄異常ないし排泄障害
があげられる．①〜③では抱合前の間接ビリルビンが上昇し，④では抱合後の直接ビリルビンが上昇する．

■ 黄疸の鑑別⑨

肝内胆管拡張	黄疸の種類	上昇するビリルビン	所見	疾患，病態
あり	閉塞性黄疸	直接ビリルビン	ALP，γ-GTP優位の上昇 炎症反応，腫瘍マーカー上昇	胆石，胆嚢炎，胆管がん，膵がんなど
なし	内科的黄疸	直接ビリルビン	肝の凸凹，肝予備能低下	肝硬変
			AST，ALTの著明な上昇	肝細胞性黄疸（急性肝炎など：ウイルス性，薬剤性，自己免疫性）
			ALP，γ-GTP優位の上昇	肝内胆汁うっ滞
			肝酵素正常	体質性黄疸［デュビン・ジョンソン（Dubin-Johnson）症候群，ローター（Rotor）症候群］
		間接ビリルビン	肝酵素正常	体質性黄疸［ジルベール（Gilbert）症候群，クリグラー・ナジャー（Crigler-Najjar）症候群］
			肝酵素正常，尿中ウロビリノゲン上昇	シャント高ビリルビン血症
			貧血，LDHの著明な上昇，尿中ウロビリノゲン上昇	溶血性疾患（溶血性貧血など）

- 体質性黄疸：遺伝性のビリルビン代謝異常により起こる黄疸で，肝細胞性，胆道閉塞，溶血性でないもの
- デュビン・ジョンソン症候群：20歳前後にみられる比較的軽度な慢性黄疸で，肝機能に異常はみられないが，肝腫と褐色尿を伴う．予後は良好
- ローター症候群：20歳前後にみられる慢性黄疸で，肝機能に異常はなく予後は良好
- ジルベール症候群：10〜30歳にみられる慢性黄疸で，UDPGTの不完全欠損による．予後は良好
- クリグラー・ナジャー症候群：UDPGTの欠損により，生後すぐにみられる高度な黄疸．予後は悪く，核黄疸を合併して1年以内に死亡する．
- シャント高ビリルビン血症：溶血性黄疸ともいう．赤血球が網内系などで過剰に破壊されて溶血亢進状態となり，増加した非抱合型ビリルビンを肝細胞で処理しきれずに黄疸となる．

(飯野四郎監：消化器疾患．Nursing Selection 2，p.117，学研メディカル秀潤社，2002)

●用語解説

シャントビリルビン
ヘモグロビンからビリルビンが生成される以外の代謝経路をたどって生成されるビリルビンのこと．

グルクロン酸抱合
肝で行われる処理の1つで，水に可溶性のあるグルクロン酸と結合すること．これによってビリルビンは無害な胆汁の成分となる．

アスパラギンアミノトランスフェラーゼ（AST）：asparate aminotransferase｜アラニンアミノトランスフェラーゼ（ALT）：L-alanine aminotransferase｜乳酸脱水素酵素（LDH）：lactate dehydrogenase｜コリンエステラーゼ（ChE）：cholinesterase｜分枝鎖アミノ酸/芳香属アミノ酸比（BCAA/AAA）：branched chain amino acid/aromatic amino acid｜総コレステロール（TC）：total cholesterol｜インドシアニングリーン（ICG）：indocyanine green｜アルカリホスファターゼ（ALP）：alkaline phosphatase｜ガンマ-グルタミルトランスペプチダーゼ（γ-GTP）：γ-glutamyltranspeptidase｜ロイシンアミノペプチダーゼ（LAP）：leucine aminopeptidase｜ウリジン二リン酸グルクロニルトランスフェラーゼ（UDPGT）：uridine disphosphate glucuronyltransferase

肝疾患

急性ウイルス性肝炎

B15〜17　acute viral hepatitis (AVH)

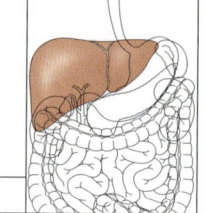

疾患概念

急性ウイルス性肝炎とは，肝炎ウイルスにより突然に正常な肝臓に炎症が生じて多量の肝細胞が破壊される病態のことである．これに対し，急性肝炎から引き続き，炎症が6か月以上続く病態は慢性肝炎という．原因となるウイルスは，輸血や血液製剤などで感染するB，C，D型肝炎ウイルス，水や食べ物で感染するA，E型肝炎ウイルスなどがある．

Summary Map

誘因・原因
- 肝炎は主として水や食物を介して経口感染するA，E型肝炎ウイルスと，母子感染，輸血，医療事故，性交渉などで感染するB，C，D型肝炎ウイルスの感染により生じる．
- E型肝炎ウイルス以外の急性肝障害の誘因としては，薬剤，自己免疫，その他のウイルスなどがあげられる．

病態
- ウイルスなどによる肝細胞の破壊が生じるが，炎症は6か月以内に治癒する．その後はほぼもとどおりに肝臓は再生し，ウイルスは排除される．

症状 臨床所見
- ウイルス性の急性肝炎は，発熱や悪心，倦怠感，心窩部痛など感冒に似たような症状が出て，しばらくすると紅茶のような濃い色の尿，皮膚や目に黄疸などの症状がみられる．
- 多くは一過性の肝炎で改善をみるが，B型の一部とC型の70％には慢性化が認められる．
- 約1％程度の割合で急性肝不全（劇症肝炎，次章参照）や遅発性肝不全（LOHF）*となる．致死率は肝炎の誘因，劇症化までの期間，昏睡の有無にもよるが，約40％に達する．肝移植が適応となることもある．

検査・診断 分類
- 肝機能検査において，AST，ALTの著明な上昇にて肝炎の診断となる．
- 画像診断にて大きな問題がないことを確認し，肝予備能につき評価を行う．
- 各種のウイルス抗原，抗体，DNA，RNA検査などにより原因ウイルスを同定する．

治療

保存的治療
- 基本的にほぼ自然治癒するため，安静，補液などの保存的な治療が主となる．

追加治療
- 炎症が長期化し，慢性化した場合，B型肝炎ならば経口の抗ウイルス薬，C型肝炎ならばインターフェロンや経口の抗ウイルス薬の投与を検討する．

用語解説

劇症肝炎
急性肝炎の1％程度に起こり，その大部分はウイルス性である．A型肝炎ウイルスが10％，B型が40％前後で，C型にはほとんどないと考えられている．急激で広範な肝細胞壊死をきたし，肝性昏睡などの肝不全症状を起こす（p.172参照）．

ウイルスマーカー
ウイルス感染は，抗原（ウイルスにもともとあって，抗体を産生させ，その抗体に反応するもの）や，それに対して人体内でできる抗体を検査することで判定する．この抗原や抗体をウイルスマーカーという．

LOHF
劇症肝炎の類縁疾患．劇症肝炎が初発症出現から8週以内に肝性脳炎が出現するのに対し，8〜24週で出現するものをいう．

疾患の発症様式と時間経過

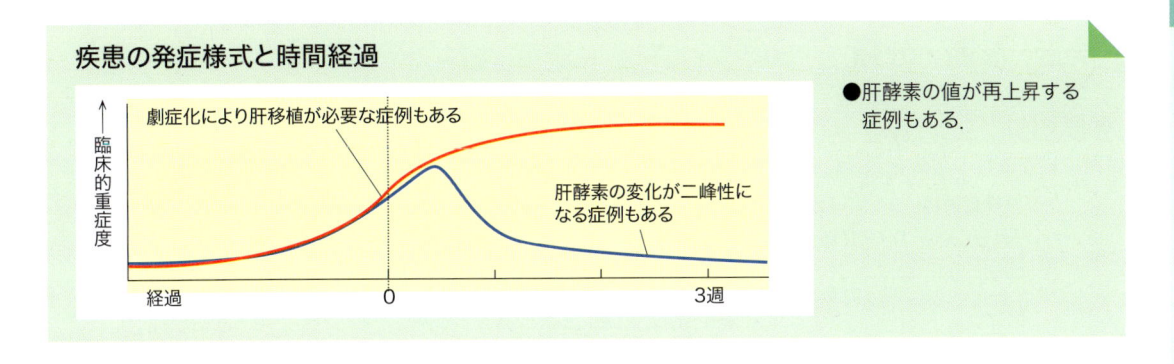

劇症化により肝移植が必要な症例もある

肝酵素の変化が二峰性になる症例もある

● 肝酵素の値が再上昇する症例もある．

誘因・原因

● 急性ウイルス性肝炎は，肝炎ウイルスの感染により正常な肝臓に生じる炎症である．

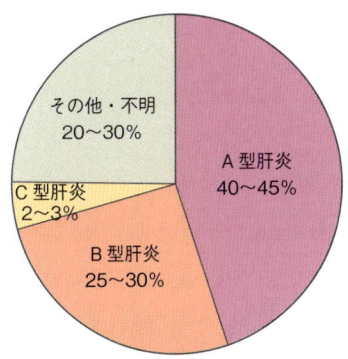

急性肝炎の発生頻度

- A型肝炎 40〜45%
- B型肝炎 25〜30%
- C型肝炎 2〜3%
- その他・不明 20〜30%

肝炎ウイルス以外にウイルス性肝障害を起こすウイルスには，EBウイルス（EBV），サイトメガロウイルス（CMV），単純ヘルペスウイルス（HSV）などがある．

急性肝炎の原因別にみる経過と特徴

	感染経路	潜伏期間	劇症化	慢性化	その他
A型肝炎	水や食物を介した経口感染	2〜6週間	まれ	ない	とくに生ガキや井戸水を介し，流行性肝炎の原因にもなる．
B型肝炎	血液や体液を介した感染	1〜6か月	1〜2%	まれ*	幼児期以降の感染では基本的に慢性化はない．B型肝炎ウイルス感染者にのみ感染するD型肝炎ウイルスがあり，重複すると重症な肝炎になる危険性がある．
C型肝炎	血液や体液を介した感染	1〜4か月	まれ	70%	以前は非衛生的な医療機関，審査の甘い輸血などで多くの感染者が生じたが，最近では新たな感染者は低下傾向にある．
E型肝炎	水や食物を介した経口感染	2〜8週間	まれ	ない	主として東南アジアで流行し，先進国では感染はないといわれていたが，近年，イノシシなどの生肉摂取後に発症する例など，海外渡航歴のない日本固有の症例も報告されている．

*近年，欧米型のB型肝炎ウイルスによる急性肝炎（genotypeA）においては，慢性化傾向が認められており，注意が必要である．

症状・臨床所見

- 急性肝炎により生じる症状は，基本的には肝炎の型による大きな違いはない．
- 主症状は，全身倦怠感，食欲低下，ときに発熱，悪心，関節痛，心窩部痛，発疹などである．
- しばらくすると黄疸を生じ，尿の色は褐色調となる．多くの場合，黄疸がピークになるころは肝炎は沈静化に向かう時期であり，倦怠感，食欲は改善傾向となる．

経過を通じて最も注意しなければならないことは，急性肝不全・LOHFの発症についてである．また，急性肝炎の原因は，多くの場合，A，B，C型の肝炎ウイルスであるが，検査結果で否定的な場合は，飲酒，薬剤，その他のウイルスなどのほかに，さらに頻度の少ない疾患〔自己免疫性肝炎などの免疫性疾患，ウイルソン（Wilson）病などの代謝性疾患，血栓症によるものなど〕をも考慮する．

検査・診断・分類

検査項目

● 次の検査項目の数値をもとに急性肝障害の診断を行い，その経過，肝予備能の評価を行う．

■ 検査項目

AST(GUT), ALT (GPT)	肝細胞に含まれている酵素．肝細胞が壊されると細胞内から放出されて血管に流れ出す．肝細胞の破壊の程度を知ることができる．
プロトロンビン時間	血液の凝固能を示す．血液凝固タンパクの肝臓における産生能を知ることができる．このタンパクは代謝がきわめて早くリアルタイムで肝臓の合成能を知ることができる．
総ビリルビン	解毒能を示す．黄疸の指標となる．

とくに急性肝炎の場合，注視点は劇症化の有無である．意識状態の低下やプロトロンビン時間が40％以下になるかが重要となる（劇症化がない場合は，プロトロンビン時間は正常範囲か軽度延長にとどまる）．

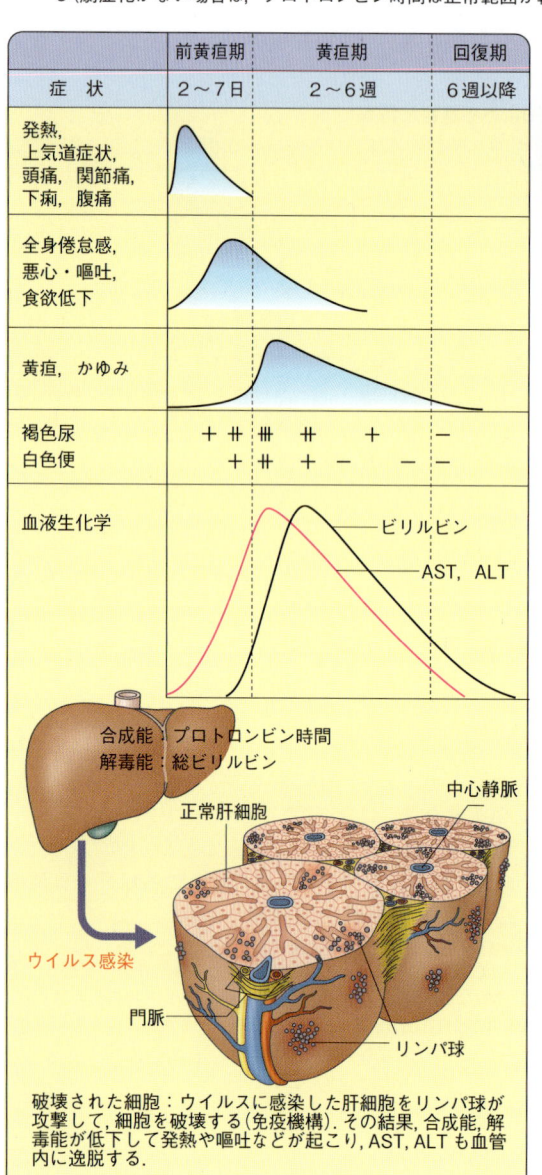

■ 急性肝炎のウイルス検出法

	A型肝炎	B型肝炎	C型肝炎	D型肝炎	E型肝炎
急性期の検出方法	IgM-HA抗体	IgM-HBc抗体	HCV-RNA HCV抗原	抗HDV抗体	IgA-HEV抗体
補足	血清中のHAV-RNAにて確認可	キャリアの急性増悪との区別はHBc抗体の200倍値で推定	HCV抗体が陽性になるのは1～3か月要する．	HBV存在下のみ重複感染	

・急性B型肝炎の際はHBs抗原が陰性となっていることもある．
・HCV抗体陽性の際は，現在もウイルスが存在するのか，肝炎があるとしても急性か慢性か，については抗体値，HCV-RNA，HCV抗原，経過より判断する必要がある．

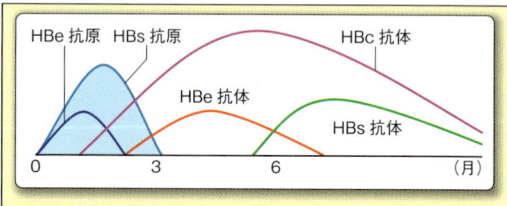

■ 急性肝炎の経過

■ 急性B型肝炎における各ウイルスマーカーの動き

● HBs抗原：陽性の場合は，HBV に感染していることを示す．
● HBs抗体：中和抗体で，陽性の場合はHBV感染からの治癒（既往）を示し，原則，再感染は起こらない．
● HBe抗原：陽性の場合は，活動性があって感染力が強いことを示す．
● HBe抗体：陽性の場合は，回復期にあって感染力が弱いことを示す．
● HBc抗体：高い抗体価（高力価）のときは長期の感染を，低い抗体価（低力価）のときは過去の感染を示す．

治療

対症療法と特殊療法

- 基本的にほとんどのウイルス性肝炎は自然治癒し，肝臓ももとに戻るため，治療はいずれの急性肝炎においても対処療法のみ．
- 急性肝不全，またはLOHFとなった際は血漿交換，人工肝補助療法，肝移植などの特殊療法が行われる．

予防

- A型，E型肝炎の予防には手洗い，飲食物の加熱が重要である．
- A型，B型肝炎はワクチンによる予防も可能である．
- B型，C型肝炎では輸血・血液製剤のスクリーニングの徹底化がなされている．また，血液事故を受ける可能性のある職種の人々(医療従事者，救急救命士など)の針刺しなどに対するリスク管理意識の向上が必要である．

A型，B型肝炎ワクチンの接種対象者

A型肝炎ワクチンの対象者	B型肝炎ワクチンの対象者
●米国，カナダ，北欧，西欧，オーストラリア，ニュージーランド以外の地域へ行く者で，とくに長期滞在者，都市部以外の不衛生なところに行く者 ●A型肝炎抗体(免疫)陰性の慢性疾患患者(肝疾患)や高齢者	●HBs抗原とHBs抗体の陰性者で， ・HBs抗原陽性者(キャリア)からの出生児 ・HBe抗原陽性者またはHBs抗原陽性者の配偶者や同居者 ・血液汚染事故を受ける可能性のある者(医療従事者，救急救命士など)

慢性化への対処

- C型肝炎の70%は慢性化する．C型急性肝炎は，直後のインターフェロン療法にて完治することが報告されている．慢性化したならば，慢性C型肝炎としてウルソデオキシコール酸(ウルソ®)やグリチルリチン製剤(強力ネオミノファーゲンシー®)などによる肝庇護療法，インターフェロンや経口抗ウイルス薬による根治療法を行うことが必要となる．
- B型肝炎ウイルスの感染経路は血液や体液を介するが，その多くは出産時の産道を介する母子感染でHBV持続感染となる事例であった．現在は高力価HBs抗体含有免疫グロブリンとHBワクチンの投与により，母子感染によるHBVのキャリア化は0.05%とごく低率になっている．
- 近年，欧米型のHBVによる感染が増加したため，わが国において成人の急性発症のB型肝炎の慢性化がありうる．必要があれば抗ウイルス薬を使用する．

A型肝炎ウイルス(HAV)：hepatitis A virus | B型肝炎ウイルス(HBV)：hepatitis B virus | C型肝炎ウイルス(HCV)：hepatitis C virus | D型肝炎ウイルス(HDV)：hepatitis D virus | E型肝炎ウイルス(HEV)：hepatitis E virus | 遅発性肝不全(LOHF)：late onset hepatic failure | アスパラギン酸アミノトランスフェラーゼ(AST)：aspartate aminotransferase | アラニンアミノトランスフェラーゼ(ALT)：alanine aminotransferase | EBウイルス(EBV)：Epstein-Barr virus | サイトメガロウイルス(CMV)：cytomegalovirus | 単純ヘルペスウイルス(HSV)：herpes simplex virus | 免疫グロブリンM(IgM)：immunoglobulin M | リボ核酸(RNA)：ribonucleic acid | B型肝炎コア抗原(HBc)：hepatitis B core antigen | B型肝炎e抗原(HBe)：hepatitis B envelope antigen | B型肝炎表面抗原(HBs)：hepatitis B surface antigen

肝疾患

劇症肝炎

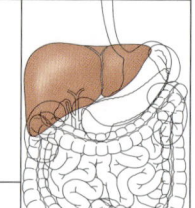

K72　fulminant hepatitis

疾患概念
急性肝炎のうち，肝細胞の破壊がとくに急激で，8週間以内に肝機能不全に陥るものを劇症肝炎とよぶ．発病10日以内に脳症が発現する急性型と，それ以降に発現する亜急性型がある．肝炎ウイルス，薬物，自己免疫異常に起因するもののほか，原因不明のものも多い．きわめて予後不良の重篤な疾患である．

Summary Map

| 誘因・原因 | ● 肝炎ウイルス（A型，B型，C型，E型など），薬物，自己免疫異常など
● 原因不明の場合もある． |

用語解説

プロトロンビン時間（PT）
正常値は80〜100％．肝機能が低下すると低値となる．この数値の減少は，肝臓で作られる外因系凝固因子の異常を示し，肝細胞機能の鋭敏な指標となる．

| 病態 | ● 急性肝炎のうち，初期症状発現後8週間以内に高度の肝機能障害に基づいて肝性昏睡度II度以上の脳症をきたし，プロトロンビン時間（PT）*が40％以下を示すものをいう．
● 急性肝炎から劇症肝炎への移行率は1〜2％
● B型肝炎に起因するものが最も多い． |

| 症状
臨床所見 | ● 突然の全身倦怠感や食欲不振，悪心などの非特異的な症状が出現し，黄疸と意識障害が急速に進行する． |

| 検査・診断
分類 | ● 血液検査では，AST優位のトランスアミナーゼの上昇，PT40％以下
● 腹部超音波検査，CTにて肝萎縮，肝実質エコーパターンの不均一化，腹水貯留を認める． |

| 治療 | ● 急性期は絶対安静，絶飲食．水分バランスの管理とブドウ糖中心の高カロリー輸液を行う．アミノ酸製剤は禁忌．必要に応じて気管挿管，人工呼吸器装着．
● 肝性脳症・高アンモニア血症，消化管出血，脳浮腫，感染症，低血糖，腎障害，播種性血管内凝固（DIC）などの合併症対策と治療
● 肝機能補助のため血漿交換（PE）と血液濾過透析（HDF）を併用
● その他：インターフェロン，抗ウイルス薬の投与，ステロイドパルス療法，グルカゴン・インスリン療法，アセトアミノフェン中毒にN-アセチルシステイン（N-acetylcysteine）の投与，など
● 肝移植 |

PT40％以上であっても，劇症化が予測される場合は早期に開始する．

疾患の発症様式と時間経過

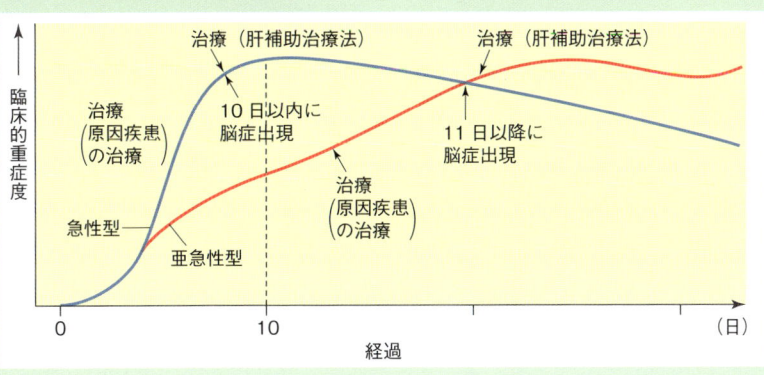

```
臨床的重症度
　　　治療（肝補助治療法）　　　治療（肝補助治療法）
　　　　　10日以内に　　　　　　　　11日以降に
　　　　　脳症出現　　　　　　　　　脳症出現
治療
（原因疾患
の治療）
　　　　　　　　　　　治療
急性型　　　　　　　（原因疾患
　　　　亜急性型　　　の治療）

　0　　　　　　　10　　　　　　　　　　　　　（日）
　　　　　　　　　　経過
```

誘因・原因

- 肝炎ウイルス（A型，B型，C型，E型など），薬物中毒，自己免疫異常などにより発症する．
- B型肝炎ウイルスによるものが最も多く40％前後を占める[1]．A型肝炎ウイルスは10％前後，C型，E型肝炎ウイルスはまれ．薬物中毒，自己免疫異常は各10％以下
- 原因を特定できない場合も約30％と多い．

症状・臨床所見

- 突然の全身倦怠感や，食欲不振，悪心などの非特異的な症状が出現し，黄疸と意識障害が急速に進行する．
- 肝性脳症（肝性昏睡）Ⅱ度以上が出現する．

肝性昏睡度分類

昏睡度	精神症状	補足説明
Ⅰ度	●睡眠・覚醒リズムの逆転 ●多幸気分，ときに抑うつ状態 ●だらしなく，気にとめない態度	睡眠リズムが損なわれる程度で，後からしか判定できない場合が多い．
Ⅱ度	●指南力（時・場所）障害，物をとり違える． ●異常行動（例：お金をまく，化粧品をゴミ箱に捨てる，など） ●ときに傾眠状態（普通の呼びかけで開眼し，会話ができる） ●無礼な言動があったりするが，医師の指示に従う態度をみせる．	自分のいる場所や時間がわからなくなり，羽ばたき振戦を認める．興奮状態，尿・便失禁はない．
Ⅲ度	●しばしば興奮状態またはせん妄状態を伴い，反抗的態度をみせる． ●嗜眠状態（ほとんど眠っている） ●外的刺激で開眼しうるが，医師の指示に従わない，または従えない（簡単な命令には応じうる）．	興奮状態となったり，眠っている状態が多くなる．
Ⅳ度	●昏睡（完全な意識の消失） ●痛み刺激に反応する．	1日中眠り続け，刺激に対して払いのける動作，顔をしかめる，などの反応がみられるのみ．
Ⅴ度	●深昏睡 ●痛み刺激にもまったく反応しない．	

（犬山シンポジウム記録刊行会編：A型肝炎・劇症肝炎．第12回犬山シンポジウム，p.124，中外医学社，1981を改変）

検査・診断・分類

形態分類

- **劇症化予知のポイント（予知式は次頁参照）**
- ・黄疸出現後の自覚症状が改善しない．
- ・AST優位のトランスアミナーゼの上昇
- ・アルブミン，PTの著明な低下
- ・腎機能が悪化し，腹水が出現する．

■ 劇症化予知式

1. 与芝らの予知式
   λ＝－0.89＋1.74×成因＋0.056×T.Bil－0.014×ChE
   ※成因：A型ウイルスとB型ウイルスの急性感染の場合は1点
   　　　　非A非B型，HBキャリアの急性発症の場合は2点
   ※ChE：換算値[正常値：135〜413(IU/L)]
2. 武藤の式(応用)
   λ＝－0.0649×PT(%)＋0.0357×年齢－2.81×DB/TB＋0.703×ln T.Bil＋1.04×OCD
   ※DB/TB：D.Bil/T.Bil
   ※OCD：発症−昏睡期間を，発症−PT40%の期間に応用
3. 厚生省重症肝炎登録システムの式(1999)
   λ＝－2.7469＋0.0914×年齢＋0.1255×T.Bil－0.1534×TP(%)
いずれの式においても，λ＞0：劇症化，λ＜0：非劇症化と判定

(川口　巧ほか：急性肝炎の治療．からだの科学，258：108，2008)

腹部超音波検査

- 肝は萎縮し，肝実質エコーパターンの不均一化(肝内の高エコー・低エコーの混在)・地図状エコーを認める．
- 肝内門脈の密集・拡張，肝静脈の狭小化を認める．
- 胆嚢の著明な虚脱が起き，壁が肥厚する．
- 腹水を認める．
- 門脈血流は低下もしくは遠肝性(逆流)になる．

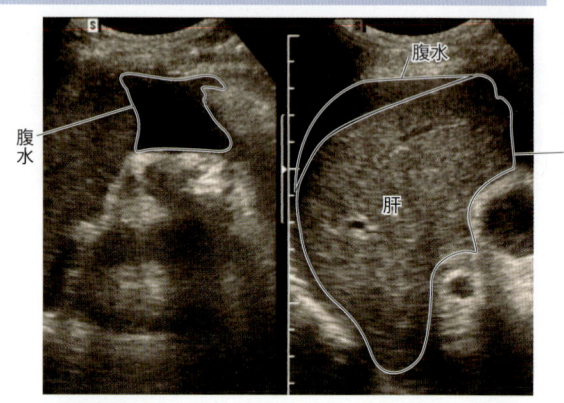

■ 腹部超音波

腹部CT検査

- 基本的にエコーと同様の所見である．
- 肝は著明に萎縮するが，初期には萎縮は軽度のことがあり注意が必要である．
- 腹水もわずかなことがあり，初期は確認できない場合もある．

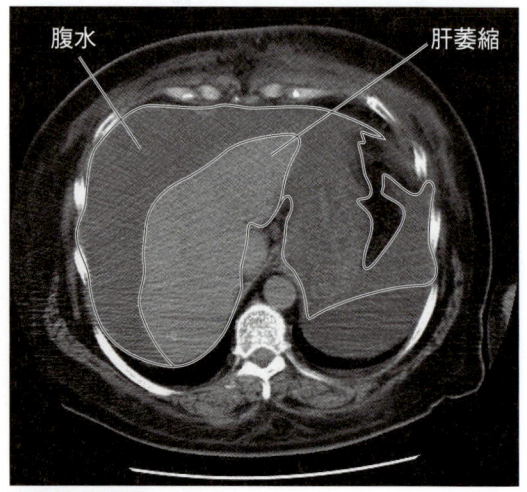

■ 腹部CT所見
肝は高度に萎縮し，多量の腹水を認める．

治療

全身管理

- 絶対安静が必要である．
- 心電図，観血的動脈圧，中心静脈圧，パルスオキシメータでモニタリングを行う．水分バランスの測定のため，膀胱留置カテーテルを挿入し，循環管理をする．
- 低酸素状態・呼吸不全の場合は，気管挿管をし，人工呼吸管理を行う．

栄養管理

- 急性期は絶飲食とし，ブドウ糖を中心として，水分・電解質・ビタミンの投与を行う．
- アミノ酸製剤は脳症を増悪させる可能性があるため，特殊組成アミノ酸製剤も含め急性期は禁忌とする．
- なるべく早く覚醒させ，経口摂取をすすめる．タンパク質は30gに制限する．

合併症とその治療法

■合併症と治療法

肝性脳症・高アンモニア血症	●ラクツロース60〜90mL/日またはカナマイシン®シロップ30mL/日経口投与．ラクツロースは浣腸でも使用可能． ●特殊組成アミノ酸製剤は使わない． ●腸管減菌のため，カナマイシン硫酸塩やポリミキシンB硫酸塩の投与も
消化管出血	●予防的にH2ブロッカー，プロトンポンプ阻害薬(PPI)の投与を行う． ●無酸状態改善のためスクラルファートを投与
脳浮腫	●頭部挙上し，高体温を避ける． ●D-マンニトールや濃グリセリンを投与する． ●人工肝補助は脳浮腫に対しても有効である． ●可能であれば，頭蓋内圧モニタリングを行う．
感染症	●高率に併発するため，喀痰や尿培養を頻回に行う． ●感染の徴候がある場合にはすみやかに抗菌薬投与を行い，培養の結果でスペクトルの狭い抗菌薬へ変更していく． ●真菌感染症も合併することがあるため，必要であればアムホテリシンBなどの経口投与を行う．
低血糖	●高率に併発するため注意が必要である． ●適宜測定し，100mg/dL以下の場合は50%ブドウ糖100mLを投与する．
腎障害	●尿量・体重に注意し，中心静脈圧(CVP)を測定する．心不全にも注意する．
播種性血管内凝固(DIC)	●ビタミンKの定期的な投与を行う． ●タンパク分解酵素阻害薬や，アンチトロンビン製剤の投与を行う． ●ヘパリンは使用しない．

とくに感染症に注意する．

特殊療法

- 人工肝補助：凝固因子の補充と肝性昏睡起因物質の除去を目的とする．血漿交換（PE）と血液濾過透析（HDF）を併用して行う．
  - 血漿交換：0.8単位/kgを目安とし，新鮮凍結血漿（FFP）40（～60）単位/日を使用．PTの最低値を30％以上とする．原則，PE単独では施行しない．
  - 血液濾過透析（HDF）：状態にあわせて置換液量を決定する（1回あたり10～40L）．意識レベルなどの改善に伴い，減量していく．
- 抗ウイルス療法：ウイルス排除のため，インターフェロンを投与する．B型肝炎ウイルスが関与する場合は，エンテカビル水和物などを投与する．
- 肝細胞保護：過剰免疫による肝細胞の破壊を抑制する．
  - ステロイドパルス療法：メチルプレドニゾロンコハク酸エステルナトリウム（ソル・メドロール®）1gを3日間．その後，後療法を施行する．
  - シクロスポリンの投与を行う場合もある．
- 肝再生促進：グルカゴン・インスリン療法によりタンパク合成作用の促進を促す．
- アセトアミノフェン中毒の場合：アセチルシステインの投与を行う．
- 自己免疫性・薬物性の場合：副腎皮質ステロイド薬を用いる．
- 劇症肝炎における肝移植適応ガイドラインは下表のとおりである．

■ 劇症肝炎における肝移植適応ガイドライン

1. 脳症発現時に次の5項目のうち2項目を満たす場合は，死亡と予測して肝移植登録を行う．
   - ①年齢：≧45歳
   - ②初期症状から脳症発現までの日数：≧11日（すなわち亜急性型）
   - ③プロトロンビン時間：＜10％
   - ④血清ビリルビン濃度：≧18.0mg/dL
   - ⑤直接/総ビリルビン比：≦0.67
2. 治療開始（脳症発現）から5日以後における予後の再予測
   - ①脳症がⅠ度以内に覚醒，あるいは昏睡度でⅡ度以上の改善
   - ②プロトロンビン時間が50％以上に改善

   以上の項目のうちで，認められる項目が
   2項目の場合：生存と予測して肝移植の登録を取り消す．
   0または1項目の場合：死亡と再予測して肝移植の登録を継続する．

（第22回日本急性肝不全研究会，1996）

プロトロンビン時間（PT）：prothrombin time ｜ 総ビリルビン（T.bil）：total bilirubin ｜ 直接ビリルビン（D.Bil）：direct bilirubin / direct reacting bilirubin ｜ プロトンポンプ阻害薬（PPI）：proton pump inhibitor ｜ 血漿交換（PE）：plasma exchange ｜ 血液濾過透析（HDF）：hemodiafiltration ｜ 新鮮凍結血漿（FFP）：fresh frozen plasma ｜ 中心静脈圧（CVP）：central venous pressure

肝疾患

慢性肝炎

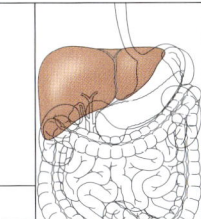

| B18, K72.1, K73 | chronic hepatitis |

疾患概念
慢性肝炎とは6か月以上にわたり持続する肝臓の炎症である．慢性炎症が10～30年続くことにより肝硬変となり，肝細胞がんや肝不全に進展する例もある．慢性肝炎の中にはB型肝炎ウイルス，C型肝炎ウイルスによるウイルス性肝炎や，自己免疫反応が原因とされる自己免疫性肝炎や原発性胆汁性肝硬変などもある．最近はアルコール非摂取にもかかわらず，脂肪肝をひきおこす非アルコール性脂肪肝炎による慢性肝炎も増加傾向である．

Summary Map

誘因・原因
- C型肝炎ウイルス：日本では約70%，輸血歴・手術歴のある患者が多い．
- B型肝炎ウイルス：日本では約20～30%，家族歴（とくに出産時の母親からの産道内感染）が多い．
- 急性肝炎で発症し慢性肝炎に移行するパターンと，急性肝炎を経ずに血液検査にて偶然に肝機能異常を指摘され，精密検査で慢性肝炎と診断されるパターンの2つがある．

病態
- ウイルス性慢性肝炎は，B型肝炎ウイルス（HBV）あるいはC型肝炎ウイルス（HCV）の感染が持続している病態である．
- 組織学的には門脈域にリンパ球を主体とした細胞浸潤と線維化を認め，肝実質内には種々の程度の肝細胞の変性・壊死所見を認める．

症状 臨床所見
- 著明な自覚症状を欠くことが多い．

検査・診断 分類
- 肝機能検査：血小板数が肝硬変への進展の指標（血小板＜10万/μLで肝硬変の疑い）
- B型肝炎ウイルス：HBs抗原（+），HBc抗体（IgG高力価）陽性，HBV-DNA（+）で確定
- C型肝炎ウイルス：HCV-RNA（+）で確定

治療

B型慢性肝炎
- 抗ウイルス療法，インターフェロン療法，免疫賦活療法（プロパゲルマニウム），肝庇護療法（グリチルリチン製剤など）

C型慢性肝炎
- インターフェロン療法，抗ウイルス療法，肝庇護療法，瀉血*

●用語解説

瀉血
治療目的に体内から血液を抜き取ること．瀉血により肝臓の鉄分を取り除くことで活性酸素による細胞の酸化（破壊）を防ぐことを目的とする．ウイルスの性質や高齢のために抗ウイルス療法ができない患者が主な適応となる．

セロコンバージョン（seroconversion）
抗体が出現することで，ここでは，HBe抗原陽性者がHBe抗体陽性になること．

ジェノタイプ（genotype）
遺伝子型のことで，C型肝炎ウイルスにはこれまで10種類以上のジェノタイプがある．主なものは1a，1b，2a，2b，3a，3b型で，わが国では1bが約70%，2aが約20%，2bが約8%で，3型のタイプは存在しない．

誘因・原因

- 慢性肝炎の約70％がC型肝炎ウイルスが原因．感染経路は血液を介して感染する．感染者の50％が慢性肝炎に移行する．
- 慢性肝炎の約20〜30％がB型肝炎ウイルスが原因．感染経路は血液，母子垂直（産道，子宮内），性行為の3つがある．

症状・臨床所見

- 訴えのないケースが半数以上あっても全身倦怠感，食欲不振などの愁訴が中心．
- 約70％に肝腫大がみられる．急性増悪時には黄疸もみられる．肝硬変に近づくにつれクモ状血管腫，手掌紅斑などがみられるようになる（p.293参照）．
- ウイルスマーカーからみた肝炎の経過
  ・B型慢性肝炎では，HBe抗原の陽性のままHBe抗体へのセロコンバージョン（seroconversion）*が起こらず，肝炎の持続するタイプと，HBe抗体が陽性となるものの肝炎が終息せずに持続するタイプに分かれる．
  ・C型慢性肝炎ではHCV抗体は陽性が継続する．HCV-RNAが検出されて診断確定する．HCV-RNA陽性が現在の感染の状態を示している．

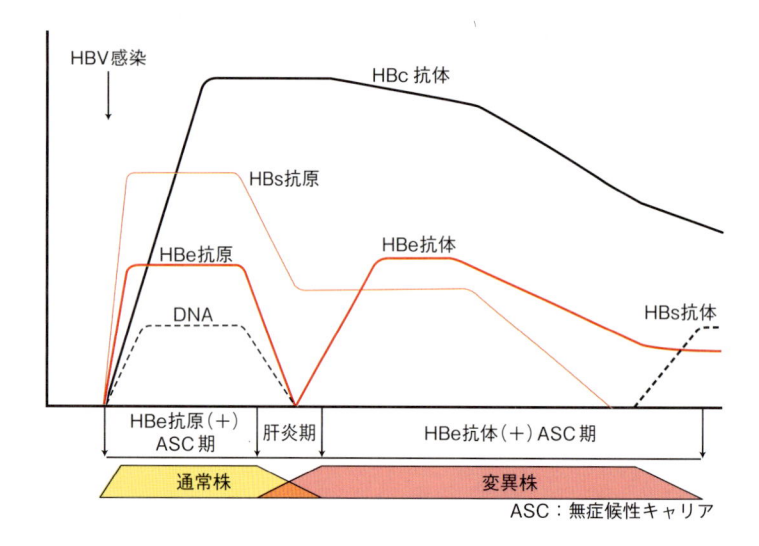

■HBVキャリアの自然経過

乳幼児感染の大部分はHBe抗原陽性の無症候性キャリア（ASC）となる．肝炎発症後は，大部分の例でHBe抗体が陽性（セロコンバージョン）となる．この現象にはpre-C遺伝子変異が関係し，野生株（通常株）から変異株へと交代する．肝炎経過例の多くはHBe抗体（＋）ASCとなる．

（戸田剛太郎ほか編：消化器病学，第4版，NIM LECTURES，p.390，医学書院，1995より一部改変）

■B型，C型肝炎のウイルスマーカー

		マーカー	陽性の意味
HBV		HBs抗原	現在，HBVに感染している．
		HBs抗体	過去にHBVに感染したことがあるが，抗体（免疫）がある．
		IgM型HBc抗体	感染の急性期につくられる抗体で，現在急性肝炎にかかっているか，慢性肝炎が悪化している．
		IgG型HBc抗体	慢性期につくられる抗体で，高ければB型肝炎キャリア，低ければ過去に感染したことがある．
		HBe抗原	HBVが多量に存在し，他人に感染しやすい状態
		HBe抗体	HBVは減少し，感染力が弱まっている状態
		HBV-DNA	HBVに感染していて，ウイルスが増殖している状態
HCV		HCV抗体	HCVに感染している，または過去に感染したことがある．
		HCV-RNA	現在，HCVに感染している．

■HBVの構造
■HCVの構造

検査・診断・分類

診断基準

- ウイルス性肝炎であって，肝内の炎症と肝機能検査の異常所見が6か月以上続いている状態を慢性肝炎という．
- 慢性肝炎の評価には，血清トランスアミナーゼを測定する．ALT値が高いほど炎症が強くなり，肝線維化の進行が速くなると考えられる．線維化や活動性の評価には肝生検が最も有用であり，診断基準には，新犬山分類が用いられる．

■慢性肝炎の肝組織診断基準（新犬山分類）

- 慢性肝炎とは臨床的には6か月以上の肝機能検査値の異常とウイルス感染が持続している病態をいう．組織学的には門脈域にリンパ球を主体とした細胞浸潤と線維化を認め，肝実質内には種々の程度の肝細胞の変性・壊死所見を認める．そして，その組織所見は線維化と壊死・炎症所見を反映させ，おのおの線維化(staging)と活動性(grading)の各段階に分け表記する．
- 線維化(staging)
  線維化の程度は，門脈域より線維化が進展し小葉が改築され肝硬変へ進展する段階を，
  ・F0　線維化なし
  ・F1　門脈域の線維性拡大
  ・F2　bridging fibrosis（線維化架橋形成，線維化が中程度に進行した状態）
  ・F3　小葉のひずみを伴うbridging fibrosis
  までの4段階に区分する．さらに結節形成傾向が全体に認められる場合は，
  ・F4　肝硬変と分類する．
- 活動性(grading)
  壊死・炎症所見はその程度により，
  ・A0　活動性なし
  ・A1　軽度活動性
  ・A2　中等度活動性
  ・A3　高度活動性の4段階に区分する．すなわち，活動性の評価はpiecemeal necrosis（門脈管の境界が壊された状態），小葉内の細胞浸潤と肝細胞の変性ならびに壊死(spotty necrosis, bridging necrosisなど)で行う．

（市田文弘ほか：慢性肝炎の肝組織診断基準；新犬山分類．犬山シンポジウム記録刊行会編，C型肝炎研究の進歩．中外医学社，1996より改変）

新犬山分類では，慢性肝炎の線維化stagingは5段階，活動性は4段階に分類される．例えば，C型慢性肝炎の線維化stageの進行速度は，0.1〜0.125単位／年，8〜10年で1stage進行するとされている．線維化の進行により発がん率は増加し，F4(肝硬変)では，年率7〜8%と高値である．また，血液検査では，血小板数が肝線維化の指標となっている．血小板数は，F1が，15〜18万／μL，F2が13〜15万／μL，F3では10〜13万まで低下する．10万／μL以下では，肝硬変が疑われる．

■線維化ステージと肝発がん率

線維化ステージ	肝発がん率
F1	0.5%
F2	1.5%
F3	5%
F4(肝硬変)	7〜8%

（日本肝臓学会編：肝臓専門医テキスト．p.199-200．南江堂，2013を改変）

血液検査

■肝機能検査

AST ALT	肝細胞などに含まれる酵素．細胞破壊により上昇する． 慢性肝炎ではALTの値が大きく，AST/ALT比は0.6前後 肝硬変ではASTの値が大きく，AST/ALT比2.0以上で肝硬変の疑い
血小板数	減少する．10万／μL以下で肝硬変の疑い
血清アルブミン	肝障害の進行とともに低下
トロンボテスト ヘパプラスチンテスト	肝での血液凝固因子を合成する機能を調べる．障害の進行とともに低下
プロトロンビン時間	プロトロンビンも肝で合成される血液凝固因子．障害の進行とともにプロトロンビン時間が延長し，止血機能が低下する．
ICG試験	色素(ICG)を注射して肝の処理機能を調べる．機能低下で色素が血中に残る．

慢性肝炎確定のための検査

●肝生検
- 病理組織像では，門脈域を中心にしたリンパ球を主体とした細胞浸潤と線維化を認め，肝実質内には種々の程度の肝細胞の変性・壊死所見を認める．診断基準では，線維化(staging)と活動性(grading)に分けて表す(前頁の「慢性肝炎の肝組織診断基準」を参照)．
- 門脈域の拡大がみられ，活動性のある状態では小葉内にも細胞浸潤を伴う．

●腹腔鏡検査
- B型慢性肝炎で肝表面に赤色紋理を認める．進行するに従い赤色斑紋となる．
- C型慢性肝炎では肝表面は白色調が強く白色紋理を認める．
- いずれも進行するに従い肝硬変になる．

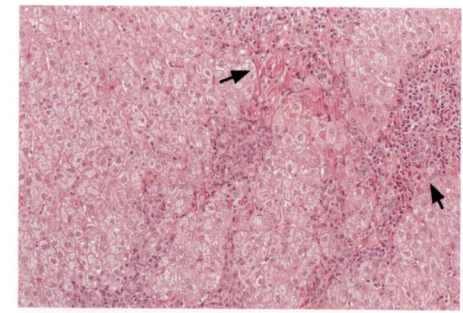

門脈域が拡大し，細胞浸潤がみられる(矢印)．
■ 病理組織像

感染後の経過

■ B型慢性肝炎HBキャリアの長期経過

■ C型慢性肝炎の長期経過

治療

● 治療法は，B型慢性肝炎とC型慢性肝炎とではウイルス増殖量や治療への反応性が異なることから分けて考える．

B型慢性肝炎

- セロコンバージョンが起こる可能性が低く，肝硬変へ進行する可能性が高い場合，エンテカビル水和物あるいはラミブジンによる抗ウイルス療法を行い，肝機能の正常化，HBVの増殖抑制をめざし，肝硬変，肝臓がんへの進行を阻止する．
- ラミブジンを長期間使用すると，ラミブジンに対する耐性株が高頻度に出現し，肝炎が再燃する危険性が高い．その場合には抗ウイルス薬のアデホビルピボキシルの追加，あるいはエンテカビル水和物への変更が検討される．
- エンテカビル水和物の抗ウイルス作用はラミブジンより高く，ラミブジン耐性株にも効果が認められている．また，エンテカビル耐性株の出現も低いとされている．

■35歳未満B型慢性肝炎の治療ガイドライン（2014年）

	治療開始基準		治療戦略
	HBV DNA量	ALT値	
Hbe抗原陽性[1]	≧4 Log copies/mL	≧31 IU/L	①Peg-IFNα2aまたはIFN投与[2]（24〜48週） ▶とくにALT値＞5ULNは第一選択，ただしHBV DNA量が7Log copies/mL以上の症例は，EntercavirまたはTenofovir DFの先行投与も考慮する[3]． ②EntercavirまたはTenofovir DF ▶ALT低値例に適応，とくに線維化進行例（血小板15万未満orF2以上）には第一選択．
Hbe抗原陰性	≧4 Log copies/mL	≧31 IU/L	①Peg-IFNα2a（48週） ▶HBV DNA量が7Log copies/mL以上の症例は，EntercavirまたはTenofovir DFの先行投与を考慮する[3]． ▶線維化進行例（血小板15万未満orF2以上）には，最初からEntercavirまたはTenofovir DF． ②EntercavirまたはTenofovir DF
陽性/陰性肝硬変	≧2.1 Log copies/mL	—	①EntercavirまたはTenofovir DF[4]（代償性・非代償性） ▶HBV DNA量が2.1Log copies/mL以上の状態が持続する場合は，ALT値が31 IU/L未満でも治療対象となる．

1) HBe抗原陽性者は，6〜12か月間経過観察し自然経過でHBe抗原のセロコンバージョンがみられなければ治療を考慮．
2) IFN自己注射可能な症例は，QOLを考慮して在宅自己注射を推奨する．
3) 高ウイルス量（7Log copies/mL以上）症例は，IFNの効果は限定的であり，まずEntercavirまたはTenofovir DFを投与し，ウイルス量を十分に抑制した後にPeg-IFNに切り替えることを考慮する．
4) 非代償性肝硬変ではTenofovir DFで乳酸アシドーシスをきたすことがあり定期的フォローが必要．　　　　　　　　　　　　　（厚生労働省，2014）

■35歳以上B型慢性肝炎の治療ガイドライン（2014年）

	治療開始基準		治療戦略
	HBV DNA量	ALT値	
Hbe抗原陽性	≧4 Log copies/mL	≧31 IU/L	①EntercavirまたはTenofovir DF[1] ②Peg-IFNα2aまたはIFN長期投与（〜48週） ▶GenotypeA，BではIFNの感受性が高く，投与可能な例にはIFN（Peg-IFN）製剤の投与が好ましいが，7Log copies/mL以上の例ではETVまたはTDF単独あるいはこれらを先行投与後にIFN（Peg-IFN）を選択．
Hbe抗原陰性	≧4 Log copies/mL	≧31 IU/L	①EntercavirまたはTenofovir DF[1] ②Peg-IFNα2a（48週） ▶GenotypeA，BではIFNの感受性が高く，投与可能な症例にはIFN製剤の投与が好ましい．
陽性/陰性肝硬変	≧2.1 Log copies/mL	—	①EntercavirまたはTenofovir DF[1]（代償性・非代償性） ▶HBV DNA量が2.1Log copies/mL以上の状態が持続する場合は，ALT値が31IU/L未満でも治療対象となる．

1) HIV合併症例は，EntercavirのしようによりHIV耐性ウイルスが出現する可能性があるため，Tenofovir DFを投与する．
　　（厚生労働省，2014）

C型慢性肝炎

■C型慢性肝炎の初回治療ガイドライン（2014年）

	Genotype1	Genotype2
高ウイルス量 5.0Log IU/mL 300fmol/L 1Meq/mL以上	Peg-IFN＋Ribavirin（24週間）＋Simeprevir（12週間）	Peg-IFNα2b：Peg-Intron＋Ribavirin：Rebetol（24週間） IFNβ：Feron＋Ribavirin：Rebetol（24週間）
低ウイルス量 5.0Log IU/mL 300fmol/L 1Meq/mL未満	IFN（24週間） Peg-IFNα2a：Pegasys（24〜48週間）	IFN（8〜24週間） Peg-IFNα2b：Pegasys（24〜48週間）

○Genotype1高ウイルス量症例には，TVR・Peg-IFN・RBV併用も使用可能（ただし，安全性，有効性を考慮し，TVRの投与量は原則1500mg(3-0-3)とし，体重，年齢により加減する）．
○Genotype1，2（高ウイルス量）ともにうつ病・うつ状態などの副作用の出現が予測される症例，高齢者などの副作用出現のリスクが高い症例に対してはIFNβ＋Ribavirin併用療法を考慮する．IFN不耐用症例では，IFN Freeの次世代治療まで待つことも選択肢の1つになる．
○Genotype2低ウイルス量症例のIFN単独治療においては，2週以内にHCV RNAが陰性化する症例では，8〜16週に短縮することも可能である．
　　　（厚生労働省，2014年）

●C型慢性肝炎については，2014年度からペグIFNを使用せず，直接作用型抗ウイルス薬（DAAs）内服のみでの診療が保険適応となる予定である．

HBV-DNA：HBV-deoxyribonucleic acid　｜　HCV-RNA：HCV-ribonucleic acid
無症候性キャリア（ASC）：asymptomatic carrier　｜　ICG試験：indocyanine green test
ペグインターフェロン（PEG-IFN）：polyethyleneglycol-interferon　｜　DAAs：Direct act

Supplement

肝移植
liver transplantation

適応

- 非代償性肝硬変：成人ではC型，B型肝硬変，アルコール性肝硬変，自己免疫性肝炎などの肝細胞性疾患や，原発性胆汁性肝硬変，原発性硬化性胆管炎，胆道閉鎖症などの胆汁うっ滞性疾患が多い．小児は大半が胆道閉鎖症である．
- 急性肝不全：血漿交換や持続的血液濾過透析などの内科的治療法で改善しない症例は肝移植の適応であり，医学的緊急が最も高い疾患である．
- 肝細胞がん：原則としてミラノ基準*内（単発なら5cm以下，2個，3個なら3cm以下）が適応となる．生体肝移植では親族からの臓器提供となるので，十分なインフォームド・コンセントのもとで，場合によってはミラノ基準逸脱例でも移植が成立するが自費診療となる．
- その他：バッド・キアリ(Budd-Chiari)症候群*，代謝性疾患〔ウィルソン(Wilson)病*，家族性アミロイドポリニューロパシー*，シトリン血症*など〕

術式

- 脳死肝移植と生体肝移植がある．米国では脳死肝移植が中心で，生体ドナーの死亡報告により生体肝移植は減少傾向にある．一方で，わが国では脳死ドナーが少なく生体肝移植が中心である．
- 一般的な生体ドナーの適応は血縁4親等以内または配偶者，年齢20〜60歳までの健常者，血液型適合または一致，臓器提供の意思がはっきりしていることが条件となる．
- 成人例の脳死肝移植では脳死ドナーの全肝をグラフトとして使用し，小児例では分割肝を使用する．生体肝移植においては成人例では左葉グラフト，あるいは右葉グラフト，小児例では外側区域グラフトが主に用いられている．レシピエントの全肝を摘出した後，肝静脈，門脈，肝動脈吻合を行い，最後に胆道再建を行う．

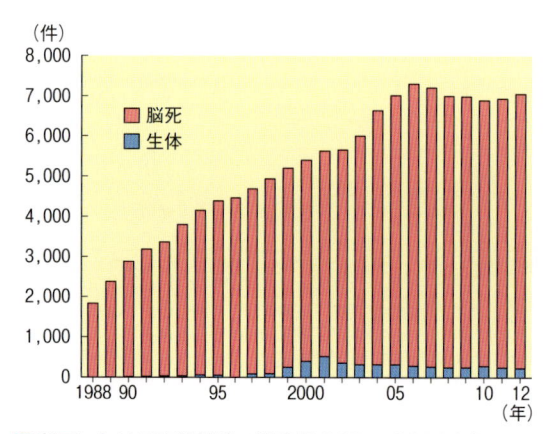

■ 米国における肝移植数の推移(1988〜2012年)

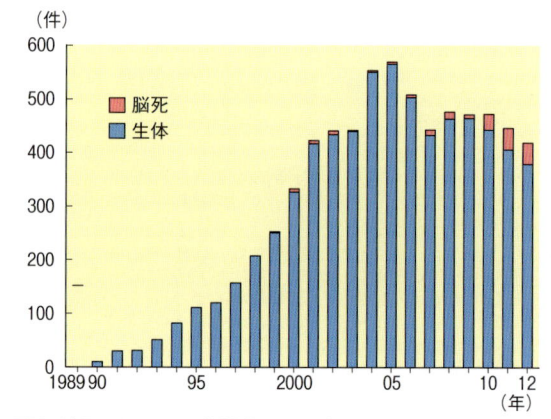

■ わが国における肝移植数の推移(1989〜2012年)

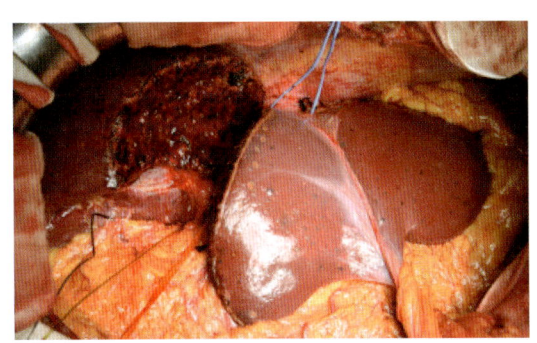

■**ドナー手術(左葉グラフト)**
カントリー線のやや右側で肝を離断し，中肝静脈を含むグラフトを摘出する．

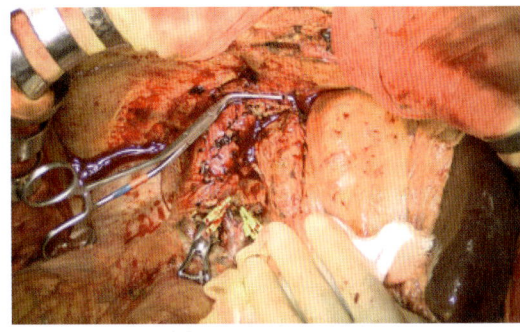

■**レシピエント手術**
肝静脈，門脈，肝動脈に鉗子をかけて全肝を摘出する．

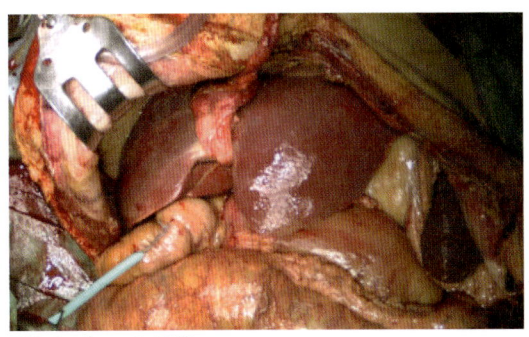

■**レシピエント手術**
レシピエントとグラフトの肝静脈，門脈，肝動脈をそれぞれ吻合し，胆道再建を行う．

🔵用語解説

ミラノ基準
1996年，イタリアのミラノ国立がん研究所が策定した肝細胞がんにおける肝移植の条件．多発の場合最大径3cmの3個まで，単発の場合は径5cmまで．

バッド・キアリ症候群
大部分は原因不明だが，先天的な血管形成異常や後天的な血栓などによって肝外の肝静脈(肝静脈開口部と肝部下大静脈)が閉塞し，門脈圧亢進症などの症状を示す症候群．

ウィルソン病
先天性代謝異常などにより，無機銅が代謝されずに体内に蓄積することにより生じる疾患．

家族性アミロイドポリニューロパシー
トランスサイレチンとよばれるタンパク質の変化した遺伝子が，アミロイドとよばれる異常な線維状のタンパク質を蓄積し起こる疾患

シトリン血症
シトリンはミトコンドリアにあるアスパラギン酸やグルタミン酸膜輸送体で，それが欠損したため，アンモニアを処理する酵素の活性が低下し起こる疾患．

成績

- 全国集計によれば，わが国の生体肝移植の1，3，5年生存率はそれぞれ83，79，77％である．生体肝移植と脳死肝移植の成績に差はなく，成人例に比べ小児例の予後が良好である．
- 原疾患別ではC型肝硬変では，移植後にもC型肝炎の感染がほぼ必発であるため，やや成績が不良である．肝細胞がんはミラノ基準内であれば肝細胞がん非合併例と比べ成績はほぼ変わらない．

肝疾患

肝不全・肝性脳症

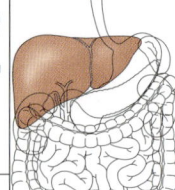

K72.9

疾患概念
発症時期により，急性肝不全と慢性肝不全にわけられ，初発症状の出現から6か月以内に発症する肝不全を急性，それ以降に発症する肝不全は慢性とする．肝不全によって起こる症状の1つが肝性脳症で，急性型，慢性型，特殊型に分類される．

Summary Map

誘因・原因	● 肝臓の予備能の低下 ● 脱水，便秘，消化管出血，感染 など
病態	● 肝臓の機能（アンモニアをはじめとした物質の除去能）低下 ● 門脈体循環系の異常（門脈を介さず，全身にアンモニアをはじめとした物質が回る）
症状 臨床所見	● 意識障害，易怒，興奮，感情失禁，アンモニア臭，羽ばたき振戦 など
検査・診断 分類	● 血中アンモニア高値 ● 脳波：徐波，深昏睡，三相波 ● MRI：T1強調画像での大脳基底核の高信号 ● 肝性脳症は急性型，慢性型，特殊型に分類

治療		
	肝性脳症出現時	● 分枝鎖アミノ酸製剤点滴（アミノレバン）（意識障害を改善させる）
	肝性脳症予防	● タンパク制限食（窒素負荷） ● 分枝鎖アミノ酸製剤内服（アミノレバン） ● 排便コントロール ● 難吸収性抗菌薬（カナマイシン硫酸塩など）
	門脈−大循環による場合	● 内科的治療が困難な場合が多い ● 短絡路閉鎖術：外科的結紮術，血管内治療

誘因・原因

- 肝臓の予備能の低下
- 肝炎ウイルスによる劇症肝炎，肝硬変，アルコールやアセトアミノフェンなどの薬剤による肝障害や特発性門脈圧亢進症 など

病態

- 肝臓の機能（アンモニアをはじめとした物質の除去能）の低下
- 門脈体循環系の異常（門脈を介さず，全身にアンモニアをはじめとした物質が全身に回る）

症状・臨床所見

- 皮膚の黄染や出血斑，アンモニア臭（肝性口臭），腹水・浮腫，悪心・嘔吐，意識障害，易怒，興奮，感情失禁，羽ばたき振戦 など

検査・診断・分類

- 血中アンモニア↑，総ビリルビン濃度↑，アルブミン値↓，プロトロンビン時間延長，凝固能異常によるヘパプラスチンテスト↓

- 電気生理学的検査(EPS)(脳波):徐波,深昏睡,三相波の出現
- 腹部エコー,CT,MRIにて肝萎縮,腹水
- 脳CT,MRIにて脳浮腫,T1強調画像での大脳基底核の高信号
- 肝性脳症は急性型,慢性型,特殊型に分類される.
急性型:肝不全
慢性型:門脈−大循環路の異常,肝細胞障害
特殊型:先天性尿素サイクル異常症(例 シトルリン血症など)
- 肝性脳症の診断は表に従って行う.補助的診断として血液検査や脳CT,MRI,EPSを用いる.

肝性脳症の昏睡度分類

I	睡眠−覚醒リズムの逆転 多幸気分,時に抑鬱状態 だらしなく,気にとめない態度	JCS 1
II	指南力(時,場所)障害,物を取り違える 異常行動(例:お金をまく,化粧品をゴミ箱に捨てるなど)時に傾眠傾向	興奮状態がない 尿,便失禁なし 羽ばたき振戦あり ➡ JCS 2, 3, 10
III	興奮状態,せん妄状態,反抗的な態度を見せる. 外的刺激で開眼し得るが,医師の指示に従わない,または従えない	羽ばたき振戦あり 指南力は高度に障害 ➡ JCS 20, 30
IV	昏睡(完全な意識の消失) 痛み刺激に反応する	刺激に対して払いのける ➡ JCS 100, 200
V	深昏睡 痛み刺激にまったく反応しない.	JCS 300

治療

■肝性脳症出現時
・分枝鎖アミノ酸製剤点滴:アミノレバン,モリヘパミン(意識障害を改善させる)
・高アンモニア血症用合成二糖類:ラクツロース,ラクチトール
・難吸収性抗菌薬:カナマイシン硫酸塩,ネオマイシン,ポリミキシンB

■黄疸
・ウルソデオキシコソール酸,タウリンの投与

■肝性脳症予防
・タンパク制限食(窒素負荷➡アンモニアが上昇しやすい)
・分枝鎖アミノ酸製剤内服:アミノレバン
・排便コントロール
・難吸収性抗菌薬:カナマイシン硫酸塩,フラジオマイシン硫酸塩など

■門脈−大循環による場合(血管造影上シャントが確認できる場合,内科的治療が困難な場合が多い)
・短絡路閉鎖術:外科的結紮術,血管内治療〔インターベンショナルラジオロジー(IVR)など〕

■ジャパン・コーマ・スケール(JCS)

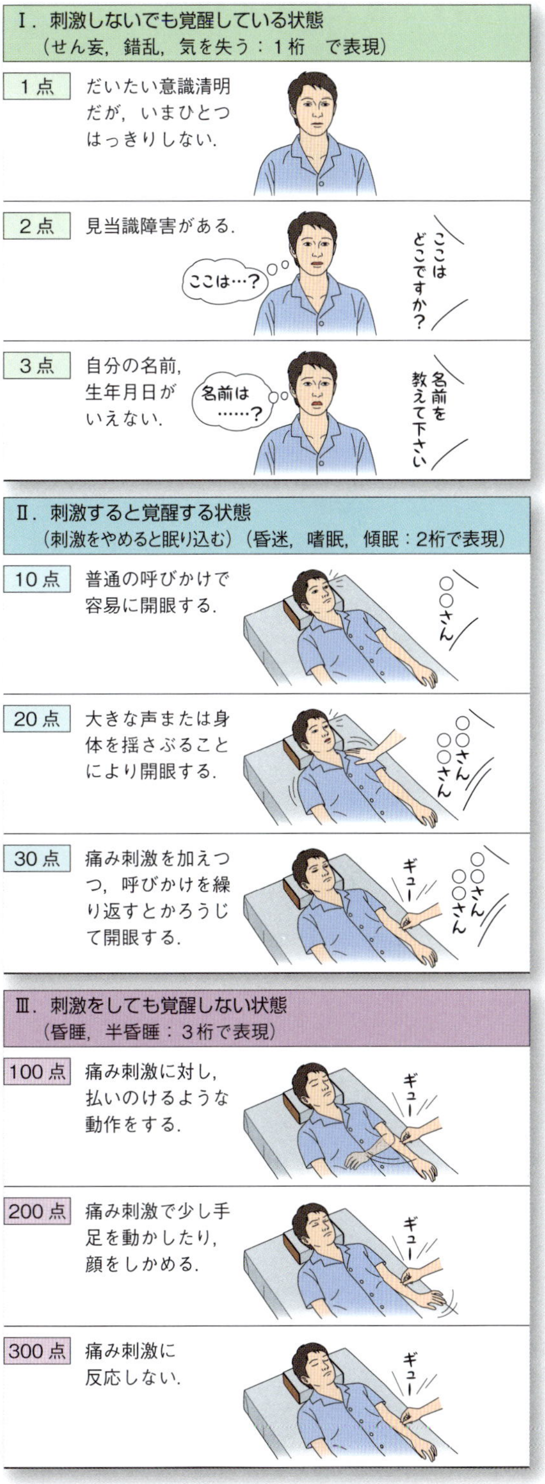

I. 刺激しないでも覚醒している状態
(せん妄,錯乱,気を失う:1桁 で表現)

- 1点 だいたい意識清明だが,いまひとつはっきりしない.
- 2点 見当識障害がある.
- 3点 自分の名前,生年月日がいえない.

II. 刺激すると覚醒する状態
(刺激をやめると眠り込む)(昏迷,嗜眠,傾眠:2桁で表現)

- 10点 普通の呼びかけで容易に開眼する.
- 20点 大きな声または身体を揺さぶることにより開眼する.
- 30点 痛み刺激を加えつつ,呼びかけを繰り返すとかろうじて開眼する.

III. 刺激をしても覚醒しない状態
(昏睡,半昏睡:3桁で表現)

- 100点 痛み刺激に対し,払いのけるような動作をする.
- 200点 痛み刺激で少し手足を動かしたり,顔をしかめる.
- 300点 痛み刺激に反応しない.

注) R:restlessness(不穏状態)
I:incontinence(失禁)
A:akinetic mutism(無動無言),
apallic state(失外套状態:大脳の機能が失われた状態)
例:100-I, 20-RIなど

Supplement

K767

肝腎症候群

hepatorenal syndrome

疾患概念

- 非代償性肝硬変や劇症肝炎などの重症肝疾患に伴う進行性の機能性腎不全である．
- 本態は腎皮質血管の攣縮による腎内血行動態の不安定状態と腎内血流分布異常である．

分類

- 臨床経過により2型に分類されている．
  1型：急速な経過．発症後2週間以内に血清クレアチニンが病初期の2倍以上となり，2.5mg/dLを超えるもの．特発性細菌性腹膜炎（SBP）を合併する症例はこの型をとる．
  2型：緩徐な経過．難治性腹水を伴い，通常，血中尿素窒素（BUN）は50mg/dL以下，血清クレアチニンは2mg/dL以下である．

診断

- 利尿薬を2日間中止し，アルブミン輸液（1g/kg体重，最高100g/日）により循環血漿量を増加させても，血清クレアチニンが1.5mg/dL以下に低下しないときは肝腎症候群と診断する[1]．

治療

- 根治療法としては肝移植があげられるが日本では一般化していない．
- 移植以外には誘因の除去を行ったうえで，水・電解質バランス管理，有効循環血液量の維持，低タンパク血症の是正，貧血の改善，肝性脳症など肝不全の治療，酸塩基平衡の異常の是正などを総合的に行う〔例：血管収縮薬，アルブミン製剤，経頸静脈肝内門脈大循環短絡術（TIPS），血液透析など〕．

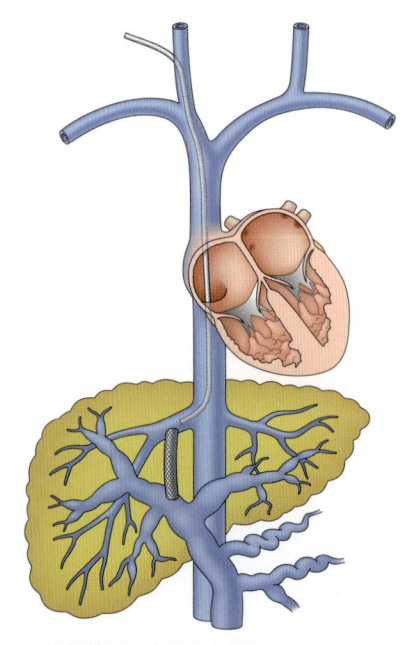

■経頸静脈肝内門脈大循環短絡術

特発性細菌性腹膜炎（SBP）：spontaneous bacterial peritonitis　｜　血中尿素窒素（BUN）：blood urea nitrogen　｜　経頸静脈肝内門脈大循環短絡術（TIPS）：transjugular intrahepatic port-systemic shunt

肝疾患

アルコール性肝障害

K70　alcoholic liver disease

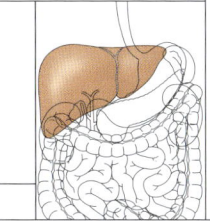

疾患概念

常習的な長期（通常5年以上）にわたる過剰飲酒を原因とする肝障害である．アルコールの直接的・間接的障害作用によって生じ，性差，遺伝的素因，栄養因子などが副次的に関与する．アルコール性脂肪肝，アルコール性肝炎，アルコール性肝硬変などのさまざまな病態がある．禁酒により病態は著明に改善する．アルコール性肝炎の一部に1か月以内に死亡する重症型がある．

Summary Map

誘因・原因
- アルコールの長期（通常5年以上）にわたる過剰摂取

病態
- アルコール性脂肪肝：肝小葉への大滴性脂肪沈着
- アルコール性肝炎：炎症細胞浸潤を伴う肝障害．重症化した場合は予後不良．
- アルコール性肝線維症：肝小葉における中心静脈周囲および肝細胞索に沿った線維化
- アルコール性肝硬変：慢性肝障害の終末像．代償期には無症状のことも多いが，非代償期には肝不全症状を呈する．

症状臨床所見
- 脂肪肝，肝炎，肝線維症では特異的症状はない．
- 肝硬変では脳症，食道静脈瘤，腹水，肝がん，など．

検査・診断分類
- トランスアミナーゼ（AST＞ALT）上昇，γ-GTP上昇，大球性貧血
- 禁酒によるデータの改善

治療
- 禁酒，栄養管理，肝庇護薬など
- 肝不全症状，肝がんへの対処

疾患の発症様式と時間経過

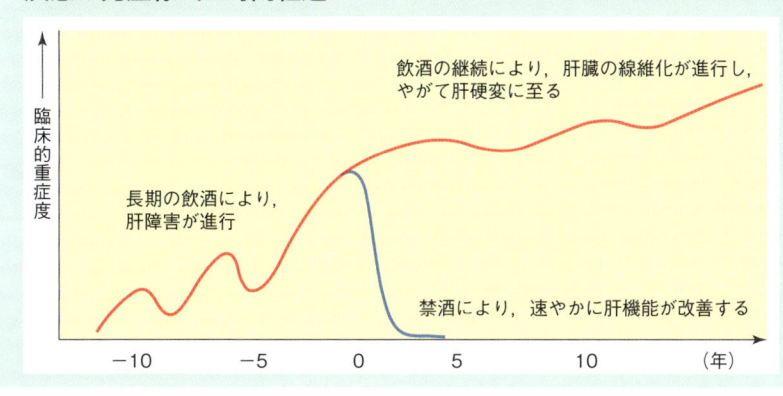

- アルコール性肝障害は，年余の経過で発症する
- 禁酒により，緩徐に軽快する．
- すでに肝線維化が進み，肝硬変に至っている場合は，回復は困難である．
- 大量のアルコール摂取を契機に，ときに急激で予後不良な経過をたどる場合もあり，注意が必要である．

（グラフ：縦軸 臨床的重症度，横軸 年．長期の飲酒により，肝障害が進行．飲酒の継続により，肝臓の線維化が進行し，やがて肝硬変に至る．禁酒により，速やかに肝機能が改善する．）

誘因・原因

- アルコールの長期にわたる過剰摂取により生じる肝病態.
- アルコール自体またはその代謝産物による障害作用により引き起こされる.
  - アルコール代謝に伴う肝内補酵素系の還元型(NADH)へのシフト
  - アセトアルデヒドやエンドトキシンによる肝細胞障害
- 病型としては，主にアルコール性脂肪肝，アルコール性肝炎，アルコール性肝線維症，アルコール性肝硬変に分類される.
- 性差，遺伝的素因なども関与する.
  - アルコール脱水素酵素(ADH)には7種類，アルデヒド脱水素酵素(ALDH)には11種類のアイソザイム(isozyme)が存在する.
  - アセトアルデヒドの分解にはALDH2が主に関与する.
  - ALDH2の酵素欠損は日本人を含む黄色人種に認められ，正常型，ヘテロ欠損型，ホモ欠損型(日本人の5〜10%)がある.
  - ALDH2の活性が弱いか欠損していると，有害なアセトアルデヒドが体内に蓄積しやすく，飲酒後の血中アセトアルデヒド濃度は，正常型に比べヘテロ欠損型で6倍，ホモ欠損型で16倍になるといわれている.

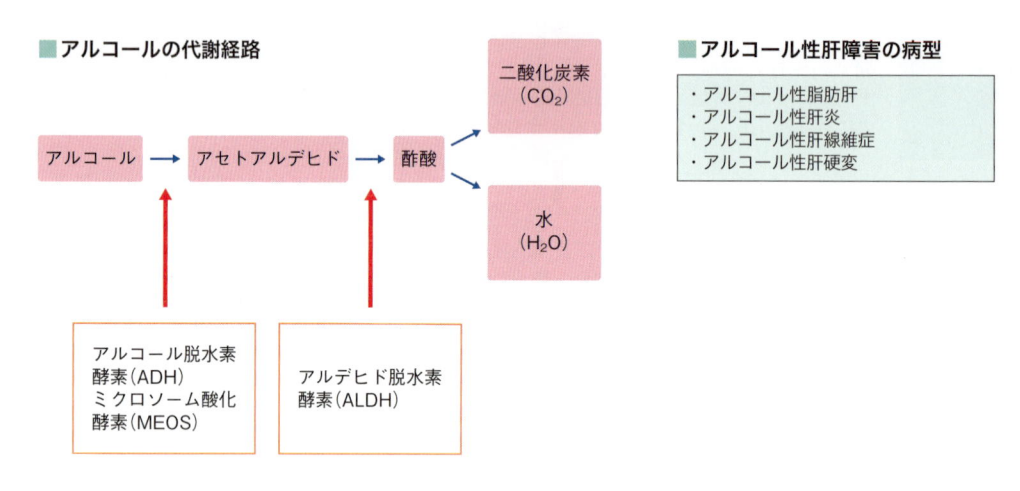

■ アルコールの代謝経路

アルコール → アセトアルデヒド → 酢酸 → 二酸化炭素(CO_2) / 水(H_2O)

アルコール脱水素酵素(ADH)
ミクロソーム酸化酵素(MEOS)

アルデヒド脱水素酵素(ALDH)

■ アルコール性肝障害の病型
- アルコール性脂肪肝
- アルコール性肝炎
- アルコール性肝線維症
- アルコール性肝硬変

症状・臨床所見

- 通常，アルコール性肝障害に伴う特異的な自覚症状は認めない．飲酒量の急激な増加を契機に，腹痛，発熱，黄疸，AST/ALT比上昇，白血球増加など，胆道感染症に類似した病態を呈する．ときに食欲低下，下痢など非特異的症状も認める．
- アルコール性肝硬変では，黄疸，食道静脈瘤，腹水などの肝硬変症状を認める．

検査・診断・分類

- 血液検査：トランスアミナーゼ(AST＞ALT)上昇，γ-GTP上昇，白血球増加(好中球)，大球性貧血(MCV増加)，中性脂肪増加，高尿酸血症
- 超音波検査，CT検査：肝炎では肝臓腫大，脂肪肝ではエコーレベル上昇およびCTレベル低下，肝硬変では肝萎縮

診断基準

■ アルコール性肝障害の診断基準

- 長期(通常5年以上)にわたる常習飲酒家(平均3合以上/日).ただし女性,ALDH2欠損ではより少量でも発症.
- 禁酒により血清AST,ALT値が著明に改善し,4週間以内にほぼ正常値に下降.ただし,重症型や肝がん合併例は例外.
- 下記のうち少なくとも1つが陽性である
  1. 禁酒により腫大していた肝臓が著明に縮小.ただし,重症型や肝がん合併例は例外.
  2. 禁酒により血清γ-GTPが明らかに低下.
- 下記のマーカーのいずれかが陽性の場合は,より確実
  1. 血清トランスフェリン(transferrin)の微小変異
  2. CTで測定した肝容量が増加(単位体表面積あたり720cm^{2}以上)
  3. アルコール肝細胞膜抗体
  4. 血清GDH,OCT活性が高値

(文部科学省総合研究 高田班)

■ アルコール性肝炎の診断基準

- 肝組織病変の主体が,肝細胞の変性・壊死であり,①小葉中心部に強い肝細胞の著明な膨化(風船化;ballooning),②種々の程度の肝細胞壊死,③アルコール硝子体(マロリー体),④多核白血球の浸潤,を認める.
  定型型:①〜④のすべてを認めるか,③,④のいずれかを欠く
  非定型型:①,②のみを認める

- 臨床的アルコール性肝炎
- 肝生検は施行されていないが,下記のうち,必須項目全て+付加項目3つ以上を満たす
1. 必須項目
   A. 飲酒量の増加を契機に発症または増悪
   B. AST優位のトランスアミナーゼ上昇
   C. 血清総ビリルビン上昇(2mg/dL以上)
2. 付加項目
   A. 腹痛
   B. 発熱
   C. 白血球増加
   D. ALP上昇
   E. γ-GTP上昇
- 重症型アルコール性肝炎
- アルコール性肝炎のなかで,肝性脳症,肺炎,急性腎不全,消化管出血などの合併症や,エンドトキシン血症などを伴い,断酒にかかわらず肝腫大が持続し,多くの場合1か月以内に死亡する重篤な病態である.
- プロトロンビン時間は50%以下,著しい多核白血球の増加をみる.組織学的に,多数のマロリー体の出現と強い肝細胞変性・壊死を認める.

(文部科学省総合研究 高田班)

治療

- 禁酒:肝硬変に至っていない通常のアルコール性肝障害は禁酒のみで,著明に改善する.禁酒が困難な場合,断酒会参加や薬剤投与が奏効する場合もある.
- 肝庇護療法:栄養障害が激しい場合や重症型では,カロリー,タンパク,ビタミンの補給が必要である.
- 肝硬変治療:アルコール性肝硬変であれば,肝性脳症,食道静脈瘤,腹水,肝がん,などへの対策が必要である.

AST:aspartate aminotransferase | ALT:alanine aminotransferase | 還元型ニコチンアミド・アデニン・ジヌクレオチド(NADH):nicotinamide adenine dinucleotide | アルコール脱水素酵素(ADH):alchol dehydrogenase | アルデヒド脱水素酵素(ALDH):aldehyde dehydrogenase | γ-GTP:gamma-glutamyl transpeptidase | 平均赤血球容積(MCV):mean corpuscular volume | GDH:glutamic acid dehydrogenase | OCT:ornitine carbamoyltranseferase

肝疾患

脂肪肝，非アルコール性脂肪肝炎（NASH）

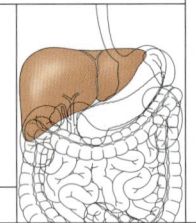

K76.0　fatty liver, non-alcoholic steatohepatitis

疾患概念

脂肪肝とは肝実質細胞に脂肪がまだら状あるいは限局性に沈着した状態である．沈着する脂肪は中性脂肪が多い．脂肪肝は原因によりアルコール性（過剰飲酒）と非アルコール性に大別することができ，非アルコール性は肥満（過栄養），糖尿病によるものが多い．脂肪肝の多くは治療により改善し，予後は良好である．

Summary Map

誘因・原因
- 過栄養や運動不足，肥満（内臓肥満），高脂血症，糖尿病，飲酒
- メタボリック・シンドローム
- 薬剤，内分泌異常，代謝異常

病態
- 肝小葉の1/3以上の脂肪沈着
- 非飲酒者（アルコール摂取20g/日未満）で肥満，糖尿病，高脂血症などの生活習慣病を基盤に発症する脂肪肝を，非アルコール性脂肪性肝疾患（NAFLD）と呼称．
- NAFLDの10%は肝小葉内の炎症細胞浸潤，肝細胞壊死，肝線維化を認め，非アルコール性脂肪肝炎（NASH）と呼称．
- 日本人のNAFLD有病率は約30%，NASH有病率は約3〜5%と推定される．
- NASHは進行しないか改善する場合が大半だが，約10%は肝硬変へ進行する．

症状 臨床所見
- わが国ではNAFLD患者が1,000万人前後，NASH患者が100万人前後と推定される．
- NAFLDやNASHに特異的な症状はない．ときに右季肋部痛（みぎきろくぶつう）を訴える．
- NASHから肝硬変に至った場合は，黄疸，食道静脈瘤，腹水などの肝不全症状や肝がんに注意．

検査・診断 分類
- 血液検査：AST＜ALTのトランスアミナーゼ上昇，γ-GTP上昇，ChE上昇（ただしNASHから肝硬変に至るとAST＞ALT）
- 超音波検査：肝エコーレベル上昇（肝腎コントラスト上昇），深部減衰
- CT検査：肝CT値の低下，肝/脾CT値（L/S比）の低下

治療
- 肥満を解消することが最も重要
- 高脂血症，糖尿病の管理（食事指導，運動指導）

用語解説

ライ（Reye）症候群
小児に好発する予後不良の疾患で，インフルエンザや水痘に感染後，急激に脳症と肝不全が出現する．アスピリンなどの鎮痛解熱薬の使用が発症に関係しているとされる．肝細胞には小脂肪滴がびまん性に蓄積していることが観察される．

妊娠脂肪肝
妊娠後期に悪心・嘔吐，腹痛が起こり，急激に重症化し肝不全に陥る．肝細胞には小脂肪滴がびまん性に蓄積していることが観察される．
がんの早期発見，病変の悪性度診断に有用である．

疾患の発症様式と時間経過

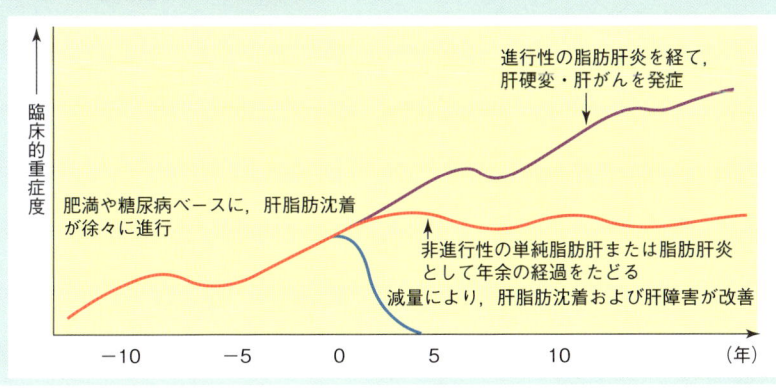

- 進行性の脂肪肝炎を経て，肝硬変・肝がんを発症
- 肥満や糖尿病ベースに，肝脂肪沈着が徐々に進行
- 非進行性の単純脂肪肝または脂肪肝炎として年余の経過をたどる
- 減量により，肝脂肪沈着および肝障害が改善

誘因・原因

- 肥満(とくに内臓肥満)，高脂血症，糖尿病，飲酒
- 上記の因子が複合した病態が「メタボリック・シンドローム」である．
- その他：薬剤(ステロイド薬，抗菌薬，ホルモン薬)，内分泌(甲状腺，下垂体)，中毒〔四塩化炭素(CCl4)，リン(P)〕，代謝〔ライ(Reye)症候群*，妊娠脂肪肝*〕など

症状・臨床所見

- 肝細胞の1/3以上に脂肪滴が蓄積した病態
- 非飲酒者で生活習慣病を基盤に発症する非アルコール性脂肪性肝疾患がNAFLD，そのうち約10%が進行性の非アルコール性脂肪肝炎であるNASHとなる．
- NAFLDは大半が可逆的で良性の病態であり，特異的な臨床症状を認めない．ときに，右季肋部に鈍痛を訴えることがある．
- NASHに至ると，高度の肝障害が持続し，ときに進行性の病態をたどる．肝硬変に至った場合は，黄疸，食道静脈瘤，腹水，肝がん，などの肝硬変症状を呈する．

検査・診断・分類

血液検査

- NAFLDではAST＜ALTのトランスアミナーゼ上昇，γ-GTP上昇，ChE上昇，コレステロール，中性脂肪，血糖の上昇，など．
- NASHでは炎症を伴うため高度のトランスアミナーゼ上昇を呈するとともに，血清フェリチンも高値である．肝硬変に至るとAST＞ALTとなる．線維化の進展に伴いヒアルロン酸，IV型コラーゲンなど線維化マーカーが高値を示す．インスリン抵抗性の指標であるHOMA-IRが上昇する(健常者では2以下であるが，NASHでは3以上となることも多い)．

腹部超音波検査

- 肝エコーレベル上昇(肝腎コントラスト上昇)，肝深部のエコーレベル減衰，肝脈管壁の不明瞭化

腹部CT検査

- 肝CT値の低下，肝/脾CT値(L/S比)の低下

■ 脂肪肝の病因別分類

栄養性脂肪肝	肥満，飢餓，吸収障害
代謝・内分泌性脂肪肝	糖尿病，ホルモン(副腎皮質，甲状腺)，妊娠，ライ症候群
アルコール性脂肪肝	慢性多量飲酒
薬剤性脂肪肝	ステロイド，テトラサイクリン，エストロゲン，など

治療

- 過栄養，運動不足による肥満を解消することが，最も重要である（食事療法，運動療法）．
- 高脂血症，糖尿病を併発している場合は，生活指導，薬物治療によるその管理も重要である．

■食事療法

- 総エネルギー（体重1kg当たり）25〜35kcal
- タンパク質（体重1kg当たり）1.0〜1.5g
- 脂肪は総エネルギーの20％以下に制限　●禁酒

※急激な体重減少により脂肪肝が増悪することがあるので注意する．

非アルコール性脂肪肝炎（NASH）

- 非アルコール性脂肪性肝疾患（NAFLD）の一部は，炎症細胞浸潤，肝細胞壊死，肝線維化を伴い，進行性の経過をたどる．このような病態を非アルコール性脂肪肝炎（NASH）とよび，良性で非進行性の単純脂肪肝（simple steatosis）とは区別して扱う．
- NASHは1980年に米国のルードヴィッヒ（Ludwig）らが，肥満，高脂血症，糖尿病など生活習慣病を基盤にアルコール性脂肪肝に類似した病態［ballooning hepatocyte，マロリー体（Mallory body），肝線維化など］を呈することを報告し，NASHと命名された．
- NASHの診断は，肝炎ウイルス（B型，C型）陰性，飲酒歴なし（アルコール摂取20g/日未満），服薬歴なし，自己免疫性肝疾患や代謝疾患などほかの肝障害の成因なし，などの除外診断が基盤となり，最終的な確定診断には，肝生検が必要となる．
- NASHの病理診断には，①大滴性脂肪沈着，②風船様肝細胞変性，③炎症細胞浸潤が必須．肝硬変に進展すると，脂肪沈着が軽度な状態（burn out NASH）となり，NASHの診断が困難になる．
- simple steatosisからNASHへの進展には，インスリン抵抗性，慢性炎症，酸化ストレス，鉄沈着などが関与する．
- NASHの一部（約10％）は肝硬変，さらには肝がんへと進展する．残りは不変あるいは改善する．
- NASHでは酸化ストレスが亢進しており，この病態が核内DNAを傷害し，肝がん発症の誘因になるとされる．ただし，C型肝硬変からの発がん率に比較するとその頻度は低い．
- NASHでは高度なトランスアミナーゼ上昇（AST＜ALT），血清トランスフェリン上昇，酸化ストレス亢進を認める．肝硬変に至ると，食道静脈瘤，脾腫，AST＞ALTの上昇，血小板低下，肝線維化亢進，など肝硬変に特異的な所見を呈する．
- NASHの治療は，食事指導や運動療法など，肥満対策をめざした生活習慣の改善が最も重要である．薬剤療法は，脂質代謝異常や糖尿病の管理，インスリン抵抗性改善薬，抗酸化ストレス製剤，ビタミンE，などがある．ただし，NASHに対する有効な薬物治療に関する統一した見解は得られていないのが現状である．

脂肪化　肝細胞の脂肪変性

炎症細胞浸潤　肝細胞の風船様腫大／炎症細胞

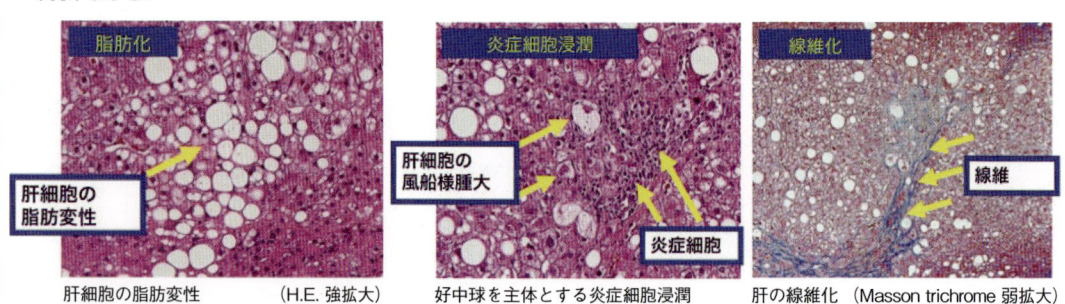

線維化　線維

肝細胞の脂肪変性　（H.E. 強拡大）
好中球を主体とする炎症細胞浸潤（H.E. 強拡大）
肝の線維化　（Masson trichrome 弱拡大）

■ NASH病理組織
（写真提供：横浜市立大学医学部・肝胆膵消化器病学・米田正人氏）

非アルコール性脂肪性肝疾患（NAFLD）：non-alcoholic fatty liver disease ｜ 非アルコール性脂肪肝炎（NASH）：non-alcoholic steatohepatitis ｜ AST：aspartate aminotransferase ｜ ALT：alanine aminotransferase ｜ ChE：cholinesterase ｜ 四塩化炭素（CCl4）：carbon tetrachloride ｜ リン（P）：phosphorus ｜ HOMA-IR：homeostasis model assessment of insulin resistance

肝疾患

薬剤性肝障害

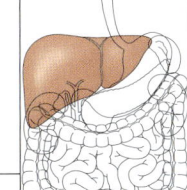

K71　drug-induced hepatitis

疾患概念
薬物またはその代謝産物による「中毒性」の肝障害と、代謝産物もしくは代謝産物の化合物に対する過敏反応で起こる「特異体質性」の肝障害の双方をいう．厚生労働省の「重篤副作用疾患別対応」の対象の1つである．薬物のみならず、サプリメントや、やせ(ダイエット)薬、健康食品などでも肝障害が起こりうるため、薬剤性肝障害というより薬物性肝障害と呼称されることが多い．

Summary Map

誘因・原因
- 投与または摂取した薬物によって引き起こされる肝機能障害である．多くは投与開始30日以内に起こる．
- 中毒性肝障害はあらゆる年代に発現する可能性がある．
- 特異体質性(アレルギー性特異体質)肝障害の場合は、薬物が抗原になるかどうかは遺伝的要因による．

病態
- 投与された薬物は主に肝細胞で代謝されるが、中間代謝産物*が肝細胞タンパク成分と結合して肝細胞障害(中毒性)を起こしたり、感作T細胞*が薬剤を異物と認識して免疫アレルギー性肝障害を起こすなどして発症する．
- 多くの場合は薬物中止のみですみやかに改善するが、まれに劇症化して血漿交換や血液濾過透析、肝移植を要したり、死亡する例もみられる．

症状・臨床所見
- 軽症では無症状で、血液検査にて偶然指摘されて診断されることも多い．
- 重症化すると全身倦怠感、食欲不振、発熱、発疹、悪心・嘔吐、黄疸などをきたし、進行すると肝不全を惹起することもある．

検査・診断・分類
- 内診や血液検査にて、その他の原因による肝障害(ウイルス性、アルコール性など)を除外する．主にAST、ALTが上昇している場合は肝細胞障害型、ALPなどの胆道系酵素が中心の上昇は胆汁うっ滞型
- 細胞性免疫検査の一種であり、薬物によるリンパ球刺激試験の薬物刺激試験(DLST)を行う．
- 薬物の服用開始後(1〜4週)に肝機能障害の出現を認め、薬物感受性試験(リンパ球培養試験、皮膚試験)が陽性であるか、または偶然の再投与により、肝障害の発現を認める場合に確診される．
- 臨床的分類(肝細胞障害型、胆汁うっ滞型、混合)と、発症機構(通常型、特殊型)による分類．

治療
- 原因と思われる薬物を中止して安静維持．再投与は禁忌
- 肝庇護療法として、グリチルリチン製剤(強力ネオミノファーゲンシー®)やウルソデオキシコール酸(UDCA、ウルソ®)を投与することがある．
- 瘙痒感が強い場合にはコレスチラミンを投与、高度黄疸など重症例には副腎皮質ステロイド薬を投与

用語解説

中間代謝産物
ここでは体内に取り込まれた薬物が肝臓で合成・分解される化学的変化の際に産出される物質を指す．

感作T細胞
抗原に反応するT細胞．感作T細胞が感作抗原と結合するとサイトカインを産生し、さまざまな遅延型アレルギー反応を起こす．また、感作T細胞が感作抗原をもつ標的細胞と結合すると、細胞性免疫反応を起こす(細胞傷害性T細胞)．

疾患の発症様式と時間経過

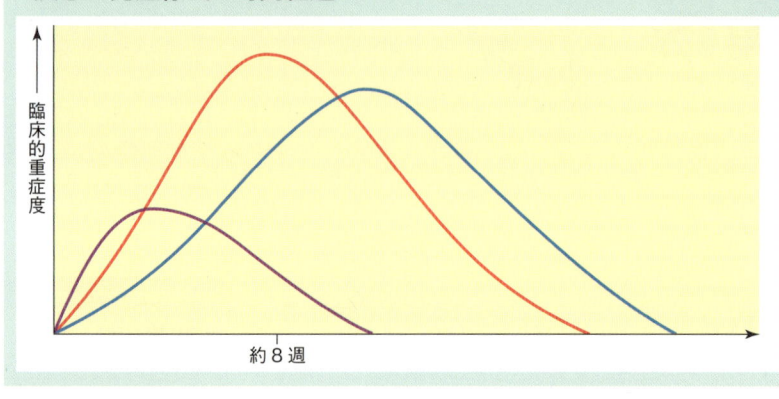

図示するように，さまざまな発症様式がある．原因となる薬剤投与を中止すれば速やかに回復することが多い．まれに投与開始1年以上経過しての発症や，投与中止後も回復なく劇症化して死亡する場合もある．

約8週

誘因・原因

- 投与または摂取した薬物の副作用として引き起こされる肝機能障害である．
- すべての人に肝障害を起こす可能性のある中毒性の肝障害と，特定の人に肝障害が起こりうる特異体質性に分かれる．
- 中毒性の場合，肝障害の重症度は投与量や投与期間に依存する．
- 特異体質性の場合は，重症度や頻度に一定の傾向はない．
- 主な薬物性肝障害の起因薬物は肝細胞障害型，胆汁うっ滞型，混合型に分けられる．

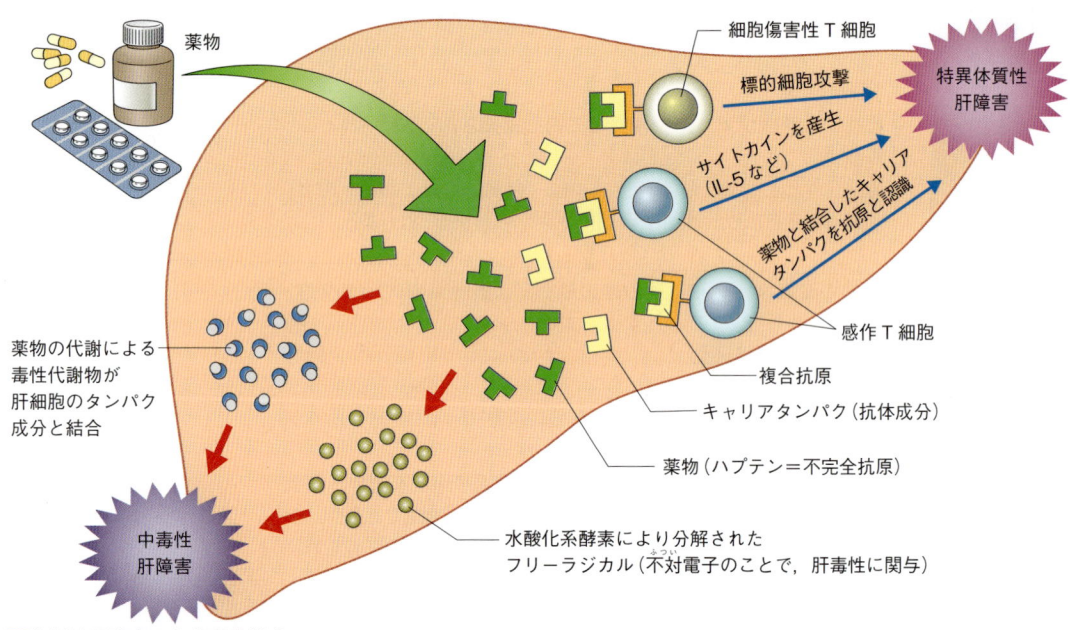

■ 薬剤性肝障害の主な発生機序

■ 薬剤性肝障害の臨床分類とその主な起因薬物

肝細胞障害型	胆汁うっ滞型	混合型
イソニアジド リファンピシン ビタミンA アセトアミノフェン ハロタン フルコナゾール テトラサイクリン塩酸塩 バルプロ酸ナトリウム	クロルプロマジン塩酸塩 シクロスポリン セフェム系抗生物質 ペニシリン系抗生物質 タンパク同化ステロイド アモキシシリン水和物 エストロゲン エリスロマイシン	アロプリノール キニジン硫酸塩水和物 フェニトイン

起因薬物は，抗生物質，抗真菌薬，抗結核薬，解熱消炎鎮痛薬，総合感冒薬，精神・神経用薬，循環器用薬，消化器病薬，抗悪性腫瘍薬，漢方薬，糖尿病・高脂血症薬，ホルモン用薬，避妊薬，塩化ビニル，毒キノコ，農薬など，多岐にわたる．また，疾患に対して処方された薬剤のみならず，市販薬やビタミン剤，健康食品などの問診も重要

症状・臨床所見

- 通常投与開始30日以内に発症する場合がほとんどだが，無症状のことも多い．
- 全身倦怠感，食欲不振，発熱，発疹など
- 胆汁うっ滞型では黄疸に伴う症状
- 投与数か月後や1年程度経過したのちに発症する例も報告されている．
- 慢性薬剤性肝障害の症状として，慢性活動性肝炎(イソニアジド，メチルドパ水和物)，胆汁性肝硬変(クロルプロマジン塩酸塩)，肝線維症(ビタミンA，メトトレキサート)，肝血管性病変(経口避妊薬，タンパク同化ステロイド)，肝腫瘍(経口避妊薬，タモキシフェンクエン酸塩，男性ホルモン，タンパク同化ステロイド)などを発症することがある．

検査・診断・分類

検査

- 血液検査を行い，その他の原因による肝障害(ウイルス性，アルコール性など)を除外する．胆汁うっ滞型はALPなどの胆道系酵素上昇が中心．肝細胞障害型ではトランスアミナーゼ(AST，ALT)上昇が中心．白血球増加や好酸球増加を認める．
- 十分な問診により，発症までの期間や臨床経過，薬物刺激試験(DLST)などの検討から，起因薬剤を確定する．
- 薬物刺激試験(DLST)
患者の感作Tリンパ球に抗原(起因薬物)とアイソトープ標識核酸前駆物質を加えて培養し，リンパ球幼若化現象に伴う核酸合成の亢進を測定する．薬剤性肝障害の多くには遅延型アレルギーが関与すると考えられており，その起因薬物の確定法としてDLSTは有用とされるが，偽陰性例の存在もあり，注意を要する．

診断

- 診断には「薬物と肝」研究会による判定基準(1978)や，国際コンセンサス会議の診断基準からつくられたワークショップのスコアリング(DDW-J，2004)によるスコア(次頁参照)が用いられるが，診断方法に特異的なものはない．
- 偶然の再投与が行われたときの反応は，あくまで偶然再投与された場合であり，診断目的の再投与は禁忌である．患者本人にも原因薬剤の内服，外用は行わないよう十分な説明が必要である．

分類

- 薬物による肝障害のパターンから，臨床的には肝細胞障害型，胆汁うっ滞型，混合型に大きく分けられる．
- 発症機構からの分類では，中毒性肝障害(毒自体による)と特異体質性肝障害(薬に対する生体の反応により，アレルギー性と代謝性がある)に分けられる．

治療

- 原因と思われる薬物を中止して安静とする．
- 肝庇護療法として，グリチルリチン製剤(強力ネオミノファーゲンシー®)やウルソデオキシコール酸(UDCA，ウルソ®300～600mg/日)を投与することがある．
- 瘙痒感が強い場合は，コレスチラミン投与を行うこともある．
- 高度黄疸など重症例には，副腎皮質ステロイド薬を用いることもある．
- 多くの症例では薬物を中止することですみやかに改善するが，まれに劇症化して血漿交換や血液濾過透析，肝移植を要したり，死亡する例もみられる．
- 胆汁うっ滞型では，胆汁の流出障害が起こるため，低脂肪食とする．

■DDW-J 2004(Digestive Disease Week-Japan 2004)薬物性肝障害ワークショップのスコアリング

	肝細胞障害型		胆汁うっ滞または混合		スコア
	初回投与	再投与	初回投与	再投与	
1. 発症までの期間[1] 　a. 投与中の発症の場合 　　投与開始からの日数 　b. 投与中止後の発症の場合 　　投与中止後の日数	5～90日 <5日, >90日 15日以内 >15日	1～15日 >15日 15日以内 >15日	5～90日 <5日, >90日 30日以内 >30日	1～90日 >90日 30日以内 >30日	+2 +1 +1 0
2. 経過 　投与中止後のデータ 　投与続行および不明	ALTのピーク値と正常上限との差 8日以内に50％以上の減少 30日以内に50％以上の減少 (該当なし) 不明または30日以内に50％未満の減少 30日後も50％未満の減少か再上昇		ALTのピーク値と正常上限との差 (該当なし) 180日以内に50％以上の減少 180日以内に50％未満の減少 不変, 上昇, 不明 (該当なし)		+3 +2 +1 0 -2 0
3. 危険因子	飲酒あり 飲酒なし		飲酒または妊娠あり 飲酒, 妊娠なし		+1 0
4. 薬物以外の原因の有無[2]	カテゴリー1, 2がすべて除外 カテゴリー1で6項目すべて除外 カテゴリー1で4つか5つが除外 カテゴリー1の除外が3つ以下 薬物以外の原因が濃厚				+2 +1 0 -2 -3
5. 過去の肝障害の報告	過去の報告あり, もしくは添付文書に記載あり なし				+1 0
6. 好酸球増多(6％以上)	あり なし				+1 0
7. DLST	陽性 擬陽性 陰性および未施行				+2 +1 0
8. 偶然の再投与が行われたときの反応 　単独再投与 　初回肝障害時の併用書とともに再投与 　初回肝障害時と同じ条件で再投与 　偶然の再投与なし, または判断不能	ALT倍増 ALT倍増 ALT増加するも正常域		ALT(T.Bil)倍増 ALT(T.Bil)倍増 ALT(T.Bil)倍増するも正常域		+3 +1 -2 0
				総スコア	

1)薬物投与前に発症した場合は「関係なし」, 発症までの経過が不明の場合は「記載不十分」と判断して, スコアリングの対象としない.
投与中の発症か, 投与中止後の発症かにより, aまたはbどちらかのスコアを使用する.
2)カテゴリー1：HAV, HBV, HVC, 胆道疾患(US), アルコール, ショック肝. カテゴリー2：CMV, EBV.
ウイルスはIgM HA抗体, HBs抗原, HCV抗体, IgM CMV抗体, IgM EB VCA抗体で判断する.
判定基準：総スコア2点以下：可能性が低い. 3, 4点：可能性あり. 5点以上：可能性が高い.
〔滝川　一ほか：DDW-J 2004 ワークショップ薬物性肝障害診断基準の提案. 肝臓, 46(2)：86, 2005より改変引用〕

アルカリフォスファターゼ(ALP)：alkaline phosphatase　|　アラニンアミノトランスフェラーゼ(ALT)：alanine aminotransferase　|　アスパラギン酸アミノトランスフェラーゼ(AST)：aspartate aminotransferase　|　薬物刺激検査(DLST)：drug lymphocyte stimulation test　|　イソニアジド(INH)：isoniazid　|　ロイシンアミノペプチダーゼ(LAP)：leucine aminopeptidase　|　リファンピシン(RFP)：rifampicin　|　ウルソデオキシコール酸(UDCA)：ursodeoxycholic acid

肝疾患

自己免疫性肝炎

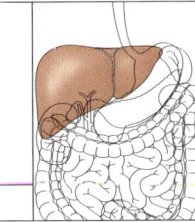

K754　autoimmune hepatitis（AIH）

疾患概念
自己免疫性機序の関与によって慢性的に肝障害をきたし，早期に肝硬変に進展することもある活動性の慢性肝炎．厚生労働省の難治性疾患克服研究事業対象疾患の1つである．

Summary Map

誘因・原因
- 原因は不明．自己免疫の関与が考えられている．
- 原則として，肝炎ウイルス，アルコール，薬物による肝障害は除外される．ただし，C型肝炎ウイルス（HCV）陽性はあっても構わない．
- ウイルス感染や薬剤をきっかけに発症する例も散見される．

病態
- 自己免疫性機序が関与するとされる肝実質細胞障害が主体の肝障害
- 慢性肝炎全体の約20～30％
- 患者に中年以降の女性が多い（男：女＝1：6）．
- 日本では60％以上の患者で組織適合抗体HLA-DR4を有することが報告されている．

症状 臨床所見
- 全身倦怠感，黄疸，発熱，関節痛，皮疹など．病態が進行すると肝硬変症状も出現する．
- 初期は自覚症状のないことが多い．

検査・診断 分類
- 血液検査：血清トランスアミナーゼ（AST，ALT）上昇，血中自己抗体陽性，IgG上昇．HLA-DR4陽性
- 肝生検
- 確定診断には，臨床所見と組織学的検査から総合的に診断する．

治療
- 副腎皮質ステロイド薬（プレドニゾロン）の投与が効果的．プレドニゾロンによる副作用が重篤な場合は，他剤を投与することもある．
- 重症例にはステロイドパルス療法*や血漿交換がある．

用語解説

ステロイドパルス療法
パルス療法は短期間に大量の薬剤を投与すること．ステロイドパルス療法には，「メチルプレドニゾロン注射薬1,000mg/日を3日間連続投与を1クール」とする用法がよく使われている．

シェーグレン症候群
自己免疫疾患の1つと考えられている．中年の女性に多く，唾液腺や涙腺などの分泌障害を起こす疾患群と関節リウマチ，全身性エリテマトーデスなどの膠原病に合併する疾患群とに分けられる（p.289参照）．

全身性エリテマトーデス（SLE）
代表的な全身性の自己免疫疾患で，女性に多い．原因は不明だが遺伝的素因のある人が，ウイルスや細菌からの感染，妊娠・出産，手術，ストレスなどを契機とし，自己抗体を産生して発症すると考えられている．

原発性胆汁性肝硬変
肝内胆管の慢性的な炎症により胆管が破壊され，胆汁がうっ滞して肝障害から肝硬変や肝不全をきたす疾患をいう．自覚症状の有無で症候性と無症候性に分かれ，近年は無症候性で発見されることが多い．

疾患の発症様式と時間経過

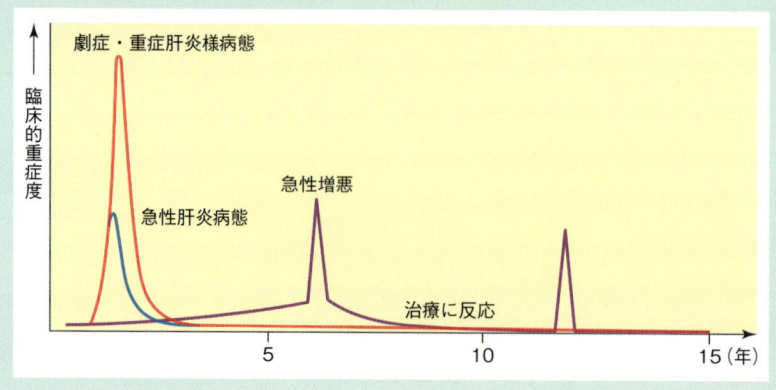

基本的に緩徐な経過であるが，一部で急性肝炎や劇症・重症肝炎様の発症もみられることがある．また肝不全に至る場合もある．

誘因・原因

- 自己免疫（組織適合抗体HLA-DR4，HLA-DR3）が関連すると考えられているが，詳細は不明である．

症状・臨床所見

- 全身倦怠感，黄疸，食欲不振，発熱，関節痛，皮疹など．進行すると食道・胃静脈瘤，腹水，肝性脳症なども出現する．
- 中年以降の女性に多く，甲状腺機能低下症，関節リウマチ，シェーグレン症候群*，全身性エリテマトーデス（SLE）*，原発性胆汁性肝硬変*などを合併している場合は，それぞれの疾患の症状も呈する．

検査・診断・分類

- 血液検査：持続性または反復性に血清トランスアミナーゼ（AST，ALT）上昇，血中自己抗体（抗核抗体，抗平滑筋抗体，肝腎ミクロソーム1抗体など）陽性．CRP陽性や赤沈亢進を認めることもある．
- 分類：出現する自己抗体の種類によって，4タイプに分類される．日本ではほとんどがⅠ型である．
- 診断の流れ：診断指針・治療指針（次頁参照）により自己免疫性肝炎が疑われた場合，組織学的検査を行い，国際診断基準（scoring system）などを参考に診断する．

■自己免疫性肝炎の分類

分類	出現する自己抗体の種類
Ⅰ型	抗核抗体（ANA） 抗平滑筋抗体（ASMA） 抗肝細胞膜抗体
Ⅱ型	肝腎ミクロソーム1抗体（LKM-1）
Ⅲ型	肝可溶性抗原抗体（抗SLA抗体）
Ⅳ型	抗平滑筋抗体のみ陽性

・抗核抗体：自らの細胞核を攻撃する自己抗体で，自己免疫疾患のスクリーニングに用いられている．
・抗平滑筋抗体：平滑筋に含まれるタンパク成分の1つに対する自己抗体
・抗肝細胞膜抗体：肝細胞膜上の抗原に対する自己抗体

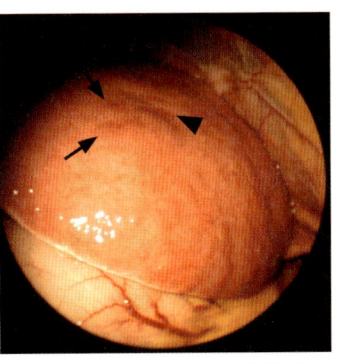

- 腹腔鏡像：肝表面の広範な陥凹，溝状陥凹，粗大な起伏性変化，赤色紋理がみられる．

■ 肝表面の広範な陥凹と赤色紋理
赤色紋理（矢印），陥凹（矢頭）を示す．

- 病理組織像
- 肝細胞壊死所見，肝細胞のロゼット配列およびpiecemeal necrosisを伴う慢性肝炎あるいは肝硬変像．しばしば著明な形質細胞浸潤を伴う．
- しかし，ウイルス性慢性肝炎との鑑別は組織学的に困難なことも多い．

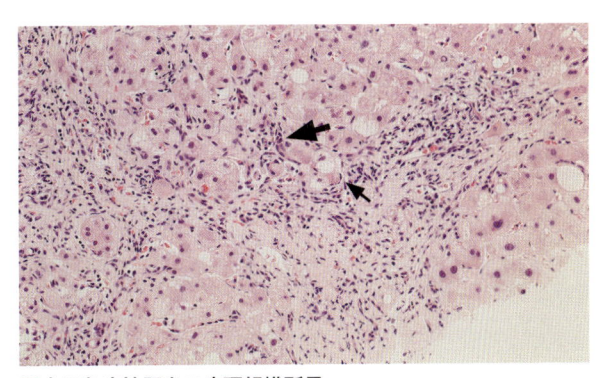

■ 自己免疫性肝炎の病理組織所見
門脈域が拡大し，強い炎症細胞浸潤（矢印）とpiecemeal necrosis（太矢印）がみられる．

■ 自己免疫性肝炎の診断指針・治療指針

〈診断〉
1. 他の原因による肝障害が否定される．
2. 抗核抗体陽性あるいは抗平滑筋抗体が陽性である．
3. IgG高値（＞基準上限値1.1倍）である．
4. 組織学的にinterface hepatitisや形質細胞浸潤がみられる．
5. 副腎皮質ステロイドが著効する．

〈典型例〉
　　上記項目で1を満たし，2〜5のうち3項目以上を認める．
〈非典型例〉
　　上記項目で1を満たし，2〜5の所見の1〜2項目を認める．

注
1) 副腎皮質ステロイド著効所見は治療的診断となるので，典型例，非典型例ともに，治療開始前に肝生検を行い，その組織所見を含めて診断することが原則である．ただし，治療前に肝生検が施行できないときは診断後速やかに副腎皮質ステロイド治療を開始する．
2) 国際診断スコアが計算できる場合にはその値を参考とし，疑診以上は自己免疫性肝炎と診断する．
3) 診断時，すでに肝硬変に進展している場合があることに留意する．
4) 急性発症例では，上記項目2，3を認めない場合がある．また，組織学的に門脈域の炎症細胞を伴わず，中心静脈域の壊死，炎症反応と形質細胞を含む単核球の湿潤を認める症例が存在する．
5) 診断が確定したら，必ず重症度評価を行い，重症の場合には遅滞なく，中等症では病態に応じ専門機関へ紹介する．なお，1のみを満たす症例で，重症度より急性肝不全が疑われる場合も同様の対応をとる．
6) 簡易型スコアが疑診以上の場合は副腎皮質ステロイド治療を考慮する．
7) 抗ミトコンドリア抗体が陽性であっても，簡易型スコアが疑診以上の場合には副腎皮質ステロイド治療を考慮する．自己免疫性肝炎での抗ミトコンドリア抗体陽性率は約10％である．
8) 薬物性肝障害（Drug-induced liver injury：DILI）の鑑別にはDDW-J 2004薬物性肝障害診断スコアおよびマニュアルを参考にする．
9) 既知の肝障害を認め，この診断指針に該当しない自己免疫性肝炎も存在する．

自己免疫性肝炎の診断指針・治療指針（つづき）

〈重症度判定〉

臨床徴候	臨床検査所見	画像検査所見
①肝性脳症あり	①AST，ALT＞200IU/L	①肝サイズ縮小
②肝濁音界縮小または消失	②ビリルビン＞5mg/dL	②肝実質の不均質化
	③プロトロンビン時間＜60%	

重症：次の1，2，3のいずれかが見られる．1．臨床徴候：①または②，2．臨床検査所見：①＋③または②＋③，3．画像検査所見：①または②

中等症：臨床徴候：①，②，臨床検査所見：③，画像検査所見：①，②が見られず，臨床検査所見：①または②が見られる．

軽症：臨床徴候：①，②，臨床検査所見：①，②，③，画像検査所見：①，②のいずれも見られない．

注
1）重症と判断された場合，遅滞なく肝臓専門医のいる医療機関への紹介を考慮する．
2）重症の場合，劇症肝炎分科会の予後予測モデル，MELD*も参考にする．
3）中等度の症例で，プロトロンビン時間が60%未満，あるいは黄疸高度の場合も専門機関への紹介を考慮する．

〈治療〉
1．診断が確定した例では原則としてプレドニゾロンによる治療を行う．
2．プレドニゾロン初期投与量は十分量（0.6mg/kg/日以上）とし，血清トランスアミナーゼ値と血清IgG値の改善を効果の指標に漸減する．維持量は血清トランスアミナーゼ値の正常化をみて決定する．
3．ウルソデオキシコール酸（600mg/日）は，プレドニゾロンの減量時に併用あるいは軽症例に単独投与することがある．
4．再燃を繰り返す例や副作用のためプレドニゾロンを使用しにくい例では，アザチオプリン（保険未収載，50～100mg/日）の使用を考慮する．

（厚生労働省難治性疾患克服研究事業「難治性の肝・胆道疾患に関する調査研究」班：自己免疫性肝炎（AIH）診療ガイドライン 2013）

*MELDとは model for endstage liver disease で，肝移植のための予後予測スコアである

治療

- 適切な診断，治療を行えば，比較的予後は良好である．
- 急性発症例で劇症化した場合の予後は不良となる．

自己免疫性肝炎の治療

初期治療	第一選択薬 副腎皮質ステロイド薬	軽症・中等症例	●プレドニゾロン30～40mg/日
		重症例	●プレドニゾロン60mg/日 ●ステロイドパルス療法
	第二選択薬 （副腎皮質ステロイド薬無効の場合）	軽症・中等症例	（代謝拮抗薬） ●アザチオプリン100mg/日
		重症例	（抗生物質由来免疫抑制薬） ●シクロスポリン，タクロリムス水和物（FK506）
	第三選択薬	軽症例	（胆汁酸利胆薬） ●ウルソデオキシコール酸600mg/日
維持療法	①プレドニゾロン10mg/日 副腎皮質ステロイドの副作用がみられた場合 ②プレドニゾロン5mg/日，ウルソデオキシコール酸600mg/日 ③ウルソデオキシコール酸600mg/日 ④アザチオプリン50mg/日		

（日本消化器病学会監：消化器病診療―良きインフォームドコンセントに向けて―．p.173，消化器病学会，2004）

- 副腎皮質ステロイド薬の長期少量投与が必要となることもあり，治療の内容や重要性について患者に十分に説明を行う．
- 中年女性の患者が多く，プレドニゾロンによる糖尿病や骨粗鬆症などの副作用に注意が必要
- C型肝炎合併症例の治療に関しては，慎重な治療選択を要する．
- 病態が進行し，肝硬変に至った場合は，肝炎ウイルスなどによる肝硬変と同様の治療を行う．

自己免疫性肝炎（AIH）：autoimmune hepatitis｜ヒト白血球抗原（HLA）：human leukocyte antigen｜抗核抗体（ANA）：anti-nuclear antibody｜抗平滑筋抗体（ASMA）：anti-smooth muscle antibody｜抗肝細胞膜抗体（ALMA）：anti-liver membrane antibody｜肝腎ミクロソーム1抗体（LKM-1）：liver/kidney microsome antibody type 1｜肝可溶性抗原抗体（抗SLA抗体）：soluble liver antigen antibody｜肝可溶性抗原（SLA）：soluble liver antigen｜全身性エリテマトーデス（SLE）：systemic lupus erythematosus

原発性胆汁性肝硬変

肝疾患

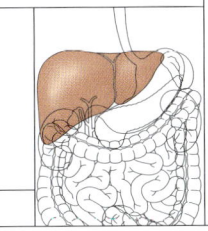

K743　primary biliary cirrhosis（PBC）

疾患概念
原発性胆汁性肝硬変とは、肝内胆管の慢性的な炎症により胆管が破壊され、胆汁がうっ滞して肝障害から肝硬変や肝不全をきたす疾患をいう。自覚症状の有無で症候性と無症候性に分かれ、近年は無症候性で発見されることが多い。厚生労働省難治性疾患克服研究事業対象疾患の1つである。

Summary Map

誘因・原因
- 原因は不明。自己免疫の関与が考えられている。

病態
- 患者には中年以降の女性が多い（男：女＝1：7）。
- 胆管上皮細胞の障害が主体。胆汁流出が障害され、実質肝細胞の壊死も生じると考えられている。

症状 臨床所見
- 初期は無症状
- 病態が進行すると皮膚瘙痒感、黄疸、肝脾腫が現れる。
- さらに進むと食道・胃静脈瘤、腹水貯留、肝性脳症をきたす。
- 骨粗鬆症や皮膚黄色腫が出現することもある。

検査・診断 分類
- 血液検査：胆道系酵素（ALP、γ-GTP）上昇、IgM上昇、コレステロール高値。抗ミトコンドリア抗体（AMA）*、抗セントロメア抗体（ACA）陽性
- 肝組織検査：胆管の破壊性病変である慢性非化膿性破壊性胆管炎（CNSDC）*がみられる。
- 分類：Scheuer分類、Ludwig分類*
- 診断基準：厚生労働省難治性肝疾患調査研究班の診断基準

治療

薬物療法
- ウルソデオキシコール酸（UDCA）、ベザフィブラート、コレスチラミド顆粒、抗ヒスタミン薬

肝移植
- わが国では、生体部分肝移植が行われている。

補充療法
- 脂溶性ビタミンA・D・E・K

用語解説

抗ミトコンドリア抗体
抗糸粒体抗体。ミトコンドリアに対する自己抗体

慢性非化膿性破壊性胆管炎
肝内の胆汁うっ滞などをきたす門脈域に限局する炎症所見で、PBCの初期にみられる病理所見。抗ミトコンドリア抗体の存在とあわせてPBCの診断には重要とされている。

Ludwig分類（1978）
慢性肝炎の概念が病期分類に取り入れられている。
Ⅰ期：門脈域の炎症（portal hepatitis）
Ⅱ期：インターフェイス肝炎（periportal hepatitis）
Ⅲ期：線維性隔壁形成、架橋性壊死（septal(bridging)fibrosis）
Ⅳ期：肝硬変期（cirrhosis）
（Ludwig J, et al. A Patol Anat Histol,379(2)：103-112, 1978）

シェーグレン症候群
自己免疫疾患の1つと考えられている。中年の女性に多く、唾液腺や涙腺などの分泌障害を起こす疾患群と関節リウマチ、全身性エリテマトーデスなどの膠原病に合併する疾患群とに分けられる。

橋本病（慢性甲状腺炎）
甲状腺だけに影響を受ける臓器特異性自己免疫疾患の1つ。甲状腺に対する自己抗体が甲状腺を破壊していくため、徐々に甲状腺機能低下症となる。女性に多くみられる。

自己免疫性肝炎
臓器特異性自己免疫疾患の1つ。中年女性に多く、自己抗体が肝臓の細胞を標的にしたことから炎症が起こる。ウイルス感染などをきっかけとして起こることが考えられてる。

セルロプラスミン
銅を含む血清タンパクの1つ。生体内の銅のほとんどがセルロプラスミンに結合している。炎症性疾患で増加し、胆汁中に排泄されるため胆道閉塞でも上昇する。

Chapter 1 肝疾患　原発性胆汁性肝硬変

疾患の発症様式と時間経過

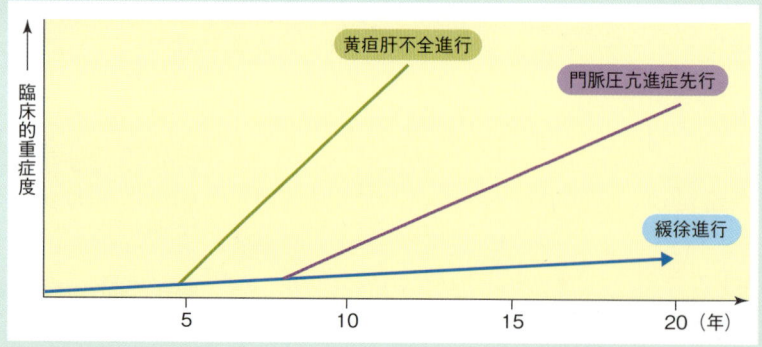

（縦軸：臨床的重症度、横軸：年）
- 黄疸肝不全進行
- 門脈圧亢進症先行
- 緩徐進行

多くは長い期間の無症候期を経て徐々に進行するが（緩徐進行型）、黄疸を呈することなく食道静脈瘤が比較的早期に出現する症例（門脈圧亢進症先行型）と早期に黄疸を呈し、肝不全に至る症例（黄疸肝不全型）がみられる。肝不全型は比較的若年の症例にみられる傾向がある。

（厚生労働省難治性疾患克服研究事業「難治性の肝・胆道疾患に関する調査研究」班編：原発性胆汁性肝硬変（PBC）の診療ガイドライン．2012より改変）

誘因・原因

- 原因は不明．免疫複合体もしくは胆管細胞表面抗原に感作された細胞傷害性Tリンパ球の関与が考えられている．
- 中等度の小葉間胆管の胆管上皮細胞障害から始まり、毛細胆管に壊死が及ぶと、胆汁流出が障害され、門脈域や周囲の実質肝細胞壊死が生じると考えられている．

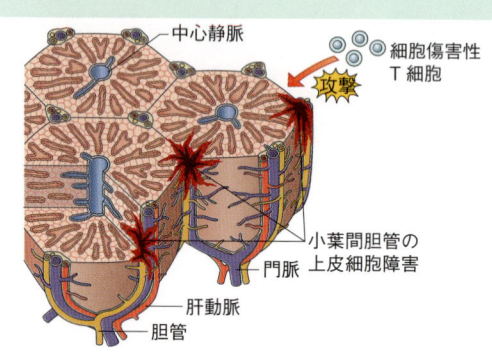

小葉間胆管の胆管上皮細胞障害（図：中心静脈、細胞傷害性T細胞、攻撃、小葉間胆管の上皮細胞障害、門脈、肝動脈、胆管）

症状・臨床所見

- 無症状で発見されることも多い．
- 症候性の多くは皮膚瘙痒感が初発症状．黄疸、肝脾腫、肝硬変に進行すると食道・胃静脈瘤、腹水、肝性脳症がみられるようになる．
- 脂溶性ビタミン欠乏により骨粗鬆症や、高コレステロール血症に伴う皮膚黄色腫が出現することもある．

合併症

- シェーグレン症候群*、関節リウマチ、橋本病（慢性甲状腺炎）*などの自己免疫性疾患*との合併もある．
- 他臓器の悪性腫瘍との合併があるが、肝細胞がんの併発率はウイルス性肝炎よりも低い．

食道動脈瘤は初期に出現することもあるため、注意が必要．

検査・診断・分類

腹腔鏡検査

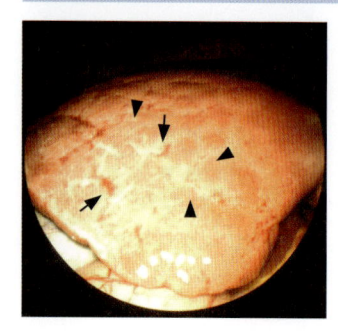

肝表面の広範な陥凹と隆起（矢頭）、赤色紋理（矢印）が認められる．

血清学的検査

- 胆道系酵素（T-bil, ALP, γGTP, LAP）上昇、IgM上昇、コレステロール高値、抗ミトコンドリア抗体（AMA）陽性、血中銅、尿中銅の上昇、セルロプラスミン*上昇
- 自己免疫複合体を80％、抗平滑筋抗体を40％、抗核抗体を50～60％の例で認める．
- 血清学的検査と組織学的検査で診断する．

胆汁うっ滞により脂質代謝異常を生じる．

病理組織検査

■組織学的病期分類（Scheuer分類，1967）

病理組織学的分類	1期：胆管破壊期（florid bile duct lesion：CNSDC） 2期：胆管増生期（bile duct proliferation） 3期：瘢痕期（scarring） 4期：肝硬変（cirrhosis）

(Scheuer PJ：Primary biliary cirrhosis. Proc R Soc Med, 60：1257〜1260, 1967)

- 活動性や進行度を判断するうえで組織学的検討を行うこともある（Scheuer分類）．
- 肝生検により，中等大の小葉間胆管ないし隔壁胆管に慢性非化膿性破壊性胆管炎（CNSDC）あるいは胆管消失や胆管増生を認める．門脈域への単核細胞浸潤もみられる．

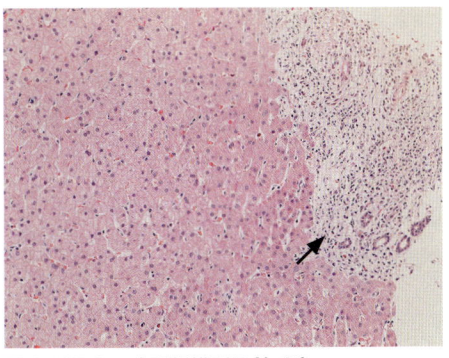

■**CNSDCの病理組織所見（矢印）**
グリソン鞘（矢印）は拡大し，リンパ球浸潤がみられ，胆管の変性や増生を認める．

診断基準

■原発性胆汁性肝硬変の診断基準（平成22年度）

概念
原発性胆汁性肝硬変（PBC）は，病因・病態に自己免疫学的機序が想定される慢性進行性の胆汁うっ滞性肝疾患である．中高年女性に好発し，皮膚瘙痒感で初発することが多い．黄疸は出現後，消退することなく漸増することが多く，門脈圧亢進症状が高頻度に出現する．臨床上，症候性（symptomatic）PBC（sPBC）と無症候性（asymptomatic）PBC（aPBC）に分類され，皮膚瘙痒感，黄疸，食道胃静脈瘤，腹水，肝性脳症など肝障害に基づく自他覚症状を有する場合は，sPBCとよぶ．これらの症状を欠く場合はaPBCとよび，無症候のまま数年経過する場合がある．sPBCのうち2mg/dL以上の高ビリルビン血症を呈するものをs2PBCとよび，それ未満をs1PBCとよぶ． 1．血液・生化学検査所見 症候性，無症候性を問わず，血清胆道系酵素（ALP，γGTP）の上昇を認め，抗ミトコンドリア（AMA）が約90％の症例で陽性である．また，IgMの上昇を認めることがある． 2．組織学的所見 肝組織では，肝内小型胆管（小葉間胆管ないし隔壁胆管）に慢性非化膿性破壊性胆管炎（CNSDC）を認める．病期の進行に伴い胆管消失，線維化を生じ，胆汁性肝硬変へと進展し，肝細胞がんを伴うこともある． 3．合併症 慢性胆汁うっ滞に伴い，骨粗鬆症，高脂血症が高率に出現し，高脂血症が持続する場合に皮膚黄色腫を伴うことがある．シェーグレン症候群，関節リウマチ，慢性甲状腺炎などの自己免疫性疾患を合併することがある． 4．鑑別診断 自己免疫性肝炎，原発性硬化性胆管炎，慢性薬物性肝内胆汁うっ滞，成人肝内胆管減少症など．
診断
次のいずれか1つに該当するものをPBCと診断する． 1．組織学的にCNSDCを認め，検査所見がPBCとして矛盾しないもの． 2．AMAが陽性で，組織学的にはCNSDCの所見を認めないが，PBCに矛盾しない（compatible）組織像を示すもの． 3．組織学的検索の機会はないが，AMAが陽性で，しかも臨床像および経過からPBCと考えられるもの．

（厚生労働省難治性疾患克服研究事業「難治性の肝・胆道疾患に関する調査研究」班編：原発性胆汁性肝硬変（PBC）の診療ガイドライン．2012より）

治療

- 病態が進行し，肝硬変に至った場合はウイルス性肝炎などによる肝硬変と同様の治療を行う．

薬物治療

- ウルソデオキシコール酸（催胆薬）：細胞保護作用．胆道系酵素の低下作用が認められる．
- 高脂血症治療薬であるベザフィブラート，瘙痒感の改善にコレスチラミン，コレスチミド，抗ヒスタミン剤が投与されることがある．
- 胆汁うっ滞によって脂溶性ビタミンの吸収障害が生じるため，ビタミンA・D・E・Kが補充療法として投与されることがある．

肝移植

- 肝不全に進行，もしくは予測される場合は，肝移植の適応が検討される．

原発性胆汁性肝硬変（PBC）：primary biliary cirrhosis ｜ 抗ミトコンドリア抗体（AMA）：anti-mitochondrial antibody ｜ 抗セントロメア抗体（ACA）：anti-centromere antibody ｜ 慢性非化膿性破壊性胆管炎（CNSDC）：chronic non-suppurative destructive cholangitis ｜ ウルソデオキシコール酸（UDCA）：ursodeoxycholic acid

肝疾患

肝硬変

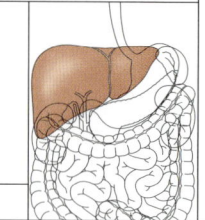

K31.7 | liver cirrhosis

疾患概念
小葉といわれる基本構造が肝臓全体にわたって壊され，線維増生から再生結節が発生し，偽小葉とよばれる新たな構造（改築）が形成された状態．あらゆる慢性肝疾患の終末像といわれる．初期には症状を呈さず，血液データや画像検査で診断される．病勢の進行とともにさまざまな症状をきたしてくる．

Summary Map

誘因・原因
- ウイルス性肝炎が原因の約80％で，C型肝炎が最多．次いでアルコール多量摂取が原因として多い．
- 近年，アルコールを飲まない人でも，メタボリックシンドロームを背景にした非アルコール性脂肪肝炎(NASH)より肝硬変に至る症例が増えている．
- 肝細胞の障害・脱落→残った肝細胞の強い再生→線維増生→血流障害→肝細胞の障害といった悪循環がある．

病態
- 肝細胞の障害に基づく肝機能低下と，肝の線維化(硬化)に基づく血行障害

症状 臨床所見
- 初期には肝臓の代償機能が働くために無症状(代償期*)
- 病状の進行とともに手掌紅斑*やクモ状血管腫*，女性化乳房が現れ，非代償期*となると下腿浮腫や腹水，食道静脈瘤，肝性脳症，黄疸といった症状をきたす．

検査・診断 分類
- 血液検査，超音波やCT，MRIといった画像検査や肝生検を行う．
- 重症度分類としてチャイルド-ピュー(Child-Pugh)スコアがある．

治療

原因治療	・B型肝炎に対して核酸アナログ製剤の投与 ・C型肝炎に対してインターフェロン療法 ・アルコール性に対して禁酒． ・非アルコール性脂肪肝炎(NASH)に対するダイエットや運動療法
肝庇護治療	・グリチルリチン製剤，ウルソデオキシコール酸の投与
合併症治療	・下腿浮腫や腹水に対して利尿薬，アミノ酸製剤，アルブミンの投与 ・食道静脈瘤に対して内視鏡静脈瘤結紮術(EVL)，内視鏡硬化療法(EIS) ・肝性脳症に対してラクツロース，分枝鎖アミノ酸製剤の投与，低タンパク食
肝不全治療	・肝移植

用語解説

代償期と非代償期
肝臓の機能の一部に障害があっても，他の機能でそれを補うことができる時期を代償期，その機能に限界が達し，腹水や静脈瘤などの症状が出現する時期を非代償期という．

手掌紅斑
手の親指や小指のつけ根のふくらんだ部分が赤くなり，一部斑点状にみえるもの．

クモ状血管腫
小動脈の拡張．前胸部，首，肩，腕にみられる．赤く隆起した斑点を中心に毛細血管が放射線状に浮き出る．

代謝性疾患
ウイルソン病は肝や脳に銅が過剰に蓄積する疾患．糖原病は肝や骨格筋など生体組織に糖原(グリコーゲン)が過剰に蓄積する疾患．ヘモクロマトーシスは鉄が皮下，肝，膵などに過剰に沈着する疾患．α1-アンチトリプシンは肝でつくられる糖タンパクだが，それが欠乏するα1-アンチトリプシン欠損症は小児では肝疾患，若年の成人には肺気腫，高齢者には肝硬変を合併することが知られている．

バッド・キアリ症候群
大部分は原因不明だが，先天的な血管形成異常や後天的な血栓などによって肝外の肝静脈(肝静脈開口部と肝臓下大静脈)が閉塞し，門脈圧亢進症などの症状を示す症候群．

コラーゲンIV
細胞と細胞を結びつける線維組織はコラーゲンが主成分であるため，肝線維化のマーカーとして用いられている．ヒアルロン酸もマーカーとして用いられ，肝線維化とともに血中に増加する

ZTTとTTT
膠質反応検査という．肝機能障害に陥るとアルブミンの低下，ガンマグロブリンの上昇というように血清タンパクに変化が起こる．血清に試薬を加えてタンパク質を凝固させ，その混濁程度から肝機能障害を判断する検査法．

疾患の発症様式と時間経過

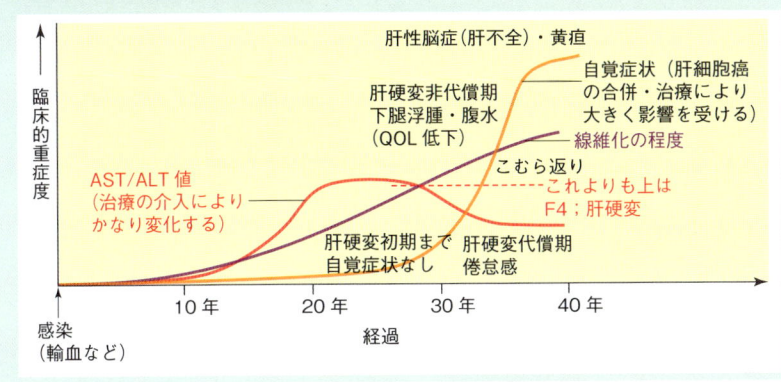

臨床的重症度

- 肝性脳症（肝不全）・黄疸
- 自覚症状（肝細胞癌の合併・治療により大きく影響を受ける）
- 肝硬変非代償期 下腿浮腫・腹水（QOL低下）
- 線維化の程度
- AST/ALT値（治療の介入によりかなり変化する）
- こむら返り
- これよりも上はF4；肝硬変
- 肝硬変初期まで自覚症状なし
- 肝硬変代償期 倦怠感

感染（輸血など） → 経過 10年 20年 30年 40年

誘因・原因

- 肝硬変は状態像であり、そこに至る原因は多種多様である。
- ウイルス感染や飲酒歴には国・地域により大きな差があり、肝硬変の主な原因も国により異なる。

肝硬変の原因

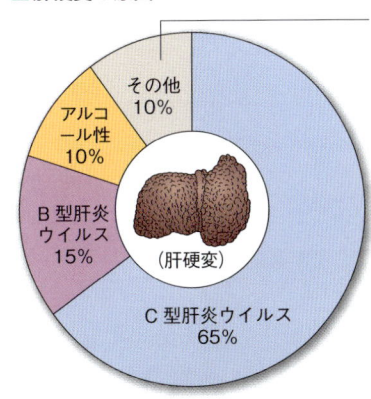

- C型肝炎ウイルス 65%
- B型肝炎ウイルス 15%
- アルコール性 10%
- その他 10%

その他：非アルコール性脂肪肝炎（NASH），自己免疫性疾患（自己免疫性肝炎，原発性胆汁性肝硬変），胆汁うっ滞（原発性硬化性胆管炎，胆道閉鎖症），代謝性疾患（ウイルソン病，糖原病，ヘモクロマトーシス，α1-アンチトリプシン欠損症）*，うっ血（心不全，バッド・キアリ〈Budd-Chiari〉症候群），薬剤，寄生虫，栄養障害など

症状・臨床所見

- 症状は、初期には肝臓の代償機能が働くために無症状で、非代償期となってから現れてくる。

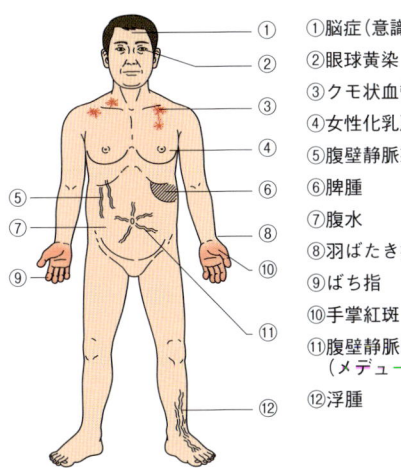

① 脳症（意識障害）
② 眼球黄染
③ クモ状血管腫
④ 女性化乳房
⑤ 腹壁静脈怒張
⑥ 脾腫
⑦ 腹水
⑧ 羽ばたき振戦
⑨ ばち指
⑩ 手掌紅斑
⑪ 腹壁静脈怒張（メデューサの頭）
⑫ 浮腫

肝硬変にみられる症状（非代償期）

検査・診断・分類

重症度分類と病理学的分類

- チャイルド・ピュー（Child-Pugh）による重症度分類（点数が多くなるほど重症度が増す）。

チャイルド・ピュースコア（重症度判定）

臨床および生化学所見	重症度に応じた点数 1	2	3
脳症	なし	1と2（軽度）	3と4（ときどき昏睡）
腹水※	なし	少量	中等量以上
ビリルビン(mg/dL)	<2	2～3	>3
アルブミン(g/dL)	>3.5	3.5～2.8	<2.8
プロトロンビン時間(%)	>70	70～40	<40
原発性胆汁性肝硬変のときのビリルビン値(mg/dL)	<4	4～10	>10

ClassA：5～6点，ClassB：7～9点，ClassC：10～15点
※腹水について，利尿薬でコントロールがつく場合は2点，利尿薬を使用しても腹水が認められる場合には3点

肝硬変の病理学的分類

■ 肝硬変の病理学的分類

	長与・三宅の甲型	長与・三宅の乙型	三宅のF型
原因	ウイルス性，中毒性		長期の多飲酒，低栄養
結節の大きさ	大小さまざまな結節	中-大結節	小結節
間質	広い	狭い	狭い
先行病変	肝実質の広範壊死	慢性肝炎	脂肪肝
組織像	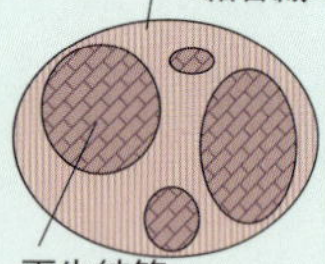 結合織／再生結節	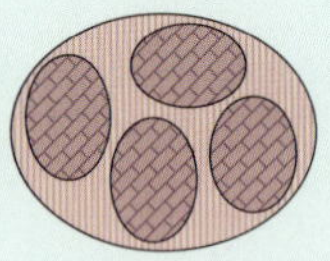	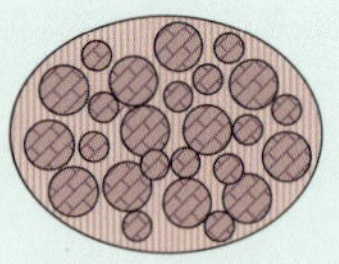

血液検査

- 血液検査の結果を総合的にみて，肝硬変の進行度を判断する．
- アルブミン低値だけでは肝硬変といえず，タンパク尿が原因であったりする．

■ 肝硬変の進行度の検査

	血液検査の結果
肝障害を反映	AST優位なトランスアミナーゼの上昇（基準値のこともあり）
肝合成能の低下を反映	プロトロンビン時間（PT）延長，アルブミン，コリンエステラーゼ，総コレステロールの低下
肝解毒作用の低下を反映	アンモニアの上昇
線維化を反映	血小板数の低下，ヒアルロン酸，コラーゲンIV*の上昇
慢性炎症を反映	硫酸亜鉛混濁試験（ZTT），チモール混濁試験（TTT）*の上昇，ガンマグロブリンの上昇

腹部CT検査

- 不規則な肝表面から肝硬変の存在を知ることができ，脾腫や腹水，側副血行路といった合併症の診断にもCTは有力な検査である．さらに造影剤を使用したdynamic CTにて，肝細胞がんの合併を診断できる．

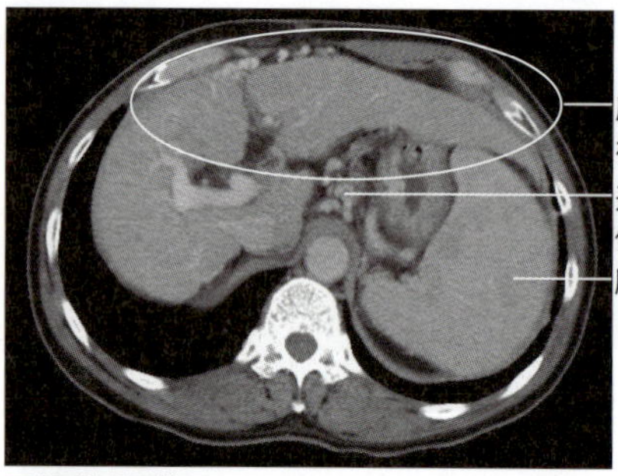

肝左葉の相対的腫大
遠肝性の側副血行路
脾腫
■ 腹部CT像

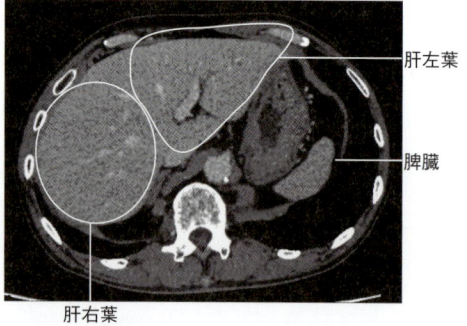

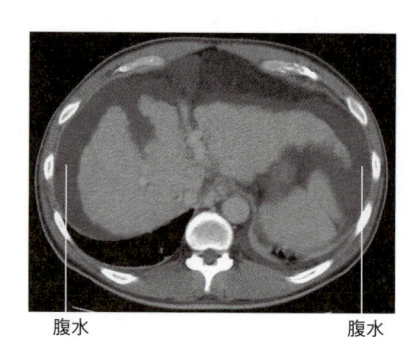

腹水　腹水
■ 腹部CT像に認める腹水

肝左葉
脾臓
肝右葉
■ 正常肝CT像

腹部超音波検査

- ドップラー検査も施行すれば，門脈血流の方向や血流速度，血流量を測定できる．
- 肝細胞がんの診断をするのに，造影剤を使用したコントラストエコー法を用いると精度が上がる．

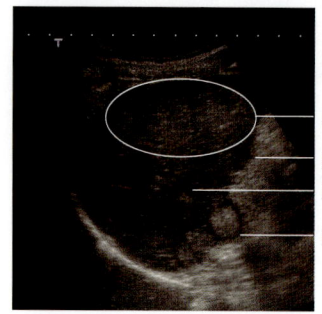

内部エコーの不整
肝表面の凹凸像
肝内脈管像の不明瞭化
肝細胞がんの合併
■ 腹部超音波像

腹腔鏡像

- 画像検査が発達した現在では，腹腔鏡検査をもってはじめて肝硬変と診断されるケースは少ない．結節形成を直接確認することで診断がつく

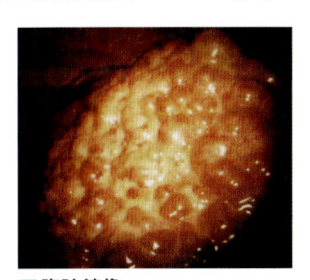

■腹腔鏡像
肝表の凹凸不整

病理組織検査

- 中心静脈を中心にした既存の肝小葉構造が破壊され，門脈-門脈間または門脈-中心静脈間に線維性隔壁を形成し，再増殖した肝細胞が偽小葉といわれる新たな構造単位を形成している．

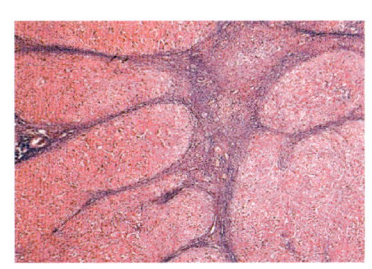

■病理組織像

肝生検

- 画像検査が発達した今日でも，肝臓内の線維化のレベルを正確に知る方法として有用である．慢性肝炎から肝硬変に至っているのか鑑別できる．

観血的な検査法であるため，その適応には慎重を要する．

治療

一般治療

- 一般的な治療としては，肝障害の進展を防ぐために，その原因を取り除くこと（原因治療）が重要である．
- B型肝炎であれば核酸アナログ，C型肝炎であればインターフェロン（IFN）といった抗ウイルス療法の適応を検討し，アルコール性であれば禁酒指導を徹底する．
- アルコール性の場合にはアルコール依存症といった精神疾患を合併していることが多く，精神科との協力が必要となる．
- 原因治療が困難であれば，肝障害をできるだけ軽減するために，肝庇護治療を施行する．グリチルリチン製剤やウルソデオキシコール酸の投与により，肝細胞障害を軽減する．AST，ALTといった肝逸脱酵素の低下により，その効果をモニタできる．

■核酸アナログ製剤とインターフェロン

核酸アナログ製剤	・B型肝炎ウイルスの複製を阻害する抗ウイルス薬（逆転写酵素阻害薬）． ・HBV-DNA量が多い症例に対して，その進展を防ぐことに期待される． ・わが国ではラミブジン，アデホビルピボキシル，エンテカビル水和物，テノホビルの4剤が保険適用薬 ・ラミブジンの長期使用では耐性化の問題
インターフェロン（IFN））	・C型肝炎ウイルスを排除する薬剤である． ・IFNにはα型とβ型の2種類があり，α型は天然型（α）と遺伝子組み換え型のα-2a，α-2b，コンセンサスIFNがある．また，IFNをペグ（PEG）というポリエチレングリコール分子に包み込んだPEG-IFNという製剤もある． ・C型肝炎には，IFNα，IFNα-2b，IFNβ，PEG-IFNα-2a，PEG-IFNα-2b，INFαCon-1が使用されている． ・抗ウイルス薬であるリバビリンとIFNα-2bまたはPEG-IFNα-2bとの併用により，効果を上げている． ●インターフェロンの保険適用上の注意点 ・C型肝炎ウイルスに感染していることが確認されていること ・自己免疫性肝炎やアルコール性肝炎でないこと ・組織検査や画像診断などで慢性活動性肝炎であることが確認されること．ただし，肝硬変や肝不全を伴っていないこと

非代償期治療

- 代償期治療としては，合併症をそのままにしないことが重要である．腹水や浮腫をコントロールしないと肝機能はさらに低下し，肝性脳症を放置すると昏睡に至ることもある．早期に診断治療し，悪循環を断つようにする．

肝移植

- 末期肝硬変に至った症例で検討される．脳死移植が進まないわが国では，生体肝移植が主に施行され，臓器を提供するドナーと受ける側のレシピエントのあいだで年齢や血液型，体格が問題となる．
- ウイルス肝炎の場合，移植肝に対する再感染予防が重要である．

合併症の治療

■ 合併症の治療

主な合併症	診断のめやすと治療法
下腿浮腫・腹水	・低アルブミン血症に基づいて浮腫を発症し，門脈圧亢進の合併により腹水をきたす．体重変化により，その程度を診断する． ・治療には塩分制限が必要であり，利尿薬投与にてコントロールをはかる．コントロール不十分であれば，アルブミン製剤の投与を検討する． ・栄養状態の改善をはかる目的でアミノ酸製剤を服薬する． ・難治性の腹水に対しては，門脈圧を下げる目的でのシャント術など特殊治療を検討する．
食道・胃静脈瘤 (p.28参照)	・超音波検査やCT検査でも確認できる．合併が予想される症例では定期的に内視鏡検査を施行し，内視鏡的静脈瘤結紮術(EVL)や内視鏡的硬化療法(EIS)の適応を検討する． ・静脈瘤からの出血は，吐血または下血にて発症し大量となる． ・静脈瘤からの出血には，すみやかな内視鏡検査が重要で，止血に成功してもショックの時間が長いと肝機能を急激に落として致死的となり得る．
肝性脳症	・指南力(見当識のこと．自己および周囲の状況を認識する能力のこと)低下で発症し，進行して羽ばたき振戦といった特徴的な症状がみられる． ・発症時には，アミノ酸組成の改善のために分枝鎖アミノ酸製剤を投与する．発症予防には，排便コントロールやラクツロースの投与で腸管内のアンモニア産生・吸収を抑制する．また，アンモニアの生成を抑えるために低タンパク食とする． ・上昇したアンモニア値は診断を助けるが，重症度や予後と相関しないといわれる． ・脳波検査において，三相波(陰性－高振幅陽性－陰性の三相性を示す脳波)といわれる特徴的な所見で診断されることもある．

■ 羽ばたき振戦

慢性肝炎や肝がんとの関連

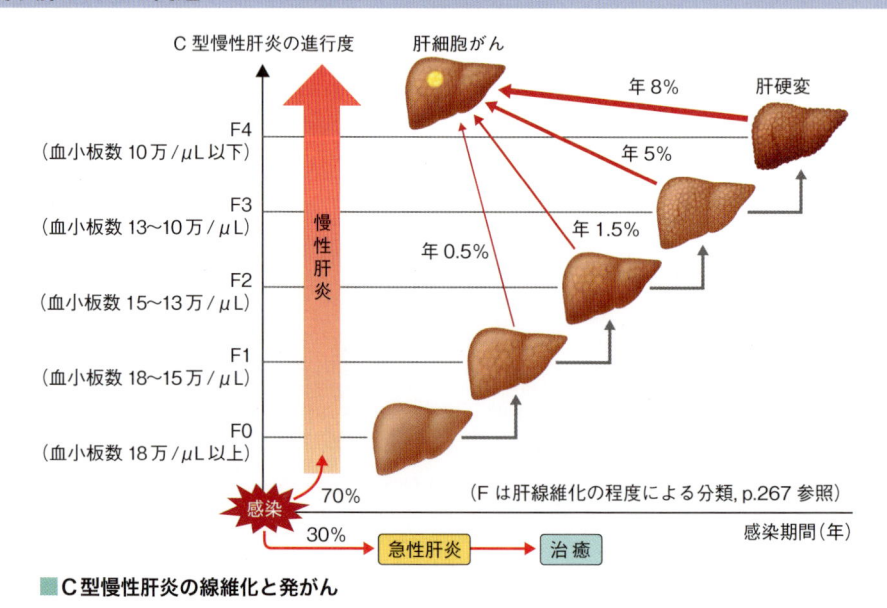

■ C型慢性肝炎の線維化と発がん

非アルコール性脂肪肝炎(NASH)：nonalcohlic steatohepatitis ｜ 内視鏡静脈瘤結紮術(EVL)：endoscopic variceal ligation ｜ 内視鏡硬化療法(EIS)：endoscopic injection sclerotherapy ｜ 硫酸亜鉛混濁試験(ZTT)：zinc sulphate turbidity test ｜ チモール混濁試験(TTT)：thymol turbidity test ｜ インターフェロン(IFN)：interferon

肝疾患

門脈圧亢進症

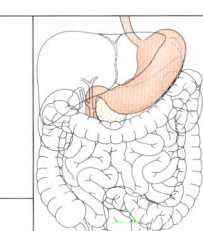

K766　portal hypertension

疾患概念
さまざまな原因により門脈圧が異常に上昇し，これに伴い二次的にいろいろな症状（側副血行路の形成，血液の逆流，血栓など）が出る病態である．異常血流の起きる部位によって肝前性，肝内性，肝後性に分類される．

Summary Map

誘因・原因
- 門脈を通る血流量の増加や，肝臓を通る門脈血流の抵抗増大によって起こる．

病態
- 腹壁皮下静脈に大量の血液が流入することで生じる腹壁皮下静脈怒張，腸管内で発生した毒素が直接脳に至ることによって生じる肝性脳症などのほか，脾腫，腹水貯留など，さまざまな原因によりいろいろな病態が生じる．

症状・臨床所見
- 門脈圧が25cm H_2O 以上を持続している病的状態．
- 側副血行路の形成．
- 肝代謝物が体循環に入り込んだり，血液の逆流，傍臍静脈の再開通などの症状．

検査・診断・分類
- 門脈圧亢進症の原因は肝前性，肝内性，肝後性に分類される．
- 腹部超音波検査，消化管内視鏡検査，内視鏡的超音波検査法（EUS）のほかに，MD-CT angiography（MD-CTA），3D-CT，造影MRI，MRAなどの各種画像検査が有用．

治療
- 内視鏡的治療，IVR治療，外科的手術，保存的治療などそれぞれの疾患に準じて行われる．

用語解説

特発性門脈圧亢進症
肝硬変や肝外門脈血栓症などの病変が門脈に存在しないにもかかわらず，門脈圧が上昇して食道・胃静脈瘤，腹壁皮下静脈怒張，脾腫，貧血などを示す症候群．中年女性に多い．

バッド・キアリ（Budd-Chiari）症候群
大部分は原因不明だが，先天的な血管形成異常や後天的な血栓などによって肝外の肝静脈（肝静脈開口部と肝部下大静脈）が閉塞し，門脈圧亢進症などの症状を示す症候群．

ハッサブ（Hassab）手術
門脈の血流を下大静脈や腎静脈に流すための経路（シャント）を作成し，門脈圧を低下させる手術．

誘因・原因

- 肝門脈には上・下腸間膜静脈，脾静脈，胃静脈（とくに左胃静脈）などからの栄養素を含む静脈血が流入する．
- 門脈に入った血液は肝臓に入ると左右に分かれ，類洞毛細血管で栄養素や老廃物の受け渡しをされてから小葉中心静脈→肝静脈→下大静脈→心臓へと還流する．
- 門脈圧の亢進は，門脈を通る血流量の増加や肝臓を通る門脈血流の抵抗増大によって起こりうる．

症状・臨床所見

- 通常の門脈圧は8〜13cm H_2O であるが，25cm H_2O 以上を持続している病的状態を門脈圧亢進症という．
- 門脈圧の亢進により，門脈から直接体循環へとつながるバイパスができてくる（側副血行路の形成）．
- 門脈血が肝臓を迂回するために，肝代謝により取り除かれるはずの物質がそのまま体循環に入り込んだり，血液の逆流が起こったり，胎児期にあった血管（傍臍静脈など）の再開通などによりいろいろな症状が出る．

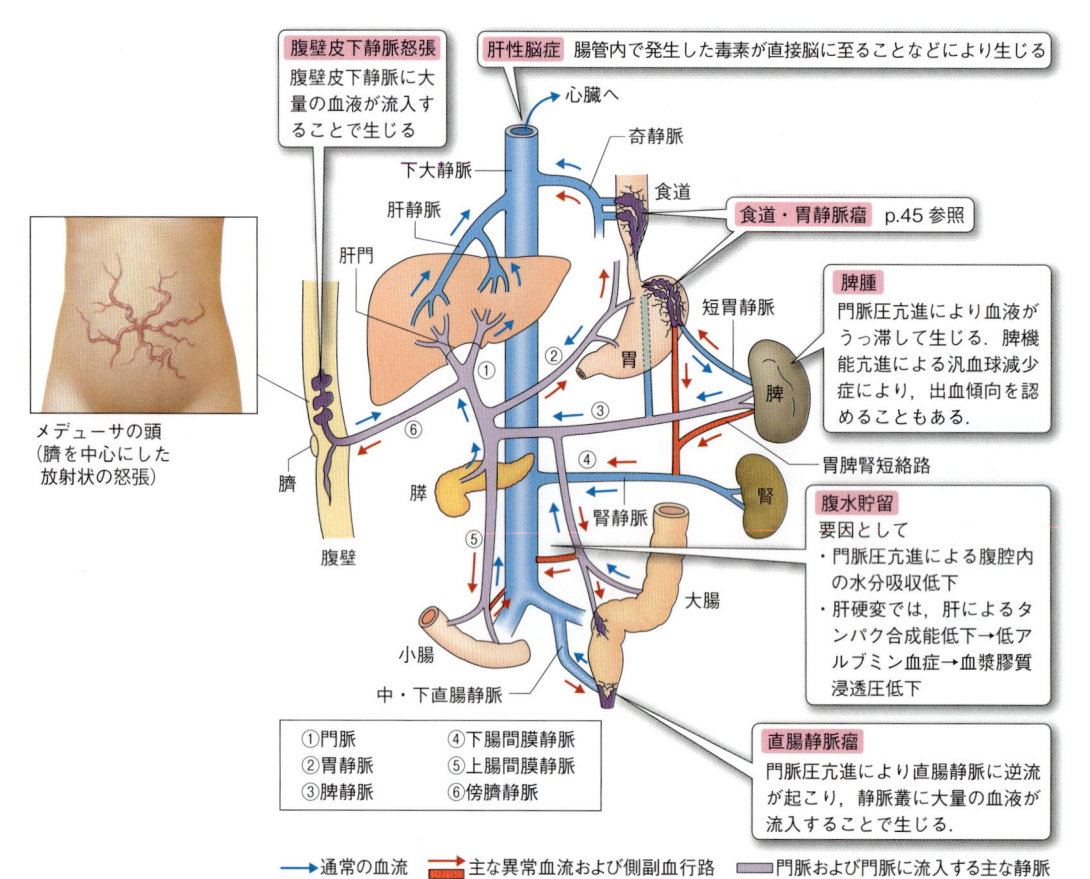

腹壁皮下静脈怒張
腹壁皮下静脈に大量の血液が流入することで生じる

肝性脳症 腸管内で発生した毒素が直接脳に至ることなどにより生じる

心臓へ
下大静脈
奇静脈
肝静脈
食道
肝門

食道・胃静脈瘤 p.45 参照

短胃静脈

脾腫
門脈圧亢進により血液がうっ滞して生じる．脾機能亢進による汎血球減少症により，出血傾向を認めることもある．

メデューサの頭
（臍を中心にした放射状の怒張）

胃
脾
腎
胃脾腎短絡路
臍
膵
腎静脈

腹水貯留
要因として
・門脈圧亢進による腹腔内の水分吸収低下
・肝硬変では，肝によるタンパク合成能低下→低アルブミン血症→血漿膠質浸透圧低下

腹壁
小腸
大腸
中・下直腸静脈

直腸静脈瘤
門脈圧亢進により直腸静脈に逆流が起こり，静脈叢に大量の血液が流入することで生じる．

①門脈　④下腸間膜静脈
②胃静脈　⑤上腸間膜静脈
③脾静脈　⑥傍臍静脈

→ 通常の血流　⇒ 主な異常血流および側副血行路　■ 門脈および門脈に流入する主な静脈

■門脈圧亢進による主な異常血流（側副血行路）と出現する病態・症状

検査・診断・分類

- 門脈圧亢進症の原因は肝前性，肝内性，肝後性に分類される．
- 肝前性（肝に入る前の門脈系に通過障害がある）：肝外門脈閉塞症，腫瘍塞栓，腫瘍による門脈の圧迫，門脈または脾静脈の血栓など
- 肝内性（肝内の門脈枝の血流の障害）：肝硬変症，特発性門脈圧亢進症*，腫瘍塞栓，先天性肝線維症など
- 肝後性：バッド・キアリ（Budd-Chiari）症候群*，下大静脈閉塞，うっ血性心不全など
- 門脈圧亢進症の診断や門脈血行動態の把握には，腹部超音波検査や消化管内視鏡検査，内視鏡超音波検査法（EUS）のほかに，MD-CT angiography（MD-CTA），3D-CT，造影MRI，MRAなどの各種画像検査が有用．とくにMD-CTAやMRAは食道・胃静脈瘤の供血路やその側副血行路の把握に有用．

治療

- 可能なら門脈圧亢進の原因自体の治療を行うが，それは困難なことが多い．
- 治療はそれぞれに対して行う．
- 食道胃静脈瘤：内視鏡治療〔内視鏡的注入硬化療法（EIS），内視鏡静脈瘤結紮術（EVL）など〕，IVRを用いた治療〔バルーン下逆行性経静脈的塞栓術（B-RTO）など〕，外科的手術（ハッサブ手術*など）
- 脾機能亢進症，難治性食道胃静脈瘤，門脈圧亢進症性胃症（PHG）*など：部分的脾動脈塞栓術（PSE）*，または脾摘出術
- 腹水，肝性脳症など：利尿薬，肝不全用経腸栄養剤など（詳細は肝不全・肝性脳症，肝硬変を参照）．

内視鏡超音波検査法（EUS）：endoscopic ultrasonography　｜　内視鏡注入硬化療法（EIS）：endoscopic injection sclerotherapy　｜　内視鏡静脈瘤結紮術（EVL）：endoscopic variceal ligation　｜　バルーン下逆行性経静脈的塞栓術（B-RTO）：balloon-occluded retrograde transvenous obliteration　｜　門脈圧亢進症性胃症（PHG）：portal hypertensive gastropathy　｜　部分的脾動脈塞栓術（PSE）：partial splenic embolization

肝疾患

肝細胞がん

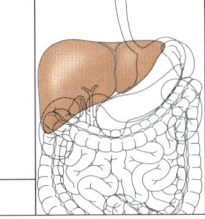

C220　hepatocellular carcinoma

疾患概念
慢性ウイルス性肝炎や肝硬変を誘因として発生する肝細胞由来のがんであり，アジア地域に比較的多い．前がん病変から徐々に肝細胞がんに成熟し，進行すれば肝内転移や肺や骨への遠隔転移をきたす．肝内再発は高率であるが，外科・内科的にさまざまな治療が可能である．

Summary Map

誘因・原因
- 慢性C型またはB型肝炎などのウイルス性肝炎が最も多い原因だが，最近は非アルコール性脂肪肝炎（NASH）を原因とする症例も増加している．
- 男女比は3：1で，発症年齢の平均は65～70歳

病態
- 障害肝に発生した前がん病変から腺腫様過形成，早期肝細胞がんに成長し，結節内結節を伴った進行肝細胞がんに至る．
- 多発病巣には異時性多中心性発生と肝内転移の病態に分けられる．肺や骨に遠隔転移をきたす．

症状　臨床所見
- 肝臓は「沈黙の臓器」とよばれ，肝細胞がん特有の症状は少ない．
- 肝硬変や慢性肝炎に伴った全身倦怠感，黄疸，腹水貯留，出血傾向などの症状がむしろ顕著な場合がある．

検査・診断　分類
- 画像診断：造影腹部超音波検査，造影CT，造影MRI，血管造影，PET
- 血液検査：αフェトプロテイン（AFP）*とPIVKA-IIの上昇（症例の約60%）
- 肉眼分類，進行度分類

治療
- 肝障害度，腫瘍数，腫瘍径を考慮して，以下の治療法から選択する．
①肝切除，②ラジオ波焼灼療法（RFA），経皮的エタノール注入療法（PEIT）などの局所療法，③肝動脈化学塞栓療法，④肝移植
- 肉眼分類，進行度分類

用語解説

AFP
胎児期の肝などで産生される糖タンパク．原発性肝がん，肝硬変などでも上昇し，腫瘍マーカーとして重要

PIVKA-II
凝固活性をもたない異常プロトロンビンで，ビタミンK欠乏や抗凝固薬のワルファリンカリウム投与時，肝障害時に産生される．

誘因・原因

- 慢性ウイルス性肝炎が主な要因で，肝細胞がん患者のC型肝炎抗体陽性率は70%，B型肝炎のHBs抗原陽性率は16%である．
- アルコール性肝炎やほかの非B型非C型肝炎，喫煙も誘因である．
- 最近ではNASHなどの非B型非C型肝炎から発生する場合も増加している．

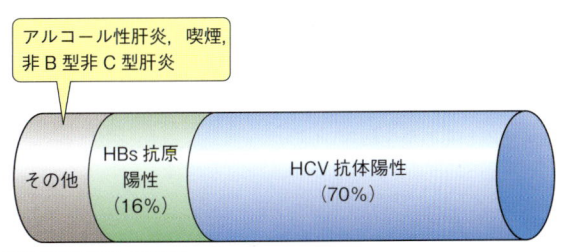

アルコール性肝炎，喫煙，非B型非C型肝炎

その他　HBs抗原陽性（16%）　HCV抗体陽性（70%）

■ 肝細胞がんの原因

疾患の発症様式と時間経過

- 前がん病変である再生結節(regenerative nodule),異型結節(dysplastic nodule)から早期肝細胞がん(early hepatocellular carcinoma),そして進行肝細胞がん(advanced hepatocellular carcinoma)へと分化していく.進行すると腫瘍内により分化度の低い結節が発生し,結節内結節の様相を呈する.
- 悪性度が高くなるにつれて,腫瘍は多血性を獲得する.造影CTの早期相で濃染像を示すようになる.
- 腫瘍が進行するにつれて,門脈内に進展したり肝内転移を形成したりする.門脈内進展や肝内転移は予後不良因子となる.
- リンパ節転移は,ほかのがん腫に比較するとまれである.

■ 肝細胞がんの発生機序

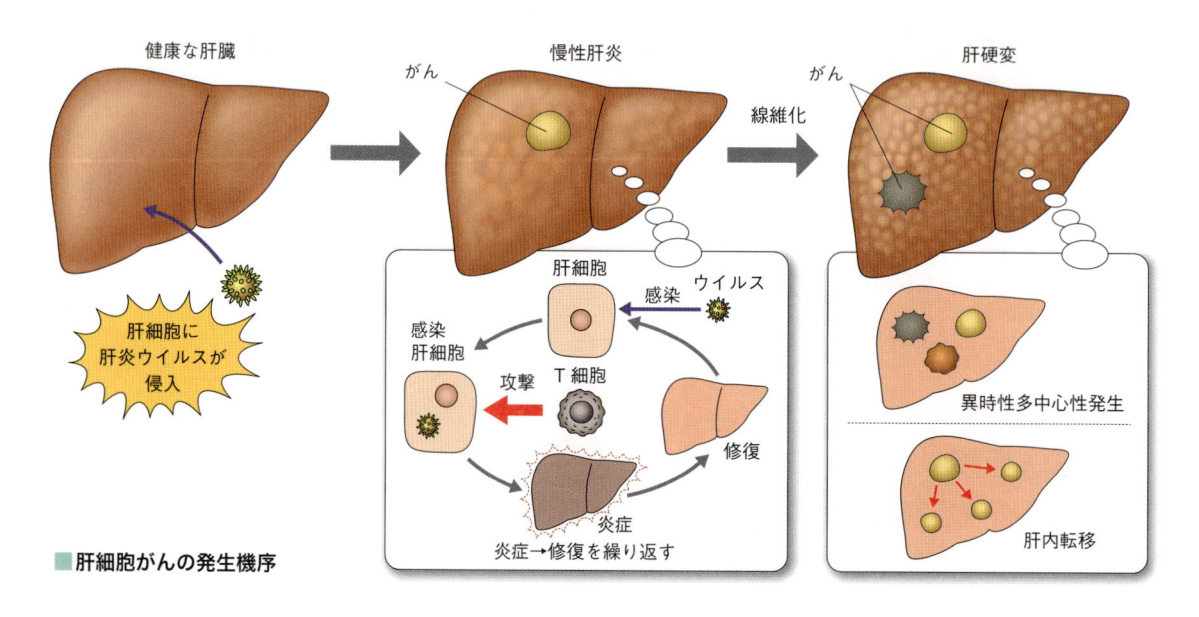

針刺し事故

ウイルス性肝炎患者の診療や看護では,針刺し事故などによるウイルス感染に注意する.ワクチンを注射して抗B型肝炎ウイルス抗体をつくっておくことが重要だが,万一,針刺しをしてしまった場合は,抗B型肝炎ウイルス抗体の注射が必要となる場合もあるので,院内の感染対策部門に連絡する.

症状・臨床所見

- 肝細胞がん特有の症状は少ないが，増大した腫瘍を触れたり，出血に伴う突然の腹痛を自覚したりする場合がある．
- 肝硬変の症状として黄疸，クモ状血管腫，手掌紅斑(こうはん)，女性化乳房，出血傾向，腹水貯留，浮腫，吐下血，肝性脳症，意識混濁などがあげられる．

■ 肝硬変の症状

- 黄疸
- クモ状血管腫
- 手掌紅斑
- 女性化乳房
- 出血傾向
- 腹水貯留
- 浮腫
- 吐下血
- 肝性脳症
- 意識混濁

> **食道静脈瘤(p.45参照)**
> 肝硬変や門脈圧亢進症が進行すると，腸管からの静脈血が行き場を失い，胃や食道の粘膜下に静脈瘤が形成される．静脈瘤の破裂は突然の吐下血として発症するので，肝細胞がんの治療に先立って内視鏡検査で静脈瘤の有無を確認し，必要であれば静脈瘤の治療を先行させることが望ましい．

検査・診断・分類

造影CT検査

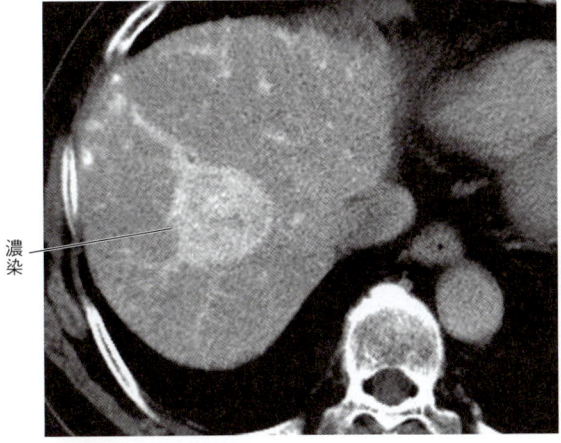

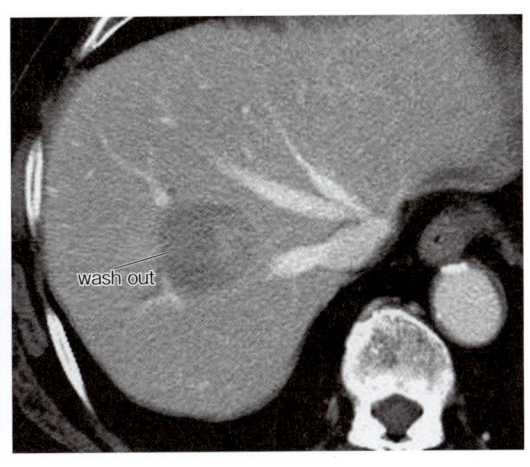

濃染 → wash out

末梢静脈から造影剤 → 30秒後CT：濃染（高濃度域） → 180秒後CT：低吸収域（低濃度域）

■ **造影CT：76歳男性，慢性C型肝炎に合併した肝S8単発の肝細胞がんの1例**
造影CTの前相（動脈相：左）で，肝S8（肝臓の区分：p.256参照）に直径4cmの早期濃染を伴う腫瘤を認めた．後期相（右）で同腫瘤は著明な低濃度域を示した．

- 腹部造影CT検査では，腫瘍が肝動脈により栄養されているため，動脈相で腫瘍が強く染まり（濃染），門脈・後期相では造影剤は洗い流され（wash out），周囲の肝組織より低濃度に描出される．
- 進行例では，胸部CT検査による肺転移の確認とMRIやシンチグラムによる骨転移の確認を行う．
- 慢性肝炎や肝硬変，腹水，黄疸の存在を確認する．
- 前がん病変，他の肝内胆管がん（胆管細胞がん），転移性肝がん，そのほか良性肝腫瘍との鑑別を行う．
- 進行肝細胞がんでは腫瘍数，腫瘍径，腫瘍局在，門脈腫瘍栓，肝内転移・遠隔転移の有無を確認する．

血管造影検査

- 腹部血管造影では腫瘍濃染，肝内転移の同定を行う．

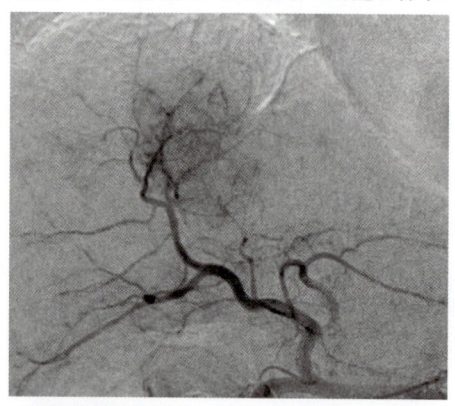

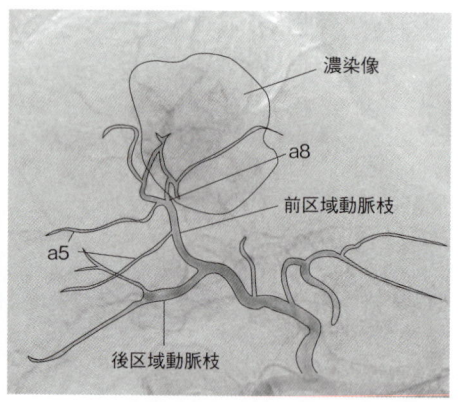

■血管造影像
上腸間膜動脈(SMA)から造影剤を注入し，腸間膜を介して門脈を造影する．右肝動脈の枝(a8)から明らかな腫瘍濃染像を認めた．

腹部超音波検査

- 肝細胞の腹部超音波検査では，腫瘍辺縁の低エコーの被膜と内部のモザイクパターンを認めることが多い．

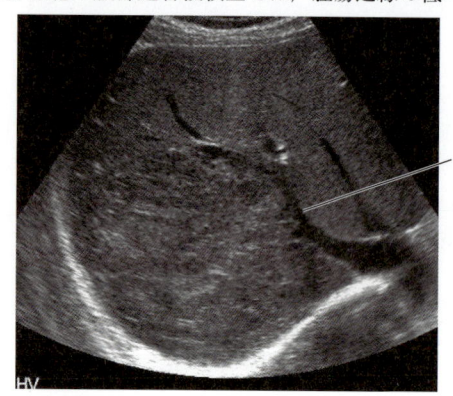

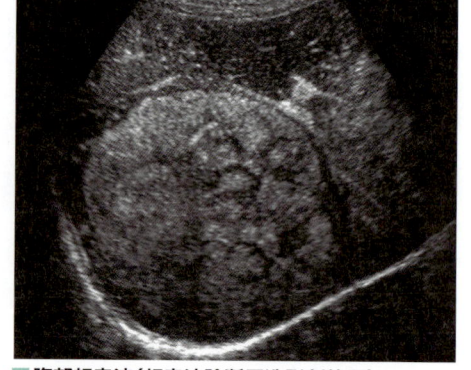

■腹部超音波
58歳男性，非B非C型肝炎に合併した肝後区域の肝細胞がんの1例．腹部超音波では右肝静脈を圧迫し，内部がモザイク状の腫瘍を認めた．

■腹部超音波（超音波診断用造影剤使用）
ガラクトース・パルミチン酸混合物（レボビスト®）による造影を行うと，腫瘍内の血流信号の著明な増強を認めた．

分類

- 肝細胞がんの結節は肉眼的に①単結節型，②単結節周囲増殖型，③多結節癒合型，④小結節境界不明瞭型，⑤浸潤型の5型に分類されるが，①と②が最も多い．

■肉眼分類

結節型			小結節境界不明瞭型	浸潤型
境界が明瞭			境界が不明瞭	
単結節型	単結節周囲増殖型	多結節癒合型	④	⑤
①	②	③		

病理標本所見

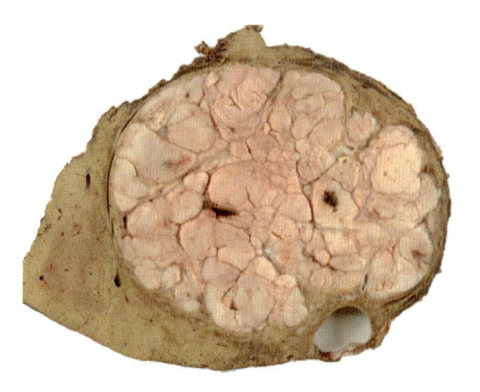

■ 標本の割面の固定像
多数の結節から1つの腫瘍が形成されている様子がわかる。肝細胞がんに典型的な所見である。

病理組織検査

- 病理組織学的には高分化，中分化，低分化の肝細胞がんに分類される．分化度が低くなるにつれて悪性度は高まる．
- 肝細胞がんは一般に索状構造を示す．

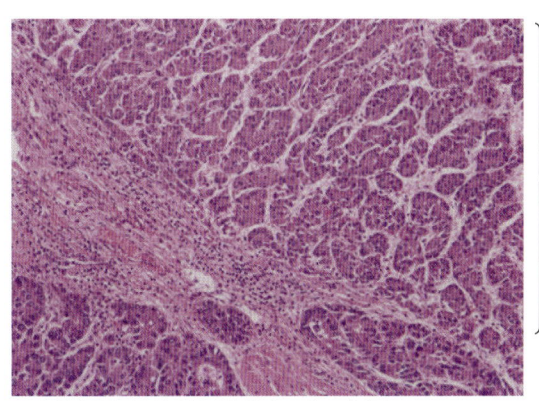

■ 中分化型肝細胞がん（分化度による分類）

索状構造

分類：進行度分類（stage）

■ 肝細胞がんのStage分類

Stage	T因子	N因子	M因子
I	T1	N0	M0
II	T2		
III	T3		
IVA	T4		
	T1〜4	N1	
IVB	T1〜4	N0, N1	M1

- T（腫瘍），N（リンパ節転移），M（遠隔転移）因子を用いて進行度をStage I，II，III，IVA，IVBに分類する．リンパ節転移を伴うことは少ない．
- 遠隔転移は肺，骨，副腎，腹膜，脳などに認められる．

（日本肝癌研究会編：臨床・病理　原発性肝癌取扱い規約．第5版補訂版，p.24，金原出版，2009を改変）

- T因子はがん腫の①個数，②大きさ，③脈管侵襲の3項目によって決めている．

■ 肝細胞がんのT因子

T因子	T1	T2	T3	T4
合致項目	3項目	2項目	1項目	0項目
①腫瘍個数：単発 ②腫瘍径2cm以下 ③脈管侵襲なし （Vp₀，Vv₀，B₀）				

Vp₀：門脈への侵襲を認めない．　　Vv₀：肝静脈への侵襲を認めない．　　B₀：肝内胆管への侵襲を認めない．

（日本肝癌研究会編：臨床・病理　原発性肝癌取扱い規約．第5版補訂版，p.24，金原出版，2009を改変）

治療

治療のアルゴリズム

- 肝障害度は腹水の有無，生化学検査値やとくにインドシアニングリーン（ICG）負荷試験の結果を用いて判定する．

肝細胞がん患者の肝障害度

肝障害度	A	B	C
腹水	ない	治療効果あり	治療効果少ない
血清ビリルビン値(mg/dL)	2.0未満	2.0〜3.0	3.0超
血清アルブミン値(g/dL)	3.5超	3.0〜3.5	3.0未満
ICG R15(%)	15未満	15〜40	40超
プロトロンビン活性値(%)	80超	50〜80	50未満

ICG R15：緑色の色素を静注し，5分，10分，15分後に採血して血中の色素濃度を調べる検査．肝機能に異常があるとICGを排泄するスピードが低下する．15分停滞率（R15）の基準値は10%以下
（日本肝癌研究会編：臨床・病理　原発性肝癌取扱い規約．第5版，p.15，金原出版，2008を改変）

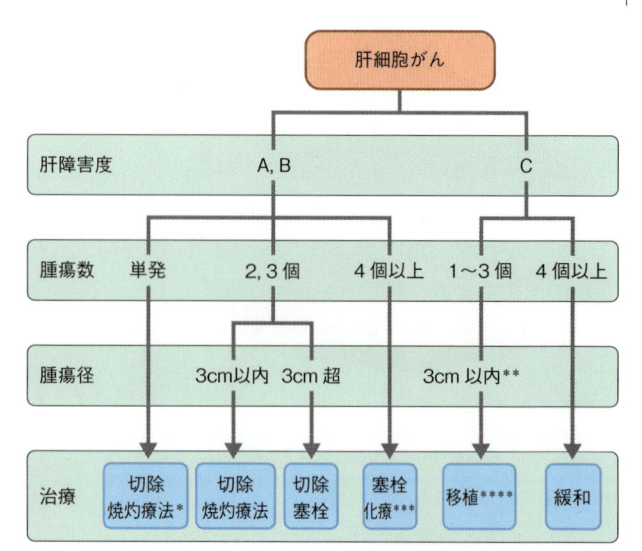

治療のアルゴリズム

肝細胞がん

肝障害度：A, B ／ C

腫瘍数：単発／2, 3個／4個以上　　1〜3個／4個以上

腫瘍径：3cm以内／3cm超　　　3cm以内**

治療：切除 焼灼療法* ／ 切除 焼灼療法 ／ 切除 塞栓 ／ 塞栓化療*** ／ 移植**** ／ 緩和

*　　腫瘍径3cm以内では選択可
**　 腫瘍が1個では5cm以内
***　経口投与や肝動注
****　患者年齢は65歳以下

（科学的根拠に基づく肝癌診療ガイドライン作成に関する研究班：肝癌診療ガイドライン．2013を改変）

肝切除術

- 肝機能が良好で3個までの腫瘍数であれば，外科切除が第一選択となる．肝切除術式を示す（区域分類はp.252）．

肝切除術の種類

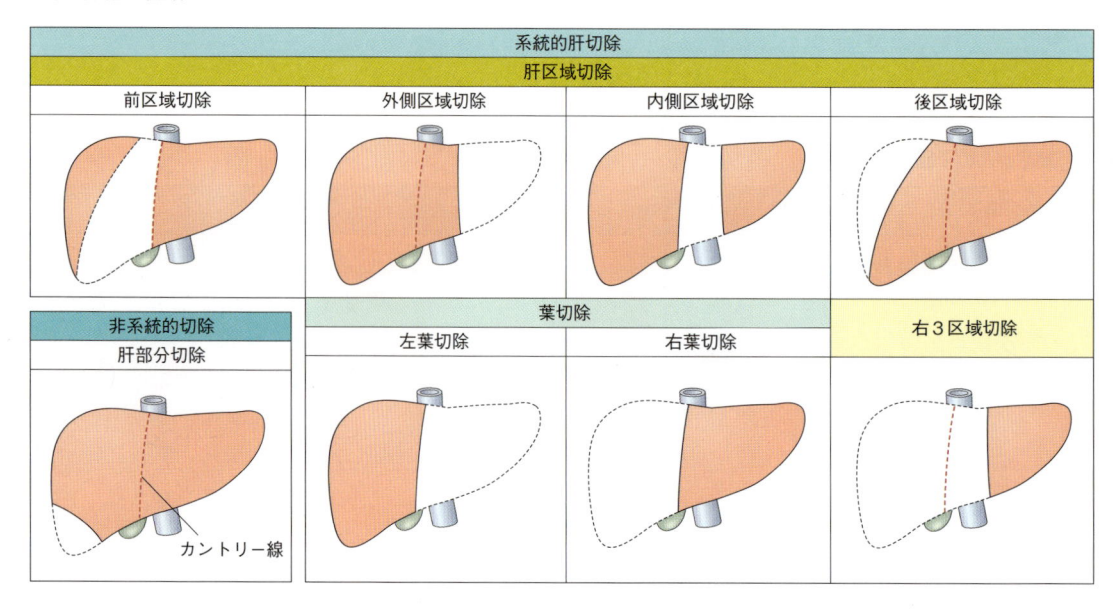

系統的肝切除

肝区域切除：前区域切除／外側区域切除／内側区域切除／後区域切除

非系統的切除：肝部分切除（カントリー線）

葉切除：左葉切除／右葉切除

右3区域切除

肝切除：系統的肝切除

- 肝細胞がんが経門脈的に進展することを考慮した解剖学的な肝切除（系統的肝切除）が推奨される．

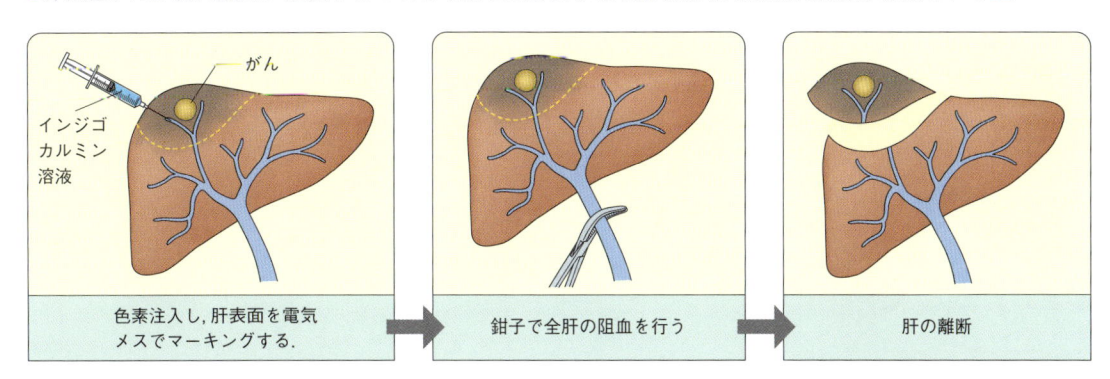

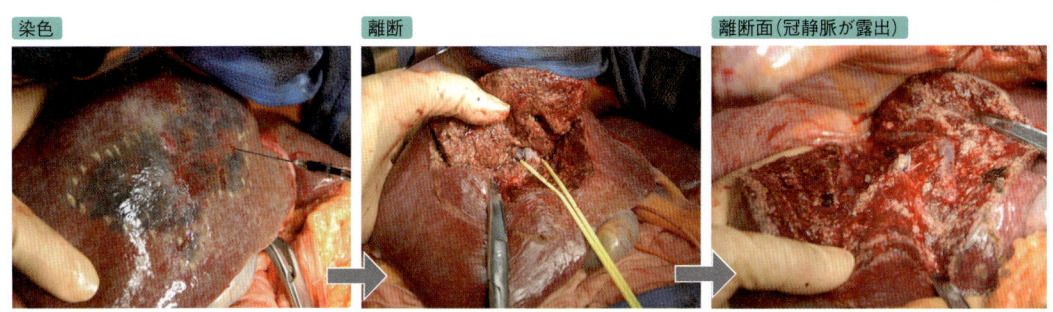

図：色素注入し，肝表面を電気メスでマーキングする．→ 鉗子で全肝の阻血を行う → 肝の離断

写真：染色 → 離断 → 離断面（冠静脈が露出）

■ 系統的肝切除
肝SBの領域をインジゴカルミン溶液を用いて染色し，系統的に肝ABの亜区域切除を行った．

肝不全
肝機能不良症例に許容切除量を超えた肝切除を行ったり，その他の合併症が生じたりした場合に，肝不全に至る場合がある．肝不全の徴候として，血清ビリルビン値の上昇（黄疸），腹水の貯留，全身倦怠感，食欲の低下などがあげられる．肝不全はしばしば致命的となる．

局所療法：ラジオ波焼灼術（RFA），経皮的エタノール注入療法（PEIT）

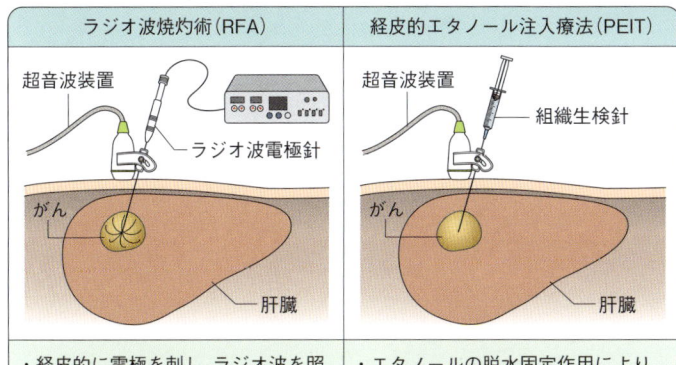

ラジオ波焼灼術（RFA）
- 超音波装置
- ラジオ波電極針
- がん
- 肝臓
- 経皮的に電極を刺し，ラジオ波を照射することで腫瘍を凝固焼灼する．
- 電極が熊手様に展開し，少ない治療回数で広い焼灼範囲が得られる．

経皮的エタノール注入療法（PEIT）
- 超音波装置
- 組織生検針
- がん
- 肝臓
- エタノールの脱水固定作用により，がん細胞を凝固壊死させる．
- 低侵襲で手技が簡便である．
- がん細胞が被膜内外に残存しやすい．

- 腫瘍数3個以内，腫瘍径3 cm以内の症例では，超音波ガイド下にラジオ波焼灼術（RFA）や経皮的エタノール注入療法（PEIT）が行われることも多い．
- 局所麻酔下に外来あるいは短期入院で施行可能なメリットがあり，症例によっては，長期生存率は切除の場合と同等であるとされている．ただし，不完全な腫瘍壊死に伴う局所再発や穿刺による腹膜播種を起こしうる点が問題である．

局所療法：肝動脈化学塞栓療法（肝動脈塞栓療法（TAE）または肝動脈化学塞栓療法（TACE））

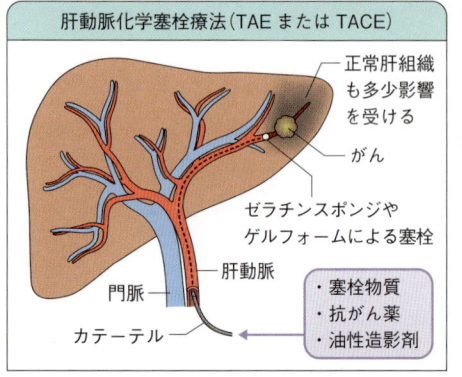

- 腫瘍数が4個以上の場合，肝切除やラジオ波焼灼術（RFA）が困難な場合に，肝動脈塞栓療法が行われる．
- 血管造影下に治療を行うので，通常の造影CTでは不明瞭な肝内転移も含めて包括的に治療を行えるメリットがある．
- 再発症例の治療に広く利用されている．

肝細胞がんは門脈に依存せず酸素を肝動脈から得ているため，塞栓物質による遮断で腫瘍を壊死させることができる．

肝移植

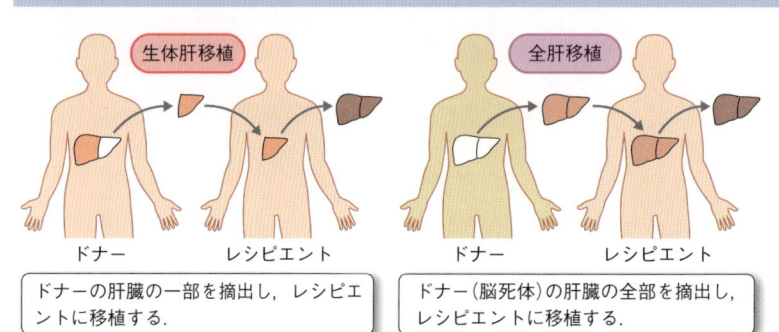

- わが国では諸外国と異なり，生体肝移植が主として行われている．
- 肝細胞がんに対する肝移植の適応規準は①単発の場合は腫瘍径が5 cm以下，②3個以内，腫瘍径が各3 cm以下の場合（ミラノ基準）とされ，保険適用となっている．

全身化学療法

- 分子標的薬であるソラフェニブが切除や局所不能例で用いられる．手足症候群なので副作用に注意が必要である．

放射線療法

- 現在ではまだ試験段階の治療法であるが，切除やラジオ波焼灼術（RFA）が困難な症例に対しても腫瘍壊死や腫瘍縮小効果が認められている．

予後

- 肝細胞がんの初回治療後5年以内の再発率は70〜90％と高率で，再発に対しても積極的な治療を続けることが重要である．

陽電子放射断層法（PET）：positron emission tomography | HBs抗原（HBsAg）：hepatitis B surface antigen | CT：computed tomography | 核磁気共鳴画像（MRI）：magnetic resonance imaging | αフェトプロテイン（AFP）：α-fetoprotein | PIVKA-II：protein-induced by vitamin K absence or antagonist II | ラジオ波焼灼術（RFA）：radio frequency ablation | 経皮的エタノール注入療法（PEIT）：percutaneous ethanol injection therapy | 肝動脈塞栓療法（TAE）：transcatheter arterial embolization | 肝動脈化学塞栓療法（TACE）：transcatheter arterial chemoembolization

肝疾患

転移性肝がん・肝内胆管がん

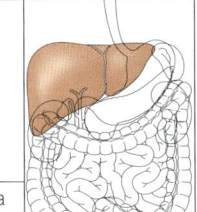

C787, C221　metastatic liver cancer・intrahepatic cholangiocarcinoma

疾患概念

転移性肝がんは遠隔転移として発生し，肝内胆管がんは肝内の胆管上皮から発生すると考えられてきた悪性腫瘍である．いずれも背景肝が正常であることや造影検査にて乏血性を示すことが多いため，肝炎や肝硬変に合併して富血性を示すことが多い肝細胞がんに対比される疾患群である．

Summary Map

誘因・原因
- 転移性肝がんの原発巣として，消化器がんのほか，乳がんや肺がんなど多岐にわたる．
- 肝内胆管がんの原因は不明であることが多いが，1〜2割はウイルス肝炎を合併している

病態
- がんの進展に伴う肝障害や胆汁うっ滞（黄疸）

症状・臨床所見
- 初期には無症状．病状の進行とともに疼痛や黄疸，腹水といった症状をきたす．

検査・診断・分類
- 超音波やCT，MRI，PET/CTといった画像検査・肝腫瘍生検
- 原発巣の検索

治療

肝切除
- 肝内胆管がんに対して，切除可能であれば，外科的処置を検討する．
- 転移性肝がんに対する肝切除は，原発巣によって適応が左右される．

全身化学療法
- 切除不能または肝以外の臓器に転移が認められた場合に検討する．
- 転移性肝がんの場合，原発巣によってレジメンが大きく異なる．

対症療法
- 胆管狭窄による閉塞性黄疸に対して，ステント留置．
- 疼痛に対して，モルヒネを用いた鎮痛

用語解説

肝吸虫症
肝吸虫のメタセルカリア（被嚢幼虫）が寄生しているコイ科の淡水魚（モロコ，フナ，タナゴなど）を，加熱処理せずに摂食したり，生食した場合に感染する疾患．

原発性硬化性胆管炎（PSC）
肝臓の慢性炎症により胆管が細くなり，胆汁の流れが滞って黄疸が起こり，最終的に肝硬変から肝不全になってしまう難病指定の特定疾患である．

腫瘍マーカー基準値
CEA＝5.0ng/mL以下
SCC＝1.5ng/mL以下
CA19-9＝37U/mL以下
（RIA法）

FOLFOX（フォルフォックス）
がん化学療法の1つで，フォリン酸（folinic acid：FOL），フルオロウラシル（fluorouracil：F），オキサリプラチン（oxaliplatin：OX）の3剤併用療法．

FOLFIRI（フォルフィリ）
がん化学療法の1つで，フォリン酸（folinic acid：FOL），フルオロウラシル（fluorouracil：F），イリノテカン（irinotecan：IRI）を同時併用する療法．

疾患の発症様式と時間経過

```
臨床的重症度
  ┊ 肝切除不能例    T.Bil値         対症療法（緩和ケア）
  ┊           当初から黄疸が認められる症例では
  ┊ 肝切除     切除不能のことが多く，予後が悪い    遠隔転移
  ┊                          全身化学療法
  ┊         当初からリンパ節・骨・肺
  ┊         転移（遠隔転移）を来たし              T.Bil値
  ┊         ている症例も予後が悪い
  ┊                                        肝切除後の再発
  ┊              肝切除後の再発               がなければ，良
  ┊                                        い経過が期待
  ┊          腫瘍数やサイズ                   できる
  └─────────┬─────────┬─────────┬─────────┬──→
  診断時      1年        2年        3年        4年
                          経過
```

- 肝内胆管がんの経過は，肝切除の適否で大きく異なる．
- 転移性肝がんの経過は，原発巣や同時性・異時性によって大きく異なる．

誘因・原因

- 転移性肝がんの原発巣としては，大腸がんや胃がん，膵がんといった消化器がんのほか，乳がんや腎がん，肺がん，卵巣がん，カルチノイドなど多岐にわたる．
- 肝内胆管がんの原因に，肝吸虫症*や原発性硬化性胆管炎*などがあげられるが，不明であることが最も多い．1〜2割はウイルス肝炎を合併している．

症状・臨床所見

- 転移性肝がん・肝内胆管がんともに初期には無症状であり，偶然施行された画像診断にて指摘されることが多い．
- 転移性肝がんでは病状が進行すると，肝臓全体が4〜5倍まで増大し，それに伴って上腹部痛（鈍痛）や右肩痛（関連痛）を訴え，心窩部に転移巣自体を触知して来院するケースもある．
- 肝内胆管がんが進行すると，胆管を閉塞することによって生じる閉塞性黄疸や低アルブミン血症に伴う腹水が出現する．

検査・診断・分類

血液検査

- 転移性肝がん・肝内胆管がんとも，初期にはASTやALT，LDHなどの肝障害を反映する数値は基準値内であることが多い．
- 肝内の結節が増加・増大してきても，ALP・γGTPといった胆道系酵素のみ上昇することが多く，この異常値だけでも腹部エコーなど画像検査につなげ，診断する必要がある．
- 腫瘍マーカー*に関して，胃がんであればCEA，食道がんではSCCなど，転移性肝がんでは原発巣のマーカーを反映して，上昇する．
- 肝内胆管がんでは，CEAやCA19-9が上昇していることが多い．

- 1〜2割にウイルス肝炎を合併している肝内胆管がんの場合，異常値を示すことがある．
- TBが上昇するのは，かなり進展したレベルと考える必要がある．
- 閉塞性黄疸のみでもCA19-9は上昇することが多く，注意が必要である．

腹部超音波検査

- 背景肝に問題がなく，肝内に結節像を認めた場合には，転移性肝がん・肝内胆管がんを鑑別疾患にあげる必要がある．
- 転移性肝がんにおいて，bull's eye徴候といわれる典型的な像を示さない症例も多々あり，肝内胆管がんとも鑑別が困難なことが多い．
- 超音波像はあくまで存在診断であり，その他の画像検査にて質的診断をつけるべきである．

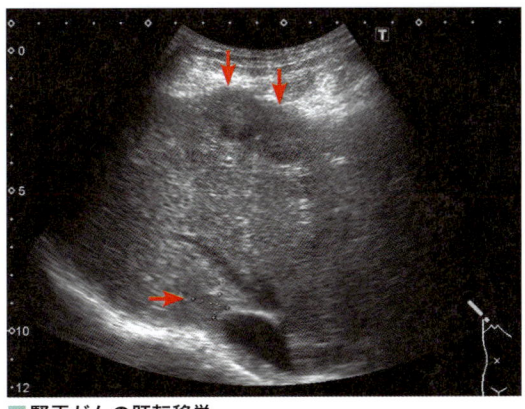

■ 腎盂がんの肝転移巣
肝表に中心が高エコーで辺縁部が低エコーを示す結節(bull's eye)を多発して認める(矢印)．

腹部CT検査

- 例外があるものの，転移性肝がん・肝内胆管がんとも乏血性を示す．中心壊死と考えられる無血管野は，転移性肝がんの特徴的な所見である．

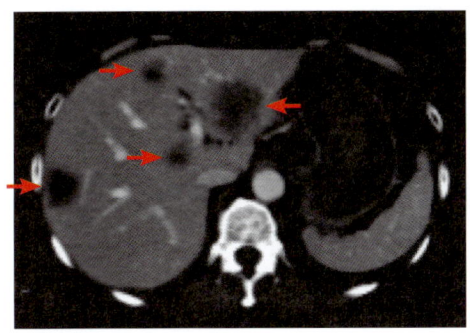

MRI検査

- 従来の超常磁性酸化鉄(SPIO)造影MRIに比べて，Gd-EOB-DTPA造影を用いたMRI検査では，微小な結節の検出能が高く，造影剤が正常肝細胞に取り込まれる時相(肝細胞相)において，転移性肝がん・肝内胆管がんとも陰性造影効果を示す．今後CTから置き換わる検査法と考えられる．

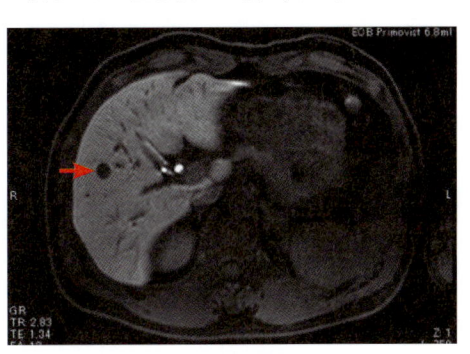

■ 大腸がんの肝転移巣
中心部が無血管野となり低吸収域を示している(矢印)．

■ 小腸カルチノイドの肝転移巣
Gd-EOB-DTPA造影MRI検査の肝細胞相にて陰性造影効果を示している(矢印)．

PET/CT

- 正常細胞に比べて，エネルギー（ブドウ糖）を多量に消費するがん細胞の特性を利用した検査法であり，放射性同位元素（アイソトープ）を用いる．
- がんの種類や病期によって，その検出力は大きく異なるが，肝転移（遠隔転移）をきたすような病期であれば，例外があるものの検出力は高いと考えられる．

肝腫瘍生検（細径針生検）

- 画像検査にて診断できなかった場合に，検討すべきであるが，腫瘍播種の観点からは，できるだけ避けたい検査法である．
- 腺がんと診断されても，原発巣がみつかっていない場合には，肝内胆管がんか転移性肝がんか，区別が困難な症例も少なくない．

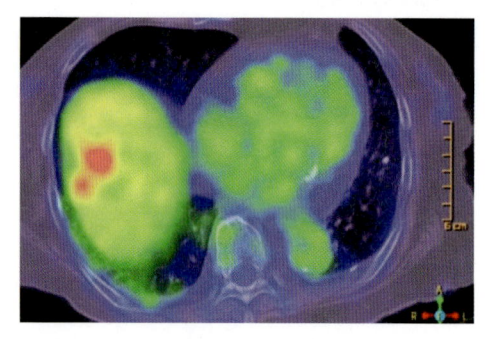

■ 大腸がんの肝転移例の PET/CT
異常集積が赤色に示されている．

糖尿病があるとPET/CTの精度が落ちてしまう．

治療

肝切除

- 肝内胆管がんでは，肝切除が確立された治療法である．ただし，肝切除後も高率に再発をきたす．
- がん結節が多数，または肝臓全体に大きく進展していた場合や，リンパ節転移や遠隔転移（骨・肺）が認められれば，一般的に切除の適応はない．
- 転移性肝がんにおいては，原発巣によって適応が大きく分かれる．大腸がんの肝転移巣に対しては，肝切除を積極的に検討する施設も多いが，胃がんや乳がんの肝転移巣に対しては，施設により適応が分かれる．
- 切除不能と思われた大腸がん肝転移症例に対して，まずは全身化学療法を先行させて，がん結節が縮小・減少した場合に肝切除を検討する治療法（conversion therapy）が広まりつつある．

全身化学療法

- 切除不能な肝内胆管がんに対しては，ゲムシタビン塩酸塩またはテガフール・ギメラシル・オテラシルカリウム配合薬（TS-1®）投与を検討する．
- 転移性肝がんに対する化学療法は，原発巣のがん腫によってレジメンが大きく異なり，たとえば大腸がん肝転移巣に対しては，FOLFOX*，FOLFIRI*といった多剤（抗がん薬）併用療法と分子標的薬の組み合わせを検討する．
- がん性腹膜炎をきたしている場合には，いずれの治療も困難となる．

対症療法

- 転移性肝がん・肝内胆管がんとも，胆管狭窄による閉塞性黄疸に対しては，ステント留置や放射線治療を検討する．
- 疼痛に対しては，モルヒネなどの鎮痛薬を用いた緩和的な治療が求められる．

AST：aspartate aminotransferase ｜ ALT：alanine aminotransferase ｜ LDH：lactate dehydrogenase ｜ ALP：alkaline phosphatase ｜ TB：total bilirubin ｜ 超常磁性酸化鉄（SPIO）：superparamagnetic iron oxides ｜ Gd-EOB-DTPA：gadolinium-ethoxybenzyl-diethylenetriamine pentaacetic acid ｜ 原発性硬化性胆管炎（PSC）：primary sclerosing cholangitis ｜ テガフール・ギメラシル・オテラシル：tegafur-gimeracil-oteracil

肝疾患

肝膿瘍

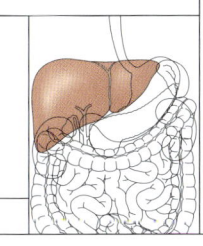

K75.0 | liver abscess

疾患概念
肝膿瘍は肝内に形成された化膿巣であり，細菌性，アメーバ性に大別される．以前は膿瘍穿破や菌血症*などを引き起こし，重篤化するとされていた．しかし，近年では画像診断法の進化により早期診断・治療が可能になり，致死率は低下してきている．

Summary Map

誘因・原因	● 細菌性とアメーバ性に大別 ● 感染経路により経胆道性，経門脈性，直達性などに分類 ● 細菌性で経胆道性によるものが多い．
病態	● 肝臓に細菌あるいは赤痢アメーバによる感染が生じ，肝内に膿瘍を形成する．膿瘍が1つだけの孤立性肝膿瘍と多数生じる多発性肝膿瘍に大別される．
症状 臨床所見	● 発熱，持続する右季肋部痛 ● アメーバ性では大腸炎が合併し，下痢などを認める．
検査・診断 分類	● 血液検査では，白血球，CRP，肝胆道系酵素(ALP, AST, ALTなど)の上昇 ● 超音波，CTなどで診断
治療	● 経皮経肝膿瘍ドレナージ(PTAD) ● 抗菌薬，抗アメーバ薬の投与

用語解説

菌血症
菌が血中で循環している状態をいう．敗血症とほぼ同義として考えてもよいが，血液や臓器が細菌感染を起こした状態を敗血症といって区別する場合もある．

グラム陰性菌・陽性菌
グラム染色(クリスタルバイオレットなどの染剤とヨウ素液で染めたのちに，アルコール処理)で脱色されるものを陰性菌，脱色されずに紫黒色に染まるものを陽性菌．陰性菌には大腸菌(桿菌)，サルモネラ菌(桿菌)，緑膿菌(桿菌)，淋菌(球菌)，髄膜炎菌(球菌)などがあり，陽性菌にはブドウ球菌，クロストリジウム(桿菌)，乳酸桿菌などがある．桿菌は球菌に対して棒状の細菌の総称．

嫌気性菌
土壌中や粘膜中などに存在し，空気中では増殖できない菌をいう．

dynamic CT
造影剤を急速に静注し，同一部位を連続的に撮影する方法．時間経過での血行動態の変化をみて，診断する．

疾患の発症様式と時間経過

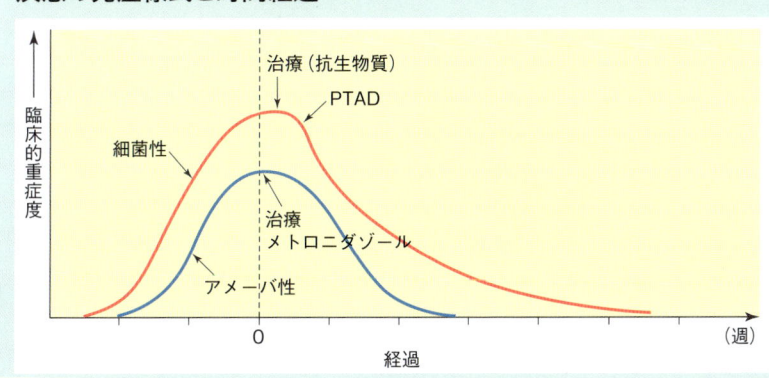

臨床的重症度／経過(週)

細菌性／治療(抗生物質)／PTAD

アメーバ性／治療 メトロニダゾール

311

誘因・原因

- 成因は，細菌性（化膿性）とアメーバ性に大別される．細菌性が大半を占める．
- 感染経路により経胆道性，経門脈性，経動脈性，直達性，外傷性などに分けられる．化膿性肝膿瘍は，細菌が胆管や脈管をとおして，または直接的に肝臓に感染して膿瘍を形成したもので，アメーバ性肝膿瘍は，アメーバが大腸の病巣から経門脈的に肝臓に到達して膿瘍を形成したものである．最近では経胆道性によるものが最も多いが，約半数は原因不明である[1]．
- 起炎菌は，大腸菌（Escherichia coli），クレブシエラ（Klebsiella）などのグラム陰性桿菌*が多く，グラム陽性球菌では黄色ブドウ球菌（Staphylococcus aureus），腸球菌（Enterococcus），嫌気性菌*ではバクテロイデス・フラジリス（Bacteroides fragilis）などが主なものである．
- 糖尿病や免疫不全状態などの易感染状態（compromised state）の患者に多くみられる．
- アメーバ性では，アフリカや東南アジアなどへ渡航歴のある者や男性同性愛者に認められることがある．

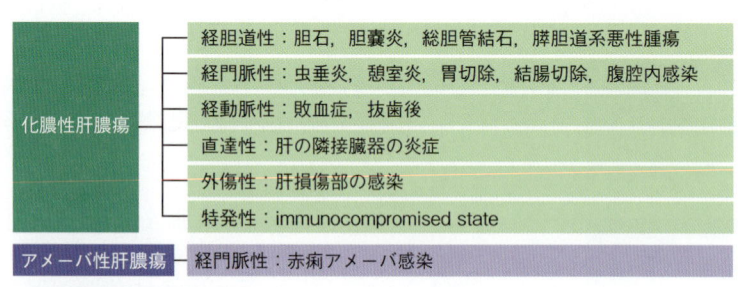

化膿性肝膿瘍
- 経胆道性：胆石，胆嚢炎，総胆管結石，膵胆道系悪性腫瘍
- 経門脈性：虫垂炎，憩室炎，胃切除，結腸切除，腹腔内感染
- 経動脈性：敗血症，抜歯後
- 直達性：肝の隣接臓器の炎症
- 外傷性：肝損傷部の感染
- 特発性：immunocompromised state

アメーバ性肝膿瘍
- 経門脈性：赤痢アメーバ感染

■肝膿瘍の感染経路と原因
（荒川泰行，荒川泰雄ほか：肝膿瘍，肝寄生虫．綜合臨牀，56：376～379，2007を改変）

症状・臨床所見

- 発熱，右季肋部痛が持続することが多いが，非特異的である．
- 胸膜や肺野に炎症が波及する場合は，右肩痛や咳嗽などを認めることもある．
- アメーバ性では，アメーバ性大腸炎を高率に合併し，下痢・血便などを認める．

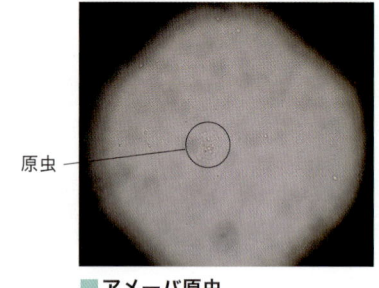

原虫

■アメーバ原虫

検査・診断・分類

血液検査

- 白血球，CRP値に上昇がみられる．
- 胆道性感染の場合は肝・胆道系酵素上昇を認めることが多い．
- アメーバ性では血清アメーバ抗体が陽性になることがある．
- 血液培養では原因菌の特定に有用である．

超音波検査

- 最も有用な検査である（次頁参照）．
- CTでは検出できないような小さな病変も診断することができる．
- 初期には，境界明瞭な輝度の高い腫瘤として描出され，しばしば肝血管腫や肝がんなどと診断が困難な場合がある．
- 時間経過とともに，低エコー・高エコーが混在した内部不均一な領域として描出され，辺縁も不規則となる．内部に液状成分を認めるようになる．ときにガス像や周囲に淡い高エコー帯を伴うこともある．
- カラードップラーでは腫瘤内に血流信号を認めない．

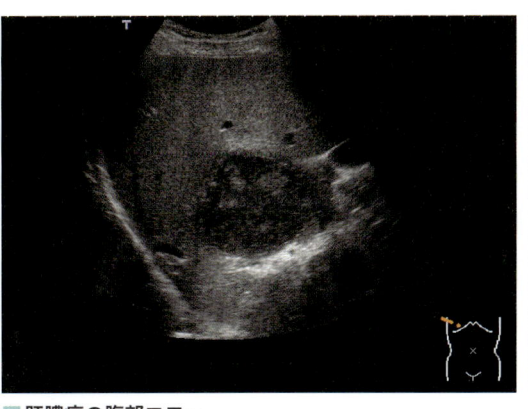

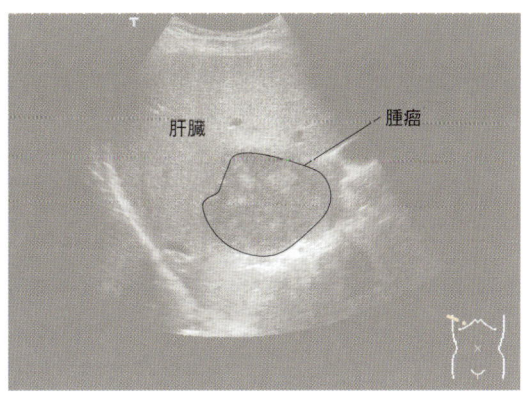

■**肝膿瘍の腹部エコー**
腹部エコーでは肝S4に70×64mm大の辺縁不規則な腫瘤として認め，内部は無エコーであり液状成分と考えられる．内部には一部等エコー像が散在し，実質成分を含んでいると考えられる．辺縁は等エコー帯が取り巻いている．

腹部CT検査

- 単純CTでは境界不明瞭な低吸収域として描出される．
- 造影CTでは壁に増強効果を認める．内部は低吸収域である．内部に隔壁（のうせん）が形成されている場合は一部濃染像を認める場合もある．
- 壁が厚い場合はdynamic CT*を撮影すると，早期相では壁は濃染されず，遅延相にて濃染されることがある．

他疾患との鑑別，とくにがんを疑う場合に有用である．

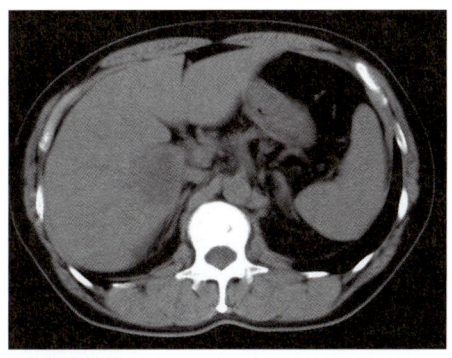

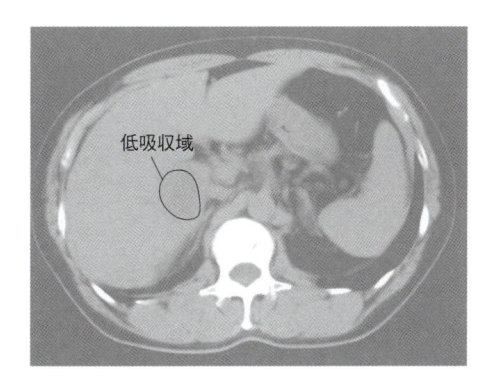

■**単純CT像**
単純CTでは，肝S6に3cm大の辺縁不明瞭な低吸収域として描出される．

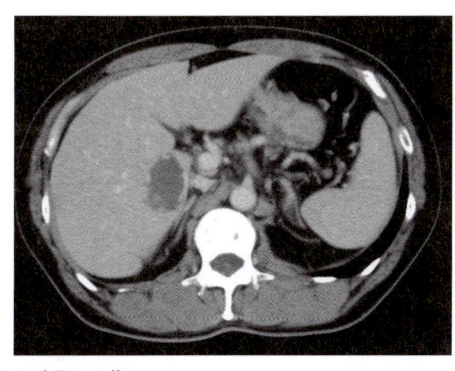

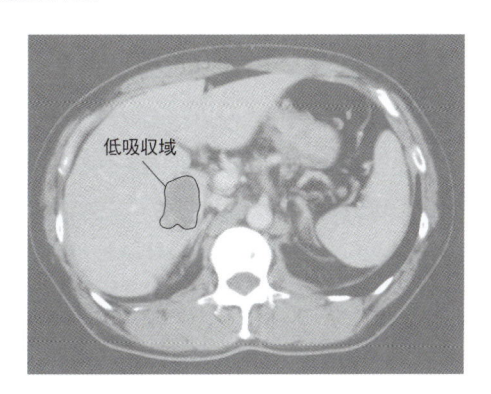

■**造影CT像**
造影CTでは，周囲に淡い造影増強効果を示す低吸収域として描出される．

経皮経肝造影

- 胆道性感染の場合，経皮経肝膿瘍造影または胆道造影にて膿瘍と肝内胆管との交通を認める場合がある．

鑑別診断

- 肝血管腫，胆汁性肝嚢胞（biloma），肝嚢胞腺腫，嚢胞腺がん，転移性肝がんなど

治療

経皮経肝膿瘍ドレナージと薬物療法の併用

- 比較的小さな肝膿瘍で，かつ臨床症状の軽いもののなかには，抗菌薬の経静脈的投与のみで効果のみられる症例もあるが，肝膿瘍に対しては，CTもしくは超音波ガイド下にて経皮経肝膿瘍ドレナージ（PTAD）と抗菌薬または抗アメーバ薬（メトロニダゾール）の併用が第一選択である．
- PTADにて白色膿汁であれば細菌性，赤褐色調であればアメーバ性を疑う．
- 抗菌薬投与にて効果不十分の場合はメトロニダゾールの投与を行う．
- アメーバ性の場合は穿刺処置が不要な場合もあるが，メトロニダゾール投与下にPTADを行うことで入院期間や症状改善までの期間短縮効果があるとの報告もある．メトロニダゾールは腸内に存在するアメーバを死滅させるため十分な期間，投与する必要がある．
- 細菌性の場合の抗菌薬の選択方法は，原因菌として多いグラム陰性菌を考えempiric therapy（経験的治療）を開始するが，穿刺液の細菌培養を参考にして必要であれば薬剤を変更する．抜歯後に発生した場合は口腔内細菌も念頭に置く．

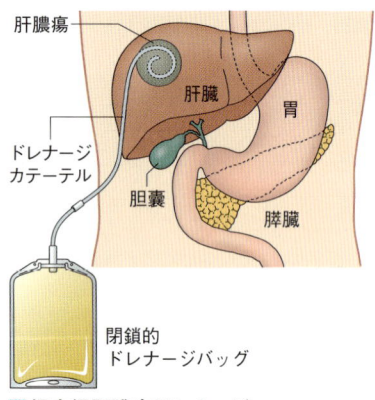

■ 経皮経肝膿瘍ドレナージ

胆道ドレナージ用のPTCDチューブ（ピッグテイルカテーテル）を使用．経皮経肝的に穿刺し，膿瘍腔内にドレナージカテーテルを留置する．

■ 肝膿瘍の薬物療法

通常	●セフォペラゾンナトリウム・スルバクタムナトリウム配合（スルペラゾン®） 1回1〜2g，1日2〜3回点滴静注
重症例	●パニペネム・ベタミプロン配合（カルベニン®） 1回1g，1日2回点滴静注 ●メロペネム水和物（メロペン®） 1回1g，1日2回点滴静注
嫌気性菌が疑われる場合	●クリンダマイシン（ダラシンS®） 1回1200mg，1日2回点滴静注
アメーバ性肝膿瘍の場合	●メトロニダゾール（フラジール®） 1日1.5〜2g，分3，経口投与

PTAD施行後，菌血症や敗血症性ショック（septic shock）を併発することがあるため，バイタルサインに注意して観察する．

手術療法

- ドレナージで改善が乏しい場合や，出血・破裂の徴候がある場合は，外科的手術も検討する．

予後

- 化膿性肝膿瘍の予後は，膿瘍の数，原因菌の種類，年齢や合併症の有無によって異なる．肝右葉の単発性であれば，予後良好で生存率90％である．しかし，高齢，多発例や悪性疾患，肝硬変，免疫不全状態などを基礎疾患に有する症例などは予後不良である．また，PTADを早期に行うことで予後が改善できると考えられている．
- アメーバ性肝膿瘍は80〜90％が完全に治癒し，化膿性と比較し予後良好である．

経皮経肝膿瘍ドレナージ（PTAD）：percutaneous transhepatic abscess drainage

胆膵疾患

総論
胆嚢・胆管および膵臓の解剖生理と構造

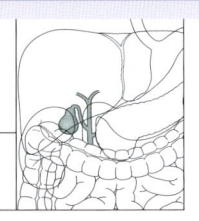

胆嚢(gallbladder)・胆管(bile duct)の構造

- 肝細胞でつくられた胆汁は1日に500〜1,000mL分泌され、徐々に太い肝内胆管に移送され、左右肝管が合流して総肝管となる。胆嚢管の合流部までが総肝管であり、それ以下は総胆管となって十二指腸乳頭部〔ファーター乳頭(papilla of Vater)〕にて十二指腸に流入する。総肝管、総胆管、胆嚢管の合流部は3管合流部とよばれる。
- 十二指腸乳頭部には総胆管とともに、主膵管も開口する。十二指腸乳頭部にはオッディ(Oddi)筋とよばれる括約筋が存在し、胆汁、膵液の流れを調節し、逆流を防止している。
- 胆嚢は肝右葉下面の胆嚢床に付着して存在する西洋ナシ様の外観を呈する臓器である。長径7cm、短径3cm、容量30〜45mLほどである。底部、体部、頸部に分けられ、胆嚢管にて総肝管、総胆管に合流する。
- 胆嚢壁は粘膜、筋層、漿膜(肝と付着する胆嚢床には存在しない)にて構成される。

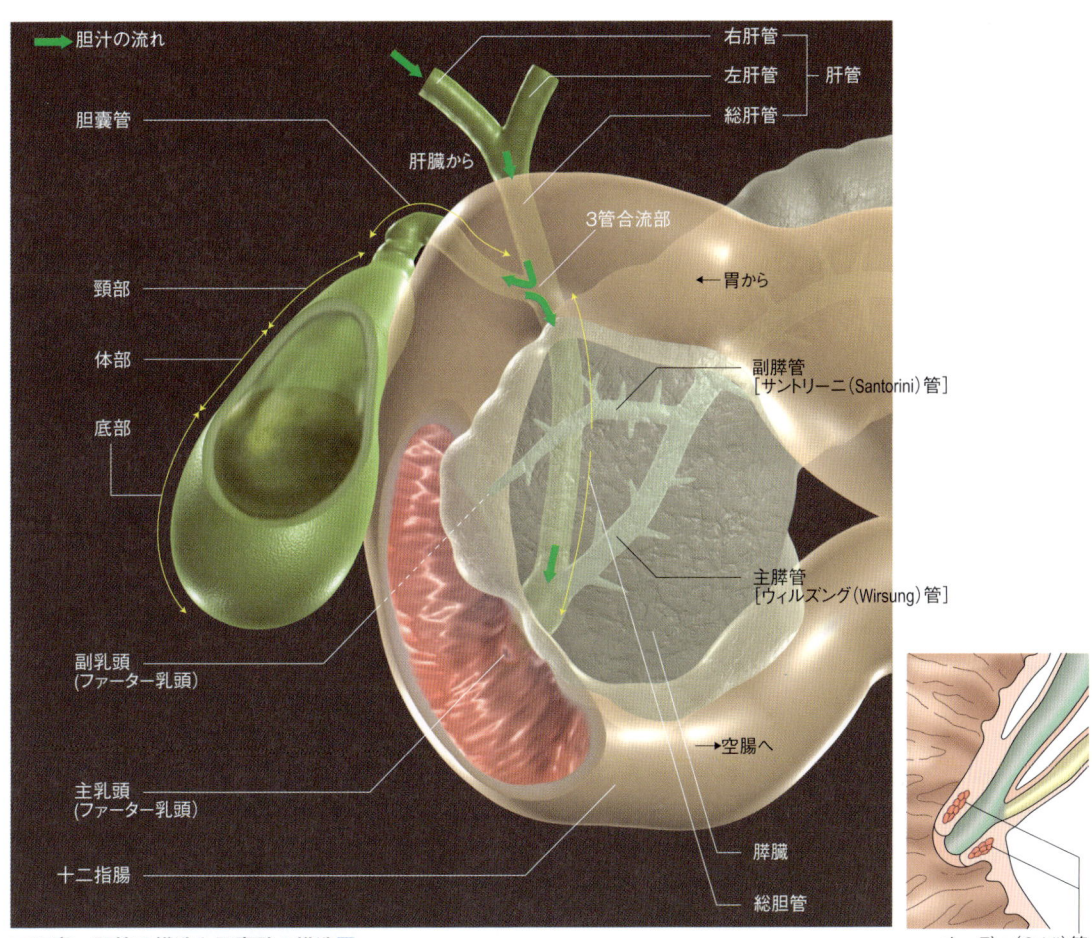

胆嚢・胆管の構造と胆嚢壁の構造

カロー(Calot)の三角

- 総肝管，胆嚢管，肝下面によって構成される三角形を指す．その中を胆嚢動脈が走行することが多いため(80%)，胆嚢摘除術の指標となる．

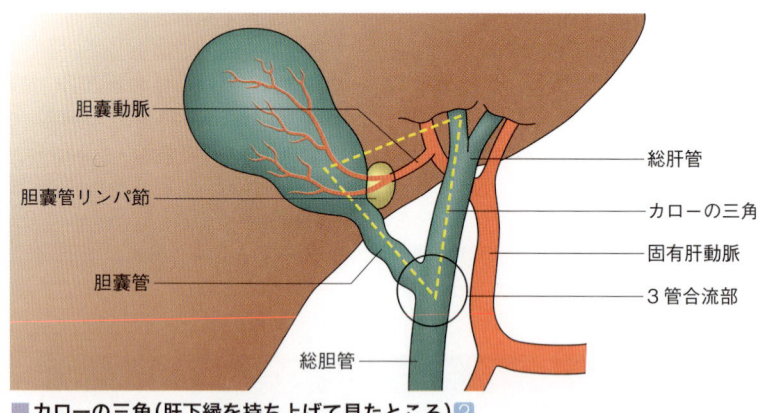

カローの三角(肝下縁を持ち上げて見たところ)

ラベル：胆嚢動脈，胆嚢管リンパ節，胆嚢管，総胆管，総肝管，カローの三角，固有肝動脈，3管合流部

胆嚢・胆管の機能

- 肝外胆道系の主な機能は胆汁の運搬，濃縮，十二指腸への排出である．
- 胆嚢は拡張することにより肝から分泌された胆汁を貯留，濃縮する．食物が十二指腸に流れ込むと消化管ホルモン(コレシストキニン*)が放出されて，胆嚢は収縮し，胆汁が十二指腸に排出され，効率よく食物に胆汁を混和させる働きをする．胆汁は主として脂肪の消化吸収に関与する．

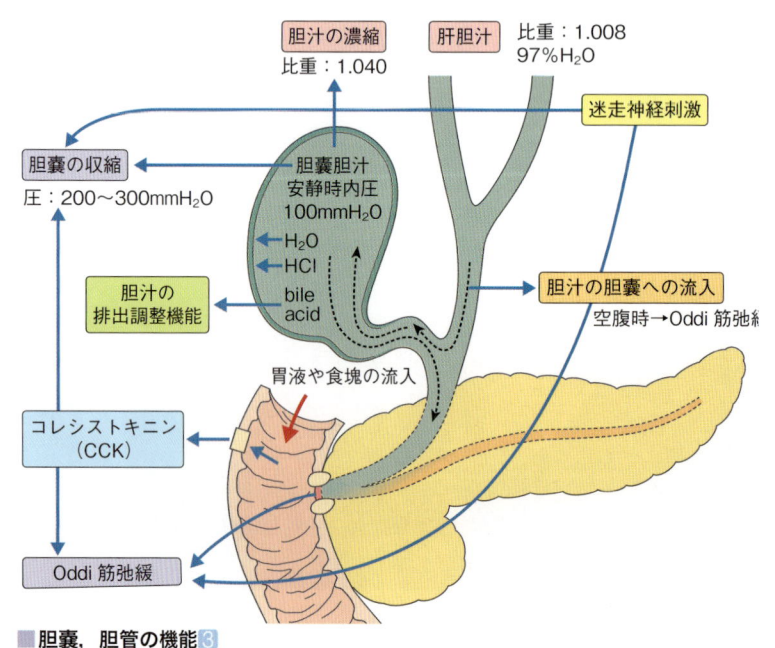

用語解説

コレシストキニン(cholecystokinin, CCK)

胆嚢の収縮作用をもつ消化管ホルモンで，十二指腸や空腸などに分布している．胃内容物の排出を抑制するとともに胆嚢を収縮させて胆汁を十二指腸に放出させる働きがある．また，膵からの酵素分泌を亢進させる働きもあることからパンクレオザイミン(pancreozymin, PZ)ともよばれる．

胆嚢，胆管の機能

図中のラベル：胆汁の濃縮 比重：1.040，肝胆汁 比重：1.008 97%H_2O，迷走神経刺激，胆嚢の収縮 圧：200〜300mmH_2O，胆嚢胆汁安静時内圧 100mmH_2O，H_2O，HCl，bile acid，胆汁の排出調整機能，胆汁の胆嚢への流入 空腹時→Oddi筋弛緩，胃液や食塊の流入，コレシストキニン(CCK)，Oddi筋弛緩

(出月康夫ほか編：NEW外科学．改訂第2版，p.601，南江堂，1997)

膵臓の構造

- 膵臓は胃の背側，腹大動脈，下大静脈の腹側に位置する厚さ2cmほどの後腹膜臓器である．門脈との位置関係で，頭部（鉤状突起部を含む），体部，尾部に分けられる．
- 発生学的には腹側膵原基と背側膵原基とがあるが，腹側膵原基は総胆管とともに背側に移動して，膵頭部と膵鉤部を形成する．主膵管〔ウィルズング（Wirsung）管〕は背側膵原基由来の膵体尾部の膵管と，腹側膵原基由来の膵頭部の膵管が癒合して形成される．副膵管〔サントリーニ（Santorini）管〕は背側膵原基由来の膵管の十二指腸への連続である．
- 膵外分泌腺は腺房と導管系からなり，また内分泌腺の集合体はランゲルハンス（Langerhans）島とよばれ，一般に膵尾部に多く分布する．

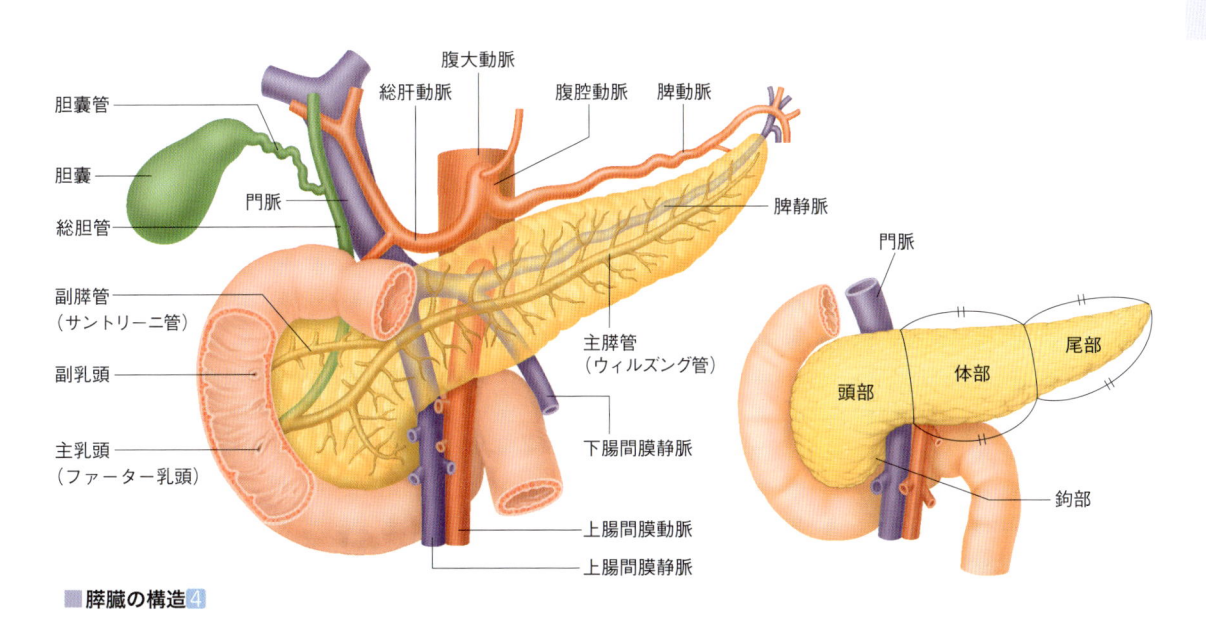

■膵臓の構造

膵臓の外分泌機能と内分泌機能

●外分泌機能

- 膵臓は外分泌機能として，膵液を産生する．膵液は分泌量1日1,000～1,500mL，無色透明で重炭酸塩を多量に含む液体である．膵液のほとんどは消化酵素である．
- 膵液分泌には，脳相といわれる視覚，味覚，嗅覚などの迷走神経反射，胃相といわれるガストリンによる刺激と胃体部拡張による膵外分泌亢進，腸相といわれるセクレチン，コレシストキニンによる刺激，交感神経系による分泌抑制などが関与している．

■膵液に含まれる主な消化酵素

消化酵素	分解物質
トリプシノゲン，キモトリプシノゲン，エステラーゼ	タンパク質
リパーゼ，ホスホリパーゼA	脂肪
アミラーゼ	糖質

●内分泌機能
・膵内分泌はランゲルハンス島で行われる．ランゲルハンス島は膵組織の1～2％で，B細胞によるインスリン*産生，A細胞によるグルカゴン*産生，D細胞によるソマトスタチン*産生が行われる．

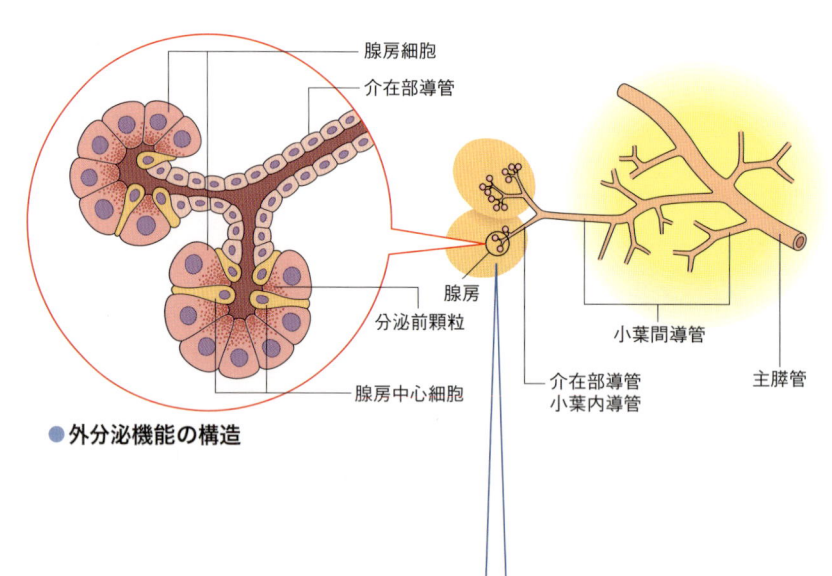

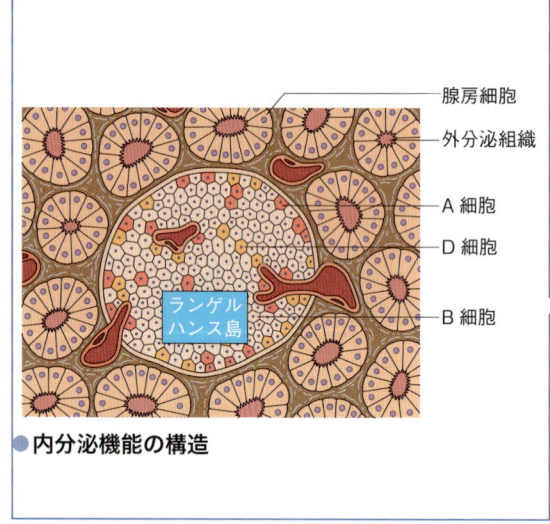

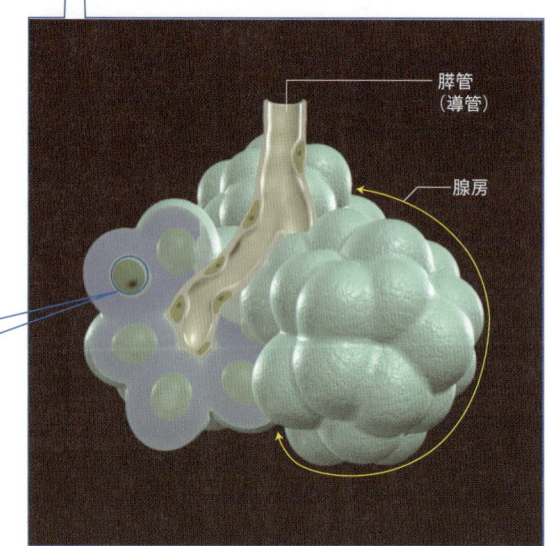

●外分泌機能の構造

●内分泌機能の構造

■ 膵外分泌腺と内分泌腺
内分泌腺は外分泌腺の中に散在性に存在する．

○用語解説

インスリン，グルカゴン，ソマトスタチン

インスリンは血糖値を下げるホルモン．グルカゴンはインスリンと反対に血糖値を上げるホルモン．ソマトスタチンはインスリンやグルカゴンの分泌を抑制するホルモン．

胆膵疾患

胆石症

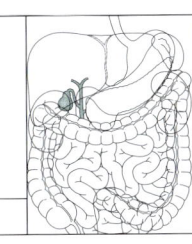

K80　cholelithiasis

疾患概念
胆石は，胆汁中の成分（コレステロール，色素）が胆道（胆嚢，総胆管，肝内胆管）内で固まったものである．肝臓で生成される胆汁の流出経路，すなわち胆道系には結石が生じうる．その主な原因は，胆汁の流出障害である．胆道系のなかで生じる部位によって胆嚢結石症と，胆管結石症（肝内結石症，総胆管結石症）とに分けている．

Summary Map

誘因・原因
- 胆石が生じる原因は，**胆汁の流出障害**である．
- 流出障害は**胆嚢の機能不全**，**十二指腸乳頭の機能不全や狭窄**，**胆管の狭窄**または**高度の病的拡張**などによって生じる．

病態
- 胆嚢の機能は，胆汁の貯留と胆汁の絞り出しである．胆嚢内の胆汁の入れ替えが滞る（**胆汁うっ滞**）と，胆汁内の成分が化学的な析出や結合をきたして，胆嚢内に結石を生じる．
- **胆管に狭窄**が起こると，胆汁の流れが妨げられ，胆管内にビリルビンを主体とした結石が生じる．
- 胆嚢結石が胆管に落下して生じる胆管結石や，高度の病的拡張（胆管嚢腫）によっても，胆汁の停滞から流出障害をきたして結石が生じる．

症状・臨床所見
- 胆嚢結石：胃痛のような**腹痛**，**右季肋部痛**，**胆石発作**（仙痛発作）
- 胆嚢炎：腹痛，有痛性腫瘤
- 総胆管結石：深部の**心窩部痛**，結石嵌頓による**仙痛発作**，**黄疸**，発熱，膵炎症状．
- 胆管炎（急性閉塞性化膿性胆管炎）：発熱，悪寒戦慄，**黄疸**，**意識障害**，**低血圧ショック**．

検査・診断・分類
- 胆石はコレステロール胆石，色素系結石，その他，まれな胆石に分類される．
- 胆石を疑ったときは，**血液検査**（炎症反応，肝機能，膵酵素など）や**腹部超音波検査**，腹部CT検査ないしMR膵胆管造影（**MRCP**）を行う．
- 総胆管結石を考えたときは，MRCP，内視鏡逆行性膵胆管造影（**ERCP***）などを行う．ベッドサイドでは，超音波検査が簡便である．
- 肝内結石の正確な診断には，経皮経肝胆管造影（**PTC***）ないし経皮経肝胆道ドレナージ（**PTCD***）が必要になる．

治療
- 胆石の治療法は，結石のできた部位によって異なる．

手術，ドレナージ
- 胆嚢結石症には**胆嚢摘出術**が必要である．最近では，**腹腔鏡下胆嚢摘出術***が一般的であるが，開腹手術の適応もある．
- 胆嚢・総胆管結石症に対しては，内視鏡胆管結石採石術後に腹腔鏡下胆嚢摘出術を加えるか，開腹手術で胆嚢摘出術＋総胆管切石術（＋胆管Tチューブドレナージ）を行う．
- 総胆管結石だけであれば，内視鏡的採石術が適応であるが，不可能な場合には外科的手術が考慮される．胆管炎には，胆管ドレナージ術が適応となる．
- 肝内結石は，存在部位により肝切除術も適応となる．

用語解説

ERCP
経口的に内視鏡を十二指腸乳頭部まで挿入し，内視鏡からカテーテルを繰り出して十二指腸乳頭を通過させて胆管内へ挿入し，造影剤を注入して胆管を造影する検査法

PTC，PTCD
皮膚，肝臓を貫いて，肝臓内の胆管を造影ないしドレナージする手技・処置

腹腔鏡下胆嚢摘出術
CO_2ガスによる気腹で腹腔内に手術操作空間をつくり，臍部から腹腔鏡を，腹壁を貫くポート（5〜10mmほどの小穴）から操作鉗子を挿入して胆嚢摘出を行う術式

音響エコー像
結石がある場合にエコーがそれを通過せずにはね返され，結石より下に超音波が伝わらないために低エコーで黒く抜ける陰影をいう．

疾患の発症様式と時間経過

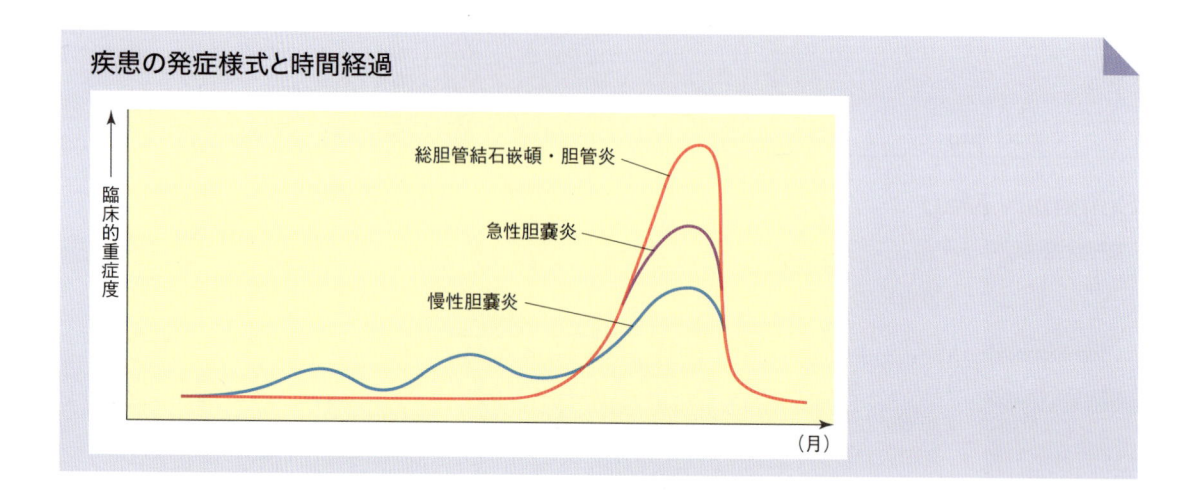

誘因・原因

- 胆嚢結石：胆嚢機能不全（収縮不全），胆汁の還流不全，胆嚢管の閉塞
- 総胆管結石：胆嚢からの落下結石，胆汁の流出障害（十二指腸乳頭の機能不全や狭窄，胆管の狭窄や高度の病的拡張など），細菌感染
- 肝内胆管結石：胆管の狭窄，細菌感染

症状・臨床所見

- 胆嚢結石では，胃痛のような腹痛，絞られるような強い心窩部から右季肋部にかけての腹痛（胆石発作あるいは仙痛発作ともいう），胆嚢炎などが生じる．
- 胆嚢炎では腹痛は食後しばらくしてから起こることが多い．そのほか，右季肋部の腫大胆嚢を触知する．
- 総胆管結石が胆管末端の乳頭部にはまり込むと（嵌頓），胆汁の流れがせき止められて黄疸が現れる．その場合，心窩部の奥のほうに腹痛を感じることが多い．総胆管結石が乳頭部で膵管を閉塞させて膵液の流れを妨げ，急性膵炎を引き起こすこともある（胆石膵炎）．
- 細菌感染を起こすと，急性胆嚢炎や急性閉塞性化膿性胆管炎が起こる．胆管炎では，眼球結膜の黄疸，発熱，悪寒戦慄，低血圧ショック，意識障害などの重篤な病態を起こしうる．

胆石による腹痛を「胃痛」として自覚している場合が多い．上部内視鏡検査にとくに所見がなく，腹部超音波検査で指摘されることが多い．

胆嚢内の小結石は，胆嚢管をすり抜けて総胆管へ落下しうる．総胆管末端の十二指腸乳頭部の生理的狭窄部で詰まって（嵌頓），症状を出す．採血検査で胆道系酵素の上昇があり，黄疸の発現も伴うことが多く強い胆石発作を伴う．また，そのまま十二指腸へ流出することもあり，その場合は落下結石が排石したと表現する．

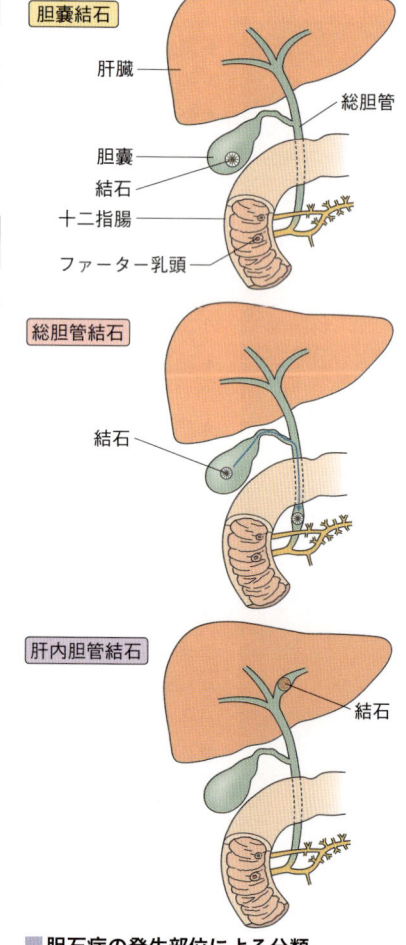

胆石症の発生部位による分類

320

検査・診断・分類

胆石分類

- 日本消化器病学会による胆石の分類が一般的である．
- コレステロール胆石：純コレステロール石，混成石，混合石に細分され，胆石全体の8割がこのコレステロール系の結石である．コレステロール胆石の生成機序を右に示す．
- 色素系結石：ビリルビンカルシウム石と黒色石に細分される．
- まれな胆石：以上のものに含まれないまれな胆石として，炭酸カルシウム石や脂肪酸カルシウム石，他の混成石などが分類されている．

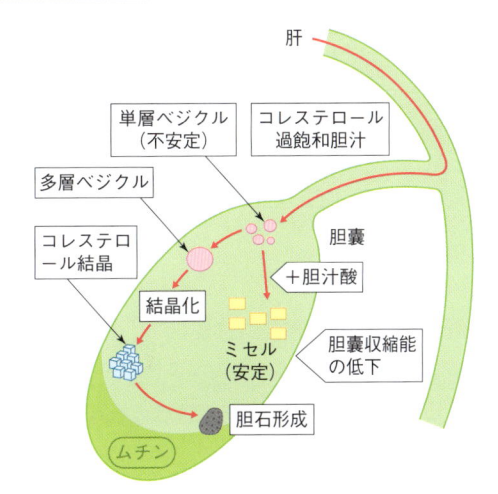

■ コレステロール胆石生成機序
(松﨑靖司：胆石症．矢崎義雄監：内科学第10版．p.1202，朝倉書店，2013)

	コレステロール胆石			色素胆石	
	純コレステロール石	混成石	混合石	黒色石	ビリルビンカルシウム石
	・放射状構造	・内層の主成分はコレステロール，または混合石 ・外層は層状	・放射状構造と層状構造が混在	・無構造，硬い	・同心円状ときに無構造

■ 胆石分類

腹部超音波検査

- コレステロール結石では，典型的所見としてストロングエコー(SE)と音響エコー像*(AS：アコースティックシャドウ)の所見が得られる．ASに加えて可動性の有無が結石の診断には必要である．
- 胆嚢炎では，胆嚢壁の肥厚(3層構造の形成)，内腔の胆泥形成や周囲の液体貯留の所見が得られる．
- 総胆管結石でも，SEとAS所見で確認しうるが，エコーでは見にくい場合がある．
- 肝内結石では，肝内にSEを認める．

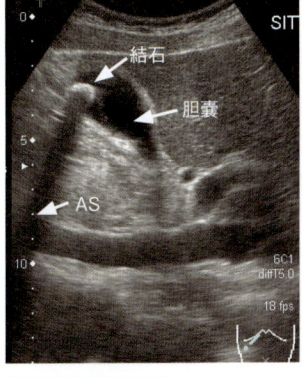

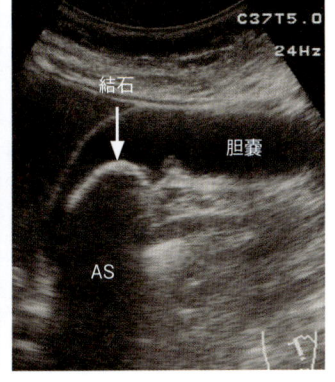

■ 腹部超音波所見

腹部CT検査

- エコー検査に比べると，客観的な所見が得られる．
- 石灰化を伴う結石は，CT検査で描出されるが，コレステロール結石などCT値が胆汁と異ならない結石では，CT検査での結石描出は難しく，見落とすことがある．
- 胆嚢炎では，胆嚢の緊満度，胆嚢壁の肥厚や周囲の浮腫性変化，膿瘍形成の有無や程度がわかる．
- 総胆管結石，肝内結石は，胆管内の陰影として描出される．
- 胆管炎では，胆管壁の肥厚や造影効果によって診断できる．

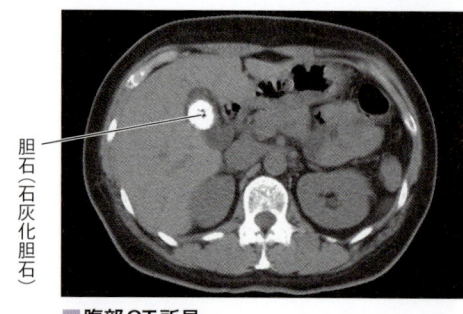

胆石（石灰化胆石）

■腹部CT所見

MR膵胆管造影（MRCP）検査

- 水成分を強調したMR検査によって胆管系を映し出すことができるので，その中の結石は無信号部分として抜けて映ってくる．CT検査で描出不可能な結石も，MR検査では診断可能で，肝内胆管結石にも診断できる．
- 胆嚢炎での周囲への炎症や浮腫の波及も，MR検査では所見として判別でき，炎症の程度も推測しうる．
- 非侵襲的であり，ERCPよりも応用範囲は広い．

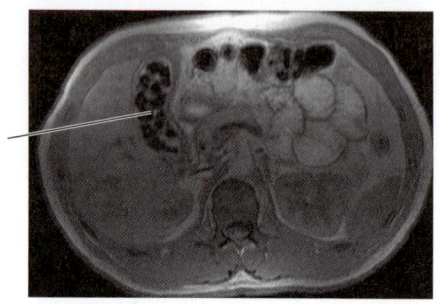

胆石（多発）

■MRCP所見

経皮経肝胆管造影（PTC）

- 肝内胆管へのアプローチとして必要な方法であるが，侵襲的な検査・処置であり，出血傾向や腹水がある場合は禁忌となる．
- 処置後の肝臓からの出血，チューブの変位，逸脱などチューブ管理には注意が必要である．

内視鏡逆行性膵胆管造影（ERCP）

- 鮮明な胆管造影が得られ，詳細な所見が得られるが侵襲的である．
- 乳頭部から胆管内へ結石把持用の鉗子を挿入し，胆管結石の採石が可能である（p.324参照）．
- 閉塞性胆管炎の胆管ドレナージには，チューブを鼻翼・鼻梁に固定する内視鏡経鼻胆道ドレナージ（ENBD）を行う．

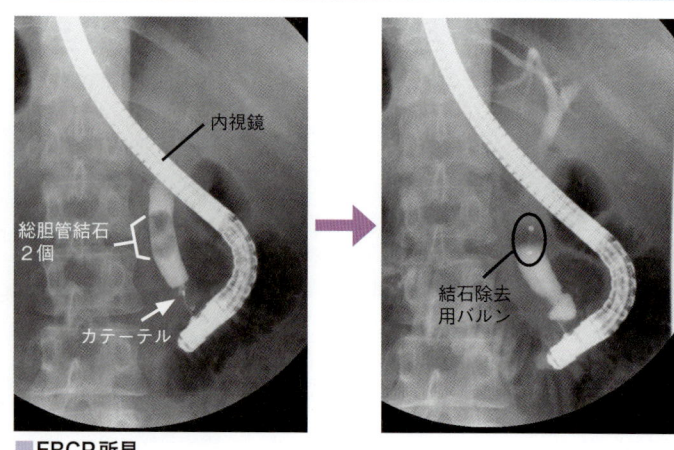

内視鏡
総胆管結石2個
カテーテル
結石除去用バルン

ERCP下による総胆管結石採石術

■ERCP所見

治療

胆嚢摘出術

- 胆嚢結石症に対しての，確実根本的な治療法は胆嚢摘出術である．いわば胆嚢の機能不全から生じる胆嚢結石症を解決するには，摘出が基本的な治療法となる．
- 胆嚢管，胆嚢動脈の処理，胆嚢床の剥離により，胆嚢は切除される．
- 10年ほど前までは開腹による胆嚢摘出術が主流であったが，現在では，腹腔鏡下胆嚢摘出術が一般的である．この術式は急性胆嚢炎にも適応されるが，慢性胆嚢炎などの困難症例では，途中で開腹手術に変更することがありうる．胃切除術などの開腹手術既往例では，腹腔鏡下手術ができない場合がある．

> 胆嚢摘出：胆嚢がなくなっても，生活上に支障をきたすような後遺症はまず起こらない．軟便や下痢傾向になるとの指摘もあるが，臨床的には問題にならないことが多い．

経口溶解療法

- 薬剤による胆石溶解療法．コレステロールが胆汁に溶けることを利用して，胆汁酸利胆薬（ウルソデオキシコール酸）などにより，胆石の溶解を期待する治療である．
- 効果が胆石の種類に依存すること，結石が溶解しても胆嚢そのものの機能が改善されるわけではなく，結石の再発がありうることなど確実な治療とはいえず，一般的治療法とはなっていない．

体外衝撃波結石破砕術

- 体外から衝撃波を結石に集中させて，結石を破砕して治療しようとするもので，当初は，尿管などの泌尿器科的な結石の治療に開発された．
- 適応となる結石は，原則，コレステロール結石であることや，胆嚢結石が小片に破砕されても胆嚢から排泄され十二指腸へ流出しなければならないなど，治療効果は確実ではなく，一般的な治療とはなっていない．
- 総胆管結石に応用されることもあるが，小片の除去ないし乳頭からの排出が必要なため適応はかぎられる．

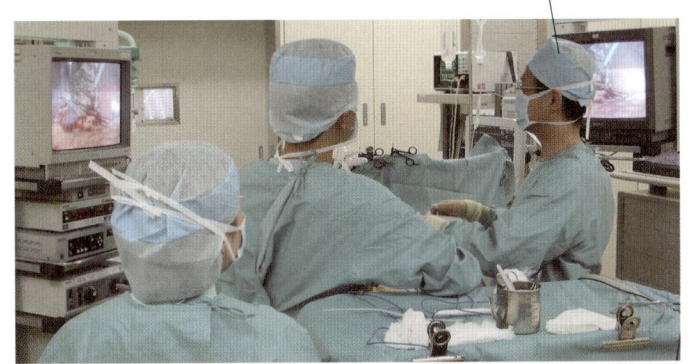

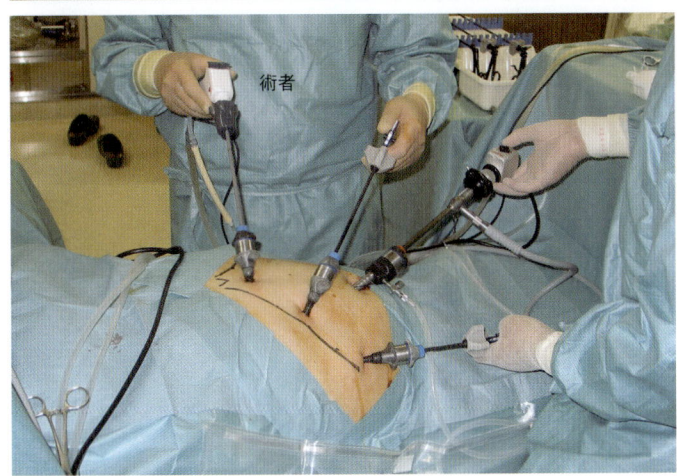

■ **腹腔鏡下胆嚢摘出術**
臍上部からのスコープと右季肋部3か所のポートと鉗子

総胆管切石術，胆管ドレナージ

- 総胆管結石症に対しては，胆管切開ないしは経胆嚢管的に胆管内へアプローチして結石の除去を行う．これを総胆管切石術という．術中の胆管造影や胆道鏡の併用が遺残結石をなくすために不可欠である．
- 胆管切開後は，総胆管へのTチューブ留置，ないしは胆嚢管経由でのCチューブ(cyst duct tube)による胆管ドレナージが行われることが一般的である．
- 術後の遺残結石に対してのアプローチも，胆管ドレナージ経路を使って可能となる．

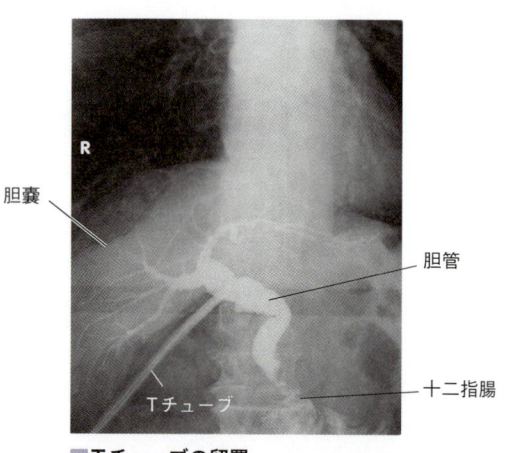

■ Tチューブの留置
総胆管切開，結石切石後にTチューブ留置

内視鏡的採石術

- 総胆管結石症に有用な治療法としては，内視鏡的な採石術も行われる．ERCPの手技を応用して十二指腸乳頭から胆管内へアプローチし，専用の採石用鉗子を用いて胆管内の結石を除去する方法である(p.322参照)．内視鏡乳頭切開術や乳頭拡張術を併用して，胆管内へのアプローチを確実にすることが多い．
- 乳頭からのアプローチ後は，ENBDチューブを留置して胆汁をドレナージする．後日，ENBDチューブからの造影検査で遺残結石の有無を検索する．

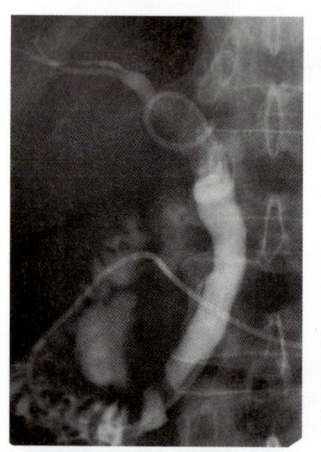

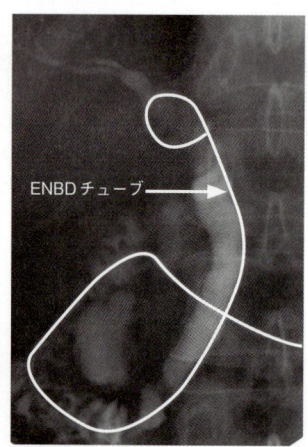

■ ENBDチューブの留置

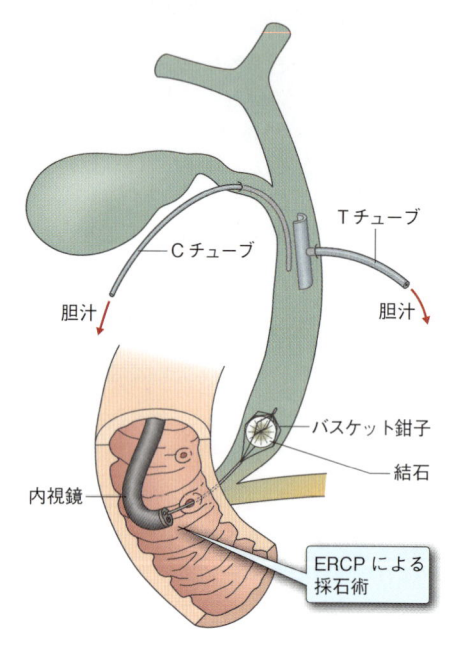

■ Cチューブ，Tチューブの留置と採石術

胆嚢摘出術の合併症

■ 胆嚢摘出術の合併症

- 手術時の出血，近接する胆管への損傷
- 腹腔鏡下胆嚢摘出術時の術中誤認による胆管クリッピングや切離
- 術中の損傷や電気凝固による胆管熱傷からの胆汁漏出，胆汁性腹膜炎や胆管狭窄・閉塞
- 狭窄・閉塞による胆管炎や胆管内結石形成
- ERCPによる出血，穿孔，膵炎

MR膵胆管造影(MRCP)：magnetic resonance cholangiopancreatography ｜ 内視鏡逆行性膵胆管造影(ERCP)：endoscopic retrograde cholangiopancreatography ｜ 経皮経肝胆管造影(PTC)：percutaneous transhepatic cholangiography ｜ 経皮経肝胆道ドレナージ(PTCD)：percutaneous transhepatic cholangio drainage ｜ ストロングエコー(SE)：strong echo ｜ 音響エコー像(AS)：acoustic shadow ｜ 内視鏡経鼻胆道ドレナージ(ENBD)：endoscopic naso-biliary drainage

胆膵疾患

胆道感染症

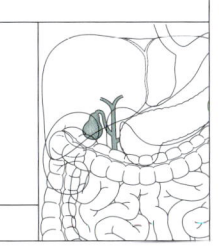

K83　inflammatory disease of biliary tract

疾患概念
胆道感染症のほとんどは細菌感染によるが，なんらかの胆汁うっ滞（胆汁が腸管へ流れにくい状況）が背景に存在することが多い．主たるうっ滞の原因は胆石である．炎症の局在により，胆嚢炎と胆管炎の2つに大別されるが，併存することもある．

Summary Map

誘因・原因	● 起炎菌は大腸菌やクレブシエラなどグラム陰性桿菌が多い． ● 主な原因は胆石である． ● 胆管空腸吻合や胆道ドレナージチューブの留置などの治療歴が誘因になることもある．
病態	● 何らかの原因による胆汁の流れの悪化が胆汁の細菌感染をまねく． ● 胆道の完全閉塞は重症急性胆管炎*を経て，敗血症*や播種性血管内凝固(DIC)*を続発するような重篤な病態をきたしうる．
症状 臨床所見	● 発熱，右季肋部痛，悪心・嘔吐など ● マーフィー(Murphy)徴候，シャルコー(Charcot)の3徴，レイノルズ(Raynolds)の5徴 ● 右季肋下に圧痛を伴う腫大した胆嚢を触知することもある．
検査・診断 分類	● 白血球数増加やCRP上昇などの炎症反応 ● 胆道系酵素や肝逸脱酵素の異常高値 ● 超音波検査やCTなどの画像診断 ● 胆道造影

治療	保存的治療	絶飲食，補液，抗菌薬投与
	胆道ドレナージ	経皮経肝的または内視鏡的アプローチによる．
	手術療法	重症急性胆管炎など重篤な病態が認められる場合に行う．

●用語解説

重症急性胆管炎
胆管の閉塞と急性の化膿性炎症によって胆管内の圧が上昇し，胆管内の細菌やエンドトキシン(内毒素)が血中に逆流して起こる．凝固系に影響が及ぶとDICが生じる．

敗血症
菌血症．血中に菌が入り，全身を循環している状態．化膿菌の場合，重篤となる．

播種性血管内凝固(DIC)
がん，感染症，手術などにより，全身性に血管内で微小血栓が多発する症候群．微小血栓の多発により循環障害から臓器障害を引き起こすとともに，凝固因子や血小板がそれらに消費されることから顕著な出血傾向をみる．

多剤耐性菌
複数の抗生物質に対して耐性を示す細菌．メチシリン耐性黄色ブドウ球菌(MRSA)，多剤耐性緑膿菌(MDRP)，バンコマイシン耐性腸球菌(VRE)などがある．

気腫性胆嚢炎
ガス産生性胆嚢炎ともいう．ガス産生菌(大腸菌，ウェルシュ菌など)の感染によって起こる．胆石，血管病変，糖尿病などによる胆嚢壁の虚血状態が先行し，づづいてガス産生菌の感染により起こると考えられている．

疾患の発症様式と時間経過

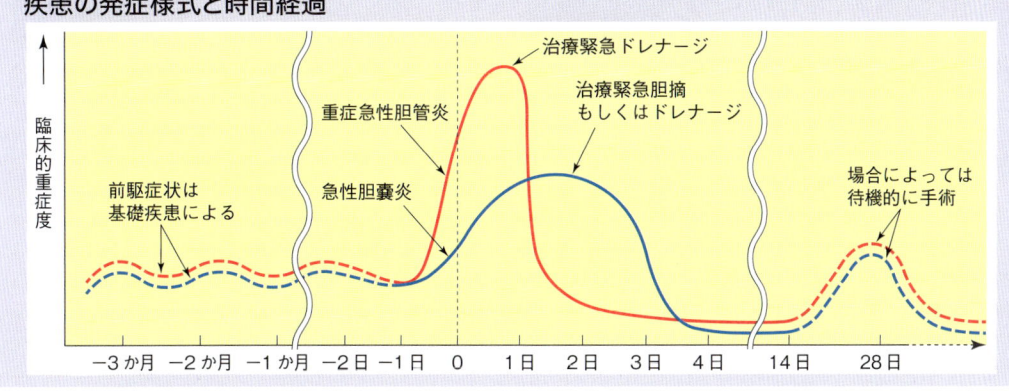

臨床的重症度

- 前駆症状は基礎疾患による
- 重症急性胆管炎
- 急性胆嚢炎
- 治療緊急ドレナージ
- 治療緊急胆摘もしくはドレナージ
- 場合によっては待機的に手術

−3か月　−2か月　−1か月　−2日　−1日　0　1日　2日　3日　4日　14日　28日

誘因・原因

- 胆道感染症は胆嚢炎と胆管炎に大別され，いずれもなんらかの原因による胆汁うっ滞に細菌感染が加わり発症する．
- 胆汁うっ滞の多くは胆石が原因となる．
- 細菌感染の経路には上行性（十二指腸乳頭から胆管），門脈性，リンパ行性があるが，上行性がもっとも多い．まれに胃切除後に無石胆嚢炎を発症したり，胆管空腸吻合による胆管内への腸液の混入や胆道ドレナージチューブ留置による逆行性感染が誘因となりうるので，既往歴の聴取は重要である．
- 起炎菌は大腸菌，クレブシエラ，エンテロバクターなどグラム陰性桿菌が多い．抗菌薬の使用状況を反映して，最近はこれらの菌株の関与が減り，バクテロイデスなどの嫌気性菌，エンテロコッカスなどのグラム陽性菌，メチシリン耐性黄色ブドウ球菌（MRSA）などの多剤耐性菌*，緑膿菌の検出頻度が高まっている．

胆石などなんらかの胆道閉塞・狭窄機転が背景にあることが多い．

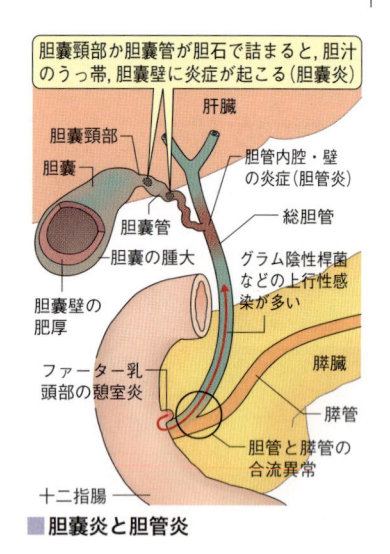

■ 胆嚢炎と胆管炎

症状・臨床所見

- 胆嚢炎
- 急性胆嚢炎では発熱，右季肋部痛，悪心・嘔吐などの非特異的自覚症状がみられる．
- 胆嚢周囲の炎症の進展によっては，局所の圧痛（マーフィー徴候）や腹膜刺激症状*（筋性防御・反跳痛）を呈することもある．
- マーフィー（Murphy）徴候は，右季肋下を圧迫しつつ，深呼吸をさせると，吸気によって下方におりてきた胆嚢に指が触れることで疼痛が増強し，吸気が一時的に中断することを指し，急性胆嚢炎を示唆する．
- 慢性胆嚢炎では自覚症状が比較的軽く，右季肋部痛や不快感を繰り返すことが多い．
- 胆管炎
- シャルコー（Charcot）の3徴とは右上腹部痛，黄疸，発熱の3つの徴候を指し，急性胆管炎を示唆する．これに意識障害とショック症状を加えた5つはレイノルズ（Raynolds）の5徴とよばれ，重症急性胆管炎を示唆する．ただし，3徴ないし5徴のすべてを満たす必要はない．

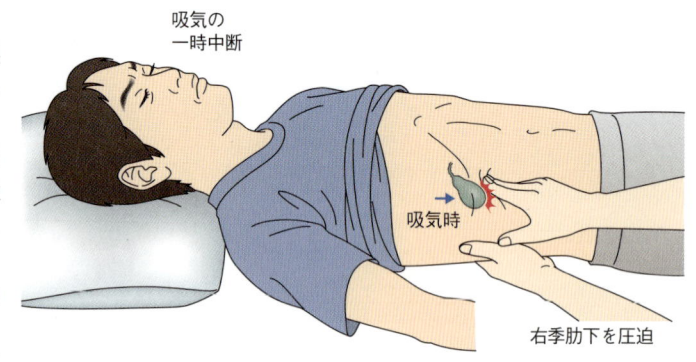

■ マーフィー徴候

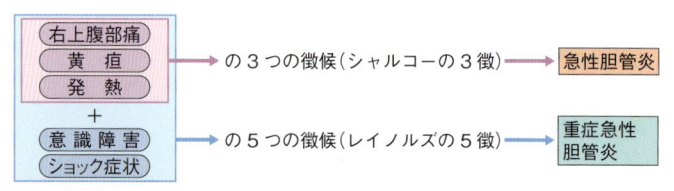

右上腹部痛 / 黄疸 / 発熱 の3つの徴候（シャルコーの3徴）→ 急性胆管炎
＋
意識障害 / ショック症状 の5つの徴候（レイノルズの5徴）→ 重症急性胆管炎

■ 急性胆管炎と重症急性胆管炎の診断

重症急性胆管炎は致死率が高く，迅速な対応が必要である．

検査・診断・分類

血液検査

- 白血球数増多やCRP高値が炎症の程度を反映し、ALPやLDH、γGTPなどの胆道系酵素の異常高値は胆管内圧の上昇、すなわち胆道の狭窄や閉塞を示唆する。
- 胆嚢炎のみでは胆道系酵素は正常範囲から軽度上昇にとどまることが多い。
- ALTやASTといった肝逸脱酵素は胆道系酵素の動きを反映して、軽度上昇する。

腹部超音波検査

- 画像検査では第一選択となる。簡便で、低侵襲という大きな利点を有し、診断能も高い。
- 急性胆嚢炎では胆嚢腫大、胆嚢壁肥厚、sonolucent layer(無エコー層)が特徴的である。
- 超音波検査で観察しながら、「探触子で胆嚢を圧迫すると疼痛を訴える」という所見は急性胆嚢炎を強く示唆する。胆嚢内に胆石やdebris(壊死組織片)を認めることもある。
- 慢性胆嚢炎では胆嚢壁は厚くなるが、全体としてむしろ萎縮することが多い。
- 急性胆管炎では多くの場合、胆管の閉塞が背景となるため、その閉塞部位に応じて、末梢の胆管の拡張を認める。閉塞の原因となる胆石が胆管内に描出されることもあるが、検出率は高くない。

腹部造影CT検査

- 臨床症状、血液検査や腹部超音波検査にて、胆道感染症が疑われた場合に考慮すべきである。
- 腹部超音波検査の弱点(体格や消化管ガスによる死角が生じるなど)をカバーする利点がある。他の急性腹症の原因を否定するのにも役立つ。
- 急性胆嚢炎では胆嚢腫大と壁の均一な肥厚がみられ、胆嚢内部に胆石が描出されることがある。炎症が強いときは、胆嚢周囲の腹水貯留や肝床と胆嚢のあいだに膿瘍形成を認めることもある。
- 胆道内にAirを認めるときは気腫性胆嚢炎*を考える。
- 慢性胆嚢炎では胆嚢壁の肥厚がみられる。悪性腫瘍との鑑別が必要である。
- 急性胆管炎では超音波検査と同様、胆管の閉塞と末梢側の拡張像が主体である。胆石が描出されることもある。

胆道造影検査

- 直接胆道内に造影剤を注入し撮像する。胆石など原因の特定に有用である。胆石が描出されることもある。

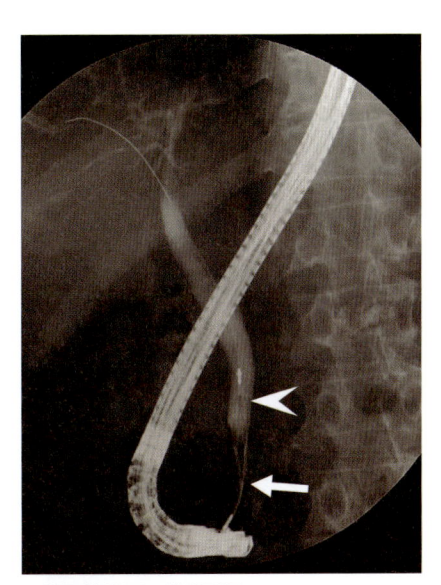

■ 総胆管結石の造影所見
内視鏡を介し、ファーター乳頭部からチューブを総胆管に挿入して造影すると、総胆管内に透亮像(矢頭)を認める。総胆管結石を示唆する所見である。ここでは造影に続いて、バスケット鉗子(矢印)を挿入し、結石を除去している。

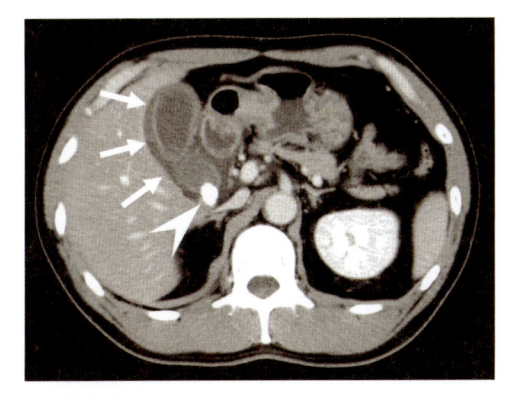

■ 急性胆嚢炎の造影CT所見
胆嚢壁が浮腫状に肥厚(矢印)、内部に胆石を認める(矢頭)。

治療

- 治療の基本は抗菌薬の投与と胆道ドレナージである．

保存的治療

- まず絶飲食とし，補液で全身状態の改善をはかる．
- 胆汁培養の結果が入手できるなら，その感受性に応じた抗菌薬を投与する．通常は培養の結果は間に合わないので，グラム陰性桿菌をターゲットに，胆汁移行性の良好な広域スペクトラムの第2世代セフェム系抗菌薬（セフメタゾールナトリウムなど）を用いることが多い．
- 緑膿菌の感染を疑う場合はアミノグリコシド系抗菌薬を併用する．重症例にはカルバペネム系抗菌薬を使用する．

胆道ドレナージ

- 症状が強い場合，胆道内圧を下げることを第一に考える．炎症の強い急性胆嚢炎では，胆嚢内感染胆汁のドレナージが有効である．
- 高齢者やなんらかの併存疾患によるリスクが高い患者では，先に経皮経肝胆嚢ドレナージ（PTGBD）を行い，全身状態の評価や改善を待って手術する．
- 重症急性胆管炎では，急速に敗血症からショックに陥ることがあるので，迅速に胆道内圧を下げることが肝要である．
- ドレナージの方法には経皮経肝または内視鏡的の2つのアプローチがある．

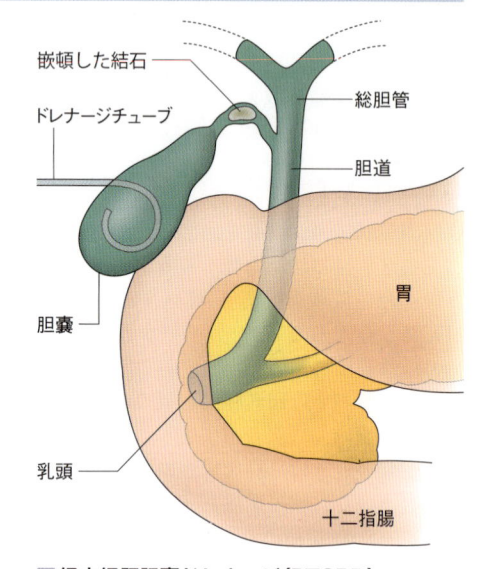

■経皮経肝胆嚢ドレナージ（PTGBD）

■胆道感染症における主なドレナージ法

ドレナージ法		利点	欠点
内視鏡胆道ドレナージ（EBD）	経口的に内視鏡を十二指腸まで挿入し，ファーター（Vater）乳頭部から総胆管にドレナージチューブを留置	比較的低侵襲で，総胆管結石の場合は結石除去などの治療に移行できる	急性膵炎や消化管穿孔の合併症のリスクや胆嚢や上部胆管の閉塞機転には，対応がやや難しい
経皮経肝胆道ドレナージ（PTBD）	超音波検査で観察しながら，拡張した肝内胆管や胆嚢を穿刺し，ドレナージチューブを留置	胆嚢のように穿刺する目標が大きい場合は，安全かつ有効な方法	拡張が十分でない肝内胆管の場合は，血管の損傷に伴う血性胆汁や門脈血栓の問題がある．チューブの逸脱などのトラブルも起こり得る．

胆汁の排出
（経鼻的にも行われる）

チューブの穴から胆汁や膿が入り込む

穴

胆嚢

ファーター乳頭部

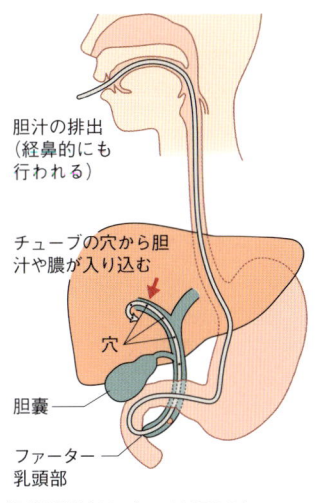

■ 内視鏡胆道ドレナージ(EBD)

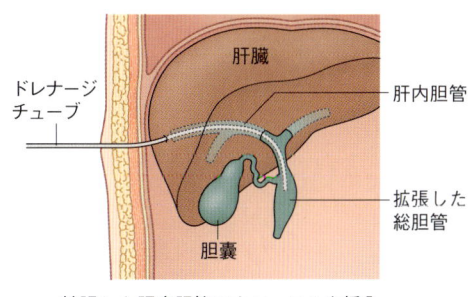

ドレナージチューブ

肝臓

肝内胆管

拡張した総胆管

胆嚢

拡張した肝内胆管にカテーテルを挿入

■ 経皮経肝胆道ドレナージ(PTBD)

手術療法

- 重症急性胆管炎に対し，経皮経肝あるいは内視鏡胆道ドレナージが困難な場合，迷わず緊急開腹胆道ドレナージに移行するべきである．
- 胆嚢穿孔や腹腔内膿瘍に至った場合も緊急開腹胆摘＋腹腔内ドレナージの適応となる．
- 発症後72時間以内で炎症が胆嚢にとどまっている急性胆嚢炎に対しては緊急腹腔鏡下胆摘術の適応となる．
- 保存的治療や非手術的胆道ドレナージでいったん症状が軽快しても，胆石を有する場合は，再度同じ病態を繰り返さないように待機的に胆摘術を行うべきである．
- 外科的に総胆管結石を除去する場合，総胆管の長軸方向に切開をおき，そこから用手的操作あるいはバルーン付カテーテル・胆道鏡を用いた操作を行うが，切開口はそのまま縫い閉じてはならない．長期的に胆管狭窄をきたし，胆管炎や胆管結石症を惹起する可能性があるからである．
- 通常，T型のチューブを切開口から挿入し，内腔を確保した状態で縫合する．チューブは体外に誘導し，約1か月間，瘻孔ができるのを待ってから抜去する．

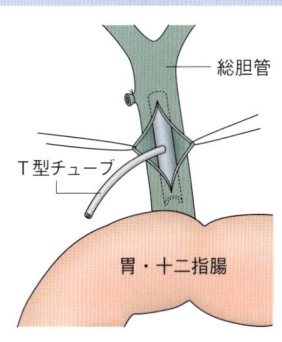

総胆管

T型チューブ

胃・十二指腸

■ T型チューブの挿入

播種性血管内凝固(DIC)：disseminated intravascular coagulation syndrome ｜ メチシリン耐性黄色ブドウ球菌(MRSA)：methicillin-resistant Staphylococcus aureus ｜ 多剤耐性緑膿菌(MDRP)：multi-drug resistant *Pseudomonus* ｜ バンコマイシン耐性腸球菌(VRE)：vancomycin resistant *Enterococus* ｜ 経皮経肝胆嚢ドレナージ(PTGBD)：percutaneous transhepatic gallbladder drainage ｜ 内視鏡胆道ドレナージ(EBD)：endoscopic biliary drainage ｜ 経皮経肝胆道ドレナージ(PTBD)：percutaneous transhepatic biliary drainage

胆膵疾患

原発性硬化性胆管炎

K743　primary sclerosing cholangitis：PSC

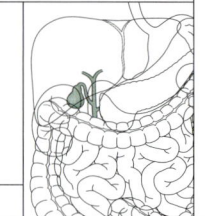

疾患概念
肝臓内および肝臓外の胆管に原因不明の炎症が生じる疾患．炎症が起きた胆管は線維化して硬くなり，部分的に狭窄や閉塞を起こす．その結果，胆汁の流れが悪くなり（胆汁うっ滞），肝臓が障害を受け，最終的に肝硬変に至る．

Summary Map

誘因・原因	● わが国では20歳代と50〜60歳代に多く，男女比は2：1で男性に多い． ● 原因は不明であるが，遺伝的素因，自己免疫機序，細菌やウイルスの感染が関係していると考えられている．とくに，他の自己免疫疾患との合併が多いことから，免疫機構の異常によるものとの考えが強い．
病態	● 肝内，肝外の胆管に原因不明の炎症が起こり，線維化に至る．線維化した胆管は硬くなり，部分的な狭窄や閉塞が起こる． ● 胆汁の流れが悪くなり（胆汁うっ滞），肝臓が障害を受け，最終的に肝硬変に至る．
症状 臨床所見	● 初期には無症状であることが多い． ● 進行するにつれ，黄疸，皮膚瘙痒感，全身倦怠感，易疲労感といった症状が出現する． ● 潰瘍性大腸炎などの炎症性腸疾患を合併することが多いことから，下痢，血便，発熱，腹痛といった症状を呈することもある．
検査・診断 分類	● 血液検査：肝・胆道系酵素，自己抗体*など ● 胆管の狭窄評価：内視鏡逆行性膵胆管造影法（ERCP），MR胆膵管撮影（MRCP），腹部エコー検査，腹部CT検査など
治療	対症療法：現在のところ根本的治療法はなく，対症療法が中心となる． ドレナージ：胆管狭窄による閉塞性黄疸には，ドレナージチューブの挿入が適応になる． 肝移植：末期の患者の救命手段は肝移植しかない

用語解説

自己抗体
自己の組織や細胞を標的抗原としてしまう抗体．自己抗体には全身の組織に対して反応し，関節リウマチ，シェーグレン症候群など全身性自己免疫疾患を起こす抗体と，特定の臓器や器官に反応し，原発性硬化性胆管炎や自己免疫性肝炎など臓器特異性自己免疫疾患を起こす抗体の2種類に分類することができる．また，一方で低レベルの自己抗体は正常な免疫調節の維持に関与しているとも考えられている．

シェーグレン症候群
自己免疫疾患の1つと考えられている．中年の女性に多く，唾液腺や涙腺などの分泌障害を起こす疾患群と関節リウマチ，全身性エリテマトーデスなどの膠原病に合併する疾患群とに分けられる．

原発性胆汁性肝硬変（PBC）：primary biliary cirrhosis ｜ アルカリホスファターゼ（ALP）：alkaline phosphatase ｜ 内視鏡逆行性膵胆管造影法（ERCP）：endoscopic retrograde cholangiopancreatography ｜ MR胆管造影（MRCP）：magnetic resonance cholangiopancreatography ｜ 抗好中球細胞質抗体（ANCA）：anti-neutrophil cytoplasmic autoantibody ｜ 内視鏡経鼻胆道ドレナージ（ENBD）：endoscopic nasobiliary drainage ｜ 内視鏡逆行性胆道ドレナージ（ERBD）：endoscopic retrograde biliary drainage

疾患の発症様式と時間経過

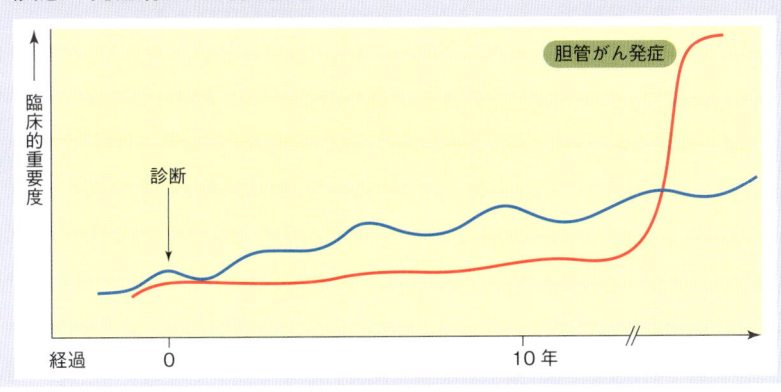

(図：縦軸 臨床的重要度、横軸 経過。0年で診断、10年以降に胆管がん発症)

誘因・原因

- わが国では20歳代と50～60歳代に多く，男女比は2：1で男性に多い．
- 原因は不明であるが，遺伝的素因，自己免疫機序，細菌やウイルスの感染が関係していると考えられている．とくに，他の自己免疫疾患との合併が多いことから，免疫機構の異常によるものとの考えが強い．
- 炎症性腸疾患，とくに潰瘍性大腸炎を合併することで有名である．
- また，胆管がんを合併するとされており，鑑別が重要である．
- そのほかにも慢性膵炎，胆石症，関節リウマチ，シェーグレン(Sjögren)症候群*などの合併が報告されている．

> 約25％の症例に潰瘍性大腸炎の合併がみられる．潰瘍性大腸炎についてはp.141参照

> 9～15％の症例に胆管がんの合併がみられる．胆管がんについてはp.342参照

検査・診断・分類

診断基準

- 診断基準としてはLazaridisらによるものが一般的である．

病理組織検査

- 病理所見では，胆管壁への慢性炎症細胞浸潤，浮腫や線維性肥厚を認める．胆管を取り巻く輪状線維化が特徴的である．

症状・臨床所見

- 初期には無症状であることが多い．
- 進行するにつれ，黄疸，皮膚瘙痒感，全身倦怠感，易疲労感といった症状が出現する．
- 原発性硬化性胆管炎の特異的な症状は少なく，多くは合併症の症状である．
- 潰瘍性大腸炎合併例では，下痢，血便，発熱，腹痛といった症状を呈する．
- 胆道感染合併例では，悪寒，発熱，右上腹部痛などを認める．
- 進行して肝硬変へ移行すると，脾腫や食道静脈瘤など，他の原因による肝硬変と同様の臨床所見を呈する．

Lazaridisらによる診断基準(1999)

①胆道造影による典型的な胆管枝の異常所見
②臨床的所見(炎症性腸疾患の存在，胆汁うっ滞の症状)
③血液学的所見(ALP値が6か月にわたって3倍以上に増加)が矛盾しない
④以下の原因による二次性硬化性胆管炎を除く
・AIDSによる胆管病変
・胆管の悪性新生物(PSCが以前に診断されていれば可)
・胆道の手術・外傷
・胆管結石
・胆道の先天性異常
・腐食性硬化性胆管炎
・胆管の虚血性狭窄
・5-FU(抗がん薬)などによる動脈内投与による胆管狭窄

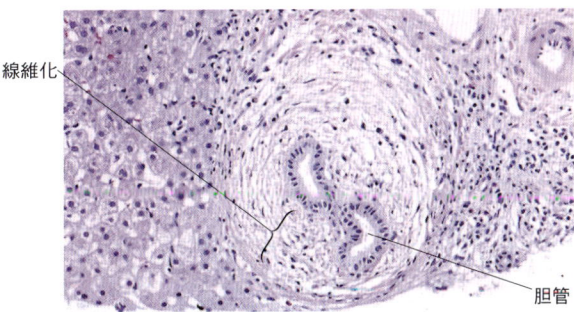

(病理組織写真：線維化，胆管)

(写真提供：北柏リハビリ総合病院，前山史朗氏)

血液検査

- 総ビリルビン（T-bil），AST，ALT，胆道系酵素（ALP：アルカリホスファターゼ）が上昇する．
- 約80％の症例でp-ANCA（MDO-ANCA）（ANCA：抗好中球細胞質抗体）が陽性となる．
- 抗核抗体，抗ミトコンドリア抗体，抗平滑筋抗体などの自己抗体は90％以上の症例で陰性である．

胆管造影

- 胆管造影では，肝臓内，肝臓外の胆管がところどころに狭窄している像が認められる．この狭窄部位の上流は胆汁うっ滞により拡張するため，結果として胆管は狭窄と拡張が連続して数珠のようにみえる．この所見をbeaded appearance像という．その他，図に示すような多彩な胆管像を呈する．

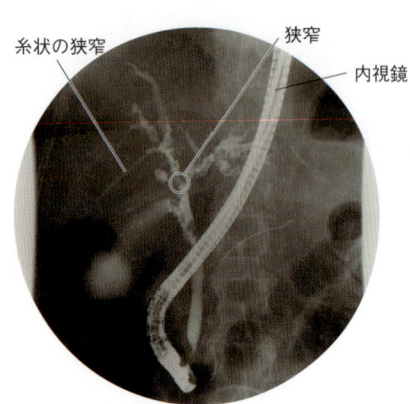

■原発性硬化性胆管炎のERCP

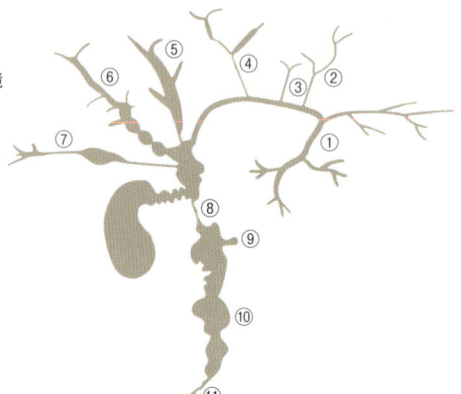

■原発性硬化性胆管炎にみられる胆管像（模式図）

①正常胆管
②軽度狭窄
③pruned-tree appearance
④糸状狭窄＋囊状拡張
⑤単純拡張像
⑥数珠状拡張（beaded appearance）
⑦高度狭窄＋中等度拡張
⑧帯状狭窄（band-like stricture, confluent stricture）
⑨憩室様突出（diverticulum-like outpouching）
⑩肝外胆管拡張＋辺縁不整または透亮像（shaggy appearance）
⑪下部胆管狭窄（慢性膵炎合併症）

（東 克謙ほか：原発性硬化性胆管炎の胆道造影所見．肝胆膵，32：39〜48，1996）

治療

- 現在のところ根本的治療法はなく，対症療法が中心となる．
- 胆管狭窄による閉塞性黄疸には，内視鏡経鼻胆道ドレナージ（ENBD）や内視鏡逆行性胆道ドレナージ（ERBD）など，胆汁ドレナージ術が適応になる．
- 催胆薬のウルソデオキシコール酸（UDCA）を投与すると胆道系酵素値の改善が認められることが多い．高脂血症治療薬のベザフィブラートにも同様に胆道酵素値の改善作用があるとの報告がある．
- 末期の患者の救命手段は肝移植しかない．

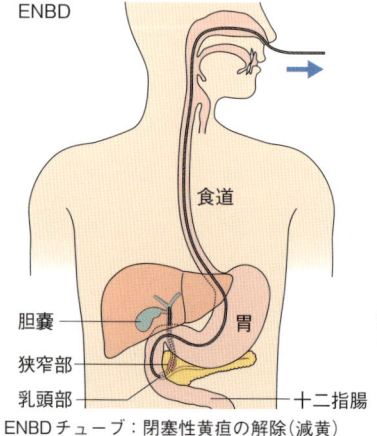

ENBDチューブ：閉塞性黄疸の解除（減黄）をはかり，胆管→十二指腸→胃→食道を介して胆汁を排出する．チューブは鼻翼・鼻梁に固定して排液バッグにつなげる．長期留置はできない．

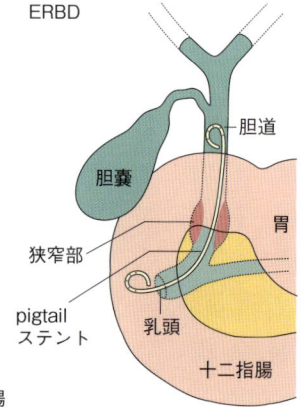

ERBDチューブ：短チューブを胆管内に留置し，胆汁を腸内に排出させる．数か月で閉塞することが多いため，入れ替えが必要である．

■ENBDとERBD

（石黒保直：胆道ドレナージ．永井秀雄，中村美鈴編，見てわかるドレーン＆チューブ管理，p.80，学研メディカル秀潤社，2006を改変）

予後

- わが国では生体肝移植が行われており，肝移植後の5年生存率は72〜90％である．
- 一般的な予後は診断後10〜15年とされている．

Supplement

K831

胆道閉塞による黄疸（閉塞性黄疸）

obstructive jaundice

誘因・原因

- 閉塞性黄疸の原因としては，胆管結石，一部の胆嚢結石，腫瘤形成性膵炎，良性胆道狭窄，良性胆管腫瘍，肝門部胆管がん，肝外胆管がん，膵頭部がん，乳頭部がん，胆嚢がん，他臓器がんの肝十二指腸間膜部リンパ節転移などがあげられる．

症状・臨床所見

- 閉塞性黄疸では，胆汁の流れが悪くなる結果，胆道に細菌感染を起こしやすい状態になり，しばしば胆管炎を併発する．
- 上腹部痛・発熱・黄疸をシャルコー(Charcot)の3徴*とよび，シャルコーの3徴＋意識障害・ショックをレイノルズ(Reynolds)の5徴*とよぶ．

用語解説

シャルコー(Charcot)の3徴
胆管炎にみられる上腹部痛・発熱・黄疸症状をシャルコーの3徴と称する．

レイノルズ(Reynolds)の5徴
胆管炎が重症化すると急性閉塞性化膿性胆管炎(AOSC)に至り，レイノルズの5徴（シャルコーの3徴＋意識障害・ショック）を呈する．

検査・診断・分類

- 閉塞性黄疸では，胆汁の流出経路のどこかに閉塞があるため，肝側の胆道に圧がかかり拡張している．したがって，腹部超音波検査が診断に有用であり，CTやMRIなどの画像診断を併用することにより，閉塞部位を推定することができる．

図中ラベル：肝門部腫瘍／胆道腫瘍／胆管結石／リンパ節転移／膵頭部腫瘍／乳頭部腫瘍

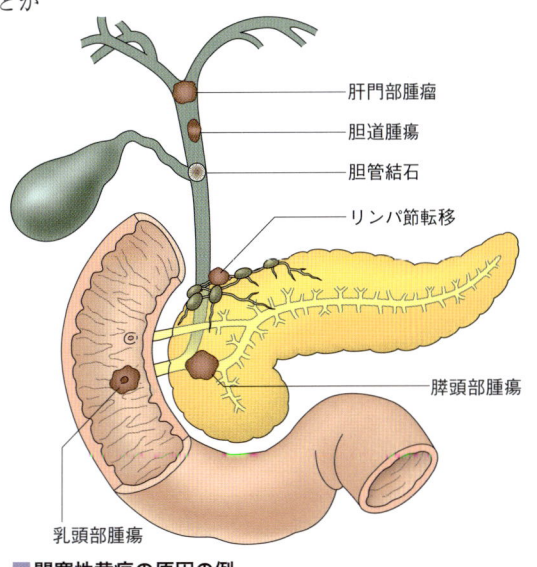

■閉塞性黄疸の原因の例

治療

- 胆管炎は急激な経過をとり，ショックや意識障害を伴う重症胆管炎に移行し致命的となることもあるため，早急な減黄減圧処置が重症化の防止に必要である．
- 減黄処置として，内視鏡逆行性胆道ドレナージ（ERBD），経皮経肝胆道ドレナージ（PTBD），経皮経肝胆嚢ドレナージ（PTGBD）などの方法がある．
- また，感染の合併がなくとも，黄疸の程度が強い状態では出血傾向が出現し，肝・腎障害などの重大な合併症を併発することが多いため，手術や抗がん薬による治療の前に減黄が必要となる場合がある．その際にも同様のドレナージが用いられる．

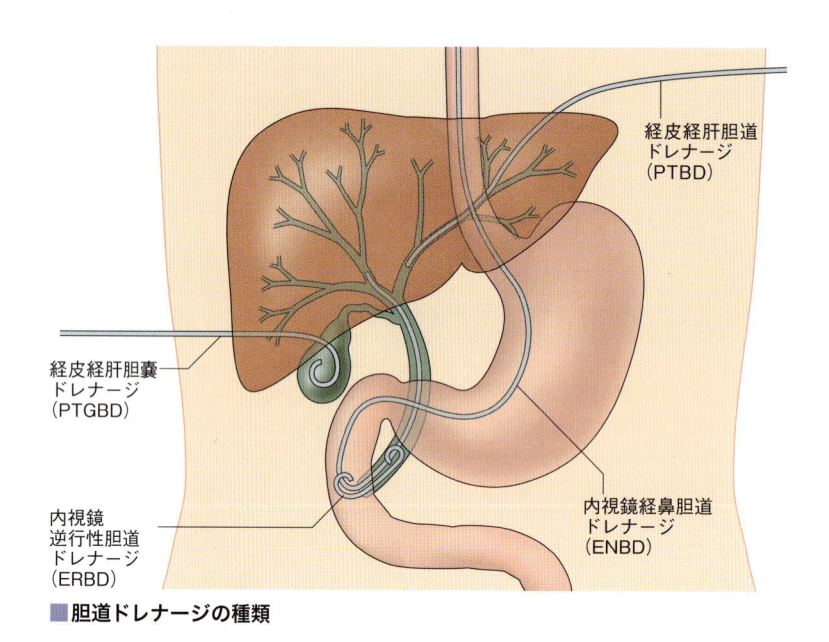

■ 胆道ドレナージの種類

急性閉塞性化膿性胆管炎（AOSC）：acute obstructive suppurative cholangitis
経皮経肝胆嚢ドレナージ（PTGBD）：percutaneous transhepatic gallbladder drainage
経皮経肝胆道ドレナージ（PTBD）：percutaneous transhepatic bileduct drainage
内視鏡経鼻胆道ドレナージ（ENBD）：endoscopic nasobiliary drainage
内視鏡逆行性胆道ドレナージ（ERBD）：endoscopic retrograde biliary drainage

Supplement

Q444・Q445

先天性胆道拡張症・膵胆管合流異常症

congenital biliary dilatation・malfusion of pancreaticobiliary ducts

誘因・原因

- 先天性胆道拡張症（CBD）の発生機序は明確ではない．胆汁通過障害説，胆管壁脆弱説などがいわれているが，ほとんどの症例に合併する膵管胆道合流異常により，胆管内に逆流した膵液が胆管壁を障害することが原因となるのではないかと推察されている．

症状・臨床所見

- 膵液の胆管への逆流および狭窄の存在に起因する胆管炎が症状の基礎となる．
- 腹痛，嘔吐，黄疸，腹部腫瘤，白色便などが主症状である．腹痛，黄疸，腹部腫瘤が3主徴であるが，小児で3主徴がそろうことは珍しい．
- 膵管胆道合流異常に起因した腹痛や急性膵炎症状を呈したり，健診で胆管拡張，胆道系酵素の上昇を指摘されたりしたことを契機に発見されることが多い．

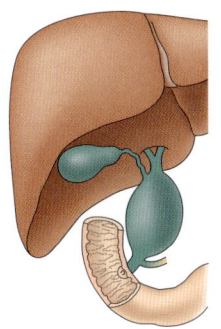

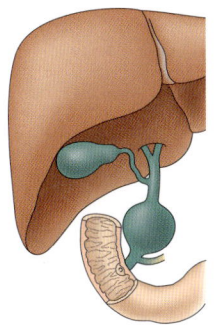

Ⅰa：嚢状あるいは嚢胞状　　Ⅰb：胆嚢管合流部以下のみ拡張　　Ⅰc：紡錘状あるいは円筒状　　Ⅱ：憩室型

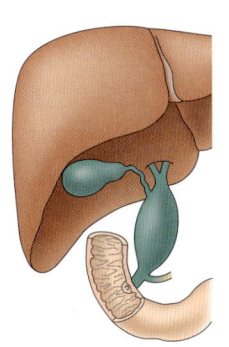

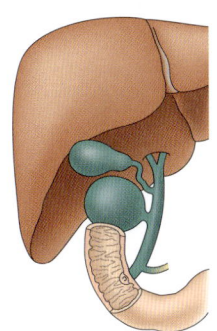

Ⅰ：総胆管に限局した拡張管のみの拡張

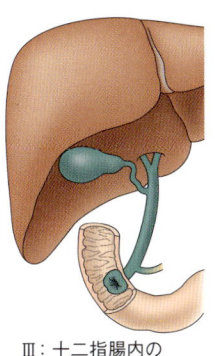

Ⅲ：十二指腸内の総胆管末端の拡張　　Ⅳ-A：肝外胆管と肝内胆管の拡張　　Ⅳ-B：肝外胆管の2部分以上の拡張　　Ⅴ：肝内胆管のみの拡張

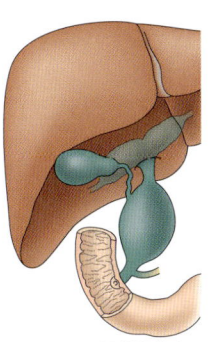

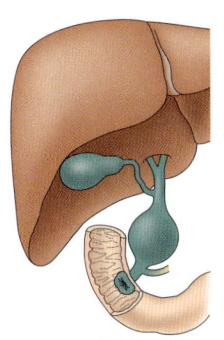

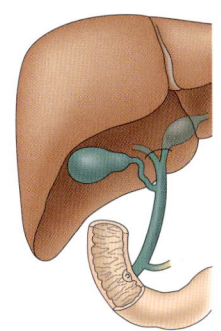

■ 先天性胆道拡張症の戸谷分類

(Todani T, et al : Diagnostic criteria of pancreaticobiliary maljunction　JSPBM Committee for diagnostic criteria. J Hepatobiliary Pancreat Surg, 1：219〜221, 1994を改変)

検査・診断・分類

- 腹部超音波検査，内視鏡逆行性胆管膵管造影，CT，MR膵胆管造影（MRCP）などにより行う．
- 胆管がん，胆嚢がんの発生が高率なため，拡張した胆管内または胆嚢内の腫瘍性病変を見逃さないよう注意が必要である．
- 胆管の形態や拡張部位によって細分類される（戸谷分類）．

治療

- 拡張した胆管を切除して肝管と空腸を吻合する分流手術が必要である．
- 胆管狭窄病変に伴う胆管炎，肝内結石，肝内胆管がんなどが術後に問題となるため，狭窄部を遺残なく切除するか解除しなくてはならない．
- 胆管がん，胆嚢がんが併存した場合は部位，進行度に応じて膵頭十二指腸切除術や肝切除術も必要となる．

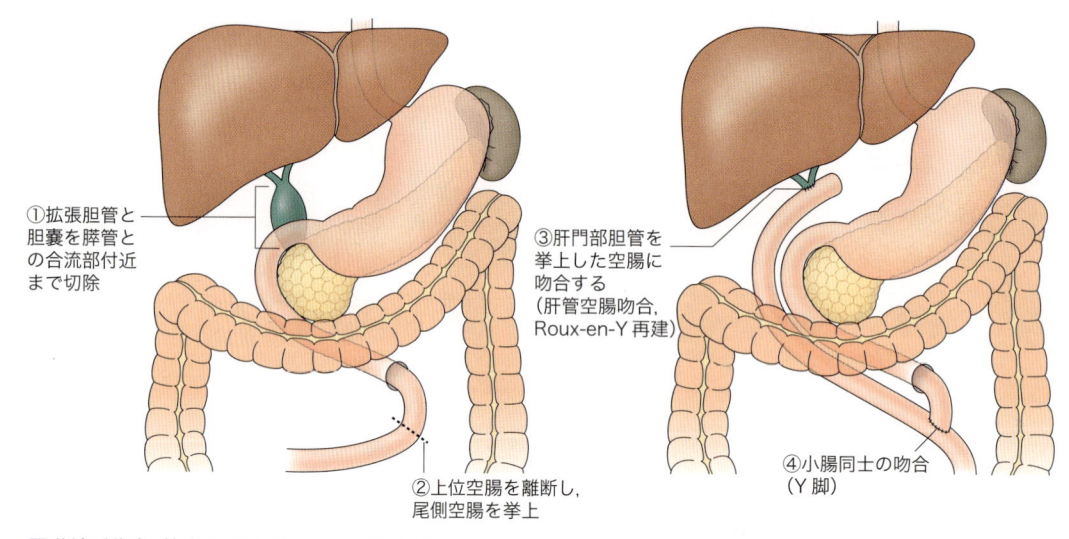

①拡張胆管と胆嚢を膵管との合流部付近まで切除
②上位空腸を離断し，尾側空腸を挙上
③肝門部胆管を挙上した空腸に吻合する（肝管空腸吻合，Roux-en-Y再建）
④小腸同士の吻合（Y脚）

■ 分流手術（肝管空腸吻合，Roux-en-Y吻合）

MR膵胆管造影（MRCP）：magnetic resonance cholangiopancreatography

胆膵疾患

胆嚢がん・胆管がん

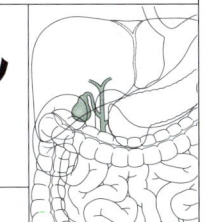

C23, 24　carcinoma of the gallbladder, cholangioma

疾患概念
肝外胆道系は、肝外胆管、胆嚢、乳頭部に区分される。胆嚢は底部、体部、頸部、胆嚢管に分けられるが、そのいずれかに原発するがんを胆嚢がんという。胆管がんは肝外胆管に発生するがんで、発生部位によって肝管がん、上部胆管がん、中部胆管がん、下部胆管がんに分けられ、左右の肝管が合流する近辺のがんを肝門部胆管がんという。

Summary Map

誘因・原因
- 胆嚢がんは女性に、胆管がんは男性に多い。
- 胆嚢がん患者は胆石症を合併することが多いが、胆管がん患者では少ない。
- 膵胆管合流異常では、胆管拡張を伴う患者には胆嚢がん、胆管がんが、胆管拡張を伴わない患者には胆嚢がん発症のリスクが高い。
- 原発性硬化性胆管炎は胆管がんのリスクファクターである。
- 印刷事業場における有機溶剤曝露による若年性胆管がん発症が近年注目されている。

病態
- 胆嚢がんでは、粘膜または筋層に限局するがんを早期がんというが、進行がんでみつかるケースが多い。それは、胆嚢壁が非常に薄く、また粘膜筋板がないために容易に浸潤、転移するためである。
- 胆管は粘膜、線維筋層、外膜からなる極薄の管腔臓器であるため、胆嚢がんと同様に胆管がんも容易に胆管壁外へ浸潤する。粘膜または線維筋層にとどまるものを早期がんとしている。

症状・臨床所見
- 胆嚢がんの特異症状はない。進行し胆嚢外へ進展すると、痛み、腫瘤、黄疸などで発症する。
- 胆管がんは、黄疸での発症が多い。

検査・診断・分類
- 肉眼型では、乳頭型、結節型、平坦型に分類され、それぞれが膨張型と浸潤型に亜分類。胆嚢がんでは、さらに充満型と塊状型が追加される。
- 必須検査は、超音波、CT、必要に応じMR胆膵管造影（MRCP）や超音波内視鏡（EUS）、さらに必要なら直接胆道造影または減黄処置
- 胆嚢がん、胆管がんともに病変の局在、進展度に応じ術式が異なるため、精密な術前診断が重要

治療

手術療法
- 早期胆嚢がんでも、がん疑診例では開腹胆嚢摘出術を行うことが望ましい。
- 胆嚢がん、胆管がんともに病変の局在、進展度に応じ、さまざまな術式が採択され、最大では肝拡大右葉切除や膵頭十二指腸切除、またはそれらを併せた術式が施行される。

化学療法
- ゲムシタビン塩酸塩（ジェムザール®）かテガフール・ギメラシル・オテラシルカリウム配合（ティーエスワン®）による（術後）化学療法も行われる。

用語解説

胆嚢腺筋腫症
胆嚢壁が肥厚する良性疾患。通常は無症状で治療も必要とされないが、胆石を合併していることが多いため、腹痛がみられる場合がある。

黄色肉芽腫性胆嚢炎
胆嚢壁内に黄褐色の結節あるいは線状の肉芽腫が形成される胆嚢炎で、その形態や炎症が波及して十二指腸や肝などの周辺臓器に及ぶために悪性腫瘍との鑑別が難しい。

内視鏡的胆道ドレナージ
閉塞性黄疸の解除（減黄）をはかり、胆管→十二指腸→胃→食道を介して胆汁を排出する。長期留置はできない。

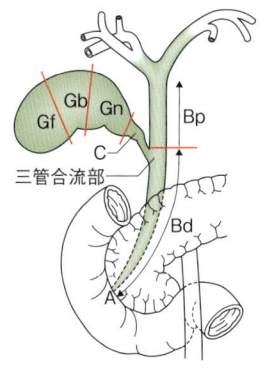

A ：乳頭　　　C ：胆嚢管
Bp：肝門領域部　Gf：胆嚢底部
　　領域胆管　　Gb：胆嚢体部
Bd：遠位胆管　　Gn：胆嚢頸部

■ 肝外胆道系の区分
（日本肝胆膵外科学会編：臨床・病理胆道癌取扱い規約、p.4、金原出版、2013を改変）

337

疾患の発症様式と時間経過

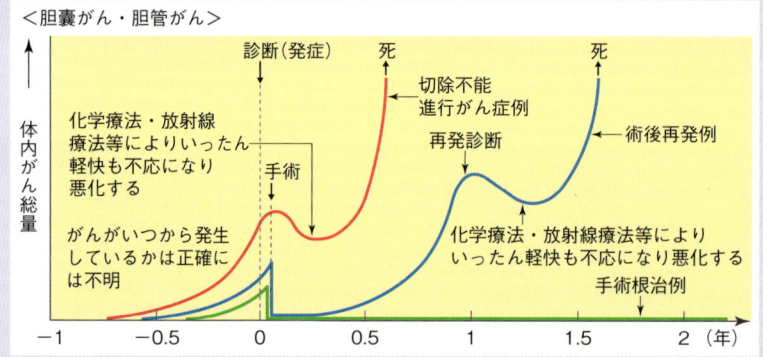

＜胆嚢がん・胆管がん＞

胆嚢がん，胆管がんとも，早期であれば手術により根治も可能である．切除不能な進行がんでは，化学療法や放射線療法によりいったん軽快しても悪化し死に至る．切除をしても，再発した場合は，上記療法でいったん軽快しても，悪化して死に至る．

誘因・原因

●胆道の区分
- 胆道は，肝細胞から分泌された胆汁が十二指腸に流出するまでの全排泄経路を指すが，胆嚢がん，胆管がんの対象は肝外胆道系である．
- 肝外胆道系は，肝外胆管，胆嚢，乳頭部に区分され，肝外胆管は，肝門部胆管，上部胆管，中部胆管，下部胆管に，胆嚢は底部，体部，頸部，胆嚢管にそれぞれ区分される（前頁参照）．
- 胆嚢がんは胆嚢から発生したがんを，胆管がんは肝外胆管上皮から発生したがんを指し，乳頭部から発生したがんは乳頭部がんとよばれる．

●胆嚢がん
- 女性に多い．
- 胆嚢がん患者は胆石を合併することが多い．
- 膵胆管合流異常の患者では，胆管拡張を伴う患者には胆嚢がんおよび胆管がんが発症するリスクが高く，胆管拡張を伴わない患者には胆嚢がんが発生するリスクが高い．

●胆管がん
- 男性に多い．
- 膵胆管合流異常の患者では，胆管拡張を伴う患者には胆嚢がんおよび胆管がんが発症するリスクが高い．
- 原発性硬化性胆管炎は胆管がんのリスクファクターである．

> 明らかな因果関係は証明されておらず，無症候性胆石の患者に，胆嚢がん予防の観点から胆嚢摘出を勧める根拠はない．

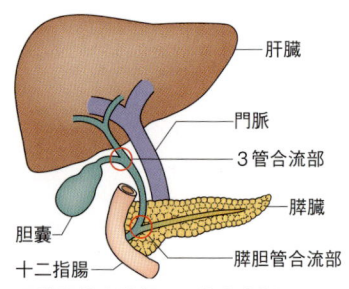

■ 膵胆管合流部と3管合流部

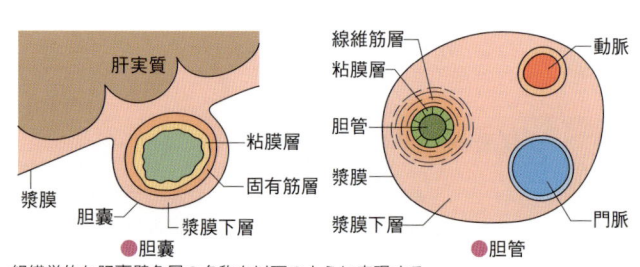

● 胆嚢
組織学的な胆嚢壁角層の名称を以下のように表現する．
粘膜層 M，固有筋層 MP，漿膜下層 SS，漿膜 S

● 胆管

■ 胆嚢・胆管の壁層
（日本肝胆膵外科学会編：臨床・病理胆道癌取扱い規約．p.13，金原出版，2013を改変）

症状・臨床所見

●胆嚢がん
・特有の症状はない．胆石や胆嚢炎を併発した場合には，その症状が出現する．がんが胆嚢の外へ進展すると頑固な腹痛や黄疸が出現したり，腫瘤を触知する場合がある．

●胆管がん
・上腹部痛，全身倦怠感，食欲不振，体重減少，黄疸などがあるが，黄疸を契機として発見されることが多い．胆管炎あるいは胆嚢炎を合併している場合には発熱がみられる．
・胆嚢管が総胆管に合流する3管合流部よりも，十二指腸側に胆管がんで閉塞が起きた場合には，胆汁で腫大した胆嚢を触知するクールボアジュ（Courvoisier）徴候が出現することがある．

検査・診断・分類

胆道がんの肉眼型分類

●胆管がんの肉眼型
①粘膜面からみた病変の高低（乳頭型，結節型，平坦型）
②割面を参考にした壁内浸潤様式（膨張型と浸潤型）

により，乳頭型（乳頭膨張型と乳頭浸潤型に亜分類），結節型（結節膨張型と結節浸潤型に亜分類），平坦型（平坦膨張型と平坦浸潤型に亜分類），その他の型に分類する．

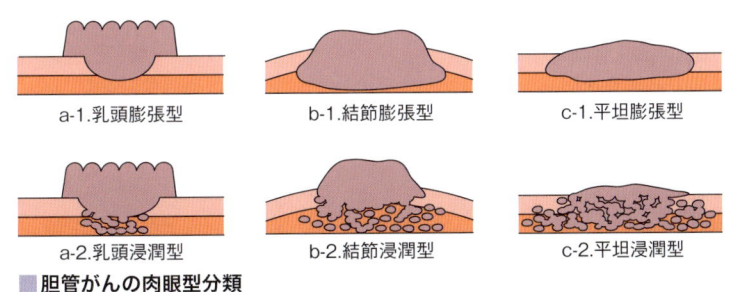

a-1.乳頭膨張型　　b-1.結節膨張型　　c-1.平坦膨張型

a-2.乳頭浸潤型　　b-2.結節浸潤型　　c-2.平坦浸潤型

■ 胆管がんの肉眼型分類
（日本肝胆膵外科学会編：臨床・病理胆道癌取扱い規約第6版，p.12，金原出版，2013）

●胆嚢がんの肉眼型
・胆管がんと同様に，a.乳頭型，b.結節型，c.平坦型（a～cは胆管がんと同様におのおの膨張型と浸潤型に亜分類する），d.充満型，e.塊状型，f.その他の型に分類する．

腹部超音波検査

●胆嚢がん
・平坦浸潤型では，胆石・慢性胆嚢炎に伴う炎症性の壁肥厚との鑑別は困難である．
・乳頭型や結節型では，限局した胆嚢の壁肥厚（腫瘤）としてとらえられる．

●胆管がん
・胆管がんでは，平坦型や結節浸潤型が多く，これらの症例では，がん自体の容積は小さく，胆管がん自体をエコーで描出することが困難であることが少なくない．これらでは，急激な胆管の狭窄とその上流の胆管の拡張を病変としてとらえられる．
・結節膨張型や乳頭型では，がん自体を腫瘤像としてとらえられることが多い．

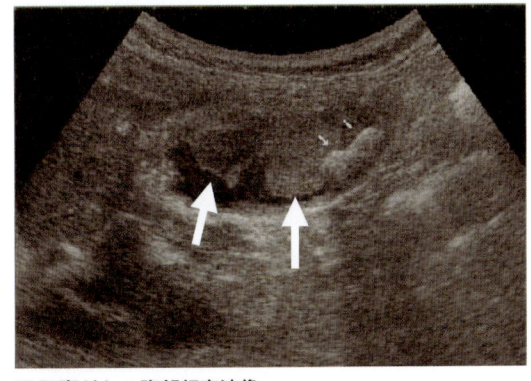

■ 胆嚢がんの腹部超音波像
胆嚢内腔に突出する腫瘤像（矢印）を認める．

拡張した総胆管は膵内で先細り状に閉塞しているが(矢印)，同部位に明らかな腫瘤像は認められない．

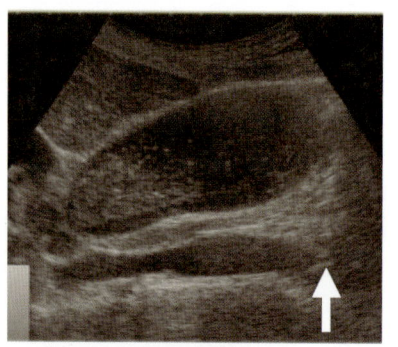

■ 胆管がんの腹部超音波像

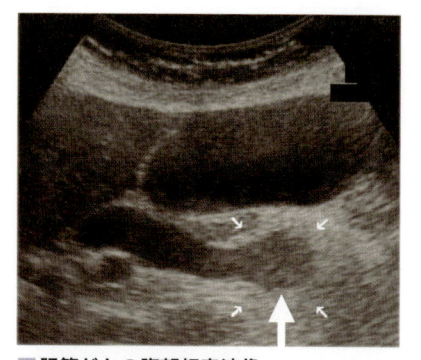

■ 胆管がんの腹部超音波像
拡張した総胆管は膵内で閉塞し，同部位に低エコー腫瘤像を認める(矢印)．

腹部CT検査

●胆嚢がん
- 平坦浸潤型では，超音波像と同様，胆石，慢性胆嚢炎に伴う炎症性の壁肥厚との鑑別が困難であることが少なくない．
- また，比較的丈の低い結節型や乳頭型でも，胆嚢腺筋腫症*との鑑別が困難である場合がある．
- 漿膜下層にまで浸潤するような胆嚢がんでは，がんの部位では胆嚢壁の層構造が消失するのに対し，慢性胆嚢炎や胆嚢腺筋腫症では層構造が保たれていることが多いことが鑑別点である．
- 多くの胆嚢がんでは，血流が乏しく，造影CTにおいては周囲組織よりも低濃度になるが，血流が豊富で高濃度になる症例もある．
- CTでは，次の点について正確に術前に読影することが術式決定に重要となる．
  ①隣接他臓器(肝，肝十二指腸間膜，十二指腸，結腸など)への直接浸潤の有無
  ②肝十二指腸間膜浸潤陽性例では肝動脈や門脈など大血管への浸潤の有無
  ③リンパ節転移の有無・程度
  ④遠隔転移(肝転移や腹膜播種による腹水)の有無など

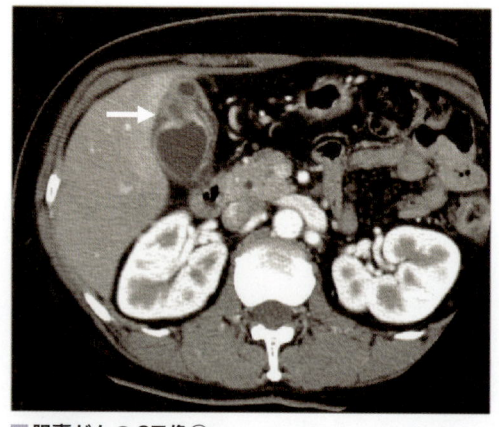

■ 胆嚢がんのCT像①
胆嚢底部に胆嚢壁の層構造を破壊する腫瘤像(矢印)を認める．

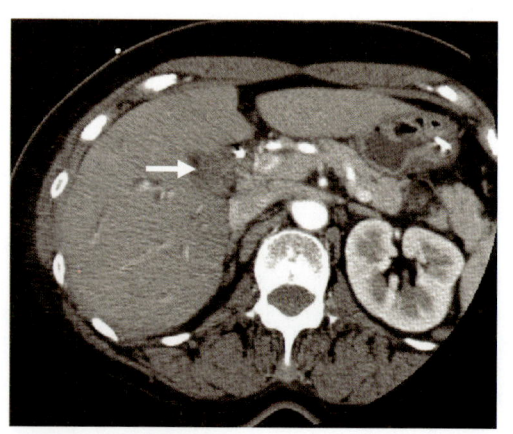

■ 胆嚢がんのCT像②
胆嚢頸部に肝門部に浸潤する低濃度腫瘤像(矢印)を認める．

●胆管がん
- がん自体の容積が小さい場合には，超音波像と同様，がん自体は腫瘤像としてとらえられず，上流の胆管拡張のみが異常として描出される場合も少なくない．
- 術式決定のためには，胆管長軸方向のがんの進展範囲の診断とともに，周囲臓器への浸潤の有無・程度の診断が必要である．

- 周囲臓器への浸潤転移診断では，胆囊がん同様，CTが最も有用であり，肝動脈や門脈など大血管への浸潤の有無，リンパ節転移の有無・程度，遠隔転移（肝転移や腹膜播種による腹水）の有無などを読影する．

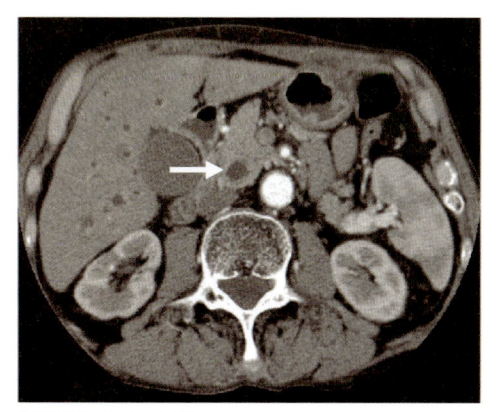

■胆管がんのCT像①
膵内胆管は拡張している（矢印）．

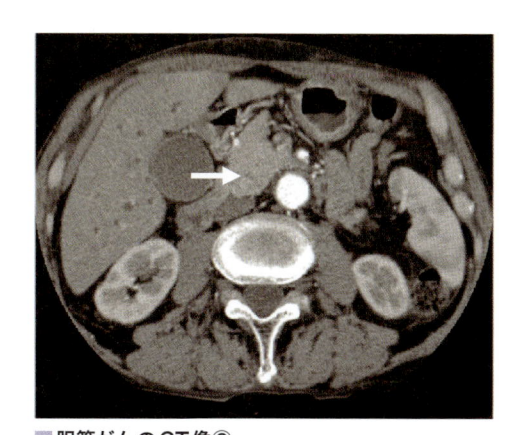

■胆管がんのCT像②
下流で胆管は閉塞するが（矢印），明らかな腫瘤像としてはとらえられない．

MR膵胆管造影（MRCP）

- 直接胆道造影〔経皮経肝胆道ドレナージ（PTBD）からの造影や内視鏡逆行性膵胆管造影（ERCP）〕ほど鮮明ではないが，減黄処置前に行えば，おおよその胆管閉塞部位やその形態（がんか結石か）についての情報が得られ，治療方針決定に役立つ場合がある．

胆囊がんの超音波内視鏡（EUS）

- 胆囊ポリープの鑑別診断（サイズ，有茎性か否か，高エコーか低エコーか，コレステロールポリープの可能性が高いか否か），胆囊壁肥厚の鑑別診断（慢性胆囊炎か胆囊腺筋腫症か胆囊がんか），胆囊がんの壁深達度診断において有用である．

良性胆囊疾患と胆囊がんの鑑別

- 胆囊ポリープでは，コレステロールポリープが圧倒的に多数を占める．前がん病変と考えられる腺腫やがんの場合もあり，大きさが10mm以上で増大傾向がある場合，また大きさにかかわらず形態が広茎性である場合には，胆囊がんの頻度が高くなり，胆囊摘出の適応となる．
- 黄色肉芽腫性胆囊炎*では，術前術中に胆囊がんとの鑑別が困難である場合が少なくなく，胆囊がんとして切除され，術後の病理診断で初めて胆囊がんではなかったと診断される症例もある．

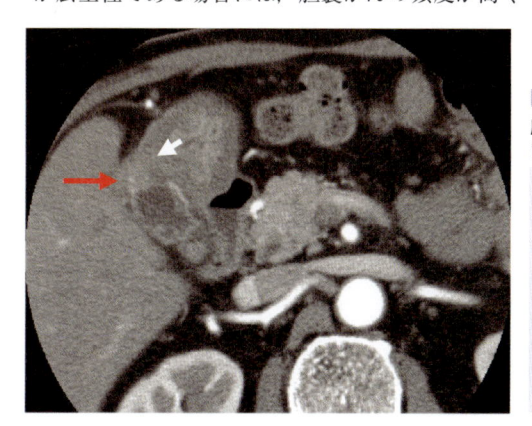

■黄色肉芽腫性胆囊炎症例のCT像
胆囊底部に胆囊壁の層構造を破壊する腫瘤像（赤矢印）を認め，胃壁（白矢印）に浸潤しているようにみえる．

手術時に胃壁に浸潤する胆囊がんと肉眼的に診断され，胃壁切除と肝床部とともに胆囊を摘出し，胆管切除も行いリンパ節郭清を徹底した．しかし，術後の病理検査で，がんではなく良性であると診断された．もし，がんであった場合に単純な胆囊摘出を行うと，がんに切り込んでがん細胞を飛び散らせ，がんが治らなくなる危険性がある．このように，術前術中に胆囊がんか良性の炎症性疾患かを鑑別するのが，きわめて困難である場合がある．

がんの浸潤評価：マルチスライスCT（MDCT）

- 胆嚢がんと胆管がんでは，遠隔転移がないことが前提だが，病変の進展範囲により術式が大きく異なる．
- 最近のMDCTは解像度が高く，周囲臓器への浸潤評価，とくに従来は血管造影検査を必要としていた大血管への浸潤の有無も診断可能である．
- 胆管がんや肝門部浸潤胆嚢がんにおいて，胆管長軸方向へのがんの進展範囲の診断においては，胆管直接造影が最も有用であるが，最新のMDCTにおいては，減黄処置前に行えば，肝側のがん進展範囲に関しても重要な情報が得られる場合があり，減黄前のCTで術前処置や術式までが決定できる場合がある．

> 胆管左枝に合流する右後区域枝は高度に拡張し（赤矢印），最後に閉塞したと考えられる右前区域枝は，白矢印部（B5・B8分岐よりも肝内）まで浸潤があると判断できる．

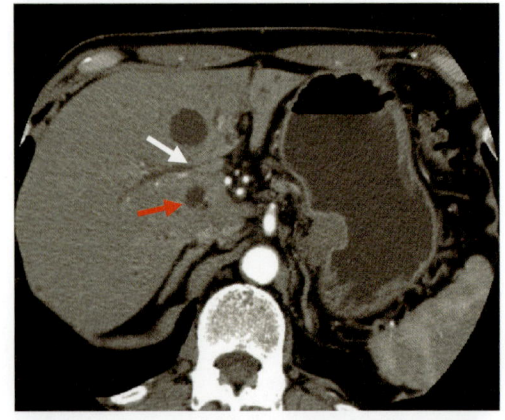

■ 左肝管原発の肝門部胆管がん症例の減黄前CT像

減黄処置

- 閉塞性黄疸で発症した場合には，通常では減黄処置を行うが，術式が膵頭十二指腸切除の場合には，黄疸がよほど高度でなければ，減黄処置を行わずに手術を早期に行うことが多くなっている．
- 肝切除を伴う手術が必要である場合には，閉塞性黄疸症例では減黄処置を行う．
- 肝両葉の胆管の交通が保たれている場合には，侵襲の少ない内視鏡胆道ドレナージ（ENBD）*が選択されることが多い．
- 肝両葉の胆管の交通が保たれていない場合にENBDを行うと，非ドレナージ葉の胆管炎のリスクが高いため，通常，PTBDを行う．

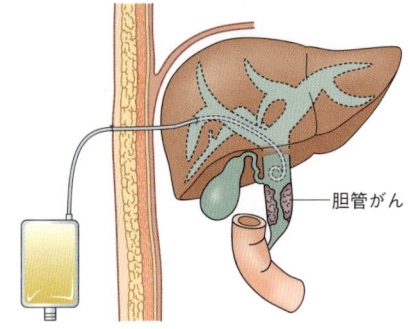

■ PTBDによる減黄処置

治療

手術療法（範囲，術式）

- **胆嚢がん**
- 胆嚢がんの術式は多岐にわたる．早期がん（壁深達度が粘膜および筋層までにとどまるもの）では転移の可能性がきわめて低いために（単純）胆嚢摘出術で通常は十分である．

■ 胆嚢がんの術式

早期がん		・（単純）胆嚢摘出術 ・腹腔鏡下手術で胆嚢損傷に伴う胆汁漏出と，その結果としてトロッカー（筒状のもので，腹腔鏡などを体内に入れる通路の役割をはたす）挿入部再発や腹膜再発をきたした場合，予後は早期がんであってもきわめて不良で，胆嚢がんを疑う症例に対して腹腔鏡下手術は勧められず，原則的に開腹胆嚢摘出術を行うことが望ましい．
浸潤がん	肝十二指腸間膜（肝門部）に浸潤していない場合	・リンパ節郭清のみ（胆管温存） ・肝外胆管を切除して胆管とリンパ節を一塊に郭清（胆管切除） ・膵頭十二指腸切除（膵頭部周囲のリンパ節郭清を徹底させるため）
	肝十二指腸間膜（肝門部）に浸潤している場合	・胆管切除＋肝拡大右葉切除（必要に応じて門脈合併切除）
	結腸，膵頭部，十二指腸に直接浸潤している場合	・結腸合併切除や膵頭十二指腸切除（場合により十二指腸部分切除）

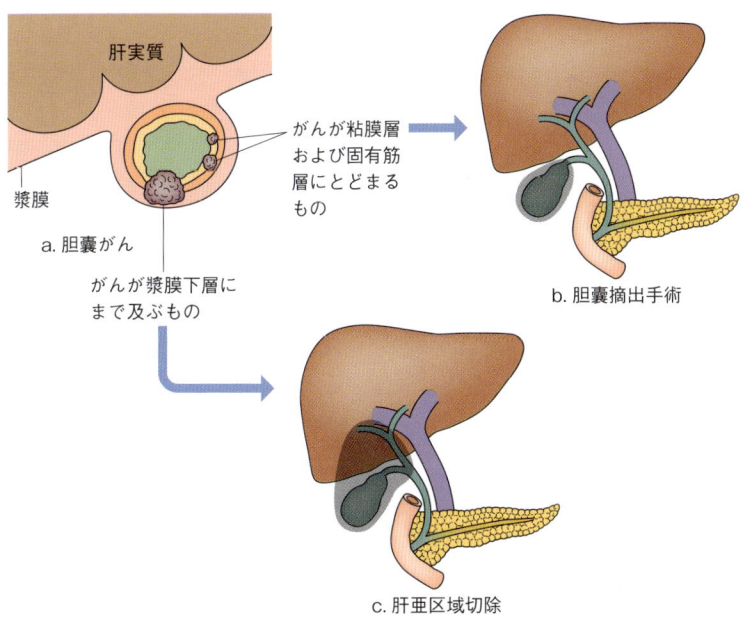

胆嚢がんの手術（胆摘と肝亜区域切除）

- 深達度が漿膜下層以深にまで浸潤する場合は，がんの局在と進展様式に応じ，さまざまな術式が採択される．肝臓側の断端陰性（切除した端にがんが確認されないこと）を確保するためには通常，胆嚢床（肝床）切除（1～2 cm程度の幅の肝を部分切除する場合から，系統的にS4下とS5を切除する肝区域切除まで幅あり）を行う（肝臓の区分はp.252参照）．

● 胆管がん
- がんの局在により術式が大きく異なる．
- 下部胆管がんに対しては，膵頭十二指腸切除が行われる．
- 中部胆管がんでは，肝大血管（とくに右肝動脈）に浸潤がない場合は，膵頭十二指腸切除または胆管切除（膵上縁で胆管を切離して断端陰性が得られる場合）が行われる．右肝動脈に浸潤がある場合には肝拡大右葉切除が行われる．
- 上部や肝門部のがんでは，肝内胆管のがん進展範囲や大血管浸潤の有無などにより，尾状葉切除を伴う肝拡大右葉切除か肝（拡大）左葉切除が行われることが多い．

● がんが広範囲に及ぶ場合
- 肝門部に浸潤する胆嚢がんで膵頭部や十二指腸にも浸潤がある場合や，胆管がんで胆管の長軸方向の進展が広範囲に及ぶ場合には，拡大肝葉切除と膵頭十二指腸切除の併施が必要になる場合がある．
- 胆嚢がんや胆管がんに対して肝拡大右葉切除を行う場合には，通常，術後の肝不全回避のために，術前に門脈右枝塞栓術を行う．

化学療法

● ゲムシタビン塩酸塩（ジェムザール®）とテガフール・ギメラシル・オテラシルカリウム配合（ティーエスワン®）が胆道がんに対して保険適用となり，以前に比して効果が高いとされ，投与される機会が増加している．

MR胆管造影（MRCP）：magnetic resonance cholangiopancreatography ｜ 内視鏡的逆行性膵胆管造影（ERCP）：endoscopic retrograde cholangiopancreatography ｜ 超音波内視鏡（EUS）：endoscopic ultrasonography ｜ 経皮経肝胆道ドレナージ（PTBD）：percutaneous transhepatic biliary drainage ｜ 内視鏡的胆道ドレナージ（ENBD）：endoscopic biliary drainage ｜ マルチスライスCT（MDCT）：multi detector-row CT

胆膵疾患

急性膵炎

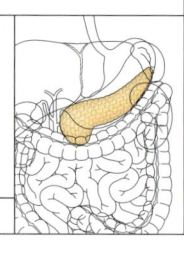

K85　acute pancreatitis

疾患概念
アルコール，胆石などにより引き起こされる膵の急性炎症．活性化された膵酵素が膵臓と周囲臓器を自己消化することで起こる．重症化すると膵壊死組織に感染を合併することや，サイトカインや好中球による全身性炎症反応，多臓器障害を引き起こす．重症急性膵炎は良性疾患でありながら，予後不良な疾患である．

Summary Map

誘因・原因	●わが国ではアルコール性が37％，胆石性24％，原因が特定できない特発性23％と報告されている． ●男女比は2.2：1と男性に多く，年間3〜4万人が発症している．
病態	●膵腺胞細胞内のトリプシン*の活性化の結果，他の膵酵素を連鎖的に活性化し，膵組織を自己消化することで膵障害を惹起する．
症状 臨床所見	●持続性の上腹部痛．強い前屈位（背中を丸める）で痛みが軽減する特徴がある． ●悪心・嘔吐，発熱，背部痛を認めることがある．
検査・診断 分類	●血中，尿中における膵酵素（膵アミラーゼ，リパーゼなど）の上昇．腹部のCT，超音波，MRI，X線 ●急性膵炎診断基準，重症度判定基準，造影CTによるCT Grade分類．
治療　内科治療	●初期輸液，絶飲食，タンパク分解酵素阻害薬，必要に応じ抗菌薬，鎮痛薬 ●胆石性の場合内視鏡逆行性膵胆管造影（ERCP）を考慮する ●重症の場合動注治療，持続的血液濾過透析（CHDF），早期経腸栄養などを考慮する
合併症への対処	●感染性膵壊死の合併があればnecrosectomy（膵壊死部摘除術） 各臓器障害の治療 ●腎不全：持続的血液濾過透析（CHDF） ●呼吸不全：人工呼吸管理 ●循環不全：昇圧薬

用語解説

サイトカイン
細胞から分泌され炎症反応に関与する分子群のこと．生体に急性膵炎などの侵襲が及ぶと，体内で炎症症状を起こす炎症性サイトカイン（IL（インターロイキン）-1，IL-6，TNF-αなど）が産生される．それらを抑える抗炎症性サイトカイン（IL-10，TGF-β）とのバランスが崩れると，自己免疫疾患などを起こすことが知られている．

トリプシン
膵臓より分泌される酵素の1つ．食物を消化する働きのほか，他の消化酵素の活性化を促す．

持続的血液濾過透析（CHDF）
24時間以上持続的に血液透析を行う血液浄化法．サイトカインなどの中分子量物質の除去が可能である．注意点には，体外循環で行うために抗凝固薬が必要となり出血傾向が高まること，体動制限があるために意識障害のない患者にはたいへんな苦痛を強いることなどがある．現在では保険適用上，重症急性膵炎，劇症肝不全患者に対し，腎不全を併発していなくても認められている．

全身性炎症反応症候群（SIRS）
感染症，膵炎，熱傷，外傷，手術などによって人体に加えられる侵襲が非常に大きいときに，炎症性のサイトカインが過剰に産生され，通常では局所にとどまるはずの炎症反応が全身性に及ぶ状態をいう．

疾患の発症様式と時間経過

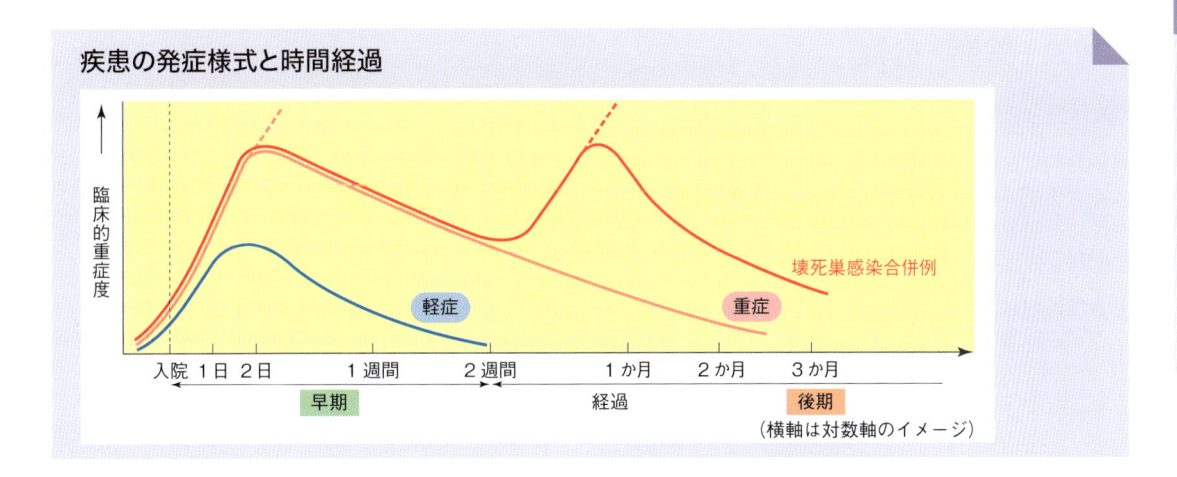

壊死巣感染合併例

軽症　重症

入院 1日 2日　1週間　2週間　1か月　2か月　3か月

早期　　　　経過　　　　　後期
（横軸は対数軸のイメージ）

誘因・原因

- 最も多い原因は男性がアルコール性，女性が胆石性で，原因が明らかではない特発性も多い．
- 頻度は少ないが，内視鏡の逆行性膵胆管造影（ERCP）など内視鏡的乳頭操作後，膵胆管合流異常，薬剤性膵炎〔ジダノシン（抗HIV薬），L-アスパラギナーゼ（抗がん薬），イセチオン酸ペンタミジン（抗真菌薬）〕，脂質異常症などが原因としてあげられる．
- 膵は消化酵素の塊のようなものだが，平常時には膵自身が消化しない機構が働く．この機構が破綻し膵の自己消化が起きてしまうのが膵炎である．

症状・臨床所見

- 強い前屈位（背中を丸める）で痛みが軽減することが多い．背部の叩打痛がよくみられ，持続性の上腹部痛で発症する．
- 炎症が腸間膜にも波及すると腸管麻痺，腹部膨満，鼓腸がみられる．
- 重症化すると発熱，呼吸困難，頻脈，血圧低下，乏尿，胸水・腹水の貯留などがみられる．

> 膵臓は後腹膜腔にあるので腹膜刺激症状が出にくいので，腹部の理学的所見は，疼痛に比較して軽度である．

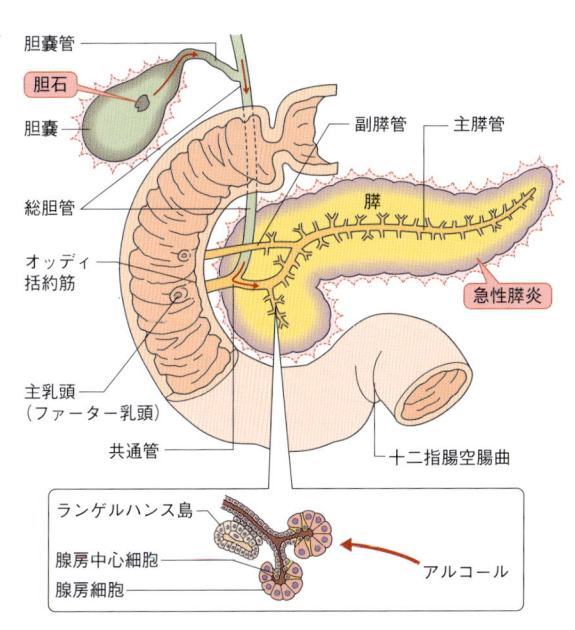

■ 急性膵炎の誘因・原因

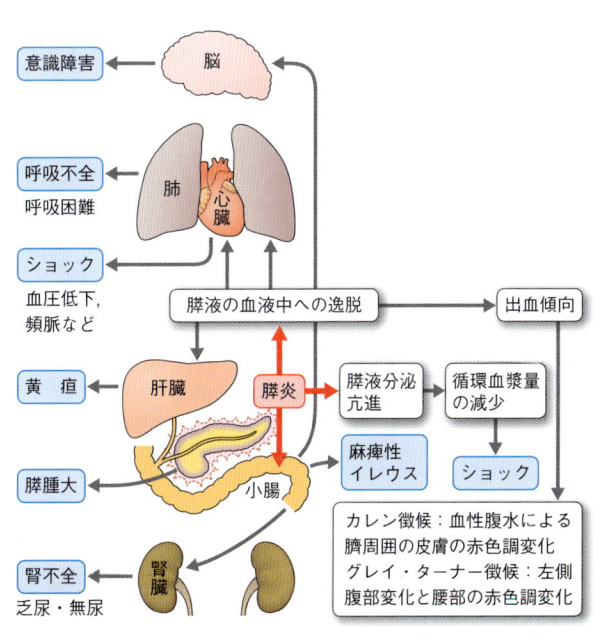

■ 急性膵炎でみられる臨床症状

カレン徴候：血性腹水による臍周囲の皮膚の赤色調変化
グレイ・ターナー徴候：左側腹部変化と腰部の赤色調変化

345

検査・診断・分類

診断基準と重症度判定基準

- 国際的には新アトランタ（Atlanta）分類（2012年改訂）[1]を用いるのが一般的であるが，日本では独自の急性膵炎診療ガイドライン[2]があり診断，重症度判定にはそれを用いる．

■急性膵炎診断基準

1. 上腹部に急性腹痛発作と圧痛がある．
2. 血中または尿中に膵酵素の上昇がある．
3. 超音波，CTあるいはMRIで膵に急性膵炎に伴う異常所見がある．

上記3項目中2項目以上を満たし，他の膵疾患および急性腹症を除外したものを急性膵炎と診断する．ただし，慢性膵炎の急性増悪は急性膵炎に含める．

注：膵酵素は膵特異性の高いもの（膵アミラーゼ，リパーゼなど）を測定することが望ましい．

（厚生労働省：急性膵炎の診断基準．厚生労働省難治性膵疾患に関する調査研究班，2008）

■急性膵炎の重症度判定基準

予後因子
1. BE≦－3mEq/L，またはショック（収縮期血圧≦80mmHg）
2. PaO_2≦60mmHg（room air）または呼吸不全（人工呼吸が必要）
3. BUN≧40mg/dL（or Cr≧2.0mg/dL），または乏尿（輸液後も1日尿量が400mL以下）
4. LDH≧基準値上限の2倍
5. 血小板数≦10万/mm³
6. 総Ca≦7.5mg/dL
7. CRP≧15mg/dL
8. SIRS診断基準*における陽性項目数≧3
9. 年齢≧70歳

*SIRS診断基準項目
(1) 体温＞38℃あるいは＜36℃
(2) 脈拍＞90回/分
(3) 呼吸数＞20回/分または$PaCO_2$＜32Torr
(4) 白血球数＞12,000/mm³か＜4,000mm³または10％幼若球出現

予後因子は各1点とする．
スコア2点以下は軽症，3点以上を重症とする．
また，造影CT Grade≧2であれば，スコアにかかわらず重症とする．

■造影CTによるCT Grade分類
（予後因子と独立した重症度判定項目）

膵造影不良域 \ 炎症の膵外進展度	前腎傍腔	結腸間膜根部	腎下極以遠
膵周囲のみあるいは各区域に限局	Grade 1	Grade 1	Grade 2
2つの区域にかかる	Grade 1	Grade 2	Grade 3
2つの区域全体あるいはそれ以上	Grade 2	Grade 3	Grade 3

- 浮腫性膵炎は造影不良域＜1/3とする．
- 原則として発症後48時間以内に判定する．

血液検査

- 膵酵素の上昇：血中膵アミラーゼやリパーゼ，トリプシン．
  血液生化学・血清：血糖，LDH，BUN，クレアチニンの上昇など．
  炎症反応の上昇：白血球数，CRPなど．

🩺 急性膵炎の重症度は，膵酵素の血中や尿中での上昇に反映されない．

胸腹部Ｘ線像

- 患者の臨床経過の評価と鑑別診断に必須である．
- 左上腹部の十二指腸，小腸のガス像（sentinel loop sign）（急性膵炎などによって誘発される麻痺性イレウスによる像），横行結腸のガス中断像（colon cut-off sign）がみられることもある．また随伴する胸・腹水貯留や麻痺性イレウスの診断，他疾患の除外診断に有用である．

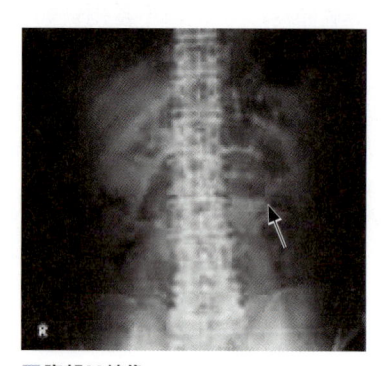

■腹部Ｘ線像
sentinel loop（矢印）

腹部超音波検査

- 検査では以下の所見がみられる．
  - 膵腫大
  - 膵実質内部の不均一（高エコー域と低エコー域の不規則な混在）（壊死や出血を反映している）
  - 膵周囲へ炎症が波及
  - 滲出液の貯留（膵周囲低エコー域）など

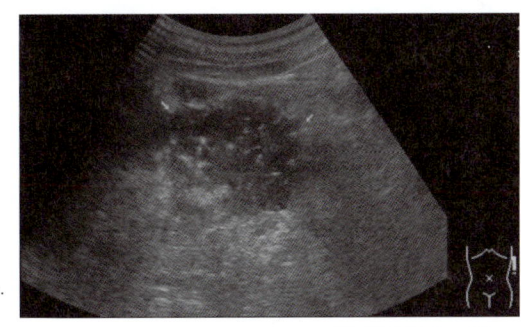

■ 腹部超音波像
腫大した膵尾部前面に液体貯留を認める．
膵周囲液体貯留（APFC）膵尾部

腹部CT検査

- 検査では以下の所見がみられる．
  - 膵腫大〔膵頭部で1椎体以上，膵体尾部で2/3椎体以上（Haagaらの基準）〕
  - 膵実質の不均一
  - 膵輪郭の不明瞭化
  - 膵周囲へ炎症が波及
  - 滲出液貯留　など

- 炎症の波及は網嚢腔，前腎傍腔，結腸間膜，後腎傍腔にみられる．

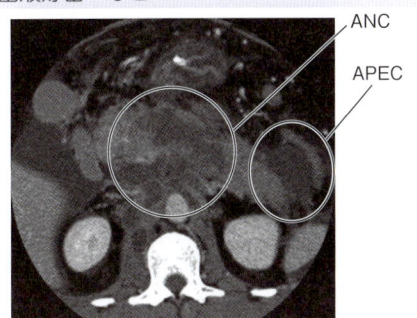

■ 腹部CT（発症早期）像
膵周囲液体貯留（APFC），壊死物質貯留（ANC）をともに認める．

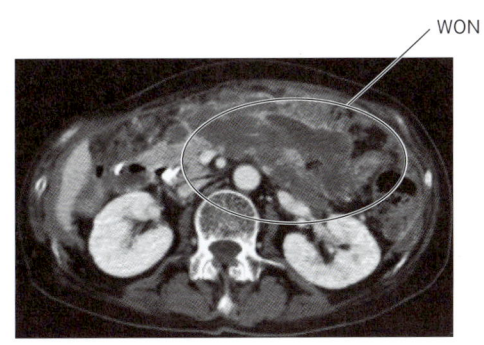

■ 腹部CT（発症後期）像
被胞化壊死巣（WON）を認める．

治療

内科治療

- 急性膵炎の診断から治療のチャートを示す．

■ 急性膵炎の診断・治療チャート

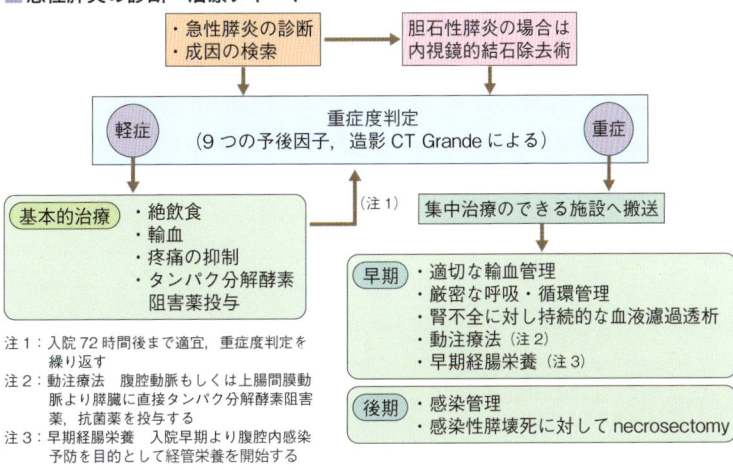

急性膵炎の診断・成因の検索 → 胆石性膵炎の場合は内視鏡的結石除去術

重症度判定（9つの予後因子，造影CT Grandeによる）

軽症 → 基本的治療
- 絶飲食
- 輸血
- 疼痛の抑制
- タンパク分解酵素阻害薬投与

重症 → 集中治療のできる施設へ搬送

早期
- 適切な輸血管理
- 厳密な呼吸・循環管理
- 腎不全に対し持続的な血液濾過透析
- 動注療法（注2）
- 早期経腸栄養（注3）

後期
- 感染管理
- 感染性膵壊死に対してnecrosectomy

注1：入院72時間後まで適宜，重症度判定を繰り返す
注2：動注療法　腹腔動脈もしくは上腸間膜動脈より膵臓に直接タンパク分解酵素阻害薬，抗菌薬を投与する
注3：早期経腸栄養　入院早期より腹腔内感染予防を目的として経管栄養を開始する

（急性膵炎診療ガイドライン2010改訂出版委員会編：急性膵炎診療ガイドライン2010（第3版）．p.103，金原出版株式会社，2009年を参照して作成）

■急性膵炎の内科治療

	軽症	重症
膵外分泌の抑制	絶飲食，制酸薬投与（プロトンポンプ阻害薬の点滴静注）	
疼痛の抑制	ジクロフェナク（ボルタレン30ｍｇ坐剤）などの非ステロイド性抗炎症薬やペンタゾシン（ソセゴン15mg点滴静注）やブプレノルフィン酸塩（レペタン0.2ｍｇ点滴静注）などの非麻薬性鎮痛薬の投与	
循環動態の安定化	尿量・口渇・中心静脈圧などを参考に十分量の輸液を行う．状態によって10L/日程度の輸液を必要とすることもあるが，過度の輸液は死亡率を増加させる	
タンパク分解酵素阻害薬	経静脈的に	腹腔動脈などより直接
	ガベキサートメシル酸塩（エフオーワイ600mg/日），ナファモスタットメシル酸塩（フサン60mg/日），ウリナスタチン（ミラクリッド15万単位/日）を投与する	
感染防止（抗菌薬）	経静脈的に	腹腔動脈などより直接
	膵組織への移行性が良く，抗菌スペクトルが広い抗菌薬を投与する．カルバペネム系のメロペネム水和物（メロペン3g/日）などが良く用いられる	
重症膵炎の処置		・早期の経腸栄養（経鼻小腸管による） ・腎，循環，呼吸不全に対する治療（持続的血液濾過透析，昇圧剤，人工呼吸管理など） ・感染性膵壊死に対するnecrosectomy

■膵周囲の合併症

		時期	
		早期（1〜2週目）	後期（2週目以降）
内容物	液体のみ	膵周囲液体貯留（APFC）	膵仮性嚢胞（まれ） Pancreatic pseudocyst
	壊死を含む	壊死物質貯留（ANC）	被胞化壊死巣（WON）

〔新Atlanta分類（2012年改訂）を参照して作成〕

APFCはほとんど自然に軽快するが，壊死を含むANC，WONでは細菌感染の可能性があり（感染性膵壊死），感染すると経皮的，内視鏡的もしくは外科的necrosectomyが必要となる．

予後

- 急性膵炎の10〜30％は重症例であり，近年，増加傾向にある．
- 軽症例は2週間以内にほとんど軽快し，死亡率は1％以下である．
- 重症例では退院するまでに数か月から半年を要し，予後因子，CT Gradeともに重症と判定された場合は，死亡率が30％を超える．

■急重症急性膵炎の病期

早期（発症1〜2週間以内）	激しい全身性炎症反応症候群（SIRS）を伴う症状を示す．死亡例の約半数はこの時期で循環不全に起因する臓器不全が多い
後期（発症2週間以降）	全身の炎症は治まり，全身または局所の感染コントロールが重要である．とくに感染性膵壊死に起因する死亡例が多い

膵周囲液体貯留（APFC）：acute pepripancreatic fluid collection　　壊死物質貯留（ANC）：acute necrotic collection
被胞化壊死巣（WON）：walled-off necrosis

胆膵疾患

慢性膵炎

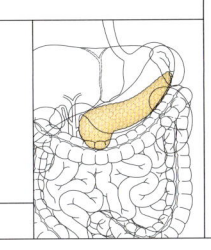

K860, K861　chronic pancreatitis

疾患概念

慢性膵炎は，膵臓の実質細胞の脱落により線維化，肉芽組織などの変化を生じ，膵外分泌・内分泌機能が低下する難治性進行性疾患である．アルコール性が68%を占めるが，原因不明（特発性）のものや，若年発症（家族性・遺伝性）のものもある．

Summary Map

誘因・原因
- 喫煙と長時間の大量飲酒（日本酒3合/日以上を数年間）
- 膵炎の主な成因はアルコール性68%，特発性21%，胆石性3%が3大成因である．

病態
- 発症・進展機序についてはまだよくわかっていない．

症状 臨床所見
- 頻度の高い症状は上腹痛，腰背部痛，食欲不振，吐き気，嘔吐など
- 非代償期における主な症状は，脂肪性下痢，体重減少，糖尿病ビタミン欠乏症（ビタミンA，D，E，K，B12）．

検査・診断 分類
- 腹部超音波・CT検査：膵内石灰化
- 内視鏡逆行性膵胆管造影（ERCP）あるいは磁気共鳴膵胆管造影（MRCP）：膵管不整像
- 膵外分泌機能検査（BT-PABA試験（PFD試験）など），組織所見
- 超音波内視鏡（EUS）

治療
- 外科的治療，体外衝撃波結石破砕術（ESWL），内視鏡膵石治療，仮性嚢胞に対する内視鏡ドレナージ，胆管狭窄に対するステント療法など
- 低脂肪食（1日30g以下），禁酒，非麻薬性鎮痛薬，消化酵素薬，制酸薬の使用

用語解説

代償期と非代償期
慢性膵炎では，膵臓の外分泌機能（脂肪，タンパクなどを分解する消化酵素の分泌）と内分泌機能（インスリン，グルカゴンというホルモンの分泌）が維持されている代償期と，機能不全をきたしている非代償期に分けられる．

セクレチン
セクレチンは消化管ホルモンの1つで，膵より重炭酸，水分の分泌を促進し，胃酸分泌を抑制する．

α細胞とβ細胞
膵ランゲルハンス島に存在する内分泌細胞で，α細胞（A細胞）はグルカゴンを，β細胞（B細胞）はインスリンを分泌する．

キモトリプシン
膵の外分泌酵素で，タンパク分解酵素の1つ

グルカゴン
膵ランゲルハンス島のα細胞より分泌され，グリコーゲンを分解して血糖値を上げる働きがある．グルカゴンの欠乏は低血糖症を起こす．

疾患の発症様式と時間経過

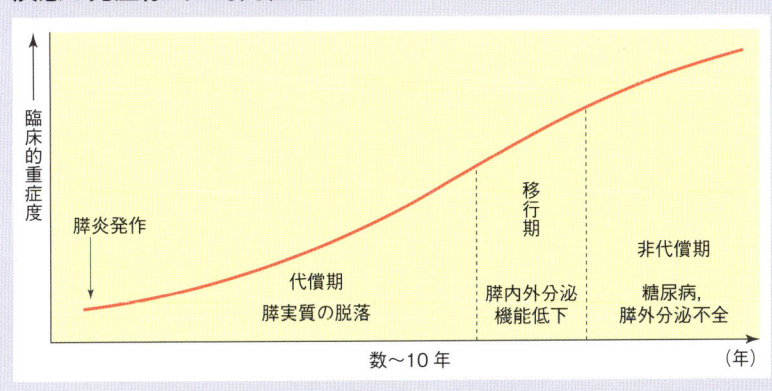

縦軸：臨床的重症度
横軸：数～10年（年）

膵炎発作 → 代償期（膵実質の脱落） → 移行期（膵内外分泌機能低下） → 非代償期（糖尿病，膵外分泌不全）

誘因・原因

- 男女比は4.6：1と推定されている[1]．
- 主な成因は，アルコール性68％，特発性21％，胆石性3％である．
- 喫煙と長期間の大量飲酒（日本酒3合/日以上を数年間）が，それぞれ発症の危険因子とされる．

> 膵がんに伴う閉塞性膵炎（膵管の閉塞・狭窄．膵がんは膵管からの発生が大部分を占める）の可能性を見落としてはならない．

症状・臨床所見

- 頻度の高い症状は，上腹部痛，腰背部痛，食欲不振，吐き気，嘔吐，腹部膨満感，腹部重圧感である．腹痛は病態が進行し膵組織が破壊され，膵臓の働きが低下すると，軽減する傾向がみられる．
- 非代償期における主な症状は，外分泌機能不全（脂肪性下痢，体重減少），内分泌機能不全（糖尿病），ビタミン欠乏症（ビタミン A，D，E，K，B_{12}）があげられる．通常，外分泌機能不全が先行する．

検査・診断・分類

臨床診断基準

- 慢性膵炎の増悪時には急性膵炎同様に血清アミラーゼなどの逸脱酵素が異常高値を示すが，非代償期では血清アミラーゼなどの逸脱酵素が異常高値とならないことがあるので，診断の確実な指標とはいえない．
- 成因によって，アルコール性と非アルコール性に分類する．
- 慢性膵炎の多くは非可逆性であり，自己免疫性膵炎と閉塞性膵炎は治療によって可逆性である点から，慢性膵炎とは別個に扱う．
- 早期診断・早期治療を目的として，慢性膵炎確診・準確診のほかに早期慢性膵炎が定義された．

■ 慢性膵炎臨床診断基準

慢性膵炎の診断項目 ①特徴的な画像所見　②特徴的な組織所見　③反復する上腹部痛発作　④血中または尿中膵酵素値の異常　⑤膵外分泌障害 ⑥1日80g以上（純エタノール換算）の持続する飲酒歴 慢性膵炎確診：a，bのいずれかが認められる． 　a．①または②の確診所見 　b．①または②の準確診所見と，③〜⑤のうち2項目以上 慢性膵炎準確診：①または②の準確診所見が認められる． 早期慢性膵炎：③〜⑥のいずれか2項目以上と早期慢性膵炎の画像所見が認められる． ①②のいずれも認めず，③〜⑥のいずれかのみ2項目以上有する症例のうち，他の疾患が否定されるものを慢性膵炎疑診例とする． ③または④の1項目のみ有し早期慢性膵炎の画像所見を示す症例のうち，他の疾患が否定されるものは早期慢性膵炎の疑いがある．
慢性膵炎の診断項目 ①特徴的な画像所見 確診所見：以下のいずれかが認められる． 　a．膵管内の結石 　b．膵全体に分布する複数ないしびまん性の石灰化 　c．ERCP像で，膵全体に見られる主膵管の不整な拡張と不均等に分布する不均一かつ不規則な分枝膵管の拡張 　d．ERCP像で，主膵管が膵石，蛋白栓などで閉塞または狭窄しているときは，乳頭側の主膵管と分枝膵管の不規則な拡張 準確診所見：以下のいずれかが認められる． 　a．MRCPにおいて，主膵管の不整な拡張とともに膵全体に不均一に分布する分枝膵管の不規則な拡張 　b．ERCP像において，膵全体に分布するびまん性の分枝膵管の不規則な拡張，主膵管のみの不整な拡張，蛋白栓のいずれか 　c．CTにおいて，主膵管の不規則なびまん性の拡張とともに膵辺縁が不規則な凹凸を示す膵の明らかな変形 　d．超音波（EUS）において，膵内の結石または蛋白栓と思われる高エコーまたは膵管の不整な拡張を伴う辺縁が不規則な凹凸を示す膵の明らかな変形 ②特徴的な組織所見 確診所見：膵実質の脱落と線維化が観察される．膵線維化はおもに小葉間に観察され，小葉が結節状，いわゆる硬変様をなす． 準確診所見：膵実質が脱落し，線維化が小葉間または小葉間・小葉内に観察される． ③血中または尿中膵酵素値の異常 以下のいずれかが認められる． 　a．血中膵酵素が連続して複数回にわたり正常範囲を超えて上昇あるいは正常下限未満に低下 　b．尿中膵酵素が連続して複数回にわたり正常範囲を超えて上昇 ④膵外分泌障害 BT-PABA試験で明らかな低下を複数回認める
早期慢性膵炎の画像所見 a，bのいずれかが認められる． 　a．以下に示すEUS所見7項目のうち，(1)〜(4)のいずれかを含む2項目以上が認められる． 　　(1)蜂巣状分葉エコー（lobularity, honeycombing type），(2)不連続な分葉エコー（nonhoneycombing lobularity） 　　(3)点状高エコー（hyperechoic foci；non-shadowing），(4)索状高エコー（stranding） 　　(5)嚢胞（cysts），(6)分枝膵管拡張（dilated side branches），(7)膵管辺縁高エコー（hyperechoic MPD margin） 　b．ERCP像で，3本以上の分枝膵管に不規則な拡張が認められる．

（日本膵臓学会ほか：慢性膵炎臨床診断基準2009．膵臓 24(6)：645-646，2009 より改変）

臨床病期

● 慢性膵炎の初期では, 膵機能が比較的保たれ, 膵酵素上昇を伴う腹痛が主症状である(代償期*). その後, 膵組織が破壊され疼痛は減少し膵酵素上昇もみられなくなり, 膵石や膵管の狭窄・拡張が出現する(移行期). ついには膵機能が荒廃し膵外分泌機能低下による消化吸収障害や内分泌機能低下による糖代謝障害が出現する(非代償期*).

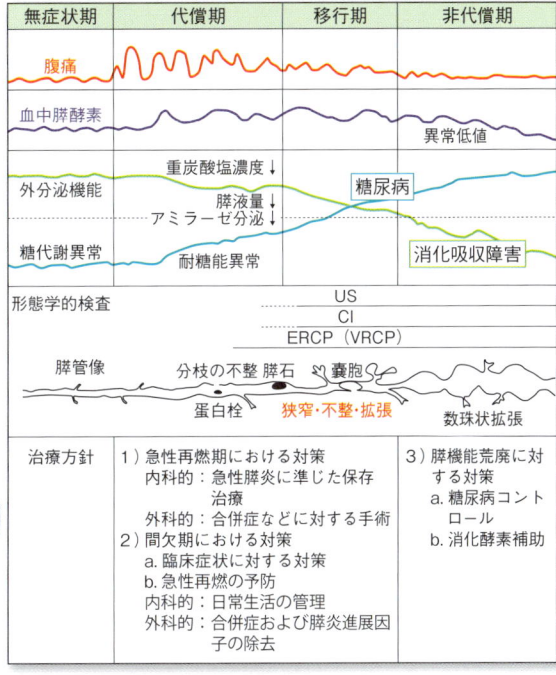

■ 慢性膵炎の臨床経過と治療方針
(難病情報センター ホームページより引用)

画像診断

● 慢性膵炎の確診例にみられる画像を示す.

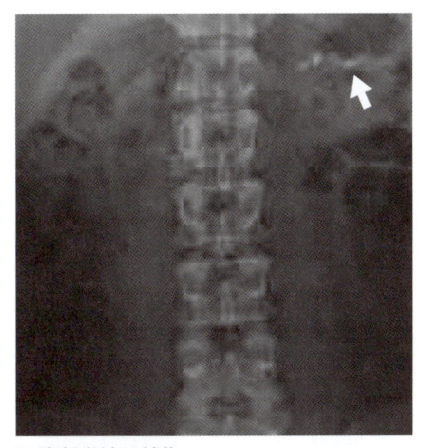

■ 腹部単純X線像

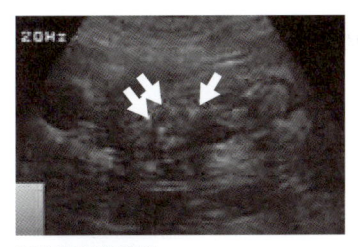

■ 腹部超音波像
膵内石灰化像(矢印)

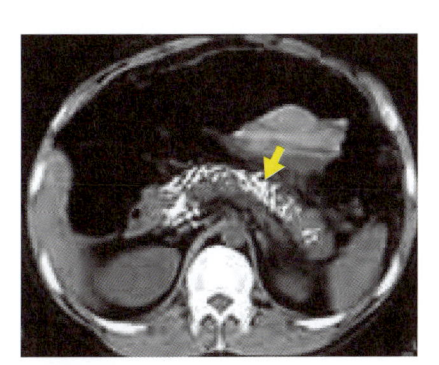

■ 腹部単純CT像
膵内石灰化像(矢印)

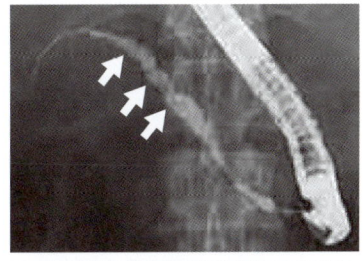

■ 内視鏡逆行性膵胆管造影(ERCP)像
主膵管の不整拡張(矢印)

膵機能検査

● 膵外分泌機能検査
- わが国で一般に施行できるのはBT-PABA試験のみである．
- なお，慢性膵炎の診断基準では，膵外分泌機能検査としてセクレチン＊試験とBT-PABA試験と便中キモトリプシン＊活性の3つが示されている．

● 膵内分泌機能検査
- 確定診断例の約半数が糖尿病を合併し，比較的早期から耐糖能異常が認められる．
- 膵性糖尿病では α 細胞と β 細胞＊がともに障害され，インスリン分泌不全とグルカゴン＊分泌が低下している．したがって以下の評価を行う．

> インスリン分泌機能の評価：経口ブドウ糖負荷試験，グルカゴン負荷試験，尿中Cペプチド．
> インスリンとグルカゴンの分泌機能を同時に評価：アルギニン負荷試験（アルギニンはインスリン，グルカゴンなどの分泌を促進）．

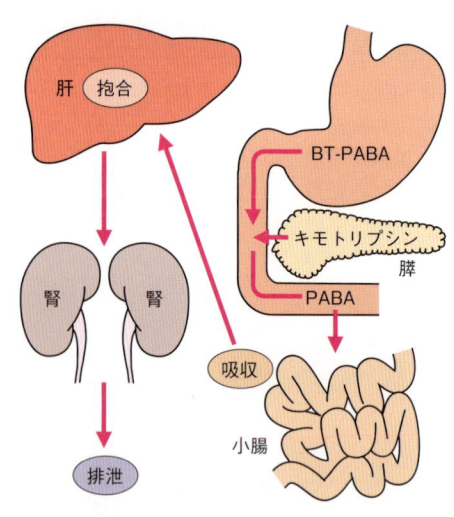

■ BT-PABAの代謝

BT-PABA試験は，膵の外分泌酵素であるキモトリプシンの消化管内活性を測定する試験．キモトリプシンの合成基質であるBT-PABAを内服させ，その分解産物であるPABA（パラアミノ安息香酸）の尿中排泄率をみる．早朝空腹時に排尿したのち，BT-PABA（PFD試薬）0.5gを水200mLとともに服用する．服用後6時間の尿中PABA排泄量の総和を求め，排泄率70％を正常下限値とする．膵外分泌機能が20～30％以下に低下した場合に陽性となる．

(富松昌彦編：消化器疾患ナーシング．Nursing Mook 2, p.42, 学研メディカル秀潤社，2000)

治療

代償期
- ● 急性増悪時は急性膵炎に準じた治療を行う．
  - ・低脂肪食（1日30g以下）
  - ・禁酒
  - ・非麻薬性鎮痛薬
  - ・消化酵素薬
  - ・制酸薬，内視鏡的処置
- ● 長期の麻薬性鎮痛薬使用が必要な状態
  - ・乳頭括約筋切開を行う：膵石，膵管・胆管狭窄，膵仮性嚢胞などの合併症対策
  - ・内視鏡的処置を行う：体外衝撃波結石破砕術（ESWL）膵管内ステント挿入
  - ・外科的治療
  - ①急性再燃を反復
  - ②膵嚢胞，膵瘻などの合併
  - ③胆石，胆管狭窄や膵・胆管合流異常などの合併
  - ④局所的門脈圧亢進症，消化管出血など
  - ⑤膵がんの疑いのある症例

非代償期
- ● 消化吸収障害と糖代謝傷害に対する治療が重要である．腹痛などの症状は軽減は膵機能が障害されたためである．
- ● 脂肪制限食（1日40g以下），消化酵素薬の投与，糖尿病の管理（インスリン治療による血糖コントロールが基本）であり，膵のグルカゴン分泌も減退しているため，インスリン必要量は比較的少ないので，低血糖を起こしやすい．

予後
- ● 慢性膵炎は糖尿病や膵がんなど悪性腫瘍を合併する頻度が高く，定期的な経過観察が重要である．

内視鏡逆行性膵胆管造影（ERCP）：endoscopic retrograde cholangiopancreatography ｜ 磁気共鳴膵胆管造影（MRCP）：magnetic resonace cholangiopancreatography ｜ 超音波内視鏡（EUS）：endoscopic ultrasonography ｜ PFD試薬：pancreatic function diagnostant，膵機能診断薬 ｜ 体外衝撃波結石破砕術（ESWL）：extracorporeal shock wave lithotripsy

胆膵疾患

自己免疫性膵炎

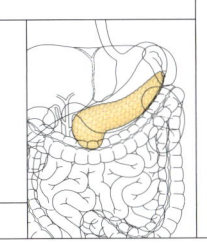

K861　autoimmune pancreatitis：AIP

疾患概念
自己免疫性機序による膵炎．免疫グロブリンのうちIgG4との関連が深い．

Summary Map

誘因・原因
- 原因不明．

病態
- なんらかの原因により，自分自身の免疫機構が自分自身の臓器を異物と認識し，免疫反応が起こることにより膵臓に炎症が起きる自己免疫病の1つ．
- 膵臓のほか，胆管や腎臓，唾液腺など全身臓器に炎症を併発することもある．

症状・臨床所見
- 黄疸
- 糖尿病
- 腹痛や背部痛を認めることもあるが，急性膵炎と比べ軽微．

検査・診断・分類
- 肝胆道系酵素の上昇
- 膵酵素の上昇
- 免疫グロブリンG(IgG)*(とくにIgG4)が上昇することが特徴的な所見．
- 画像検査：腹部CT，磁気共鳴胆道膵管造影(MRCP)，腹部超音波検査，超音波内視鏡，内視鏡逆行性膵胆管造影検査(ERCP)
- 診断は全身症状，画像検査，血液検査，病理検査などをあわせ診断する．

治療
- 副腎皮質ステロイド薬の投与
- 黄疸に対してはERCPにてドレナージを行う．

●用語解説

免疫グロブリンG (IgG)
免疫グロブリンは抗体およびこれと機能上の関連をもつタンパク質の総称で，免疫学的性状からG, M, A, D, Eの5つのクラスに分類され，さらに，IgGは4つのサブクラスに細分される．

疾患の発症様式と時間経過

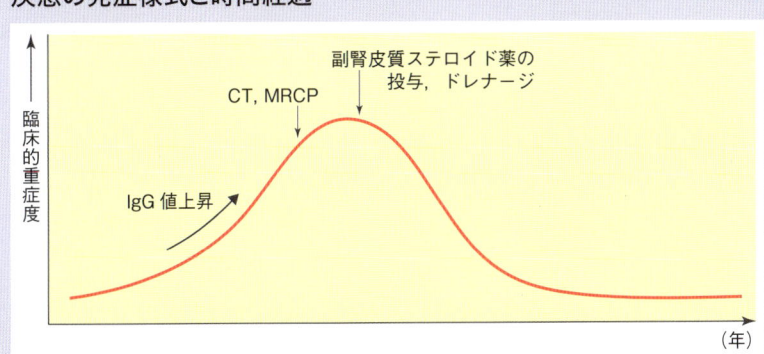

縦軸：臨床的重症度／横軸：(年)
IgG値上昇 → CT, MRCP → 副腎皮質ステロイド薬の投与，ドレナージ

353

誘因・原因

- 原因はわかっていない．
- なんらかの原因で免疫反応が膵臓に起こり炎症が引き起こされる．
- 膵臓のほか，全身臓器に自己免疫反応が起こることがある．IgG4関連疾患とよばれさまざまな症状を呈する．

症状・臨床所見

- 黄疸でみつかることが多い：IgG4関連疾患である硬化性胆管炎による閉塞性黄疸．
- 糖尿病の急激な増悪：原因精査にて行った画像検査（CTやMRI）で発見されることがある．
- 腹痛や背部痛もみられるが，急性膵炎にみられるような激痛は通常みられない．

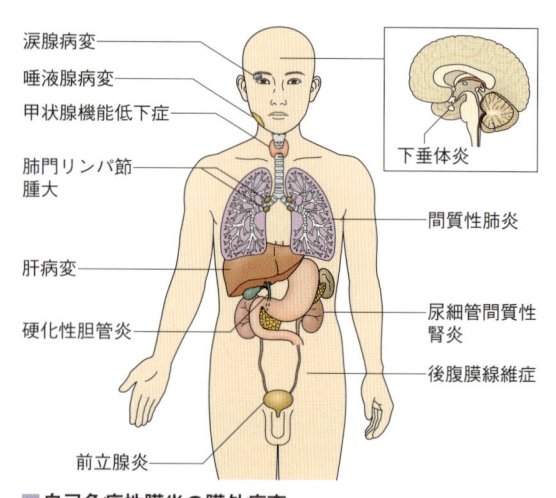

■ 自己免疫性膵炎の膵外病変
IgG4関連疾患として認識される．

検査・診断・分類

血液検査

- 肝胆道系酵素：ビリルビン，トランスアミナーゼ，アルカリホスファターゼ，γ-GTPなどの上昇
- 膵酵素：アミラーゼの上昇
- その他：IgGの上昇，とくにIgG4値が上昇することが特徴的

画像検査

- CT：膵臓の腫大，膵管の狭細像，膵臓周囲のcapsular-like rim sign，胆管の拡張・狭窄
- MRI：膵管の不整狭細像
- ERCP：膵管の不整狭細像，胆管の狭窄・拡張

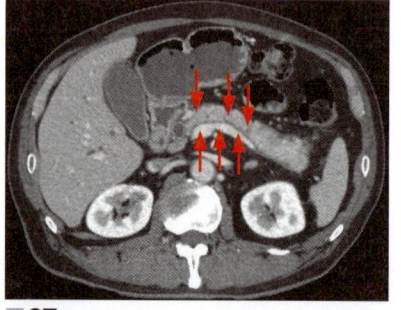

■ CT
膵臓周囲のcapsular-like rim sign（矢印）

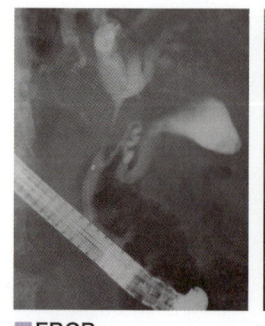

■ ERCP
（左）主膵管（MPD）の不整狭細像．（右）総胆管（CBD）狭窄・拡張像

治療

- 副腎皮質ステロイド薬の投与
- 閉塞性黄疸に対しては，ERCPにてドレナージを行う

免疫グロブリンG（IgG）：immunoglobulin G ｜ 磁気共鳴胆道膵管造影（MRCP）：magnetic resonance cholangiopancreatography ｜ 内視鏡逆行性膵胆管造影検査（ERCP）：endoscopic retrograde cholangio-pancreatography ｜ 総胆管（CBD）：common bile duct ｜ 主膵管（MPD）：main pancreatic duct

胆膵疾患

膵がん（膵頭部がん）

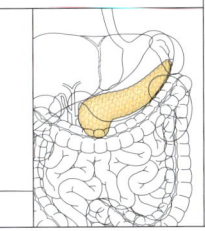

C250　carcinoma of the head of the pancreas

疾患概念
膵がんのうち，膵頭部に発生するものを膵頭部がんとよぶ．病理学的には上皮性悪性腫瘍の中の浸潤性膵管がんを指す場合が多い．

Summary Map

誘因・原因	● 原因は不明である．疫学的調査により高齢（60 歳以上），喫煙，糖尿病，男性，家族歴や慢性膵炎が危険因子としてあげられる． ● ただし強い相関はなく，因果関係は立証されていない．
病態	● 正常膵管上皮が遺伝子変異によりがん化すると考えられている． ● 早期発見は難しく，周辺臓器に浸潤・転移しやすく，予後不良である． ● 膵がんの 6～7 割が膵頭部がんである．
症状 臨床所見	● 膵がんはしばしば無症状のことが多いが，増大して上腹部痛，背部痛，黄疸，疲労感，食欲不振，悪心・嘔吐，体重減少などの非特異的症状をきたす．
検査・診断 分類	● 血液生化学所見，マルチスライス CT（MDCT），超音波，内視鏡的逆行性膵胆管造影（ERCP）*，経皮経肝胆管造影（PTC）*． ● フルオロデオキシグルコース・ポジトロン（FDG PET-CT）も有用な場合がある．
治療	● 黄疸があれば，経皮経肝胆道ドレナージ（PTBD），あるいは内視鏡的経鼻胆道ドレナージ（ENBD）により減黄を行う． ● 遠隔転移がなく切除可能であれば切除． ● 切除不能の場合，放射線療法，化学療法を行う．

●用語解説

内視鏡逆行性膵胆管造影（ERCP）
内視鏡下に胆管膵管の開口部であるファーター乳頭部に細い管を挿入し，造影剤を注入し胆管および膵管を造影する．膵管および胆管の狭窄，閉塞の情報が得られる．閉塞性黄疸の場合，ステントチューブにより減黄治療もできる．胆汁や膵液採取可能で，がんの診断をすることもできる．欠点としては膵炎を引き起こすことなど侵襲的な点である．

経皮経肝胆管造影（PTC）
局所麻酔下に経皮的に肝内の胆管に細いチューブを挿入し，胆管を造影する検査．ERCP と異なり，閉塞性黄疸により肝内胆管が拡張している症例にかぎり行われる．通常，超音波下に穿刺を行い，ドレナージチューブを留置する．

マルチスライス CT（MDCT）
Multi-row Detector CT の略．従来の CT と異なり人体を透過した X 線の検出器が複数並べられた CT のこと．現在 64 列が最多である．これにより，高速高分解能撮影が可能であり，微小な病変の描出には能力を発揮する．被曝および造影剤を除けば，侵襲のない検査法であり，膵がんの診断で最も重要な検査である．

誘因・原因

● 肉食，脂肪摂取量の増加，喫煙
● 糖尿病（膵がん自体が膵炎および高血糖を引き起こすので，因果関係は複雑である）．

■膵頭部がんの進展による症状

胆管閉塞	➡	閉塞性黄疸
消化管閉塞	➡	イレウス，悪心・嘔吐
膵外進展	➡	上腹部痛，背部痛（ときに麻薬による除痛を要する），体重減少，疲労感
随伴性膵炎	➡	糖尿病悪化，背部痛，上腹部痛，体重減少，悪心・嘔吐

症状・臨床所見

● 上腹部痛，背部痛，黄疸，疲労感，食欲不振，悪心・嘔吐，体重減少．
● 初期の場合，症状はなく，超音波，CT などでの膵管拡張のみのこともある．
● 胆管から離れた膵鉤部に発生した膵頭部がんの場合，黄疸は発生しにくい．

355

検査・診断・分類

画像診断

- 超音波(腹部エコー):最も非侵襲的であり,スクリーニング検査として重要.低エコー腫瘤および尾側膵管拡張所見は重要
- 内視鏡逆行性膵胆管造影(ERCP),経皮経肝胆管造影(PTC):胆道造影では膵内胆管での狭窄,閉塞を判定.閉塞性黄疸がある場合,同時にドレナージを行う.膵管造影では主膵管の途絶,狭窄および末梢膵管拡張を判定する.膵液擦過細胞診で陽性の場合,ほぼ確定診断できる.
- 血管造影:門脈や動脈の浸潤の程度を判定する.最近ではMDCTの精度が高くなり,侵襲的な血管造影はあまり行われなくなった.
- マルチスライスCT(MDCT):最も診断価値が高い.患部は境界不鮮明な造影効果の乏しい腫瘍として描出される.周囲血管(門脈,上腸間膜動脈,胃十二指腸動脈)の浸潤像や主膵管狭窄と末梢膵管拡張所見は診断的価値が高い.肝転移の有無も重要

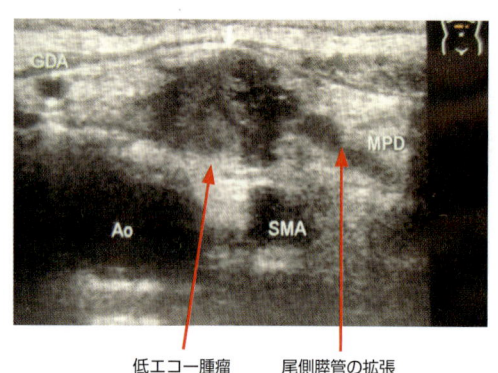

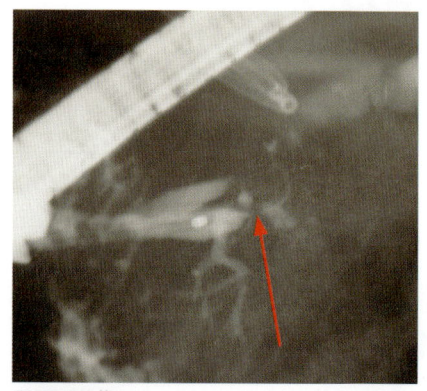

■ ERCP像
狭窄部位(矢印)

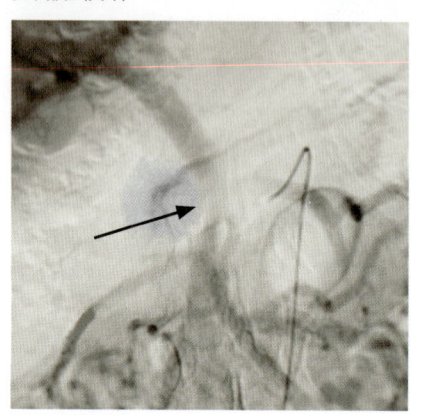

■ 血管造影像
上腸間膜静脈から門脈にかけ圧排浸潤像を認める(矢印).

- PETは高血糖の患者では感度が低く,膵炎でも陽性となることもある.
- MDCT所見では,腫瘤形成型膵炎や自己免疫性膵炎との鑑別が困難な場合もあるので注意する.

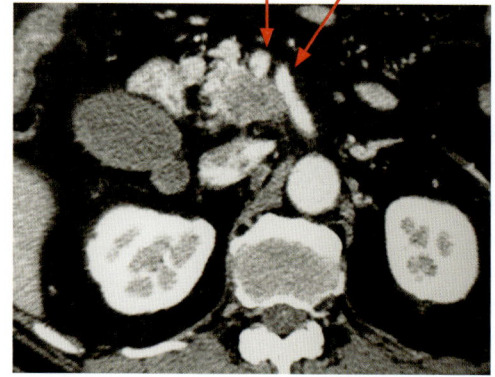

■ 腹部超音波像
低エコー腫瘤　尾側膵管の拡張

■ MDCT像
膵頭部に境界不鮮明な腫瘍あり.膵外神経叢への浸潤(矢印)

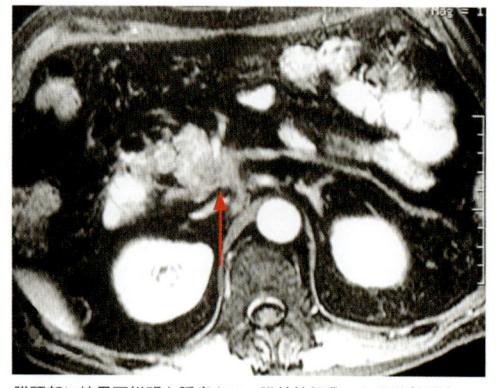

膵がんが門脈および上腸間膜動脈に浸潤している.

治療

膵頭十二指腸切除

- 標準的な根治治療である．
- 十二指腸に連続する胃，空腸の一部と胆管，膵頭部とリンパ節を含む周囲組織を一塊として切除するかなり大がかりな手術である．
- 膵頭部を貫く門脈に浸潤がある場合は，門脈合併切除をする場合もある．
- 胃をすべて温存する全胃温存膵頭十二指腸切除（PpPD）も広く行われている．

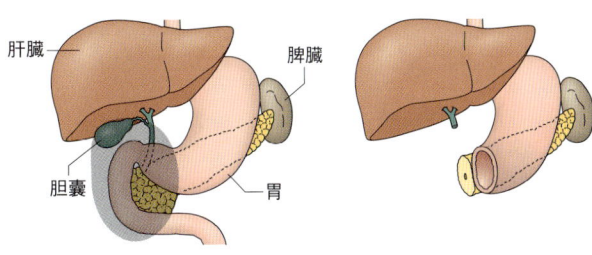

■膵頭十二指腸切除

再建

- 切除後，膵，胆管および胃の断端は空腸を用いて再建する．再建の順序，吻合方法などでさまざまな方法がある．

■再建法

ウィップル法	胆−膵−胃の順に再建
チャイルド法	膵−胆−胃の順に再建
今永法	胃−膵−胆の順に再建

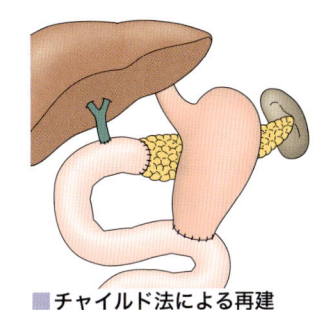

■チャイルド法による再建
膵空腸-胆管空腸-胃空腸吻合の順番に再建（ブラウン吻合付加）

化学療法

- 手術不能症例に対しては，ゲムシタビン塩酸塩，テガフール・ギメラシル・オラシルカリウム配合剤（TS-1：ティーエスワン®）や両者を併用するGS療法が行われる．
- 最近，FOLFIRINOX療法（オキサリプラチン，イリノテカン塩酸塩水和物，フルオロウラシル，レボホリナートカルシウム併用療法）が認可されたが，効果が期待できる反面，副作用も強く，高齢者には適さない．
- 切除可能症例に対しても，TS-1を半年間投与することで（術後補助化学療法），術後の再発率や生存率が向上することが証明されている．

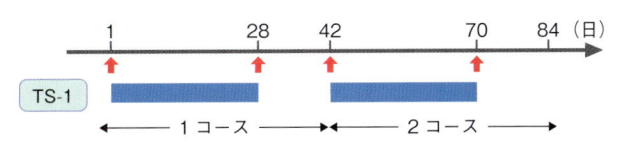

■膵がんの術後補助化学療法
膵がん切除後2か月以内に 40〜60mgのTS-1を1日2回，28日間連続経口投与し，その後14日間休薬する42日を1コースとし，4コース（6か月間）まで実施する．

経皮経肝胆道ドレナージ（PTBD）: percutaneous transhepatic biliary drainage | 内視鏡経鼻胆道ドレナージ（ENBD）: endoscopic nasobiliary drainage | 内視鏡逆行性膵胆管造影（ERCP）: endoscopic retrograde cholangiopancreatography | マルチスライスCT（MDCT）: multidetector computed tomography | フルオロデオキシグルコース・ポジトロンCT（FDG PET-CT）: fluorodeoxyglucose positron emission tomography-CT | 経皮経肝的胆管造影（PTC）: percutaneous transhepatic cholangiography | 全胃温存膵頭十二指腸切除（PpPD）: pylorus-preserving pancreaticoduodenectomy

胆膵疾患

膵がん（膵体尾部がん）

C25.1, C25.2　Carcinoma in the body and tail of the pancreas

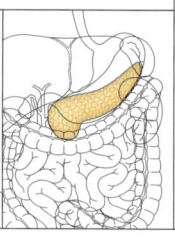

疾患概念
膵臓の体部・尾部に生じる膵管上皮または膵実質細胞を発生母地とするがん．膵がんのほとんどは膵管上皮由来の膵管がんである．組織型では管状腺管がん（tubular adenocarcinoma）が7〜8割を占め，他に膵扁平上皮がん，粘液がん，粘液嚢胞腺がんなどがある．

Summary Map

誘因・原因	・60歳以上の高齢者に多く，男性にやや多い． ・原因は不明だが，喫煙が膵がんのリスクであるほか，糖尿病や慢性膵炎の既往も発がんのリスクとなる． ・高脂肪食，肉類の摂取，野菜や果物の摂取不足など，食生活の欧米化が関与している可能性もある．
病態	・主に膵管上皮から発生する．K-ras*の遺伝子異常が指摘されることが多い．
症状 臨床所見	・腹痛，背部痛，腹部腫瘤，耐糖能異常など ・無症状のまま進行することが多い．
検査・診断 分類	・腹部dynamic CT*，腹部超音波検査，内視鏡逆行性膵胆管造影（ERCP），MR膵胆管造影（MRCP），膵液細胞診 ・膵酵素（血清アミラーゼ，エラスターゼ1），腫瘍マーカー*（CEA，CA19-9，DU-PAN-2，SPan-1，CA50，SLXなど）
治療	切除可能例：・膵体尾部切除術＋リンパ節郭清→術後補助化学療法 切除不能例：・化学療法（FOLFIRINOX療法（オキサリプラチン，イリノテカン塩酸塩水和物，フルオロウラシル，レボホリナートカルシウム併用療法），ゲムシタビン塩酸塩，テガフール・ギメラシル・オテラシルカリウム配合剤，エルロチニブ塩酸塩） ・放射線療法

用語解説

K-ras遺伝子
細胞増殖を担っている遺伝子．この遺伝子に変異が起こると細胞分裂が異常に増大して発がんする．膵がんにおいて高率に認められるが，他の消化器がん（とくに大腸がん）においても検出される．

腹部dynamic CT
造影剤を静注して行うCT検査で，同一部位を連続的に撮影する方法．病変部の血行動態を経時的に観察することができる．

腫瘍マーカー
がん細胞自身が産生するか，生体ががんに反応して産生した物質．血中濃度を測るとがんの指標になる可能性があるもの．（p.28参照．）

腫瘤形成性膵炎
明確に定義づけられた疾患概念ではない．慢性膵炎の経過中に膵の限局性腫大あるいは腫瘤を形成して，しばしば膵管や総胆管に狭小化が認められるために膵がんとの鑑別がつきにくい．

疾患の発症様式と時間経過

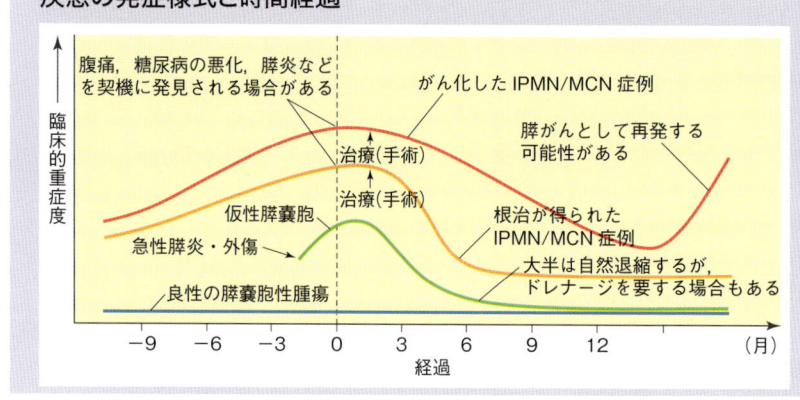

縦軸：臨床的重症度　横軸：経過（月）

- 腹痛，糖尿病の悪化，膵炎などを契機に発見される場合がある
- がん化したIPMN/MCN症例
- 治療（手術）
- 膵がんとして再発する可能性がある
- 仮性膵嚢胞
- 治療（手術）
- 急性膵炎・外傷
- 根治が得られたIPMN/MCN症例
- 良性の膵嚢胞性腫瘍
- 大半は自然退縮するが，ドレナージを要する場合もある

−9　−6　−3　0　3　6　9　12　(月)

358

誘因・原因

- 膵がんは主に膵管上皮から発生する.
- 喫煙が発がんのリスクとなる. 糖尿病や慢性膵炎の既往もリスク因子となる.
- 高脂肪食, 低繊維食によりリスクが高くなることが示唆されている.
- K-rasの遺伝子異常が約8割にみられ, 膵がんの発生に関与するとされている.

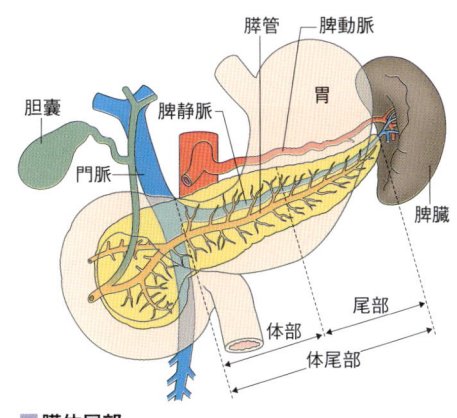

■ 膵体尾部

症状・臨床所見

- 腹痛, 背部痛, 腹部腫瘤, 耐糖能異常, 血管雑音を認めることがある.
- 膵頭部がんは肝胆道系酵素の上昇, 黄疸などの症状で発見されることが多いのに対し, 膵体尾部がんは上記のような症状は出にくい.
- 耐糖能異常は, がんによって主膵管が閉塞すると尾側の膵実質が萎縮し, 膵ランゲルハンス島細胞からのインスリン分泌が低下することにより生じる.
- 膵がんが脾動脈を狭窄することにより, 血管雑音が聴取されることがある.
- 膵がんの進行度(Stage)は, 局所進展度(T)とリンパ節転移から4段階に分けている. Ⅰ, Ⅱ期の比較的早期での発見は非常に少なく, Ⅲ, Ⅳa, b期の進行した状態でみつかるケースが大部分である.
- 全く無症状で腹部CTなどの画像検査で偶然発見されることもまれではない.

■ 膵がん取扱い規約によるステージ分類

● 進行度(ステージ)

	M0 N0	M0 N1	M0 N2	M0 N3	M1
Tis	0				
T1	Ⅰ	Ⅱ	Ⅲ		Ⅳb
T2	Ⅱ	Ⅲ	Ⅲ		
T3	Ⅲ	Ⅲ	Ⅳa		
T4	Ⅳa				

● 大きさ
TS1：2.0cm以下
TS2：2.0cmをこえ4.0cm以下
TS3：4.0cmをこえ6.0cm以下
TS4：6.0cmをこえる

● 膵局所進展度
Tis：非浸潤癌
TS1：腫瘍径が2cm以下で膵内に限局したもの
TS2：腫瘍径が2cmをこえ膵内に限局したもの
TS3：癌の浸潤が膵内胆管(CH), 十二指腸(DU), 膵周囲組織(S=膵前方組織, RP=膵後方組織)のいずれかに及ぶもの
TS4：癌の浸潤が隣接する大血管(PV, A), 膵外神経叢(PL), 多臓器(OO)のいずれかに及ぶもの
TX：膵局所進展度が評価できないもの

● リンパ節転移
N0：リンパ節転移なし
N1：1群リンパ節のみ転移あり
N2：2群リンパ節まで転移あり
N3：3群リンパ節まで転移あり
NX：リンパ節転移は不明

● 遠隔転移
M0：遠隔転移なし
M1：遠隔転移あり
M2：遠隔転移は不明

(日本膵臓学会編：膵癌取扱い規約第6版. p.4, 5, 8, 10, 11. 金原出版. 2009 を改変)

検査・診断・分類

血液検査

- CEA, CA19-9, DU-PAN-2, SPan-1, CA50, SLXなどが膵がんの腫瘍マーカーとなる.
- 耐糖能異常〔高血糖, ヘモグロビンA1c(HbA1C)高値〕や膵酵素(血清アミラーゼ, エラスターゼ1など)の上昇を伴うことがある.

腹部超音波検査

- 膵体尾部の低エコー腫瘤として描出される.
- 間接所見として,病変よりも尾側の膵管の拡張がみられる.

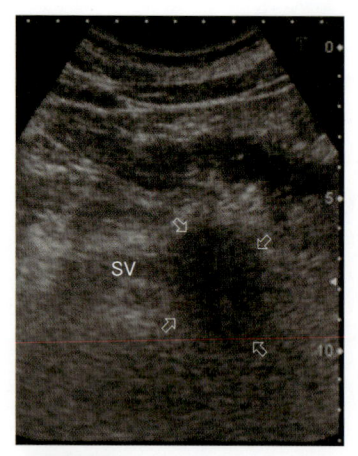

■ 超音波像
膵体尾部の低エコー腫瘤が描出される(矢印).
SVは脾静脈

体型や腸管ガス量などによっては観察が困難な場合がある.

腹部CT検査

- 造影効果に乏しい低濃度腫瘤として描出されることが多い.
- 病変よりも尾側の膵管の蛇行や拡張,膵実質の萎縮がみられる.

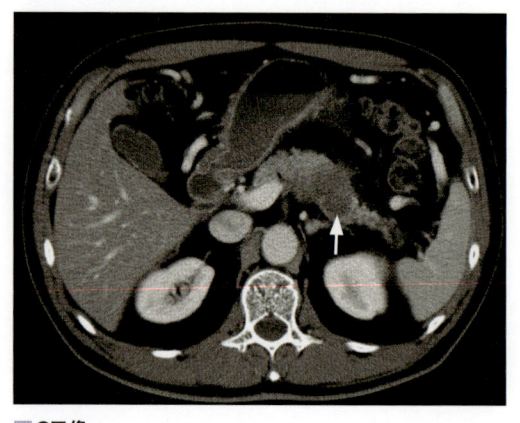

■ CT像
病変より尾側の膵実質の萎縮がみられる(矢印).

腫瘤形成性膵炎*との鑑別が困難な場合がある.

内視鏡逆行性膵胆管造影(ERCP)と腹腔動脈造影

- 腫瘍による主膵管の狭窄や閉塞,尾側の膵管の蛇行・拡張がみられる.
- 膵液細胞診を同時に行う.

■ 内視鏡逆行性膵胆管造影像(ERCP)
膵管への造影剤注入により,膵管に蛇行・拡張をみることができる(矢印).

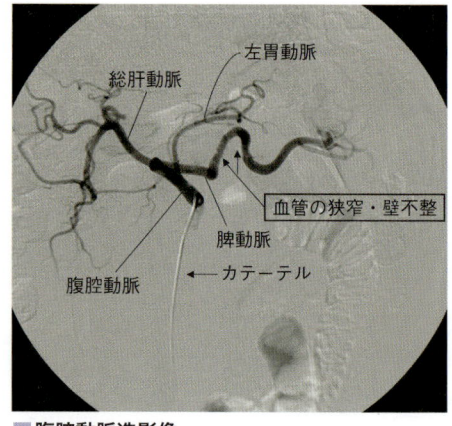

- 膵がんは大半が乏血性腫瘍である.膵周囲の血管(脾動脈や脾静脈,上腸間膜動脈など)へ浸潤すると血管が巻き込まれ(encasement),狭窄や壁不正がみられる.膵がんの進展の診断や切除範囲の決定に有用である.

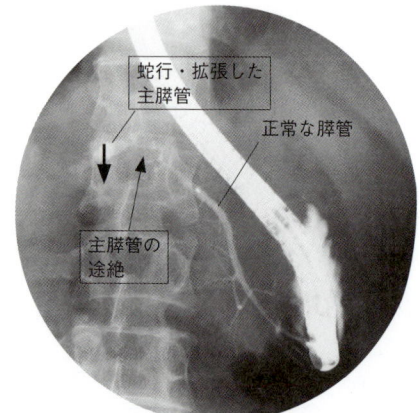

■ 腹腔動脈造影像
膵周囲の血管に狭窄や壁不正がみられる(矢印).

診断

- 以上の検査結果を総合して、診断を確定させる。

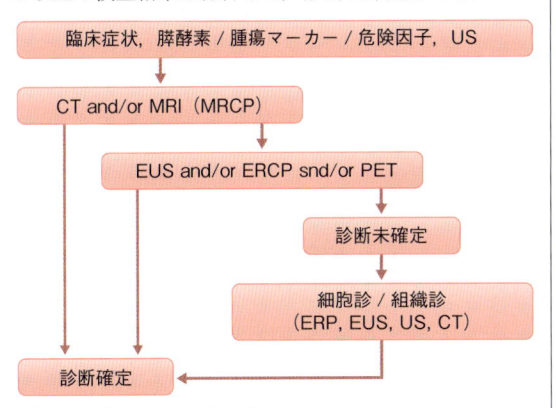

```
臨床症状，膵酵素／腫瘍マーカー／危険因子，US
              ↓
     CT and/or MRI (MRCP)
              ↓
     EUS and/or ERCP snd/or PET
              ↓
         診断未確定
              ↓
      細胞診／組織診
      (ERP, EUS, US, CT)
              ↓
         診断確定
```

■ 膵がん診断のアルゴリズム
(膵がん診療ガイドライン改訂委員会，2009)

治療

治療のアルゴリズム

- 膵がんのステージを見極めたうえで、治療を選択する。

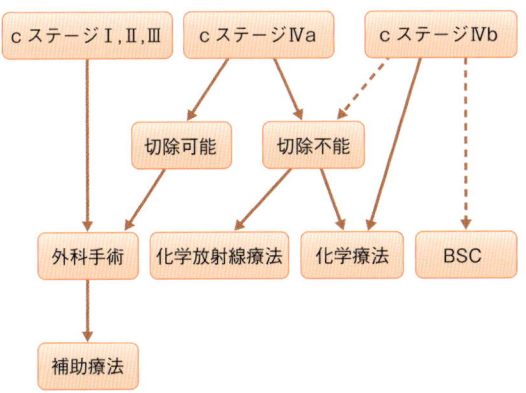

```
cステージⅠ,Ⅱ,Ⅲ    cステージⅣa    cステージⅣb
      ↓              ↓              ↓
   切除可能        切除不能
      ↓              ↓
  外科手術  化学放射線療法  化学療法  BSC
      ↓
   補助療法
```

■ 膵がん治療のアルゴリズム
(膵がん診療ガイドライン改訂委員会，2009)

外科手術

- 膵体尾部切除術および所属リンパ節郭清
- 膵全摘術が行われることはまれである。

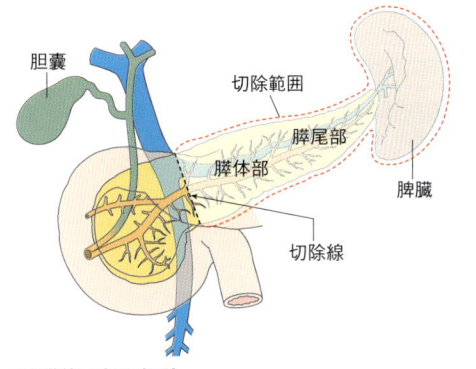

■ 膵体尾部の切除

転移様式

- 隣接臓器（血管、神経叢、胃、脾臓、左副腎など）への直接浸潤と、リンパ節転移、肝転移、腹膜播種、肺転移などがある。予後はきわめて不良である。

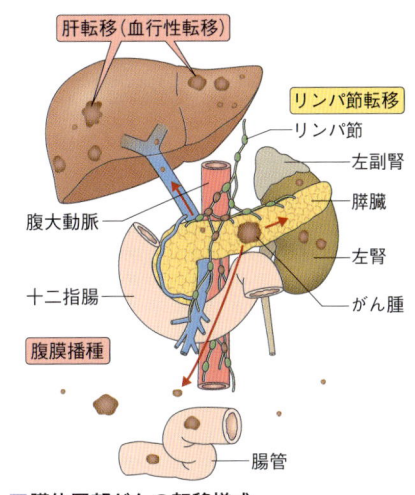

■ 膵体尾部がんの転移様式

化学療法

- FOLFIRINOX療法［オキサリプラチン（エルプラット®）85mg/m²，イリノテカン塩酸塩水和物（カンプト®，トポテシン®）180mg/m²，フルオロウラシル(5-FU®)400mg/m²急速静注＋2,400mg/m²持続静注，レボホリナートカルシウム（アイソボリン®，レボホリナート）200mg/m²］2週間を1サイクルとして反復投与．

- ゲムシタビン塩酸塩（ジェムザール®）：1,000mg/m²を点滴静注，3週投薬1週休薬．
- テガフール・ギメラシル・オテラシルカリウム配合剤（ティーエスワン®）1日2回朝夕食後服用，4週投薬2週休薬．
- エルロチニブ（タルセバ®）ゲムシタビンとの併用において1日1回100mg投与．

ヘモグロビンA1c(HbA1C)：glycated hemoglobin A1c ｜ CEA：carcinoembryonic antigen，がん胎児性抗原 ｜ CA19-9：carbohydrate antigen 19-9，糖鎖抗原19-9 ｜ DU-PAN-2：DUはDuke(人名)，PANはpancreas(膵)の造語 ｜ SPan-1：s-pancreas-1 antigen，SPan-1抗原 ｜ CA50：carbohydrate antigen 50，糖鎖抗原50 ｜ SLX：Sialyl Lewis X-i antigen，シリアル・ルイスX-i抗原〔シリアルSSEA-1(sialyl specific embryonic antigen-1)ともいう〕

胆膵疾患

膵嚢胞
(のうほう)

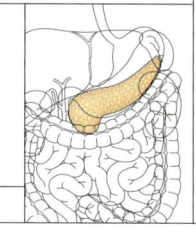

K862 | pavcreatic cysts

疾患概念
膵臓に生じる嚢胞性病変．内腔が上皮で覆われる真性膵嚢胞と，上皮に覆われていない仮性膵嚢胞に分類される．膵嚢胞の8割以上を占める仮性膵嚢胞は膵炎や外傷に続発して生じることが多いのに対し，真性膵嚢胞には先天性嚢胞のほか，膵管内乳頭粘液性腫瘍(IPMN)や粘液性嚢胞腫瘍(MCT)などの膵嚢胞性腫瘍が含まれ，鑑別と手術適応の有無が問題となる．

Summary Map

誘因・原因
- 誘因には先天性，腫瘍性，炎症性，外傷性などがある．
- 真性膵嚢胞は先天性嚢胞（嚢胞性膵線維症*など）と後天性嚢胞（腫瘍性と非腫瘍性がある）に分けられ，仮性膵嚢胞は膵炎や外傷に続発して起こることが多い．
- 膵嚢胞の8割以上は仮性膵嚢胞である．

病態
- 仮性膵嚢胞は膵炎や外傷を誘因とし，滲出液や膵液が線維性被膜に覆われて貯留して形成される．
- 膵嚢胞性腫瘍（膵管内乳頭粘液性腫瘍*(IPMN)や粘液性嚢胞腫瘍*(MCN)など）では，腫瘍が産生する粘液などが貯留して嚢胞性病変を形成する．

症状 臨床所見
- 腹部腫瘤，腹部違和感，腹痛，耐糖能異常，膵炎症状など
- 細菌感染，炎症を伴う仮性膵嚢胞では発熱がみられる．

検査・診断 分類
- 血液検査：アミラーゼ，リパーゼ，エラスターゼ1などの膵酵素上昇
- 腹部超音波，腹部造影CT，超音波内視鏡，MR膵胆管造影(MRCP)
- 膵嚢胞性腫瘍の場合は悪性腫瘍との鑑別のため，腫瘍マーカーの測定を行い，内視鏡逆行性膵胆管造影(ERCP)，膵液細胞診を行う．

治療
仮性膵嚢胞	感染・炎症を伴う場合はドレナージ（経皮的・内視鏡的）や嚢胞消化管吻合術
膵嚢胞性腫瘍	IPMNのうち悪性を疑われるものやMCNは膵がんに準じた手術

●用語解説

嚢胞
嚢胞とは，液体，半固形物質を含んでいる単胞性あるいは多房性の袋状のもの，あるいは閉じた腔とされている．膵嚢胞は，膵液や滲出液，粘液，血液などが溜まってこぶ状の嚢胞が膵臓の内部や外部にできる状態のこと．膵嚢胞はがんによってもできる場合があるため，がんの有無を調べる検査が必要となる．

粘液性膵嚢胞腫瘍
嚢胞内が粘液成分を主体とした液体で，がん化する頻度が高い．膵体尾部にみられることが多い．

嚢胞性線維症
嚢胞性線維症ともいう．主に白人の小児にみられる遺伝性疾患．消化管などの粘膜から粘稠な粘液を分泌するために，膵管や総胆管などが徐々に閉塞して機能不全に陥る．

漿液性膵嚢胞腫瘍
嚢胞内がさらさらした透明な分泌物である漿液が主体で，がん化はまれ．

膵管内乳頭粘液性腫瘍
膵管上皮が乳頭状に増殖した腫瘍．主膵管型と分枝膵管型に分かれる．がん化する頻度は高い．

solid pseudopapillary tumor
以前はsolid cystic tumorといわれていた．腫瘍内部に嚢胞と液体でない充実した成分が混在している状態で，ほとんどが良性である．

疾患の発症様式と時間経過

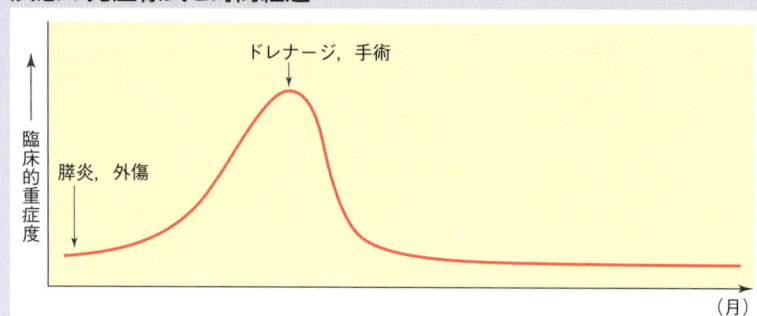

縦軸：臨床的重症度　横軸：(月)
膵炎，外傷 → ドレナージ，手術

誘因・原因

- 膵囊胞には内腔を上皮で被覆された真性膵囊胞と，上皮で被覆されず線維性組織で覆われた仮性膵囊胞がある．膵囊胞のうち約8割は仮性膵囊胞である．
- 真性膵囊胞には先天性と後天性の膵囊胞があり，後者には腫瘍性・非腫瘍性の膵囊胞がある．
- 膵囊胞性腫瘍には膵管内乳頭粘液腫瘍（IPMN）や粘液性膵囊胞腫瘍（MCN），漿液性囊胞腫瘍*，solid pseudopapillary tumor*などがある．
- 仮性膵囊胞の大部分は膵炎に続発するが，外傷性に生じるものもある．

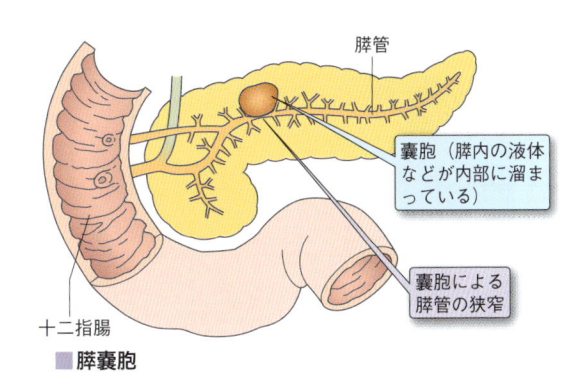

■ 膵囊胞

症状・臨床所見

- 腹部腫瘤，腹部違和感，腹痛，耐糖能異常などが主な症状であるが，無症状の場合もある．膵炎を併発することにより発見されることもある．

検査・診断・分類

- 膵囊胞の鑑別には，病巣の局在，囊胞径，囊胞の数（単胞性か多房性か），壁の厚さや隔壁の有無，隆起成分の有無，石灰化の有無などがポイントとなる．

腹部超音波検査

- 内部が低エコーな腫瘤として描出される．
- 膵囊胞性腫瘍の場合には，囊胞内の隔壁や隆起成分の有無を観察する．体表からの超音波検査よりも超音波内視鏡のほうが病変の観察・診断に有用である．

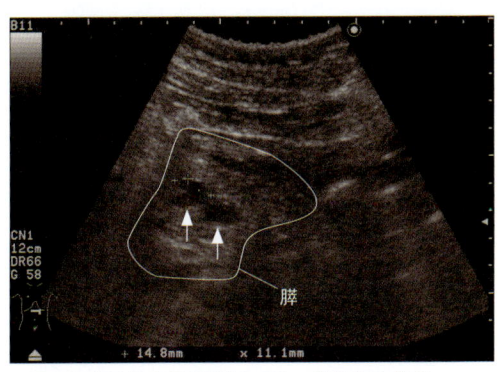

■ 膵頭部漿液性囊胞腺腫（矢印）の腹部超音波像

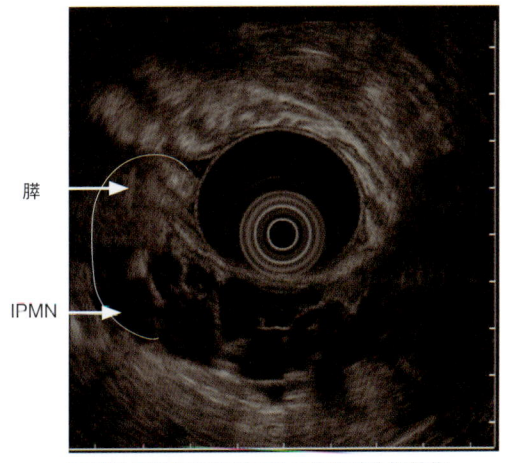

■ 膵体尾部IPMN（矢印）の超音波内視鏡像

CT検査

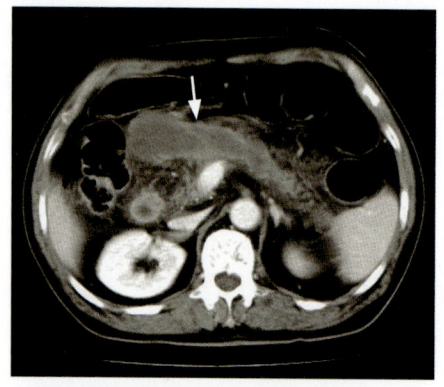

■ 急性膵炎に続発した仮性膵囊胞(矢印)

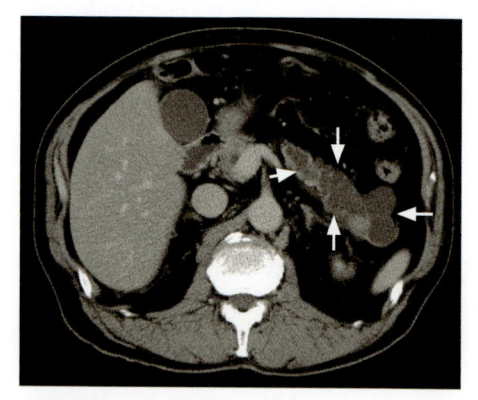

■ 膵尾部に生じたIPMN(矢印)

内視鏡逆行性膵胆管造影(ERCP)検査

- 膵嚢胞性腫瘍の鑑別に有用である．乳頭部や膵管の形状，病変と主膵管との交通の有無を観察し，膵液細胞診も同時に行う．
- とくにIPMNの場合は主乳頭開口部の開大，粘液の排出がみられるのが特徴である．
- IPMNでは主膵管の拡張，粘液による透亮像が観察される．
- 分枝型IPMNでは主膵管との交通が認められる

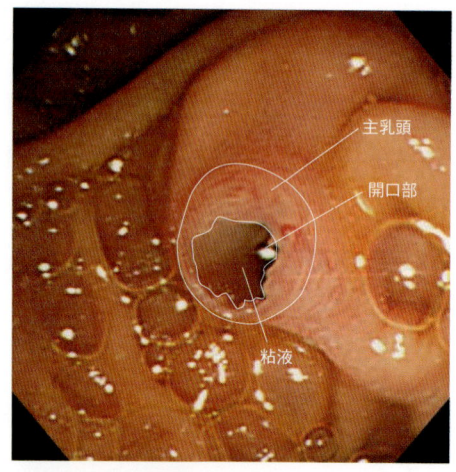

■ IPMNの主乳頭像
開口部の開大と粘液の排出が特徴

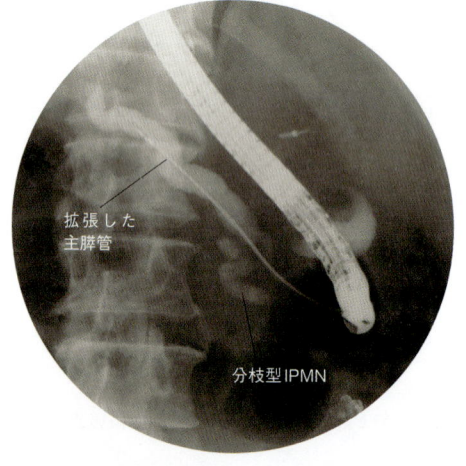

■ 膵頭部分枝型IPMN
拡張した主膵管と，それに交通する囊胞性病変がみられる．

磁気共鳴膵胆管造影(MRCP)検査

- T1低信号，T2高信号の病変．ERCPと比較して低侵襲である．

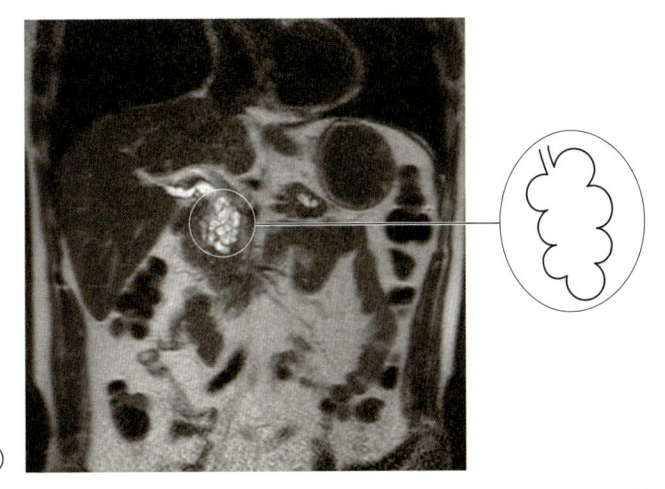

■ ブドウの房状と表現される分枝型IPMN（矢印）

治療

仮性膵嚢胞

- 感染・炎症のコントロールが困難な仮性膵嚢胞の場合は，経皮的嚢胞穿刺・ドレナージや内視鏡的嚢胞ドレナージが施行される．

- 慢性膵炎に続発する難治性・有症状の仮性膵嚢胞の場合は，消化管（胃・十二指腸・空腸）と吻合する手術（嚢胞消化管吻合術）を行う場合がある．

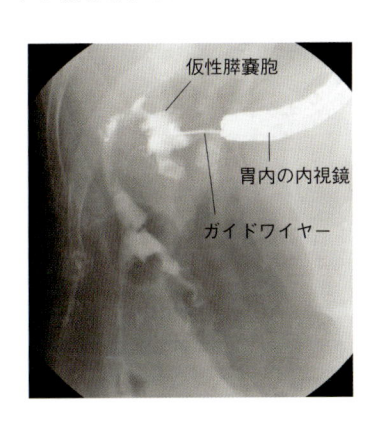

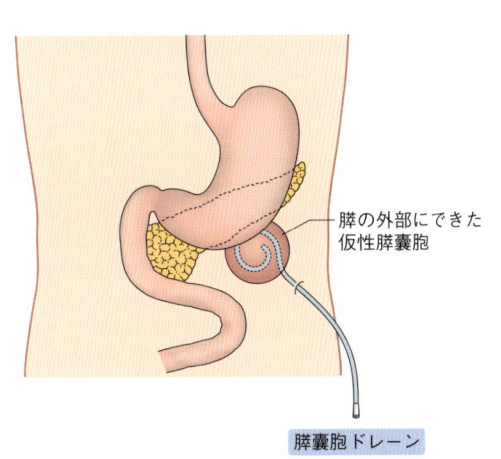

■ 仮性膵嚢胞に対する内視鏡嚢胞ドレナージ（左）と経皮的嚢胞穿刺ドレナージ（右）

膵嚢胞性腫瘍

- 悪性の可能性(malignant potential)があり，手術適応の有無が問題となる．悪性の膵嚢胞性腫瘍であっても，通常型膵がんに比べると切除後の予後は良好である．

- 悪性が疑われる膵嚢胞性腫瘍の場合には，膵がんに準じた手術が行われる．

■ 膵嚢胞性腫瘍の手術適応

IPMN	●閉塞性黄疸を伴うもの ●造影効果を有する充実部を伴うもの ●主膵管径が10mmを超えるもの ●超音波内視鏡や細胞診により悪性が疑われるもの
MCN	●原則手術（悪性の可能性が高いため）

膵管内乳頭粘液性腫瘍(IPMN)：intraductal papillary mucinous neoplasm ｜ 膵粘液性嚢胞腫瘍(MCN)：mucinous cystic neoplasm ｜ 内視鏡逆行性膵胆管造影(ERCP)：endoscopic retrograde cholangiopancreatography ｜ MR膵胆管造影(MRCP)：magnetic resonance cholangiopancreatography

Supplement

D137

膵内分泌腫瘍

pancreatic neuroendocrine tumor

誘因・原因

- 原因不明
- ホルモンを産生する膵臓の内分泌組織が腫瘍化したもの．
- ホルモンを多量に分泌する機能性腫瘍と，分泌しない非機能性腫瘍がある．
- 産生するホルモンにより，インスリノーマ，グルカゴノーマ，ガストリノーマ，ソマトスタチノーマ，VIPオーマに分類される．

■ それぞれのホルモン作用

インスリン	血糖を降下させる
グルカゴン	血糖を上昇させる
ガストリン	胃酸分泌を促進させる
ソマトスタチン	インスリン，グルカゴン，ガストリン，成長ホルモンの分泌を抑制する．また消化管の運動や胆嚢収縮も抑制する
VIP	腸液分泌を促進する

症状・臨床所見

- インスリノーマは悪性度の低いものが多いが，他は悪性のものが多い．
- インスリノーマ：インスリンを産生する腫瘍．低血糖症状
- グルカゴノーマ：グルカゴンを産生する腫瘍．高血糖，体重減少，壊死性遊走性紅斑
- ガストリノーマ：ガストリンを産生する腫瘍．胃潰瘍，十二指腸潰瘍，下痢，腹痛
- ソマトスタチノーマ：ソマトスタチンを産生する腫瘍．下痢，腹痛
- VIPオーマ：血管作動性小腸ペプチド(VIP)を産生する腫瘍．大量の下痢，脱水，皮膚紅潮
- 多発性分泌腫瘍(MEN)-1型であることがあるため，MEN-1を構成する他疾患(下垂体，副甲状腺，胸腺，気管支，副腎，皮膚など)の検討も必要である．

> **用語解説**
>
> **多発性内分泌腫瘍1型 (multiple endocrine neoplasia type1, MEN1)**
>
> MEN1遺伝子の異常を背景として副甲状腺機能亢進症，膵内分泌腫瘍，脳下垂体腺腫，副腎腫瘍などを起こしてくる疾患．

検査・診断・分類

- CT, MRI：ダイナミックCTで強い濃染像が特徴．MRIでもダイナミックCTが有用．インスリノーマ以外は悪性度が高く多発のことも多いので，複数の病変がある可能性も念頭に評価する必要がある．
- 超音波内視鏡下吸引生検法(EUS-FNA)による組織採取
- 血液検査等で膵内分泌腫瘍が強く疑われるのに画像診断で見つからない時は，選択的動脈刺激下静脈血採取も行う．ただし，グレチンを注入してガストリンの濃度をカルシウムも注入してインスリンの濃度も経時的に測定することでガストリノーマやインスリノーマの存在も同定する．

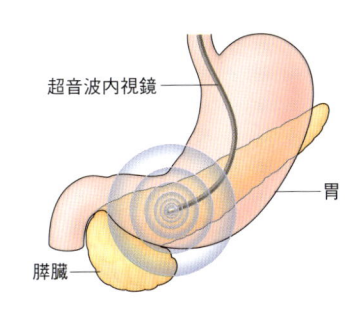

■EUS-FNAによる組織採取

治療

- MEN1では腫瘍の早期発見のための定期検査が重要
- 外科的切除：腫瘍の外科的切除
- 化学療法が行われることがある．
- ホルモン過剰による症状に対しては，ソマトスタチンアナログが有効なことがある．
- 対症療法：胃潰瘍や下痢，腹痛に対する内服治療

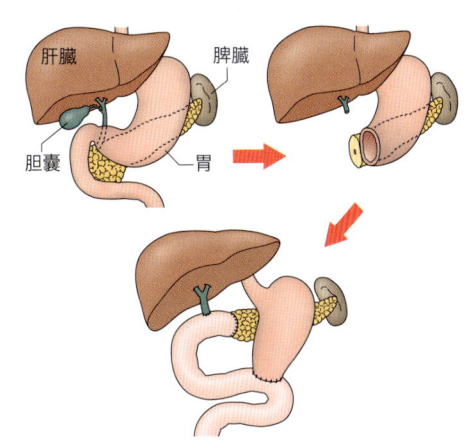

■膵頭十二指腸切除術(PD)

血管作動性小腸ペプチド(VIP)：vasoactive intestinal polypeptide
超音波内視鏡下吸引生検法(EUS-FNA)：endoscopic ultrasound-fine needle aspiration
多発性内分泌腫瘍1型(MEN1)：multiple endocrine neoplasia type1

栄養療法とケア

ex 1　経静脈栄養法
ex 2　経腸栄養法
ex 3　経皮内視鏡的胃瘻造設術(PEG)
ex 4　ストーマ

経静脈栄養法

parenteral nutrition

概要

- 腸閉塞や高度の下痢症など消化管の機能が侵されていて，消化管が安全に使用できないときは，静脈栄養法の適応となる．
- 2週間未満の短期であれば，末梢静脈栄養法（PPN）*でよいが，2週間以上の長期に栄養管理が及ぶ場合は，完全静脈栄養法（TPN）*が選択される．TPNはその合併症を理解し，安全に施行することが重要である．

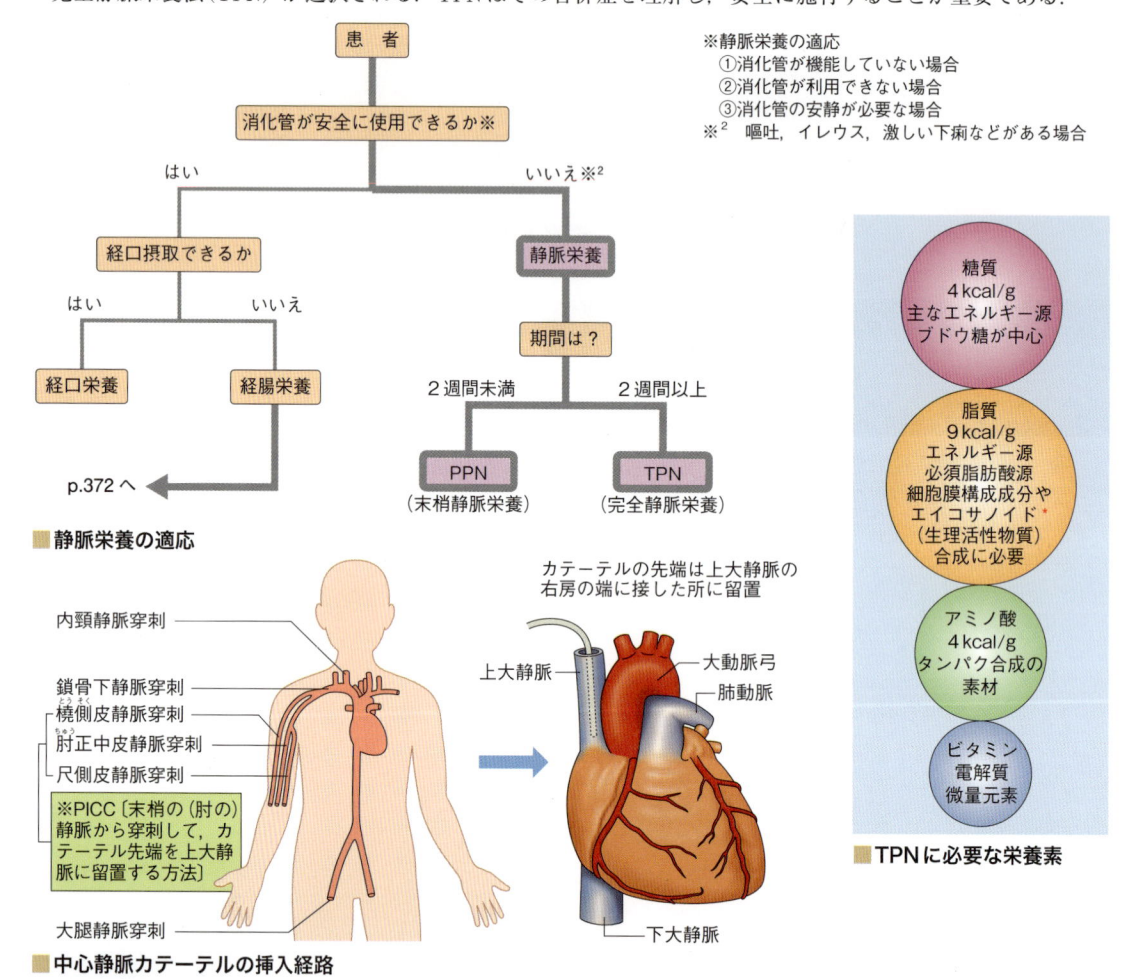

※静脈栄養の適応
① 消化管が機能していない場合
② 消化管が利用できない場合
③ 消化管の安静が必要な場合
※2 嘔吐，イレウス，激しい下痢などがある場合

静脈栄養の適応

（フローチャート）
患者 → 消化管が安全に使用できるか
- はい → 経口摂取できるか
  - はい → 経口栄養
  - いいえ → 経腸栄養
  - p.372 へ
- いいえ※2 → 静脈栄養 → 期間は？
  - 2週間未満 → PPN（末梢静脈栄養）
  - 2週間以上 → TPN（完全静脈栄養）

TPNに必要な栄養素

- 糖質 4kcal/g 主なエネルギー源 ブドウ糖が中心
- 脂質 9kcal/g エネルギー源 必須脂肪酸源 細胞膜構成成分やエイコサノイド*（生理活性物質）合成に必要
- アミノ酸 4kcal/g タンパク合成の素材
- ビタミン 電解質 微量元素

中心静脈カテーテルの挿入経路

- 内頸静脈穿刺
- 鎖骨下静脈穿刺
- 橈側皮静脈穿刺
- 肘正中皮静脈穿刺
- 尺側皮静脈穿刺
- 大腿静脈穿刺

※PICC〔末梢の（肘の）静脈から穿刺して，カテーテル先端を上大静脈に留置する方法〕

カテーテルの先端は上大静脈の右房の端に接した所に留置
- 上大静脈
- 大動脈弓
- 肺動脈
- 下大静脈

用語解説

末梢静脈栄養法
主に上肢の静脈から点滴で栄養素を注入する方法．浸透圧の高い輸液製剤は血管炎を起こすため使用できない．この方法だけでは600〜1,000kcal/日程度が上限で，生命維持に必要な栄養素を補給できないので，絶食患者の場合は2週間が限度である．ブドウ糖が加えられた維持輸液や，アミノ酸が加えられた製剤，脂肪乳剤なども使用される．

完全静脈栄養法
中心静脈栄養（CVH），経中心静脈高カロリー輸液（IVH）ともいう．生命維持に必要な高濃度のブドウ糖，アミノ酸，脂質，電解質，水分などが補給される．血管内にカテーテルが留置されているために，挿入部位や補給製剤の無菌性を維持することが重要である．

エイコサノイド
必須脂肪酸であるω-6型のアラキドン酸やω-3型のエイコサペンタエン酸（EPA）から変換された生理的活性物質（代謝を調節する物質）．プロスタグランジン，トロンボキサン，ロイコトリエンなどがあり，血小板の凝集，気管支の収縮・弛緩・血液の粘稠度などを調節している．

メイラード反応
タンパク質やアミノ酸と糖が化学的に作用して褐色物質をつくる反応のこと．まだ詳しくは解明されていないが，生体内でこの反応が起こると，それよって生成される物質が体内器官に蓄積されて障害を起こすといわれている．

ω（オメガ）-6型脂
必須脂肪酸はω-6型の2種類に分かれ，はリノール酸と体内で代謝されてできるン酸が含まれる．エ源のほかに細胞膜の理的活性物質などにる．

ex1 経静脈栄養法

■ TPN輸液キット製品（ダブル・トリプル・クワッドバッグ製剤などあり）

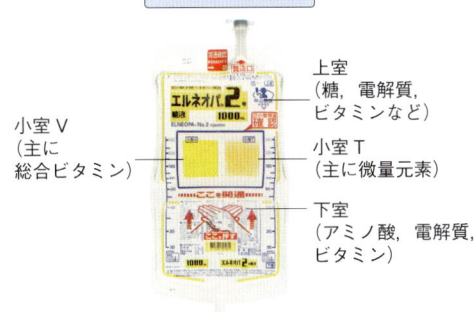

クワッドバッグ製剤
- 上室（糖，電解質，ビタミンなど）
- 小室V（主に総合ビタミン）
- 小室T（主に微量元素）
- 下室（アミノ酸，電解質，ビタミン）

- 使用時に隔壁を開通して使用（糖とアミノ酸の反応であるメイラード反応*を防止する目的）
- 総合ビタミン剤を配合
- 糖質濃度，カロリーの違いで1号，2号あり

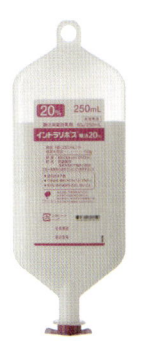

（写真提供：大塚製薬工場）

■ 脂肪乳剤

- 10%，20%濃度製剤
- 100mL，250mL製剤
- 浸透圧は約1.0
- 精製大豆油由来で，リノール酸（ω-6型脂肪酸*）50%以上

（写真提供：大塚製薬工場）

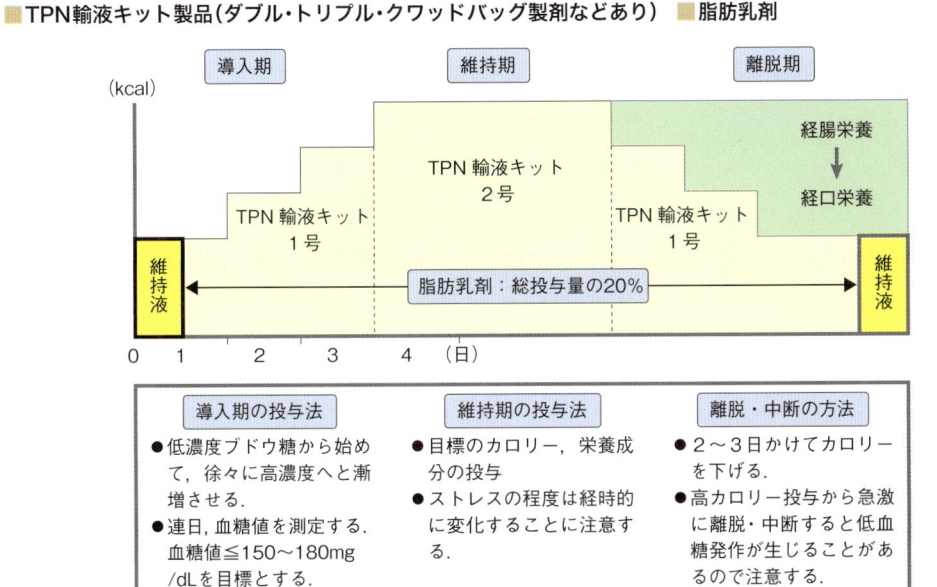

■ 中心静脈栄養法の管理法

導入期 → 維持期 → 離脱期

- 維持液 → TPN輸液キット1号 → TPN輸液キット2号 → TPN輸液キット1号 → 維持液
- 脂肪乳剤：総投与量の20%
- 経腸栄養 → 経口栄養

導入期の投与法
- 低濃度ブドウ糖から始めて，徐々に高濃度へと漸増させる．
- 連日，血糖値を測定する．血糖値≦150〜180mg/dLを目標とする．

維持期の投与法
- 目標のカロリー，栄養成分の投与
- ストレスの程度は経時的に変化することに注意する．

離脱・中断の方法
- 2〜3日かけてカロリーを下げる．
- 高カロリー投与から急激に離脱・中断すると低血糖発作が生じることがあるので注意する．

■ TPN時の合併症

カテーテルに起因する合併症
- 静脈穿刺の合併症：気胸，血胸，動脈穿刺
- カテーテル挿入：先端位置異常，カテーテル切断
- カテーテル留置：血栓形成，カテーテル事故抜去
- カテーテル関連血流感染（CRBSI）

代謝に起因する合併症
- 糖質関連：高血糖，低血糖
- 電解質異常
- 脂肪関連：必須脂肪酸欠乏症
- 微量元素欠乏症
- ビタミン欠乏症：B_1欠乏による乳酸アシドーシス
- 肝機能異常：黄疸
- over feeding（投与エネルギー過剰）：感染症（高血糖が原因）

● CRBSI：TPN施行中に発熱，白血球増多，核の左方移動，耐糖能の低下など，感染が疑われる症状があって，カテーテル抜去によって解熱，その他の臨床所見の改善をみたもの
　発生の要因には患者側の内因性（栄養障害，免疫能低下，易感染性，抗菌薬投与に伴う菌交代現象，他の感染巣の存在など），外因性要因（輸液の汚染，カテーテル挿入部の汚染，輸液投与システムの汚染など）がある．輸液ラインからの細菌汚染を予防するためには，
①適切な輸液調製と適切な輸液の交換
②適切な輸液ラインの管理（接続部および側管）
③適切な挿入手技と適切な皮膚挿入部の管理
を行うことが重要となる．

● 乳酸アシドーシス：生体内の解糖系（ブドウ糖が分解される過程）で生成された乳酸が異常に蓄積し，血液pHを低下させることにより起こる．TPN施行時には，ビタミンB_1の非投与で，ピルビン酸からアセチルCoAへの代謝が阻害され，乳酸が蓄積することにより重篤なアシドーシスを呈することが知られている．現在ではTPN施行時には必ずビタミン剤を入れることが義務づけられている．

完全静脈栄養法（TPN）：total parenteral nutrition ｜ 末梢静脈栄養法（PPN）：peripheral parenteral nutrition ｜ 中心静脈栄養（CVH）：central venous hyperalimentation ｜ 経中心静脈高カロリー輸液（IVH）：intravenous hyperalimentation ｜ 末梢穿刺中心静脈カテーテル（PICC）：peripheral inserted central catheter ｜ カテーテル関連血流感染（CRBSI）：catheter-related blood stream infection

経腸栄養法

enteral nutrition

概念

- 栄養管理法には経腸栄養法，静脈栄養法がある．栄養療法の大原則は，「"When the gut works, use it !" 腸が働いているなら，腸を使おう！」である．
- 腸が機能しており，安全に使用可能であれば，原則的に経腸栄養を施行する．
- 栄養補助が一時的，短期間の場合は，鼻から胃や空腸にチューブを入れ，経鼻チューブからの栄養法を選択する．期間が6週間以上の長期になる場合は，胃瘻，腸瘻からの栄養法を選択する．

■ 経腸栄養法の特徴と利点（経静脈栄養との比較）

- 消化管の構造と機能の維持
- バクテリアルトランスロケーション*(BT)の回避
- 合併症の発生頻度が低い（免疫能の維持）
- 長期間の栄養管理が比較的容易
- カテーテル関連血流感染症，気胸などの合併症がない
- 経済性（コストが低い）

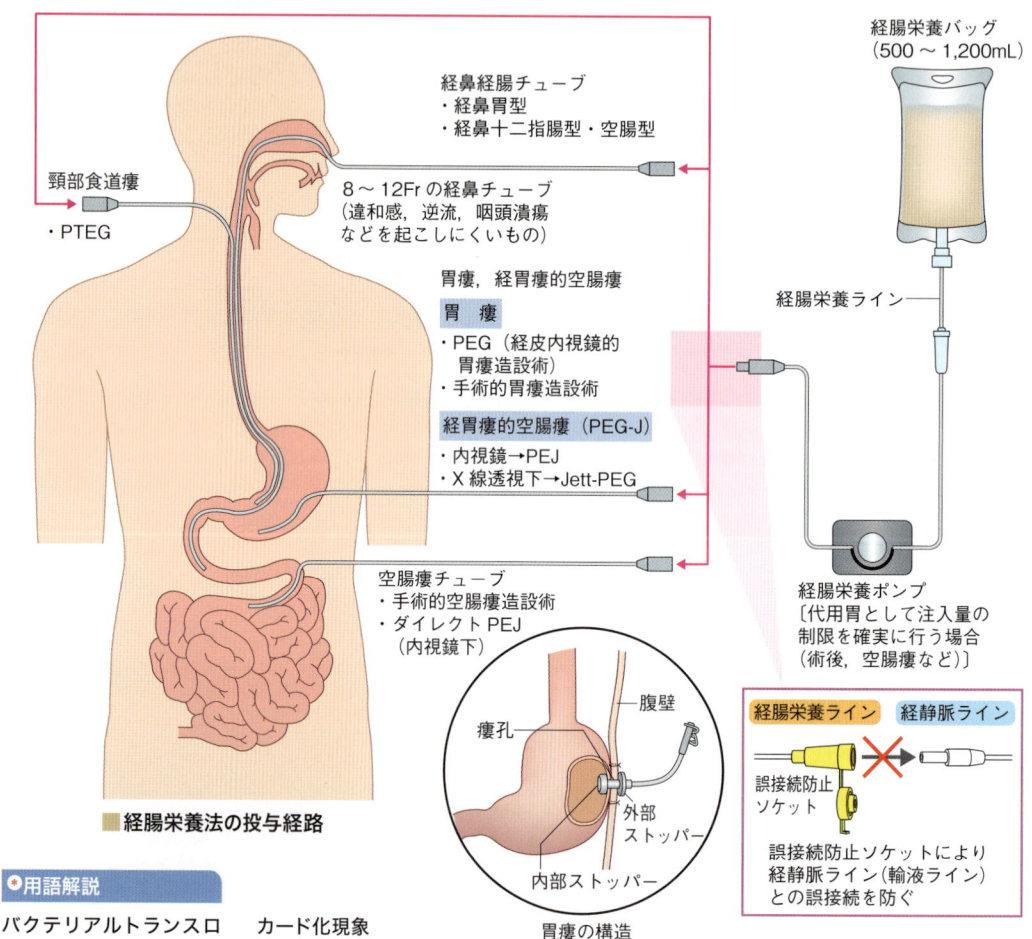

経鼻経腸チューブ
- 経鼻胃型
- 経鼻十二指腸型・空腸型

8〜12Frの経鼻チューブ（違和感，逆流，咽頭潰瘍などを起こしにくいもの）

頸部食道瘻
- PTEG

胃瘻，経胃瘻的空腸瘻

胃瘻
- PEG（経皮内視鏡的胃瘻造設術）
- 手術的胃瘻造設術

経胃瘻的空腸瘻（PEG-J）
- 内視鏡→PEJ
- X線透視下→Jett-PEG

空腸瘻チューブ
- 手術的空腸瘻造設術
- ダイレクトPEJ（内視鏡下）

経腸栄養バッグ（500〜1,200mL）

経腸栄養ライン

経腸栄養ポンプ〔代用胃として注入量の制限を確実に行う場合（術後，空腸瘻など）〕

■ 経腸栄養法の投与経路

胃瘻の構造：瘻孔，腹壁，外部ストッパー，内部ストッパー

経腸栄養ライン／経静脈ライン
誤接続防止ソケット
誤接続防止ソケットにより経静脈ライン（輸液ライン）との誤接続を防ぐ

❖ 用語解説

バクテリアルトランスロケーション
腸粘膜から腸内細菌や毒素が全身に播種すること．重症患者や長期にわたる中心静脈栄養施行患者などにみられ，免疫能の低下，粘膜バリア機構の破綻，腸内細菌の異常増殖などが原因と考えられている．

カード化現象
栄養剤のカード化とは，栄養剤中のタンパク質が酸により変化し，固形化する現象である．

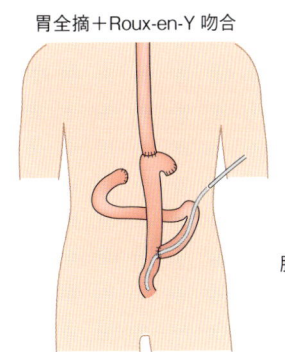

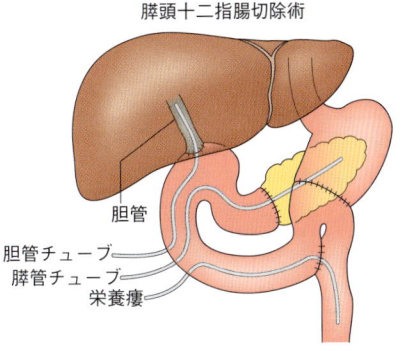

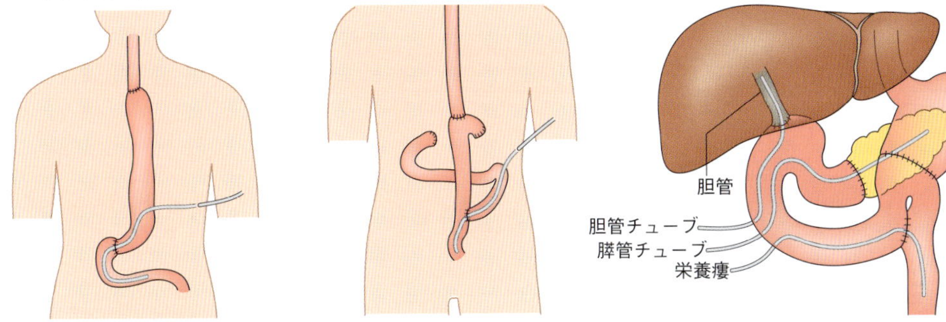

消化器手術時の空腸瘻造設術

食道切除＋胃管再建　　胃全摘＋Roux-en-Y 吻合　　膵頭十二指腸切除術

胆管
胆管チューブ
膵管チューブ
栄養瘻

経腸栄養剤の分類

- 一般的に、経腸栄養剤は窒素源の分解の程度で分類されるが、そのほかにも、栄養剤の剤形（粉末状、液状）、医薬品か食品扱いか、病態別などに分けることができる。
- 天然濃厚流動食はタンパク源が天然食品由来であり、通常の食事と同様の消化吸収能を要する。
- 人工濃厚流動食は、天然の素材を人工的に処理したり、あるいは合成アミノ酸、低分子ペプチドやビタミン、微量元素を加えた栄養剤である。
- 人工濃厚流動食は、窒素源の違いから、半消化態栄養剤（タンパク質）、消化態栄養剤（ペプチド）、成分栄養剤（アミノ酸）に分類される。

1. 一般的分類（窒素源による分類）
   - 天然濃厚流動食
   - 人工濃厚流動食
   - 半消化態栄養剤（polymeric formula）
     商品名（薬品）：エンシュア・リキッド、エンシュア・H、ラコール、アミノレバンEN
   - 消化態栄養剤（oligomeric formula）
     商品名（薬品）：ツインライン
   - 成分栄養剤（ED：elemental diet）
     商品名（薬品）：エレンタール、エレンタールP、ヘパンED
2. 薬品、食品扱いによる分類
   - 薬品：成分栄養剤、消化態栄養剤の一部、半消化態栄養剤の一部
   - 食品：消化態栄養剤の多く、半消化態栄養剤の多く、天然濃厚流動食
3. 栄養剤の性状（粉末、液体）による分類
4. 濃度による分類
   - 高濃度タイプ（1.5～2.0kcal/mL）
   - 通常濃度タイプ（1.0kcal/mL）
5. その他
   - 病態別栄養剤：肝不全用、腎不全用、糖尿病用、呼吸器疾患用、免疫賦活用など
   - 半固形化栄養剤：寒天、ペクチン液、とろみ剤などで形状を変化させた栄養剤

人工濃厚流動食の一般的分類（窒素源による分類）

種類	半消化態栄養剤（半消化態流動食）	消化態栄養剤	成分栄養剤
窒素源	タンパク質	ペプチド	アミノ酸
脂肪	中～多	なし～中	極少
カード化現象*	あり	なし	なし

経腸栄養剤の選択

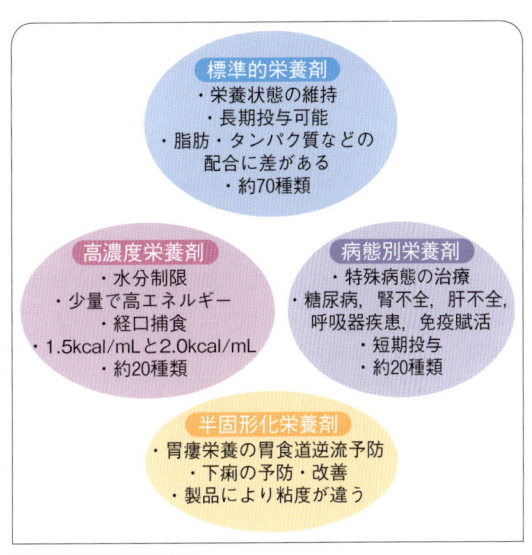

標準的栄養剤
- 栄養状態の維持
- 長期投与可能
- 脂肪・タンパク質などの配合に差がある
- 約70種類

高濃度栄養剤
- 水分制限
- 少量で高エネルギー
- 経口捕食
- 1.5kcal/mLと2.0kcal/mL
- 約20種類

病態別栄養剤
- 特殊病態の治療
- 糖尿病、腎不全、肝不全、呼吸器疾患、免疫賦活
- 短期投与
- 約20種類

半固形化栄養剤
- 胃瘻栄養の胃食道逆流予防
- 下痢の予防・改善
- 製品により粘度が違う

バクテリアルトランスロケーション（BT）：bacterial translocation ｜ 経皮経食道胃管挿入術（PTEG、ピーテグ）：percutaneous transesophageal gatrotubing ｜ 経皮内視鏡的胃瘻造設術（PEG、ペグ）：percutaneous endoscopic gastrostomy ｜ 経胃瘻的空腸瘻（PEG-J、ペグジェイ）：percutaneous endoscopic gastro-jejunostomy ｜ 経皮内視鏡的空腸瘻造設術（PEJ、ペジュ）：percutaneous endoscopic jejunostomy ｜ 経PEGカテーテル空腸チュービング（Jett-PEG、ジェットペグ）：jejuno-tubing through PEG catheter

経皮内視鏡的胃瘻造設術(PEG)

percutaneous endoscopic gastrostomy(PEG)

概要

- 胃内視鏡を用いて経皮的に胃に瘻孔(胃瘻)をつくり，その中に通したチューブの一方を胃腔内に留置し，直接胃に栄養を供給する方法である．

■ 適応と禁忌

適応	禁忌	相対的禁忌
● 嚥下・摂食障害(脳血管障害，認知症などのため自発的に摂食できない，神経筋疾患などのため嚥下不能または困難，咽喉頭・食道・胃噴門部狭窄例など) ● 繰り返す誤嚥性肺炎 ● 炎症性腸疾患(とくにクローン病) ● 減圧目的(幽門狭窄や上部小腸閉塞)	● 内視鏡検査ができない． ● 補正できない出血傾向 ● 内視鏡が通過困難な咽頭・食道の狭窄 ● 胃前壁を腹壁に近接できない状況	● 胃手術後で胃が小さい場合，腹水貯留など

- 胃瘻の造設法としては，pull(プル)法，push(プッシュ)法，introducer(イントロデューサー)法の3つが一般的である．

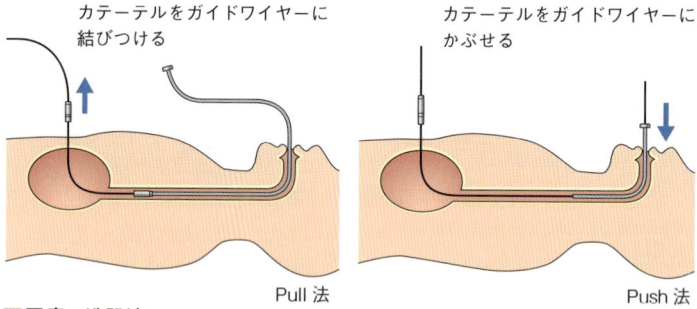

Pull 法　　Push 法　　Introducer 法

■ 胃瘻の造設法

経皮的にガイドワイヤーを挿入し，それを内視鏡でつまんで経口的に体外へ出す．ガイドワイヤーに胃瘻カテーテルを接続して再度胃内に引き戻す．その際，胃壁外の方向より引き上げるのがpull法，胃内へ押し込むのがpush法である．

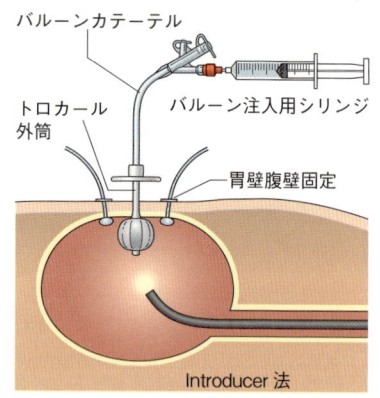

この方法では胃壁腹壁固定の併用が薦められる．胃壁腹壁固定後にトロカール針を胃腔内に穿刺し，内針を抜いた外筒シースからバルン型カテーテルを挿入して，胃腔内に留置する．

- 胃瘻の造設は，胃内固定部(バルーン型／バンパー型)，体外固定部(ボタン型／チューブ型)，あいだを通るカテーテルから構成される．各固定部の特徴は次のとおりで，その組み合わせによりカテーテルは4種類に分類される．

■ 胃瘻カテーテルの種類

胃内固定部	メリット	デメリット
バルーン型	交換時の苦痛がほとんどない．交換手技が容易で，瘻孔損傷などのトラブルが少ない．	耐久性は低く交換の頻度が多い(1回/月)．バルーン破損などによる自己・事故抜去を起こす可能性がある．
バンパー型	耐久性が高く交換の頻度が少ない(1回/6か月)．自己・事故抜去が少ない．	交換時に苦痛が大きい．交換手技が難しく，瘻孔損傷などのトラブルが多い．

体外固定部	メリット	デメリット
ボタン型	体外に出ている部分が少ないため，自己・事故抜去が少なく美容上優れている．清潔状態を保持しやすい．	接続がチューブ型より煩雑
チューブ型	体表にチューブが長く出ており，接続が容易で介護者も管理しやすい．	チューブが長く体外に出ており，自己・事故抜去を起こしやすく美容上でも望ましくない．チューブ内部に逆流しやすく清潔状態が保持しにくい．

PEGカテーテルの基本形

図中ラベル：イルリガートル（ボトル）、クレンメ、栄養管、接続チューブ（メーカー純正の正しい規格のものを！）、フィーディング・アダプタ、PEGカテーテル、ボタン型、フィーディング・アダプタ、チューブ型（カテーテル型）

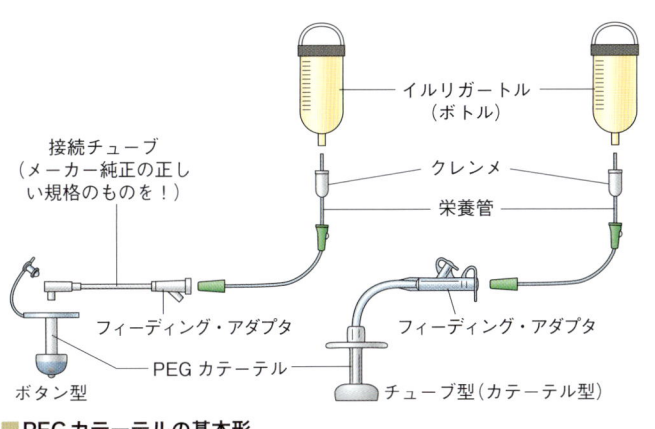

栄養剤を確実に注入するには、まず、PEGカテーテルが正しく使用できる状態になっているかどうかの確認が必要
ボタン型であればメーカー純正の接続チューブとそれに付随するフィーディング・アダプタがなければならない。
チューブ型であれば栄養管とつながるフィーディング・アダプタが付いていなくてはならない。

● 順調ならば胃瘻造設の翌日には少量の白湯から注入開始可能である．徐々に水分の量や栄養の濃度を上げていく．

■ 栄養の開始

①上体を起こして（可能であれば90°に近く），安定した体位を保持する．
②栄養剤をイルリガートルに入れて栄養チューブを胃瘻カテーテルにつなぐ．チューブタイプの場合はそのままで，ボタンタイプの場合には接続チューブをあいだにつないでカテーテルに接続する．
③クレンメを開放し注入を開始する．
④注入が終わったら20mLほどのぬるま湯を注入してカテーテルを洗浄し，カテーテルに蓋をする．
⑤注入終了後30分〜1時間ほどは食道への逆流を防ぐために坐位を保持しておく．
⑥イルリガートル，栄養チューブ，接続チューブなどをしっかり洗浄する．汚れがひどいときは食器洗剤などで洗浄し，その後しっかり自然乾燥させる．

■ 胃瘻造設時に起こりうる合併症

①誤穿刺・他臓器穿刺
・造設時に腹壁を介して胃壁を穿刺する際，胃以外の臓器を穿刺，損傷することである．
・横行結腸や肝外側区域の穿刺の可能性がある．
＜対策＞
・造設前に腹部超音波検査や腹部単純CT検査で胃周囲の他臓器の位置を確認する．
・術中に用手圧迫などで中間に臓器がないかどうか確認する．
②出血
・腹腔内出血と胃内出血がある．術後に吐下血，血圧低下，頻脈，冷汗，意識障害，腹部膨満，腹痛などがあれば出血の可能性を考える．
＜対策＞
・内部ストッパーと外部ストッパーで瘻孔を挟む圧迫止血が有用．
・胃内出血であればトロンビン散布や内視鏡的止血術を行う．
・これらが無効な場合には，輸血や手術（外科的結紮，外科的切除）が必要になることがある．
③造設時の内視鏡使用に伴う誤嚥性肺炎や術中の局所麻酔薬，鎮静薬，鎮痛薬の使用による心停止・呼吸停止など．
＜対策＞
・誤嚥性肺炎に対しては抗生物質投与．
・造設時はバイタルサインのモニタリングを行い，いつでも蘇生法を行える体制を整えておく．

■合併症と対策

皮膚のただれ，潰瘍	●カテーテルの圧迫をゆるめて余裕をもたせる． ●瘻孔周囲の生食洗浄を行い，皮膚を清潔に保つ． ●皮膚保護パウダーなどの皮膚保護材を使用する．
不良肉芽	●カテーテルの圧迫をゆるめて余裕をもたせる． ●新しいカテーテルに交換する． ●局所麻酔をして肉芽を焼灼または外科的に切除する．
瘻孔感染	●カテーテルの圧迫をゆるめて余裕をもたせる． ●抗菌薬を使用する．
胃瘻周囲からの漏れ	●栄養剤を注入する速度をゆるめる． ●注入と注入の間隔を長くとり，注入前にカテーテルからガス抜きをして減圧する．
カテーテルの汚れや詰まり	●注射器でカテーテルをフラッシュしたり，専用のブラシで内腔を洗浄する． ●カテーテルを新しいものと交換する．
逆流と誤嚥	●栄養剤を注入する速度をゆるめる． ●胃を圧迫する体位をとらないようにする． ●胃瘻から空腸瘻に変更する． ●栄養剤を固形化する．
下痢と便秘	●栄養剤を注入する濃度，温度，速度を調節する． ●整腸剤を併用する． ●注入と注入の間隔を長くとり，注入前にカテーテルからガス抜きをして減圧する．
自己・事故抜去　胃瘻造設から2週間経過していない場合(瘻孔が完成していない可能性が高い)	●すべての注入を中止し，胃管を挿入し胃内容物を排液する． ●瘻孔にドレーンや尿道カテーテルを挿入し，栄養剤を注入する速度をゆるめる． ●腹膜炎を併発することが多い．その場合は抗菌薬で治療する．改善傾向がないときには外科的処置も考慮する．
胃瘻造設から2週間以上経過している場合(瘻孔が完成している)	●交換用カテーテルをすみやかに留置する． ●交換用カテーテルがすぐ用意できないときは，尿道カテーテルなどで代用し，用意できしだい留置する(数時間で瘻孔は自然閉鎖してしまう)．

●メリット，デメリットをよく検討し，術中合併症，および術後合併症に対する十分な説明と同意を得たうえで造設を行い，安易な造設は避けるべきである．

経皮内視鏡的胃瘻造設術(PEG)：percutaneous endoscopic gastrostomy

ストーマ

stoma

概要

- ストーマ（人工肛門）とは，治療のために切断・切除した腸管の切断端を腹壁に誘導して造設した排泄口である．永久的に造設されるものと，一時的に造設されるものとがある．
- 腹壁の開口部は，腸の切断端を反転し腹壁に固定した腸粘膜そのもので，人工部品ではない．
- ストーマには，排泄をコントロールする肛門括約筋などの機能がない．代わりに便を一時的に溜める袋状の装具が必要である．
- ストーマケアの専門職に，皮膚・排泄ケア（WOC：wound, ostomy and continence nursing）認定看護師がいる．

ストーマの造設部位と便の性状

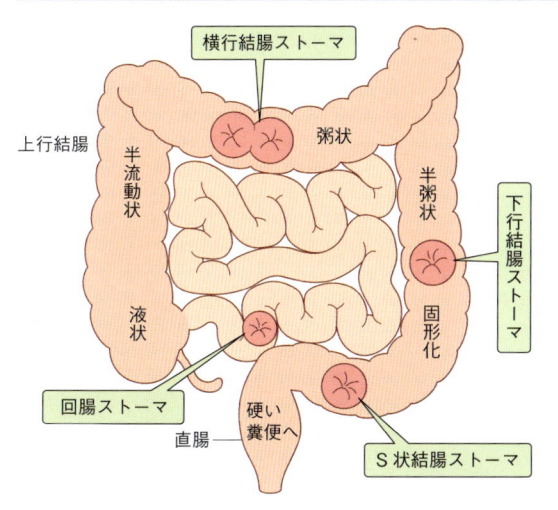

- ストーマは造設部位により回腸ストーマと結腸ストーマに分けられる．これら消化管に造設されるストーマ以外に，膀胱を切除した場合に造設される尿路管ストーマ（人工膀胱）もある．
- 造設部位により排泄される便の量，性状が異なることは，ケアのためにも理解しておく必要がある．

ストーマ造設部位による便の性状の違い

回腸	回腸ストーマ	便は液状．頻回に排泄される．脱水予防のため水分を十分にとる必要がある．また消化酵素が含まれているため，皮膚に接触すると皮膚障害を起こしやすい．
結腸	横行結腸ストーマ	便は粥状から軟便
	下行結腸ストーマ S状結腸ストーマ	便は軟便から固形便

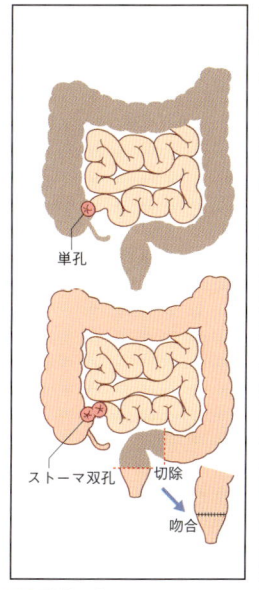

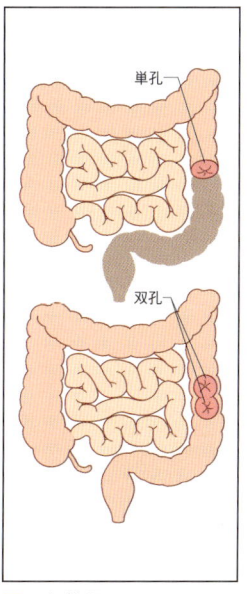

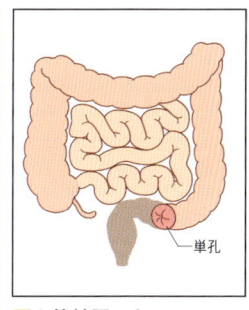

■ 回腸ストーマ

■ 横行結腸ストーマ

■ 下行結腸ストーマ

■ S状結腸ストーマ

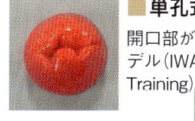

■ 単孔式ストーマ
開口部が1つ．ストーマモデル（IWASAKI for Medical Training）

■ 双孔式ストーマ
開口部が2つ（口側からは便が，肛門側からは粘液が排出される）

ストーマの適応

	ストーマを造設する理由	適応となる主な疾患
永久的ストーマ	肛門を切除した場合	直腸がん，肛門がんなど
	悪性腫瘍の転移・浸潤や炎症性腸疾患で小腸や大腸を切除した場合	膀胱がん，子宮がん，クローン病，家族性ポリポーシスなど
	肛門機能が低下または廃絶している場合（便失禁を予防するため）	脊髄損傷など
一時的ストーマ（目的達成後に閉鎖する）	腸管切除後に縫合不全が発生した場合	直腸がんなど
	縫合不全を防ぐための安全弁とする場合（結腸肛門，回腸肛門吻合時などに縫合部の炎症が治るまで便を通さないようにする）	直腸がんなど
	他臓器と瘻孔（臓器と外部との病的な管状の連絡）がある場合	直腸腟瘻，直腸膀胱瘻など
	腸閉塞での腸管の減圧をはかる場合	大腸がん，高位鎖肛など

ストーマ装具

- ストーマ装具は次の2部品からなる．
  - ①ストーマ袋：ストーマから排泄された便やガスを溜めるための袋
  - ②面板：ストーマ袋を皮膚に密着させるためのもの
- ①②が一体化しているワンピースタイプと，別々になっているツーピースタイプがある．
- 便がたまったら，そのつど排出する下部開放型のストーマ袋と，便がたまったら袋を交換する閉鎖型のストーマ袋がある．
- ストーマ装具や皮膚保護材などの関連製品にはさまざまな種類があるので，ストーマや周囲皮膚の状況，排泄物の性状，患者の状況（握力・視力・操作性・経済性など），生活習慣などに応じて選択する．

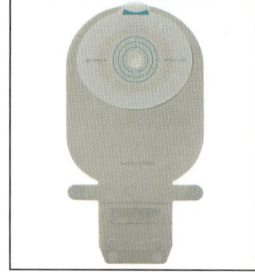

ワンピースタイプ
センシュラミオ（コロプラスト）

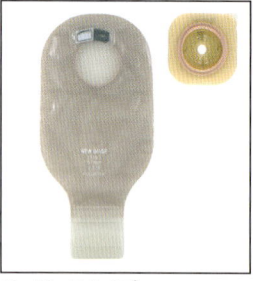

ツーピースタイプ
面板：ニューイメージSFFお好みカット
ストーマ袋：ニューイメージロックンロール（ホリスター）

■ ワンピースタイプとツーピースタイプ

- 脱臭ガス抜きフィルター付きストーマ袋は，袋内に溜まったガスが自然に抜けるので，ガスによってストーマ袋が膨らむのを防ぐことができる．

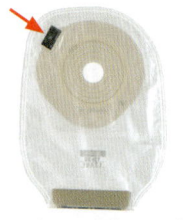

■ 脱臭ガス抜きフィルター（矢印）
ユーケアー・TD（アルケア）

	下部開放型	閉鎖型
オープンエンド	容量が大きく排出口が広いため，粉状皮膚保湿材をストーマ近接部に充填したり，排出口から操作がしやすい．ポスパックB（アルケア）	固形便で排泄回数が1日1～2回の下行結腸，S状結腸のストーマに適している．ユーケアー・C（アルケア）
ドレナブル	消化器ストーマに幅広く用いられている．ユーケアー・TD（アルケア）	
キャップ	液状の排泄物に対応できる．イレファイン・Dキャップ（アルケア）	

■ ストーマ袋の形状

- 下部開放型の排出口は，便の性状や操作性などから選択する．

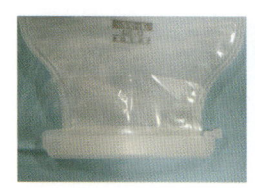

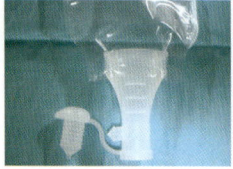

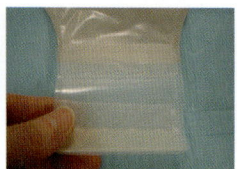

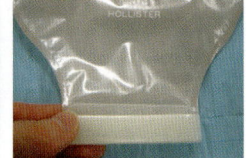

クリップ式　　キャップ式　　マジックテープ式：開いた状態（左），閉じた状態（右）

■ 下部開放型の排出口の形状

ストーマ装具の関連製品

- ストーマ装具の着用で起こりがちな皮膚障害を防ぐために皮膚保護材，剥離材などが開発されている．
- 皮膚保護材には，ストーマ周囲のしわや凹凸を補正し，密着性や耐久性を高めるために使用する板状・練状のもの，面板とストーマのあいだに隙間がある場合に，皮膚を保護するために使用する粉状のものなどがある．
- 剥離材は面板を皮膚からはがしやすくするために用いる．

■ 皮膚保護材の働き

① 粘着面下の発汗を抑える吸水作用
② 皮膚のpHを弱酸性に維持する緩衝作用
③ 細菌の繁殖を抑える静菌作用
④ 皮膚につく粘着作用
⑤ 保温作用

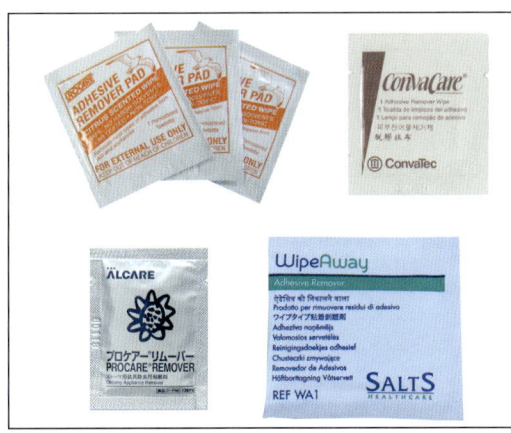

■ 板状皮膚保護材
バリケアウェハー
　　　　（コンバテックジャパン）

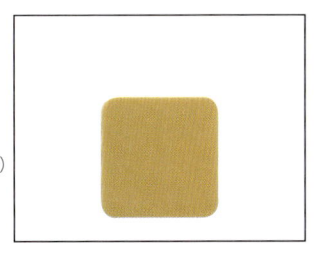

■ 練状皮膚保護材
（上から）
アダプト皮膚保護ペースト
　　　　（ホリスター）
バリケアペースト
　　　　（コンバテックジャパン）

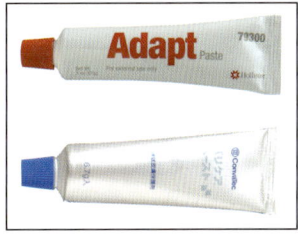

■ 用手形成皮膚保護材
（上から）
プロケアーソフトウエハー・スティック
　　　　（アルケア）
アダプト皮膚保護シール
　　　　（ホリスター）

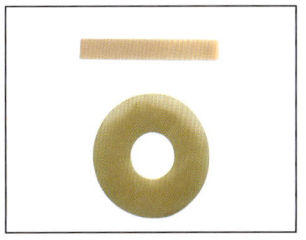

■ 粉状皮膚保護材
（左から）
プロケアーパウダー
　　　　（アルケア）
アダプトストーマパウダー
　　　　（ホリスター）
バリケアパウダー
　　　　（コンバテックジャパン）

■ 剥離材（リムーバー）
（上段左から）
リムーバーパットアクセサリー（村中医療器）
コンバケアリムーバー（コンバテックジャパン）
（下段左から）
プロケアーリムーバー（アルケア）
ワイプアウェイ（ソルブ）

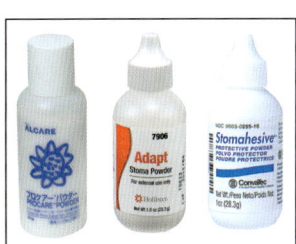

ストーマ装具の使用法

- ストーマ装具は，ストーマの大きさに合わせて面板をカットし，装着する．
- 必要に応じて，装着の際に皮膚保護材を用いる．
- ストーマ袋にある程度便が溜まったら，排出口を開けトイレに流す（下部開放型の場合）．
- 面板をはがすときは，必要に応じ剥離材（リムーバー）を用いる．

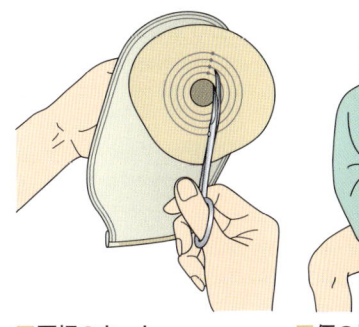

■ 面板のカット 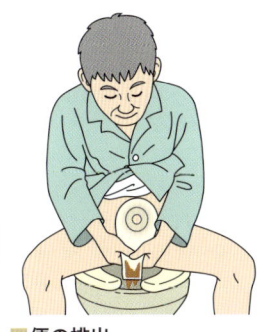　　■ 便の排出

引用文献・参考文献一覧

Part 2 消化管・腹膜疾患の理解

Chapter 1 食道疾患

バレット食道
1) 向所賢一ほか：病理医からみた Barrett 粘膜と Barrett 腺癌　Barrett 食道の最前線──腺癌発生のメカニズム．GI Research, 18（1）：13〜18, 2010.
2) Oryu M, et al：Differences in the Characteristics of Barrett's Esophagus and Barrett's Adenocarcinoma between the United States and Japan. Gastroenterol, 2013 Mar 28；2013：840690.

食道裂孔ヘルニア
1) 福井次矢監：ハリソン内科学Ⅱ, 第2版. p.1690〜1697, メディカル・サイエンス・インターナショナル, 2006.
2) 木暮　喬：食道裂孔ヘルニア. 最新内科学大系 40. p.237〜248, 中山書店, 1993.
3) 田中　隆：食道裂孔ヘルニア. 消化管症候群（上）. 日本臨牀（別冊）：181〜187, 1994.
4) 小俣政男ほか監：専門医のための消化器病学. p.22〜24, 医学書院, 2005.
5) 杉本恒明ほか総編：内科学, 第9版. p.933, 朝倉書店, 2007.
6) 松野正紀監：標準外科学, 第11版. p.419〜420, 医学書院, 1992.

マロニー・ワイス症候群
1) Mallory GK, et al：Hemorrhages from lacerations of the cardiac orifice of the stomach due to vomiting. Am J Med Sci, 178：506〜515, 1929.
2) 西村滋生ほか：Mallory-Weiss 症候群の成因について. Gastroenterol Endosc, 27：1194, 1985.
3) 平田牧三：Mallory-Weiss 症候群の成因に関する臨床的研究. Gastroenterol Endosc, 28：3, 1986.
4) Fujii H et al：Mallory-Weiss tear complication intraoperative transesophageal echocardiography. Circ J, 67：357〜358, 2003.
5) 奥山山治：Mallory-Weiss syndrome. 臨床消化器内科, 4：355, 1989.
6) 菅野健太郎ほか編：消化器疾患最新の治療 2007-2008. p.40〜44, 南江堂, 2007.
7) Lee YC, et al：Endoscopic hemostasis of a bleeding marginal ulcer：hemoclipping or dual therapy with epinephrine injection and heater probe thermocoagulation. J Gastroenterol Hepatol, 17：1220〜1225, 2002.

食道アカラシア
1) 上村直実ほか編：臨床に直結する消化管疾患治療のエビデンス──ベッドサイドですぐに役立つリファレンスブック. p.111〜115, 文光堂, 2005.
2) McNally RP 編：消化器病シークレット. p.86〜92, メディカル・サイエンス・インターナショナル, 2007.
3) 医療情報科学研究所編：消化器. 病気がみえる1, 第3版. p.40〜41, メディックメディア, 2008.
4) Boeckxstaens GE, et al：Pneumatic dilation versus laparoscopic Heller's myotomy for idiopathic achalasia. N Engl J Med, 364（19）：1807〜1816, 2011.
5) Richter JE：Esophageal motility disorder achalasia. Curr Opin Otolaryngol Head Neck Surg, 21（6）：535〜542, 2013.
6) Inoue H, et al：Peroral endoscopic myotomy（POEM）for esophageal achalasia. Endoscopy, 42（4）：265〜271, 2010.

Chapter 2 胃・十二指腸疾患

胃がん（早期胃がん）
1) 日本胃癌学会編：胃癌治療ガイドライン医師用 2010年 10月改訂第3版. p.18. 金原出版. 2010.

胃がん（進行胃がん）
1) 杉本恒明ほか編：内科学, 第9版. 朝倉書店, 2007.
2) 日本肝臓学会編：NASH・NAFLD の診療ガイド. 文光堂, 2006.
3) 泉　並木編：肝臓病診療ゴールデンハンドブック. 南江堂, 2007.
4) 平松京一編：腹部の CT. メディカル・サイエンス・インターナショナル, 2001.

胃腺腫
1) 渕上忠彦ほか：胃良・悪性境界病変（Group Ⅲ病変）の長期経過からみた生検診断の問題点. 胃と腸, 29：153〜168, 1994.
2) Nonaka K, et al：Prospective study of the evaluation of the usefulness of tumor typing by narrow band imaging for the differential diagnosis of gastric adenoma and well-differentiated adenocarcinoma. Digestive Endoscopy, 23：146〜152, 2011.

胃悪性リンパ腫
1) Nonaka K, et al：Is narrow-band imaging useful for histological evaluation of gastric mucosa-associated lymphoma tissue lymphoma after treatment? Dig Endosc, 26（3）：358〜364, 2014.

胃性胃炎・急性胃・十二指腸粘膜病変
1) 上村直実ほか編：臨床に直結する消化管疾患治療のエビデンス──ベッドサイドですぐに役立つリファレンスブック. p.91〜93, 文光堂, 2005.
2) McNally RP 編：消化器病シークレット. p.86〜92, メディカル・サイエンス・インターナショナル, 2007.
3) 医療情報科学研究所編：消化器. 病気がみえる1, 第3版. p.42〜43, メディックメディア, 2008.

急性胃拡張
1) 臼田昌弘ほか：過食後の急性胃拡張により胃壊死をきたした1例. 日消外会誌, 31（12）：2346〜2349, 1998.
2) 急性胃拡張-治療法は症状と原因から：http://lalso.com/c2/digestion/kyuuseiikakutyou.htm より 2014年6月20日検索
3) 高木　融ほか：過食後に腹痛を主訴に救急外来受診の症例：http://www.e-clinician.net/vol53/no550/pdf/

quiz_550.pdf より 2014 年 6 月 20 日検索

Chapter 3　腸疾患

大腸各部の内視鏡像
1）大川清孝，清水誠治編：感染性腸炎 A to Z．p.2 〜 9，医学書院，2008.
2）清水誠治ほか編：腸疾患診療プロセスとノウハウ．p.355 〜 375，医学書院，2007.
3）斉藤裕輔：感染性腸炎の診断・治療手順．胃と腸，43（11）：1573 〜 1580，2008.

薬剤性大腸炎・偽膜性大腸炎
1）落合慈之監（近藤靖之）：過敏性腸症候群．消化器疾患ビジュアルブック．p.110 〜 112，学研メディカル秀潤社，2009.
2）櫻井幸弘：薬剤性起因性大腸炎．臨牀消化器内科，10：1649 〜 1655，1995.

放射線性腸炎
1）Vogelstein B, et al：Genetic alterations during colorectal tumor development. N Engl J Med, 319：525 〜 532, 1988.

消化管ポリポーシス
1）大腸癌研究会編：大腸癌取扱い規約，第 7 版補訂版．p.6 〜 31，金原出版，2006.
2）藤盛孝博編：大腸腺腫・大腸癌．p.71 〜 77，最新医学社，2006.
3）久部高司：ポリポーシス症候群．藤盛孝博編：大腸腺腫・大腸癌．最新医学 別冊：71 〜 77，2006.
4）飯田三雄編：大腸癌，大腸ポリープ．p.167 〜 229，メジカルビュー社，2001.
5）川井啓市編：消化管疾患診療ハンドブック．p.231 〜 238，南江堂，1992.

虫垂炎
1）中村恭一ほか：消化管の病理と生検診断．p.309 〜 310，医学書院，2010.
2）永井雄三ほか：虫垂炎の外科治療－最近の動向．外科，75（6）：571 〜 575，2013.
3）平成 23 年患者調査（傷病分類編）http://www.mhlw.go.jp/toukei/saikin/hw/kanja/10syoubyo/dl/h23syobyo.pdf より 2014 年 4 月 10 日検索
4）Fares A：Summer Appendicitis. Ann Med Health Sci Res, 4（1）：18 〜 21, 2014.
5）Ronald FM：Acute appendicitis in adults：Clinical manifestations and diagnosis. http://www.uptodate.com/contents/acute-appendicitis-in-adults-clinical-manifestations-and-diagnosis?source=search_result&search=appendicitis&selectedTitle=1%7E150 より 2014 年 4 月 10 日検索
6）Ditillo MF, et al：Is it safe to delay appendectomy in adults with acute appendicitis? Ann Surg, 244（5）：656 〜 660, 2006.
7）Sadot E, et al：Acute appendicitis in the twenty-first century：should we modify the management protocol? J Gastrointest Surg, 17（8）：1462 〜 1470, 2013.
8）下國達志ほか：虫垂の診断－病理・画像診断．外科，75（6）：576 〜 584，2013.
9）Shin CS, et al：Delayed appendectomy versus early appendectomy in the treatment of acute appendicitis：a retrospective study. World J Emerg Surg, 9：8, 2014.
10）Sauerland S, et al：Laparoscopic versys open syrgery for suspected appendicitis. Cochrane Database Syst Rev, CD001546, 2010
11）内視鏡外科手術に関するアンケート調査－第 11 回集計結果報告．日本内視鏡外科学会雑誌，17（5）：609 〜 624，2012.

過敏性腸症候群
1）落合慈之監（近藤靖之）：過敏性腸症候群．消化器疾患ビジュアルブック．p.138 〜 140，学研メディカル秀潤社，2009.
2）Drossman DA：The Functional Gastrointestinal Disorders and the Rome Ⅲ Process. Gastroenterology, 130：1377 〜 1390, 2006.

小腸腫瘍
1）Jemal A, et al：Cancer statistics, 2010. CA Cancer J Clin 60,（5）：277 〜 300, 2010.
2）Mitsui K, et al：Role of double-balloon endoscopy in the diagnosis of small-bowel tumors：the first Japanese multicenter study. Gastrointest Endosc, 70（3）：498 〜 504, 2009.
3）仲瀬裕志ほか：非上皮性腫瘍．日本内科学会雑誌，100（1）：113 〜 118，2011.

原因不明消化管出血
1）第 5 回カプセル内視鏡の臨床応用に関する研究会 2010，日本カプセル内視鏡研究会用語委員会での定義．
2）松橋信行：小腸疾患の症候．どう診る？小腸疾患—診断から治療まで，p.2 〜 9，診断と治療社，2010.
3）矢野智則ほか：小腸出血の診断と治療．日本消化器病学会雑誌，110（7）：1198 〜 1204，2013.
4）Yano T, et al：Endoscopic classification of vascular lesions of the small intestine. Gastrointesr Endosc, 67（1）：169 〜 172, 2008.

消炎鎮痛薬による小腸炎
1）Sakamoto C, et al：Case-control study on the association of upper gastrointestinal bleeding and nonsteridal anti-inflammatory drugs in Japan. Eur J Clin Pharmacol, 62（9）：765 〜 772, 2006.
2）Graham DY et al：Visible small-intestinal mucosal injury in chronic NSAID users. Clin Gastroenterol Hepatol, 3（1）：55 〜 59, 2005.
3）遠藤宏樹ほか：カプセル内視鏡が診断に有用な疾患．胃と腸，48（4）：457 〜 463，2013.
4）遠藤宏樹ほか：薬剤起因性腸炎．どう診る？小腸疾患—診断から治療まで，p.79 〜 83，診断と治療社，2010.

痔核（痔核・裂肛・痔瘻）
1）高野正博，辻 順行編：肛門疾患の診療－術式解説と動画で学ぶ．p.74 〜 160，中山書店，2007.
2）東 光邦：内痔核に対する外来手術の実際－無床診療上における．日本大腸肛門病会雑誌，57（10）：899 〜 902，2004.
3）東 光邦：裂肛の保存的治療．肛門疾患診療のすべて．臨

床外科，63（11）：169～173，2008．
4）野垣正宏ほか：裂肛の手術療法．肛門疾患診療のすべて．臨床外科，63（11）：175～180，2008．
5）松嶋　誠ほか：痔瘻の診断と分類．肛門疾患診療のすべて．臨床外科，63（11）：201～207，2008．
6）東　光邦：痔核・痔瘻．処置と小手術のコツと合併症．外科，70（12）：1451～1457，2008．
7）東　光邦：低位筋間痔瘻に対する切開開放術式．イラストレイテッド外科標準術式．臨床外科，61（11）：391～398，2006．

吸収不良症候群・タンパク漏出性胃腸炎
1）板倉弘重ほか編：管理栄養士養成課程『栄養管理と生命科学シリーズ』病態と病理－疾病の成り立ち．p.125，理工図書，2014．

Chapter 5　急性腹症
消化管穿孔
1）木本誠二ほか：救急外科．新外科学大系．中山書店，1995．
2）武藤徹一郎ほか編：新臨床外科学．医学書院，1999．

Chapter 6　腹部外傷
腹部外傷
1）武藤徹一郎ほか編：新臨床外科学．医学書院，1999．
2）日本外傷学会外傷研修コース開発委員会編：改訂外傷初期診療ガイドライン JATEC．へるす出版，2004．

Part 3　肝・胆・膵疾患の理解

Chapter 1　肝疾患
劇症肝炎
1）Sherlock S, et al（小俣政男監訳）："シャーロック" 肝臓病学．p.95～108，西村書店，2004．
2）川口　巧ほか：急性肝炎の治療．からだの科学，258：107～109，2008．
3）藤原慶一ほか：内科必携画像診断 Imaging Revolution　消化器　急性肝炎・劇症肝炎．内科，101：1137～1139，2008．
4）飯野四郎ほか監：消化器疾患．ナーシングセレクション 2．p.202～205，学研メディカル秀潤社，2002．
5）日本肝臓学会編：肝臓専門医テキスト．p.199～200．南江堂，2013．

アルコール性肝障害
1）杉本恒明ほか総編：内科学，第9版．朝倉書店，2007．
2）日本肝臓学会編：NASH・NAFLDの診療ガイド．文光堂，2006．
3）泉　並木編：肝臓病診療ゴールデンハンドブック．南江堂，2007．
4）平松京一編：腹部のCT．メディカル・サイエンス・インターナショナル，2001．

自己免疫性肝炎
1）厚生省難治性の肝炎調査研究班：自己免疫性肝炎の診断指針1996．厚生省，1996．
2）Alvarez F：International Autoimmune Hepatitis Group Report: review of criteria for diagnosis of autoimmune hepatitis. J Hepatol, 31：929～938,

1999．
3）日本消化器病学会監：消化器病診療－良きインフォームドコンセントに向けて．p.169～173，日本消化器病学会，2004．
4）竹本忠良ほか編：腹腔鏡．消化管内視鏡診断テキスト 4．p.109，文光堂，1986．

肝膿瘍
1）荒川泰行：肝膿瘍・肝寄生虫．DATAで読み解く内科疾患．綜合臨牀，56（増刊号）：376～379，2007．
2）山上裕晃：肝膿瘍．新版 処方計画法．綜合臨牀，57（増刊号）：246～247，2008．
3）Sherlock S, et al（小俣政男監訳）："シャーロック" 肝臓病学．p.432～437，西村書店，2004．
4）浜田幸宏ほか：肝膿瘍－病態に応じた抗菌薬療法．日本病院薬剤師会雑誌，43（5）：645～648，2007．

Chapter 2　肝膵疾患
原発性硬化性胆管炎
1）東　克謙ほか：原発性硬化性胆管炎の胆道所見．肝胆膵，32（1）：39～48，1996．
2）小俣政男監：肝胆膵診療エキスパートマニュアル．p.415～419，羊土社，2008．
3）成田諭隆ほか：原発性硬化性胆管炎の治療．肝胆膵，54（2）：269～275，2007．

胆嚢がん・胆管がん
1）日本胆道外科研究会編：外科・病理胆道癌取扱い規約　第5版．金原出版，2003．
2）垂水研一ほか：腸結核．感染性腸炎－最近の動向と知見．胃と腸，43（11）：1637～1644，2008．
3）井上　詠ほか：腸結核－古くて新しい内視鏡診断・X線診断．腸炎をどうみるか－感染からIBDまで．消化器内視鏡，20（8）：1271～1276，2008．

急性膵炎
1）Banks PA, et al : Classification of acute pancreatitis--2012: revision of the Atlanta classification and definitions by international consensus. Gut, 62（1）：102～111, 2013.
2）急性膵炎診療ガイドライン2010改定出版委員会編：急性膵炎診療ガイドライン2010，第3版．金原出版，2009．
3）落合慈之監（川越圭）：急性膵炎．消化器疾患ビジュアルブック．p.233～237，学研メディカル秀潤社，2009．

慢性膵炎
1）落合慈之監（川越圭）：慢性膵炎．消化器疾患ビジュアルブック．p.238～241，学研メディカル秀潤社，2009．

栄養療法とケア

経皮内視鏡的胃瘻造設術（PEG）
1）日本消化器内視鏡学会監：消化器内視鏡ガイドライン，第3版．医学書院，2006．
2）飯野四郎ほか監：消化器疾患．ナーシングセレクション 2．p.202～205，学研メディカル秀潤社，2002．

ストーマ
1）ストーマリハビリテーション講習会実行委員会編：カラーアトラス ストーマの合併症．p.3～7，金原出版，1995．

索引

欧文

ABCDE	243
adenomacarcinoma sequence 説	177
AGDML	119
AGML	119
APACHE II スコア	222
APC	62, 163
apple core sign	170
B-RTO	50
Barrett 食道	38
Billroth I 法	105
Billroth II 法	105
Blumberg sign	23
BSC	168
CA19-9	170
CAPD	214
——の原理	214
CBD	335
CC	164
CDAI	151
CEA	170, 196
CHDF	344
Clostridium difficile	159
Courvoisier 徴候	339
COX-2 阻害薬	178
Crohn 病	131, 200
CT	6
CTZ	14
CT 検査	60, 150
DDW-J2004 薬物性肝障害ワークショップのスコアリング	284
de novo がん	169
de novo 説	177
DIC	222, 260, 325
Dukes 分類	173
EBD	328
ED	151
EEA	50
EGJ	58
EIS	49
ELISA	137
EMR	42, 97, 100, 115, 178
EN	151
ENBD	332, 334, 342
EPS	124
ERBD	332, 334
ERCP	322, 355, 356, 362
ESD	42, 97, 100, 178
EUS	47, 337
EVL	49, 247
FAP	179, 181, 196
FAST	244
FD	122
FDG PET-CT	355
FISH 法	108
FMT	162
FOLFIRNOX 療法	357
FOLFIRI	310
FOLFOX	310
FPC	167
free air	189, 191, 221, 240
Gastrocolic reflex	134
GCAP	146
GERD	51, 56, 57, 122
GIP	10
GIST	196
GLP-1	10
H.pylori	75, 77, 81, 87, 101, 108, 114, 119, 122
Haustra	129
Heel drop test	186
HNPCC	167
HRM	66
IBS	193
IOIBD アセスメントスコア	151
IPMN	362, 363
IT ナイフ	98
JCS	273
Kerckring	129
LC	164
LCAP	146
LES	52
Liechten stein 法	228
LIS	207
LSBE	56
MALT リンパ腫	74, 108
MC	164
MCN	362, 363
McVay 法	232
MDCT	356
MOF	222
MRCP	337, 362
——検査	322
MRI	6
——検査	150
MR 膵胆管造影	337, 362
——検査	322
NAFLD	278, 280
NASH	278
NBI	86, 88, 92, 99, 100, 113, 136
NERD	51
NSAIDs	82, 85, 119, 122, 200
occult OGIB	198
OGIB	198
overt OGIB	198
PDS	124
PEG	374
PEIT	305
Peutz-Jeghers 症候群	196
PG	85
POEM	67
PPI	51, 85, 121, 122
——テスト	51
PPN	370
PpPD	356
Primary survey	243
PS	167, 175
PTBD	328, 334, 355
PTC	322, 355, 356
PTD	243
PTGBD	328, 334
R-CHOP 療法	108
Rapp 四角形	23, 185
Reye 症候群	279
RFA	305
Richter 型	230
Rome III 基準	195
RT-PCR 法	108
SB チューブ	50
Secondary survey	245
Sengstaken-Blakemore チューブ	50
sentinel loop sign	346
SIRS	222
——診断基準	346
SMA	131
SSBE	56
Stage	102
——分類	173
Strickland-Mackay の分類	78
TACE	306
TAE	306
TIPS	50
TPN	151, 370
Treitz ligament	128
TTT	294
VIP	10, 366
——オーマ	366
Witzel 法	107
WOC 認定看護師	377
X 線検査	65, 69, 91
X 線像	83, 100
ZTT	294

あ行

アイソザイム	276
アウエルバッハ神経叢	11, 132, 134
——細胞	64
アカラシア	64
悪性腫瘍	86, 110
悪性新生物	29
悪性貧血	79
悪性リンパ腫	108
アセチルコリンエステラーゼ阻害薬	122
アセトアミノフェン中毒	264
アセトアルデヒド	276
圧出性憩室	69
圧痛	220, 326
——点	23, 184
アニキサス	116, 119, 120
アフタ	149
5- アミノサリチル酸製剤	145
アミラーゼ	9
アメーバ性肝膿瘍	311
アメーバ赤痢	155
アルカリホスターゼ	354
アルコール依存症	295
アルコール性肝炎	275
——の診断基準	277
アルコール性肝硬変	270, 275, 276
アルコール性肝障害	275, 276, 281
——の診断基準	276
アルコール性肝線維症	275
アルコール性肝脂肪肝	275, 279
アルコール性慢性膵炎	349
アルコール脱水素酵素	276
アルコールの代謝経路	276
アルゴンプラズマ凝固	62
——法	163
アルデヒド脱水素酵素	276
α 細胞	352
胃	3, 70
胃 - 結腸反射	134
胃・十二指腸潰瘍	82
胃・十二指腸潰瘍穿孔	219
胃・十二指腸潰瘍の好発部位	83
胃 MALT リンパ腫	108
胃 X 線造影	114
胃悪性リンパ腫	108
胃アニサキス症	116
E 型肝炎	257
——ウイルス	256
胃運動機能異常	123
胃液	9, 73
——検査	80
胃潰瘍	83, 93
胃拡張	127
胃型腺腫	100
胃がん	81, 86, 101
——の進行度	89, 102
——の進行度分類	95
胃空腸吻合	112
異型結節	300
移行期	351
胃酸の分泌亢進	123
萎縮性胃炎	80
胃食道 X 線透視検査	60
胃食道逆流症	15, 51, 56, 57
移植片対宿主病	19
胃切除	72, 111
胃腺	71, 73
胃腺腫	99, 113, 114, 115
胃全摘	105
一時的ストーマ	378

383

胃底腺	71
胃底腺ポリープ	113, 114, 115
遺伝性過誤腫性ポリポーシス	180
遺伝性腺腫性ポリポーシス	179
遺伝性非ポリポーシス性大腸がん	167
遺伝的要因	168
胃透視	114
胃粘膜下腫瘍	110
胃の血管	72
胃の構造	70
胃の神経支配	73
胃の知覚過敏	123
胃の粘膜	71
胃バリウム検査	82
異物感	246
胃壁	70, 87
胃壁深達度	90
──分類	90
胃ポリープ	113
今永法	357
胃抑制ペプチド	10
イリオプービックトラクト法	228
イレウス	22, 235
イレウス管	238, 239
胃瘻	372
──造設術	107
陰窩膿瘍	143
インジゴカルミン	99, 100, 113, 115, 177
インスリノーマ	366
インスリン	317, 318
咽頭がん	39
咽頭期	37
インドシアニングリーン負荷試験	253, 304
イントロデューサー法	374
陰部神経	134
ヴィッツェル法	107
ウィップル法	357
ウイルス感染	65
ウイルス性肝炎	291
ウイルス性肝障害	281
ウイルス性慢性肝炎	265
ウイルスマーカー	256, 258
ウィルズング管	317
ウィルソン病	270
右傍脱直筋切開	188
ウルソデオキシコール酸	291
A型胃炎	78
A型肝炎	257
──ウイルス	256
永久的ストーマ	378
鋭的外傷	243
栄養	12
──性脂肪肝	279
栄養療法	151
会陰	133

エキノコックス症	118
液面形成	218
壊死物質貯留	348
S状結腸	131, 133, 135
S状結腸ストーマ	377
壊疽性虫垂炎	183
遠隔転移	102
遠肝性門脈血流	262
嚥下	37, 52
嚥下障害	38, 65, 69, 246
炎症	218, 325, 330
炎症性ポリポーシス	180, 181
延髄	134
エンテカビル水和物	268
エンテロクロマフィン細胞	130
エンドトキシン	276
横隔膜ヘルニア	59
横行結腸	129, 135
──ストーマ	377
黄色肉芽腫性胆嚢炎	341
黄疸	16, 289, 307
──肝不全型	290
──の鑑別	255
──の分類	255
嘔吐	14, 38, 62
横紋筋	134
悪心	14, 38
オッディ筋	315

か行

外肛門括約筋	133, 134
外痔核	204
外鼠径ヘルニア	225, 227
回虫	166
──症	118
回腸	128
──ストーマ	377
外腸骨靱帯	232
改訂シドニー分類	78, 79, 119
改訂ロサンゼルス分類	53
下位排便中枢	134
外膜	34
回盲口	128
潰瘍	82, 83
潰瘍限局型	39
潰瘍浸潤型	39, 41
潰瘍性大腸炎	131, 141, 149, 155, 162, 331
──の術式	147
潰瘍の治癒過程	84
化学的受容体誘発帯	14
化学放射線療法	44
化学療法	175
核酸アナログ製剤	295
拡大肝葉切除	343
拡大手術	106
獲得免疫	12, 13

過形成性ポリープ	113, 114, 354
過形成性ポリポーシス	180, 181, 182
下行結腸	135
──ストーマ	377
ガストリノーマ	366
ガストリン	10
仮性憩室	190
仮性膵嚢胞	362, 365
家族性アミロイドポリニューロパシー	270
家族性大腸腺腫症	131, 167, 179, 181, 196
カタル性	183
下腸間膜動脈	3, 5
──支配	131
滑脱型	60
過敏性腸症候群	193
──の分類	195
下腹部正中切開	188
下部消化管穿孔	241
下部消化管内視鏡検査	161, 177
下部食道括約筋	37, 52
下部食道高圧帯	37
カプセル内視鏡	201
──検査	200
カルチノイド	74
カレン徴候	345
カローの三角	316
肝萎縮	262
肝移植	259, 270, 332
肝炎ウイルスによる肝障害	285
寛解維持療法	146
肝吸虫症	307
環境因子	87, 168
肝血管性病変	283
肝硬変	34, 45, 46, 216, 292, 330
──の進行度	294
──の病理学的分類	294
肝後性門脈圧亢進症	298
肝細胞がん	299
──患者の肝障害度	304
──のStage分類	303
──のT因子	303
肝細胞索	251
肝細胞障害型薬物性肝障害	282
肝疾患の分類	253
肝実質エコーパターンの不均一化	262
肝腫大	17
肝腫瘍	283
肝障害度分類	253
肝小葉	251, 275
緩徐進行型	290
肝腎症候群	274
肝生検	268
肝性昏睡起因物質の除去	264

肝性昏睡度分類	261
肝性脳症	272, 296, 298, 301
──の昏睡度分類	273
がん性腹膜炎	223, 310
肝切除術の種類	304
関節リウマチ	286, 290
肝線維症	283
完全静脈栄養法	151, 370
感染性腸炎	137
肝前性門脈圧亢進症	298
肝臓	3, 250, 252, 330
──の触診	23
──の打診	27
──の予備能	272
肝組織診断基準	267
がん胎児性抗原	170, 196
肝転移	102
肝動脈化学塞栓療法	306
肝動脈塞栓療法	306
嵌頓痔核	203, 204, 205
嵌頓状態	225
嵌頓ヘルニア	228
嵌頓例	232
肝内結石	319
肝内性門脈圧亢進症	298
肝内胆管がん	307, 310
肝膿瘍	311
──の薬物療法	314
肝庇護療法	277
肝脾腫	289
肝不全	272
間膜	6, 213
肝容積	250
がん抑制遺伝子	167
乾酪性肉芽腫	153
関連痛	19, 215
肝彎曲	135
機械性イレウス	22, 236
気腫性胆嚢炎	325, 327
偽小葉	292
寄生虫	166
──感染	65
──感染症	118
──症	166
気道	243
機能性腎不全	274
機能性ディスペプシア	122
機能性便秘	18
機械的イレウス	236
機能的イレウス	236
偽膜性大腸炎	131, 159
木村・竹本分類	78
逆マックバーニー点	217
逆流性食道炎	15, 38, 39, 51, 53, 59, 60
逆流防止機構	52
逆行性虫垂切除術	188

吸収不良症候群	210	——様ペプチド-1	10	血清抗体	140	ゴーシェ病	17
急性胃・十二指腸粘膜病変	119	グルクロン酸抱合	253	結節型	337	コーデン病	181, 182
急性胃炎	119	グレイ・ターナー徴候	345	結節性硬化症	181	姑息的手術	107
急性胃拡張	126	クローン病	131, 148, 149,	結節内結節	299	姑息的治療	43
急性胃粘膜病変	119		155, 200	血栓性外痔核	203, 204	鼓腸	216
急性ウイルス性肝炎	256	——アクティビティインデックス		血便	17	固有筋層	130
急性型肝性脳症	273		151	下痢	19, 202	コラーゲン性大腸炎	164
急性肝炎のウイルス検出法	258	クロム親和性細胞	130	ケルクリング	129	ゴリガー分類	205
急性肝炎の発生頻度	257	クロンカイト・カナダ症候群		牽引性憩室	69	孤立性肝膿瘍	311
急性出血性胃炎	120		181, 182	原因不明消化管出血	198	コレシストキニン	10, 11, 316
急性出血性大腸炎	131, 159	クワッドバッグ製剤	371	減黄	355	コレスチラミン	283
急性膵炎	219, 344	経頸静脈肝内門脈大循環短絡術	274	嫌気性菌	13, 312	コレステロール結石	321
——診断基準	346	経口感染	166	顕在性消化管出血	198	コレステロール胆石	321
——診療ガイドライン	346	経口内視鏡筋層切開術	67	剣状突起	21	混合型薬物性肝障害	282
——の重症度判定基準	346	経口免疫寛容	12	顕性黄疸	255		
急性胆嚢炎	219	経口溶解療法	323	原発性硬化性胆管炎	270, 307,	■ さ行	
急性虫垂炎	23, 219	憩室炎	69, 190		308, 330, 338	細菌感染	326
急性腸間膜動脈閉塞症	212	形質細胞	130	原発性消化管腫瘍	196	細菌性肝膿瘍	311
急性腹症	118, 233	憩室切除術	69	原発性胆汁性肝硬変	270, 286, 289	細菌性腸炎	138, 162
急性腹膜炎	218	経静脈栄養法	370	——の診断基準	291	再生結節	300
急性蜂窩織性胃炎	120	経胎盤感染	166	顕微鏡的大腸炎	164	サイトカイン	344
キュンメル点	23	形態分類	114	誤飲	246	再発ヘルニア	227
仰臥位	20, 25	経腸栄養法	372	高圧帯	37	杯細胞	130
境界病変	110	経腸栄養ライン	372	抗アメーバ薬	314	サルコイドーシス	150
胸管	35	経腸栄養療法	151	後胃動脈	72	酸素投与	243
狭帯域光観察	99	系統的肝切除	305	抗ウイルス療法	264	サントリーニ管	317
——内視鏡	86, 92, 100, 113	経皮エタノール注入療法	305	高解像度食道内圧検査	66	C型肝炎	257, 259
蟯虫	166	経皮感染	166	抗がん薬	119	——ウイルス	256, 265
——症	118	経皮肝内門脈肝静脈シャント	50	後期ダンピング症候群	111	C型肝硬変	270
胸腹部X線像	346	経皮経肝胆管造影	322, 355, 356	抗菌薬	119, 328	C型急性肝炎	259
胸部食道	40	経皮経肝胆道ドレナージ		口腔期	37	シートン法	207
鏡面像	238		328, 334, 358	攻撃因子	82	シェーグレン症候群	286, 290,
局注	62	経皮経肝胆嚢ドレナージ	328, 334	抗結核薬	155		330, 331
虚血性大腸炎	131, 156, 162	経皮経肝膿瘍ドレナージ	311, 314	抗コリン薬	80	痔核	202
緊急内視鏡	247	経皮内視鏡的胃瘻造設術	374	交差切開	188	磁気共鳴膵胆管造影	349
菌血症	311	頸部食道	40	高脂血症	278	色素系結石	321
菌交代現象	159	頸部粘液細胞	73	口臭	69	シクロオキシゲナーゼ	200
筋硬直	186	頸部リンパ節転移	44	甲状腺機能低下症	286	止血術	84
筋性防御	22, 82, 186, 215,	痙攣性イレウス	236	抗生物質	159	自己抗体	164, 330
	220, 326	劇症化予知式	262	——起因性大腸炎	159	自己免疫異常	260
筋層	34	劇症肝炎	256, 260	——内服歴	159	自己免疫性肝炎	270, 285
筋層間神経叢	132	——における肝移植適応ガイドライン		広節裂頭条虫症	118	——の診断指診・治療指針	287
金属性音	235, 237		264	叩打診	27	——の治療	288
区域分類	252	——の合併症	263	後天性嚢胞	362	——の分類	286
クイノ一分類	252	下血	15	喉頭がん	39	自己免疫性膵炎	353
クーゲル法	228	血液検査	63, 143, 149, 155,	高ビリルビン血症	255	視床下部	134
空腸	128		158, 327, 332, 346	肛門	202	指診	205
クーパー靱帯	232	血液濾過透析	264	——周囲膿瘍	202	シスプラチン	44
クールボアジュ徴候	339	結核	153	——痛	163	自然免疫	12, 13
クッパー細胞	251	血管作動性小腸ペプチド	366	——の構造	204	持続的血液濾過透析	344
クモ状血管腫	292, 301	血管作動性腸管ペプチド	10	——ポリープ	204	自動吻合器	50
グラム陰性桿菌	312	血管雑音	21, 22	肛門(管)がん	209	シトリン血症	270
グリソン鞘	250	血管造影検査	47	肛門鏡	204	脂肪肝	278
クリッピング	62	血行性転移	44, 91, 172	肛門挙筋	133	脂肪滴	279
グリフィス点	156, 157	結紮切除術	206	肛門櫛	133	シャーガス病	64
グルカゴノーマ	366	血漿交換	259, 264	絞扼性イレウス	218, 236	若年性胆管がん	337
グルカゴン	317, 318	血清アミラーゼ	350	誤嚥性肺炎	69	若年性ポリポーシス	181, 182

385

瀉血	265
ジャパン・コーマ・スケール	273
シャルコーの3徴	326, 333
シャントビリルビン	253
縦隔リンパ節転移	44
重症型アルコール性肝炎	277
重症急性胆管炎	325
重症度分類	292
重層扁平上皮	6
縦走裂創	63
十二指腸	70, 128, 315
──潰瘍	83
──憩室症	125
──提筋	128
──乳頭部	315
──の構造	73
宿主	116
──因子	87
宿便	216
シュクラーゼ	9
手掌紅斑	292, 301
樹状細胞	12
主膵管	317
出血	82, 85
出血源の同定	244
シュニッツラー転移	223
腫瘍マーカー	28, 170, 308
循環	243
順行性虫垂切除術	188
漿液性膵嚢胞腫瘍	362
消炎鎮痛薬による小腸炎	200
消化液	9, 57
消化管	3, 6
──異物	246
──運動	6, 11
──運動機能改善薬	55
──間葉系腫瘍	196
──穿孔	240
──の吸収	8
──ポリポーシス	179
──ホルモン	10
消化酵素	9, 317
小結節境界不明瞭型肝細胞がん	302
上行結腸	131, 135
常在菌	12
常染色体	179
小腸	3, 128
──カプセル内視鏡検査	196
──造影検査	150
──内視鏡検査	200, 201
──の構造	128
小腸腫瘍	196
上腸間膜動脈	3, 5, 212
──支配	131
小児鼠径ヘルニア	228
上皮間リンパ球	12
上皮細胞	6

上皮性腫瘍	110
上部消化管穿孔	241
上部消化管内視鏡	63, 114
──検査	56, 57, 99, 117, 123
上部食道括約筋	37
漿膜	6
漿膜下層	130
静脈怒張	20
静脈瘤	34
除菌	77, 80, 81, 82, 85
食後愁訴症候群	124
触診	220
食中毒	138
食道	3, 32
──・胃静脈瘤	45, 296, 298
──胃接合部	58, 70
──の区分	32
──の血流	34
──の構造	32
──の神経	36
──の内圧	37
──のリンパ流	35
食道アカラシア	64
食道異物	246
食道がん	36, 38
──の病型分類	39
食道期	37
食道憩室	68
食道再建術	43
食道静脈瘤	36, 301
──結紮術	247
──造影検査	47
食道ステント術	43
食道腺	34
食道腺がん	39, 57
食道内pHモニタリング	54
食道内圧検査	66
食道破裂	36
食道壁	34
──深達度	39
食道離断術	50
食道裂孔ヘルニア	39, 52, 59
──の分類	60
食道瘻造設術	43
食物繊維	190
食欲不振	38
女性化乳房	292
ショック状態の原因	243
痔瘻	202
新犬山分類	267
心因性腹痛	215
心窩部灼熱症候群	124
進行胃がん	90, 101, 102
進行がん	38, 39
進行肝細胞がん	299, 300
人工肝補助療法	259

人工肛門	174, 377
進行度（臨床的）Stage	40
人工膀胱	377
人工補綴材	231
滲出性腹水	214
浸潤	86, 172
浸潤型肝細胞がん	302
振水音	22
真性憩室	190
真性膵嚢胞	362, 363
腎臓の触診	24
迅速超音波検査	244
浸透圧	214
腎動脈	5
心不全	216
心理的異常	194
随意運動	11
随意筋	134
膵液	9, 317, 335
膵炎	345
膵外分泌機能検査	352
膵仮性嚢胞	348
膵管内乳頭粘液性腫瘍	362, 363
膵鉤部	355
膵周囲液体貯留	348
膵臓	3, 315, 344
──の外分泌機能と内分泌機能	317
──の構造	317
膵胆管合流異常	337, 338
膵胆管合流異常症	335
膵頭十二指腸切除	343, 356
膵頭部がん	355, 359
──の進展による症状	355
膵内分泌腫瘍	366
膵嚢胞	362
膵嚢胞性腫瘍	362, 363, 364
水様下痢低カリウム無酸症候群	19
スキンタグ	204
ズデック点	156, 157
ステロイドパルス療法	285
ストーマ	174, 377
──ケア	377
──装具	378
──袋	378
ストリップバイオプシー法	97
ストレス	194
隅越分類	206
生活習慣病	279
生検	108
生検組織学的検査	150
精神神経因子	123
成人鼠径ヘルニア	228
生体肝移植	270, 306
成分栄養剤	151
生命微候	243
脊椎弯曲	20

セクレチン	10
──試験	352
切開開放術	207
切開排膿処置	207
摂食・嚥下	37
切除不能例	38
セフェム系抗生物質	160
セリアックスプルー	210
セルロプラスミン	290
セロコンバージョン	266, 268
セロトニン受容体作動薬	122
全胃温存膵頭十二指腸切除	356
腺がん	310
全肝移植	306
穿孔	82, 85, 240
潜在性消化管出血	198
腺腫	169, 178
腺腫-がん連関	169, 177
腺腫内がん	178
腺腫様過形成	299
全身性エリテマトーデス	286
全身性炎症反応症候群	222
全身性進行性硬化症	51
腺組織	71
先天性嚢胞	362
先天性胆道拡張症	335
先天性尿素サイクル異常症	273
蠕動運動	11, 37
旋毛虫症	118
総肝管	315
総肝動脈	72
早期胃がん	86, 90
早期肝細胞がん	299, 300
早期食道がん	38, 39
早期ダンピング症候群	111
双孔式ストーマ	377
臓側腹膜	213
総胆管	315
総胆管結石	319, 320
総胆管結石症	324
瘙痒感	281, 283
続発性便秘	18
側副血行路	45
側方皮下内括約筋切開術	207
鼠径管後壁の補強	228
鼠径部ヘルニア	225
鼠径ヘルニア	225
組織侵入型細菌性腸炎	138
ソマトスタチノーマ	366
ソマトスタチン	10, 317, 318
ゾリンジャー・エリソン症候群	19

た行

ターコット症候群	179, 181
体温管理	243
体外衝撃波結石破砕術	323, 349
胎児	216

代謝・内分泌性脂肪肝	279	胆石溶解療法	323	腸結核	153	**な行**	
代謝性アルカローシス	126, 127	単層円柱上皮	6	超常磁性酸化鉄造影 MRI	309	内肛門括約筋	133, 134
大出血	34	胆道	338	腸上皮化生	56, 77	内痔核	203, 204
代償期	351	胆道感染症	325	聴診器	21	内痔核硬化療法剤注身療法	206
体性痛	19, 215	胆道性感染	312	腸蠕動音	22	内視鏡的 Stage 分類	82, 84
大腿ヘルニア	225, 227	胆道造影検査	327	腸内細菌叢	12, 13	内視鏡萎縮境界	79
大腸	3, 129	胆道ドレナージ	328	腸芽腫	235	内視鏡的拡張術	67
――各部の内視鏡像	135	胆道閉鎖症	270	腸壁切開法	188	内視鏡逆行性膵胆管造影	322,
――の構造	128	胆道閉塞による黄疸	333	腸腰筋徴候	185		349, 355, 356, 358, 362
――内視鏡検査	149, 157, 191	胆囊	3, 315, 338	腸瘻	372	内視鏡逆行性胆道ドレナージ	
大腸炎	159	――の構造	315	直腸	133, 135		332, 334
大腸がん	131, 167	胆囊・総胆管結石症	319	直腸局所反射	134	内視鏡経鼻胆道ドレナージ	
大腸憩室	189	胆囊・胆管の機能	316	直腸子宮窩	133		332, 334, 357
大腸穿孔	219	胆囊炎	319, 320, 325	直腸指診	170	内視鏡検査	47, 61, 63, 66,
大腸ポリープ	176	胆囊管	315	直腸脱	208		69, 80, 82, 92,
大脳皮質	134	胆囊がん	337	直腸内圧亢進	134		120, 143, 155, 170
ダイレクト・クーゲル法	228	――の肉眼型	339	直腸膀胱窩	133	内視鏡硬化療法	49, 292
唾液	9	胆囊結石	319, 320	ツーピースタイプ	378	内視鏡採石術	324
濁音	24	胆囊結石症	319, 323	ツェンカー憩室	36	内視鏡静脈瘤結紮術	49, 292, 298
濁音界	26	胆囊腺筋腫症	340	D 型肝炎ウイルス	256	内視鏡像	100
濁音境界の移動	217	胆囊摘出術	319, 323	D-キシロース吸収試験	210	内視鏡胆道ドレナージ	328, 342
ダグラス窩	133	胆囊壁	315	低エコー腫瘤	356	内視鏡注入硬化療法	298
多結節癒合型肝細胞がん	302	タンパク漏出性胃腸症	210, 211	ディスペプシア	122	内視鏡超音波検査法	297
多剤耐性黄色ブドウ球菌腸炎	162	ダンピング症候群	111	ディッセ腔	251	内視鏡粘膜下層剝離術	
多剤耐性菌	325, 326	ダンピング誘発試験	111, 112	テネスムス	163		42, 97, 100, 178
打診	216	恥骨直腸筋	133	デノボがん	169	内視鏡粘膜切除術	42, 97, 100,
打診音	26	恥骨靱帯	232	転移	86, 90, 172		115, 178
多臓器不全	222	遅発性肝不全	256	転移性肝がん	307	内視鏡分類	53
脱衣	243	チフス性疾患	137	転移巣	172	内臓性腹痛	215
多発性肝膿瘍	311	チモール混濁試験	294	テンションフリー法	225, 229	内臓痛	19
多発性進行がん	42	チャイルド・ターコット分類	253	トゥーベ法	55	内鼠径ヘルニア	225, 227
ダブルバッグ製剤	371	チャイルド・ピュースコア	292, 293	糖鎖抗原 19-9	170	内腸骨動脈支配	131
ダブルバルーン小腸内視鏡	200, 201	チャイルド法	357	疼痛	246	難吸収性抗菌薬	272
多列検出型 CT 検査	47	中間代謝産物	281	糖尿病	355	難治性潰瘍性大腸炎	145
肝外胆管	338	虫垂	184	動脈塞栓術	189, 192	肉眼型分類	39, 40, 103
胆外胆管系	338	虫垂炎	23, 183	トーベット法	67	24 時間 pH モニタリング	59
胆管	315, 330	虫垂開口部	135	ドール法	67	ニッシェ像	82, 83
――の構造	315	中枢神経障害	243	特異体質性肝障害	281, 282, 283	ニッセン法	55, 61, 67
胆管炎	319, 325, 333, 335	中枢性嘔吐	14	特殊型肝性脳症	273	ニボー	218, 238
胆管がん	331, 337	虫体摘除	116	毒素産生型細菌性腸炎	138	乳頭型	337
――の肉眼型	339	中毒性肝障害	282, 283	特発性細菌性腹膜炎	274	乳頭部	338
胆管造影	332	腸	6	特発性便秘	18	尿路系ストーマ	377
胆管ドレナージ	324	腸アニサキス症	117	特発性慢性膵炎	349	妊娠脂肪肝	278, 279
単結節型肝細胞がん	302	腸液	9	特発性門脈圧亢進症	46, 297	熱凝固療法	175
単結節周囲増殖型肝細胞がん	302	超音波検査	158	吐血	15	ネフローゼ症候群	216
単孔式ストーマ	377	超音波内視鏡	337	ドセタキセル水和物	44	粘液性膵腫瘍	362
胆汁	315, 325, 333	――検査	47	ドパミン受容体拮抗薬	122	粘液性囊胞腫瘍	362, 363
胆汁うっ滞	307, 325, 330	超音波内視鏡下吸引生検法	367	トライツ靱帯	73, 128	粘膜	6
胆汁うっ滞型薬物性肝障害	282	腸型腺腫	100	トラウベの三角形	24, 26	粘膜萎縮	99
胆汁酸利胆薬	323	腸管	130	トランスアミナーゼ	354	粘膜下腫瘍	110
胆汁性肝硬変	283	腸管外合併症	139, 142	トランスアミナーゼ上昇	276, 279	粘膜下神経叢	132
単純脂肪肝	280	腸管障害	159	鳥肌胃炎	81	粘膜下層	34, 130
単純性イレウス	236	腸骨動脈	21, 22	トリプシン	9, 344	粘膜筋板	34
単純ヘルペス	65	腸管のビリルビン代謝	254	呑酸	15, 51, 53	粘膜欠損	83
胆石	325	腸間膜リンパ節	12	鈍的外傷	243	粘膜固有層	34
胆石症	319, 337	腸管免疫システム	141, 148			――リンパ球	12
胆石性慢性膵炎	349	長期過剰飲酒	275				

粘膜傷害	53	B型肝硬変	270	腹腔内遊離ガス像	189, 240	ブルンネル腺腫	74
粘膜上皮	34	非還納例	232	腹腔鏡下虫垂切除術	188	ブルンベルグ徴候	23, 186,
粘膜層	34, 130	脾機能亢進症	298	複雑性イレウス	236		215, 220
粘膜保護薬	55, 80	脾腫	17	副腎皮質ステロイド薬		フレックスナイフ	98
脳死肝移植	270	ヒスタミン（H2）受容体拮抗薬	55,		119, 145, 285	プロスタグランジン製剤	82, 85
脳腸相関	193, 194		80, 82, 85, 121, 122	腹水	24, 25, 214, 216, 223	プロトロンビン時間	258, 260, 294
嚢胞性線維症	362	非ステロイド抗炎症薬		副膵管	317	プロトンポンプ阻害薬	51, 55, 82,
			82, 119, 122, 200	腹痛	19, 215, 220, 234, 241		85, 121, 122
■ は行		膵臓の触診	24	腹部CT検査	191, 238, 347	プロリン・ヘルニアシステム法	228
パイエル板	12, 130	膵臓の打診	27	腹部X線検査	238	分枝鎖アミノ酸製剤	272
敗血症	325	尾側膵管拡張所見	356	腹部外傷	243	分節運動	11
バイパス術	43	非代償期	293, 351	腹部骨盤造影CT検査	187	糞便微生物移植	162
背部肋骨下縁	24	非代償性肝硬変	270	腹部腫瘤	22	噴門形成術	67
排便	134	ヒト型結核菌	153	腹部触診検査	185	噴門側胃切除術	105
――異常	202	非びらん性逆流症	51	腹部食道	40	噴門部	70
――運動	134	皮膚・排泄ケア認定看護師	377	腹部全体の打診	27	分流手術	336
――動作	134	皮膚瘙痒感	289	腹部造影CT検査	327	平滑筋	133, 134
――反射	134	皮膚の潰瘍	376	腹部大動脈	5	閉鎖筋徴候	185
――抑制	134	皮膚のただれ	376	腹部超音波検査	150, 187, 238,	閉鎖孔ヘルニア	230
ハウシップ・ロンベルグ徴候	230	皮膚保護材	376, 379		327, 347	閉塞性イレウス	236
ハウストラ	129	被胞化壊死巣	348	腹部と背部の叩打診	27	閉塞性黄疸	333
バクテリアルトランスロケーション	372	非麻薬性鎮痛薬	352	腹部の横断面	6, 7	平坦型	337
剥離材	379	肥満	216	腹部の視診	20	β細胞	352
パジェット病	209	びまん浸潤型	39	腹部の縦断面	8	ヘーラーの下部食道筋層切開術	67
橋本病	290	びまん性大細胞型リンパ腫	108	腹部の触診	22	壁深達度	40
播種性血管内凝固	222, 260,	病原体	140	腹部の打診	25, 216	壁側腹膜	213
	263, 325	病原微生物	137	腹部の聴診	21	ペニシリン系抗生物質	160
播種性転位	172	表在型	39	腹壁の膨隆	216	ペプシン	9
バソプレシン	50	表在隆起型	39	腹壁血管怒張	16	ペプチターゼ	9
白血球除去療法	141, 146	表層性胃炎	80	腹壁の区分法	213	ヘリコバクター・ピロリ	75, 77,
ハッサブ手術	298	病理組織検査	80, 94, 143, 331	腹壁瘢痕ヘルニア	231		82, 87, 99, 101, 108,
バッシーニ法	228	病理組織所見	85, 100	腹壁皮下静脈	20		113, 119, 122, 240, 241
ハッセルバッハ三角	226	病理分類	89	腹壁皮下静脈怒張	298	ヘリコバクター・ピロリ感染症	77
バッド・キアリ症候群	45, 46,	病歴聴取	139, 142	腹膜	6, 213, 218	ヘルニア	225
	270, 297	日和見感染	153	腹膜炎	220, 240, 245	ヘルニア門	231
羽ばたき振戦	272, 296	びらん	83	腹膜横断面	214	――の閉鎖	228
パフォーマンス・ステータス		ビリルビン	16, 354	腹膜刺激症状	215, 241, 326	ヘルニオグラフィー	225, 232
	167, 175	――の代謝過程	255	腹膜断面	213	便意	134
バリウム造影検査	83, 100	ビリルビン代謝	253	腹膜垂	129	便検査	161
針刺し事故	300	ヒルシュスプルング病	18	腹膜転移	91, 102	便潜血反応	169
バルーン下逆行性経静脈塞栓術	298	ビルロートI法	105	腹膜播種	223	便秘	18, 134, 202
バルーン拡張術	200	ビルロートII法	105	腹膜摩擦音	22	扁平上皮がん	38, 42
バルーンカテーテル	374	脾彎曲	135	不随意運動	11	ポイツ・イエガース症候群	181, 196
バルーン内視鏡検査	197	ファーター乳頭	315	不随意筋	134	蜂窩織炎性虫垂炎	183
バルーン閉塞下逆行性経静脈塞栓術	50	フィジカルイグザミネーション	20	防ぎえた外傷死	243	防御	12
バレット食道	36, 56, 59	ブールハーヴェ症候群	63	フックナイフ	98	防御因子	82
バレット粘膜	56	腹圧	52	プッシュ法	374	膀胱留置カテーテル	263
反射性嘔吐	14	腹腔	6, 213	部分的脾動脈塞栓術	298	防止機構	52
板状硬	215, 220	腹腔横断面	6	プラズマ細胞	130	放射線腸炎	163
反跳痛	215, 326	腹腔鏡下逆流防止手術法	55	フリーエア	189, 191, 221, 240	放射線療法	175
汎発性腹膜炎	220	腹腔鏡下切開	188	不良肉芽	376	傍食道型	60
非アルコール性脂肪肝炎	278, 292	腹腔鏡下胆嚢摘出術	319	フルオロウラシル	44	ボーエン病	209
非アルコール性脂肪性肝疾患		腹腔鏡下胃バンディング術	65	フルオロデオキシグルコース・ポジトロン		拇指圧痕像	156, 158
	278, 280	腹腔鏡検査	268, 295		355	ホットバイオプシー	178
B型胃炎	78	腹腔鏡による手術	228	フルニエ症候群	202, 204	ボツリヌス菌毒素	66
B型肝炎	257	腹腔穿刺	217	ブル法	374	ボツリヌス菌毒素局注療法	64, 66
B型肝炎ウイルス	256, 259, 265	腹腔動脈	3, 5			ポリープ	169, 179

ポリペクトミー	115, 178	右結腸曲	131	**■や行**		りんごの芯様像	170
ポリポーシス	179	見張り疣	204	薬剤性肝障害	281	リンコマイシン塩酸塩水和物	160
ポリメラーゼ連鎖反応法	137	ミラノ基準	270	薬剤性脂肪肝	279	輪状筋	37
■ま行		無茎性	39	薬剤性大腸炎	159	臨床的 Stage	40
		無症状期	351	薬物刺激試験	283	臨床的アルコール性肝炎	277
マーストン分類	158	胸やけ	15, 51, 53	薬物による肝障害	285	臨床分類	89
マーフィー徴候	326	迷走神経	36	山田・福富の分類	114	リンパ球刺激試験	281
マイスネル神経叢	11, 132, 134	メタボリック・シンドローム		有茎性	39	リンパ球浸潤大腸炎	164
麻疹	65		278, 279	幽門下動脈	72	リンパ行性転移	44, 172
末期肝硬変	296	メッシュ	231	幽門形成	112	リンパ節郭清	95, 101, 174
マックバーニー点	23, 185, 217	メッシュプラグ法	228	幽門側胃切除術	105	リンパ節転移	90, 102, 300
マックベイ	232	メデューサの頭	16, 20, 298	癒着	215	リンパ節番号	96
マックベイ法	228	メネトリエ病	74, 211	ヨード染色	41	リンパ流	90
末梢静脈栄養法	370	免疫	12	**■ら行＆わ行**		リンパ濾胞	12
マットレス縫合	59	免疫アレルギー性肝障害	281			ルーY法	105
麻痺性イレウス	236	免疫異常	141, 142, 148	ライ症候群	279	ルガノ分類	108
マルターゼ	9	免疫グロブリン	130, 353	ラクターゼ	9	レイノルズの5徴	326, 333
マルチスライス CT	355, 356	免疫酵素測定法	137	ラジオ波焼灼術	305	裂肛	202
マロリー・ワイス症候群		免疫調整薬	145	ランゲルハンス島	318	レニン・アンジオテンシン・アルドステ	
	36, 62, 126	面板	378	卵巣腫瘍軸捻転	219	ロン系	216, 217
マロリー体	280	盲腸	131, 135	ランツ点	23, 185	連続携行式腹膜透析	214
慢性胃炎	77	モチリン	10, 11	リーシュマニア	166	レンメル症候群	125
——の原因	78	門脈	4	利尿薬	274	瘻管	206
慢性萎縮性胃炎	77	門脈圧亢進	45	リパーゼ	9	瘻管くりぬき術	207
慢性炎症細胞	77	門脈圧亢進症	34, 46, 297	リバルタ反応	214	瘻孔	163, 374
慢性型肝性脳症	273	門脈圧亢進症性胃症	298	リヒター型	230	漏出性腹水	214, 216
慢性活動性肝炎	283	門脈圧亢進症先行型	290	リヒテンシュタイン法	228	ローゼンシュタイン徴候	186
慢性甲状腺炎	290	門脈域	251	隆起型	39, 41	ローマIII基準	
慢性膵炎	349	門脈右枝	252	硫酸亜鉛混濁試験	294		122, 123, 193, 195
慢性胆嚢炎	340	門脈系静脈	4, 5	良性腫瘍	110	肋骨脊柱角	27
慢性非化膿性破壊性胆管炎	289, 291	門脈血流の低下	262	良性胆嚢疾患	341	ロブシング徴候	186
慢性肝炎	265	門脈左枝	252	良性リンパ濾胞性ポリポーシス	181	ワンピースタイプ	378
右季肋部痛	278, 311	門脈体循環系	272				

消化器疾患ビジュアルブック 第2版

2009年 5 月15日	初　　版	第1刷発行
2011年11月15日	初　　版	第7刷発行
2014年 9 月25日	第 2 版	第1刷発行
2019年 1 月25日	第 2 版	第3刷発行

監　修　　落合　慈之（おちあい　ちかゆき）

発行人　　影山　博之

編集人　　向井　直人

発行所　　株式会社 学研メディカル秀潤社
　　　　　〒141-8414　東京都品川区西五反田2-11-8

発売元　　株式会社 学研プラス
　　　　　〒141-8415　東京都品川区西五反田2-11-8

DTP　　　株式会社センターメディア

印刷所　　株式会社シナノパブリッシングプレス

製本所　　加藤製本株式会社

この本に関する各種お問い合わせ先
【電話の場合】
● 編集内容については Tel 03-6431-1237（編集部）
● 在庫については Tel 03-6431-1234（営業部）
● 不良品（落丁，乱丁）については Tel 0570-000577
　学研業務センター
　〒354-0045　埼玉県入間郡三芳町上富279-1
● 上記以外のお問い合わせ Tel 03-6431-1002（学研お客様センター）
【文書の場合】
● 〒141-8418　東京都品川区西五反田2-11-8
　　　　　　　学研お客様センター
　　　　　　　『消化器疾患ビジュアルブック第2版』係

©C. Ochiai 2014.　Printed in Japan
● ショメイ：ショウカキシッカンビジュアルブックダイニハン

本書の無断転載，複製，頒布，公衆送信，翻訳，翻案等を禁じます。
本書を代行業者等の第三者に依頼してスキャンやデジタル化することは，たとえ個人や家庭内の利用であっても，著作権法上，認められておりません。
本書に掲載する著作物の複製権・翻訳権・上映権・譲渡権・公衆送信権（送信可能化権を含む）は株式会社学研メディカル秀潤社が管理します。

|JCOPY|〈出版者著作権管理機構委託出版物〉

本書の無断複写は著作権法上での例外を除き禁じられています。複写される場合は，そのつど事前に，出版者著作権管理機構（電話 03-5244-5088，FAX 03-5244-5089，e-mail：info@jcopy.or.jp）の許可を得てください。

本書に記載されている内容は，出版時の最新情報に基づくとともに，臨床例をもとに正確かつ普遍化すべく，著者，編者，監修者，編集委員ならびに出版社それぞれが最善の努力をしております。しかし，本書の記載内容によりトラブルや損害，不測の事故等が生じた場合，著者，編者，監修者，編集委員ならびに出版社は，その責を負いかねます。
また，本書に記載されている医薬品や機器等の使用にあたっては，常に最新の各々の添付文書や取り扱い説明書を参照のうえ，適応や使用方法等をご確認ください。

　　　　　　　　　　　　　　　　　　　　　　株式会社 学研メディカル秀潤社